Bruhn ■ Schambeck ■ Hach-Wunderle

Hämostaseologie für die Praxis

Unter Mitarbeit von

Keihan Ahmadi-Simab
Stefan Barlage
Udo Becker
Christoph Bode
Imke Bodendiek
Ulrich Budde
Enno Christophers
Carl-Erik Dempfle
Peter Dohrmann
Christine Düring
Nour Eddine El Mokhtari
Wolfgang Engelhardt
Ulrich R. Fölsch
Meinrad Gawaz
Frank Gieseler
Andreas Greinacher
Wolfgang Ludwig Gross
Ralf Großmann
Sylvia Haas
Werner Hacke
Gerd Hafner
Heinz Heidrich
Thilo Henckel
Hans-Jörg Hertfelder
Hans Hölschermann
Thomas Hohlfeld

Ernst Holler
Marek Humpich
Carl Maximilian Kirchmaier
Stavros Konstantinides
Tanja Kühbacher
Thomas Kunze
Karin Kurnik
Peter Lamprecht
Harald Langer
Martin Leibl
Stefan Lentz
Andrea Lichte
Edelgard Lindhoff-Last
Birgit Linnemann
Norbert Lubenow
Beate Luxembourg
Christine Mannhalter
Martin Moser
Götz Nowak
Ulrike Nowak-Göttl
Johannes Oldenburg
Ingrid Pabinger-Fasching
Jürgen Patzke
Markus Pihusch
Verena Pihusch
Armin J. Reininger

Stephan C. Richter
Rüdiger M. Scharf
Henning Schiller
Marc Schindewolf
Reinhard Schneppenheim
Rosemarie Schobeß
Wolfgang Schramm
Jens-Michael Schröder
Karsten Schrör
Marcus Seeger
Kathleen Selleng
Ina Sieg
Rüdiger Simon
Michael Slama
Michael Spannagl
Uwe Taborski
Stefan Teigelkamp
Markus Tiemann
Simone Wagner
Dagmar Westrup
Matthias Wilkens
Thomas Wissel
Norbert Zander
Rainer Zotz
Karl-Heinz Zurborn

Hämostaseologie für die Praxis

Sicher durch den klinischen Alltag

Herausgegeben von
Hans D. Bruhn
Christian M. Schambeck
Viola Hach-Wunderle

Mit einem Geleitwort von
Wolfgang Schramm

Mit 106 Abbildungen
und 108 Tabellen

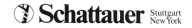

Prof. Dr. med. Hans D. Bruhn
Zentrallabor
Universitätsklinikum Schleswig-Holstein,
Campus Kiel
Schittenhelmstraße 12, D-24105 Kiel
hdbruhn@zentrallabor.uni-kiel.de

Prof. Dr. med. Viola Hach-Wunderle
Ambulantes Venenzentrum
Fahrgasse 89, D-60311 Frankfurt am Main
und
Gefäßzentrum Krankenhaus Nordwest
Steinbacher Hohl 2-26,
D-60488 Frankfurt am Main
Hach-Wunderle@t-online.de

Priv.-Doz. Dr. med. Christian M. Schambeck
Zentrallabor
Universitätsklinikum Schleswig-Holstein,
Campus Kiel
Schittenhelmstraße 12, D-24105 Kiel
christian.schambeck@uk-sh.de

Bibliografische Information der Deutschen Nationalbibliothek
Die Deutsche Nationalbibliothek verzeichnet diese Publikation in der Deutschen Nationalbibliografie; detaillierte bibliografische Daten sind im Internet über http://dnb.d-nb.de abrufbar.

Besonderer Hinweis:
Die Medizin unterliegt einem fortwährenden Entwicklungsprozess, sodass alle Angaben, insbesondere zu diagnostischen und therapeutischen Verfahren, immer nur dem Wissensstand zum Zeitpunkt der Drucklegung des Buches entsprechen können. Hinsichtlich der angegebenen Empfehlungen zur Therapie und der Auswahl sowie Dosierung von Medikamenten wurde die größtmögliche Sorgfalt beachtet. Gleichwohl werden die Benutzer aufgefordert, die Beipackzettel und Fachinformationen der Hersteller zur Kontrolle heranzuziehen und im Zweifelsfall einen Spezialisten zu konsultieren. Fragliche Unstimmigkeiten sollten bitte im allgemeinen Interesse dem Verlag mitgeteilt werden. Der Benutzer selbst bleibt verantwortlich für jede diagnostische oder therapeutische Applikation, Medikation und Dosierung.
In diesem Buch sind eingetragene Warenzeichen (geschützte Warennamen) nicht besonders kenntlich gemacht. Es kann also aus dem Fehlen eines entsprechenden Hinweises nicht geschlossen werden, dass es sich um einen freien Warennamen handelt.
Das Werk mit allen seinen Teilen ist urheberrechtlich geschützt. Jede Verwertung außerhalb der Bestimmungen des Urheberrechtsgesetzes ist ohne schriftliche Zustimmung des Verlages unzulässig und strafbar. Kein Teil des Werkes darf in irgendeiner Form ohne schriftliche Genehmigung des Verlages reproduziert werden.

© 2007 by Schattauer GmbH, Hölderlinstraße 3, 70174 Stuttgart, Germany
E-Mail: info@schattauer.de
Internet: http://www.schattauer.de
Printed in Germany

Projektleitung: Dipl.-Biol. Eva Wallstein
Lektorat: Dr. med. Sylvia Lange, Frankfurt
Umschlagabbildung: © Meckes/Ottawa/eye of science/Agentur Focus; »Blut und Fibrin«
Satz: Satzstudio 90 (A. Kretschmer), Wittelsbacher St. 18, 86556 Kühbach
Druck und Einband: Mayr Miesbach GmbH, Druck · Medien · Verlag, Am Windfeld 15, 83714 Miesbach

ISBN: 978-3-7945-2392-4

»Hämostaseologie: vom Begriff zur Zusatzbezeichnung«

Im Jahr 1953 schuf der Münchner Hämatologe Rudolf Marx im Rahmen seiner Habilitationsschrift den Begriff »Hämostaseologie«. Marx verstand darunter »die Lehre vom Stehen- und Steckenbleiben des Blutes«. Unter diesem Begriff fasste er alle Störungen, die zu einer Blutungs- oder Thromboseneigung führen, zusammen und wies auf die grundsätzliche Notwendigkeit diagnostischer und therapeutischer Maßnahmen hin.

Bis 1953 galt die Hämostaseologie zwar als relevantes Fachgebiet, jedoch als eines, das keiner weiteren Abgrenzung von der Hämatologie bedurfte. Marx erkannte mit Kollegen die große medizinische Bedeutung der Hämostaseologie und die Notwendigkeit einer umfangreichen Betätigung aller Ärzte auf diesem Gebiet. Zusammen mit Erwin Deutsch aus Wien, Fritz Koller aus Basel und Hanns-Gotthard Lasch aus Gießen erreichte er die Anerkennung der Hämostaseologie als eigenständiges Fachgebiet.

Im weiteren Verlauf entstand 1984 aus der 1956 gegründeten Deutschen Arbeitsgemeinschaft für Blutgerinnungsforschung (DAB) die Gesellschaft für Thrombose- und Hämostaseforschung (GTH). Erwähnt werden sollte auch, dass Rudolf Marx neben der DAB auch die Patientenorganisation Deutsche Hämophiliegesellschaft (DHG) mitbegründete, mit dem Ziel einer engen Kooperation zwischen Patient und Arzt.

Um den wissenschaftlichen Fortschritt zu unterstützen, führte die GTH Jahrestagungen ein und publizierte neue wissenschaftliche und klinische Aspekte in den Zeitschriften »Hämostaseologie« sowie »Thrombosis and Haemostasis« des Schattauer Verlags, durch die der medizinischen Öffentlichkeit die Chance eröffnet wurde, sich auf diesem Arbeitsgebiet zu informieren.

Die GTH hat entscheidend dazu beigetragen, allen niedergelassenen und klinisch tätigen Ärzten die Bedeutung einer aktiven Thromboseforschung und einer entsprechenden medikamentösen Thromboseprophylaxe und -therapie bewusst zu machen und damit wichtige Fortschritte auf dem Gebiet der diagnostischen und therapeutischen Forschung angestoßen. Zunehmend wird auch die Bedeutung einer qualitativ guten und kompetenten Durchführung medizinischer Maßnahmen auf diesem Gebiet erkannt.

Leider war die interdisziplinäre Hämostaseologie in der Weiterbildungsordnung nicht aufgeführt, daher bot sich für jüngere Ärzte wenig Anreiz, sich auf diesem Gebiet zu spezialisieren. Insofern sah ich es während meiner Tätigkeit als Präsident der Gesellschaft für Thrombose- und Hämostaseforschung als meine Aufgabe an, durch Verhandlungen mit der Bundesärztekammer eine Anerkennung dieses Fachgebietes zu erreichen – mit dem Erfolg, dass die Zusatzbezeichnung »Hämostaseologie« eingeführt wurde, die nun die fachliche Qualifikation der Kollegen dokumentiert. Grundgedanke war, spezielles hämostaseologisches Wissen mit allgemeinen klinischen Erkenntnissen, wie z.B. Pädiatrie und Innere Medizin, zu verknüpfen.

Die Gesellschaft für Thrombose- und Hämostaseforschung unterstützt durch Fortbildungskurse die Qualifizierung von Medizinern in der Hämostaseologie. Es war ein besonderer Glücksfall, dass Frau Kollegin Barthels aus Hannover in der Einführungsphase längerfristig die Verantwortung für diese Fortbildungskurse übernahm und auch entsprechende Fortbildungshefte für die Zeitschrift »Hämostaseologie« bereitstellte.

Das vorliegende Buch »Hämostaseologie für die Praxis« ist sichtbarer Ausdruck des Fortbildungsauftrags, den verschiedene Experten auf dem Gebiet der Hämostaseologie mit dem Ziel wahrnehmen, das Fachgebiet von seiner theoretischen und wissenschaftlichen, besonders aber auch von seiner praktischen Seite darzustellen. Diesbezüglich wünsche ich dem Buch viel Erfolg.

München, im Frühjahr 2007
Wolfgang Schramm

Vorwort

Ein regelgerechtes Ablaufen des Blutstillungsmechanismus ist seit Jahrhunderten als wesentliche Voraussetzung zur Erhaltung menschlichen Lebens im ärztlichen Bewusstsein verankert. Störungen der Hämostase führen zur hämorrhagischen Diathese: Todesfälle von Patienten mit Hämophilie und von-Willebrand-Syndrom stimulierten die Forschung, um eine adäquate Diagnostik einerseits und eine Therapie sowie Prophylaxe andererseits zu gewährleisten. Die Lehre von der Blutgerinnung – die Hämostaseologie – hat in den letzten Jahrzehnten einen enormen Wissenszuwachs erfahren und zu wesentlichen Fortschritten geführt, nachdem 1953 Rudolf Marx in München diesen Begriff in seiner Habilitationsschrift prägte.

Entgleist die reguläre Hämostase oder läuft der Hämostasemechanismus am falschen Ort ab, beispielsweise in einer Koronararterie oder einer Zerebralarterie mit nachfolgendem Herzinfarkt oder Schlaganfall, dann wird deutlich, dass Hämostasestörungen bei thromboembolischen Krankheitsbildern eine sehr große allgemein- und sozialmedizinische Bedeutung haben. Aus den statistischen Jahrbüchern der Bundesrepublik Deutschland geht hervor, dass praktisch jeder zweite Bundesbürger an einer Erkrankung verstirbt, deren Haupt- oder wesentliche Teilursache ein thrombotischer oder thromboembolischer Gefäßverschluss im arteriellen Bereich ist: Herzinfarkte, Schlaganfälle und Lungenarterienembolien führen die Statistiken von Todesursachen an. Aber auch venöse Thrombosen oder die arterielle Verschlusskrankheit der unteren Extremitäten können die Lebensqualität der Betroffenen erheblich beeinträchtigen.

Die angeführten Krankheitsbilder machen deutlich, wie wichtig sowohl eine aktive Thromboseforschung als auch eine medikamentöse Thromboseprophylaxe und -therapie ist. Die Erfassung von Risikokandidaten stellt in diesem Zusammenhang unverändert eine wesentliche labordiagnostische Aufgabe dar. Unser Buch verfolgt daher verschiedene Zielsetzungen: Mechanismen der Pathogenese von Blutungen und Thrombosierungen werden eingehend beschrieben und analysiert, die moderne hämostaseologische und zielführende Diagnostik wird ausführlich dargestellt. Voraussetzung für Prophylaxe und Therapie, denen in unserem Buch viel Raum eingeräumt wurde, ist eine adäquate pharmakologische Weiterentwicklung einschließlich der Einführung neuer prophylaktisch und therapeutisch wirksamer Substanzen: Auch auf entsprechende Pharmaka, deren Wirkungsmechanismen, klinischer Einsatz etc. wird daher in einem eigenen Kapitel detailliert eingegangen.

Das Gerinnungslabor hat einen großen Stellenwert bei der Betreuung von Patienten mit Blutungen und Thromboembolien, da es fachübergreifend die diagnostischen Grundlagen eines gestörten Hämostasesystems zu charakterisieren gestattet. Der klinische Bezug der modernen Hämostaseologie ist in allen Bereichen unverkennbar: Sämtliche konservativen und operativen Fachgebiete haben Bedarf an einer Kooperation mit geschulten Hämostaseologen im Interesse einer optimalen Krankenversorgung. Werden diese Gesichtspunkte in den vorliegenden Texten sichtbar und verständlich, so ist ein wesentliches Ziel unseres Buches erreicht.

Kiel und Frankfurt, im Frühjahr 2007

Hans D. Bruhn
Christian M. Schambeck
Viola Hach-Wunderle

Anschriften der Autoren

Dr. med. Keihan Ahmadi-Simab
Klinik für Innere Medizin
Regio Kliniken gGmbH – Klinikum Wedel
Holmer Straße 155, D-22880 Wedel
keihan.ahmadi@regiokliniken.de

Dr. med. Stefan Barlage
Gemeinschaftspraxis für Laboratoriumsmedizin
Paracelsusstraße 13, D-51375 Leverkusen
barlage@labor-leverkusen.de

Dr. rer. nat. Udo Becker
Alter Kirchhainer Weg 25, D-35039 Marburg
Isa.Udo.Becker@t-online.de

Prof. Dr. med. Christoph Bode
Abteilung Innere Medizin III, Kardiologie und
Angiologie
Medizinische Universitätsklinik
Klinikum der Albert-Ludwigs-Universität
Hugstetterstraße 55, D-79106 Freiburg
christoph.bode@uniklinik-freiburg.de

Dr. rer. nat. Imke Bodendiek
Molekulare Onkologie
Universitätsklinikum Schleswig-Holstein,
Campus Kiel
Schittenhelmstraße 12, D-24105 Kiel
Imke.bodendiek@gmail.com

Prof. Dr. med. Hans D. Bruhn
Zentrallabor
Universitätsklinikum Schleswig-Holstein,
Campus Kiel
Schittenhelmstraße 12, D-24105 Kiel
hdbruhn@zentrallabor.uni-kiel.de

Prof. Dr. med. Ulrich Budde
Osdorfer Weg 11, D-22607 Hamburg
budde@labor-arndt-partner.de

Prof. Dr. med. Dr. h.c. Enno Christophers
Klinik für Dermatologie, Venerologie und
Allergologie
Universitätsklinikum Schleswig-Holstein,
Campus Kiel
Schittenhelmstraße 7, D-24105 Kiel
echristophers@dermatology.uni-kiel.de

Prof. Dr. med. Carl-Erik Dempfle
I. Medizinische Klinik
Klinikum Mannheim
Theodor-Kutzer-Ufer 1-3, D-68167 Mannheim
carl-erik.dempfle@med.ma.uni-heidelberg.de

Professor Dr. med. Peter Dohrmann
Klinik für Allgemeine Chirurgie und
Thoraxchirurgie
Universitätsklinikum Schleswig-Holstein,
Campus Kiel
Arnold-Heller-Straße 7, D-24105 Kiel
pdohrmann@chirurgie-sh.de

Dr. med. Christine Düring
Pädiatrische Hämatologie und Onkologie
Klinikum der Westfälischen Wilhelms-Universität
Albert-Schweitzer-Straße 33, D-48149 Münster
christine.duering@ukmuenster.de

Dr. med. Nour Eddine El Mokhtari
I. Medizinische Klinik, Klinik für Kardiologie
Universitätsklinikum Schleswig-Holstein,
Campus Kiel
Schittenhelmstraße 12, D-24105 Kiel
elmokhtari@cardio.uni-kiel.de

Dr. rer. nat. Wolfgang Engelhardt
Dade Behring Marburg GmbH
Postfach 1149, D-35001 Marburg
Wolfgang_Engelhardt@dadebehring.com

Prof. Dr. med. Ulrich R. Fölsch
Klinik für Allgemeine Innere Medizin
Universitätsklinikum Schleswig-Holstein,
Campus Kiel
Schittenhelmstraße 12, D-24105 Kiel
urfoelsch@1med.uni-kiel.de

Prof. Dr. med. Meinrad Gawaz
Klinik für Innere Medizin III
Medizinische Universitätsklinik und Poliklinik
Klinikum der Eberhard-Karls-Universität
Otfried-Müller-Straße 10, D-72076 Tübingen
meinrad.gawaz@med.uni-tuebingen.de

Prof. Dr. med. Frank Gieseler
Klinik für Allgemeine Innere Medizin
Universitätsklinikum Schleswig-Holstein,
Campus Kiel
Schittenhelmstraße 12, D-24105 Kiel
gieseler@oncology.uni-kiel.de

Prof. Dr. med. Andreas Greinacher
Institut für Immunologie und
Transfusionsmedizin
Ernst-Moritz-Arndt-Universität Greifswald
Sauerbruchstraße, D-17475 Greifswald
greinach@uni-greifswald.de

Prof. Dr. med. Wolfgang Ludwig Gross
Klinik für Innere Medizin und Klinische
Immunologie und Rheuma-Klinik Bad Bramstedt
Universitätsklinikum Schleswig-Holstein,
Campus Lübeck
Oskar-Alexander-Straße 26,
D-24576 Bad Bramstedt
gross@rheuma-zentrum.de

Priv.-Doz. Dr. med. Ralf Großmann
Hämophiliezentrum
Medizinische Klinik III, Institut für
Transfusionsmedizin
Klinikum der Johann Wolfgang Goethe-
Universität
Theodor-Stern-Kai 7,
D-60590 Frankfurt am Main
ralf.grossmann@kgu.de

Prof. Dr. med. Sylvia Haas
Institut für Experimentelle Onkologie
und Therapieforschung
Technische Universität München
Ismaninger Straße 22, D-81675 München
sylvia.haas@lrz.tum.de

Prof. Dr. med. Viola Hach-Wunderle
Ambulantes Venenzentrum
Fahrgasse 89, D-60311 Frankfurt am Main
und
Gefäßzentrum Krankenhaus Nordwest
Steinbacher Hohl 2-26,
D-60488 Frankfurt am Main
Hach-Wunderle@t-online.de

Prof. Dr. med. Werner Hacke
Neurologische Klinik
Klinikum der Ruprecht-Karls-Universität
Im Neuenheimer Feld 400, D-69120 Heidelberg
werner_hacke@med.uni-heidelberg.de

Prof. Dr. med. Gerd Hafner
Zentrum für Labormedizin und
Mikrobiologie GmbH
Herwarthstraße 100, D-45138 Essen
g.hafner@elisabeth-essen.de

Prof. Dr. med. Heinz Heidrich
Niklasstraße 55, D-14129 Berlin
ehemals: Abteilung Innere Medizin
Franziskus-Krankenhaus Berlin
Akademisches Lehrkrankenhaus der Charité,
Universitätsmedizin Berlin
Prof.Heidrich@web.de

Dr. rer. nat. Thilo Henckel
Dade Behring Marburg GmbH
Postfach 1149, D-35001 Marburg
Thilo_Henckel@dadebehring.com

Dr. med. Dr. rer. nat. Hans-Jörg Hertfelder
Institut für Experimentelle Hämatologie
und Transfusionsmedizin
Klinikum der Rheinischen Friedrich-Wilhelms-
Universität
Sigmund-Freud-Straße 25, D-53127 Bonn
Hans-Joerg.Hertfelder@ukb.uni-bonn.de

Anschriften der Autoren

Prof. Dr. med. Hans Hölschermann
Medizinische Klinik I
Hochtaunus-Kliniken GmbH
Urseler Straße 33, D-61348 Bad Homburg
hans.hoelschermann@hochtaunus-kliniken.de

Prof. Dr. med. Thomas Hohlfeld
Institut für Pharmakologie und
Klinische Pharmakologie
Heinrich-Heine-Universität Düsseldorf
Universitätsstraße 1, D-40225 Düsseldorf
hohlfeld@uni-duesseldorf.de

Prof. Dr. med. Ernst Holler
Abteilung für Hämatologie und
Internistische Onkologie
Medizinische Klinik I
Universitätsklinikum Regensburg
Franz-Josef-Strauß-Allee 11, D-93053 Regensburg
ernst.holler@klinik.uni-regensburg.de

Dr. med. Marek Humpich
Klinik für Neurologie
Klinikum der Johann Wolfgang Goethe-
Universität
Schleusenweg 2-16, D-60528 Frankfurt am Main
m.humpich@em.uni-frankfurt.de

Priv.-Doz. Dr. med. Carl Maximilian Kirchmaier
Abteilung Hämostaseologie
Deutsche Klinik für Diagnostik
Aukammallee 33, D-65191 Wiesbaden
Carl.Kirchmaier@t-online.de

Prof. Dr. med. Stavros Konstantinides
Abteilung Kardiologie und Pneumologie
Klinikum der Georg-August-Universität
D-37099 Göttingen
skonstan@med.uni-goettingen.de

Dr. med. Tanja Kühbacher
Klinik für Allgemeine Innere Medizin
Universitätsklinikum Schleswig-Holstein,
Campus Kiel
Schittenhelmstraße 12, D-24105 Kiel
t.kuehbacher@mucosa.de

Priv.-Doz. Dr. rer. nat. Thomas Kunze
Institut für Pharmazie
Christian-Albrechts-Universität zu Kiel
Gutenbergstraße 76, D-24118 Kiel
tkunze@pharmazie.uni-kiel.de

Dr. med. Karin Kurnik
Dr. von Haunersches Kinderspital
Klinikum Innenstadt der Ludwig-Maximilians-
Universität
Lindwurmstraße 4, D-80337 München
karin.kurnik@kk-i.med.uni-muenchen.de

Prof. Dr. med. Peter Lamprecht
Klinik für Innere Medizin und Klinische
Immunologie und Rheuma-Klinik Bad Bramstedt
Universitätsklinikum Schleswig-Holstein,
Campus Lübeck
Oskar-Alexander-Straße 26,
D-24576 Bad Bramstedt
lamprecht@rheuma-zentrum.de

Dr. med. Harald Langer
Klinik für Innere Medizin III
Medizinische Universitätsklinik und Poliklinik
Klinikum der Eberhard-Karls-Universität
Otfried-Müller-Straße 10, D-72076 Tübingen
harald.langer@med.uni-tuebingen.de

Dr. med. Martin Leibl
Klinik für Allgemeine Innere Medizin
Universitätsklinikum Schleswig-Holstein,
Campus Kiel
Schittenhelmstraße 12, D-24105 Kiel
martin.leibl@web.de

Dr. med. Stefan Lentz
Zentrallabor
Universitätsklinikum Schleswig-Holstein,
Campus Kiel
Schittenhelmstraße 12, D-24105 Kiel
lentz@zentrallabor.uni-kiel.de

Dr. rer. nat. Andrea Lichte
Dade Behring Marburg GmbH
Postfach 1149, D-35001 Marburg
Andrea_Lichte@dadebehring.com

Priv.-Doz. Dr. med. Edelgard Lindhoff-Last
Medizinische Klinik III,
Angiologie/Hämostaseologie/Gefäßzentrum
Klinikum der Johann Wolfgang Goethe-
Universität
Theodor-Stern-Kai 7,
D-60590 Frankfurt am Main
lindhoff-last@em.uni-frankfurt.de

Dr. med. Birgit Linnemann
Medizinische Klinik III,
Angiologie/Hämostaseologie/Gefäßzentrum
Klinikum der Johann Wolfgang Goethe-
Universität
Theodor-Stern-Kai 7,
D-60590 Frankfurt am Main
birgit.linnemann@kgu.de

Priv.-Doz. Dr. med. Norbert Lubenow
Institut für Immunologie und
Transfusionsmedizin
Ernst-Moritz-Arndt-Universität Greifswald
Sauerbruchstraße, D-17475 Greifswald
lubenow@uni-greifswald.de

Dr. med. Beate Luxembourg
Medizinische Klinik III,
Angiologie/Hämostaseologie/Gefäßzentrum
Klinikum der Johann Wolfgang Goethe-
Universität
Theodor-Stern-Kai 7,
D-60590 Frankfurt am Main
beate.luxembourg@kgu.de

Prof. Dr. Christine Mannhalter Ph.D.
Klinisches Institut für medizinische und
chemische Labordiagnostik
Allgemeines Krankenhaus Wien
Medizinische Universität Wien
Währinger Gürtel 18-20, A-1090 Wien
christine.mannhalter@meduniwien.ac.at

Priv.-Doz. Dr. med. Martin Moser
Abteilung Innere Medizin III, Kardiologie
und Angiologie
Medizinische Universitätsklinik
Klinikum der Albert-Ludwigs-Universität
Hugstetter Straße 55, D-79106 Freiburg
moserm@medizin.ukl.uni-freiburg.de

Prof. Dr. med. Götz Nowak
AG »Pharmakologische Hämostaseologie«
Medizinische Fakultät
Friedrich-Schiller-Universität Jena
Drackendorfer Straße 1, D-07747 Jena
AGPHH@med.uni-jena.de

Prof. Dr. med. Ulrike Nowak-Göttl
Pädiatrische Hämatologie und Onkologie
Klinikum der Westfälischen Wilhelms-Universität
Albert-Schweitzer-Straße 33, D-48149 Münster
leagottl@uni-muenster.de

Prof. Dr. med. Johannes Oldenburg
Institut für Experimentelle Hämatologie
und Transfusionsmedizin
Klinikum der Rheinischen Friedrich-Wilhelms-
Universität
Sigmund-Freud-Straße 25, D-53127 Bonn
johannes.oldenburg@ukb.uni-bonn.de

Prof. Dr. med. Ingrid Pabinger-Fasching
Abteilung für Hämatologie und Hämostaseologie
Klinik für Innere Medizin I
Medizinische Universitätsklinik Wien
Währinger Gürtel 18-20, A-1090 Wien
ingrid.pabinger@meduniwien.ac.at

Dr. rer. nat. Jürgen Patzke
Dade Behring Marburg GmbH
Postfach 1149, D-35001 Marburg
Juergen_Patzke@dadebehring.com

Priv.-Doz. Dr. med. Markus Pihusch
Internistische Gemeinschaftspraxis
Rathausstraße 14, D-83022 Rosenheim
Markus.Pihusch@t-online.de

Dr. med. Verena Pihusch
Internistische Gemeinschaftspraxis
Rathausstraße 14, D-83022 Rosenheim
Verena.Pihusch@t-online.de

Priv.-Doz. Dr. med. Armin J. Reininger M.D., Ph.D.
Labor für Immungenetik
Abteilung Transfusionsmedizin/Hämostaseologie
Klinikum der Universität München
Max-Lebsche-Platz 32, D-81377 München
Armin.Reininger@med.uni-muenchen.de

Anschriften der Autoren

Dr. med. Stephan C. Richter
Abteilung Innere Medizin III, Kardiologie
und Angiologie
Medizinische Universitätsklinik
Klinikum der Albert-Ludwigs-Universität
Hugstetter Straße 55, D-79106 Freiburg
stephan.richter@uniklinik-freiburg.de

Priv.-Doz. Dr. med. Christian M. Schambeck
Zentrallabor
Universitätsklinikum Schleswig-Holstein,
Campus Kiel
Schittenhelmstraße 12, D-24105 Kiel
christian.schambeck@uk-sh.de

Prof. Dr. med. Rüdiger M. Scharf
Institut für Hämostaseologie und Transfusions-
medizin
Klinikum der Heinrich-Heine-Universität
Moorenstraße 5, D-40225 Düsseldorf
sekretariat-ihtm@med.uni-duesseldorf.de

Dr. med. Henning Schiller
Klinik für Allgemeine Innere Medizin
Universitätsklinikum Schleswig-Holstein,
Campus Kiel
Schittenhelmstraße 12, D-24105 Kiel
henningschiller@t-online.de

Marc Schindewolf
Medizinische Klinik III,
Angiologie/Hämostaseologie/Gefäßzentrum
Klinikum der Johann Wolfgang Goethe-
Universität
Theodor-Stern-Kai 7,
D-60590 Frankfurt am Main
marc.schindewolf@kgu.de

Prof. Dr. rer. nat. Reinhard Schneppenheim
Klinik für Pädiatrische Hämatologie
und Onkologie
Universitätsklinikum Hamburg-Eppendorf
Martinistraße 52, D-20246 Hamburg
schneppenheim@uke.uni-hamburg.de

Dr. med. Rosemarie Schobeß
Universitätsklinik und Poliklinik für Kinder-
und Jugendmedizin
Klinikum der Martin-Luther-Universität
Halle-Wittenberg
Ernst-Grube-Straße 40, D-06120 Halle/Saale
rosemarie.schobess@medizin.uni-halle.de

Prof. Dr. med. Dr. h.c. Wolfgang Schramm
Abteilung für Transfusionsmedizin und
Hämostaseologie
Klinik für Anästhesiologie
Klinikum Innenstadt der Ludwig-Maximilians-
Universität
Ziemssenstraße 1, D-80336 München
wolfgang.schramm
@medinn.med.uni-muenchen.de

Prof. Dr. rer. nat. Jens-Michael Schröder
Klinische Forschergruppe »Mechanismen kutaner
Entzündungsreaktionen«
Klinik für Dermatologie, Venerologie und
Allergologie
Universitätsklinikum Schleswig-Holstein,
Campus Kiel
Schittenhelmstraße 7, D-24105 Kiel
jschroeder@dermatology.uni-kiel.de

Prof. Dr. med. Karsten Schrör
Institut für Pharmakologie und
Klinische Pharmakologie
Heinrich-Heine-Universität Düsseldorf
Universitätsstraße 1, D-40225 Düsseldorf
kschroer@uni-duesseldorf.de

Dr. med. Marcus Seeger
Klinik für Allgemeine Innere Medizin
Universitätsklinikum Schleswig-Holstein,
Campus Kiel
Schittenhelmstraße 12, D-24105 Kiel
mseeger@1med.uni-kiel.de

Dr. med. Kathleen Selleng
Institut für Immunologie und
Transfusionsmedizin
Ernst-Moritz-Arndt-Universität Greifswald
Sauerbruchstraße, D-17475 Greifswald
selleng@uni-greifswald.de

Dr. med. Ina Sieg
Zentrallabor
Chirurgische Klinik
Universitätsklinikum Schleswig-Holstein,
Campus Kiel
Arnold-Heller-Straße 7, D-24105 Kiel
sieg@zentrallabor.uni-kiel.de

Prof. Dr. med. Rüdiger Simon
I. Medizinische Klinik, Klinik für Kardiologie
Universitätsklinikum Schleswig-Holstein,
Campus Kiel
Schittenhelmstraße 12, D-24105 Kiel
simon@cardio.uni-kiel.de

Dr. rer. nat. Michael Slama
Dade Behring Marburg GmbH
Postfach 1149, D-35001 Marburg
Michael_Slama@dadebehring.com

Priv.-Doz. Dr. med. Michael Spannagl
Transfusionsmedizin und Hämostaseologie
Labor für Immungenetik und Molekulare
Diagnostik
Klinik für Anästhesiologie
Klinikum Innenstadt der Ludwig-Maximilians-
Universität
Ziemssensstraße 1, D-80336 München
Michael.Spannagl@med.uni-muenchen.de

Dr. med. Uwe Taborski
Deutsche Gesellschaft für Humanplasma
Löhrstraße 23, D-56068 Koblenz
uwe.taborski@dgf-humanplasma.de

Dr. rer. nat. Stefan Teigelkamp
Dade Behring Marburg GmbH
Postfach 1149, D-35001 Marburg
Stefan_Teigelkamp@dadebehring.com

Dr. med. Markus Tiemann
Institut für Hämatopathologie
Gemeinschaftspraxis für Pathologie
Fangdieckstraße 75a, D-22547 Hamburg
tiemann@haematopathologie-hamburg.de

Priv.-Doz. Dr. med. Simone Wagner
Neurologische Klinik
Klinikum der Ruprecht-Karls-Universität
Im Neuenheimer Feld 400, D-69120 Heidelberg
simone_wagner@med.uni-heidelberg.de

Dr. phil. nat. Dagmar Westrup
Abteilung Hämostaseologie
Deutsche Klinik für Diagnostik
Aukammallee 33, D-65191 Wiesbaden
westrup.hst@dkd-wiesbaden.de

Dr. rer. nat. Matthias Wilkens
Dade Behring Marburg GmbH
Postfach 1149, D-35001 Marburg
Matthias_Wilkens@dadebehring.com

Dr. rer. nat. Thomas Wissel
Dade Behring Marburg GmbH
Postfach 1149, D-35001 Marburg
Thomas_Wissel@dadebehring.com

Dr. rer. nat. Norbert Zander
Dade Behring Marburg GmbH
Postfach 1149, D-35001 Marburg
Norbert_Zander@dadebehring.com

Priv.-Doz. Dr. med. Rainer Zotz
Institut für Hämostaseologie und
Transfusionsmedizin
Klinikum der Heinrich-Heine-Universität
Moorenstraße 5, D-40225 Düsseldorf
zotz@med.uni-duesseldorf.de

Prof. Dr. med. Karl-Heinz Zurborn
Abteilung für Onkologie
Rehaklinik Ahrenshoop
Dorfstraße 55, D-18347 Ahrenshoop
karl-heinz.zurborn@damp.de

Abkürzungsverzeichnis

A

ABE-1, ABE-2	Fibrinogenbindungsregion, anion-binding exosite 1, 2
ACCP	American College of Chest Physicians
ACT	aktivierte Gerinnungszeit, activated clotting time
ADAMTS13	von-Willebrand-Faktor spaltende Protease
ADP	Adenosindiphosphat
AHPS	American Health Professional's Study
AKL-AK	Antikardiolipin-Antikörper
AMP	Adenosinmonophosphat
ANBA	Amino-nitro-Benzoesäure
ANCA	antineutrophile zytoplasmatische Autoantikörper
APA	Antiphospholipid-Antikörper
APC	aktiviertes Protein C
APS	Antiphospholipid-Syndrom
aPTT	aktivierte partielle Thromboplastinzeit
ASS	Acetylsalicylsäure
AT	Antithrombin
ATP	Adenosintriphosphat
AWMF	Arbeitsgemeinschaft der Wissenschaftlichen Medizinischen Fachgesellschaften
AZA	Azathioprin

B

BCS	Budd-Chiari-Syndrom
BE/ml	Bethesda-Einheit pro Milliliter
BMDS	British Medical Doctors' Study
BNP	b-type- oder brain-natriuretic peptide
BSG	Blutsenkungsgeschwindigkeit
BSS	Bernard-Soulier-Syndrom

C

cANCA	antineutrophile zytoplasmatische Autoantikörper vom zytoplasmatischen Typ
CAPS	katastrophales Antiphospholipid-Syndrom
CCT	kraniale Computertomographie
CED	chronisch-entzündliche Darmerkrankung
CK-Domäne	cystein knot-like domain
CMV	Cytomegalie-Virus
COPD	chronisch obstruktive Lungenerkrankung, chronic obstructive pulmonary disease
COX	Zyklooxygenase
CRP	C-reaktives Protein
CSS	Churg-Strauss-Syndrom

D

d	Tag, dies
Da	Dalton
DDAVP	1-Desamino-8-D-Arginin-Vasopressin, Desmopressin
DDD	defined daily doses
deltaE405/min	Extinktionskoeffizient
DIC	disseminierte intravasale Gerinnung
dRVVT	dilute Russell's viper venom time

E

E	Einheit
EC number	enzyme catalog number
ECA	ecarin chromogenic assays
ECT	Ecarinzeit, ecarin clotting time
EGF	epidermaler Wachstumsfaktor, epidermal growth factor
ELISA	Enzymimmunoassay, enzyme-linked immunosorbent assay
EPCR	endothelialer Protein-C-Rezeptor
ESC	European Society of Cardiology
ETP	endogenes Thrombinpotenzial

F

F1+2	Prothrombinfragment F1+2
Faktor IX:C	Faktor-IX-Aktivität
Faktor VIII:C	Faktor-VIII-Aktivität
FFP	gefrorenes Frischplasma, fresh frozen plasma
FITC	Fluoreszeinisothiocyanat
FL1	Fluoreszenz 1
FPA	Fibrinopeptid A
FSP	Fibrinspaltprodukte, fibrin split products

G

GC	Glukokortikoide
GMP	Guanosinmonophosphat

GT	Glanzmann Thrombasthenie		LHRH	luteinisierendes Hormon-releasing-Hormon, luteinising hormone releasing hormone

H

HDIg	hoch dosierte Immunoglobuline
HELLP	hemolysis, elevated liver enzymes, low platelet count
HIPA-Test	Heparin-induzierter Plättchen-aktivierungstest
HIT	Heparin-induzierte Thrombo-zytopenie
HLA	System der Histokompatibilitäts-antigene, human leucocyte antigen system
HMWM	große VWF-Multimere, high molecular weight multimers
HPA	humanes Plättchenantigen, human platelet antigen
HPLC	high performance liquid chromato-graphy
HRCT	hochauflösende (high resolution) Computertomographie
HSV	Herpes-Simplex-Virus
HUS	hämolytisch-urämisches Syndrom
HWZ	Halbwertszeit

I

iAP	instabile Angina pectoris
ICAM	intrazelluläres Adhäsionsmolekül, intracellular adhesion molecule
ICH-Richt-linien	Richtlinien der International Conference on Harmonisation
I.E.	internationale Einheit
IL-8	Interleukin-8
INR	international normalized ratio
ISTH	International Society on Thrombosis and Haemostasis
ITP	idiopathische thrombozyto-penische Purpura
IU	international units

K

kDa	Kilodalton
KG	Körpergewicht
KHK	koronare Herzkrankheit
KI	Konfidenzintervall
KIE	Kallikrein-Inaktivator-Einheiten
KMT	Knochenmarkstransplantation

L

LA	Lupusantikoagulans
LE	Lungenembolie
LV	linksventrikulär, linker Ventrikel

M

M	Molekülmasse
min	Minute
MPA	mikroskopische Polyangiitis
MPO-ANCA	Myeloperoxidase-ANCA
MRT	Magnetresonanztomographie, Magnetresonanztomogramm
MTHF	Methyltetrahydrofolat
MTHFR	MTHF-Reduktase
MTX	Methotrexat

N

NAP-2	neutrophilenaktivierendes Peptid-2
NK-Zellen	natürliche Killerzellen, natural killer cells
NMH	niedermolekulares Heparin
NO	Stickoxid
n-Ratio	normalisierte Ratio
NSAID	nichtsteroidale antiinflammatori-sche Antiphlogistika, nonsteroidal antiinflammatory drugs
NSTEMI	Nicht-ST-Hebungsmyokardinfarkt, non-ST-elevation myocardial infarction
NYHA	New York Heart Association

O

OAK	orale Antikoagulation
OR	odds ratio

P

PA	Plasminogenaktivator
PAI-1	Plasminogenaktivatorinhibitor-1
pANCA	antineutrophile zytoplasmatische Autoantikörper vom nukleären Typ
PAR	Protease-aktivierter Rezeptor
pAVK	periphere arterielle Verschluss-krankheit
PCAT	Protein-C-aktivitätsabhängige Gerinnungszeit
PCAT/0	Protein-C-Aktivator-Reagenz wird nur mit Puffer pipettiert
PCI	perkutane Koronarintervention
PCR	Polymerase-Kettenreaktion, polymerase chain reaction
PDGF	Thrombozytenwachstumsfaktor, platelet derived growth factor
PF	Plättchenfaktor

Abkürzungsverzeichnis

PFA-100®	Plättchenfunktionsanalysegerät-100®	TEA	Thrombendarteriektomie
PG (PGD, PGE)	Prostaglandin (Prostaglandin D bzw. E)	TEG	Thrombelastogramm
		TF	Gewebsthrombokinase, tissue factor
PGI	Prostaglandin I, Prostazyklin	TFPI	tissue factor pathway inhibitor
PIVKA	proteins induced by vitamin K absence	TGF-β	transforming growth factor beta
		TIA	transitorisch ischämische Attacke
PKC	Proteinkinase C	TIMI	thrombolysis in myocardial infarction
POCT	Point-of-Care-Testing		
PPP	platelet poor plasma	TM	Thrombomodulin
PPSB	Prothrombinkomplexpräparat	TNF	Tumornekrosefaktor
PRP	plättchenreiches Plasma	t-PA	Gewebeplasminogenaktivator
PSV	primäre systemische Vaskulitis	TPT	Thrombosis Prevention Study
PT	Prothrombinzeit	TPZ	Thromboplastinzeit nach Quick
PTA	perkutane transluminale Angioplastie	TRALI	transfusion related acute lung injury
PTCA	perkutane transluminale Koronarangioplastie	TTP	thrombotisch-thrombozytopenische Purpura
PTT	partielle Thromboplastinzeit	TVT	tiefe Venenthrombose
		TZ	Thrombinzeit

R

r	rekombinant, gentechnologisch hergestellt		

U

RIPA	Ristocetin-induzierte Plättchenagglutination	UFH	unfraktioniertes Heparin, Standardheparin
RIPA-Test	Ristocetin-induzierter Plättchenagglutinationstest	u-PA	Urokinase-Typ-Plasminogenaktivator, urokinase-like plasminogen activator
r-PA	Reteplase, recombinant plasminogen activator	u-PAR	Urokinase-Plasminogenaktivator-Rezeptor, Urokinaserezeptor
rt-PA	Alteplase, recombinant tissue plasminogen activator	Upm	Umdrehungen pro Minute
RV	rechtsventrikulär, rechter Ventrikel	USPHS	US Physicians' Health Study
RVV	Russell's viper venom (Schlangengift)		

V

		VKA	Vitamin-K-Antagonisten
		VOD	venookklusive Erkrankung, veno-occlusive disease

S

s	Sekunde	VWF	von-Willebrand-Faktor
SDS	Natriumdodecylsulfat, sodium dodecyl sulfate	VWF:Ag	von-Willebrand-Faktor-Antigen
		VWF:CB	Kollagenbindungsaktivität
SLE	systemischer Lupus erthyematodes	VWF:FVIIIB	Faktor-VIII-Bindungskapazität
SRA	Serotoninfreisetzungstest, serotonin release assay	VWF:RCo	Ristocetin-Cofaktor-Aktivität
		VWF-CP	ADAMTS13, von-Willebrand-Faktor spaltende Protease, VWF-cleaving protease
SSW	Schwangerschaftswoche		
STEMI	ST-Hebungsmyokardinfarkt, ST-elevation myocardial infarction	VWS	von-Willebrand-Syndrom
		VZV	Varizella-Zoster-Virus

T

W

TAFI	Thrombin-aktivierbarer Fibrinolyseinhibitor, thrombin activatable fibrinolysis inhibitor	WG	Wegener-Granulomatose
		WHS	Women's Health Studie
TAT-Komplex	Thrombin-Antithrombin-Komplex	WPK	Weibel-Palade-Körperchen
TBVT	tiefe Beinvenenthrombose		

Inhalt

1 Grundlagen der Hämostaseologie ___ 1

1.1 Endothel ___ 1
Armin J. Reininger, Wolfgang Schramm

1.2 Thrombozyten ___ 5

1.3 Gerinnungskaskade ___ 11

1.4 Protein-C-Weg ___ 14

1.5 Fibrinolysesystem ___ 16

1.6 Extravasale Effekte hämostaseologischer Faktoren ___ 20
Hans D. Bruhn, Imke Bodendiek, Frank Gieseler, Jens-Michael Schröder, Karl-Heinz Zurborn, Enno Christophers

2 Methodologie ___ 25

2.1 Einführung ___ 25
Udo Becker

2.2 Präanalytik ___ 26

2.3 Messmethoden ___ 30

2.4 Automation ___ 33
Michael Slama

2.5 Global- und Suchtests ___ 36
2.5.1 Thromboplastinzeit nach Quick ___ 36
Thilo Henckel

2.5.2 Aktivierte partielle Thromboplastinzeit ___ 41
Matthias Wilkens

2.5.3 Thrombinzeit ___ 45
Udo Becker

2.5.4 Batroxobinzeit ___ 47

2.5.5 Antikoagulatorisches Potenzial des Protein-C-Wegs ___ 49
Wolfgang Engelhardt

2.5.6 APC-Resistenz ___ 53

2.5.7 Blutungszeit (in vivo/PFA-100®) ___ 56
Christian M. Schambeck

2.5.8 Endogenes Thrombinpotenzial ___ 58
Thilo Henckel

2.5.9 Thrombelastographie ___ 61
Michael Spannagl

2.6 Gerinnungsfaktoren ___ 64
2.6.1 Faktoren II, V, VII–XII ___ 64
Udo Becker

2.6.2 Fibrinogen ___ 67

2.6.3 Faktor XIII ___ 69
Norbert Zander

2.7 Gerinnungsinhibitoren ___ 71
2.7.1 Antithrombin ___ 71
Andrea Lichte

2.7.2 Protein C ___ 74
Udo Becker

2.7.3 Protein S ___ 76
Jürgen Patzke

2.8	**Diagnostik des von-Willebrand-Syndroms** 79		2.13	**Thrombozytenfunktion** 115
2.8.1	Von-Willebrand-Faktor-Antigen 79 Jürgen Patzke		2.13.1	Aggregometrie 115 Carl M. Kirchmaier, Dagmar Westrup
2.8.2	Ristocetin-Cofaktor-Aktivität 81		2.13.2	Durchflusszytometrie 120 Stefan Barlage
2.8.3	Kollagenbindungsaktivität 83 Ulrich Budde, Reinhard Schneppenheim		2.13.3	ATP-Freisetzung, ATP/ADP-Gehalt 126 Carl M. Kirchmaier, Dagmar Westrup
2.8.4	Ristocetin-induzierte Plättchenagglutination 84		2.14	**Diagnostik der Heparin-induzierten Thrombo-zytopenie** 129 Norbert Lubenow, Kathleen Selleng, Andreas Greinacher
2.8.5	Faktor-VIII-Bindungskapazität 86			
2.8.6	Multimerendifferenzierung 88			
2.9	**Diagnostik der thrombo-tischen Mikroangiopathien** 91 Ulrich Budde, Reinhard Schneppenheim		2.14.1	Antigentests 129
			2.14.2	Funktionstests 131
2.9.1	ADAMTS13 91		2.15	**Monitoring der antikoa-gulatorischen Therapie** 133
2.10	**Antiphospholipid-Antikörper** 95 Marek Humpich, Beate Luxembourg, Edelgard Lindhoff-Last		2.15.1	Anti-Faktor-Xa 133 Udo Becker
			2.15.2	Ecarinzeit (Ecarin Clotting Time) 136 Gerd Hafner
2.10.1	Lupusantikoagulans 95			
2.10.2	Antikardiolipin-Antikörper 99		2.15.3	Chromogene Methode zur Hirudinbestimmung 139
2.10.3	Anti-β_2-Glykoprotein-I-Antikörper 100		2.15.4	Natriuretische Peptide 141 Nour Eddine El Mokhtari, Hans D. Bruhn, Rüdiger Simon
2.10.4	Spezifische Antiphospholipid-Antikörper 102			
			2.15.5	Selbstmanagement der Antikoagulation 143 Uwe Taborski
2.11	**Faktor-VIII-Inhibitoren** 102 Ralf Großmann			
2.11.1	Plasmatauschversuch 102		2.16	**Praxisnahe molekulare Diagnostik** 147 Christine Mannhalter
2.11.2	Bethesda-Assay 105			
2.12	**Aktivierungsmarker** 108			
2.12.1	D-Dimere 108 Thomas Wissel			
2.12.2	Prothrombinfragment 1 und 2 111 Stefan Teigelkamp			
2.12.3	Thrombin-Antithrombin-Komplex 113			

3 Pharmakologie gerinnungsaktiver Substanzen ___ 155

3.1 Substanzen zur Therapie und Prophylaxe von Blutungen ___ 155
Ralf Großmann

- 3.1.1 Antifibrinolytika ___ 155
- 3.1.2 DDAVP ___ 156
- 3.1.3 Faktorenkonzentrate ___ 159
- 3.1.4 Rekombinanter Faktor VIIa ___ 164
- 3.1.5 Protein-C-Konzentrat ___ 166

3.2 Substanzen zur Therapie und Prophylaxe von Thrombosen ___ 168

- 3.2.1 Plättchenfunktionshemmer ___ 168
  Harald Langer, Meinrad Gawaz
  - Acetylsalicylsäure ___ 168
  - Thienopyridine ___ 171
  - Antagonisten des Fibrinogenrezeptors ___ 174
  - Synergistische Wirkung der Plättchenfunktionshemmer ___ 177
- 3.2.2 Antikoagulanzien ___ 179
  Götz Nowak
  - Heparine ___ 181
  - Vitamin-K-Antagonisten ___ 185
  - Hirudin ___ 188
  - Danaparoid ___ 191
  - Melagatran, Ximelagatran ___ 191
  - Bivalirudin ___ 192
  - Argatroban ___ 194

- 3.2.3 Thrombolytika ___ 195
  Stephan C. Richter, Martin Moser, Christoph Bode
  - Indikationen ___ 195
  - Kontraindikationen ___ 197
  - Streptokinase ___ 198
  - Urokinase ___ 200
  - Alteplase ___ 201
  - Reteplase ___ 202
  - Tenecteplase ___ 203
  - Lanoteplase ___ 204
  - Schlussbemerkung ___ 204

3.3 Arzneimittelnebenwirkungen auf die Hämostase ___ 206
Thomas Hohlfeld, Karsten Schrör

- 3.3.1 Kardiovaskuläre Medikamente ___ 206
- 3.3.2 Analgetika und Antirheumatika ___ 207
- 3.3.3 Steroidhormone ___ 209
- 3.3.4 Antibiotika ___ 211
- 3.3.5 Zytostatika ___ 212
- 3.3.6 ZNS-wirksame Substanzen ___ 212
- 3.3.7 Schlussbemerkung ___ 213

4 Blutungsneigung: Diagnostik und Therapie ___ 215

4.1 Allgemeine klinische Aspekte ___ 215
Hans D. Bruhn

- 4.1.1 Ätiologie ___ 215
- 4.1.2 Epidemiologie ___ 216
- 4.1.3 Symptome und klinische Diagnose ___ 218

4.2 Angeborene Blutungsursachen _____ 220

4.2.1 Vasopathien _____ 220
Hans D. Bruhn, Marcus Seeger

Hereditäre hämorrhagische Teleangiektasie (Morbus Rendu-Osler-Weber) _____ 220

Riesenhämangiom (Kasabach-Merritt-Syndrom) _____ 221

Weitere angeborene Vasopathien _____ 222

4.2.2 Thrombotisch-thrombozytopenische Purpura _____ 223
Ulrich Budde, Reinhard Schneppenheim

4.2.3 Thrombozytopathien _____ 230
Carl M. Kirchmaier, Dagmar Westrup

Rezeptorglykoproteindefekte _____ 230

Enzymdefekte _____ 237

Speichergranuladefekte _____ 239

Thrombozytopathien mit unterschiedlichen Basisdefekten _____ 242

Störungen der prokoagulatorischen Plättchenaktivität _____ 244

Störungen der Plättchenaktivierung und Signaltransduktion _____ 244

Allgemeine Behandlungsoptionen bei Thrombozytopathien _____ 245

4.2.4 Von-Willebrand-Syndrom _____ 250
Reinhard Schneppenheim, Ulrich Budde

4.2.5 Hämophilie A und B _____ 261
Johannes Oldenburg, Hans-Jörg Hertfelder

4.2.6 Seltene hämorrhagische Diathesen _____ 272
Johannes Oldenburg

4.3 Erworbene Blutungsursachen _____ 276

4.3.1 Vasopathien _____ 276
Hans D. Bruhn, Marcus Seeger

Purpura senilis _____ 276

Paroxysmales Handhämatom _____ 276

Purpura hyperglobulinaemica (Waldenström-Krankheit) _____ 277

Purpura anularis teleangiectodes (Majocchi-Krankheit) _____ 277

Purpura Schoenlein-Henoch _____ 277

Mikroangiopathien _____ 277

4.3.2 Thrombotisch-thrombozytopenische Purpura _____ 278
Ulrich Budde, Reinhard Schneppenheim

4.3.3 Thrombozytopathien _____ 285
Carl M. Kirchmaier, Dagmar Westrup

Medikamenteninduzierte Thrombozytopenie _____ 286

Autoantikörperinduzierte Thrombozytopenie _____ 288

Thrombozytopenie bei Paraproteinämie _____ 290

Thrombozytopenie bei Niereninsuffizienz _____ 290

Erworbene Storage-Pool-Defekte _____ 290

Erworbene Störungen der thrombozytären Glykoproteine _____ 292

4.3.4 Von-Willebrand-Syndrom _____ 294
Ulrich Budde, Reinhard Schneppenheim

4.3.5 Hemmkörper gegen Faktor VIII und andere Faktoren _____ 300
Ralf Großmann

4.3.6 Lebersynthesestörungen _____ 305
Hans D. Bruhn, Stephan Lentz, Ina Sieg

4.3.7 Vitamin-K-Mangel _____ 308

4.3.8 Disseminierte intravasale Gerinnung _____ 311
Carl-Erik Dempfle

4.3.9 Hyperfibrinolyse _____ 321
Michael Spannagl

4.3.10 Polymerisationsstörung _____ 324

5 Thromboseneigung: Diagnostik und Therapie _____ 327

5.1 Allgemeine klinische Aspekte _____ 327
Viola Hach-Wunderle

5.1.1 Arterielle Thromboembolien _____ 327
5.1.2 Venöse Thromboembolien _____ 329

5.2 Arterielle Thromboembolien _____ 330

5.2.1 Akutes Koronarsyndrom _____ 330
Hans Hölschermann

5.2.2 Zerebrale Ischämie, ischämischer Schlaganfall _____ 341
Simone Wagner, Werner Hacke

5.2.3 Periphere arterielle Verschlusskrankheit _____ 352
Heinz Heidrich

Chronische periphere arterielle Verschlusskrankheit _____ 352

Akute periphere arterielle Verschlusskrankheit _____ 357

5.2.4 Vaskulitiden _____ 361
Keihan Ahmadi-Simab, Peter Lamprecht, Wolfgang L. Gross

5.2.5 Hereditäre hämostaseologische Ursachen arterieller Thrombosen _____ 374
Rainer B. Zotz, Rüdiger E. Scharf

Hyperreagibilität der Thrombozyten _____ 374

Plasmatische Hämostasestörung _____ 378

5.3 Venöse Thromboembolien _____ 383

5.3.1 Phlebothrombose _____ 383
Viola Hach-Wunderle

5.3.2 Thrombophlebitis _____ 394

5.3.3 Lungenembolie _____ 396
Stavros Konstantinides

5.3.4 Thrombosen bei entzündlichen Darmerkrankungen _____ 410
Tanja Kühbacher, Hans D. Bruhn, Ulrich R. Fölsch

5.3.5 Seltene venöse Thrombosen _____ 413
Markus Pihusch, Verena Pihusch, Ernst Holler

5.3.6 Hereditäre hämostaseologische Ursachen venöser Thrombosen _____ 416
Christian M. Schambeck

APC-Resistenz und Faktor-V-Leiden-Mutation _____ 416

Prothrombin-G20210A-Polymorphismus _____ 420

Hohe Faktor-VIII-Spiegel _____ 422

Antithrombinmangel _____ 425

Protein-S- und -C-Mangel _____ 427

Hyperhomocysteinämie _____ 431

Dysfibrinogenämie _____ 432

Nicht etablierte Risikofaktoren _____ 433

5.3.7 Erworbene hämostaseologische Ursachen venöser Thrombosen _____ 437

Gynäkologisch-geburtshilfliche Thromboserisiken _____ 437
Edelgard Lindhoff-Last

Tumorthrombophilie _____ 443
Karl Heinz Zurborn, Frank Gieseler, Hans D. Bruhn

Antiphospholipid-Syndrom _____ 451
Birgit Linnemann, Marc Schindewolf, Edelgard Lindhoff-Last

Heparin-induzierte Thrombozytopenie _____ 461
Norbert Lubenow, Kathleen Selleng, Andreas Greinacher

5.4 Im Thrombophiliestatus nicht erfassbare Ursachen einer Thromboseneigung _____ 470
Hans D. Bruhn

6 Therapiemaßnahmen in besonderen Situationen ____ 473

6.1 Geburtshilfe ____ 473
Ingrid Pabinger-Fasching

6.1.1 Grundlagen der Antikoagulation in der Schwangerschaft ____ 473

6.1.2 Behandlung bei erhöhtem Thromboserisiko ____ 474
- Venöse Thromboembolien ____ 474
- Fehlgeburt, intrauteriner Fruchttod ____ 477
- Schwangerschaftsassoziierte Hypertonie, Präeklampsie und HELLP-Syndrom ____ 479
- Künstliche Herzklappen ____ 479

6.1.3 Behandlung bei erhöhtem Blutungsrisiko ____ 480
- Hereditäre Blutgerinnungsstörungen ____ 480
- Erworbene Blutgerinnungsstörungen ____ 481

6.2 Onkologie ____ 484

6.2.1 Verbesserung der Prognose durch Antikoagulanzien ____ 484
Karl Heinz Zurborn, Frank Gieseler, Hans D. Bruhn

6.2.2 Antiproliferative und apoptosefördernde Wirkung von Antikoagulanzien ____ 485

6.2.3 Behandlung maligner Ergüsse ____ 486
Frank Gieseler, Henning Schiller, Martin Leibl, Markus Tiemann, Peter Dohrmann, Thomas Kunze

6.3 Pädiatrie ____ 487
Ulrike Nowak-Göttl, Christine Düring, Rosemarie Schobeß, Karin Kurnik

6.3.1 Behandlung einer akuten Thrombose bei Kindern ____ 487

6.3.2 Behandlung der Purpura fulminans bei Kindern ____ 493

6.4 Transplantationsmedizin ____ 494
Ernst Holler

6.4.1 Pathogenese ____ 495

6.4.2 Behandlung hämostaseologischer Komplikationen ____ 497

7 Primärprophylaxe von Thromboembolien ____ 501

7.1 Arterielle Thromboembolien ____ 501
Thomas Hohlfeld, Karsten Schrör

7.1.1 Pathophysiologie ____ 501

7.1.2 Epidemiologie ____ 502

7.1.3 Möglichkeiten der primären Thromboembolieprophylaxe ____ 502

7.1.4 Risikofaktoren ____ 505

7.1.5 Risikoabschätzung ____ 507

7.1.6 Durchführung der Thromboembolieprophylaxe ____ 508

7.2 Venöse Thromboembolien ____ 510
Sylvia Haas

7.2.1 Pathophysiologie ____ 510

7.2.2 Epidemiologie ____ 510

7.2.3 Möglichkeiten der primären Thromboembolieprophylaxe ____ 512

7.2.4 Risikofaktoren ____ 514

7.2.5 Risikomodelle ____ 516

7.2.6 Durchführung der Thromboembolieprophylaxe ____ 519

Sachverzeichnis ____ 531

1 Grundlagen der Hämostaseologie

Der Begriff Hämostaseologie (Lehre der krankhaft veränderten Bluzirkulation) wurde 1957 von Rudolf Marx geprägt und als »Lehre vom Stehen- und Steckenbleiben des Blutes« definiert. Die Hämostase erfordert Mechanismen, die sowohl eine Blutung durch die Bildung eines hämostatischen Verschlusses stoppen als auch dessen Entwicklung begrenzen und die erneute Ausbildung eines normalen Blutflusses gestatten. Dabei wirken die bekannten Elemente der Virchow'schen Trias Blutfluss, Blutzusammensetzung und Gefäßwand eng zusammen.

1.1 Endothel

Armin J. Reininger, Wolfgang Schramm

Endothelzellen bilden die Innenauskleidung aller Blutgefäße und somit einerseits einen Kanal für die Anlieferung und den Austausch von Nährstoffen, Hormonen und Sauerstoff, andererseits eine Barriere gegen Toxine, Medikamente und infektiöse Erreger. Das gesamte Endothel besteht aus 10^{12} Zellen, besitzt eine Masse von ca. 1 kg und steht in enger Wechselbeziehung mit dem fließenden Blut. Es ist mit der Fähigkeit ausgestattet, den Blutdruck, Immunantworten, Thrombozytenreaktivität, Gefäßreparatur, Angiogenese und Hämostase zu regulieren. Die 7 m² große Endothelzelloberfläche ist Ziel einer Reihe von Stimuli – als Beispiele seien hier hämodynamische Kräfte oder Adhäsion von Blutzellen genannt. Das vaskuläre Endothel stellt eine physiologische Barriere dar und trennt die an der Hämostase beteiligten Blutzellen sowie die Plasmafaktoren von den tiefer liegenden, reaktiven subendothelialen Schichten.

Das Endothel
- hält das Blut flüssig, indem es Inhibitoren der Blutgerinnung und der Thrombozytenaggregation sowie Aktivatoren der Fibrinolyse produziert,
- moduliert die Gefäßpermeabilität,
- synthetisiert eine Basalmembran und subendotheliale Matrix, die reich an adhäsiven und thrombogenen Proteinen wie Kollagen, Fibronektin, Laminin und von-Willebrand-Faktor sind,
- hemmt die Gerinnung durch die Synthese von Thrombomodulin und Heparansulfaten,
- reguliert die Fibrinolyse durch die Synthese von Gewebeplasminogenaktivator (t-PA, tissue-type plasminogen activator) und Plasminogenaktivatorinhibitor-1 (PAI-1),
- hemmt die Thrombozytenaggregation durch die Freisetzung von Prostaglandin I_2 (PGI_2, Prostazyklin) und Stickoxid (NO),
- reguliert den Gefäßwandtonus durch Endotheline (Vasokonstriktion) sowie durch PGI_2 und NO (Vasodilatation).

Das Endothel kann aber auch als Antwort auf verschiedene Stimuli seine Antithrombogenität verlieren und Moleküle produzieren und präsentieren, die zu einer Veränderung der Gerinnungs- und Entzündungseigenschaften der Gefäßwand führen. Zytokine, Endotoxin, Thrombin, Histamin, Hypoxie und oxidativer Stress sowie hämodynamischer Scherstress verändern ebenso wie hormonelle Umstellungen und intrazelluläre Infektionen die Endothelzelleigenschaften. Das stimulierte Endothel kann dann sowohl prokoagulatorisch als auch proinflammatorisch wirken.

1.1.1 Endothel und Blutung

Störungen der Gefäßfunktion können zu einer Blutung führen. Diese Störungen äußern sich z. B. dadurch, dass:
- das Endothel für Blutzellen permeabel wird,
- die Vasokonstriktion durch strukturelle Abnormitäten der Gefäßwand beeinträchtigt ist oder
- die physiologische Fibrinolyse nicht durch eine ungestörte Produktion von Plasminogenaktivatorinhibitor kontrolliert wird.

Bei einer Thrombozytopenie ist eine gesteigerte Fenestration und Schwächung des Endothels mögliche Ursache für die Extravasation von Erythrozyten, d. h. für die Entstehung postkapillarer Petechien. Tierexperimentelle Befunde zeigten, dass eine ausgeprägte Plättchendepletion einerseits zu einer verminderten Zufuhr und damit zu einer geringeren Konzentration an vasokonstriktivem Serotonin und Norepinephrin im mikrovaskulären Milieu führt, andererseits die Abdichtfunktion der Thrombozyten an den Spalten zwischen den retrahierten Endothelzellen beeinträchtigt ist.

1.1.2 Begrenzung der hämostatischen Antwort

Durch die Kombination mehrerer Mechanismen ist die Lokalisierung der hämostatischen Reaktion zu erklären: Endothelzellen besitzen eine negative Oberflächenladung, die zur Abstoßung der ebenfalls negativ geladenen Thrombozytenoberfläche führt. Die endothelzellassoziierte ADPase (CD39) spaltet ADP, einen plättchenstimulierenden Agonisten, zum weniger aktiven AMP. Zusammen mit dem von intakten Endothelzellen synthetisierten Plättchenaggregationshemmer PGI_2 wird die Thrombozytenablagerung auf den Bereich der Gefäßwandschädigung begrenzt. Thrombomodulin und Heparansulfat (Kofaktor von Antithrombin) – zwei an die Endotheloberfläche gebundene Thrombininhibitoren – können die intravaskuläre Ausbreitung von Fibrin auf den Bereich des hämostatischen Pfropfs begrenzen (Abb. 1-1).

1.1 Endothel

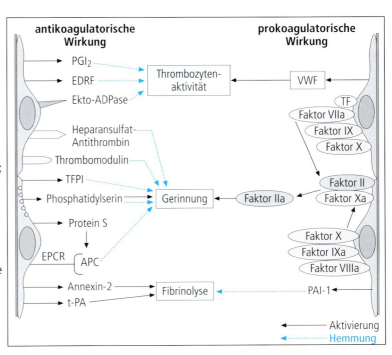

Abb. 1-1 Anti- und prokoagulatorische Wirkung des Gefäßendothels auf Thrombozyten, Gerinnung und Fibrinolyse.
APC = aktiviertes Protein C; EDRF = endothelium derived relaxing factor; EPCR = endothelialer Protein-C-Rezeptor; PAI-1 = Plasminogenaktivatorinhibitor-1; PGI$_2$ = Prostaglandin I$_2$; TF = tissue factor; TFPI = tissue factor pathway inhibitor; t-PA = Gewebeplasminogenaktivator; VWF = von-Willebrand-Faktor.

1.1.3 Endotheliale Synthese und Oberflächeneigenschaften

Antikoagulatorisch wirksame Heparansulfatproteoglykane werden vom Endothel synthetisiert und an der Oberfläche exprimiert. In den meisten Gefäßregionen findet sich auch das gerinnungshemmende **Thrombomodulin** (TM); dieses ist ebenfalls ein Proteoglykan auf der Zelloberfläche, das Thrombin bindet und dessen Substratspezifität ändert. Nach der Bindung an Thrombin wird der **TM-Thrombin-Komplex** endozytotisch aufgenommen, das Thrombin wird abgebaut und Thrombomodulin wird zur Zelloberfläche zurückgeführt. Thrombomodulin verstärkt außerdem die Aktivierung von Protein C durch Thrombin.

Endotheliale Ektonukleotidasen bauen thrombozytenstimulierendes ATP und ADP ab. Vom Endothel synthetisiertes PGI$_2$ sowie NO wirken einer Thrombozytenaktivierung entgegen. NO ist gleichzeitig ein starker Vasodilatator.

Die gerinnungsaktive **Gewebsthrombokinase** (TF, tissue factor) wird von den Endothelzellen in vitro und teilweise auch in vivo synthetisiert, ebenso wie der fibrinolytisch aktive t-PA und der Urokinase-Typ-Plasminogenaktivator (u-PA, urokinase-like plasminogen activator). Nach ihrer Aktivierung produzieren Endothelzellen den Plasminogenaktivatorinhibitor-1 und reduzieren die Synthese und Oberflächenexpression von antithrombotischem Thrombomodulin. Der **tissue factor pathway inhibitor** (TFPI), der Gegenspieler des TF, spielt eine wichtige Rolle bei der Regulation der prokoagulatorischen Aktivität an der Endotheloberfläche (Abb. 1-1). Sowohl TF als auch TFPI werden bei stimuliertem Endothel und gleichzeitiger Scherbelastung hochreguliert, wobei TFPI überwiegt (Grabowski et al. 2001).

Der **von-Willebrand-Faktor** wird von Endothelzellen synthetisiert und als Antwort auf einen Thrombin- und Histaminstimulus aus seinen endothelialen Speichergranula, den Weibel-Palade-Körperchen (WPK), freigesetzt. Der VWF vermittelt die Thrombozytenadhäsion an der geschädigten Gefäßwand. Die Endotheloberfläche dient außerdem der Zusammenlagerung von Enzymkomplexen, die in die Regulation der Gerinnung und der Fibrinolyse involviert sind (Abb. 1-1). Die Besetzung endothelialer Rezeptoren kann zu einer intrazellulären Signalweiterleitung und zu einem Spektrum verschiedener zellulärer Antworten führen. So löst z. B. die Bindung von aktiviertem Faktor VII (Faktor VIIa) an seinen Rezeptor in der Endothelzelle ein mitogenes Signal aus. Bindet der Faktor VIIa an TF, wird neben der Gerinnungsaktivierung auch ein zytosolisches Calciumsignal hervorgerufen.

Endothelzellen synthetisieren und sezernieren außerdem **Protein S**, das die antikoagulatorische Aktivität von **Protein C** unterstützt. Sie exprimieren zudem einen Rezeptor für Protein C, der die Protein-C-Aktivierung durch den Thrombin-TM-Komplex verstärkt (Abb. 1-1). Dieser Rezeptor teilt Homologien mit dem CD1, einem dem MHC(major histocompatibility complex)-1 ähnlichen Molekül, und trägt wahrscheinlich zur Signaltransduktion bei der Regulation der Entzündung bei.

Annexin-2 wird vom Endothel synthetisiert, bindet an der Zelloberfläche, dient dort als Rezeptor sowohl für Plasminogen als auch für t-PA und verstärkt die t-PA-abhängige Plasminbildung. Nach entsprechender Stimulation exprimieren Endothelzellen auch Moleküle, die zu einer verstärkten Leukozytenadhäsion führen: E-Selektin (CD62E), P-Selektin (CD62P), intrazelluläres Adhäsionsmolekül-1 und -2 (ICAM, intracellular adhesion molecule) sowie vaskuläres Zelladhäsionsmolekül-1 (VCAM, vascular cell adhesion molecule). Stimulierte Endothelzellen präsentieren Chemokine (z. B. Interleukin-1, Tumornekrosefaktor α, plättchenaktivierender Faktor [PAF]) und MHC-Klasse-II-Moleküle und sind effektive antigenpräsentierende Zellen.

■ Transkriptionelle Kontrolle endothelialer Zellfunktion

Viele induzierbare Endothelzellprodukte, die bei der Gerinnung und Entzündung eine Rolle spielen, werden auf der Ebene der Transkription kontrolliert. Dabei spielen neben anderen auch Transkriptionsfaktoren aus der **nuklearen Faktor-κB(NFκB)-Familie** eine Rolle. Die von NFκB abhängigen Genprodukte sind bei der Rekrutierung von Leukozyten aus der Zirkulation involviert. NFκB ist in Endothelzellen menschlicher Atheroseplaques gefunden worden, sodass vermutet wird, dass der Faktor bei der Initiierung der Atherosklerose eine Rolle spielt. Er kann durch diverse Agonisten wie Tumornekrosefaktor, Interleukin-1, bakterielle Lipopolysaccharide, oxidativen Stress, Scherstress sowie bakterielle und virale Infektionen aktiviert werden. Im Zusammenspiel mit einigen anderen Transkriptionsfaktoren interagiert der NFκB bei der Feinkontrolle der Expression von endothelialen Zellprodukten wie z. B. E-Selektin und VCAM-1.

■ Intrazelluläre Speicherung und regulierte Sekretion

Endothelzellen speichern neu synthetisierte Proteine in intrazellulären Speichergranula und können diese bei Bedarf reguliert sezernieren. Vor ihrer Entdeckung als Speicherorganellen, wurden die Weibel-Palade-Körperchen als spezifische Endothelzellmarker identifiziert. Sie enthalten die hochmultimeren von-Willebrand-Faktor-Moleküle und P-Selektin (PADGEM [platelet activation dependent granule-external membrane protein], GMP-140 [granule membrane protein]), die sowohl an hämostatischen als auch an inflammatorischen Prozessen teilnehmen. Eine schnelle Exozytose dieser Granula erfolgt nach Stimulation mit Thrombin, Histamin, Fibrin und Komplementkomponenten C5b-9 sowie unter toxischen Bedingungen. Ebenso wurde das CD63-Antigen (lysosomenassoziiertes Membranprotein-3) in den WPK gefunden. Weitere vom Endothel reguliert sezernierte Proteine, die nicht in WPK, sondern in anderen Speichergranula vorkommen, sind t-PA und TFPI.

■ **Spezialisierte Membrandomänen**
Caveolae sind bauchige, nicht mit Clathrin beschichtete, glykosphingolipidreiche Membraneinstülpungen mit 50–100 nm Durchmesser. Sie wurden zuerst in Endothelzellen als Strukturen identifiziert, die bei der Endozytose und Transzytose von Makromolekülen beteiligt sind. Diese spezialisierten Membrandomänen spielen bei der Lokalisierung und Regulierung der Gerinnungs- und Fibrinolyseaktivititität sowie bei der Bildung intrazellulärer Signale eine Rolle. Mit Glykosylphosphatidylinositol (GPI) verbundene Proteine sind besonders in den Caveolae sowie in den benachbarten glykosphingolipidreichen Mikrodomänen konzentriert. So sind z. B. der Urokinase-Plasminogenaktivator-Rezeptor (u-PAR), ein mit GPI verbundenes Protein, und Annexin-2, der Oberflächenrezeptor für Plasminogen und t-PA, in den Caveolae lokalisiert. Es wird daher vermutet, dass Caveolae einen Ort der Plasminogenaktivierung darstellen. Caveolae-assoziierte Moleküle, die an der intrazellulären Signalweiterleitung (signaling) beteiligt sind, umfassen diejenigen der Calciumhomöostase und des G-Protein-gekoppelten *signaling*.

Die endotheliale Stickoxidsynthetase (eNOS) ist ebenfalls in den Caveolae lokalisiert und beschränkt somit möglicherweise die Signalweiterleitung durch NO auf diese speziellen Mikrodomänen. Die eNOS-Aktivität wird durch ihre Verbindung mit wesentlichen Strukturkomponenten der Caveolae reguliert, nämlich Caveolin und Calmodulin. Die vom TF abhängige prokoagulatorische Aktivität an der Endothelzelloberfläche wird durch den TFPI und die Caveolae reguliert. Die Bindung von TFPI an die Endotheloberfläche und die Bildung eines Komplexes mit TF, Faktor VIIa und Faktor Xa führt zur Verlagerung des Komplexes in die Caveolae und resultiert in einer Herabregulierung der TF-Aktivität.

1.2 Thrombozyten

Thrombozyten entstehen aus riesigen Knochenmarkszellen, den Megakaryozyten, mit 40–50 μm Durchmesser. Durch wiederholte Kernverdopplung ohne gleichzeitige Zellteilung (Endomitose) bildet sich ein großer, mehrfach gelappter Kern mit umfangreichem Zytoplasma und zahlreichen Organellen. Lange, dünne Zytoplasmaausläufer, die Prothrombozyten (proplatelets), reichen aus den Megakaryozyten heraus. Die Fragmentierung dieser Fortsätze führt zur Bildung von Thrombozyten, meistens in den Sinus des Knochenmarks. In der Zirkulation haben menschliche Thrombozyten eine Lebensspanne von ca. 10 Tagen. Danach werden sie als gealtert erkannt und aus der Zirkulation entfernt. Etwa 15×10^{10} Thrombozyten werden täglich produziert. Sie zirkulieren normalerweise in engem Kontakt mit der inneren Oberfläche der Blutgefäße. In erkrankten Gefäßen kann es zu einem Verlust der Antithrombogenität des Endothels mit der Folge einer Plättchenadhäsion an geschädigtem Endothel kommen, ohne dass subendotheliale Komponenten freigesetzt sind. Intakte Endothelzellen unterstützen die Adhäsion von Thrombozyten nicht. Dafür verantwortlich ist die negative Oberflächenladung der Endothelzellen, die zu einer Abstoßung negativ geladener Thrombozyten führt, sowie die Ausschüttung von Inhibitoren der Thrombozytenaktivierung.

1.2.1 Thrombozyten und Hämostase

Die physiologische Antwort der Thrombozyten auf traumatische Verletzungen wird primär durch thrombogene subendotheliale Komponenten ausgelöst. Die Thrombozyten verändern ihre Form (shape change), adhärieren, breiten sich aus (spreading), sezernieren gespeicherte Inhaltsstoffe (u. a. Moleküle, die wiederum an der Hämostase und Wundheilung teilnehmen) und bilden ein großes Plättchenaggregat (Abb. 1-2, 1-3). Zusätzlich präsentieren aktivierte Thrombozytenmembranen Oberflächen für die Absorption und Konzentration von Gerinnungsfaktoren und bewirken damit eine Beschleunigung der Gerinnungskaskade. Daraus resultiert letztlich die Bildung eines Fibrinnetzwerkes, das den ansonsten brüchigen Plättchenthrombus stabilisiert. Anschließend retrahiert sich der Plättchen-Fibrin-Thrombus in einem thrombozytenabhängigen Prozess und nimmt so ein kleineres Volumen ein (Abb. 1-3).

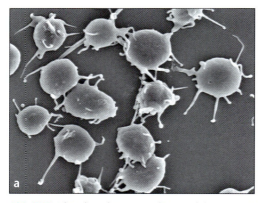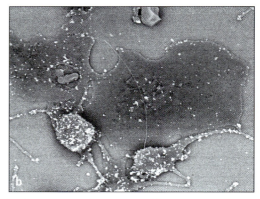

Abb. 1-2 Plättchenaktivierung (Rasterelektronenmikroskopie). a) Formveränderung der Thrombozyten (shape change) und Filopodienbildung. b) Thrombozytenadhäsion mit Immunogoldmarkierung des GP-IIb/IIIa-Rezeptors (kleine weiße Kügelchen). Damit sich die Thrombozyten ausbreiten können, wandert der Rezeptor zur Bodenseite. Die Oberseite zeigt dann weniger markiertes GP-IIb/IIIa.

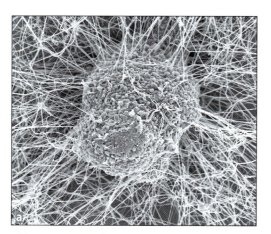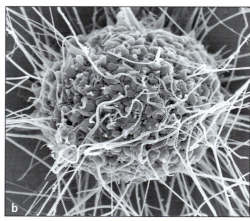

Abb. 1-3 Gerinnselretraktion durch das Thrombozytenaggregat (Rasterelektronenmikroskopie). Das kugelförmige Aggregat liegt im Zentrum des Netzes aus Fibrinfasern. a) Übersicht. b) Detailaufnahme.

1.2 Thrombozyten

Regionen mit defekter Endothelschicht präsentieren Bindungsstellen für die Adhäsionsproteine von-Willebrand-Faktor, Fibrinogen und Fibronektin, die als Brücke zwischen den Thrombozyten und dem subendothelialen Bindegewebe dienen. Die Bedeutung dieser Vorgänge zeigen Blutungen bei Patienten, die einen defekten bzw. fehlenden GP(Glykoprotein)-Ib-Rezeptor (Bernard-Soulier-Syndrom) oder einen erniedrigten bzw. defekten von-Willebrand-Faktor (von-Willebrand-Jürgens-Syndrom, VWS) haben. Scherraten von 1000–1500 s^{-1} und darüber hinaus erfordern den von-Willebrand-Faktor als Adhäsionsmolekül für den Rezeptorkomplex GP-Ib-IX-V (ca. 25 000 Kopien pro Thrombozyt), während bei niedrigeren Scherraten Plasmaproteine, wie z. B. Fibrinogen oder das Kollagen der Gefäßwand ausreichen, um Thrombozyten zur Adhäsion zu bringen.

Sobald Thrombozyten am Subendothel anhaften, breiten sie sich unter Energieverbrauch und Zusammenballen (clustering) des **Integrin-$\alpha_{IIb}\beta_3$-Rezeptors** (ca. 80 000 Kopien pro Thrombozyt) aus. Dieser Vorgang wird *spreading* genannt. Damit wird eine stabile Unterlage für weitere anhaftende Thrombozyten geschaffen (Abb. 1-2). Fibrinogen verbindet über seine bivalente Struktur jeweils einen Integrin-$\alpha_{IIb}\beta_3$(GP-IIb/IIIa)-Rezeptor auf zwei benachbarten Thrombozyten miteinander und stabilisiert dadurch das Aggregat. Daher führt ein angeborener Mangel an Integrin-α_2 oder -β_3 ebenfalls zu Blutungen (Thrombasthenie Glanzmann-Naegeli-Syndrom). Die größte physiologische Relevanz haben die folgenden Thrombozytenagonisten: Thrombin, ADP, Kollagen, Arachidonsäure und Epinephrin. Für diese Agonisten existieren an der Plättchenoberfläche spezifische Rezeptoren. Viele dieser Rezeptoragonistenkomplexe interagieren mit Proteinen, so genannten **G-gekoppelten Proteinen**, die Guanosintriphosphat hydrolysieren. Einige interagieren mit Zielproteinen, die an ionenpermeable Kanäle gekoppelt sind und in der Thrombozytenmembran den Einwärtsstrom von Ca^{2+} modulieren. Andere sind mit Proteintyrosinkinasen verknüpft, die Phosphorylierungen bewirken. Diese biochemischen Vorgänge gehen mit sichtbaren Effekten wie der Veränderung der diskoiden Form der Plättchen, der Zentralisierung der Speichergranula und der Bildung von Pseudo- oder Filopodien einher.

Die Aktivierung eines Thrombozyten ist ein mehrstufiger Prozess, wobei eine der ersten Antworten auf die meisten Agonisten die Aktivierung von **Phospholipase C** (PLC) ist, die Phosphatidylinositolbiphosphat (PIP_2) zu Inositoltriphosphat (IP_3) und Diacylglycerol spaltet. IP_3 reagiert mit den Rezeptoren an den thrombozytären Speicherorganellen, einem dichten tubulären System, das dem sarkoplasmatischen Retikulum des Muskels analog ist, und führt zu einem Anstieg des freien zytosolischen Calciums von 0,1 µM auf 1,0 µM. Familiäre Abnormitäten der G-Proteine oder der Phospholipase C sind mit milden hämorrhagischen Zuständen assoziiert.

Viele Prozesse der Thrombozytenaktivierung sind von **Calcium** als second messenger abhängig – mit nachfolgender Freisetzung von Arachidonsäure aus Membranphospholipiden durch das Enzym Phospholipase A_2. Arachidonsäure wird durch das Enzym Cyclooxygenase zu Prostaglandin, Endoperoxiden und schließlich zu dem stark wirksamen Thrombozytenagonisten Thromboxan A_2 umgeformt. Ein reaktives Serin der Cyclooxygenase wird durch Acetylsalicylsäure alkyliert und führt zu einer dauerhaften Inaktivierung des Enzyms. Hohe Konzentrationen intrazellulären Calciums führen zur Aktivierung einer calciumabhängigen, neutralen Cysteinprotease (Calpain), die an der Umformung zytoskelettaler Proteine, der Spaltung von Rezeptorproteinen und an der durch Thrombin induzierten Aktivierung von Plättchen beteiligt ist.

Thrombozyten enthalten mehrere Klassen von **Granula**, wie z. B. Dense Bodies, α-Granula und Lysosomen, in die intrazelluläre Bestandteile sequestriert werden (Tab. 1-1). Die Zentralisierung der Granula nach Stimulation der Plättchen resultiert aus der Aktivierung des thrombozytären kontraktilen Apparates. Die Polymerisation von F-Aktin (filamentäres Aktin) und die Phosphorylierung von Myosin sind die vorherrschenden Reaktionen in den Plättchen auf die rezeptorvermittelte Stimulation. In Gegenwart erhöhter zytoplasmatischer Calciumspiegel führt dies zur Fusion der Granulamembran mit der Membran der intrazellulären Canaliculi und zu Exozytose des Granulainhaltes.

Tab. 1-1 Thrombozytäre Granula und Inhaltsstoffe.

Dense Bodies	α-Granula
Serotonin	Fibrinogen
ADP	von-Willebrand-Faktor
ATP	Faktor V
Pyrophosphate	HMWK
Calcium	Fibronektin
	α1-Antitrypsin
	β-Thromboglobulin
	Plättchenfaktor-4
	PDGF

HMWK = hochmolekulares Kininogen (high-molecular-weight kininogen); PDGF = Thrombozytenwachstumsfaktor (platelet derived growth factor).

ADP reagiert vermutlich mit den drei Rezeptoren $P2X_1$, $P2Y_1$, $P2Y_{12}$. Davon vermittelt $P2X_1$ die thrombozytäre Formänderung, $P2Y_1$ und $P2Y_{12}$ sind für die Thrombozytenaggregation erforderlich. Die meisten durch Rezeptoragonisten vermittelten Signale haben die Öffnung funktioneller Fibrinogenbindungsstellen durch Outside-in-Signaling mithilfe von G-Proteinen zur Folge.

Thrombin kann Thrombozyten bereits ab einer Konzentration von 0,1 nM (ca. 0,01 Einheiten/ml) aktivieren. Innerhalb von Sekunden verzehnfachen sich die intrazellulären Calciumspiegel und lösen weitere Prozesse wie die Aktivierung der Phospholipase A_2 aus. Thrombin aktiviert über G-Protein-gekoppelte Rezeptoren aus der Familie der **Protease-aktivierten Rezeptoren** (PAR) die Thrombozyten. Mittlerweile sind vier PAR identifiziert, von denen PAR-1 und PAR-4 Plättchenrezeptoren für Thrombin sind. Bindet Thrombin an PAR-1 oder PAR-4, spaltet es enzymatisch den Rezeptor an einer Exodomäne, wodurch ein neuer Aminoterminus freigesetzt wird, der dann als bereits gebundener Ligand intramolekular an den Hauptbestandteil desselben Rezeptors bindet und ein transmembranes Signal auslöst.

- **Adhäsionsmoleküle, die die Interaktion von Thrombozyten mit verändertem Endothel unterstützen**

Endothelzellen enthalten verschiedene Klassen von Adhäsionsrezeptoren wie Integrine, Cadherine, Zelladhäsionsmoleküle (CAM, cell adhesion molecules) der Immunoglobulin-Superfamilie und Selektine.

Mit Ausnahme von Cadherinen sind diese Rezeptoren auch auf der Thrombozytenmembran vorhanden. Die Expression dieser Rezeptoren kann je nach Zellaktivierung oder Stimulation variieren. Entsprechende Liganden sind entweder auf den Membranen der Gefäßendothelzellen oder an subendothelialen Strukturen vorhanden, oder sie werden an Matrixkomponenten aus dem Blut gebunden. Obwohl die genaue Rolle der verschiedenen Adhäsionsmoleküle bei der Interaktion zwischen Thrombozyten und Endothelzellen in vivo noch nicht ganz geklärt ist, scheinen die thrombozytären Rezeptoren Integrin-$\alpha_{IIb}\beta_3$, GP-Ib, P-Selektin und ICAM-1 sowie die Liganden Fibrinogen, von-Willebrand-Faktor und PSGL-1 (P-selectin glycoprotein ligand-1) eine Rolle zu spielen.

- **Extrazelluläre subendotheliale Moleküle, die mit Thrombozyten interagieren**

Der Hauptauslöser der Thrombusbildung nach traumatischer Gefäßverletzung ist die Exposition extrazellulärer Matrixkomponenten der Gefäßwand und des umgebenden Gewebes, die normalerweise nicht in Kontakt mit fließendem Blut stehen. Bei minimaler Verletzung der Gefäßintegrität werden Proteoglykane, Kollagen Typ IV, Laminin und Fibulin freigesetzt. Eine stärkere Thrombozytenreaktion wird bei tieferen Verletzungen der Gefäßwand verursacht.

Hohes thrombogenes Potenzial besitzen dabei Fibronektin, Thrombospondin, fibrilläres Kollagen vom Typ I und III, Kollagen vom Typ VI und von-Willebrand-Faktor (Abb. 1-4). Im Gegensatz dazu reagieren Thrombozyten nicht mit Elastin, einer Hauptkomponente der Gefäßwand.

Fibrinogen, Fibrin und Vitronektin werden nicht von den Endothelzellen oder anderen Zellen in der Gefäßwand, sondern von Leberzellen synthetisiert. Sie liegen im Plasma gelöst vor und werden bei Gefäßverletzungen schnell aus dem

1.2 Thrombozyten

strömenden Blut an die geschädigte Stelle gebunden. Sie werden als wichtige Substrate in der Initialphase der Thrombogenese angesehen. Fibrinogen und Vitronektin binden an den Thrombozytenrezeptor Integrin-$\alpha_{IIb}\beta_3$ und unterstützen die Aggregation der Thrombozyten.

Fibronektin befindet sich in den α-Granula der Thrombozyten und wird nach Thrombinaktivierung freigesetzt. Eine optimale Thrombozytenadhäsion an Fibronektin schließt den von-Willebrand-Faktor und den GP-Ib-Rezeptor ein.

Thrombospondine binden einerseits thrombogene Substrate wie Kollagen und von-Willebrand-Faktor, andererseits können sie die Thrombozytenaggregation und -adhäsion induzieren. Ihre genaue Rolle bei der Hämostase und Thrombogenese ist noch nicht ganz geklärt.

Seit vielen Jahren ist dagegen die zentrale Rolle bekannt, die **Kollagen** bei der Plättchenadhäsion spielt. Die Kollagentypen I, III und VI wurden intensiv unter experimentellen Bedingungen untersucht. Bekannt ist, dass sie sich in verschiedenen Schichten der Gefäßwand befinden und thrombogenes Potenzial besitzen. Kollagene tragen zur Lokalisierung von Thrombozyten an Gefäßverletzungsstellen bei, indem sie die Thrombozyten binden und aktivieren. Die erste Funktion der Kollagene wird in Synergie mit anderen Adhäsionsproteinen wie von-Willebrand-Faktor, Fibrinogen und Fibronektin ausgeübt und die zweite Funktion stellt einen Hauptbeitrag zur Verstärkung der initialen Antwort dar.

Der **von-Willebrand-Faktor** (VWF) nimmt bei der Thrombozytenadhäsion eine Schlüsselstellung ein. Dieses große polymere Molekül besitzt eine interessante Position unter den Adhäsionsproteinen. Es ist sowohl eine unlösliche subendotheliale Matrixkomponente als auch ein zirkulierendes Plasmaprotein und ein Protein in thrombozytären α-Granula, das erst nach Aktivierung freigesetzt wird. Der VWF ist für eine normale Blutgerinnung wesentlich, da er als Transportprotein für den Gerinnungsfaktor VIII fungiert und damit dessen Halbwertszeit in der

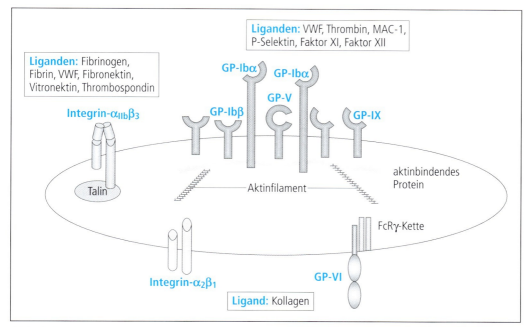

Abb. 1-4 Schematische Darstellung verschiedener Thrombozytenrezeptoren, ihrer Liganden und wichtigen zytoplasmatischen Verbindungen. Die Integrine liegen als Komplex einer α- und β-Kette vor, der GP-Ib im Komplex mit GP-IX und GP-V, der GP-VI in Verbindung mit einer FcRγ-Kette.
GP = Glykoprotein; MAC-1 = Integrin; VWF = von-Willebrand-Faktor.

Zirkulation deutlich verlängert. Der Polymerisierungs- und damit Multimerengrad des VWF unterscheidet sich in verschiedenen Kompartimenten und bei pathologischen Zuständen. Die Größe der VWF-Moleküle in der Zirkulation wird über Proteolyse durch die Metalloproteinase **ADAMTS13** reguliert. Die prothrombotische Aktivität der Multimere hängt direkt mit dem Grad der Polymerisation, d. h. der Größe, zusammen. Der VWF wird von Endothelzellen synthetisiert und in WPK gespeichert. Thrombozytärer VWF wird erst nach Aktivierung der Plättchen freigesetzt und trägt zur späteren Phase der Thrombusbildung bei. Plasmatischer VWF vermittelt die frühe Adhäsion, indem er an Kollagen bindet und dadurch erst ein Abbremsen der Thrombozyten aus der schnellen Strömung und ein initiales Haften ermöglicht.

1.2.2 Thrombusbildung

Die komplexen Vorgänge einer hämostatischen Antwort schließen chemische Reaktionen der Gefäßwandzellen und der Moleküle in Lösung ein und werden dabei wesentlich von der Strömung des Blutes beeinflusst. Um irreversibel an einer verletzten Gefäßwandstelle haften zu können, dürfen die Thrombozyten mit dem Blut nicht stromabwärts getrieben werden. Die Geschwindigkeit des Blutes nahe der Gefäßwand ist niedriger als im Zentrum des Blutstromes. Diese Differenz schafft eine Scherung zwischen benachbarten Flüssigkeitsschichten. Die **Scherrate** ist eine Differenz der Strömungsgeschwindigkeit verschiedener Flüssigkeitsschichten als Funktion des Abstands von der Wand und wird in 1/Sekunde (s^{-1}) ausgedrückt. **Scherstress** ist die Flüssigkeit antreibende Kraft, die in Pascal (Pa), in Newton pro Quadratmeter (N/m^2) oder in dynes/cm^2 ausgedrückt wird. Die Scherrate ist dem Scherstress direkt proportional und invers proportional zur Viskosität der Flüssigkeit. Da höherer Scherstress oder höhere Scherraten eine größere Bindungskraft der Thrombozyten für eine stabile Adhäsion und Aggregation erfordern, sind scherabhängige Phänomene besonders in den Gefäßabschnitten relevant, in denen hohe Scherkräfte herrschen.

Die höchsten Wandscherraten in der normalen Zirkulation besitzen kleine Arteriolen von 10–50 μm Durchmesser, für die Scherraten zwischen 500 und 5 000 s^{-1} geschätzt wurden. Wandscherraten von 3 000–10 000 s^{-1} wurden über atherosklerotischen Plaques bei 50 %iger Stenose der Koronararterien gemessen. Höhere Stenosegrade können Scherraten von über 50 000 s^{-1} verursachen. Um unter solchen Strömungsbedingungen eine stabile Plättchenadhäsion an einer reaktiven Oberfläche zu ermöglichen, müssen Ligand und Rezeptor sehr schnell interagieren. Oberhalb einer Scherratengrenze von etwa 1 500 s^{-1} sind die Strömungskräfte so groß, dass ihnen nur die Bindung des VWF mit seinem thrombozytären GP-Ibα-Rezeptor widerstehen kann. Ist diese Interaktion gestört, z. B. durch einen angeborenen Mangel oder Defekt des jeweiligen Proteins, können wegen mangelnder Thrombusbildung Blutungen auftreten.

Voraussetzung ist eine Bindung des VWF aus dem Plasma an das Kollagen der Gefäßwand und eine durch Scherkräfte bedingte Streckung seiner globulären Form, die er in Lösung einnimmt. Diese Streckung führt dazu, dass die zuvor unzugänglichen A1-Domänen des VWF den GP-Ibα-Rezeptoren präsentiert werden. Durch die multimere Struktur des VWF kommt es zu einer hohen lokalen Dichte aktiver A1-Domänen und damit zu multiplen Anhaftungspunkten für die Thrombozyten. Die VWF-GP-Ibα-Interaktion hat eine hohe Bindungsrate, aber auch eine schnelle Dissoziationsrate, wodurch die Adhäsion reversibel bleibt. Thrombozyten, die nur durch die Verbindung zwischen GP-Ibα und VWF abgebremst werden, rollen auf der Endotheloberfläche in Strömungsrichtung weiter. Durch die **VWF-GP-Ib-Bindung** werden die Thrombozyten im Vergleich zu nicht gebundenen Plättchen auf 2 % der freien Strömungsgeschwindigkeit abgebremst und befinden sich dann nahe dem Endothel. Dieser Kontakt ermöglicht die Interaktion mit weiteren Rezeptoren und führt erst dann zu einer irreversiblen Adhäsion und Thrombusbildung. Dabei sind Rezeptoren der Integrin-Superfamilie involviert. Die Bindung des VWF an den GP-Ib-Rezeptor regt die Thrombozyten an: Über intrazelluläre Signalwege werden das Glykoprotein VI und die ADP-Rezeptoren aktiviert, das Integrin-$\alpha_{IIb}\beta_3$ durchläuft eine Konformationsänderung und wird dadurch ebenfalls bindungsfähig. Zudem kommt es zur Formänderung der **Thrombozyten** und zur Sekretion thrombozytärer Granula. Die freigesetzten Substanzen, z. B. ADP, binden an die eigenen Plättchenrezeptoren ($P2X_1$, $P2Y_1$, $P2Y_{12}$), stimulieren damit die Thrombozyten und bilden somit eine positive Verstärkerschleife. Mithilfe von In-vitro-Experimenten wurde die Wertigkeit der einzelnen Rezeptoren für die komplette Thrombusbildung analysiert. Erst durch die gemeinsame Aktion aller thrombozytären Rezeptoren und aller möglichen Liganden bildet sich ein stabiler und fester Thrombus aus, der zusätzlich noch durch die Gerinnung, d. h. durch ein festes Fibrinnetz, stabilisiert wird und damit der Strömung standhalten kann. Physiologisch kommt es durch die Bindung von **Integrin-$\alpha_{IIb}\beta_3$** an das Fibrinnetz zur Gerinnselretraktion (Abb. 1-4). Über Outside-in-Signale wird der Rezeptor in die kontraktilen Aktin-Myosin-Komplexe innerhalb des Thrombozyten einbezogen (Abb. 1-4). Die endgültige Retraktion erfolgt dann vermutlich durch die Dephosphorylierung von tyrosinphosphorylierten Substraten. Eine Gegenregulation, d. h. eine Relaxation der Kontraktion, ist durch die Protease Calpain möglich, welche die Verbindung des Integrins mit dem Zytoskelett aufspaltet.

Neueste Daten weisen darauf hin, dass thrombozytäre sowie monozytäre Mikropartikel hohe Gerinnungsaktivität besitzen (Müller et al. 2003; Reininger et al. 2006). Ihre genaue Rolle bei der Thrombusentstehung ist noch nicht vollständig geklärt. Ihre Konzentration im Blut ist bei verschiedenen Zuständen wie z. B. akuter Koronarthrombose, Diabetes mellitus und verschiedenen Krebserkrankungen teilweise massiv erhöht. Ob dies als Epiphänomen oder als Kausalität zu werten ist, bleibt noch zu klären.

1.3 Gerinnungskaskade

Blut besitzt die besondere Eigenschaft, sich schnell von einem flüssigen in einen gelartigen Zustand umzuwandeln. Nachdem die Gerinnung mehr als 100 Jahre im Fokus wissenschaftlicher Untersuchungen stand, ergab sich durch die Wasserfall- oder Kaskadenhypothese von Davie, Ratnoff und MacFarlane ein konzeptioneller Durchbruch. Diese nahmen an, dass sich die Blutgerinnung als eine Serie von Aktivierungsschritten vollzieht, von denen jeder die proteolytische Umwandlung eines Zymogens (inaktive Vorstufe eines Enzyms) in eine korrespondierende aktive Serinprotease beinhaltet. Die Gerinnungskaskade besteht aus zwei Hauptwegen:
- dem intrinsischen (endogenen) Weg oder Kontaktweg und
- dem extrinsischen (exogenen) Weg oder TF-Weg.

Von einem **intrinsischen Weg** wird gesprochen, da das Plasma die Eigenschaft besitzt, bei Kontakt mit einer fremden Oberfläche zu gerinnen. Dieser Weg ist für die normal ablaufende Hämostase nicht relevant, da bei einer vollständigen Inaktivierung des Kontaktweges praktisch keine Blutungsneigung beobachtet wird. Der **extrinsische Weg** wird ausgelöst, wenn Plasma in Kontakt mit Zellen kommt, die den TF exprimieren. Normalerweise präsentieren die Zellen, die in direktem Kontakt mit dem Plasma stehen, keinen TF, sondern nur Zellen außerhalb des Gefäßbettes. Erst bei Verletzung eines Gefäßes kommt TF mit Blut und Blutkomponenten zusammen, welche die Gerinnung in Gang setzen. Die Gerinnungskaskade besteht aus einer Serie von Reaktionen, welche die Aktivierung von Zymogenen durch limitierte Proteolyse beinhaltet. Mit Ausnahme von Thrombin haben die neu generierten Enzyme eine niedrige Aktivität. Bilden sie jedoch mit spezifischen Proteinkofaktoren einen Enzymkomplex auf einer passenden Phospholipidoberfläche, d. h. einer aktivierten Zellmembran, erhöht sich die enzymatische Aktivität der Gerinnungsproteasen dramatisch: Die Interaktion der 4 Komponenten des Prothrombinasekomplexes (Faktor Xa, Faktor Va, Phospholipid, Calcium) steigert seine Aktivität über 300 000-fach.

Das erste Enzym der **extrinsischen Gerinnungskaskade** besteht aus zwei Untereinheiten: einer Serinprotease, dem **Faktor VIIa** (der katalytischen Untereinheit), und einem Proteinkofaktor, dem **TF** (der positiv verstärkenden regulatorischen Untereinheit).

Als integrales Membranprotein ist der TF im Komplex mit Faktor VIIa an die Zelloberfläche gebunden. Freier Faktor VIIa ist ein schwaches Enzym, gebunden im TF-Faktor-VIIa-Komplex dagegen der wirksamste Aktivator der Blutgerinnungskaskade. Alle Serinproteasen der Kaskade einschließlich der Proteinkofaktoren zirkulieren als inaktive Vorstufen, mit Ausnahme des TF, der keiner proteolytischen Aktivierung bedarf.

Die aktiven Formen der meisten Serinproteasen des Gerinnungssystems haben sehr kurze Halbwertszeiten. Sie werden innerhalb von Sekunden von Proteaseinhibitoren inaktiviert, die in hoher Konzentration in Plasma vorhanden sind. Im Gegensatz dazu besitzt der ungebundene Faktor VII, der im Plasma immer in Spuren vorhanden ist, aber nicht von Plasmaproteaseinhibitoren abgebaut wird, Halbwertszeiten von mehreren Stunden. Mehrere Studien haben gezeigt, dass der Faktor-VIIa-Spiegel im Plasma gesunder Individuen niedrig ist. Sein Anteil beträgt ungefähr 1 % der gesamten Faktor-VII-Konzentration. Der TF kann sowohl Faktor VII als auch Faktor VIIa mit hoher Aktivität binden und Faktor VII sehr schnell zu Faktor VIIa umwandeln. Im Blut wird die Gerinnungskaskade dann über 2 Wege angeregt:

- Der TF-Faktor-VIIa-Komplex aktiviert über eine limitierte Proteolyse Faktor IX. Faktor IXa verbindet sich auf einer Phospholipidoberfläche mit seinem Proteinkofaktor Faktor VIIIa zum Faktor-IXa-VIIIa-Komplex, der die Konversion von Faktor X zu Xa katalysiert.
- Im zweiten Mechanismus aktiviert der TF-Faktor-VIIa-Komplex direkt den Faktor X zu Xa (Abb. 1-5).

Wie beginnt also die Gerinnungskaskade? Kommt der TF mit Plasma im Kontakt, werden sofort TF-Faktor-VII- und TF-Faktor-VIIa-Komplexe gebildet. Letztere sind enzymatisch aktiv und triggern die Gerinnungskaskade sowie die Rückwärtsaktivierung des bereits gebundenen inaktiven Faktors VII. Außerdem kann der Faktor VII durch die Gerinnungsfaktoren IXa, Xa, XIIa, Thrombin und Plasmin zu Faktor VIIa aktiviert werden. In vivo spielt der Faktor IXa eine wichtige Rolle, was daran ersichtlich ist, dass Hämophilie-B-Patienten nur ungefähr 10 % der normalen Faktor-VIIa-Spiegel besitzen (Abb. 1-5).

Der TF bindet die Gerinnungsfaktoren VII und VIIa und verstärkt die katalytische Aktivität von Faktor VIIa um mehr als das Einmillionenfache. Als Hauptinitiator der Gerinnungskaskade ist seine Abwesenheit mit dem Leben nicht vereinbar. Er ist in hoher Konzentration im Gehirn, Herz, Niere, Lunge, Uterus und Plazenta vorhanden, also in Organen, in denen eine Blutung ein besonders hohes Risiko in sich birgt. Die Blutgefäße sind von Zellen umgeben, die konstitutiv den TF exprimieren. Dieses Verteilungsmuster wurde auch als protektive hämostatische Hülle bezeichnet. Die Verteilung des TF scheint sich daran zu orientieren, an welchen Stellen im Körper die Gerinnungskaskade maximal gesichert werden muss. Periphere Blutmonozyten und Endothelzellen können ebenfalls den TF exprimieren, allerdings nur nach Stimulation. Spontane Blutungen bei Hämophiliepatienten finden sich hauptsächlich in den Gelenken und in der Skelettmuskulatur, d. h. in Regionen mit niedriger TF-Antigen-Konzentration und -Aktivität. Bei pathologischen Veränderungen finden sich hohe TF-Antigen-Konzentrationen, z. B. in Atheroseplaques, assoziiert mit Monozyten und

1.3 Gerinnungskaskade

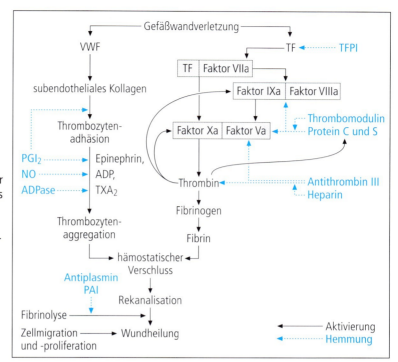

Abb. 1-5 Abläufe von der Gefäßwandverletzung bis zur Wundheilung. ADP = Adenosindiphosphat; NO = Stickstoffmonoxid; PAI = Plasminogenaktivatorinhibitor; PGI$_2$ = Prostaglandin I$_2$; TF = tissue factor; TFPI = tissue factor pathway inhibitor; TXA$_2$ = Thromboxan A$_2$; VWF = von-Willebrand-Faktor.

glatten Muskelzellen, aber auch im azellulären Kern der Atherome.

Im Blut zirkulierender TF (Giesen et al. 1999) ist ebenfalls membranständig. Er ist dort an Mikropartikel gebunden, die vermutlich aus Monozyten stammen. Experimentell wurden geringe Konzentrationen an TF in Thrombozyten und Thrombozytenmikropartikeln nachgewiesen. Es ist möglich, dass dieser blutständige TF – im Falle einer nicht sehr großen Gefäßwandverletzung und damit geringer Exposition von subendothelialem TF – eine Hauptrolle bei der Entwicklung von Thromben spielt. Dies ist bisher nur eine Hypothese. Des Weiteren haben Untersuchungen am Mausmodell ergeben, dass der Gerinnungsfaktor XII, im Gegensatz zur bisherigen Meinung, eine wichtige Rolle bei der pathologischen Thrombusbildung, nicht aber bei der Hämostase in vivo spielt. Faktor-XII-defiziente Mäuse weisen einen schweren Defekt bei der Bildung und Stabilisierung von einem plättchenreichen zu einem okklusiven Thrombus auf. Trotzdem zeigen solche Mäuse keine spontane oder verletzungsbedingte Blutung. Allerdings schützt der Faktor-XII-Mangel vor Kollagen- oder Epinephrin-induzierten Thromboembolien. Diese Erkenntnisse bedürfen noch der Bestätigung durch Untersuchungen am Menschen und könnten dann für eine antithrombotische Therapie eingesetzt werden (Renné et al. 2005).

1.3.1 Fibrinassemblierung

Durch die von Thrombin katalysierte Abspaltung der Fibrinopeptide A und B von **Fibrinogen** entstehen **Fibrinmonomere**. Die halbversetzte Überlagerung einzelner Monomere und die Stabilisierung durch eine nicht kovalente Interaktion zwischen komplementären Polymerisationsstellen führen zur Bildung von Dimeren und Oligomeren, die sich zu zweisträngigen Fibrinpolymeren, den **Protofibrillen**, verbinden. Diese werden durch seitliche Aneinanderlagerung zu dickeren **Fibrinfasern** zusammengebaut (Abb. 1-6). Die laterale Assoziation der Protofibrillen ist nur bei einer ausreichenden Länge der Oligomere von 600–800 nm effektiv. Durch Thrombin wird der Plasmafaktor XIII zu Faktor XIIIa aktiviert, der das Fibrin quervernetzt (crosslinking). Bis zu 6 Quervernetzungen (crosslinks) können zwischen einem Fibrinmonomer und seinen Nachbarn ausgebildet werden. Faktor XIIIa koppelt Fibrinmoleküle kovalent miteinander und verbindet zur Regulation der Fibrinolyse den Inhibitor α_2-Antiplasmin und andere Moleküle mit Fibrin. Das durch den Faktor XIIIa kovalent modifizierte Fibrin bildet mit vielen Zwischenverbindungen ein **Fibrinnetzwerk**, das als hämostatischer Pfropf genügend mechanische Stabilität besitzt und Fibrin widerstandsfähiger gegen die enzymatische Lyse durch Plasmin macht.

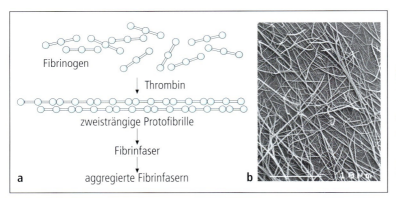

Abb. 1-6 a) Schema der Fibrinassemblierung. b) Rasterelektronenmikroskopische Aufnahme von quervernetzten Fibrinfasern. Die kleinsten sichtbaren Fasern haben einen Durchmesser von etwa 100 nm.

1.4 Protein-C-Weg

Der Protein-C-Weg dient als antikoagulatorisches System, das bei Bedarf angeschaltet werden kann, und das von Entzündungsmediatoren reguliert wird. Eine abnorme Funktion des Protein-C-Weges ist relativ häufig und mit einem erhöhten Risiko für venöse und wahrscheinlich auch für arterielle Thrombosen assoziiert. Außerdem gibt es Hinweise, dass der Protein-C-Verbrauch bei einigen Formen des septischen Schocks zur Pathogenese beiträgt. Die gegenwärtigen Kenntnisse über den Protein-C-Weg werden im Folgenden dargestellt (Abb. 1-7).

In Abhängigkeit von den Reaktionsbedingungen bindet Thrombin auf der Endothelzelloberfläche an Thrombomodulin (TM). Bei dieser Bindung spielen die Chondroitinseitenketten des TM eine wichtige Rolle. Der **Thrombin-TM-Komplex** steigert deutlich die Rate der Protein-C-Aktivierung. Zudem wurde ein **endothelialer Protein-C-Rezeptor** (EPCR) identifiziert, der

1.4 Protein-C-Weg

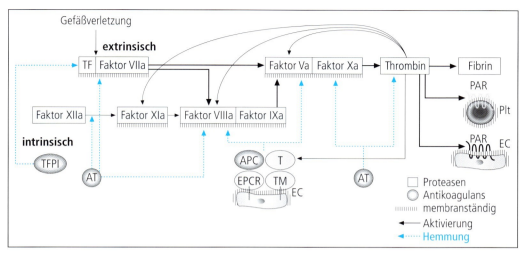

Abb. 1-7 Regulation der Gerinnungskaskade (mod. nach Nigel Mackman, The Scripps Research Institute, La Jolla, USA).
APC = aktiviertes Protein C; AT = Antithrombin; EC = Endothelzelle; EPCR = endothelialer Protein-C-Rezeptor; FXIIa = aktivierter Faktor XII; PAR = Proteaseaktivierter Rezeptor; Plt = Thrombozyt; T = Thrombin; TF = tissue factor; TFPI = tissue factor pathway inhibitor; TM = Thrombomodulin.

ebenfalls zu einer Protein-C-Aktivierung führt. EPCR bindet mit ähnlichen Affinitäten sowohl das Protein C als auch das aktivierte Protein C (APC). Man vermutet, dass an EPCR gebundenes APC den Faktor Va nicht inaktivieren kann. Nach der Dissoziation von EPCR bildet das APC auf endothelialen oder aktivierten Thrombozytenoberflächen mit **Protein S** einen Komplex und inaktiviert die **Gerinnungsfaktoren Va und VIIIa**. In beiden Fällen sind die aktivierten Formen der Gerinnungsfaktoren das bevorzugte Substrat für APC. Die **Faktoren IXa und Xa** schützen jeweils die Faktoren VIIIa und Va vor der Inaktivierung durch das APC. Dieser Effekt geht größtenteils verloren, wenn APC an Protein S gebunden ist. Die geschätzte Halbwertszeit für die Inaktivierung des Thrombin-TM-Komplexes beträgt ungefähr 2–3 Sekunden, für APC ≥ 15 Minuten und für Protein C ungefähr 10 Stunden.

TM und EPCR werden in Endothelzellen gebildet und sind integrale Membranproteine, während Protein S und C hauptsächlich in den Hepatozyten Vitamin-K-abhängig synthetisiert werden.

Zusätzlich zur Aktivierung von Protein C und der beschleunigten Inaktivierung von Thrombin fördert TM im Komplex mit Thrombin auch die Aktivierung der **Procarboxypeptidase TAFI** (Thrombin-aktivierbarer Fibrinolyseinhibitor). Dabei werden TAFI und Protein C vergleichbar schnell aktiviert. Die Suppression der Thrombinbildung durch APC und die daraus folgende Verhinderung der Thrombinaktivierung von TAFI erklärt die profibrinolytische Aktivität von APC in Plasmagerinnseln.

Insgesamt haben viele In-vivo-Experimente gezeigt, dass lösliches Thrombomodulin einen antithrombotischen und/oder antiinflammatorischen Effekt besitzt. Ob die Hauptwirkung von TAFI in der Hemmung der Fibrinolyse oder in der Verringerung der Wirkung vasoaktiver Substanzen besteht, ist noch unklar. Durch die Bindung an Phospholipidvesikel, die Phosphatidylethanolamin enthalten, wird Protein C schneller aktiviert und die Funktion von APC verbessert.

Calcium hat einen starken Einfluss auf die Aktivierung von Protein C zu APC, da es seine Bildung durch Thrombin verlangsamt. Im Gegensatz dazu fördert Calcium die Aktivierung des Thrombin-TM-Komplexes. Durch ganz unterschiedliche posttranslationale Modifikationen entstehen beim Menschen viele Varianten von

Protein C, wodurch es besonders auf biochemischer Ebene sehr komplex ist. So besitzt es mehrere Glykosylierungsvarianten, die unterschiedliche antikoagulatorische Aktivitäten und Aktivierungsraten haben.

1.4.1 Protein-C-Aktivierung und -Hemmung

Es ist davon auszugehen, dass der Thrombin-TM-Komplex der wichtigste physiologische Aktivator von Protein C ist. Die antithrombotische Eigenschaft der Endothelzelle wäre eingeschränkt, wenn an ihrer Oberfläche negativ geladenes Phospholipid exprimiert würde. So wird Protein C, ein Vitamin-K-abhängiges Protein, nicht durch negativ geladene Phospholipide, sondern durch EPCR aktiviert (Abb. 1-1). Die EPCR-abhängige Protein-C-Aktivierung variiert in den verschiedenen Gefäßregionen. So ist EPCR in großen Gefäßen und besonders in Arterien verstärkt, in Kapillaren dagegen wenig oder gar nicht vorhanden. Protein C kann immunhistochemisch nur in Gefäßen nachgewiesen werden, die positiv für EPCR anfärben. Daher ist von einer sehr unterschiedlichen Affinität von Protein C an seinen endothelialen Rezeptor EPCR in den verschiedenen Gefäßen auszugehen. Neben dem EPCR kann der Faktor Va die Protein-C-Aktivierung an der Endotheloberfläche und – anders als EPCR – auch im Blut verstärken. Die Stimulation der Endothelzellen führt zur Präsentation von negativ geladenen Phospholipiden wie Phosphatidylserin und Phosphatidylethanolamin an ihrer Oberfläche. Dadurch kommt es zu einer ungefähr 4-fachen Verstärkung der Protein-C-Aktivierung.

Viele Agenzien, besonders solche, die wie Endotoxin, Interleukin-1β, TGF-β und TNF-α an einer Entzündung beteiligt sind, können die Protein-C-Aktivierung vermindern. Aktiviertes Protein C wird durch α_1-Antiproteinase-Inhibitor, Protein-C-Inhibitor und α_2-Makroglobulin neutralisiert. TM kann ebenfalls durch proteolytische Substanzen, die von der Zelloberfläche freigegeben werden, herabreguliert werden. Die Protease, die dabei eine wichtige Rolle spielt, ist die Neutrophilen-Elastase. TNF-α arbeitet dazu synergistisch, um die durch Neutrophile vermittelte Freisetzung von TM aus den Endothelzellen zu erleichtern. Neutrophile können am TM aber auch eine oxidative Schädigung verursachen.

1.5 Fibrinolysesystem

Proteasen sind die an der Gerinnung beteiligten Hauptproteine und bedürfen daher einer engen Regulation durch Proteasehemmer, z. B. α-Makroglobuline, Kunine, Serinproteaseinhibitoren oder Serpine.

Kunine sind eine Proteinsuperfamilie und besitzen Homologien zu Aprotinin oder zum Pankreas-Trypsininhibitor. Ihr Name geht auf die im Molekül doppelt vorhandenen Kunitz-Typ-Domänen zurück.

Ein typischer Vertreter ist der TFPI, der mit einer seiner Kunitz-Domänen an Faktor Xa und mit der zweiten Domäne gleichzeitig an den Faktor-VIIa-TF-Gerinnungskomplex bindet und dadurch beide blockiert.

Nach der Komplexierung zwischen einer Protease und ihrem Inhibitor muss der Komplex schnell aus der Zirkulation entfernt werden, um die Dissoziation und Regeneration der Protease zu verhindern.

1.5 Fibrinolysesystem

Weitere gerinnungsspezifische Inhibitoren sind Antithrombin (AT) und APC. AT ist ein Plasmaproteaseinhibitor, der Thrombin und weitere Gerinnungsproteine (z. B. VIIa, IXa–XIIa) inaktiviert.

Zu den fibrinolysespezifischen Inhibitoren zählen die Plasminogenaktivatorinhibitoren und das α_2-Antiplasmin. Ein Hemmstoff mit breiter Spezifität ist das α_2-Makroglobulin, dass als ein unspezifisches Sicherungssystem fungiert. So dient es beispielsweise bei massivem Verbrauch des spezifischen Plasmininhibitors α_2-Antiplasmin als Ersatz.

1.5.1 Fibrinolytische Proteine

Das Plasminogen-Plasmin-System – auch fibrinolytisches System genannt – ist ein sehr fein eingestelltes Enzymsystem, das die hämostatische Abdichtung und Abheilung einer Gefäßverletzung auf den Ort der Läsion begrenzt und die Stabilität des hämostatischen Pfropfs nicht beeinträchtigt. Es existiert dabei ein dynamisches Gleichgewicht zwischen Gerinnungs- und Fibrinolyseaktivität, das wiederum aus der Balance von proteolytischen und inhibitorischen Proteinen resultiert.

▪ **Plasmin**
Plasmin ist das Hauptenzym der Fibrinolyse. Es ist eine trypsinähnliche Serinprotease, die aus Plasminogen entsteht und Fibrin abbaut. Das System wird durch die Plasminogenaktivatoren sowie durch Inhibitoren der Plasminogenaktivierung und Plasminaktivität gesteuert. Die zwei wichtigsten Plasminogenaktivatoren (PA) im Blut sind die beiden Serinproteasen t-PA und u-PA.

Die Plasminogenaktivatorinhibitoren, meistens Serinproteaseinhibitoren oder Serpine, sind PAI-1 und PAI-2. Der Hauptinhibitor von Plasmin ist das α_2-Antiplasmin. Rezeptoren und Bindungsproteine für Plasminogen und die PA befinden sich auf Endothelzellen, Thrombozyten und Leukozyten und regulieren die lokale Plasminbildung.

▪ **Plasminogen**
Plasminogen ist das Zymogen von Plasmin und besitzt eine relative Molekülmasse von 93 kDa. Es wird in der Leber synthetisiert und zirkuliert im Plasma in einer Konzentration von etwa 1,5 µM. Die aktive Serinprotease Plasmin entsteht durch hydrolytische Spaltung einer Peptidbindung des Plasminogens katalysiert durch u-PA oder t-PA. Enthalten Oberflächen Fibrin, wird die Aktivierung von Plasminogen durch t-PA aufgrund einer gesteigerten Substrataffinität um ein Mehrhundertfaches verstärkt. Plasmin kann wiederum seine eigene Bildung verstärken, indem es Plasminogen und t-PA jeweils zu aktiveren Formen spaltet, die bevorzugt an Zelloberflächen binden. Bei Plasminogendefekten wurden wiederholte Episoden venöser Thrombosen und Embolien beschrieben. Tierexperimente zeigten, dass Plasminogen zwar für eine normale Entwicklung bis zum Erwachsenenalter nicht unbedingt notwendig ist, aber trotzdem eine wesentliche Rolle bei der intra- und extravasalen Fibrinolyse spielt. Bei Entzündungsprozessen, wie sie auch die Atherosklerose darstellt, fördert Plasmin die Invasion von Leukozyten in das Entzündungsgebiet. Inflammatorische Zytokine sind starke Induktoren für den Gegenregulator PAI-1.

1.5.2 Aktivatoren der Fibrinolyse

■ **Gewebeplasminogenaktivator**

Neben den intrinsischen Plasminogenaktivatoren, wie z. B. den Faktoren XI und XII, gibt es extrinsische (gewebeständige) PA. Dazu gehört der t-PA. Die fokale Aktivität des t-PA ist in der Wand kleiner (< 30 μm Durchmesser) prä- und postkapillarer Blutgefäße lokalisiert. Das Gefäßendothel ist die Hauptquelle von t-PA im Blut. Da die t-PA-Halbwertszeit in vivo nur ungefähr 5 Minuten beträgt, kann eine akut veränderte endotheliale Freisetzung von t-PA tief greifende funktionelle Auswirkungen haben. Durch DDAVP (Desmopressin), Bradykinin, plättchenaktivierenden Faktor, Endothelin und Thrombin wird innerhalb von Minuten die Abgabe von t-PA stimuliert. t-PA ist sowohl an der Fibrinoberfläche als auch an der Membran von Endothelzellen wirksam. Der t-PA bindet an eine große Bindungsstelle am Endothel, das Annexin-2. Die Bindung ist spezifisch, hochaffin und reversibel. Geschützt ist t-PA vor seinem physiologischen Hemmstoff PAI-1, wenn er an der Endotheloberfläche lokalisiert ist.

Annexin-2 hat eine Molekülmasse von 36 kDa und ist ein phospholipidbindendes Membranprotein, mit dem t-PA und Plasminogen spezifisch interagieren. Die katalytische Effizienz der t-PA-vermittelten Plasminogenaktivierung kann durch Annexin-2 auf das 60-Fache gesteigert werden. Annexin-2 scheint dabei fibrinähnliche Eigenschaften der Plasminogenaktivierung auszuüben. Innerhalb von Minuten bis Stunden nach einem Stressereignis wie Hitzeschock kann eine Verlagerung von Annexin-2 aus einem zytoplasmatischen Pool an die äußere Zellmembranoberfläche erfolgen. Dieser Prozess ist von der Koexpression von Protein p11 abhängig und erfordert eine Tyrosinphosphorylierung von Annexin-2, wodurch das fibrinolytische Potenzial deutlich erhöht wird. Insgesamt ist Annexin-2 für das fibrinolytische Gleichgewicht wesentlich.

■ **Urokinase und sein Rezeptor**

Unter Ruhebedingungen wird die Urokinase hauptsächlich vom renalen Tubulusepithel und nicht vom Gefäßendothel bereitgestellt. Bei der Wundheilung und der physiologischen Angiogenese wird dagegen die Expression von u-PA vom Endothel übernommen. Obwohl u-PA als der hauptsächliche extravaskuläre Plasminogenaktivator gilt, zeigt sich bei einem Mangel von u-PA nur ein sehr milder Phänotyp. Urokinase bindet über den Urokinaserezeptor an viele Zellen einschließlich Endothelzellen und bleibt dabei für seinen Inhibitor PAI-1 empfänglich. An u-PAR gebundene Urokinase und u-PAR selbst scheinen neben der eher geringen fibrinolytischen Funktion, zusätzlich nicht proteolytische Funktionen zu besitzen, z. B. bei gerichteter Zellmigration, Zelladhäsion, Differenzierung und Proliferation.

1.5.3 Inhibitor der Fibrinolyse

Das Zymogen **TAFI** wird durch den Thrombin-TM-Komplex aktiviert und verbindet somit funktionell Gerinnung und Fibrinolyse. Es unterdrückt die Fibrinolyse, d. h., es verlängert die Zeit, bis ein Thrombus durch Fibrinolyse wieder aufgelöst wird. TAFI (auch Procarboxypeptidase U, B oder R) wird in der Leber synthetisiert und zirkuliert im Blut in einer Konzentration von etwa 5 μg/ml. Die Halbwertszeit ist sehr kurz, wobei für die volle Funktion nur die Aktivierung eines geringen Anteils der vorhandenen Enzymmenge nötig ist.

Erhöhte TAFI-Werte sind mit einem leichten Thromboserisiko assoziiert. Bei Hämophilie scheint die Aktivität des aktivierten TAFI der Grund für die gesteigerte Fibrinolyse zu sein, da

1.5 Fibrinolysesystem

zwar die Thrombinbildung für die Fibrinentstehung ausreicht, aber für die TAFI-Aktivierung nur suboptimal ist. Somit lysieren Gerinnsel in Faktor-IX-defizientem Plasma vorzeitig.

1.5.4 Gleichgewicht zwischen Fibrinbildung und -abbau

Das Gefäßsystem besitzt zwei mächtige, fein regulierte Systeme: die Gerinnung und die Fibrinolyse. Auf der einen Seite wird dadurch der Blutfluss an einer Verletzung gestoppt und auf der anderen Seite in allen anderen Bereichen die Fluidität des Blutes gewährleistet. Die Systeme beinhalten Plasmaproteine, Zellen des Blutes – insbesondere Plättchen – und die Gefäßwand. Die Bestandteile sind ruhend, deshalb zeigt sich ihr volles Potenzial erst bei Stimulation. Die im Plasma vorhandenen Mengen an Thrombin würden theoretisch ausreichen, das Blut innerhalb von 1–2 Sekunden zu gelieren, andererseits reichen die Vorräte an Plasmin, um ein großes Fibringerinnsel in 1–2 Sekunden aufzulösen. Ein wichtiger Aspekt der Gerinnungsregulation ist der Protein-C-Weg, der durch den Thrombin-TM-Komplex angeregt über eine negative Rückkopplung die Thrombinbildung herabreguliert. Ein ähnlicher Rückkopplungsmechanismus existiert auf der Seite der Fibrinolyse. Hier entsteht durch den Thrombin-TM-Komplex das aktive Enzym TAFIa, das die Fibrinolyse blockt (Abb. 1-8).

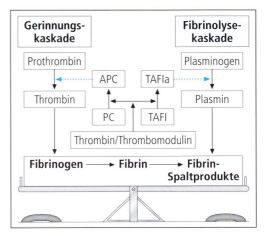

Abb. 1-8 Gleichgewicht zwischen Fibrinentstehung und -entfernung. Zwischen der Gerinnungs- und der Fibrinolysekaskade ist der Thombin-TM-Komplex eingeschaltet, der sowohl Protein C als auch TAFI aktiviert, die beide jeweils blockierend wirken. Der TAFI-Weg ist eine regulatorische Verbindung zwischen den beiden Kaskaden, da er bei einer Gerinnungsaktivierung die Fibrinolyse unterdrückt. APC = aktiviertes Protein C; PC = Protein C; TAFI = Thrombin-aktivierbarer Fibrinolyseinhibitor.

Literatur

Colman RW, Hirsh J, Marder VJ, Clowes AW, George JN (eds). Hemostasis and Thrombosis – Basic Principles and Clinical Practice. 4th ed, 5th ed. Philadelphia: Lippincott Williams & Wilkins 2000, 2006 (ausführliche weiterführende Literatur zu allen Kapiteln).

Giesen PL, Rauch U, Bohrmann B, Kling D, Roque M, Fallon JT, Badimon JJ, Himber J, Riederer MA, Nemerson Y. Blood-borne tissue factor: another view of thrombosis. Proc Natl Acad Sci USA 1999; 96: 2311–5.

Grabowski EF, Reininger AJ, Petteruti PG, Tsukurov O, Orkin RW. Shear stress decreases endothelial cell tissue factor activity by augmenting secretion of tissue factor pathway inhibitor. Arterioscler Thromb Vasc Biol 2001; 21: 157–62.

Rudolf Marx. Habilitationsschrift, Ludwig-Maximilians-Universität München, 1957.

Müller I, Klocke A, Alex M, Kotzsch M, Luther T, Morgenstern E, Zieseniss S, Zahler S, Preissner K, Engelmann B. Intravascular tissue factor initiates coagulation via circulating microvesicles and platelets. FASEB J 2003; 17: 476–8.

Reininger AJ, Heijnen HF, Schumann H, Specht HM, Schramm W, Ruggeri ZM. Mechanism of platelet adhesion to von Willebrand factor and microparticle formation under high shear stress. Blood 2006; 107: 3537–45.

Renné T, Pozgajová M, Grüner S, Schuh K, Pauer HU, Burfeind P, Gailani D, Nieswandt B. Defective thrombus formation in mice lacking coagulation factor XII. J Exp Med. 2005; 202: 271–81.

1.6 Extravasale Effekte hämostaseologischer Faktoren

Hans D. Bruhn, Imke Bodendiek, Frank Gieseler, Jens-Michael Schröder, Karl-Heinz Zurborn, Enno Christophers

Thrombin hat nicht nur eine Bedeutung als **Gerinnungsenzym**, das Fibrinogen in Fibrin umwandelt, sondern auch als **Gewebshormon**. Über spezifische Rezeptoren wird Thrombin an verschiedene Zellsysteme gebunden, auf die es stimulierend und proliferativ wirkt. Diese Eigenschaft hat unter anderem klinische Bedeutung bei der Wundheilung, der Arteriosklerose, pulmonalen und neurologischen Erkrankungen sowie bei Tumorerkrankungen.

■ Wundheilung

Thrombin wurde erstmals 1975 als wirksames Mitogen in Fibroblastenkulturen von Hühnerembryonen beschrieben (Chen u. Buchanan 1975). In eigenen Untersuchungen konnte nachgewiesen werden, dass Thrombin auf das Zellwachstum nach Art eines Gewebshormons wirkt (Bruhn et al. 1980, 2004; Bruhn 1986; Bruhn u. Zurborn 1990, 1996). So haben Analysen an Fibroblastenkulturen ergeben, dass es nach 2-stündiger Inkubation der Fibroblasten mit Thrombin (10 IE/ml) zu einer Verdoppelung der intrazellulären Menge an cyclischem Guanosinmonophosphat (cGMP) kommt. Nicht nur an Fibroblasten, sondern auch an Endothelzellen und glatten Muskelzellen der Gefäßwand wurde das Phänomen einer durch Thrombin induzierten Proliferationssteigerung beobachtet. Die Analyse der Rezeptoren hat neuraminidaseempfindliche Strukturen ergeben. Thrombin bewirkt eine dosisabhängige Zunahme des $[^3H]$-Thymidin-Einbaus in Fibroblasten. Ist die Zellkultur mit Neuraminidase vorbehandelt, geht die stimulierende Wirkung von Thrombin auf die Fibroblasten verloren.

Ist die Bildung von Thrombin, beispielsweise im Rahmen angeborener oder erworbener hämorrhagischer Diathesen, vermindert, sind sowohl der akute thrombotische Wundverschluss als auch die folgende durch Thrombin induzierte Fibroblastenproliferation beeinträchtigt. Eine unzureichende Gerinnselbildung und Proliferation von Fibroblasten führen zu Wundheilungsstörungen.

Neben Thrombin, dass bei der Wundheilung eine Schlüsselposition einnimmt, haben auch Plättchenfaktoren, die nach einer durch Thrombin induzierten Plättchenaktivierung ausgeschüttet werden, für die Wundheilung große praktische Bedeutung.

Im Verletzungsfall kommen der von-Willebrand-Faktor und Kollagen aus dem subendothelialen Bereich mit dem Blut in Kontakt und beeinflussen die Plättchenadhäsion und -aggregation. Mit der Freisetzung des Gewebefaktors Thromboplastin startet die plasmatische Gerinnung. Bei einem von-Willebrand-Syndrom kommt es daher zu Wundheilungsstörungen. In gleicher Weise können angeborene oder erworbene (z. B. medikamentös induzierte) Störungen

1.6 Extravasale Effekte hämostaseologischer Faktoren

der Thrombozytenfunktion Wundheilungsstörungen zur Folge haben.

Auch Dysfibrinogenämien oder ein Faktor-XIII-Mangel können aufgrund einer unzureichenden Bildung eines festen Fibringerinnsels für einen verzögerten Verschluss der Wunde verantwortlich sein. Zur Stabilisierung von Fibrin trägt auch der Fibrinolyseinhibitor TAFI bei, der Lysin und Argininreste vom C-terminalen Ende des Fibrins abspaltet und dadurch die Bindung von Plasminogen und t-PA an Fibrin behindert.

Des Weiteren führt ein Mangel an Thrombozyten, Fibrinogen, Prothrombin, Faktor VIII und Faktor IX zu einer Störung der Gewebsregeneration, die nicht nur diagnostisch abgeklärt, sondern bei Bedarf auch durch eine entsprechende Faktorensubstitution behandelt werden muss.

Grundsätzlich können Antikoagulanzien und Plättchenfunktionshemmer zu einer verminderten Thrombinfreisetzung in Wunden entsprechend behandelter Patienten führen, sodass eine antithrombotische Prophylaxe oder Therapie mit Störungen des sofortigen thrombotischen Wundverschlusses wie auch der Fibroblastenproliferation einhergehen kann. Die Tatsache, dass diese Problematik in der Regel nur bei einem kleinen Prozentsatz der Patienten auftritt, zeigt, dass der Mechanismus des Wundverschlusses mit Thrombinbildung und Plättchenaktivierung im Allgemeinen trotz antithrombotischer Prophylaxe regelrecht funktioniert. Es treten jedoch Ausnahmen auf, insbesondere bei Patienten, die an einer bis dahin nicht erkannten Störung leiden, z. B. an einem gering ausgeprägten von-Willebrand-Syndrom. Bekannt sind auch Komplikationen auf dem Boden von Plättchenfunktionsstörungen, die beispielsweise durch antiphlogistisch wirksame Medikamente hervorgerufen werden.

> Bei medikamentös induzierten Plättchenfunktionsstörungen, die zu Wundheilungsstörungen führen, ist das Absetzen der dafür verantwortlichen Medikamente oft die Voraussetzung dafür, dass sich die Wundheilung wieder normalisiert.

▪ Arteriosklerose

Die für die Pathogenese der Arteriosklerose diskutierte verstärkte Proliferation von glatten Muskelzellen kann durch eine vermehrte Thrombinbildung und Plättchenaktivierung verursacht sein (Bruhn u. Zurborn 1990).

▪ Pulmonale und neurologische Erkrankungen

Spezielle proteolytisch aktivierte Rezeptoren (PAR) vermitteln die zellulären Effekte von Thrombin. Dabei handelt es sich um G-Protein-gekoppelte Rezeptoren mit 7 transmembranösen Proteindomänen und einem besonderen Aktivierungsmechanismus. So spaltet die entsprechende Protease zur Aktivierung des N-terminalen Endes des Rezeptorpeptids im Extrazellularraum proteolytisch ein Peptidstück ab, woraufhin das freigelegte Ende eine Form erlangt, die genau in die Ligandenbindungstasche passt. Durch diese Bindung wird der Rezeptor aktiviert und eine Signalkette über verschiedene second messenger in Gang gesetzt. Bisher wurden 4 Vertreter der PAR-Familie identifiziert (Coughlin 2000). Drei von ihnen (PAR-1, -3, -4) sind Thrombinrezeptoren, während PAR-2 durch Trypsin aktiviert wird.

So ist neueren Untersuchungen zufolge Thrombin einerseits an einer normalen Lungenfunktion beteiligt, andererseits kann Thrombin die Entstehung von Lungenerkrankungen, wie z. B. einer Lungenfibrose, induzieren. Normale wie auch fibrotische Lungenzellen exprimieren PAR-1, -2 und -3. Auffällig ist dabei, dass die Anzahl von PAR-2 auf fibrotischen Zellen im Vergleich zu den gesunden Zellen 4-fach erhöht ist, während die Zahl von PAR-1 bzw. PAR-3 in etwa gleich ist.

Des Weiteren ist Thrombin an der neuronalen Entwicklung beteiligt und spielt eine Rolle bei der Neurodegeneration und -protektion. In diesem Zusammenhang kann es duale Effekte hervorrufen. So kann es unter Stressbedingungen neuroprotektiv wirken, während es in hohen Konzentrationen normalerweise zelltoxisch wirkt. Die Forschungen der letzten Jahre legen eine Beziehung zwischen PAR und der Entstehung der Alzheimer-Krankheit bzw. des Schlaganfalls nahe (Rohatgi et al. 2004).

▪ Tumorerkrankungen

Lange schon ist der Zusammenhang zwischen bösartigen Erkrankungen und einer erhöhten Thromboseneigung (Thrombophilie) bekannt

(Trousseau 1865). Auch klinische Untersuchungen konnten dies bestätigten (Kohli et al. 2003; Liu et al. 2003; Prandoni et al. 1992; Schiller et al. 2002).

Das Phänomen ist als Folge einer Freisetzung von Thromboplastinen aus Tumorzellen zu verstehen. Die Häufigkeit von venösen Thrombosen unterscheidet sich bei den verschiedenen Tumorarten (Bruhn et al. 2004).

Eine wichtige Rolle spielt dabei Thrombin. Es wirkt auf Tumorzellen mitogen und trägt zur Resistenzbildung gegenüber antineoplastischen Substanzen bei. Auch bei der Tumorzellinvasion bzw. -metastasierung ist Thrombin wesentlich beteiligt. So verstärkt Thrombin die proliferative Antwort von Tumorzellen auf verschiedene klassische Wachstumsfaktoren wie EGF (epidermal growth factor), Insulin und Transferrin (Wojtukiewicz et al. 1995). Der molekulare Mechanismus ist dabei nur teilweise erforscht. Bekannt ist in diesem Zusammenhang, dass durch die Bindung von Thrombin an seinen Rezeptor (PAR) eine G-Protein-vermittelte Signalkette in Gang gesetzt wird, an der unter anderem das RAS-Protein (rat sarcoma, ein Proto-Onkogen), die Proteinkinase C (PKC) und Mitogen-aktivierte Proteinkinasen (MAPK) beteiligt sind. Hier spielen auch der vaskuläre endotheliale Wachstumsfaktor (VEGF, vascular endothelial growth factor), Interleukin-8 oder der Plättchen-aktivierende Faktor (platelet-activating factor, PAF) eine wesentliche Rolle (Asokananthan et al. 2002; Li et al. 2003). Bei allen drei Substanzen wirkt Thrombin als Triggerfaktor und verstärkt deren Produktion bzw. Ausschüttung (Maragoudakis et al. 2002; Sampson et al. 2002; Yin et al. 2003).

Literatur

Asokananthan N, Graham PT, Fink J, Knight DA, Bakker AJ, McWilliam AS, Thompson PJ, Stewart GA. Activation of protease-activated receptor PAR-1, PAR-2, and PAR-4 stimulates IL-6, IL-8, and prostaglandine E2 release from human respiratory epithelial cells. J Immunol 2002; 168: 3577–85.

Bruhn HD. Thrombin als Gewebshormon. In: Bruhn HD, Duckert F, Schmutzler R (Hrsg.). Symposion zu Ehren d. 80. Geburtstag von Professor Fritz Koller. Basel: Editiones Roche 1986; 189 ff.

Bruhn HD, Christophers E, Pohl J, Schoel G. Regulation der Fibroblastenproliferation durch Fibrinogen/Fibrin, Fibronectin und Faktor XIII. In: Schimpf K (Hrsg.). Fibrinogen, Fibrin und Fibrinkleber. Stuttgart, New York: Schattauer 1980; 217 ff.

Bruhn HD, Gieseler F, Zurborn KH. Onkohämostaseologie. Tumorwachstum und Hämostase. In: Bruhn HD, Fölsch UR, Kneba M, Löffler H (Hrsg.). Onkologische Therapie. Stuttgart, New York: Schattauer 2004; 59–78.

Bruhn HD, Zurborn KH. Veränderungen des Hämostasesystems bei malignen Erkrankungen und deren klinische Bedeutung. In: Spanuth E (Hrsg.). Malignome und Hämostase. Berlin, Heidelberg, New York: Springer 1996; 3–15.

Bruhn HD, Zurborn KH. Thrombin als Gewebshormon. Gesellschaft für Thrombose- und Hämostaseforschung: 6. Kongreß der Gesellschaft für Thrombose- und Hämostaseforschung. Stuttgart, New York: Schattauer 1990; 391–403.

Chen LB, Buchanan JM. Mitogenic activity of blood components. I. Thrombin and Prothrombin. Proc Natl Acad Sci U S A 1975; 72: 131.

Coughlin SR. Thrombin signalling and protease-activated receptors. Nature 2000; 407: 258–64.

Kohli M, Kaushal V, Mehta P. Role of coagulation and fibrinolytic system in prostate cancer. Semin Thromb Hemost 2003; 29: 301–8.

Li A, Dubey S, Varney ML, Dave BJ, Singh RK. IL-8 directly enhanced endothelial cell survival, proliferation, and matrix-metalloproteinases production and regulated angiogenesis. J Immunol 2003; 170: 3369–76.

Liu J, Bastian M, Kohlschein P, Schuff-Werner P, Steiner M. Expression of functional protease-activated receptor 1 in human prostate cancer cell lines. Urol Res 2003; 31: 163–8.

Maragoudakis ME, Tsopanoglou NE, Andriopulou P. Mechanism of thrombin-induced angiogenesis. Biochem Soc Trans 2002; 30: 173–7.

Prandoni P, Lensing AW, Buller HR, Cogo A, Prins MH, Cattelan AM, Cuppini S, Noventa F, tenCate JW. Deep-vein thrombosis and the incidence of subsequent symptomatic cancer. N Engl J Med 1992; 327: 1128–33.

Rohatgi T, Sedehizade F, Reymann KG, Reiser G. Protease-activated receptors in neuronal development, neurodegeneration, and neuroprotection: thrombin as signalling molecule in the brain. Neuroscientist 2004; 10: 501–12.

Sampson MT, Kakkar AK. Coagulation proteases and human cancer. Biochem Soc Trans 2002; 30: 201–7.

Schiller H, Bartscht T, Arlt A, Zahn MO, Seifert A, Bruhn T, Bruhn HD, Gieseler F. Thrombin as a survival factor for cancer cells: thrombin activation in malignant effusions in vivo and inhibition of idarubicin-induced cell death in vitro. Int J Clin Pharmacol Ther 2002; 40: 329–35.

Trousseau A. Phlegmasia alba dolens. Clinique médical de l'hôtel-dieu de Paris. London: The New Sydenham Society 1865; 3–94.

Wojtukiewicz MC, Tang DG, Ben-Josef E, Renaud C, Walz DA, Honn KV. Solid tumor cells express functional »tethered ligand« thrombin receptor. Cancer Res 1995; 55: 698.

Yin YJ, Salah Z, Maoz M, Ram SC, Ochayon S, Neufeld G, Katzav S, Bar-Shavit Rl. Oncogenetic transformation induces tumor angiogenesis: a role for PAR1 activation. FASEB J 2003; 17: 163–74.

2 Methodologie

2.1 Einführung

Udo Becker

Die Labormethoden der Gerinnungsphysiologie haben sich historisch als funktionelle Tests zur Abklärung klinischer Fragestellungen, vornehmlich von Blutungsphänomenen, entwickelt. Blut erfüllt seine physiologische Funktion am besten, wenn es schnell gerinnt. Auf dieser einfachen Annahme basierend wurden für die verschiedenen Fragestellungen Methoden entwickelt. Die Gerinnungsanalytik hebt sich damit von der klassischen Klinischen Chemie ab, bei der entweder absolute Massekonzentrationen oder einzelne Enzymaktivitäten unter optimierten Bedingungen bestimmt werden. Auch wenn heute vielfach eine Angleichung an die Methoden der Klinischen Chemie stattgefunden hat, wird bei einem Großteil der Gerinnungsanalysen, darunter die wichtigsten Suchtests, die Gerinnungszeit als Messsignal und die Aktivität im Vergleich zu einem in Masseeinheiten ausgedrückten Referenzwert bestimmt. Durch Automation und Weiterentwicklung bestehender Verfahren sowie durch die Einführung neuer Methoden ist die Labordiagnostik der Hämostaseologie bereichert worden. Gleichzeitig ist jedoch die früher selbstverständliche Einheit aus Klinik und Labor aufgehoben worden. Damit ergeben sich neue Herausforderungen an die Zusammenarbeit, die Schulung und die Kommunikation zwischen den »reinen« Laborspezialisten und den klinisch Tätigen. Ohne die notwendigen Kenntnisse hämostaseologischer Zusammenhänge und bei fehlendem Verständnis für die wichtigsten technischen Abläufe kann die Labordiagnostik keine wertvolle Ergänzung zur klinischen Bewertung von Patientendaten sein. Hier nur ein Beispiel: Wenn ein Analysegerät mit der Probennadel oder der Reagenzpipette abwechselnd in verschiedene Patientenproben bzw. Reagenzien eintaucht, können so genannte Verschleppungen stattfinden. Die Waschprozesse bei Analysegeräten der Klinischen Chemie berücksichtigen dies durch berechenbare Verdünnungsschritte: Eine Verdünnung von 10^{-4} bis 10^{-6} wird dabei als ausreichend angesehen. In der Hämostaseologie treten aber hochwirksame aktive Adsorptions- und Bindungsphänomene auf, die nur durch ebenso wirksame, auf das Problem abgestimmte Waschlösungen unterdrückt werden können.

Das ist der Grund, weshalb vor der eigentlichen Beschreibung einzelner Methoden Kapitel zur Präanalytik (s. Kap. 2.2), zu den Messmethoden (s. Kap. 2.3) und zur Automation (s. Kap. 2.4) vorangestellt wurden.

Das große Spektrum an Parametern und Methoden erfordert eine sorgfältige Vorgehensweise nicht nur aus wirtschaftlichen Gründen. Ausgangspunkt jeder labormedizinischen Abklärung ist eine klinisch gestellte Frage oder eine Vermutung. Für die wichtigsten Fragestellungen haben sich Testprofile durchgesetzt, die so konzipiert sind, dass sie für einen großen Teil der Patienten bereits die gewünschte Auskunft mit ausreichender Gewissheit liefern, z. B. Ausschluss einer Blutungsgefahr vor einer anstehenden Operation. Für die verbleibenden, im ersten Durchgang nicht zu klärenden Fälle sowie bei komplexeren Problemen haben sich Strategien herausgebildet, bei denen in einem Wechselspiel von klinischen, physikalischen und labormedizinischen Methoden ein Entscheidungsbaum durchlaufen wird, bei dem man sich Schritt für Schritt über Ausschlusskriterien der Diagnose nähert.

Während diese diagnostischen Strategien im Rahmen der klinisch orientierten Kapitel behandelt werden, beschränkt sich das Kapitel Methodologie im Wesentlichen auf die Grundlagen und das Verständnis von Aufbau und Ablauf dieser Methoden. Der heute übliche hohe Standard an Automation und die Abstimmung der Testpackungen auf die Geräte, lässt es dabei nicht zu, die Beschreibung als exakte Arbeitsanleitungen zu formulieren. Die Durchführung ist daher in der Regel exemplarisch beschrieben und dient dem Verständnis für den Ablauf einer Methode.

2.2 Präanalytik

Die Präanalytik umfasst alle Vorgänge, die vor der Laboranalyse ablaufen. Grundvoraussetzung für aussagekräftige Laborwerte ist, den Zustand der zu untersuchenden Messgröße der Patientenprobe unverändert in den analytischen Prozess zu transferieren (Guder et al. 2002).

Die Gerinnungsdiagnostik stellt besonders hohe Anforderungen an die Qualität der präanalytischen Phase, da die Komponenten des Gerinnungssystems häufig labil sind und vielfältige Interaktionen plasmatischer und zellulärer Komponenten zur Inaktivierung oder zur Voraktivierung führen können. Unplausible Ergebnisse in der Gerinnungsanalytik sind häufig auf ein mangelhaftes Probenmanagement zurückzuführen. Deshalb soll im Folgenden auf die wichtigsten Maßnahmen bei der Probennahme, der Lagerung, dem Transport sowie auf die häufigsten Fehler in der präanalytischen Phase hingewiesen werden.

> Jede gerinnungsphysiologische Diagnostik steht und fällt mit der Qualität der gewonnenen Blutprobe!

2.2.1 Allgemeine und organisatorische Maßnahmen

Für die Gerinnungsdiagnostik wird mit wenigen Ausnahmen Citratplasma eingesetzt (3,2 % oder 0,109 mol/l Trinatriumcitrat, im Verhältnis 1 : 10 mit Blut gemischt). Daneben werden für spezielle Untersuchungen auch andere Probenarten bzw. Antikoagulanzien verwendet, die in Tabelle 2-1 aufgeführt sind. Hier nicht aufgeführt sind weitere spezielle Entnahmemedien für Analyte wie Gewebeplasminogenaktivator (t-PA, tissue plasminogen activator), Fibrinopeptid A (FPA) oder Zusätze wie Aprotinin zur Blockierung der Fibrinolyse. Hierfür können spezielle Vorgaben des durchführenden Labors existieren. Kapillarblut wird vorzugsweise für *Point-of-Care*-Systeme verwendet. Serum, Urin, Sputum oder Liquor spielen für Gerinnungsuntersuchungen keine Rolle.

Wenn bekannt ist, dass für einen Patienten größere Untersuchungsserien erforderlich sind (z. B. Thrombophilie- oder Hämophilieprogramme), sollte dem Labor eine ausreichende Probenmenge, d. h. zwei oder drei Probenröhrchen, eventuell mit der erforderlichen Kombination der Antikoagulanzien, zur Verfügung gestellt werden.

Der Abgabezeitpunkt für Proben ist mit dem Labor zu klären, um organisatorische Eigenheiten und Möglichkeiten des Spät- und Wochenenddienstes zu berücksichtigen.

> Für einige Parameter mit zirkadianem Rhythmus ist die Tageszeit bei der Blutabnahme wichtig.

Viele Labors stellen den Auftraggebern die Abnahme- und Aufbewahrungssysteme zur Verfügung und machen weitere Vorgaben für eine systemkompatible Bearbeitung. Einsendelabors regeln auch den Versandweg.

Auf den Laborformularen sind neben den Anforderungen für die Einzeltests für das Labor

2.2 Präanalytik

Tab. 2-1 Probenarten und ihre Verwendung in der Gerinnungsanalytik.

Art der Probe	Verwendung
Citratplasma	fast alle Routine- und Spezialtests
Citratblut	Bestimmung der Thrombozytenfunktion (über PRP) molekularbiologische Tests
Citratblut, speziell gepuffert	primäre Hämostase (z.B. PFA-100®)
Kapillarblut, Fingerbeere	Point-of-Care-Systeme
EDTA-Blut	Bestimmung der Thrombozytenzahl und -morphologie Durchflusszytometrie molekularbiologische Tests Bestimmung von Homocystein
Serum	immunologische Antigenbestimmung

PFA-100® = Plättchenfunktionsanalysegerät; PRP = plättchenreiches Plasma.

wichtige Angaben zur Anamnese, zu Medikamenten und zur klinischen Fragestellung zu ergänzen. Die exakte Zuordnung von Anforderungsschein und Probe ist selbstverständlich, aber dennoch nicht immer gewährleistet. Die Barcode-Etiketten des Patienten-ID-Systems auf Schein und Probenröhrchen (längs aufgeklebt) verringern die Gefahr von Verwechslungen.

2.2.2 Gewinnung und Transport von Untersuchungsmaterial

Beschrieben wird hier, in Anlehnung an die Empfehlungen der Gesellschaft für Thrombose und Hämostase (GTH), die Gewinnung von Citratplasma (Witt et al. 1995).

Entnahmesysteme, bei denen die Abnahmespritze gleichzeitig als Zentrifugenröhrchen und primäres Probengefäß dient, sparen Arbeit und erhöhen die Probenausbeute.

Die Punktion erfolgt aus der Vene der Ellbogenbeuge, falls dort nicht möglich am Unterarm oder am Handrücken. Bei Neugeborenen wird But häufig aus einer Vene des Kopfes oder der Hand sowie Kapillarblut aus der Ferse genommen. Eine Abnahme aus Kathetern ist nicht ratsam, falls unvermeidbar, sollte ein Vorlaufvolumen vom Mehrfachen des Entnahmevolumens verworfen werden.

> Bei Abnahme mehrerer Probenarten sollte die Reihenfolge Serum > Citratblut > Heparin- oder EDTA-Blut eingehalten werden.

Die Abnahme erfolgt am nüchternen Patienten, sitzend oder liegend, aber in jeweils gleicher Weise. Die Stauung am Oberarm sollte nicht länger als eine Minute dauern, der Puls soll fühlbar bleiben. Zur Entnahme sind Kanülen größer als 12 Gauge geeignet. Eingestochen wird mit dem Schliff nach oben. Sobald das Blut fließt, wird die Staubinde gelöst und das Blut mit geringem Unterdruck (Vermeidung von Schaumbildung und Hämolyse) aufgezogen. Bei der Entnahme ist das Verhältnis von Blut und Antikoagulans einzuhalten. Sofort nach der Entnahme ist durch mehrfaches Kippen der Spritze die Durchmischung von Blut und Antikoagulans sicher zu stellen.

Die exakte Einhaltung von Antikoagulans und Blut im Verhältnis von 1 : 10 (9 Volumenanteile Blut und 1 Volumenanteil Antikoagulans) ist essenziell. Bei Hämatokritwerten über 55 % und unter 30 % ergeben sich Abweichungen, die zu falschen Analysenwerten führen können. Bei vorgegebener Citratmenge von 0,5 ml kann das entnommene Blutvolumen entsprechend dem Hämatokritwert (Hkt) wie folgt variiert werden:

$$\text{Vol (ml)} = \frac{60}{(100 - \text{Hkt})} \times 4{,}5$$

Kälteexposition oder Transport auf Eis sind strikt zu vermeiden. Eine »Kälteaktivierung« oder ein Verlust der großen Multimere des von-Willebrand-Faktors sind die Folge. Ein Rohrpostversand ist insbesondere bei der Analyse von Thrombozytenfunktionen zu umgehen, da die auftretenden Kräfte Thrombozyten aktivieren können.

2.2.3 Verarbeitung von Citratplasma

Von der Durchflusszytometrie abgesehen, beginnt die Messung der Thrombozytenfunktionen frühestens 45 Minuten nach der Blutentnahme. Thrombozytenreiches Plasma (Thrombozytenzahl > 150 000/µl) wird bei 100 × g in 20 Minuten, bei niedriger Thrombozytenzahl in 10 Minuten gewonnen und sollte nach einer Ruhezeit von ca. 15 Minuten – am besten bei Raumtemperatur – analysiert werden.

Die Messung muss innerhalb von 3 Stunden nach der Blutentnahme beendet sein, eine Analyse innerhalb von 2 Stunden ist allerdings zu bevorzugen. Aus diesem Grunde sollte die Blutentnahme in der Nähe des Labors vorgenommen werden. Wird die Blutprobe nicht im Labor entnommen, sollte die Entnahmezeit dokumentiert werden (DGKL-Arbeitsgruppe 2004).

Zur Messung plasmatischer Größen sollte das Citratblut spätestens 3 Stunden nach der Entnahme zentrifugiert werden. Die Probe sollte mindestens 15 Minuten bei 1 500 × g zentrifugiert werden. Bei üblichen Laborzentrifugen von 15 cm Radius werden 3 000 Umdrehungen pro Minute (Upm) eingestellt. Für Zentrifugen mit abweichendem Radius (r in mm) kann die relative Zentrifugalbeschleunigung (RZB) wie folgt berechnet werden:

$$\text{RZB} = 1{,}118 \times r \times \left(\frac{\text{Upm}}{1\,000}\right)^2$$

Das Abhebern des Plasmas sollte unter Schonung des Buffy-Coats erfolgen. Einige Tests erfordern eine 2. Zentrifugation. Dies empfiehlt sich auch für Proben, die eingefroren werden sollen, um nicht sedimentierte Thrombozyten zu entfernen.

Die Verwendungsdauer des Plasmas richtet sich nach den spezifischen Testvorschriften. Vier Stunden sollten aber nie überschritten werden.

Falls Proben eingefroren werden müssen, sollte dies unter standardisierten Bedingungen erfolgen. Es hat sich bewährt, aliquotierte Mengen in verschlossenen Eppendorf-Gefäßen Schock zu gefrieren und bei weniger als –60 °C zu lagern. Zum Auftauen sollte die Probe 5 Minuten bei 37 °C im Wasserbad erwärmt und gemischt werden. Unter Einhaltung dieser Bedingungen sind auch mit eingefrorenen Proben gute Ergebnisse möglich (Woodhams et al. 2001).

Als Störgrößen definiert sind Einflüsse auf die analytische Methode (z. B. Enzymhemmung) oder Störungen der optischen Methode. Die auffälligsten Störgrößen sind bereits nach der Zentrifugation in der Veränderung der optisch sichtbaren Matrix zu sehen: Bilirubinämie, Hämoglobinämie und Lipämie. Unsichtbare Störgrößen können durch endogene Faktoren wie Arzneimittel und/oder exogene Faktoren wie falsche Mischung mit dem Antikoagulans, durch Detergenzien oder andere Verunreinigungen der Probe bedingt sein. Eine klinisch relevante Störgröße ist als eine Veränderung des Messergebnisses definiert, die die methodisch zulässige, relative, zufällige Messabweichung überschreitet (Guder et al. 2002). In der Gerinnungsdiagnostik muss jedoch unterschieden werden zwischen endogenen Faktoren, die das Messsystem stören, klinisch aber nicht relevant sind, und endogenen Faktoren, die klinisch relevant sind und sowohl in vivo als auch im Test zu einer Verlängerung der Gerinnungszeit führen (s. Kap. 2.5.2).

Stark hämolytische, ikterische oder lipämische Proben sind nicht für Gerinnungsanalysen geeignet. Der Hersteller eines Testkits gibt an, ab welchen Konzentrationen Messfehler auftreten. Bei immunologischen Bestimmungen spielen auch Rheumafaktoren als Störfaktor eine Rolle.

2.2.4 Häufige Fehlerursachen

Obwohl bereits alle wichtigen Fehlerquellen angesprochen wurden, sei hier nochmals auf die häufigsten Fehlerursachen hingewiesen:

- Ein Stau der Vene von mehr als 3 Minuten verursacht eine Aktivierung der Gerinnungs- und Fibrinolysefaktoren: Es kommt zu einem Anstieg der aPTT, der Thrombinzeit, des Antithrombins und Fibrinogens sowie von Faktor VIII (um 18 %!).
- Ein Gewebeverletzung durch mehrmaliges Einstechen ist zu vermeiden, da *tissue factor* freigesetzt wird.
- Eine zu rasche Aspiration des Blutes kann aufgrund der auftretenden Scherkräfte zu einer Aktivierung der Thrombozyten führen.
- Die Probe enthält Heparin ohne Wissen des Labors. Einige Suchtests werden dadurch sinnlos oder sind nicht interpretierbar.
- Die Probe wurde unzureichend oder zu spät mit der Citratlösung (Antikoagulans) gemischt.
- Bei der Blutentnahme mit der Einmalspritze verbleibt im Konus eine kleine Menge Blut, die nicht mit der vorgelegten Citratlösung gemischt wird. Stößt man nun den Spritzeninhalt nicht zügig aus, so bildet sich im Konus Serum, das mit der Hauptmenge der mit Citrat versetzten Probe durchmischt wird. Vor allem bei hochempfindlichen Tests, die das Prothrombinfragment F1+2 oder den Thrombin-AT-Komplex nachweisen, treten dadurch Fehler auf.
- Die Probe wurde zur Messung plasmatischer Parameter nicht ausreichend zentrifugiert und damit eventuell nicht alle Thrombozyten entfernt. Dies wirkt sich besonders bei Proben aus, die eingefroren waren. In das Testsystem gelangen dadurch Thrombozyten, Thrombozytenfragmente mit gerinnungsaktiven Faktoren, Phospholipiden und Heparinhemmstoffe (Plättchenfaktor-4 [PF-4]).
- Die Probe wurde nach dem Auftauen nicht ausreichend gemischt und enthält dann örtlich unterschiedliche Konzentrationen von Salzen und Proteinen.
- Wichtig ist nach dem Auftauen eine kurzfristige Erwärmung auf 37 °C, damit Trübungen (Kryopräzipitate) aufgelöst werden. Kryopräzipitate enthalten Faktor VIII, von-Willebrand-Faktor und andere gerinnungsaktive Komponenten.
- Das Verhältnis des Antikoagulans zur Blutmenge entspricht nicht exakt dem Verhältnis 1 : 10. Daraus ergeben sich Verfälschungen der Werte.
- Das Gleiche gilt für extreme Hämatokritwerte. Ab einem Hämatokrit von 60 % muss trotz möglicher Korrekturfaktoren mit einer Verfälschung der Ergebnisse gerechnet werden.

Literatur

DGKL-Arbeitsgruppe »Hämostaseologische Labordiagnostik«. Blutungsneigung: Diagnostische Strategie zur Abklärung einer Thrombozytenfunktion. J Lab Med 2004; 28: 453–62.

Gucer WG, Ehret W, da Fonseca-Wollheim F, Heil W, Müller-Plathe O, Schmitt Y, Töpfer G, Wisser H, Zawta B. Die Qualität diagnostischer Proben. J Lab Med 2002; 26: 267–83.

Witt I, Beeser H, Müller-Berghaus G. Minimalanforderungen zur Gewinnung von Citratplasma für hämostaseologische Analysen. Laboratoriumsmedizin 1995; 19: 143–5.

Woodhams B, Girardot O, Blanco MJ, Colesse G, Gourmelin Y. Stability of coagulation proteins in frozen plasma. Blood Coag Fibriolysis 2001; 12: 229–36.

2.3 Messmethoden

In diesem Kapitel werden die Methoden angesprochen, die typischerweise bei hämostaseologischen Tests eingesetzt werden.

Lange Zeit waren dies ausschließlich Methoden, mit denen die Gerinnungszeit gemessen wurde. Dabei wird die Zeit gemessen, die vergeht, bis sich ein Gerinnsel bildet, nachdem man die Probe mit einem (Start-)Reagenz vermischt hat. Heute bedient man sich nahezu aller Messmethoden, die auch im klinisch-chemischen Labor Standard sind (Fareed et al. 1980) (Tab. 2-2). Dennoch unterscheidet sich die klassische Gerinnungsmessung grundlegend von allen anderen Methoden, da hier die Reaktionszeit als primäres Messsignal und nicht ein Reaktionsprodukt wie in allen anderen Techniken gemessen wird. Die Besonderheit der Gerinnungszeitmessung in der Hämostaseologie hat Auswirkung auf die Automatisierbarkeit und trägt zum »Geheimnischarakter« bei, den sich das Gerinnungslabor noch bis vor kurzem gegenüber dem klinisch-chemischen Labor bewahrt hatte.

Tab. 2-2 Beispiele für Messmethoden in der hämostaseologischen Labordiagnostik.

Methode	Technik	Beispiel
Zeitmessung	Gerinnselerfassung durch: • Viskositätsmessung • optische Messung	aPTT aPTT
enzymatische Messung	Spaltung von: • chromogenen Peptidsubstraten • $NAD^+/NADH$-Systemen	AT Faktor XIII
immunologische Messung	Antigen-Antikörper-Reaktion: • latexverstärkt • ELISA	D-Dimer F1+2
DNA/RNA-Methoden	Hybridisierung/PCR	Faktor V (Leiden)
Zellpartikelanalyse (Zählung, Volumenmessung)	Durchflusszytometrie	Blutbild
Thrombozytenfunktionsmessung	induzierte Aggregation Verschlusszeit von Vollblut	Aggregometrie PFA-100®

aPTT = aktivierte partielle Thromboplastinzeit; AT = Antithrombin; ELISA = Enzymimmunoassay; F1+2 = Prothrombinfragment 1+2; PCR = Polymerase-Kettenreaktion; PFA-100® = Plättchenfunktionsanalysegerät 100.

2.3.1 Gerinnungszeitmessung

Was passiert bei einem Gerinnungstest? Mit dem Reagenz wird der (antikoagulierten) Probe die für die Gerinnung erforderliche Menge an Calciumionen zugesetzt. Je nach Art der Fragestellung kann die Reaktion durch weitere Bestandteile im Reagenz (Phospholipide, Gewebsfaktoren, aktive Oberflächen wie Silikate) beschleunigt werden. In dem Reaktionsgemisch laufen dann, zunächst unsichtbar, die Reaktionen ab, die in der Gerinnungskaskade (s. Kap. 1, S. 11) beschrieben sind. Erst nachdem Spuren von Thrombin gebildet wurden und dieses durch Rückkoppelung lawinenartig zugenommen hat (Thrombinburst), erfolgt die Umwandlung von Fibrinogen zu Fibrin. Die eigentliche Nachweisreaktion ist an die Polymerisation des zunächst noch löslichen Fibrins zu unlöslichem hochpolymerem Fibrin gebunden. Dabei verändern sich die physikalischen Eigenschaften des Reaktionsansatzes: Eintrübung und Zunahme der Viskosität. Alle Gerinnungszeitmessungen basieren auf einer dieser beiden physikalischen Veränderungen und haben jeweils Vor- und Nachteile. Es gibt sehr viele Methoden, die die Gerinnungszeit mittels **Viskositätsveränderung** messen. Dem Vorteil, dass sie das direkte Geschehen in einem Gerinnungsansatz widerspiegeln, steht der Nachteil gegenüber, dass sie weniger gut automatisierbar sind, da sie eine zusätzliche mechanische Komponente benötigen (z. B. eine magnetische Stahlkugel), die in die Reaktionsküvette eingebracht werden muss.

Methoden, die auf der **Trübungsänderung** basieren, können einfach automatisiert werden (Photometrie, Turbidimetrie), weisen aber den Nachteil einer möglichen Störung bei einer extrem trüben Probe auf. Wir gehen hier auf die optische Methode ein, da sie mit der zunehmenden Automation im Labor am häufigsten angewandt wird.

Um eine ausreichende Empfindlichkeit zu erreichen – bei gleichzeitig geringster Störung durch nicht am Gerinnungsprozess beteiligte Komponenten – ist die Auswahl der Wellenlänge für die photometrische Messung wichtig. In der Regel werden zur Messung Wellenlängen von mehr als 500 nm bzw. das nahe Infrarot (> 700 nm) gewählt. Dadurch werden auch die häufigsten Störgrößen in der Probe – Bilirubin und Hämoglobin – minimiert. Die Physiologie der Gerinnung lässt es auch nicht zu, für die Reaktion eine beliebig hohe Probenverdünnung zu wählen. Da es sich häufig um mehrzentrische Reaktionsabläufe handelt, muss eine Mindestkonzentration an Probe vorhanden sein, um praktikable Messzeiten und physiologisch »richtige« Ergebnisse zu erhalten.

In Abbildung 2-1 ist eine Eintrübungskurve für einen Gerinnungsansatz bei zwei verschiedenen Gerinnungsaktivitäten dargestellt. Zu erken-

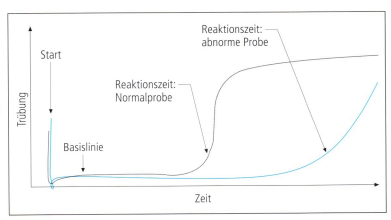

Abb. 2-1 Erfassung einer Gerinnungsreaktion durch optische Trübungsmessung. Dargestellt sind zwei Reaktionen unterschiedlicher Aktivität. Abgelesen wird die Zeit vom Start der Reaktion bis zur Überschreitung einer vorgegebenen Extinktionsdifferenz zur Basislinie.

nen sind folgende Merkmale: Nach dem Start der Reaktion sollte einige Sekunden gewartet werden, um die Turbulenzen der Mischphase abzuwarten und eine stabile Basislinie zu erreichen. Erst dann ist es sinnvoll, die Basislinie, die als Bezug für das Ablesen des Reaktionsendpunktes dient, für das Gerät zu messen. Es folgt eine Zeit, in der scheinbar nichts passiert und doch laufen währenddessen vielfältige biochemische Prozesse ab. Diese Phase (Lag-Phase) ist bei niedriger Probenaktivität verlängert. Mit der Bildung von Thrombin setzt dann der Polymerisationsprozess des Fibrins ein, der zur Eintrübung führt. Die Steilheit des Anstieges hängt von der Fähigkeit der Probe zur Thrombinbildung ab, besonders vom Verstärkungspotenzial durch die Faktoren V und VIII (für Faktorenmangel V oder VIII ist ein flacher Anstieg der Reaktionskurve typisch), von der Fibrinogenkonzentration und -qualität und von vorhandenen Hemmstoffen der Fibrinpolymerisation (z. B. Fibrinspaltprodukte, aber auch bestimmte Medikamente).

Die gegenüber der Basislinie erreichte Gesamttrübung ist letztlich ein Maß für die Fibrinogenmenge. So kann z. B. aus der Reaktionskurve der Thromboplastinzeit dieses Signal entnommen werden, um die Fibrinogenkonzentration abzuschätzen (derived fibrinogen).

Die Geräte unterscheiden sich in der Ablesung und Auswertung der Reaktionskurven. Man kann zur ermittelten Basislinie einen festen Betrag hinzuzählen und zu verschiedenen Zeitintervallen (z. B. 0,1 Sekunden) prüfen, ob der vorgegebene Betrag überschritten wurde. Man sieht sofort, dass das Ergebnis nicht nur von der Lag-Phase, sondern auch von der Steilheit des Anstiegs der Messkurve abhängt. Je nach Wahl der Ableseschwelle, gehen diese beiden Anteile unterschiedlich in die Berechnung der Reaktionszeit ein. Wählt man zum Ablesen der Reaktionszeit andere Parameter, z. B. den Wendepunkt der Reaktionskurve, so sind wieder andere Proben- und Geräteunterschiede möglich. Darin liegt auch einer der Gründe, weshalb Kalibratoren und Kontrollen, die durch Verdünnung hergestellt sind, gegenüber physiologisch zusammengesetzten Proben im Ergebnis abweichen können.

2.3.2 Enzymatische Messung

Die meisten Gerinnungsfaktoren sind Proenzyme. Im aktivierten Zustand kann das proteolytische Enzym mit spezifischen chromogenen Peptidsubstraten bestimmt werden (Beispiel: Protein C). Werden Inhibitoren bestimmt, wird eine bekannte Menge Enzym zugesetzt und die Restmenge nach der Inhibition (Beispiel: Antithrombin) bestimmt. Auch Kofaktoren (Akzeleratoren), die keine Enzyme sind, lassen sich indirekt über chromogene Substrate bestimmen (Beispiel: Faktor VIII).

2.3.3 Immunologische Messung

Die zumeist niedrigen Konzentrationen erlauben keine direkte Messung der Antigen-Antikörper-Präzipitation. Meistens erfolgt die Verstärkung mithilfe von Latexpartikeln oder im ELISA (enzyme-linked immuno sorbent assay) mit Enzymen. Beim Abbau von Gerinnungsproteinen entstehen Fragmente, die teilweise diagnostische Bedeutung haben, aber bei einem sehr hohen Überschuss des Ausgangsproteins nur schwer nachweisbar sind. Daher wurden gegen so genannte Neoepitope Antikörper entwickelt, die selektiv die Fragmente erkennen (Beispiel: D-Dimer-Fragment).

2.3.4 DNA-Messung

Einige genetische Varianten oder Defekte (z. B. Prothrombinmutation, Faktor-V-Leiden-Mutation) können mit DNA-Techniken bestimmt werden. Mit geeigneten Oligonukleotiden erfolgt eine Hybridisierung und PCR-Verstärkung (Vervielfältigung durch polymerase chain reaction). Die Vielzahl der Mutationen (bei Faktor VIII sind heute mehr als 200 bekannt) lässt aber derzeit eine generelle Anwendung nicht zu.

2.3.5 Messung thrombozytärer Funktionen

Zur Analyse einer thrombozytären Dysfunktion steht eine Reihe von Methoden zur Verfügung wie z. B. die klassische Aggregometrie, die Durchflusszytometrie, der ATP-Freisetzungstest und einige andere Assays.

Literatur

Fareed J, Messmore HL, Bermes EW. New perspectives in coagulation testing. Clin Chem. 1980; 26: 1380–91.

2.4 Automation

Michael Slama

Die Geschichte der Gerinnungsanalyse reicht von den manuellen Methoden bis zu den Automaten neuerer Bauart, die Analysen selbstständig organisieren und abarbeiten (random access) und die direkt an Laborstraßen angebunden werden können.

Die Analyse des Ablaufes sich wiederholender Arbeitsschritte ist es, die letztlich die entscheidenden Ziele der Automation vorgibt:
- Erhöhung der Zuverlässigkeit,
- langfristige Kostensenkung,
- Erhöhung der passiven Sicherheit,
- Voraussage des Bearbeitungszeitraumes.

2.4.1 Ziele der Automation

Erhöhung der Zuverlässigkeit

Der Ersatz manueller Tätigkeiten durch Analysegeräte bringt bei der Abarbeitung von Gerinnungstests zunächst den Vorteil einer verbesserten Präzision und macht ein Labor unabhängig von der Güte der manuellen Ausführung. Die technischen Anforderungen an ein Gerinnungssystem sind jedoch hoch. Die beim Pipettieren von Probe und Reagenzien auftretenden Adsorptionsphänomene können Verschleppungen auslösen, die nur durch aktive Waschprozesse, so genannte Desorptionsschritte, von Nadeln und Schlauchsystemen beherrschbar sind. Kritisch sind Thrombin- und Faktor-Xa-haltige Reagenzien, die auch bei sehr niedrigen Aktivitäten zu fehlerhaften Ergebnissen führen können. Verschleppungsphänomene sind vom Hersteller oft nur für die eigenen Reagenzien geprüft. Beim Wechsel auf Reagenzien anderer Hersteller können Verschleppungen auftreten, die unter Umständen nur bei einer bestimmten Abarbeitungsfolge der Tests relevant werden. Zur Sicherung der Qualität von automatisiert ablaufenden Tests, ist auf eine regelmäßige Wartung der Gerinnungssysteme Wert zu legen. Neuere Analysensysteme verfügen zu erweiterten Wartungszwecken über eine Datenfernleitung. Durch gezielte Abfrage von integrierten Sensoren und Zählern ist es möglich, eine hohe Beanspruchung von Teilen frühzeitig zu erkennen, um diese auszutauschen, bevor es zu einem Ausfall des Systems kommt. Die Verwendung dieser *intelligent device management systeme* ermöglicht die gezielte und proaktive Wartung, um den Stillstand der Analysensysteme so weit wie möglich zu vermeiden.

Langfristige Kostensenkung

Die Laborautomatisierung wird nur zu einer Kostensenkung führen, wenn das System für das Labor auch angemessen dimensioniert ist. Wichtig ist daher die Berücksichtigung der Laborgröße, des notwendigen Durchsatzes, der Relation von Routine- zu Spezialtests, Anforderungen bezüglich der Durchsatzzeiten, Anteil der Notfallanalysen, Wochenend- und Nachtdienste, Ersatzgeräte bei technischen Störungen usw. Eine weitere Rolle spielt die Einbettung des Labors in die übrige Laborstruktur. Wenn logistisch möglich, können photometrische oder immunologische Methoden auf vorhandenen Geräten der Klinischen Chemie durchgeführt werden. Von Vorteil, aber nicht überall realisierbar, ist geschultes Personal mit speziellen hämostaseologischen Kenntnissen. Eng mit der Personalsituation verknüpft ist die Zeitspanne, in der ein System selbstständig, ohne Eingriffe durch das Personal, Aufträge bearbeitet (walk-away time). Das technische Personal wünscht naturgemäß eine möglichst lange Zeitspanne. Diese ist aber mit der Verfügbarkeit von Stellplätzen für Patientenproben, Reagenzien und Kontrollen sowie mit dem Küvettenvorrat verknüpft, sodass eine lange *Walk-away*-Zeit größere Systeme und damit höhere Kosten mit sich bringt.

Verlässliche und statistisch relevante Daten zur Kostensenkung durch Laborautomation sind kaum verfügbar. Das Aultman Hospital (Canton, Ohio, USA), ein Ausbildungskrankenhaus mit gegenwärtig 682 Betten, hat in einer kombinierten Umgestaltung des Labors und der Einführung von Laborautomation insgesamt 35 Vollzeitbeschäftigte eingespart (Markin u. Whalen 2000). Nach Abschluss der Maßnahme im Jahr 1998 hatten die jährlichen Einsparungen an Personalkosten einen Wert von 1,2 Millionen US$, die – zusammen mit weiteren Faktoren – die Investition bereits nach 2,5 Jahren rentabel machte. Laborautomationssysteme (total laboratory automation, TLA, auch laboratory automation system, LAS) benötigen jedoch viel Platz, weshalb die Automaten der nächsten Generationen entweder als modulare Systeme (modular workcells) möglichst mehrere Funktionen vereinigen oder direkt am Ort der Probenentstehung (point-of-care, POC) aufgestellt werden. Kostensenkungen durch Minimierung des Ansatzvolumens sind in der Gerinnungsanalyse nur eingeschränkt möglich, da eine Verringerung des Ansatzvolumens eine Vergrößerung des Verhältnisses von Oberfläche zu Volumen bedingt. Je kleiner das Ansatzvolumen ist, desto eher ist mit dem Auftreten schwer zu kontrollierender Oberflächeneffekte zu rechnen. Eine weitere Möglichkeit zur Kostenkontrolle ist die Abrechnung pro Befund. Bei diesem Modell werden die notwendigen Reagenzien und Qualitätskontrollen vom Gerätehersteller zur Verfügung gestellt. Das Labor rechnet nur die Zahl tatsächlicher Befunde ab, mit dem Vorteil, dass die Kosten für zweifelhafte Ergebnisse und Wiederholungsmessungen finanziell abgedeckt sind, unabhängig davon, wer sie zu verantworten hat (cost per reportable result).

Erhöhung der passiven Sicherheit

Die Handhabung von potenziell infektiösem Untersuchungsmaterial erfordert vom Anwender zum Selbstschutz eine erhöhte Sorgfalt. Automaten der neueren Bauart vermindern die Gefährdung des Anwenders, indem sie die Exposition mit dem Material so weit wie möglich minimieren und so eine mögliche Kontamination der Umgebung wirkungsvoll unterdrücken. Dies wird durch eine direkte Probenahme aus verschlossenen Primärröhrchen (cap-piercing) erreicht.

Voraussage des Bearbeitungszeitraumes

Dem Anspruch, die Ergebnisse von Notfallproben möglichst unverzüglich vorliegen zu haben, kommen Automaten der aktuellen Bauart durch einen speziellen Notfallzugang entgegen. Ergänzend bieten einige Systeme sogar eine Voraussage, wann das Ergebnis einer bestimmten Analyse vorliegen wird. Für die gesamte Bearbeitungszeit, von der Probenahme bis zum Vorliegen des Ergebnisses (turn around time, TAT), ist die Abstimmung der Arbeitsabläufe im Labor maßgeblich (Graves et al. 2000). Die Stillstandzeiten zwischen den Arbeitsabläufen sind es im Wesentlichen, die zu einer verlängerten Bearbeitungszeit beitragen. Sie stehen vorrangig im Zusammenhang mit dem Zentrifugationsschritt, der durch beschäftigtes Laborpersonal verzögert durchgeführt wird. Notfallproben werden vom Gerinnungssystem zwar bevorzugt bearbeitet, es zeigen sich bei der Bearbeitung jedoch dieselben Ursachen für Verzögerungen wie bei normalen Proben. Die Einführung der Laborautomation in Verbindung mit einem integrierten Gerinnungssystem führt nach Graves et al. (2000) vor allem zu einer besseren Vorhersagbarkeit der Bearbeitungszeit. Eine deutliche Verringerung der Bearbeitungszeit ist dagegen erst mit der Verwirklichung von Tests auf der Basis von Vollblut zu erreichen.

2.4.2 Ausblicke und Trends

Innovationen an Gerinnungssystemen sind in der nächsten Zeit vor allem in den Bereichen Präanalytik und Befundungshilfen zu erwarten. Fehlerhafte Bestimmungen haben ihre Ursachen oft in einer falschen Behandlung der Proben. Zukünftige Systeme könnten hier einen Beitrag leisten, indem sie eine fehlerhafte Probe zuverlässig selektieren. Befundungshilfen machen sich die Fortschritte im Bereich der Auswertungsalgorithmen und der Leistungsfähigkeit moderner Rechnersysteme zu Nutze. So lassen sich beispielsweise aus der Kombination mehrerer Testergebnisse Befunde ableiten. Auch die in den Verläufen von Reaktionskinetiken steckende Information könnte in Zukunft verstärkt für Befunde zugänglich gemacht werden.

Literatur

Graves S, Holman B, Felder RA. Modular robotic workcell for coagulation analysis. Clin Chem 2000; 46: 772–7.

Markin RS, Whalen SA. Laboratory automation: trajectory, technology, and tactics. Clin Chem 2000; 46: 764–71.

2.5 Global- und Suchtests

2.5.1 Thromboplastinzeit nach Quick

Thilo Henckel

Indikation

Die Thromboplastinzeit nach Quick (TPZ, Syn.: Prothrombinzeit [PT], Quick) ist der Standardparameter der Hämostaseologie. Der Test ist der wichtigste Suchtest für Störungen des exogenen Gerinnungssystems (s. Kap. 1.3) und erfasst die Vitamin-K-abhängigen Gerinnungsfaktoren II, VII und X dieses Wegs. Die TPZ wird primär zur **Überwachung der oralen Antikoagulation** (OAK) mit Vitamin-K-Antagonisten (Cumarinderivate) eingesetzt. Der Test dient zudem zur Abklärung und Verlaufskontrolle bei **Störungen der Vitamin-K-Biosynthese** in der Leber (Vitamin-K-Mangel) und zeigt darüber hinaus indirekt Leberfunktionsstörungen an. Als globaler Gerinnungsparameter wird die TPZ zur **Kontrolle des Gerinnungsstatus prä-, peri- und postoperativ** eingesetzt. Abhängig vom eingesetzten Thromboplastin ist der Test sensitiv gegenüber Heparin und zeigt eine verminderte Faktor-V-Aktivität sowie einen ausgeprägten Fibrinogenmangel an.

Testprinzip

Der Test bestimmt den Zeitpunkt des ersten Auftretens eines Fibringerinnsels im Plasma. Die Fibrinbildung wird durch Zugabe von Thromboplastin in hoher Konzentration, Phospholipiden und Calciumchlorid in plättchenarmes Plasma induziert. Hierdurch wird der exogene Weg mit den Faktoren VII, X, V und II aktiviert. Der Testendpunkt ist definiert durch die erste Wahrnehmung eines Gerinnsels. Im Gegensatz dazu wird die aktivierte partielle Thromboplastinzeit verwendet, um die plasmatische Gerinnung über den endogenen Weg zu aktivieren (s. Kap. 2.5.2). Maßgeblich für den Test ist Thromboplastin, das aus Gewebeextrakten (Rind, Kaninchen, humane Plazenta) oder rekombinant hergestellt wird. Thromboplastin ist ein glykosiliertes Membranprotein, das nur im Zusammenspiel mit negativ geladenen Phospholipiden gerinnungsaktivierend wirkt. In vivo läuft dieser Prozess bei einer Gefäßverletzung ab. Der Test bestiocht durch seine einfache und schnelle Durchführung und ist seit seiner Einführung im Jahre 1935 grundsätzlich unverändert geblieben (Quick 1935). Die einfache Testdurchführung begünstigt jedoch auch die hohe Variabilität und Störanfälligkeit des Tests. Quick-Werte, die mit unterschiedlichen Reagenzien gemessen wurden, können nur als INR (international normalized ratio) verglichen werden. Obwohl sich seit Einführung der INR die Vergleichbarkeit der TPZ deutlich verbessert hat, können dennoch bei den Einzelwerten große Abweichungen auftreten.

Anforderungen an die Probe

Venöses plättchenarmes Plasma wird aus einem Teil Natriumcitratlösung und neun Teilen Venenblut hergestellt. Die Citratkonzentration im Plasma sollte 0,109 M (3,2 % Citrat) betragen. Das antikoagulierte Blut wird mindestens 15 Minuten bei einer Temperatur von +15 °C ± 3 °C und 1 500–2 500 × g zentrifugiert. Überstehendes Plasma wird abgehebert. Dabei ist darauf zu achten, dass keine Plättchen abpipettiert werden. Die Probe kann ca. 4 Stunden verwendet werden. Das Einfrieren und Auftauen erfolgt nach den in Kapitel 2.2.3 geschilderten Anforderungen.

2.5 Global- und Suchtests

Durchführung

Die TPZ kann, zumeist voll automatisiert, auf praktisch jedem Gerinnungsmessgerät bestimmt werden. Dabei ist die Bedienungsanleitung des jeweiligen Herstellers zu beachten. In Deutschland werden jährlich ca. 70 Millionen TPZ-Bestimmungen im Labor und ca. 5 Millionen in Selbstkontrollsystemen durchgeführt.

Die TPZ kann auch einfach manuell bestimmt werden. Diese »Kippmethode« ist heute noch die internationale Referenzmethode, und alle internationalen Referenzthromboplastine werden manuell kalibriert.

■ Kippmethode

Der Test nach der Kippmethode wird in einem nicht silikonisierten Glasreaktionsröhrchen (z. B. 80 mm × 10 mm) in einem Wasserbad (37 °C) durchgeführt. Ein Reagenzglas mit dem Testansatz wird dabei langsam und gleichmäßig mit Kippbewegungen geneigt und aufgerichtet bis ein Gerinnsel entsteht. Die Zeit vom Start der Reaktion bis zur Gerinnselbildung wird mit einer Stoppuhr festgehalten. Die Gerinnselbildung ist am einfachsten vor einem schwarzen Hintergrund bei direkter Beleuchtung zu erkennen. Das Thromboplastinreagenz wird in die vorgewärmten Röhrchen vorgelegt und die Reaktion entweder durch Zugabe von $CaCl_2$ oder Plasma gestartet (Beginn der Zeitnahme). Je nachdem ob das Thromboplastin separat oder bereits rekalzifiziert vorliegt, sind unterschiedliche Testprotokolle zu verwenden. Im Folgenden wird ein Testprotokoll für nicht rekalzifiziertes Thromboplastin beschrieben:

- Das Wasserbad auf 37 °C bringen.
- Das Thromboplastin gemäß Bedienungsanleitung rekonstituieren und gegebenenfalls vorinkubieren. Werden mehrere Reagenzampullen benötigt, diese unbedingt nach dem Rekonstituieren poolen.
- Die nicht silikonisierten Glasröhrchen 5 min bei 37 °C vorwärmen.
- $CaCl_2$ (25 mM) im Wasserbad bei 37 °C vorwärmen.
- 100 µl Thromboplastin in einem Röhrchen im Wasserbad bei 37 °C 2 min inkubieren.
- 100 µl Plasma (Raumtemperatur) zugeben, mischen und im Wasserbad bei 37 °C 1 min inkubieren.
- 100 µl des vorgewärmten $CaCl_2$ (25 mM) zugeben und mischen. Bei Zugabe von $CaCl_2$ (Reaktionsstart) beginnt die Zeitnahme bis zum Eintritt der Gerinnselbildung.
- Wichtig: Das Röhrchen kontinuierlich, langsam und gleichmäßig bis zur Gerinnselbildung (Stopp der Zeitmessung) bewegen.

Die Kippmethode ist vom Anwender abhängig. Jeder Anwender sollte daher seine eigenen Referenzwerte und seinen eigenen Kontrollbereich ermitteln.

Grenzen der Methode, Störeinflüsse

Die TPZ unterliegt vielen Störeinflüssen, die klinisch relevante Messabweichungen bewirken können.

Technisch bedingte Störeinflüsse sind vom Messsystem bzw. vom Messprinzip abhängig und gelten nicht nur für die TPZ. Optische Gerinnungsmessgeräte sind anfällig für Störungen durch hämolytische, ikterische oder lipämische Proben. Diese Störungen, die durch das Laborpersonal, den Arzt oder durch manche Analysegeräte bereits vollautomatisch erkannt werden, verhindern die Messung entsprechender Proben und führen daher selten zu unerkannten Fehlbestimmungen. Mechanische Gerinnungsmessgeräte verhalten sich gegenüber Trübungsproblemen robuster, sind aber störanfälliger bei schwach ausgeprägter Gerinnselbildung und Fibrinogenmangel. Hämolytische Plasmen können durch freigesetzte Gerinnungsaktivatoren falsch kurze Gerinnungszeiten bewirken.

Da das in der Probe enthaltene **Fibrinogen** gleichzeitig Testsubstrat ist, reagiert die TPZ auf ausgeprägten Fibrinogenmangel überproportional verlängert. Fibrinogenspaltprodukte von mehr als 50 mg/l wirken verlängernd auf die TPZ.

Die **Präanalytik** beeinflusst das Ergebnis der TPZ stark. Eine zu lange Stauung oder eine unsachgemäße Venenpunktion führen zu einer verstärkten Voraktivierung der Fibrinolyse oder der Gerinnung und damit zu fehlerhaften Werten. Mit steigender Citratkonzentration verlängert sich die Gerinnungszeit. Blutentnahmesysteme mit vorgelegter Citratlösung müssen daher sorgfältig und vollständig gemäß den Herstellerangaben befüllt werden, um die empfohlene Citratkonzentration von 0,109 M (3,2 % Citrat) zu erreichen (Lottin et al. 2001; Poller 1998). Da die Blutentnahmesysteme abhängig vom Hersteller unterschiedlich stark mit Magnesiumionen belastet sind, lassen sich Variationen der TPZ bis auf das verwendete Blutentnahmesystem zurückführen (van den Besselaar u. Houbouyan-Reveillard 2002).

Plasmaproben sollten bei Raumtemperatur spätestens nach 4 Stunden gemessen oder aber gefroren gelagert werden. Eine hohe, gleich bleibende Qualität in der Präanalytik ist wichtig, um konsistent zuverlässige und präzise Werte zu bestimmen.

Die Empfindlichkeit ist abhängig vom verwendeten Thromboplastin und wird vom Hersteller angegeben. Bei sensitiven Thromboplastinreagenzien führt **Heparin** zu einer Verlängerung der TPZ.

Bei den Antibiotika bewirken besonders die **Penicilline** eine Verlängerung der TPZ.

Besonderer Aufmerksamkeit bedürfen Blutproben, die über **zentrale Venenkatheter** entnommen wurden. Durch eine vor der Blutabnahme infundierte Natriumchloridlösung kann es zu falsch langen TPZ-Werten kommen. Einige Hersteller heparinisieren die Katheter, sodass hohe Heparinkonzentrationen in der Blutprobe die Messung beeinflussen.

Antiphospholipid-Antikörper können die TPZ verlängern. Der Einfluss von **Lupusantikoagulans** ist reagenzabhängig und kann die Einstellung der oralen Antikoagulanstherapie erschweren.

In der **Einstellungsphase** mit Vitamin-K-Antagonisten ist die Präzision und Richtigkeit der TPZ stark eingeschränkt. Die Halbwertszeiten der Vitamin-K-abhängigen Gerinnungsfaktoren (II, VII, IX, X) unterscheiden sich und damit auch ihr Verbleib im Blut nach Beginn der Therapie. Da die Thromboplastine auf die einzelnen Faktoren unterschiedlich empfindlich reagieren, ist die Vergleichbarkeit in den Tagen 1–7 nach Therapiebeginn stark eingeschränkt (Johnston et al. 1996).

Referenzwerte

Die Werte gesunder Personen variieren von Labor zu Labor in Abhängigkeit vom verwendeten Thromboplastin und Gerinnungsmessgerät. Daher sollte jedes Labor auf der Grundlage des verwendeten Verfahrens und Messgerätes eigene Referenzbereiche ermitteln. In Multicenterstudien oder anhand großer Normalkollektive (> 120 Personen) ermittelt der Hersteller für die jeweiligen Thromboplastine den Normalbereich.

Generell variiert der Normalbereich reagenzabhängig in einem Bereich von 70–130 % und einer Prothrombinratio zwischen 0,85–1,15 (Tab. 2-3).

Tab. 2-3 Therapeutische Bereiche der TPZ in INR (nach Hirsh et al. 1989, 1992; Ridker et al. 2003).

Indikation	INR
sekundäre Thromboembolieprophylaxe (tiefe Beinvenenthrombose, Lungenembolie, arterielle Krankheiten mit Myokardinfarkt), Aortenklappe, absolute Arrhythmie	2,0–3,0
mechanische Mitralklappen, ggf. rezidivierende systemische Embolien	3,0–4,5

Standardisierung

Die Gerinnungszeiten unterschiedlicher Thromboplastine, die in Sekunden oder in Prozent der Norm angegeben werden, sind nicht vergleichbar. Referenzkurven (für Prozent der Norm) werden durch Verdünnungen eines frischen Normalplasmapools (≥ 20 gesunde Spender), der als Normwert mit 100 % definiert ist, mit physiologischer Kochsalzlösung (NaCl 0,85 %) erstellt. Bei Verdünnungsstufen kleiner als 30 % der Norm treten durch die Ausverdünnung des Fibrinogens verlängerte Gerinnungszeiten auf. Da die Normwerte in Prozent nicht vergleichbar sind, sollte die TPZ als **INR** angegeben werden.

Die WHO hat sich 1983 auf die Standardisierung der TPZ über die INR verständigt (Poller 1998). Die INR ist zwischen verschiedenen Laboren und Thromboplastinen vergleichbar. Sie wird aus der Prothrombinzeit (PT, Patientenwert in Sekunden) dividiert durch die mittlere normale Gerinnungszeit (mean normal prothrombin time, MNPT) und potenziert um den Sensitivitätsindex des eingesetzten Thromboplastins (international sensitivity index, ISI) berechnet. Die MNPT ist der geometrische Mittelwert von mindestens 20 frischen Normalplasmen, gemessen in Sekunden. Die Formel lautet:

$$INR = \left(\frac{PT}{MNPT}\right)^{ISI}$$

Der ISI setzt die Reaktivität einer jeden Thromboplastincharge ins Verhältnis zum internationalen Referenzthromboplastin (international reference preparation, IRP). Er sollte vom Hersteller chargen- und gerätespezifisch angegeben werden. Thromboplastine verschiedener Spezies und Gewebe unterscheiden sich deutlich voneinander. Die WHO hält daher drei IRP (Thromboplastin vom Kaninchenhirn und vom Rind sowie rekombinantes humanes Thromboplastin) bereit. Entsprechend dem Ursprungsgewebe werden die Herstellerprodukte nach dem Prinzip »gleich-gegen-gleich« kalibriert. Je kleiner der ISI, desto empfindlicher ist das Thromboplastin und desto größer der therapeutische Bereich. Es sollten nur Thromboplastine mit einem ISI nahe 1 verwendet werden.

Mit Einführung der INR hat sich die Präzision und Richtigkeit zwischen den Laboratorien deutlich verbessert, die Erwartungen und Erfordernisse der Klinik werden aber dennoch häufig nicht erfüllt. Die INR gilt nur für die Überwachung der oralen Antikoagulation mit Vitamin-K-Antagonisten bis zu einem Wert von 4,5. Ein INR-Wert über 4,5 sollte nicht angegeben werden, da damit eine nicht vorhandene Genauigkeit und Aussagekraft impliziert wird. Abweichungen der INR treten besonders deutlich zwischen den Thromboplastinen verschiedener Spezies auf und können bis zu 30% betragen.

Eine ungenaue INR wird häufig durch die Konstanten MNPT und ISI bedingt. Die wenigsten Laboratorien sind in der Lage, eine korrekte MNPT zu ermitteln. Im Idealfall sollten ISI und MNPT in jedem Labor individuell für jedes Thromboplastin und Gerinnungsmessgerät bestimmt werden. Dies ist praktisch unmöglich und nicht zweckmäßig. Eine lokale INR-Kalibration mit vorkalibrierten INR-Plasmen verbessert die Präzision und Richtigkeit deutlich (Adcock u. Johnston 2002; van den Besselaar et al. 2005). Das Prinzip der lokalen INR-Kalibration entlastet das Labor zudem von der ISI- und MNPT-Bestimmung, da diese Konstanten aus der Kalibrationskurve hervorgehen.

Mit der Einführung der INR wurden sehr hohe Erwartungen an die Vergleichbarkeit der TPZ geweckt, die in der Praxis nicht ganz erfüllt worden sind (Jackson et al. 2003; Horsti et al. 2005). Trotz praktischer Unzulänglichkeit ist die TPZ mit der INR generell vergleichbar geworden. Das Wissen um diese Unzulänglichkeiten und die engen Grenzen des Systems ist unerlässlich in der Befundung zweifelhafter Werte.

Kontrollen

Grundsätzlich sollten zwei Kontrollen, eine im Normalbereich und eine im therapeutischen Bereich, erfolgen. Die Kontrollen werden zu Beginn eines Testlaufs, mindestens alle 8 Stunden an jedem Testtag, sowie bei jedem Reagenzienwechsel und bei jeder Kalibration mitgeführt. Das Kontrollmaterial muss dabei wie die zu untersuchenden Proben behandelt werden. Jedes Labor sollte entweder anhand der vom Hersteller der Kontrollen angegebenen Sollwerte und -bereiche oder anhand der im Labor bestimmten Kontrollwerte seinen eigenen Qualitätskontrollbereich festlegen. Bei jeder neuen Reagenzien- oder Kontrollencharge sollten neue Kontrollbereiche definiert werden. Diese betragen in der Regel ±2,5 Standardabweichungen (s) vom mittleren Kontrollwert. Liegt der gemessene Kontrollwert außerhalb des vorher festgelegten Kontrollbereichs, sollten Geräte, Reagenzien und Kalibration überprüft werden. Vor der Ausgabe von Patientenwerten sollten alle Maßnahmen, die zur Feststellung und Behebung des Problems ergriffen wurden, dokumentiert werden.

Andere Methoden

Bei der kombinierten TPZ oder **Owrens PT** enthält das Thromboplastin neben $CaCl_2$ noch Fibrinogen und den Faktor V, um einen Mangel im Patientenplasma auszugleichen. Kombinierte TPZ-Reagenzien werden vor allem in den skandinavischen Ländern, Österreich und Japan verwendet (z. B. Hepatoquick®). Eine Vergleichbarkeit beider Methoden über die INR scheint möglich (Lindahl et al. 2004). Als Varianten der Bestimmung der Thromboplastinzeit sind ferner Verfahren mit Vollblut und Kapillarblut sowie die *Point-of-Care*-Methoden (s. Kap. 2.15.5) anzusehen.

Chromogen kann die Gerinnungszeit mit einem schnell reagierenden Thrombinsubstrat bestimmt werden. Thrombin setzt dabei, vor der Bildung von Fibrin, das Substrat um. Bei Überschreitung eines Schwellenwertes wird die Gerinnungszeit festgestellt. Trotz geringerer Störanfälligkeit hat sich diese Methode gegen die TPZ nicht durchgesetzt.

Literatur

Adcock DM, Johnston M. Evaluation of frozen plasma calibrants for enhanced standardization of the international normalized ratio (INR): a multi center study. Thromb Haemost 2002; 87: 74–9.

Hirsh J, Poller L, Deykin D, Levine M, Dalen JE. Optimal therapeutic range for oral anticoagulants. Chest 1989; 95: 5S–11S.

Horsti J, Uppa H, Vilpo JA. Poor agreement among prothrombin time international normalized ratio methods: comparison of seven commercial reagents. Clin Chem 2005; 51, 3: 553–60.

Jackson CM, Esnouf MP, Lindahl TL. A critical evaluation of the prothrombin time for monitoring oral anticoagulant therapy. Pathophysiol Haemost Thromb 2003; 33: 43–51.

Johnston M, Harrison L, Moffat K, Willian A, Hirsh J. Reliability of the international normalized ratio for monitoring the induction phase of warfarin: comparison with the prothrombin time ratio. J Lab Clin Med 1996; 128: 214–7.

Lindahl TL, Egberg N, Hillarp A, Ødegaard OR, Edlund B, Svensson J, Sandset PM, Rånby M. INR calibration of Owren-type prothrombin time based on the relationship between PT% and INR utilizing normal plasma samples. Thromb Haemost 2004; 91: 1223–31.

Lottin L, Woodhams BJ, Saureau MC, Robert A, Aillaud MF, Arnaud E, Martinoli, JL. The clinical relevance of citrate effect on International Normalized Ratio determinations depends on the reagent and instrument combination used. Blood Coagul Fibrinolysis 2001; 12: 399–404.

Poller L. The prothrombin time. WHO/LAB 1998; 98.3: 1–32.

Quick AJ. The prothrombin time in haemophilia and in obstructive jaundice. J Biol Chem 1935; 109: 73–4.

Ridker PM, Goldhaber SZ, Danielson E, Rosenberg Y, Eby CS, Deitchere SR, Cushman M, Moll S, Kessler CM, Elliot CG, Paulson R, Wong T, Bauer KA, Schwartz BA, Miletich JP, Bounameaux H, Glynn RJ. Long-term, low-intensity warfarin therapy for the prevention of recurrent venous thromboembolism. N Engl J Med 2003; 348, 15: 1425–34.

van den Besselaar AMHP, Houbouyan-Reveillard LL. Field study of lyophilized calibrant plasmas for fresh plasma INR determination. Thromb Haemost 2002; 87: 277–81.

van den Besselaar AMHP, Rutten WPF, Witteveen E. Effect of magnesium contamination in evacuated blood collection tubes on the prothrombin time test and ISI calibration using recombinant human thromboplastin and different types of coagulometer. Thromb Res 2005; 115, 3: 239–244.

2.5.2 Aktivierte partielle Thromboplastinzeit

Matthias Wilkens

Indikation

Bei der Bestimmung der aktivierten partiellen Thromboplastinzeit (activated partial thromboplastin time, aPTT) handelt es sich um einen globalen Funktionstest zur Beurteilung des intrinsischen Gerinnungssystems. In das Messergebnis fließen – wenn auch in unterschiedlicher Ausprägung – die Konzentrationen bzw. Aktivitäten aller am Prozess beteiligten Faktoren ein. Während Mängel, verminderte Aktivitäten oder Defekte der Faktoren XII, XI, IX, VIII, des Präkallikreins und des hochmolekularen Kininogens (high molecular weight kininogen, HMWK) bzw. ihrer aktivierten Formen durch eine verlängerte aPTT relativ sensitiv angezeigt werden, ist dies bei Faktoren, die mit dem extrinsischen Gerinnungssystem geteilt werden (Faktoren X, V, II, Fibrinogen), nur bei sehr schweren Mängeln oder sehr geringen Aktivitäten zu beobachten (Barna u. Triplett 1989). Entsprechend wird die Bestimmung der aPTT als Suchtest zur Erfassung oder zum Ausschluss von **angeborenen oder erworbenen Hämostasestörungen** des intrinsischen Gerinnungssystems durchgeführt (Chee u. Greaves 2003). Insbesondere dient die aPTT dabei der Erkennung von Mängeln oder funktionellen Störungen der Faktoren VIII (**Hämophilie A**) und IX (**Hämophilie B**), aber auch zum Nachweis **spezifischer Inhibitoren** einzelner Gerinnungsfaktoren (z. B. Faktor-VIII-Inhibitor) und des so genannten **Lupusantikoagulans** (LA). Zudem ist die Bestimmung der aPTT ein häufig eingesetztes Mittel zur **Überwachung der Therapie mit unfraktioniertem Heparin**, das vor allem im Zusammenspiel mit dem Serinproteaseinhibitor Antithrombin die Faktoren XIIa, XIa, IXa, Xa und IIa hemmt. Ein erhöhter Heparinspiegel geht dabei mit einer verlängerten Gerinnungszeit einher.

Testprinzip

Das Prinzip des Testes beruht darauf, dass nach Zugabe von Calciumionen zu Citratplasma, das mit einem aPTT-Reagenz präinkubiert wurde, die Zeit bis zur Bildung eines Blutgerinnsels gemessen wird.

Bei den beiden wesentlichen Bestandteilen eines aPTT-Reagenzes handelt es sich einerseits um einen Aktivator des so genannten Kontaktsystems und andererseits um Lipide. Der genaue Weg der Aktivierung des Kontaktsystems ist auch heute noch nicht vollständig geklärt. Bekannt ist, dass Präkallikrein und die Faktoren XII und XI durch die Bindung an negativ geladene Oberflächen aktiviert werden. Verschiedene Verbindungen sind geeignet, solche aktivierenden Oberflächen zu bilden. Als so genannte Oberflächenaktivatoren werden in einem aPTT-Reagenz u. a. Kaolin, Silicagel, Sulfatid und Ellagsäure verwendet. Nach Zugabe von Calciumionen im Überschuss zur präinkubierten Probe laufen dann die dem aktivierten Kontaktsystem nachfolgenden Prozesse bis zur Gerinnselbildung ab. Die Lipide dienen als Ersatz der In-vivo-Oberflächen (z. B. aktivierte Plättchen), die für einen Großteil der enzymatischen Reaktionen unerlässlich sind. Sowohl Lipide tierischen als auch pflanzlichen Ursprungs finden in aPTT-Reagenzien Verwendung. Größtenteils stellen sie ein Gemenge aus Phosphatidylcholin (PC), Phosphatidylethanolamin (PE), Phosphatidylserin (PS), Phosphatidylinositol (PI), Sphingomyelin und Kardiolipin mit variierenden Seitenketten dar. Neuerdings werden auch synthetische Lipide eingesetzt. Diese beinhalten hauptsächlich PC, PE und PS mit genau definierten Seitenketten.

Anforderungen an die Probe

Für gewöhnlich erfolgt die Bestimmung der aPTT in plättchenarmem Citratplasma, das neun Anteile venöses Blut und einen Anteil Citratlösung enthält. Wichtig ist eine vorsichtige Blutentnahme (Vermeidung der Aktivierung der Gerinnungsfaktoren durch Freisetzung und Aufnahme von Gewebefaktor sowie durch Blasen- und Schaumbildung) ohne lang andauernde venöse Stauung (Aktivierung des Fibrinolysesystems) oder verlängerte Entnahmezeiten (Aktivierung des Gerinnungssystems). Wegen einer möglichen Aktivierung der Gerinnung bei länger liegendem Katheter sollte die Entnahme aus solchem vermieden werden. Ebenso muss eine Kontamination der Probe durch Heparin (z. B. durch Blutentnahme aus einem Katheter, über den dem Patienten Heparin zugeführt wird) vermieden werden. Auf die Verwendung geeigneter Probenröhrchen (korrektes Antikoagulans, Kunststoff oder silikonisiertes Glas) ist zu achten. Zu beachten ist, dass mit verschiedenen Abnahmesystemen und Probenröhrchen unterschiedliche Ergebnisse erhalten werden können. Die Durchmischung des Blutes mit dem Citrat muss rasch, sorgfältig und schonend (Vermeidung einer Thrombozytenaktivierung) durchgeführt werden. Ebenso ist es für korrekte Messergebnisse unerlässlich, die Probe schonend zu transportieren und zu lagern.

Besonderes Augenmerk ist wegen der geringen Stabilität einiger Gerinnungsfaktoren (z. B. Faktor V) auch auf eine rasche Analyse zu richten. Standzeiten von mehr als 2 Stunden zwischen Blutentnahme und Analyse sind zu vermeiden. Heparinisierte Proben zeigen auch innerhalb einer Verwendungszeit von 2 Stunden eine Drift zu verlängerten Reaktionszeiten. Die Proben sollten bis zur Analyse nicht auf Eis oder im Kühlschrank (Kälteaktivierung), sondern bei Raumtemperatur gelagert werden. Eingefrorene Proben sollten nach Möglichkeit nicht verwendet werden. Standzeiten von mehr als 5 Minuten bei 37 °C müssen vermieden werden.

Durchführung

Im Allgemeinen wird die Bestimmung der aPTT heute nicht mehr manuell, sondern automatisiert an Geräten durchgeführt. Dabei bleibt der Ablauf des Tests prinzipiell immer gleich: Probe (Citratplasma) und Reagenz werden gemischt und für eine bestimmte Zeit (typischerweise 2 oder 3 Minuten) bei 37 °C inkubiert. Nach Ablauf der Inkubationszeit wird das Gemisch mit einer Calciumchloridlösung (die korrekte Konzentration ist sicherzustellen) versetzt und nach erneutem Mischen die Zeit bis zur Detektion eines Gerinnsels gemessen.

Beispiel für die manuelle Durchführung:
- Alle Lösungen auf 37 °C bringen.
- 0,1 ml Probe in einem Kunststoffröhrchen vorlegen.
- 0,1 ml aPTT-Reagenz hinzufügen und mischen.
- 2 min bei 37 °C inkubieren.
- 0,1 ml $CaCl_2$-Lösung hinzugeben, mischen und die Gerinnungszeit messen.

Die Detektion des Gerinnsels erfolgt in der Regel mechanisch oder photooptisch.

Grenzen der Methode, Störeinflüsse

■ Reagenz

Die Empfindlichkeit der aPTT auf Faktorenmängel, Heparin und LA ist besonders abhängig vom verwendeten Reagenz. Daher ist es wichtig, die durch das Reagenz bedingten Leistungsgrenzen zu kennen.

Für die Empfindlichkeit eines aPTT-Reagenzes auf **Faktoren** gilt, dass es ausreichend empfindlich sein sollte, um die Aktivitäten der Faktoren IX, VIII und XI von weniger als 30–40 % anzeigen zu können, d. h. mit entsprechenden Mangelplasmen sollte die aPTT auf Werte oberhalb des Normalbereichs verlängert sein. Ein Faktor-XII-Mangel wird oft erst bei niedrigeren Aktivitäten angezeigt, ein Präkallikreinmangel oft gar nicht oder erst bei Variation der Inkubationszeit. Sie zählen allerdings auch nicht zu den Faktorenmängel, die mit Blutungskomplikationen verbunden sind. Mängel oder Defekte der Faktoren X, V, II und Fibrinogen bzw. ihrer aktivierten Formen werden oft nur angezeigt, wenn sie ausgeprägt sind.

Hinsichtlich der **Empfindlichkeit gegenüber Heparin** lautet eine verbreitete Faustregel, dass bei therapeutischer Gabe von unfraktioniertem Heparin eine Verlängerung der aPTT auf das 1,5- bis 2,5-Fache angestrebt wird. Dabei wird sich entweder auf den individuellen Ausgangswert des Patienten vor Heparintherapie oder auch, da dieser Wert häufig nicht vorhanden ist, auf den Referenzbereich bezogen. Allerdings muss darauf hingewiesen werden, dass zwischen verschiedenen Reagenzien zum Teil sehr starke Schwankungen bezüglich der Heparinempfindlichkeit zu beobachten sind. Auch das hauseigen verwendete Heparin übt einen Einfluss aus. Die oben genannte Faustregel kann somit zu sehr unterschiedlichen Dosierungen führen und muss dementsprechend kritisch betrachtet werden. Die Ermittlung des therapeutischen Bereichs erfolgt besser unter Anwendung eines chromogenen Assays zur Bestimmung der Heparinaktivität (s. Referenzwerte, S. 44). Bei vorliegendem AT-Mangel wird unfraktioniertes Heparin unterschätzt. Therapeutische Dosen an niedermolekularem Heparin werden nicht oder nur schlecht erfasst.

Die Empfindlichkeit der auf dem Markt befindlichen Reagenzien auf **Lupusantikoagulans** ist sehr unterschiedlich, und es gibt kein Reagenz, das eine 100%ige Sensitivität besitzt. Erschwerend kommt hinzu, dass individuelle Proben mit Lupusantikoagulans mit verschiedenen aPTT-Reagenzien völlig unterschiedlich reagieren können. Derzeit gibt es keine Möglichkeit zu einer objektiven Charakterisierung der LA-Empfindlichkeit eines Reagenzes.

Hinsichtlich der Handhabung der aPTT-Reagenzien ist Folgendes zu beachten: Die Sedimentation von partikelhaltigen Reagenzien während der Analyse ist zu vermeiden. Zudem können reagenzbezogene Fehler durch Verunreinigungen (z. B. durch Detergens), inkorrekte Rekonstitution, Verwendung über die angegebene Laufzeit hinaus, verlängerte Standzeit auf dem Analysengerät, inkorrekten Versand oder unsachgemäße Lagerung bedingt sein.

▪ Gerät

Neben dem Reagenz hat auch das verwendete Gerät einen wesentlichen Einfluss auf das Messergebnis. Die methodenspezifischen Vorschriften der Gerätehersteller sind daher unbedingt einzuhalten. Insbesondere die Aktivierungszeit und -temperatur haben einen entscheidenden Einfluss auf das Messergebnis und müssen daher streng kontrolliert werden. Typische Gerätefehler sind beispielsweise der Einsatz fehlerhafter Lampen und Detektoren, eine inakkurate Reagenzdispensierung, defekte Temperiersysteme sowie die Verschleppung von Reagenz oder Probe.

▪ Probe

Der Test zur Bestimmung der aPTT ist gegenüber Störeinflüssen während der präanalytischen Phase, die wegen ihrer schlechten Nachvollziehbarkeit besonders kritisch sind, sehr sensibel und erfordert daher ein strenges Einhalten der Empfehlungen zur Durchführung (s. Anforderungen an die Probe, S. 42).

Proben, die eine bereits sichtbare Gerinnselbildung aufweisen, oder solche, bei denen offensichtlich ein falsches Citrat-Plasma-Verhältnis (Über- bzw. Unterfüllung des Probenröhrchens) vorliegt, liefern keine verwertbaren Ergebnisse und sind daher zu verwerfen. Ebenso kann ein erhöhter oder erniedrigter Hämatokrit zu einem Missverhältnis des Citrat-Plasma-Verhältnisses führen. Zudem ist zu beachten, dass bei Verwendung unterschiedlicher Konzentrationen an Citrat (z. B. 3,8% [0,13 M] versus 3,2% [0,11 M]), oder gar unterschiedlicher Typen an Antikoagulanzien (z. B. Oxalat) nicht vergleichbare Messergebnisse erhalten werden. Hämolytische, ikterische und lipämische Proben können wegen auftretender Interferenzen auf optischen Geräten problematisch sein. Hämolyse sorgt zudem für eine Freisetzung gerinnungsaktiver Bestandteile aus Erythrozyten.

Fibrin- und Fibrinogenspaltprodukte führen zu einer Verlängerung der aPTT. Zudem kann eine Reihe an hämostaseologisch wirksamen Arzneimitteln die aPTT beeinflussen. Dazu zählen beispielsweise orale Antikoagulanzien (Hemmer der

Vitamin-K-Epoxid-Reduktase), direkte Thrombininhibitoren (z. B. Hirudin), Penicilline, Valproinsäure, Aprotinin und Protaminchlorid.

Referenzwerte

Üblicherweise gibt der Hersteller einen Normalbereich an, der typischerweise zwischen ca. 25–40 Sekunden liegt. Da der Normalbereich aber von den jeweiligen Arbeitsbedingungen des Labors abhängig ist (Gerät, Entnahmetechnik, Reagenzcharge etc.), wird empfohlen, bei entsprechenden Änderungen immer eine Überprüfung des Normalbereichs durchzuführen. Die Angabe des Normalbereichs erfolgt häufig als Mittelwert oder Median zusammen mit der 2,5. und der 97,5. Perzentile der Gerinnungszeiten.

> Eine verkürzte aPTT ist die Folge einer Hyperkoagulabilität und deutet häufig auf eine fehlerhafte Blutentnahme oder Probenvorbereitung hin.

Kleinkinder und Säuglinge haben abweichende Referenzwerte.

Auch die Ermittlung des therapeutischen Bereichs für die Heparintherapie sollte nach Änderungen der Arbeitsbedingungen (z. B. nach Wechsel der Reagenzcharge) erneut durchgeführt werden, und zwar unter Zuhilfenahme eines chromogenen Assays zur Bestimmung der Heparinaktivität. Dabei sollte wie folgt vorgegangen werden: In einem Methodenvergleich werden die aPTT-Werte von Normalspendern und Patienten unter Therapie den mittels des chromogenen Assays bestimmten Heparinaktivitäten gegenübergestellt. Nach linearer Regression wird der therapeutische Bereich der aPTT als der Bereich definiert, der einer Heparinaktivität von 0,3–0,7 U/ml entspricht. Dabei sollten solche Proben, deren aPTT nicht plausibel erscheint, ausgeschlossen werden. Die Bestimmung therapeutischer Bereiche unter Verwendung von in vitro aufgestockten Proben kann zu deutlich differierenden Ergebnissen führen und sollte deshalb nicht durchgeführt werden.

Standardisierung

Die Angabe der aPTT erfolgt in Sekunden und sollte zusammen mit dem Referenzbereich erfolgen.

Eine Angabe in Internationalen Einheiten (IE) oder die Umrechnung in Prozent der Norm, wie es z. B. für die Prothrombinzeit (PT) und die Bestimmung von Einzelfaktoren möglich ist, ist bei der aPTT nicht üblich. Insbesondere im Zusammenhang mit der Überwachung der Heparintherapie hat es verschiedene Ansätze zur Standardisierung gegeben (z. B. die Angabe der »Ratio«, d. h. des Verhältnisses vom Messwert der Probe zum Messwert eines Normalplasmas), doch konnten sich solche Ansätze bisher nicht generell durchsetzen.

Kontrollen

Zur internen Qualitätskontrolle wird üblicherweise die Mitführung je einer Kontrolle im Normalbereich und im pathologischen Bereich empfohlen. Dabei sollten die Kontrollen wie die Proben behandelt werden. Wegen der erheblichen Unterschiede der Reagenzien und Geräte sind universelle Kontrollen mit unabhängigen Sollwerten oft unbefriedigend. Empfehlenswert ist die Ermittlung eines eigenen Vertrauensbereichs.

Außerdem wird die Teilnahme an externen Qualitätskontrollen durch Ringversuche empfohlen. Detaillierte Vorgaben zur Qualitätssicherung können entsprechenden Richtlinien entnommen werden.

Andere Methoden

Methodische Variationen bei der Bestimmung der aPTT beschränken sich auf die verwendeten Reagenzien (Art und Menge an Aktivator und Lipiden, Pufferzusammensetzung), Geräte und Vorinkubationszeiten.

Varianten, wie z. B. eine einstufige aPTT oder Reagenzien mit chromogenen Substraten, sind nicht als identische Methoden anzusehen. In einer speziellen Ausführung unter Verwendung von Mangelplasmen erlaubt die aPTT die Gehaltsbestimmung von Einzelfaktoren.

Literatur

Barna L, Triplett DA. Use of the activated partial thromboplastin time for the diagnosis of congenital coagulation disorders: problems and possible solutions. Res Clin Lab 1989; 19: 345-54.

Chee YL, Greaves M. Role of coagulation testing in predicting bleeding risk. Hematol J 2003; 4: 373-8.

2.5.3 Thrombinzeit

Udo Becker

Indikation

Die Thrombinzeit (TZ) war früher Bestandteil des laboranalytischen Screeningprogramms der Hämostaseologie. Dass dies heutzutage weitgehend nicht mehr der Fall ist, liegt an der problematischen Methode und ihrer fehlenden Standardisierung.

Die Thrombinzeit dient unter anderem der **Überwachung einer Heparintherapie**. Die therapeutisch angewandten indirekten Thrombininhibitoren (Heparin, Heparinanaloga und deren synthetische und halbsynthetische Varianten) wirken direkt oder indirekt über Antithrombin auf Thrombin und verändern dadurch die TZ (Bounameaux et al 1980). Auch direkte Thrombininhibitoren (Hirudine), synthetische Inhibitoren (z. B. Ximelagatran) und erworbene Antikörper gegen Thrombin haben Einfluss auf die Thrombinzeit.

Eine weitere Indikation ist die **Erkennung von Störungen der Fibrinogensynthese oder Fibrinpolymerisation**. Sie treten z. B. bei genetischen Varianten des Fibrinogens auf, die mit einer gestörten Umwandlung von Fibrinogen zu Fibrin einhergehen, oder bei einer medikamentösen Behandlung mit Dextranen, die die Zusammenlagerung des löslichen zu unlöslichem fibrillärem Fibrin hemmen.

Die TZ wird auch zur Überwachung der **Fibrinolysetherapie** eingesetzt. Die Verminderung des systemischen Fibrinogens und die Anwesenheit von Fibrin- bzw. Fibrinogenspaltprodukten führen zu einer Verlängerung der TZ.

Bei **unklaren aPTT-Befunden** dient die TZ in Kombination mit der Batroxobinzeit (auch bekannt als Reptilasezeit, s. Kap. 2.5.4) zur Abklärung einer dem Untersucher nicht mitgeteilten Heparintherapie oder zur Differenzialdiagnose von Fibrinbildungsstörungen.

Testprinzip

Die Patientenprobe (Citratplasma) wird mit einer Thrombinlösung vermischt und die Gerinnungszeit gemessen. Die Thrombinlösung wird vom Hersteller meist so eingestellt, dass normale Proben nach 10–14 Sekunden gerinnen und Proben mit einer Heparindosis von 0,3 IE/ml eine etwa 3-fache Verlängerung dieser Zeit vorweisen.

Die Methode ähnelt der Clauss-Methode zur Bestimmung des Fibrinogens (s. Kap. 2.6.2), unterscheidet sich aber von dieser durch die wesentlich geringere (Faktor 10–40) Thrombinmenge im Reagenz. Aus einem Clauss-Reagenz kann durch Verdünnung kein TZ-Reagenz hergestellt werden, da meist noch ein Heparininhibitor enthalten ist. Die starke Beeinflussung der TZ durch Salze (Ionenstärke) und pH-Wert wird von den Herstellern teilweise durch Pufferung oder durch Pipettieren eines gepufferten Reagenzes ausgeglichen, weshalb manche Reagenzien aus zwei Komponenten bestehen.

Anforderungen an die Probe

Zur Bestimmung der Thrombinzeit wird Citratplasma verwendet. Die Probe sollte innerhalb von 2 Stunden bestimmt werden. Die Probenstabilität, insbesondere die von heparinhaltigen Proben, ist eingeschränkt. Eingefrorene Proben sollten entsprechend den Angaben in Kapitel 2.2 (S. 28) aufgetaut werden. Durch die Eigenschaft von Thrombin, sich an alle festen Oberflächen zu adsorbieren, verlängern sich die Reaktionszeiten aller Proben, die nach dem Auftauen Trübungen (Kryopräzipitate) aufweisen.

Durchführung

Vom Aufbau ist die Thrombinzeit eine der einfachsten Methoden: Die Patientenprobe wird mit Reagenz versetzt und die Gerinnungszeit gemessen. Im Folgenden wird die manuelle Methode schematisch vorgestellt:
- 0,1 ml Patienten- bzw. Kontrollprobe in Kunststoffröhrchen vorlegen und auf 37 °C bringen.
- 0,2 ml Reagenz (37 °C) zufügen, mischen und die Gerinnungszeit bestimmen.

Das Ergebnis wird in Sekunden angegeben.

Grenzen der Methode, Störeinflüsse

Die Bestimmung der TZ ist eine störanfällig Methode. Der Zusammenhang zwischen Analyt (z. B. Heparin) und Messsignal (Zeit) ist nicht linear, sondern hyperbolisch. Dadurch ergibt sich ein enger Messbereich. Durch eine Änderung der Konzentration des Thrombins kann der Messbereich eingestellt werden, erfordert aber Erfahrung. Die Instabilität des Thrombins und seine Eigenschaft, sich an Oberflächen zu adsorbieren, machen die Methode störanfällig.

Die Salzkonzentration und der pH-Wert beeinflussen das Ergebnis, z. B. durch Eintrocknungseffekte, bei einer längeren offenen Lagerung des Reagenzes bei 37 °C.

Zu beachten ist zudem, dass der Messwert von der Fibrinogenkonzentration der Probe abhängig ist.

Fraktionierte, niedermolekulare und synthetische Heparine (Heparinoide) werden unterschiedlich empfindlich oder gar nicht angezeigt, entsprechend der Wechselwirkung (Kofaktoraktivität) dieser Moleküle mit AT.

> Die Thrombinzeit ist in der Hand eines erfahrenen Hämostaseologen eine nützliche Methode, aber problematisch bei unkritischer Anwendung.

Referenzwerte

Vom Hersteller werden meist Richtwerte für den Normalbereich angegeben, teilweise auch Richtwerte für das Standardheparin. Dabei handelt es sich um In-vitro-Daten, die mit den tatsächlichen In-vivo-Aktivitäten des Heparins nicht übereinstimmen. Für die Überwachung der Heparintherapie mit unfraktioniertem Heparin wird meistens eine 3-fache Verlängerung des Ausgangswertes angestrebt. Es empfiehlt sich, den therapeutischen Bereich für die Heparintherapie anhand eines Methodenvergleiches mit einer chromogenen Anti-Faktor-Xa-Methode zu etablieren.

Standardisierung

Eine Kalibrierung der TZ ist nicht möglich. Die Umrechnung in Prozent der Norm ist nicht üblich. Die Referenzwerte sind daher chargen- und methodenabhängig. Die Hersteller halten die Chargenunterschiede in vertretbaren Grenzen. Trotzdem sollte der Anwender bei Chargenwechsel mithilfe von Kontrollproben den Referenzbereich überprüfen.

Kontrollen

Es sollten zwei Kontrollproben im normalen und pathologischen Bereich verwendet werden, die entsprechend der Serienlänge und der Labororganisation eingeschoben werden. Die Teilnahme an Ringversuchen hilft bei der Erkennung einer möglichen Drift der Methode.

Andere Methoden

Methodische Varianten beschränken sich auf die Rezeptur und die Abarbeitung an Geräten.

Das verwendete Thrombin kann vom Rind oder Menschen stammen. In seltenen Fällen können dann bei Proben, die Antikörper gegen Thrombin aufweisen, unterschiedliche Ergebnisse auftreten.

Literatur

Bounameaux H, Marbet GA, Lämmle B, Eichlisberger R, Duckert F. Monitoring of heparin treatment. Comparison of thrombin time, activated partial thrombin time, and plasma heparin concentration, and analysis of behavior of antithrombin III. Am J Clin Pathol 1980; 74: 68-73.

2.5.4 Batroxobinzeit

Indikation

Die Batroxobinzeit, auch Reptilasezeit genannt, ist als eine Variante der Thrombinzeit (s. Kap. 2.5.3) anzusehen. Sie wird meistens in Ergänzung zur Thrombinzeit durchgeführt. Wie die Thrombinzeit zeigt die Batroxobinzeit Fibrinbildungsstörungen an (Aronson 1976).

> Im Gegensatz zur Thrombinzeit wird die Batroxobinzeit weder durch direkte noch durch indirekte Thrombininhibitoren beeinflusst.

Hauptanwendungsgebiete sind daher:
- Erkennung von Fibrinbildungsstörungen in Anwesenheit von AT-abhängigen Inhibitoren (Heparine) oder direkten Thrombininhibitoren (Hirudin, synthetische Inhibitoren, Antikörper gegen Thrombin).
- Bei verlängerter Thrombinzeit Ausschluss der o. g. Inhibitoren.
- Nachweis erblicher und erworbener Fibrinbildungsstörungen, verursacht durch Hypo- und Dysfibrinogenämien, Hyperfibrinolyse und Verbrauchskoagulopathie. Auch Medikamente und pathologische Stoffwechselprodukte, wie z. B. Dextrane, Antibiotika, Harnstoff, Amyloide, Makroglobuline, können die Fibrinpolymerisation hemmen.
- Verlaufskontrolle der Fibrinolysetherapie unter Heparinschutz.

Testprinzip

Batroxobin ist ein proteolytisches Enzym (EC 3.4.21.29) aus dem Gift von Bothrops atrox. Es spaltet im Fibrinogenmolekül ausschließlich das Fibrinopeptid A ab. Des-A-Fibrinogen lagert sich zu linearen Fibrillen zusammen, eine Vernetzung durch Faktor XIII unterbleibt. Setzt man einer definierten Enzymmenge Plasma zu, informiert die Gerinnungszeit über die Qualität des Fibrinbildungsprozesses.

Batroxobin wird durch plasmatische Inhibitoren, wie z. B. AT und α_2-Makroglobulin, nicht gehemmt. Somit ist die Batroxobinzeit eine wertvolle Ergänzung zur Thrombinzeit.

Anforderungen an die Probe

Es wird Citratplasma, das unter Standardbedingungen entnommen und gelagert werden sollte, verwendet. Proben mit hoher fibrinolytischer Aktivität sollten durch Aprotinin stabilisiert werden. Nach dem Auftauen die Probe für 5 Minuten erwärmen, damit sich die Kryopräzipitate auflösen.

Durchführung

Im Folgenden wird die manuelle Methode schematisch vorgestellt:
- 0,1 ml Patientenprobe bzw. Kontrollprobe wird in Kunststoffröhrchen vorgelegt.
- Die Probe wird auf 37 °C erwärmt.
- 0,2 ml Reagenz (37 °C) wird hinzugefügt, gemischt und die Gerinnungszeit bestimmt.

Das Ergebnis wird in Sekunden gemessen.

Grenzen der Methode, Störeinflüsse

Batroxobin ist für Fibrinogen hochspezifisch. Es spaltet ausschließlich die Sequenz Arg-Gly in Position 16 und 17 der Aα-Kette. Das Reagenz ist stabil und weniger störanfällig als Thrombinreagenzien. Die Stabilität und Resistenz gegen plasmatische Inhibitoren bedeutet aber auch Verschleppungsgefahr durch Nadeln und Dilutoren von Messgeräten.

Bei der Erkennung von Dysfibrinogenämien können Diskrepanzen zur Thrombinzeit auftreten, die durch die Art des Gendefektes und das unterschiedliche Testprinzip von Thrombin- und Batroxobinzeit bedingt sind. Niedrige Fibrinogenkonzentrationen unterhalb von ca. 0,5–0,7 g/l verlängern die Reaktionszeit. Fibrinspaltprodukte werden ab ca. 0,05 g/l angezeigt. Für den Nachweis von Fibrinogenspaltprodukten ist der D-Dimer-Test besser geeignet.

Referenzwerte

Vom Hersteller werden Referenzwerte für den Normalbereich angegeben, z. B. 15–23 Sekunden. Für Neugeborene, die älter als 7 Tage sind, betragen die Werte 20–30 Sekunden. Sie sind abhängig von der Charge, dem Reagenz und dem Gerät. Verkürzte Reaktionszeiten haben keine diagnostische Bedeutung. Als Ursache werden vorhandene Fibrinmonomere in der Probe diskutiert.

Standardisierung

Eine Standardisierung ist nicht gegeben. Obwohl das Enzym in gut definierbarer Aktivität (BU/ml = batroxobin units/ml) herstellbar und stabil ist, wäre allein durch die unterschiedlichen Detektionsmethoden dieser Vorteil ohne praktischen Nutzen.

Kontrollen

Die Hersteller bieten meistens Kontrollen im Referenzbereich (Normalplasma) und im schwach pathologischen Bereich (keine tatsächliche Patientenprobe, sondern durch Verdünnung eingestellt) an. Die Kontrollen werden nach den üblichen Kriterien der Qualitätssicherung eingeschoben. Die Teilnahme an Ringversuchen wird empfohlen.

Andere Methoden

Methodische Varianten beschränken sich auf die Rezeptur und die Abarbeitung an Geräten.

Literatur

Aronson DL. Comparison of the actions of Thrombin and the Thrombin-like venom enzymes ancrod and batroxobin. Thromb Haemost 1976; 36: 9-13.

2.5.5 Antikoagulatorisches Potenzial des Protein-C-Wegs

Wolfgang Engelhardt

Indikation

Die Bestimmung des antikoagulatorischen Potenzials des Protein-C-Wegs dient der Erfassung angeborener oder erworbener Mängel bzw. Defekte der am Protein-C-System beteiligten Faktoren und damit der Abklärung möglicher Ursachen für eine **Thrombophilie** (s. Kap. 1.4). Sie liefert eine Aussage über die integrale Funktion des Protein-C-Systems, indem sie eine verminderte Inaktivierung von Faktor V (**Faktor-V-Leiden-Mutation**), Mängel an Protein C und/oder Protein S und den möglichen Einfluss von Autoantikörpern erfasst (Dati et al. 1997). Die relative Sensitivität der Methode für die genannten Faktoren (ca. 100% für Faktor-V-Leiden-Mutation, ca. 90% für einen Protein-C-Mangel, ca. 60% für einen Protein-S-Mangel) reflektiert ihre Bedeutung innerhalb des Protein-C-Systems und damit auch ihre Eignung für die Erkennung dieser thrombogenen Risikofaktoren (Grand'Maison et al. 2005; Sarig et al. 2002). Dabei werden auch Thromboserisiken erfasst, die sich keinem Defekt oder Mangel zuordnen lassen, sondern die durch eine Summe von Veränderungen oder durch einen weiteren, unabhängigen und bisher noch nicht näher charakterisierten thrombophilen Faktor bedingt sein müssen (Grand'Maison et al. 2005; Rosendaal et al. 1999; Zotz et al. 1998). Werden die zur Untersuchung vorgesehenen Plasmaproben mit einem Faktor-V-Mangelplasma verdünnt und damit auch Veränderungen der vorgenannten Faktoren bis zu einem gewissen Grad ausgeglichen, dann wird der Test zu einem spezifischen und sensitiven (Sensitivität ca. 100%) Nachweis der Faktor-V-Leiden-Mutation (Quincampoix et al. 2001).

Testprinzip

Die Bestimmung des antikoagulatorischen Potenzials wird wie die aPTT (s. Kap. 2.5.2) zweistufig durchgeführt.

Auf der **ersten Stufe** wird Patientenplasma mit einem Protein-C-Aktivator (Schlangengiftenzym von Agkistrodon contortrix) und einem Kontaktphasenaktivator (ein aPTT-Reagenz) inkubiert. Der Protein-C-Aktivator aktiviert das im Plasma enthaltene »endogene« Protein C, der Kontaktphasenaktivator die intrinsische Gerinnungskaskade.

Die **zweite Stufe** wird durch Zugabe der zur Bildung des Prothrombinaktivatorkomplexes notwendigen Calciumionen gestartet und dann die Zeit bis zum Eintritt der Gerinnung bestimmt.

Wie in Kapitel 1.3 beschrieben, kommt es bei der Aktivierung der intrinsischen Gerinnungskaskade durch einen positiven Rückkopplungsmechanismus zu einer Reaktionsverstärkung: Gebildetes Thrombin führt zu einer Aktivierung der Faktoren V und VIII, die Faktoren Va und VIIIa tragen ihrerseits zu einer Steigerung der Thrombinbildung bei.

Zusammen mit dem endogenen Protein S inaktiviert das aktivierte endogene Protein C nun die prokoagulatorischen Faktoren VIIIa und Va. Dadurch wird die positive Rückkopplung gehemmt und die Bildung von Fibrin verzögert.

Die Zeit bis zum Gerinnungseintritt (PCAT = protein C activation time; Protein-C-aktivitätsabhängige Gerinnungszeit) ist ein Maß für das antikoagulatorische Potenzial des Protein-C-Wegs. Zu ihrer besseren Bewertung wird sie mit der Gerinnungszeit verglichen, die für das gleiche Plasma bestimmt wird, wenn in Stufe 1 anstelle des Protein-C-Aktivator-Reagenzes nur Puffer pipettiert wird (PCAT/0), und es dadurch nicht zu einer Aktivierung des endogenen Protein C kommt. Bei einem regelrechten antikoagulatorischen Potenzial wird die PCAT gegenüber der PCAT/0 deutlich verlängert, bei einem verringerten Potenzial des Protein-C-Wegs, z. B. durch die Faktor-V-Leiden-Mutation und/oder einen Protein-C-/-S-Mangel, geringer.

Um die Auswertung zu vereinfachen, wird in der Regel das Verhältnis (Ratio) zwischen PCAT und PCAT/0 bestimmt. Um die Vergleichbarkeit der Ergebnisse zwischen verschiedenen Laboratorien, die aufgrund verschiedener Geräte schwanken können, zu gewährleisten, wird die Berechnung einer normalisierten Ratio (n-Ratio) empfohlen. Hierzu wird die Ratio aus PCAT und PCAT/0 mit einem Kalibrationsfaktor (KF) multipliziert. Der Kalibrationsfaktor wird aus der gemessenen Ratio eines normalen Standardplasmas und dem Sensitivitätswert (SW), der vom Hersteller ermittelt wurde, gebildet:

$$KF = \frac{SW}{\frac{PCAT}{PCAT/0}}$$

Durch den SW wird berücksichtigt, dass das verwendete Standardplasma durch den Herstellungsprozess gegenüber frischem Normalplasma ein leicht verringertes Potenzial des Protein-C-Wegs hat.

Zum selektiven Nachweis einer Faktor-V-Leiden-Mutation wird die Plasmaprobe 1 und 4 mit dem Faktor-V-Mangelplasma gemischt. Dadurch wird der Einfluss der anderen, möglicherweise defekten oder verringerten Faktoren minimiert. Eine Abnahme der bestimmten Ratio (oder n-Ratio) ist daher nahezu ausschließlich auf die Anwesenheit einer Faktor-V-Leiden-Mutation zurückzuführen.

Anforderungen an die Probe

Verwendet wird plättchenarmes Citratplasma, das maximal 4 Stunden nach Entnahme bei 15–25 °C gelagert werden darf. Falls Plasma eingefroren gelagert werden soll, wird abgehebertes Plasma erneut zentrifugiert und der Überstand in einem gut verschlossenen Kunststoffröhrchen schnell eingefroren. Bei –20 °C ist Plasma für einen Monat stabil. Vor Verwendung wird das Plasma 10 Minuten bei 37 °C aufgetaut und dann die Bestimmung innerhalb von 2 Stunden durchgeführt.

Für die Bestimmung des antikoagulatorischen Potenzials des Protein-C-Wegs sollte ein Mangel an prokoagulatorischen Faktoren oder sehr hohe Heparinkonzentrationen ausgeschlossen werden. Diese können zu einer Verlängerung der Gerinnungszeit führen und dadurch ein verringertes Potenzial des Protein-C-Wegs überlagern. Als Kontrolle dient die PCAT/0, die kleiner oder gleich 60 Sekunden sein muss. Dies ist vor allem bei Patienten unter Therapie mit Heparin oder/und oralen Antikoagulanzien wichtig. Aus diesem Grund wird die Bestimmung des Potenzials des Protein-C-Wegs, wenn möglich, nicht in direktem zeitlichem Zusammenhang mit einer akuten Störung des Gerinnungssystems, z. B. einer thromboembolischen Erkrankung, durchgeführt.

Durchführung

In der Regel erfolgt die Bestimmung des antikoagulatorischen Potenzials des Protein-C-Wegs automatisiert an Geräten. Für die einzelnen Geräte werden die vom Hersteller erarbeiteten Testapplikationen verwendet.

Die in Tabelle 2-4 beschriebene manuelle Durchführung dient in erster Linie dem Verständnis und enthält daher nicht alle notwendigen technischen Details. Bei der manuellen Testdurchführung werden alle Reagenzien den Angaben der Hersteller entsprechend vorbereitet, auf 37 °C erwärmt und in vorgewärmte Kunststoffröhrchen pipettiert (Doppelbestimmung empfohlen).

Zur Berechnung der n-Ratio aus PCAT und PCAT/0 einer Probe wird einmal monatlich bzw. mit jeder neuen Testcharge ein normales Standardplasma als Probe gemessen. Die n-Ratio der Probe entspricht dann seiner Ratio geteilt durch die für das Standardplasma (SP) bestimmte Ratio unter Berücksichtigung des Sensitivitätswertes. Die Formel lautet:

$$\text{n-Ratio}_{(\text{Probe})} = \frac{\text{Ratio}_{(\text{Probe})}}{\text{Ratio}_{(\text{SP})}} \times SW$$

Zur Vereinfachung wird ein Korrekturfaktor (KF) berechnet. Damit gilt dann:

$$\text{n-Ratio}_{(\text{Probe})} = \text{Ratio}_{(\text{Probe})} \times KF = (\frac{PCAT}{PCAT/0})_{(\text{Probe})} \times KF$$

Zum Nachweis einer Faktor-V-Leiden-Mutation wird nach vorheriger Mischung des Patientenplasmas mit Faktor-V-Mangelplasma wie oben beschrieben vorgegangen. Zur Unterscheidung

2.5 Global- und Suchtests

Tab. 2-4 Pipettierschema für ProC Global® und ProC Global®/Faktor V.

	ProC Global®		ProC Global®/Faktor V	
	PCAT (µl)	PCAT/0 (µl)	PCAT (µl)	PCAT/0 (µl)
Citratplasma	100	100	20	20
Faktor-V-Mangelplasma	–	–	80	80
Aktivator-Reagenz*	100	–	100	–
Puffer*	–	100	–	100
aPTT-Reagenz*	100	100	100	100
3 min bei 37 °C inkubieren				
CaCl2-Lösung (37 °C)	100	100	100	100
Mit der Zugabe von CaCl$_2$-Lösung Stoppuhr bzw. Messstelle am Gerinnungsmessgerät starten und die Gerinnungszeit messen				

* Für ProC Global®.

werden hier lediglich die Abkürzungen PCAT-Faktor-V und PCAT/0-Faktor-V verwendet.

Die Beurteilung der ermittelten Werte erfolgt im Vergleich zu dem für diesen Test – mit und ohne Mischung der Probe mit Faktor-V-Mangelplasma – bestimmten Normalbereiche (Referenzbereiche für gesunde Blutspender) und den für die Abgrenzung von Patienten mit verringertem antikoagulatorischem Potenzial des Protein-C-Wegs bzw. mit einer Faktor-V-Leiden-Mutation bestimmten Entscheidungsgrenzen (cut-offs).

Grenzen der Methode, Störeinflüsse

Eine durch fehlerhafte Abnahme bedingte Voraktivierung der Proben, erkennbar an systematischen Abweichungen vom Normalbereich der PCAT/0, kann zu falschen Ergebnissen führen.

Zuvor tiefgefrorene Proben können zu einer erniedrigten n-Ratio führen, wenn die zellulären Bestandteile bei der Plasmagewinnung nicht ganz entfernt wurden.

Zur Bestimmung der n-Ratio sollen nur Proben eingesetzt werden, deren PCAT/0 unter 60 Sekunden liegt, da sonst die Wirkung des Protein-C-Systems nicht eindeutig bewertet werden kann (s. Anforderungen an die Probe, S. 50). Eine verlängerte PCAT/0 kann auch durch Lupusantikoagulans hervorgerufen werden. Da eine Behandlung mit Cumarinderivaten unter anderem die Aktivität von Protein C und Protein S vermindert, liegen die Probenwerte oral antikoagulierter Patienten in der Regel unter der Entscheidungsgrenze. Hohe Faktor-VIII-Spiegel können die Ratio erniedrigen. Heparin wird durch einen im Reagenz enthaltenen Neutralisator bis zu der vom Hersteller angegebenen Konzentration neutralisiert und stört die Bestimmung nicht.

Plasmin zerstört Protein C. Proben von Patienten unter Lysetherapie könnten daher falsch positive Ergebnisse (verkürzte Gerinnungszeiten) ergeben.

Referenzwerte

Jedes Labor sollte seine Normalbereiche und Entscheidungsgrenzen selbst ermitteln.

Für einen kommerziellen Test (ProC Global®; Dade Behring) wurden die in der Tabelle 2-5 genannten Normalwerte (Referenzbereich für Blutspender vom Wildtyp) bestimmt.

Standardisierung

Eine Standardisierung ist nicht möglich, da die Werte abhängig vom Test sind.

Kontrollen

Zur Qualitätskontrolle sollen zu Beginn eines Testlaufs, bei jedem Reagenzflaschenwechsel und mindestens einmal während einer 8-Stunden-Schicht zwei Kontrollen, eine im Normalbereich und eine im pathologischen Bereich, gemessen werden. Die Kontrollen sind wie Proben zu behandeln. Jedes Labor sollte seine eigenen Vertrauensbereiche für die Kontrollen, z. B. ±2–2,5 Standardabweichungen vom mittleren Kontrollwert, ermitteln. Liegen die Kontrollwerte außerhalb des jeweiligen Vertrauensbereichs, sind die Kontrollen, die Reagenzien und das verwendete Gerät zu überprüfen.

Andere Methoden

Der *GradiThrom PCP test* (Gradipore, North Ryde, Australia) verwendet zur Initiierung des Gerinnungsvorganges ein phospholipidreiches verdünntes RVV-Reagenz (Russell's viper venom). Faktor VIII oder andere Faktoren des intrinsischen Systems beeinflussen den Test nicht. Der erste chromogene Test zur Einschätzung des antikoagulatorischen Potenzials des Protein-C-Weges ist der *HemosIL PC Pathway assay* (Instrumentation Laboratory, Orangeburg, USA). Dieser Test scheint ähnlich sensitiv für Protein C wie auch für Protein S zu sein (Schambeck 2004).

Literatur

Dati F, Hafner G, Erbes H, Prellwitz W, Kraus M, Niemann F, Noah M, Wagner C. ProC Global®: the first functional screening assay for the complete protein C pathway. Clin Chem 1997; 43: 1719–23.

Grand'Maison A, Bates SM, Johnston M, McRae S, Ginsberg JS. »ProC Global®«: a functional screening test that predicts recurrent venous thromboembolism. Thromb Haemost 2005; 93: 600–4.

Quincampoix JC, Legarff M, Rittling C, Andiva S, Toulon P. Modification of the ProC Global® assay using dilution of patient plasma in factor V-depleted plasma as a screening assay for factor V Leiden. Blood Coagul Fibrinolysis 2001; 12: 569–76.

Rosendaal FR, van den Meer FJM, Visser TH, Wagner C. ProC Global® screening test and the risk of thrombosis. Thromb Haemost 1999; 82 (Suppl): 731.

Sarig G, Lanir N, Hoffman R, Brenner B. Protein C Global® assay in the evaluation of women with idiopathic pregnancy loss. Thromb Haemost 2002; 88: 32–6.

Schambeck CM. Screening tests for abnormalities of the protein C anticoagulant pathway. J Lab Med 2004; 28: 16–20.

Zotz RB, Gerhardt A, Scharf RE. Proc Global® assay is an independent predictor for venous thromboembolism. Blood 1998; Abstract 174.

Tab. 2-5 Referenzwerte für Blutspender für ProC Global® und ProC Global®/Faktor V.

	ProC Global®		ProC Global®/Faktor V	
	Median	Bereich	Median	Bereich
PCAT (s)	132	85– > 200	151	128–173
PCAT/0 (s)	44	35–55	78	68–91
n-Ratio	0,94	0,69– > 1,56	0,99	0,86–1,10
n	234		243	

n = Zahl der Proben; n-Ratio = normalisierte Ratio.

2.5.6 APC-Resistenz

Indikation

Aktiviertes Protein C (APC) baut die Faktoren Va und VIIIa ab und reguliert dadurch die bei der Gerinnung gebildete Thrombinmenge. Wird Faktor Va nicht oder nur vermindert durch APC inaktiviert, wird von einer APC-Resistenz gesprochen (Dahlbäck et al. 1993). Sie geht mit einer **Thrombophilie** einher und ist in über 80 % der Fälle durch eine Punktmutation im Faktor-V-Gen (**Faktor-V-Leiden-Mutation**) bedingt. Diese Mutation führt zu einem Austausch der Aminosäure Arginin (R) 506 gegen Glutamin (Q) im Faktor-V-Protein (Bertina et al. 1994) mit der Folge, dass der Faktor Va durch APC verzögert inaktiviert wird. Als Kofaktor von Faktor Xa beschleunigt Faktor Va daher weiterhin die Aktivierung von Prothrombin zu Thrombin um ein Vielfaches. Das vermehrt gebildete Thrombin führt zu einer erhöhten Gerinnungsneigung.

Testprinzip

Zur Bestimmung der APC-Resistenz werden unterschiedliche Testprinzipien verwendet. Die zwei häufigsten Prinzipien werden hier beschrieben.

- **Aktivierung des endogenen Protein C, Gerinnungsaktivierung mit RVV**

Bei dieser Methode (Rylatt et al. 1999) wird im 1. Schritt das in der Probe enthaltene Protein C und damit das Protein-C-System durch Inkubation mit einem Protein-C-Aktivator (das Schlangengiftenzym Agkistrodon contortrix) aktiviert. Das entstandene APC inaktiviert anschließend die Gerinnungsfaktoren Va und VIIIa.

Im 2. Schritt werden durch Zugabe des Schlangengifts *Russell's viper venom* die Faktoren X und V aktiviert und damit die Gerinnung initiiert. Die Zeit bis zum Eintritt der Gerinnung wird gemessen. Die Dauer hängt davon ab, ob eine APC-Resistenz vorliegt oder nicht. Um das Ergebnis besser bewerten zu können, wird nun in das gleiche Plasma anstelle des Agkistrodon-contortrix-Enzyms nur Puffer pipettiert, die Gerinnungszeit bestimmt und mit dem ersten Wert verglichen. Durch den zugefügten Puffer bleibt die Aktivierung des endogenen Protein C aus. Bei Patienten ohne APC-Resistenz ist die Gerinnungszeit des Tests mit einem Aktivator gegenüber der mit einem Puffer 2- bis 3-fach verlängert. Bei Personen mit einer Faktor-V-Leiden-Mutation verursacht die Aktivierung von Protein C nur eine geringfügige Verlängerung gegenüber dem Ergebnis des Tests mit Puffer (in der Regel kleiner als 1,5-fach).

- **Zugabe von aktiviertem Protein C, Gerinnungsaktivierung mit aPTT**

Bei der ursprünglich von Dahlbäck (1993) entwickelten und heute noch verwendeten Methode wird das Protein-C-System nicht durch Aktivierung des endogenen Protein C aktiviert, sondern durch Zugabe einer definierten Menge an APC. Zur Aktivierung der Gerinnung werden ein aPTT-Reagenz und Calciumionen zugegeben und die Gerinnungszeit bestimmt. Ähnlich wie oben beschrieben, wird eine weitere Gerinnungszeit bestimmt. Der Probe wird dann Puffer, anstelle von aktiviertem Protein C zugesetzt, wodurch die Aktivierung des Protein-C-Systems ausbleibt. Die APC-Ratio, d. h. der Quotient aus der Gerinnungszeit mit und ohne APC, wird als Ergebnis angegeben.

Für diese Variante eines APC-Resistenztests wird eine Verbesserung der Sensitivität bzw. der Spezifität bezüglich der Faktor-V-Leiden-Mutation erreicht, wenn die Probe 1 und 4 mit einem Faktor-V-Mangelplasma gemischt wird. Zur Normalisierung der Ergebnisse kann eine n-Ratio berechnet werden. Sie ergibt sich aus der Ratio der Probe geteilt durch die Ratio eines Normalpools.

Anforderungen an die Probe

Bei den verschiedenen Testanbietern sind die Vorgaben in Bezug auf die Probe teilweise geringfügig unterschiedlich. Es wird daher empfohlen, die in der jeweiligen Packungsbeilage genannten Vorgaben zu befolgen.

Citratplasma sollte nach Entnahme maximal 4 Stunden bei 2–8 °C gelagert werden. Falls Plasma eingefroren gelagert werden soll, ist abgehebertes Plasma erneut zu zentrifugieren und der Überstand unverzüglich einzufrieren. Bei -30 °C ist plättchenfreies Plasma 6 Monate stabil.

Durchführung

In der Regel erfolgt die Analyse automatisiert an Geräten. Für die einzelnen Geräte sind dann die von den Herstellern erarbeiteten Testapplikationen zu verwenden.

Die im Folgenden beschriebene Durchführung bezieht sich auf die Testvariante »Aktivierung des endogenen Protein C, Gerinnungsaktivierung mit RVV« (s. Testprinzip, S. 53). Zum besseren Verständnis werden die wesentlichen Schritte der manuellen Durchführung in Tabelle 2-6 beschrieben.

Bei der manuellen Testdurchführung (Doppelbestimmung empfohlen) werden alle Reagenzien den Angaben der Hersteller entsprechend vorbereitet und auf 37 °C erwärmt. Zur Auswertung wird die Ratio der Gerinnungszeiten (Mittelwert der Doppelbestimmungen) mit und ohne Zugabe von Protein-C-Aktivator gebildet.

Grenzen der Methode, Störeinflüsse

Die Untersuchung auf eine APC-Resistenz benötigt zum regelrechten Testablauf grundsätzlich ein ausreichendes koagulatorisches Potenzial. Bei Tests mit einer Aktivierung auf der Faktor-X-Ebene bewirkt eine Antikoagulation mit Heparin oder Cumarinderivaten ein verringertes koagulatorisches Potenzial und dadurch eine längere Gerinnungszeit des Testansatzes. Durch die Ermittlung der Ratio aus der Gerinnungszeit mit und ohne Aktivator im Ansatz wird dieser Einfluss kompensiert. Dies gilt auch für das Vorhandensein von Lupusantikoagulans sowie für niedrige Aktivitäten der Faktoren VII, VIII, IX und XII. Aktivitäten der Faktoren II und V unter 10%, von Faktor X unter 20% und von Protein C unter 50% können dagegen zu falsch niedrigen Ratios und damit zu falsch positiven Ergebnissen führen. Dies gilt durch den schnellen Abfall an Protein C auch für die initiale Phase der oralen Antikoagulation mit Cumarinderivaten. Tests mit aPTT-Aktivierung können prinzipiell durch Faktoren gestört werden, die die aPTT beeinflussen (Antikoagulation mit Cumarinderivaten oder Heparin, Lupusantikoagulans, erniedrigte Konzentrationen der intrinsischen Faktoren). In diesen Fällen wird empfohlen, die Proben zur Testdurchführung mit Faktor-V-Mangelplasma zu mischen (s. Testprinzip, S. 53).

Ikterische, lipämische und hämolytische Proben sowie Proben mit niedrigem Hämatokrit können zu fehlerhaften Ergebnissen führen.

Tab. 2-6 Pipettierschema für den APC-Resistenz-Test mit Gerinnungsaktivierung durch Russell's viper venom (RRV).

Ansatz mit Protein-C-Aktivator	Ansatz ohne Protein-C-Aktivator	Volumen (µl)
in vorgewärmte Kunststoffröhrchen pipettieren		
Patientenprobe + Protein-C-Aktivator-Reagenz	Patientenprobe + NaCl 0,9%	100 100
mischen, 5 min inkubieren (37 °C)		
RVV-Reagenz pipettieren		100
mischen, Gerinnungszeit bestimmen		

2.5 Global- und Suchtests

Grundsätzlich sollten Ergebnisse von Patienten, besonders solchen mit erniedrigtem koagulatorischem Potenzial, stets in Verbindung mit der Vorgeschichte des Patienten, dem klinischen Bild und anderen Untersuchungsergebnissen interpretiert werden.

Referenzwerte

Referenzbereiche werden mit bestätigten Nichtmerkmalsträgern ermittelt. Aufgrund der Häufigkeit der APC-Resistenz in der kaukasischen Bevölkerung, ergibt die Verwendung üblicher Normalplasmapools Abweichungen. Normalbereiche und Entscheidungsgrenzen hängen von dem verwendeten Test ab und werden in der jeweiligen Packungsbeilage angegeben. Für die einzelnen Tests gilt, dass die Werte (Ratio), z. B. aufgrund des verwendeten Gerinnungsmessgeräts, von Labor zu Labor variieren können. Daher sollte jedes Labor seine eigenen Normalbereiche und seine Entscheidungsgrenzen ermitteln.

Homozygote Träger des Faktor-V-Leiden-Gens zeigen deutlich niedrigere Ratios als heterozygote Träger. Proben mit positiven oder grenzwertigen Ergebnissen sollten durch Genanalyse bestätigt werden.

Standardisierung

Eine Standardisierung ist nicht möglich, da die Werte abhängig vom Test sind.

Kontrollen

Zur Qualitätskontrolle sind zu Beginn eines Testlaufs, bei jedem Reagenzflaschenwechsel und mindestens einmal während einer 8-Stunden-Schicht zwei Kontrollen, eine im Normalbereich und eine im pathologischen Bereich, zu messen. Die Kontrollen sind wie Proben zu behandeln.

Das Kontrollplasma für den Normalbereich kann aus Frischplasmen von Spendern erstellt werden, die einen negativen Befund für die Faktor-V-Leiden-Mutation aufweisen. Zur Positivkontrolle kann das Plasma eines Trägers der Faktor-V-Leiden-Mutation verwendet werden. Entsprechende Aliquots sollten bei –70 °C gelagert werden. Jedes Labor sollte seinen eigenen Vertrauensbereich für die Kontrollen, z. B. ±2,5 Standardabweichungen vom mittleren Kontrollwert, ermitteln. Liegen die Kontrollwerte außerhalb des jeweiligen Vertrauensbereichs, sind die Patientenergebnisse nicht zu verwenden, bevor das Problem identifiziert und korrigiert wurde. Hierzu sind die Kontrollen, die Reagenzien und das verwendete Gerät zu überprüfen.

Andere Methoden

Die Faktor-V-Leiden-Mutation selbst lässt sich durch eine Genanalyse mit der DNA-Polymerase-Kettenreaktion (PCR) nachweisen. Wurde mit einem funktionellen Test eine APC-Resistenz festgestellt, sollte eine Genotypisierung folgen.

Literatur

Bertina RM, Koeleman BPC, Koster T, Rosendaal FR, Dirven JR, de Ronde H, van der Velten PA, Reitsma PH. Mutation in blood coagulation factor V associated with resistance to activated protein C. Nature 1994; 369: 64–7.

Dahlbäck B, Carlsson M, Svensson PJ. Familial thrombophilia due to a previously unrecognized mechanism characterized by poor anticoagulant response to activated protein C: prediction of a cofactor to activated protein C. Proc Natl Acad Sci U S A 1993; 90: 1004–8.

Rylatt DB, Hohnen-Behrens C, Pilgrim RL, Dickeson LE, Neal M, Exner T. Detecting APC-resistant factor V: a functional method without plasma dilution. Blood Coagul Fibrinolysis 1999; 10: 359–66.

2.5.7 Blutungszeit (in vivo/PFA-100®)

Christian M. Schambeck

Indikation

Die Blutungszeit sowie die Verschlusszeit des PFA-100® (platelet function analyzer) sind ein Maß für die primäre Hämostase. Den Typ 2 (nicht 2N!) und den Typ 3 des **von-Willebrand-Syndroms** erkennt der PFA-100® zu praktisch 100 % und weist damit eine deutlich höhere Genauigkeit als die Blutungszeit in vivo auf. Schwieriger ist das Screening des weitaus häufigeren Typs 1. Bei einer Spezifität von 95 % wird mit beiden Cartridges eine Sensitivität von ca. 80 % erzielt. Schwere **Thrombozytopathien**, wie z. B. das Glanzmann-Naegeli-Syndrom oder das Bernard-Soulier-Syndrom, werden gut erkannt. Beide Methoden sind für Storage-Pool-Defekte und primäre Sekretionsdefekte wenig empfindlich (s. Kap. 4.2.3). Aussagen zum perioperativen Blutungsrisiko von bislang asymptomatischen Personen sind kaum möglich (Harrison 2005).

Die Blutungszeit in vivo kann zur **Verlaufskontrolle von Substitutionstherapien** beim von-Willebrand-Jürgens-Syndrom oder bei Thrombozytenfunktionsstörungen herangezogen werden. Mit dem PFA-100® ist die Wirkung von Acetylsalicylsäure bei ca. 70 % der Patienten, die 100 mg pro Tag eingenommen haben, noch 2–3 Tage nach Absetzen des Medikaments nachweisbar (Kollagen/Epinephrin bei Gebrauch von gepuffertem Natriumcitrat 3,8 %). Die Wirkung der Thrombozytenaggregationshemmer Ticlopidin und Clopidogrel ist deutlich weniger sensitiv nachzuweisen. Der Test wurde zur Überwachung der Therapie mit DDAVP (Desmopressin, z. B. Minirin®) oder von-Willebrand-Faktor-haltigem Faktor-VIII-Konzentrat (z. B. Haemate®) vorgeschlagen.

Testprinzip

Bei der Blutungszeit in vivo wird am Arm ein Stich oder Schnitt gesetzt. Die Dauer der Blutung dieser Wunde ist abhängig von der Bildungsgeschwindigkeit und der Festigkeit des Plättchenthrombus.

In der Messzelle des PFA-100® ersetzt eine Kollagenbeschichtung das Subendothel des verletzten Gefäßes. Inmitten der Membran ist eine winzige Öffnung angebracht, an der hohe Scherkräfte auftreten. Ein Aktivator (ADP oder Epinephrin) stimuliert die Thrombozyten. Nachdem Citratvollblut des Patienten eingebracht wurde, strömen die Blutplättchen zur Membran, werden dort aktiviert und aggregieren. Der Plättchenpfropf verstopft schließlich die Öffnung. Gemessen wird die Zeit bis die Öffnung verschlossen ist.

Anforderungen an die Probe

Für die Thrombozytendiagnostik mit dem PFA-100® sollte das Blut schonend entnommen werden (kurz und leicht stauen). Sehr gut geeignet ist die Verwendung von 3,8 %igem Natriumcitratvollblut (gepuffert, pH 5,5). Auch der Einsatz von gepuffertem 3,2 %igem Natriumcitratvollblut ist möglich. Die Blutprobe wird behutsam gemischt und ruht mindestens 30 Minuten nach Entnahme. Die Messung soll dann binnen 1½ Stunden durchgeführt werden.

Durchführung

Durchgesetzt hat sich zur Bestimmung der Blutungszeit in vivo die **Methode nach Mielke.** Am Oberarm wird eine Stauung von 40 mmHg angelegt. Mit entsprechenden Geräten (»Schnäppern«) wird ein Schnitt von 1 mm Tiefe sowie 6–9 mm Länge gesetzt. Zur standardisierten Schnittführung stehen Geräte wie Template® oder Simplate® zur Verfügung. Das Blut wird im Abstand von 30 Sekunden mit einem Filterpapier

2.5 Global- und Suchtests

am Rande der Schnittwunde so lange abgesaugt, bis ein Stillstand der Blutung eingetreten ist. Wichtig ist, dass die Schnittwunde von dem saugfähigen Papier nicht berührt wird (Witt u. Patscheke 1997).

Am PFA-100® werden die Cartridges eingesetzt und das Citratröhrchen nach leichtem Überkopfschwenken einem der Kanäle des Gerätes zugeführt.

Grenzen der Methode, Störeinflüsse

Thrombozytopenien (am PFA-100®: < 100 000/µl) führen zu einer Verlängerung der Blutungszeit in vivo wie auch der Verschlusszeit. Darüber hinaus sind für das PFA-100® weitere Stör- und Einflussgrößen bekannt, wie z. B. niedriger Hämatokrit (< 30%), Citratanteil, Tageszeit oder Nikotinabusus.

Referenzwerte

Der Normbereich für die In-vivo-Blutungszeit nach Mielke beträgt weniger als 7 Minuten. Die Referenzwerte bei Messung mit dem PFA-100® können der Tabelle 2-7 entnommen werden.

Tab. 2-7 Referenzwerte für die Verschlusszeit (in Sekunden), gemessen mit dem PFA-100®.

	3,8%iges gepuffertes Citratblut	3,2%iges gepuffertes Citratblut
Kollagen/ Epinephrin	85–165	82–150
Kollagen/ ADP	71–118	62–100

Standardisierung

Durch die Verwendung von »Schnäppern« ist die In-vivo-Blutungszeit weitestgehend standardisiert. Eine Standardisierung der Verschlusszeit des PFA-100® spielt derzeit keine Rolle.

Kontrollen

Kommerzielle Kontrollen stehen für das PFA-100® nicht zur Verfügung. Für Kontrollen entnimmt jedes Labor von ausgewählten Spendern in vertretbaren Zeitabständen wiederholt Blut.

Andere Methoden

Ein dem PFA-100® ähnliches System ist das Dia-Med Impact®, das ebenfalls die Plättchenfunktion im Vollblut unter arteriellen Strömungsbedingungen misst. Citratblut wird für 2 Minuten in einem Konus-Platten-System aus Polystyrol geschert, anschließend gewaschen und gefärbt. Der Grad der Thrombozytenadhäsion und -aggregation wird mittels Bildanalyse, die die prozentuale Oberflächenbelegung und die mittlere Größe der Aggregate misst, ausgewertet.

Literatur

Harrison P. The role of PFA-100® testing in the investigation and management of haemostatic defects in children and adults. Br J Haematol 2005; 130: 3–10.
Witt P, Patscheke H. Blutungszeit – Standortbestimmung. J Lab Med 1997; 21: 299–301.

2.5.8 Endogenes Thrombinpotenzial

Thilo Henckel

Indikation

Das endogene Thrombinpotenzial (ETP) ist ein Screeningtest, der sowohl Koagulopathien als auch thrombozytäre Hämostasestörungen anzeigt. Der ETP-Wert ist bei Hyperkoagulabilität erhöht und bei Hypokoagulabilität erniedrigt. In zahlreichen Untersuchungen wurde das ETP in den letzten Jahren auf seine Eignung zur Diagnostik von sowohl hypo- als auch hyperkoagulatorischen Zuständen überprüft (Rosing 2003). Die Indikationen umfassen **angeborene und erworbene Koagulopathien** (Hämophilie, Faktorenmangel II, V, VII–XI, disseminierte intervasale Gerinnung) sowie **thrombophile Risikofaktoren** (Prothrombinmutation, Faktor-V-Leiden-Mutation, Protein-S- und Protein-C-Mangel, Antithrombinmangel) (Hemker et al. 2004; Siegemund et al. 2003). Auch erworbene und transiente thrombophile Risikofaktoren, wie z. B. Schwangerschaft, Einnahme oraler Kontrazeptiva und Rauchen, führen zu erhöhten ETP-Werten. Das Gerinnungspotenzial des Patienten wird durch das ETP unabhängig von den eingesetzten Antikoagulanzien erfasst, da die Fähigkeit zur Thrombinbildung direkt am Thrombinmolekül bestimmt wird. Dies macht den Einsatz des ETP bei einer **Therapie mit Antikoagulanzien** interessant. Im Hinblick auf die Entwicklung neuer Antikoagulanzien, wie z. B. direkten Thrombin- und Faktor-Xa-Inhibitoren, bietet das ETP damit eine Möglichkeit, den Gerinnungsstatus des Patienten abzubilden. Auch in den Übergangs- und Einstellungsphasen von Medikamenten, besonders bei Beginn einer Therapie mit OAK (Cumarine, Cumarinderivate), stellt das ETP wahrscheinlich eine gute Überwachungsmöglichkeit dar, um Über- oder Unterdosierung zu vermindern.

Testprinzip

Die Messung der Thrombingenerierung ist eine der ältesten Methoden in der Hämostaseologie, wurde aber erst mit dem von Hemker et al. (1993) beschriebenen Verfahren zur kontinuierlichen Messung der Thrombinentstehung praktikabel. Ursprünglich wurde die Thrombinbildungskinetik über eine regelmäßige Probennahme aus einem gerinnenden Plasmapool bestimmt (MacFarlane u. Biggs 1953).

Das ETP bestimmt die Thrombinmenge, die zu jedem Zeitpunkt von der Aktivierung bis zur Inhibition von Thrombin in einer Plasmaprobe vorhanden ist. Das ETP ist damit ein Maß für die Summe aller vorliegenden pro- und antikoagulatorischen Prozesse (Abb. 2-2).

Durch Zugabe eines Aktivators, z. B. Thromboplastin, wird die Thrombinbildung in Gegenwart von Calciumchlorid und Phospholipiden aktiviert. Fibrinaggregationshemmer werden eingesetzt, um eine die Messung störende Gerinnselbildung in der Probe zu verhindern. Alternativ kann die Probe vor der Messung defibriniert werden. Die gesamte Thrombinbildungskurve, die Initiationsphase (Lag-Phase), der Thrombinanstieg (Thrombinburst) und die maximale Konzentration bis zur vollständigen Inhibierung des Thrombins, wird gemessen.

Die Umsatzkinetik des Thrombins wird über ein langsam reagierendes synthetisches Thrombinsubstrat kontinuierlich photo- oder fluorometrisch gemessen. Dabei wird die Zunahme der Farbintensität im Photometer oder in Abhängigkeit vom Chromophor eine Fluoreszenz gemessen. Das Substrat wird während der Reaktion nicht verbraucht (Hemker et al. 1986, 1993).

Durch mathematische Ableitung der gemessenen Bildungskinetik erhält man die Thrombinbildungskurve, deren Integral (Fläche unter der Kurve) dem ETP entspricht. Mit den verfügbaren Thrombinsubstraten wird zusätzlich die unphysiologische Aktivität des Thrombin-α_2-Makroglobulin-Komplexes gemessen. Dieser artifizielle

2.5 Global- und Suchtests

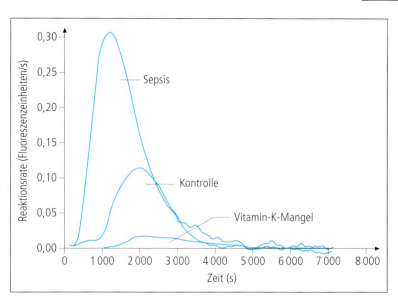

Abb. 2-2 Thrombinbildungskurven eines Patienten mit Vitamin-K-Mangel (Hypokoagulabilität), mit Sepsis (Hyperkoagulabilität) und eines gesunden Menschen (Kontrolle). Der ETP-Wert, die Fläche unter der Thrombinbildungskurve, ist bei Hyperkoagulabilität größer und bei Hypokoagulabilität entsprechend kleiner als bei einem normalen Gerinnungsstatus (mit freundlicher Genehmigung von Siegemund et al. 2003).

Anteil muss durch komplexe mathematische Algorithmen berechnet und von der gemessenen Gesamtumsatzkinetik abgezogen werden, um das eigentliche physiologische Thrombinpotenzial zu bestimmen.

Die komplexe Auswertung sowie ein fehlendes einheitliches Testformat waren bislang Hürden für die Verwendung des ETP als Standardparameter im Gerinnungslabor. Erst mit den seit kurzem kommerziell zur Verfügung stehenden standardisierten und einfach zu handhabenden Testkits mit automatischer Ergebnisauswertung wird die effiziente Anwendung des ETP in der klinischen Diagnostik möglich sein.

Neben dem eigentlichen ETP-Wert können weitere Parameter der Thrombingenerierungskurve evaluiert werden: die Lag-Phase, die Zeit bis zum Erreichen der maximalen Thrombinkonzentration, die maximale Steigung und die maximale Thrombinkonzentration. Diese Parameter können die Aussagekraft für bestimmte Indikationen erhöhen.

Anforderungen an die Probe

Je nach Testformat wird im photometrischen Verfahren plättchenarmes Plasma und im fluoreszenten Verfahren plättchenarmes oder -reiches Plasma als Probe eingesetzt. Thrombozytenreiches Plasma kann nicht eingefroren werden. Bestätigungsmessungen sind daher nicht möglich und eine schnellstmögliche Testung muss für solche Proben gewährleistet sein.

Plättchenarmes Plasma (Gewinnung s. Kap. 2.2.2) bietet dagegen eine größere Probenstabilität und präanalytische Unempfindlichkeit und ist somit für die meisten Anwendungen mit ETP besser geeignet.

Durchführung

Aufgrund der komplexen mathematischen Auswertung, der langen Messzeit und der variablen Testmöglichkeiten ist eine manuelle Durchführung nicht effizient durchzuführen. An dieser Stelle wird deshalb nur beispielhaft ein Pipettier- und Testschema für einen standardisierten und vollautomatischen ETP-Test gegeben (Dade Behring, Deutschland).

Das Substrat und den Fibrinaggregationshemmer enthaltende ETP-Reagenz wird mit Puffer und Probe gemischt. Die Thrombinbildung wird durch Zugabe eines Thromboplastinreagenzes und Calciumchlorid bei gleichzeitigem Start der Messung aktiviert. Bei einer Wellenlänge von 405 nm wird die Umsatzkinetik für 20 Minuten im Photometer gemessen. Die Auswertung der Kurve wird automatisch vom BCS® (blood coagulation system, Dade Behring) über ein ETP-Auswertungsverfahren durchgeführt und das Ergebnis ausgegeben (Tab. 2-8).

Tab. 2-8 Beispiel für ein Pipettierschema für den ETP-Test (Dade Behring).

Pipettierschritt	Volumen (µl)
ETP-Puffer	40
ETP-Reagenz	40
Probe	135
Thromboplastinreagenz (Innovin®)	30
ETP-CaCl$_2$-Reagenz	15

Grenzen der Methode, Störeinflüsse

Die Bestimmung des ETP erfordert die Messung der gesamten Thrombinbildung. Daraus ergeben sich lange **Messzeiten** von durchschnittlich 20 Minuten. Die Messzeit ist von dem Testformat, dem Reagenz und der Aktivatorkonzentration abhängig und kann daher, je nach Test oder Indikation, unterschiedlich sein.

Das Substrat wird sowohl durch Thrombin als auch durch den bei der Thrombininhibierung entstehenden **Thrombin-α$_2$-Makroglobulin-Komplex** gespalten. Um das endogene Thrombinpotenzial zu bestimmen, muss der unphysiologische Reaktionsanteil des Thrombin-α$_2$-Makroglobulin-Komplexes an der Gesamtumsatzkinetik berechnet und abgezogen werden.

Eine Gerinnselbildung in der Probe muss verhindert werden. Plasmaproben müssen daher defibriniert oder ein entsprechender Fibrinaggregationshemmer zugesetzt werden. Proben mit sehr hohem Fibrinogengehalt können daher bei ungenügender Aggregationshemmung ungültige Messungen bedingen.

Hämolytische, ikterische, und lipämische Plasmaproben können die Messung beeinflussen. Die Ausmaß der Störung ist abhängig von der Intensität der Störeinflüsse und der Empfindlichkeit des eingesetzten Messgerätes und Testformats.

Referenzwerte

Der ETP-Test ist bisher noch nicht als In-vitro-Diagnostikum zugelassen. Es gibt daher bislang keine publizierten Referenz- oder Normalbereiche.

Das ETP entspricht der Fläche unter der Thrombinbildungskurve mit der Einheit Stoffmenge × Zeit (nmol × min). Im klinischen Alltag ist es praktikabler, das ETP in Prozent der Norm oder in Thrombin (U/ml) anzugeben. Dies wird durch eine Standardisierung möglich.

Standardisierung

Es existiert noch keine internationale Standardisierung. Die Arbeitsgruppe *Working Group on Thrombin Generation Tests* der *International Society on Thrombosis and Haemostasis* (ISTH) hat dazu die Arbeit aufgenommen (Lawrie et al. 2006).

Kontrollen

Jedes Labor sollte sich eigene Kontrollplasmen für den Normalbereich (normaler Plasmapool) und für den hypo- und hyperkoagulatorischen Bereich herstellen und die Vertrauensbereiche für die Kontrollen ermitteln. Diese sollten als ±2 bis ±2,5 Standardabweichungen (s) vom mittleren Kontrollwert festgelegt werden. Liegen die Kontrollwerte außerhalb des Vertrauensbereichs, sind die Kontrollen, die Reagenzien und das Gerät zu überprüfen. Bei jeder neuen Reagenzien- oder Kontrollcharge sollten neue Kontrollbereiche definiert werden.

Es ist zu erwarten, dass mittelfristig ETP-Kontrollplasmen kommerziell verfügbar werden.

Andere Methoden

Es sind keine alternativen Methoden verfügbar.

Literatur

Hemker HC, Dieri RA, Béguin S. Thrombin generation assays: accruing clinical relevance. Curr Opin Hematol 2004; 11: 170–5.

Hemker HC, Wielder S, Kessels H, Béguin S. Continuous registration of thrombin generation in plasma, its use for the determination of the thrombin potential. Thromb Haemost 1993; 70: 617–24.

Hemker HC, Willems GM, Béguin S. A computer assisted method to obtain the prothrombin activation velocity in whole plasma independent of thrombin decay processes. Thromb Haemost 1986; 56: 9–17.

Lawrie A, Béguin S, Hemker HC, Henckel T, Samama M, Woodhams B, Gray E. The thrombin generation test (TGT); on behalf of the International Society on Thrombosis and Haemostasis (ISTH) Scientific and Standardization Committee (SSC) Working Group on Thrombin Generation Tests. www.bloodmed.com, 2006-07-19.

MacFarlane RG, Biggs R. A thrombin generation test; the application in haemophilia and thrombocytopenia. J Clin Pathol 1953; 6: 3–8.

Rosing J. Pathophysiology of Haemostasis and Thrombosis 33/1/03. Focus on Thrombin Generation. Freiburg/Brsg.: S. Karger Medical and Scientific Publishers June 2003.

Siegemund T, Petros S, Siegemund A, Scholz U, Engelmann L. Thrombin generation in severe haemophilia A and B: the endogenous thrombin potential in platelet-rich plasma. Thromb Haemost 2003; 90: 781–6.

2.5.9 Thrombelastographie

Michael Spannagl

Indikation

Dieser globale Hämostasetest erlaubt eine umfassende Abbildung von Gerinnselbildung und (überschießender) Fibrinolyse im zitrierten Plasma oder üblicherweise im Vollblut mithilfe eines Thromboelastographen. Für spezielle Fragestellungen kann Vollblut auch nativ eingesetzt werden. Indikationen in der klinischen Medizin sind:
- umfassende In-vitro-Abbildung der Hämostase und Fibrinolysekapazität,
- spezifische Messung der Fibrinpolymerisation im Plasma oder Vollblut (s. Kap. 4.3.10),
- eine schnelle Differenzierung der Ursache akuter Blutungen mit der Folge gezielter therapeutischer Interventionen,
- die funktionelle Beurteilung einer Thrombozytopenie oder Hämodilutionskoagulopathie,
- der Nachweis oder Ausschluss einer Hyperfibrinolyse.

Die dynamische Messung der Gerinnselfestigkeit in der Thrombelastographie (TEG) wies bei akuten Hämostasestörungen in einigen Studien eine bessere Prädiktivität für einen erhöhten Blutverlust auf als die Thromboplastinzeit, die aPTT und die Thrombozytenzahl (Cammerer et al. 2003; Davis u. Chandler 1995).

Testprinzip

Bei diesem Verfahren wird Vollblut oder Citratblut mit oder ohne Zusatz von Aktivatoren im Messsystem eingesetzt (Abb. 2-3). Die Veränderung der Gerinnselfestigkeit wird im Verlauf aufgezeichnet (Hartert 1948; Salooja u. Perry 2001). Dabei verfestigt sich die Blutprobe unter kontinuierlicher Bewegung, die durch einen Stift (Sensor) erzeugt wird, der in die Probe eintaucht.

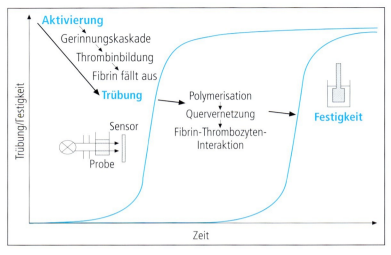

Abb. 2-3 Verlauf der Gerinnselbildung nach Aktivierung der Hämostase: optische Trübung versus mechanische Festigkeit.

Die langsame Verklebung des Sensors mit der Küvettenwand ergibt mit der Zeit das typische Bild des Thromboelastogramms. Hierdurch werden die Gerinnungszeit, die Dynamik der Gerinnselbildung, die maximale Gerinnselfestigkeit sowie die Gerinnselstabilität beziehungsweise Fibrinolyse im Ganzen erfasst.

Die globalen plasmatischen Hämostasetests messen nur bis zum Beginn der Gerinnselbildung. Die globale Hämostasekapazität im Vollblut, der funktionelle Fibrinogenanteil und eine Hyperfibrinolyse können mit der Thrombelastographie gleichzeitig nachgewiesen werden (Abb. 2-4).

Ursprünglich wurde die TEG meist ohne die Zugabe von Aktivatoren durchgeführt (analog der Vollblutgerinnungszeit). Die Messungen waren entsprechend zeitaufwändig und unspezifisch.

Bei der Verwendung aktivierter Analysen wird die Messung erheblich beschleunigt, wobei die Reproduzierbarkeit deutlich verbessert wird. Dabei werden analog zu den plasmatischen Globaltests Gewebsthromboplastin beziehungsweise Oberflächenaktivatoren eingesetzt. Dann kann innerhalb von 10 Minuten eine weitgehende Erfassung der globalen Hämostasekapazität im Vollblut inklusive Fibrinpolymerisation und Fibrinolyse erfolgen (Calatzis et al. 2003).

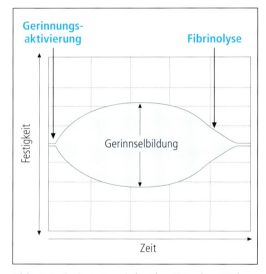

Abb. 2-4 Gerinnungszeit (analog TPZ oder aPTT) sowie Dynamik der Gerinnselbildung und Fibrinolyse im Verlauf einer pathologischen Thrombelastographie (Befund einer Hyperfibrinolyse).

Anforderungen an die Probe

Die ursprünglich in diesem Verfahren eingesetzte native Vollblutprobe verlangte ein hohes Maß an präanalytischer Standardisierung. Nicht zuletzt diese Unwägbarkeiten verhinderten einen breiten Einsatz.

2.5 Global- und Suchtests

Erst die neuere Variante mit zitriertem Probenmaterial erlaubte eine standardisierte Messung. Es gelten die in Kapitel 2.2 beschriebenen Anforderungen an zitriertes Probenmaterial für gerinnungsphysiologische Methoden.

Durchführung

Die Messungen werden nach den Anweisungen des Herstellers (Pentapharm München bzw. Haemoscope Corp. Illinois, USA) durchgeführt. Vereinfacht müssen Nativvenenblut (oder rekalzifiziertes Blut oder -plasma) und Aktivatoren (Gewebsthromboplastin, partielles Thromboplastin) in eine gleichmäßig temperierte Stahlküvette pipettiert und die Messung gestartet werden.

Grenzen der Methode, Störeinflüsse

Das System erfasst das von-Willebrand-Syndrom nicht, da die durch Thrombozyten vermittelte primäre Hämostase nicht gemessen wird. Zudem hat es eine geringe Sensitivität für Plättchenhemmstoffe (Aspirin, Clopidogrel) und Vitamin-K-Antagonisten sowie für die Faktor-Xa-Messung (niedermolekulare Heparine, Pentasaccharid).

Die spezifische Untersuchung einzelner Gerinnungsfaktoren ist nicht möglich.

Referenzwerte (für das ROTEM-System)

Oberflächenaktivator
- Gerinnungszeit: 100–240 s,
- Gerinnselbildungszeit: 30–110 s,
- Gerinnselfestigkeit: 50–72 (intrinsische Aktivierung).

Standardisierung und Kontrollen

Für die verschiedenen Verfahren sind Kontrollplasmen durch die Hersteller verfügbar. Die Systeme sind von der Aussage her weitgehend vergleichbar, unterscheiden sich jedoch in den verwendeten Reagenzien.

Die Kontrollmaterialien der Hersteller oder andere Kontrollplasmen erlauben eine Kontrolle des Gerätes sowie der verwendeten Aktivatorreagenzien. Die Kontrollplasmen enthalten zwar keine Blutzellen, führen jedoch in vitro zur Bildung eines stabilen, reproduzierbar messbaren Gerinnsels.

Analytisch und forensisch sinnvolle und freiwillige (nicht Bestandteil der Richtlinien der Bundesärztekammer) Maßnahmen zur Qualitätssicherung sind interne Qualitätskontrollen mit Referenzmaterialien des Herstellers sowie dokumentierte parallele Bestimmungen von Proben in der TEG und im Routinelabor (Quick-Wert, aPTT, TZ, Fibrinogen, Thrombozytenzahl) mit Plausibilitätskontrolle.

Wichtig ist die Einbindung dieser meist patientennah eingesetzten Verfahren in ein Qualitätsmanagementsystem, das von der Einweisung in das Verfahren bis zur Indikationsstellung und Befundung möglichst umfassend den Einsatz in der klinischen Medizin abbildet.

Andere Methoden

Zwei unterschiedliche Systeme zur thrombelastographischen Messung sind erhältlich. Im Gegensatz zur konventionellen TEG ist die Rotationsthrombelastographie gegenüber Stößen bzw. Vibrationen am Gerät unempfindlich und muss nicht für die Messung horizontal justiert werden.

Literatur

Calatzis A, Heesen M, Spannagl M. Point-of-care testing of hemostatic alterations in anaesthesia and intensive care. Anaesthesist 2003; 52: 229–37.

Cammerer U, Dietrich W, Rampf T, Braun SL, Richter JA. The predictive value of modified computerized thromboeblastography and platelet function analysis for postoperative blood loss in routine cardiac surgery. Anesth Analg 2003; 96: 51–7.

Davis CL, Chandler WL. Thromboelastography for the prediction of bleeding after transplant renal biopsy. J Am Soc Nephrol 1995; 6: 1250–5.

Hartert H. Blutgerinnungstudien mit der Thrombelastographie, einem neuen Untersuchungsverfahren. Kli. Wochenschrift 1948; 26: 577–83.

Salooja N, Perry DJ. Thrombelastography. Blood Coag Fibrinolysis 2001; 12: 327–37.

2.6 Gerinnungsfaktoren

2.6.1 Faktoren II, V, VII–XII

Udo Becker

Indikation

Die Bestimmung der Aktivität von Einzelfaktoren erfolgt, wenn **klinische Hinweise auf einen Faktorenmangel** und/oder **abnorme Ergebnisse in Screeningtests** auftreten. Auch unklare Ergebnisse von Screeningtests in Kombination mit einem klinischen Verdacht können ein Anlass für die Bestimmung von Einzelfaktoren sein, da milde Faktorendefekte oft nur zu grenzwertigen Befunden in den Screeningtests führen.

Die erworbenen sind häufiger als die erblichen Faktorenmängel und spielen bei zahlreichen Krankheitsbildern wie **Leberfunktionsstörungen** (Faktor V), **Vitamin-K-Mangel** und **Verbrauchsreaktionen** (Tumoren, Sepsis) eine Rolle. Auch hier kann die Bestimmung der Einzelfaktoraktivität der **Überwachung therapeutischer Maßnahmen** (z. B. PPSB-Konzentrat, Gefrierplasma) dienen. Die Faktor-VII-Bestimmung spielt ferner bei der Einleitung einer oralen **Antikoagulation** sowie bei der Überleitung von einer Heparintherapie zu einer OAK eine Rolle, da eine mögliche Überdosierung wegen der kurzen Halbwertszeit des Faktors VII empfindlich angezeigt wird.

Testprinzip

Die funktionelle Einzelfaktorbestimmung ist so ausgelegt, dass alle für das Durchlaufen der Gerinnungskaskade notwendigen Komponenten im System im Überschuss vorhanden sind und nur der zu bestimmende Faktor im Unterschuss vorliegt. Dadurch beeinflusst die Aktivität des Gerinnungsfaktors in der Patientenprobe die Geschwindigkeit bis zur Gerinnung, d. h, die Gerinnungszeit ist ein Maß für die Aktivität des Faktors (Thomas 1998).

Die Patientenprobe wird mit Mangelplasma, das alle Gerinnungskomponenten mit Ausnahme des zu bestimmenden Faktors enthält, gemischt und eine Gerinnungszeitmessung durchgeführt. Für die Faktoren II, V, VII und X wird das entsprechende Mangelplasma verwendet und die Reaktion mit einem Thromboplastinreagenz gestartet. Für die Faktoren VIII, IX, XI und XII (wie auch das Präkallikrein) wird ebenfalls das entsprechende Mangelplasma und ein aPTT-Reagenz verwendet. Die Einzelfaktorbestimmung ist kalibrierbar.

2.6 Gerinnungsfaktoren

Anforderungen an die Probe

Zur Bestimmung von Gerinnungsfaktoren wird Citratplasma verwendet. Entsprechend den Mindestanforderungen für Gerinnungsanalysen (s. Kap. 2.2, S. 28) hat das Plasma nach Zentrifugation eine maximale Verwendungsdauer von 4 Stunden. Nicht alle Gerinnungsfaktoren sind gleichermaßen stabil. Kritisch bezüglich der Haltbarkeit in der Probe sind die Faktoren V und VIII. Die Gerinnungsfaktoren liegen im Plasma als Proenzyme vor und werden im Ablauf der Gerinnungskaskade in aktive Enzyme umgewandelt. Deshalb kann eine überlagerte oder falsch abgenommene Probe sowohl zu falsch niedrigen als auch zu falsch hohen Ergebnissen führen, je nachdem, ob der zu bestimmende Faktor degradiert oder voraktiviert vorliegt.

Falls Proben eingefroren werden müssen, sollte wie in Kapitel 2.3 beschrieben vorgegangen werden. Vorverdünnte Proben sind nur ca. 30 Minuten stabil.

Durchführung

Im Folgenden werden die manuellen Methoden zur Bestimmung der Faktoren beschrieben.

■ **Faktoren II, V, VII und X**
- Alle Lösungen auf 37 °C bringen.
- Die Probe bzw. die Kontrolle in einer Pufferlösung des Herstellers oder in NaCl 0,9 % 1 : 10 vorverdünnen.
- 0,1 ml vorverdünnte Probe in Kunststoffröhrchen vorlegen.
- 0,1 ml Mangelplasma (Faktor II, V, VII oder X) hinzufügen und 1 min inkubieren.
- 0,2 ml Thromboplastin zugeben und mischen.
- Die Gerinnungszeit bestimmen.

■ **Faktoren VIII, IX, XI und XII**
- Alle Lösungen auf 37 °C bringen.
- Die Probe bzw. die Kontrolle in einer Pufferlösung des Herstellers oder in NaCl 0,9 % 1 : 10 vorverdünnen.
- 0,1 ml vorverdünnte Probe in Kunststoffröhrchen vorlegen.
- 0,1 ml Mangelplasma (Faktor VIII, IX, XI oder XII) mit 0,1 ml aPTT-Reagenz mischen und der Probe hinzufügen.
- 6 min inkubieren (37 °C).
- 0,1 ml $CaCl_2$-Lösung zugeben und mischen.
- Die Gerinnungszeit bestimmen.

Die Ergebnisse werden an einer Kalibrationskurve abgelesen und in Prozent der Norm oder in internationalen Einheiten pro Milliliter (IU/ml) angegeben.

Als Kalibrator dient im Idealfall ein Frischplasmapool mit Plasma von mindestens 30 Spendern. In der Regel wird aber ein aliquotierter Gefrierplasmapool oder ein kommerzielles Kalibratorplasma mit Angabe der Faktorenaktivitäten verwendet.

Vom Kalibrator wird eine Verdünnungsreihe in der Pufferlösung des Herstellers angesetzt. Es wird mit einer 1 : 5-Verdünnung begonnen und dieser Verdünnung der angegebene Wert des Kalibrators zugeordnet. Eine 1 : 10-Verdünnung hat dann den halben Wert. In der Routine sollte die Kurve auf 5 Stützstellen basieren und alle Werte sollten 4-fach bestimmt und gemittelt werden. Bei doppelt-logarithmischer Auftragung der Werte ergibt sich eine annähernd lineare Beziehung. Die abgelesenen Werte der Probe in Prozent werden mit 2 multipliziert, um der unterschiedlichen Vorverdünnung von Probe und Kalibrator Rechnung zu tragen.

Will man, wie z. B. bei Faktor VIII, noch wenige Prozent Restaktivität messen, sind wesentlich höhere Vorverdünnungen erforderlich.

Grenzen der Methode, Störeinflüsse

Die Einzelfaktorbestimmung ist methodisch anspruchsvoll und erfordert eine gewisse Erfahrung. Geringfügige Verdünnungsfehler und Verschleppungen wirken sich auf das Ergebnis aus. Die Vorverdünnungen sind nur begrenzt haltbar und es können Adsorptionseffekte an Kunststoffoberflächen stattfinden. Die Qualität der Mangelplasmen bestimmt die Sensitivität der Methode sowohl für den Restgehalt des Mangelfaktors

(Forderung: < 1%) als auch für die Aktivitäten der übrigen Faktoren (Forderung: > 60%). Bezugskurven mit Mangelplasmen von hohem Restgehalt des Mangelfaktors verlaufen unterhalb der 10%-Aktivität sehr flach.

Im Normbereich ist die Einzelfaktorbestimmung wegen der hyperbolischen Beziehung zwischen Aktivität und Gerinnungszeit nicht sehr präzise. Die durch Präzisionsschwankungen bedingten Unterschiede sind jedoch klinisch meist nicht relevant.

Für die Faktor-VII-Bestimmung muss ein Faktor-VII-empfindliches Thromboplastinreagenz verwendet werden. Die aPTT-Reagenzien sollten eine ausreichende Empfindlichkeit für die endogenen Faktoren, speziell für die Faktoren VIII und IX, aufweisen. Anhaltspunkt für die Faktorenempfindlichkeit eines aPTT-Reagenzes kann folgendes Experiment geben: Normalplasma wird stufenweise mit dem Plasma einer Person mit kongenitalem Faktorenmangel und bekannter Restaktivität verdünnt und die aPTT bestimmt. Bei einer (berechneten) Aktivität zwischen 40 und 30% der Norm sollte die aPTT den Laborreferenzwert überschreiten. Präformierte Antikörper gegen Gerinnungsfaktoren und Antikörper vom Typ Lupus stören die Bestimmung. Hinweise auf solche Störfaktoren sind unterschiedliche Ergebnisse bei Variation der Probenvorverdünnung.

Referenzwerte

Die Referenzwerte für die Gerinnungsfaktoren II, VII, IX, X und XI betragen 70–120% der Norm und für die Faktoren V, VIII und XII 70–150% der Norm (Quelle: Labor des Universitätsklinikums Kiel). Neugeborene und Kleinkinder haben niedrigere Referenzwerte (Andrew u. Schmidt 1994).

Standardisierung

Per Definition besitzt ein Normalplasmapool mit Plasma von mindestens 30 gesunden Spendern die Faktorenaktivität von 100%. Es gibt aber Hinweise, dass individuelle Schwankungen zu statistisch relevanten Abweichungen führen können und ein noch größerer Spenderpool erforderlich ist. Die WHO verfügt über ein Plasma mit Angaben der wichtigsten Einzelfaktoren, die im Ringversuch mit »Konsensuswerten« versehen wurden. Eine Kalibrierung mit standardisierten Konzentraten, wie sie von Herstellern der Konzentrate verwendet werden, ist nicht ohne weiteres möglich.

Kontrollen

Die Mitführung von Kontrollen im normalen und abnormen Bereich ist dringend erforderlich. Für den Normalbereich werden zumeist lyophilisierte Plasmapools verwendet, deren Sollwerte an den internationalen Referenzplasmen bestimmt wurden. Für den abnormen Bereich werden verdünnte Normalplasmen verwendet.

Andere Methoden

Einige der Gerinnungsfaktoren können mit nephelometrischen oder turbidimetrischen Methoden, die z. T. latexverstärkt sind, **immunologisch** bestimmt werden. Diese Verfahren erlauben jedoch keine Angabe über die biologische Aktivität.

Für die Faktor-VIII-Bestimmung wird auch eine **chromogene Substratmethode** angeboten. Sie basiert auf der Eigenschaft des Faktors VIII als Kofaktor im so genannten Tenasekomplex (Komplex aus Faktor VIII, IX, Phospholipid und Calcium), den Faktor X in seine aktivierte Form zu überführen. Die Aktivität des gebildeten Faktors Xa wird mit einem chromogenen Substrat gemessen. Die Präzision dieses Tests ist hoch. Wegen seiner Präzision und seiner guten Automatengängigkeit ist dieser Test in Blutbanken und bei der Betreuung von Hämophiliepatienten beliebt.

Literatur

Andrew M, Schmidt B. Hemorrhagic and thrombotic complications in children. In: Colman RW, Hirsh J, Marder VJ, Salzman EW (eds). Hemostasis and thrombosis. Basic principles and clinical practice. Philadelphia: Lippincott 1994; 989–1022.

Thomas L. Gerinnungsfaktoren Einzelanalysen. In: Thomas L (Hrsg.). Labor und Diagnose. Marburg: Med. Verlagsgesellschaft 1998; 621–4.

2.6.2 Fibrinogen

Indikation

Die Fibrinogenbestimmung ist Bestandteil des **präoperativen Screenings**. Sie dient ferner als Suchtest bei Verdacht auf eine **Blutgerinnungsstörung**. In der Differenzialdiagnostik von Gerinnungsstörungen dient sie dem Nachweis einer angeborenen Hypo- oder Dysfibrinogenämie. In der **Therapieüberwachung** einer Verbrauchskoagulopathie, Leberfunktionsstörung, Fibrinolysetherapie und Hyperfibrinolyse wird die Fibrinogenbestimmung zur Verlaufskontrolle verwendet. Fibrinogen ist ein konzentrationsabhängiger **Risikofaktor für die koronare Herzkrankheit** (Cook u. Ubben 1990).

Testprinzip

In der Patientenprobe wird das gerinnungsfähige Fibrinogen nach Zugabe von Thrombin gemessen. Bei hoher Thrombinkonzentration ist in einer Plasmaprobe die Geschwindigkeit der Fibrinpolymerisation proportional zur Konzentration des gerinnbaren Fibrinogens (Clauss 1957). Die Gerinnungszeit ist dann umgekehrt proportional zur Fibrinogenkonzentration. Die Umwandlung von Fibrinogen in Fibrin durch Thrombin geht unter diesen Bedingungen nicht in die Reaktionsgeschwindigkeit ein. Dieser Zusammenhang wurde 1957 von Clauss erkannt und bildete die Grundlage für die als **Clauss-Methode** bekannte Fibrinogenbestimmung. Die erforderliche hohe Thrombinkonzentration wird durch die Wahl der Probenvorverdünnung (Standard: 1 : 10) unterstützt. Die Clauss-Methode hat viele Varianten, die sich nicht grundsätzlich voneinander unterscheiden. Es wird die Menge und die Funktion des Fibrinogens, z. B. schlecht gerinnbares Fibrinogen oder eine Störung der Fibrillenbildung (Dysfibrinogenämien), angezeigt. Im Gegensatz dazu ist die Bestimmung von Fibrinogen als »abgeleitetes Fibrinogen« (derived fibrinogen) eine Endpunktmethode, die die gerinnbare Gesamtmenge angibt. Abgeleitetes Fibrinogen ist trotz der eingeschränkten Aussagekraft bezüglich seiner Funktionalität beliebt, da der Wert bei der Bestimmung der Thromboplastinzeit an optisch messenden Gerinnungsgeräten zusätzliche Informationen liefert (s. auch Kap. 2.3.1 und Abb. 2-1).

Anforderungen an die Probe

Die Clauss-Methode ist auf Citratplasma ausgelegt. Fibrinogenlösungen, beispielsweise Plasmakonzentrate, müssen eigens kalibriert und mit geeigneten Verdünnungsmitteln vorverdünnt werden. Plasmaproben sind 8 Stunden stabil und können auch eingefroren werden. Vorsicht ist beim Auftauen angezeigt. Das so genannte Kryopräzipitat, das sich beim Einfrieren bildet und das vorwiegend aus Fibrinogen besteht, muss vollständig aufgelöst werden.

Weniger stabil sind Probenvorverdünnungen (meist zwischen 1 : 5 und 1 : 20). Sie sollten innerhalb von 30 Minuten gemessen werden. Je nach Typ der verwendeten Kunststoffgefäße kann eine Adsorption zu verringerter Wiederfindung führen.

Kritisch bezüglich ihrer Stabilität sind Proben, in denen freie proteolytische Enzyme (Elastase, Trypsin, Plasmin, Kallikrein und Kathepsine aus Zellbestandteilen) enthalten oder Inhibitoren vermindert sind. Solche Proben sollten nicht oder mit Aprotinin versetzt gelagert werden.

Durchführung

Im Folgenden wird die manuelle Methode schematisch vorgestellt:
- Die Herstellung der Probenverdünnung (1 : 10) erfolgt in NaCl 0,9 % oder in der dem Reagenz beigegebenen Pufferlösung.
- Probenverdünnung und Reagenz auf 37 °C bringen.
- 0,1 ml Probenverdünnung vorlegen.
- 0,2 ml Reagenz zufügen (Zeitnahme) und mischen.
- Die Gerinnungszeit messen.

Die ermittelte Gerinnungszeit wird an einer Bezugskurve abgelesen. Wenn der Messbereich über- oder unterschritten wurde, muss eine 1 : 5- oder 1 : 20-Verdünnung nachbestimmt und das abgelesene Ergebnis halbiert oder verdoppelt werden.

Grenzen der Methode, Störeinflüsse

Als Störgrößen kommen Substanzen infrage, die die Polymerisation des Fibrins behindern und dadurch die Gerinnungszeit verlängern. Sie können Bestandteil der Probe sein oder aus dem Testsystem stammen und damit technische Störungen darstellen. Zwischen dem Kalibrationssystem und dem Messsystem sollten vergleichbare Ionenkonzentrationen und pH-Verhältnisse herrschen. Wenn eine kinetische Methode (Clauss) mit einer Endpunktmethode (derived fibrinogen) verglichen wird, spielen »Matrixeffekte« (z. B. Eigentrübung der Probe) eine Rolle. Auch die unterschiedliche Trübung von Patientenprobe, Kalibratoren und speziell gefriergetrocknete Kontrollproben können die Analyse beeinflussen. Um zu verhindern, dass Heparin über eine AT-Aktivierung die Thrombinmenge im Test reduziert, enthalten die Reagenzien einen Heparininhibitor. Therapeutisch verwendete direkte Thrombininhibitoren, z. B. Hirudin, stören ebenfalls. Unter den Stoffwechselprodukten kommt Harnstoff als Störgröße infrage, therapeutisch hemmen Dextrane die Fibrinpolymerisation. Unter fibrinolytischer Therapie treten Fibrinogenspaltprodukte auf, die zu verringerter Wiederfindung von Fibrinogen führen.

Referenzwerte

Der Referenzwert ist 1,8–3,5 g/l. Klinisch relevant sind Konzentrationen unter 1,2 g/l. Erhöhte Fibrinogenwerte sind als koronarer Risikofaktor erwiesen (Cook u. Ubben 1990). Das Risiko ist unabhängig von anderen Faktoren und konzentrationsabhängig. Da Fibrinogen ein akutes Phasenprotein ist und temporär auf hohe Werte ansteigen kann, ist eine Verlaufskontrolle erforderlich.

Standardisierung

Ein Kalibrator auf Plasmabasis wird in mehreren Verdünnungsstufen getestet und eine Eichkurve erstellt. Es gibt auch fertige Kalibratoren, die einen ausreichenden Bereich (ca. 0,8–7,0 g/l) abdecken. Die Hersteller orientieren sich am internationalen Standard der WHO, der aber nur den Normalbereich (ca. 2,5 g/l) abdeckt. Zur Festlegung der absoluten Konzentration wird Fibrinogen als gerinnbares Protein über Gewicht oder Elementarstickstoff bestimmt.

Kontrollen

Wünschenswert wären 3 Kontrollen, jeweils im abnorm hohen, normalen und unteren Entscheidungsbereich. Kommerziell verfügbar sind jedoch nur Normalkontrollen und durch Verdünnung hergestellte Proben im unteren Normbereich. Dadurch sind methoden- und gerätespezifische Werte bedingt.

Andere Methoden

Neben der erwähnten Endpunktmethode des *derived fibrinogens* – eine Zusatzinformation aus der Thromboplastinzeitbestimmung – gibt es modifizierte Clauss-Methoden, die ohne Probenvorverdünnung auskommen. Präzipitationsmethoden (Hitzefibrinogen) spielen keine Rolle mehr. Immunologische Methoden haben noch einen gewissen Stellenwert, messen aber nicht nur das gerinnbare Fibrinogen, sondern die Gesamtheit des Fibrinogenantigens, auch wenn dieses schlecht gerinnbar oder sogar ungerinnbar ist.

Literatur

Clauss A. Gerinnungsphysiologische Schnellmethode zur Bestimmung des Fibrinogens. Acta Haematol (Basel) 1957; 17: 237–41.

Cook NS, Ubben D. Fibrinogen as a major risk factor in cardiovascular disease. Trends Pharmacol Sci 1990; 11: 444–51.

2.6.3 Faktor XIII

Norbert Zander

Indikation

Eine verminderte Faktor-XIII-Aktivität kann zu einer **Blutungsneigung** führen. Bei einer hämorrhagischen Diathese gehört ein Faktor-XIII-Test zur Basisdiagnostik.

Testprinzip

Für die Bestimmung der Faktor-XIII-Aktivität sind zwei Tests kommerziell erhältlich.

Der **Berichrom® Faktor XIII** (Fickenscher et al. 1991) ist ein photometrischer Test in Lösung. Bei diesem Test werden Fibrinogen und Faktor XIII durch Thrombin gespalten. Faktor XIIIa verbindet ein Peptidsubstrat mit Glycinethylester, wobei Ammoniak freigesetzt wird, das über einen gekoppelten Enzymtest mit Glutamatdehydrogenase bei 340 nm nachgewiesen wird.

Pefakit® Faktor XIII (Wilmer et al. 2001) ist ein photometrischer Test auf einer mit Fibrinogen beschichteten Mikrotitrationsplatte. Fibrinogen und Faktor XIII werden durch Thrombin gespalten. Faktor XIIIa verbindet ein biotinyliertes Substrat mit der Festphase. Der Nachweis des gebundenen Substrats erfolgt über Streptavidin und alkalische Phosphatase bei 405 nm.

Anforderungen an die Probe

Als Probe dient Citratplasma.

Durchführung

Im Folgenden wird eine manuelle Durchführung dieses Tests beschrieben.

Um ein Faktor-XIII-Reagenz zu erhalten, wird Aktivatorreagenz (enthält NADH und Thrombin) zu gleichen Teilen mit Detektorreagenz (enthält Faktor-XIII-Peptidsubstrat, Glycinethylester, Glutamatdehydrogenase und α-Ketoglutarat) gemischt. 100 µl Probe werden mit 1000 µl Faktor-XIII-Reagenz gemischt. Die Extinktion des Gemischs wird bei 340 nm gemessen. Die

Umsatzgeschwindigkeit wird aus dem linearen Teil der Extinktionskurve abgelesen. Aus dem gemessenen Signal wird über einen mitgemessenen Kalibrator die Faktor-XIII-Aktivität in Prozent der Norm bestimmt.

Protokolle für die vollautomatische und auch die manuelle Abarbeitung sind überdies bei den Herstellern erhältlich.

Grenzen der Methode, Störeinflüsse

Transglutaminasen aus Erythrozyten stören die Faktor-XIII-Aktivitätstests, sodass hämolysierte Proben nicht verwendet werden sollten. Ammoniak oder Ammonium in Konzentrationen über 0,5 mM stören den Berichrom® Faktor-XIII-Test.

Referenzwerte

Der Referenzbereich für den Faktor XIII liegt bei 70–140% der Norm. Bei Neugeborenen kann der Faktor XIII vermindert sein. Auch gegen Ende der Schwangerschaft werden erniedrigte Werte gefunden.

Standardisierung

Die Standardisierung erfolgt gegen einen Plasmapool gesunder Spender, der per Definition einen Faktor-XIII-Gehalt von 100% der Norm besitzt. Zur Kalibration wird eine Verdünnungsreihe des Standards verwendet. Ein internationaler Faktor-XIII-Standard ist in Vorbereitung.

Kontrollen

Auf Humanplasma basierende Kontrollen sind kommerziell erhältlich.

Andere Methoden

ELISA-Methoden für die Untereinheiten A und B wurden beschrieben (Kantona et al. 2000).

Literatur

Fickenscher K, Aab A, Stüber W. A photometric assay for blood coagulation factor XIII. Thromb Haemost 1991; 65: 535–40.

Katona E, Haramura G, Kárpáti L, Fachet J, Muszbek L. A simple, quick one-step ELISA assay for the determination of complex plasma factor XIII (A2B2). Thromb Haemost 2000; 83: 268–73.

Wilmer M, Rudin K, Kolde H, Poetzsch B, Lenz W, Moessmer G, Meili E, Egbring R, Gempeler-Messina P, Gempeler M, Bastian S, Kohler H. Evaluation of a sensitive colorimetric FXIII incorporation assay. Effects of FXIII Val34Leu, plasma fibrinogen concentration and congenital FXIII deficiency. Thromb Res 2001; 102: 81–91.

2.7 Gerinnungsinhibitoren

2.7.1 Antithrombin

Andrea Lichte

Indikation

Die Bestimmung des physiologisch aktiven Antithrombins (AT) dient zum Ausschluss oder zur Diagnose eines angeborenen oder erworbenen Antithrombinmangels, der mit einem hohen Thromboserisiko assoziiert ist (Van Boven u. Lane 1997). Ein hereditärer AT-Mangel führt zu einer verminderten AT-Aktivität bei erniedrigter (Defizienz Typ I) oder normaler Proteinkonzentration (Defizienz Typ II). Aufgrund des hohen Thromboserisikos (bis zum 50. Lebensjahr erleiden zwei Drittel aller Patienten mit AT-Defizienz eine thromboembolische Komplikation) ist die AT-Diagnostik bei Verdacht auf einen **hereditärer AT-Mangel** unverzichtbar. Erste Hinweise können ein gehäuftes Auftreten thromboembolischer Erkrankungen in der Familienanamnese oder ein thrombotisches Ereignis im frühen Jugend- oder Erwachsenenalter geben. Dies gilt insbesondere für Fälle, bei denen es sich um Thrombosen atypischer Lokalisationen oder um rezidivierende Ereignisse handelt.

Ein **erworbener AT-Mangel** tritt infolge verminderter Synthese (bedingt durch akuten oder chronischen Leberparenchymschaden), vermehrten Proteinverbrauchs (DIC, Sepsis, geburtshilfliche Komplikationen, maligne Erkrankungen, Polytrauma) oder als Folge von Proteinverlust bei nephrotischem Syndrom oder Aszites auf (Kottke-Marchant u. Duncan 2002). Bei Patienten mit erworbenem Antithrombinmangel ist die Notwendigkeit der AT-Diagnostik abhängig von der thrombophilen Risikosituation. Beispielsweise ist eine wiederholte AT-Bestimmung in kurzen Intervallen bei DIC indiziert. Auch bei der **Substitution mit Antithrombinkonzentraten** ist eine regelmäßige Verlaufskontrolle der AT-Aktivität durchzuführen, damit sichergestellt ist, dass die Zielkonzentrationen an Antithrombin im Plasma (80 %) tatsächlich erreicht wird. Ein weiterer Anwendungsbereich für die AT-Diagnostik ist der Verdacht auf eine **Heparinresistenz**, da diese Patienten gegebenenfalls höhere Dosen an Heparin oder Antithrombin benötigen.

Eine Routinemessung von Antithrombin vor der Gabe oraler Kontrazeptiva oder vor der Hormonersatztherapie wird dagegen nicht empfohlen, es sei denn es besteht eine positive Familienanamnese.

Testprinzip

Kommerzielle Tests zur Bestimmung der AT-Aktivität sind unterschiedlich konzipiert: einige verwenden Thrombin, andere Faktor Xa als Zielenzym, diverse enthalten Heparin (Heparinkofaktortest), andere nicht (progressiver Aktivitätstest). Zeitgemäß sind chromogene Methoden, bei denen das zu hemmende Enzym im Überschuss eingesetzt wird (Abb. 2-5). In Anwesenheit von Heparin wird ein Teil des Enzyms durch das AT der Probe komplexiert und inaktiviert. Überschüssiges, ungebundenes Enzym spaltet anschließend ein spezifisches chromogenes Substrat unter Farbstofffreisetzung. Die Geschwindigkeit der Substratspaltung wird in Abhängigkeit von der Zeit photometrisch bestimmt und ist umgekehrt proportional zur Hemmaktivität des AT der Probe.

Anforderungen an die Probe

Zur Bestimmung ist plättchenarmes Citratplasma bis zu maximal 8 Stunden nach der Blutentnahme verwendbar (DIN-Norm 2002). Bei –20 °C gelagertes Plasma sollte innerhalb von 10 Minu-

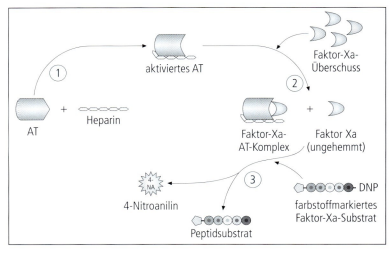

Abb. 2-5 Testprinzip eines chromogenen Antithrombinaktivitätstests auf Faktor-Xa-Basis. Schritt 1: Antithrombin (AT) der Probe wird durch Heparin aktiviert. Schritt 2: Nach Zugabe von Faktor Xa im Überschuss wird der AT-Faktor-Xa-Komplex gebildet. Schritt 3: Überschüssiger Faktor Xa spaltet das chromogene Substrat unter Freisetzung eines Farbstoffs (z. B. 4-Nitroanilin).

ten bei 37 °C aufgetaut und die Bestimmung binnen 2 Stunden durchgeführt werden. Mehrfaches Einfrieren des Plasmas ist zu vermeiden.

Durchführung

AT-Tests werden gewöhnlich automatisiert durchgeführt. Nachfolgend ist beispielhaft die manuelle Durchführung eines chromogenen AT-Tests beschrieben:
- Alle Materialien (Thrombin- u. Substratreagenz, NaCl 0,9 %) auf 37 °C erwärmen.
- Das Plasma mit NaCl 0,9 % 1 : 40 verdünnen.
- 50 µl der vorverdünnten Probe mit 50 µl NaCl 0,9 % versetzen.
- 100 µl Thrombinreagenz zufügen, 3 min bei 37 °C inkubieren.
- 100 µl Substratreagenz zugeben, mischen, und in einem Photometer (405 nm) die Extinktionszunahme pro Minute (ΔE_{405}/min) bestimmen.

Die AT-Aktivität der Probe wird über die ermittelte ΔE_{405}/min aus der Kalibrationskurve abgelesen und in Prozent angegeben.

Grenzen der Methode, Störeinflüsse

Ein angeborener Antithrombinmangel kann nur dann sicher diagnostiziert werden, wenn die verminderte AT-Aktivität wiederholt nachgewiesen und Verbrauchskoagulopathien ausgeschlossen werden konnten. Bei Einnahme von **Kontrazeptiva** und unter einer **Hormonersatztherapie** kann die AT-Plasmakonzentration um etwa 10 % reduziert sein.

AT-Tests, die humanes Thrombin enthalten, können durch den **Heparinkofaktor II** (HC II) gestört werden (Conard et al. 1986), da der Serinproteaseinhibitor humanes Thrombin hemmt. Die zusätzliche Hemmaktivität des HC II kann zu einer Überschätzung der real vorhandenen AT-Aktivität führen. Interferenzen durch HC II können bei AT-Tests, die bovines Thrombin oder Faktor Xa verwenden, ausgeschlossen werden, weil diese Enzyme eine geringe Affinität zu HC II besitzen.

AT-Tests auf Thrombinbasis werden durch **Hirudin** und niedermolekulare **Thrombininhibitoren**, die an das aktive Zentrum des Thrombins binden, gestört. Faktor Xa basierte AT-Tests werden durch direkte Thrombininhibitoren nicht beeinflusst.

Synthetische, niedermolekulare und **direkte Faktor-Xa-Inhibitoren** befinden sich gegenwärtig in der Entwicklung (z. B. DX9065a, BAY59-7939). Es ist anzunehmen, dass diese Inhibitoren AT-Tests auf Faktor-Xa-Basis beeinflussen werden.

Referenzwerte

Referenzbereiche werden anhand von Kontrollkollektiven gesunder Blutspender ermittelt. Normalwerte für die AT-Aktivität liegen im Bereich von 80–120 % und werden durch Alter und Geschlecht wenig beeinflusst. Patienten mit angeborenem AT-Mangel zeigen gewöhnlich Plasmaaktivitäten ≤ 50 %. Dabei können die Werte im Bereich von 35–70 % variieren.

Normalbereiche können je nach Technik und verwendetem Gerät von Labor zu Labor abweichen. Daher sollte jedes Labor eigene Referenzbereiche erstellen.

Standardisierung

Referenzplasmen, die am internationalen Antithrombinstandard der WHO kalibriert wurden, sind erhältlich und können zur Erstellung von Bezugskurven verwendet werden. Die AT-Aktivität wird in Prozent der Norm ausgewertet. Die Normalaktivität ist mit 100 % definiert und entspricht einer internationalen Einheit je Milliliter Plasma (IU/ml).

Kontrollen

Zwei Kontrollen (eine im Referenzbereich, eine im pathologischen Bereich) sollten mindestens alle 8 Stunden an jedem Testtag und bei jeder Kalibration gemessen werden. Die Messwerte sollten innerhalb des festgelegten Vertrauensbereichs der Kontrollen liegen.

Andere Methoden

Neben **funktionellen Tests** zur Bestimmung der AT-Aktivität sind auch **immunologische Tests** zur Ermittlung der AT-Konzentration erhältlich. Die alleinige Bestimmung der Antigenkonzentration ist jedoch für viele Anwendungen, z. B. für ein Thrombophiliescreening, nicht ausreichend (Tripodi u. Manucci 2001), weil dadurch Fälle, in denen die AT-Konzentration normal, aber die funktionale Aktivität reduziert ist (AT-Defizienz Typ II), nicht nachgewiesen werden können. Nützlich ist aber bisweilen die Kombination von funktionellem und immunologischem Test, da durch den Vergleich der Ergebnisse eines Antigen- mit denen eines Aktivitätstests zwischen Typ-I- oder Typ-II-Mangel differenziert werden kann.

Literatur

Conard J, Bara L, Horellou M, Samama MM. Bovine or human thrombin in amidolytic AT III assays. Influence of heparin cofactor II. Thromb Res 1986; 41: 873–8.

DIN Deutsches Institut für Normung e.V. (Hrsg.). Bestimmung der Antithrombin-III-Aktivität. In: DIN-Taschenbuch 261: Hämostasiologie Normen. Berlin, Wien, Zürich: Beuth 2002; 74–8.

Kottke-Marchant K, Duncan A. Antithrombin deficiency: issues in laboratory diagnosis. Arch Pathol Lab Med 2002; 126: 1326–36.

Tripodi A, Manucci PM. Laboratory investigation of thrombophilia. Clin Chem 2001; 47: 1597–606.

Van Boven HH, Lane DA. Antithrombin and its inherited deficiency states. Semin Hemat 1997; 34: 188–204.

2.7.2 Protein C

Udo Becker

Indikation

Protein C ist einer der Thrombophiliefaktoren, der bei Verminderung zu venösen Thrombosen führen kann. Indikation zur Protein-C-Bestimmung ist daher vorwiegend eine bekannte oder vermutete **thrombophile Diathese**.

Protein C wird sowohl autosomal-rezessiv als auch autosomal-dominant vererbt. Homozygote Personen erleiden bereits als Neugeborene fulminante Thrombosen mit schweren Hautnekrosen. Bei heterozygoten Personen kann, je nach Art des Defektes, der Zeitpunkt der ersten Symptomatik sehr unterschiedlich sein.

Im Vergleich zu einem angeborenen ist ein erworbener Protein-C-Mangel häufiger. Protein C wird Vitamin-K-abhängig in der Leber synthetisiert. Bei einem Vitamin-K-Mangel oder einer OAK wird ein Molekül synthetisiert, das wenig γ-Carboxyglutaminsäure besitzt und funktionell gestört ist. Es ist daher nicht zweckmäßig, während einer OAK eine Protein-C-Bestimmung durchzuführen. Ist dies dennoch erforderlich, und kann eine orale Antikoagulation nicht unterbrochen werden, so sind spezielle diagnostische Strategien anzuwenden (Pabinger et al. 1992).

Testprinzip

Das Proenzym Protein C wird am Gefäßendothel vom Thrombin-Thrombomodulin-Komplex zu APC aktiviert. In Anwesenheit seines Kofaktors, dem Protein S, entfaltet Protein C seine ganze Wirkung und hemmt als Protein-C-Protein-S-Komplex die Faktoren Va und VIIIa. In einem funktionellen Testverfahren muss aus dem Proenzym (Protein C) zuerst das Enzym (APC) generiert werden. Dies erfolgt durch ein spezielles Enzym (Protac®) aus dem Gift der Kupferkopfschlange (Agkistrodon contortrix). Die Protein-C-Bestimmung wird hier als chromogene Substratmethode beschrieben. Sie weist gegenüber der nachfolgend beschriebenen Gerinnungsmethode (s. Andere Methoden, S. 75) gewisse Vorteile auf. Die Ergebnisse beider Methoden sind aber nicht in allen Fällen als gleichwertig anzusehen (Sturk et al. 1987).

Das für APC weitgehend spezifische chromogene Pepidsubstrat p-Glu-Pro-Arg-MNA, wird durch APC zu p-Glu-Pro-Arg-OH und Methoxy-Nitroanilin (MNA) gespalten. Die Extinktion von MNA wird photometrisch, meist als kinetische Reaktion, bei 405 nm gemessen. Durch den hohen molaren Überschuss an Peptidsubstrat im Reaktionsansatz spielt die eigentliche physiologische Reaktion, die Inhibition von Faktor Va und VIIIa, keine Rolle.

Durchführung

Im Folgenden wird die manuelle Methode zur Bestimmung von Protein C beschrieben. Es handelt sich um eine enzymkinetische Bestimmung bei 37 °C und 405 nm Wellenlänge:

- 0,1 ml Probe wird mit 1,0 ml Aktivatorreagenz (Protac®) gemischt.
- Nach 5 min Inkubation, wird 0,2 ml Substratreagenz zugefügt und gemischt.
- Die Umsatzgeschwindigkeit ΔE/min wird aus dem linearen Teil der Extinktionszeitkurve bestimmt.

Im Allgemeinen wird vom Reagenzhersteller der lineare Bereich zur Bestimmung des ΔE/min-Signals angegeben bzw. Messbeginn und Messende vorgeschrieben. Außerdem wird der Messbereich, z. B. 5–140%, angegeben. Über dem Messbereich gefundene Proben müssen verdünnt nachbestimmt werden. Analyseautomaten suchen sich den linearen Bereich selbst und führen bei Überschreitung der Messbereichsgrenzen automatisch eine Nachbestimmung mit geringerer Probenmenge durch. Aus dem gemessenen Signal wird über einen mitgemessenen Kalibrator die Protein-C-Aktivität in Prozent der Norm oder in IU/ml berechnet. Die Kalibrierung erfolgt meistens durch ein lyophilisiertes Citratplasma, das vom Hersteller an einem WHO-Standardplasma oder einem aus einem Pool von Spendern gewonnenen Frischplasma kalibriert wurde (Einpunktkalibration). Alternativ kann auch eine Verdünnungskurve in Protein-C-Mangelplasma erfolgen (Mehrpunktkalibration).

Anforderungen an die Probe

Geeignet ist Citratplasma, das wie beschrieben (s. Kap. 2.2.2) hergestellt und unter Standardbedingungen verwendet wird. Für Protein C sind keine darüber hinausgehenden speziellen Vorsichtsmaßnahmen erforderlich.

Grenzen der Methode, Störeinflüsse

Die chromogene Substratmethode misst die durch unphysiologische Aktivierung entstandene Enzymaktivität von APC und nicht die – durch fehlende Carboxylierung des Proteins – verminderte Wirkung auf die physiologischen Substrate Faktor Va und VIIIa. Ebenso können mögliche Defekte von Protein C nicht erkannt werden, die auf eine verminderte Reaktion mit dem Thrombin-Thrombomodulin-Komplex zurückzuführen sind. Es ist daher nicht auszuschließen, dass sehr seltene funktionelle Störungen nicht angezeigt werden. Dennoch wird hier die chromogene Methode als Standardmethode beschrieben, da die technischen Vorteile überwiegen und die Ergebnisse einfacher zu interpretieren sind.

Eine Störung des Tests ist durch proteolytische Nebenaktivitäten aus der Probe denkbar. Eine unspezifische Spaltung des chromogenen Substrats kann durch Blindwertversuche überprüft werden. Hierzu wird im Test anstelle des Aktivatorreagenzes physiologische Kochsalzlösung eingesetzt.

Referenzbereiche

Der Normalbereich beträgt 70–140% der Norm oder 0,7–1,4 IU/ml.

Bei einem kongenitalen Mangel (heterozygot) sollte der Wert für Protein C bei etwa 50% der Norm liegen. Er kann aber aufgrund der Vielzahl der möglichen Gendefekte deutlich davon abweichen. Eine wiederholt gemessene Protein-C-Aktivität von weniger als 60% zeigt nach Ausschluss technischer Fehlerquellen einen Protein-C-Mangel an.

Standardardisierung

Die WHO stellt je einen Plasmastandard und einen Protein-C-Konzentrat-Standard zur Verfügung die in weltweiten Ringversuchen von Expertenlabors kalibriert wurden. An diesen stellen die kommerziellen Hersteller ihre Kalibratoren ein.

Kontrollen

Zwei Kontrollen sollten in jeder Serie nach den Regeln der Qualitätssicherung durchgeführt werden, wobei die eine im Referenzbereich und die andere im Entscheidungsbereich bei etwa 50% der Norm liegen sollte.

Andere Methoden

Die chromogenen Substratmethoden unterscheiden sich im Wesentlichen durch die Rezeptur, z. B. HD-Phe-Pip-Arg-pNA anstelle des beschriebenen chromogenen Substrats p-Glu-Pro-Arg-MNA. Eine mehr an den physiologischen Abläufen orientierte Methode stellt die Gerinnungsmethode für Protein C dar. Die APC-Wirkung wird dabei über die Inaktivierung von Faktor Va und VIIIa gemessen. Dazu wird ein Protein-C-Mangelplasma eingesetzt, damit alle für den Gerinnungsablauf erforderlichen Komponenten vorhanden sind. Das Protein C der

Probe wird ebenfalls mit Protac® aktiviert. Die Reaktion läuft über einen modifizierten aPTT-Test ab. Die Gerinnungszeit ist ein Maß für die Protein-C-Aktivität: Je stärker die Inhibitorwirkung des APC ist, umso länger ist die Gerinnungszeit. Der Test ist sensitiv bei vorliegendem Vitamin-K-Mangel, einer Leberfunktionsstörung oder bei Behandlung mit oralen Antikoagulanzien.

Eine Methode, die sich noch mehr an der Gerinnungsphysiologie orientiert, verwendet den Thrombin-Thrombomodulin-Komplex zur Aktivierung von Protein C, ist aber kommerziell nicht verfügbar.

Die Antigenbestimmung mit immunologischen Methoden hat Bedeutung bei der Unterscheidung von Varianten des Protein-C-Mangels, z. B. unter einer oraler Antikoagulation, wenn diese nicht abgesetzt werden kann.

Literatur

Sturk A, Morrien-Salomons WM, Huisman MV, Born JJ, Buller HR, ten Cate JW. Analytical and clinical evaluation of commercial protein C assays. Clin Chim Acta 1987; 165: 263–70.

Pabinger I, Allaart Cf, Hermans J, Briet E, Bertina RM. Protein C Transmitter Study Group. Hereditary protein C deficiency; laboratory values in transmitters and guidelines for the diagnostic procedures. Report on a study of the SSC Subcommittee on Protein C and Protein S. Thromb Haemostas 1992; 68: 470–4.

2.7.3 Protein S

Jürgen Patzke

Indikation

Protein S ist ein nicht enzymatischer Kofaktor für aktiviertes Protein C und verstärkt dessen antikoagulatorische Wirkung. Im Blut liegt Protein S sowohl frei als auch an Komplementfaktor C4b-bindendes Protein gebunden vor. Lediglich der freie Anteil ist funktionell wirksam.

Diese komplexe Physiologie erschwert die Bestimmung und erfordert für bestimmte Indikationen unterschiedliche Bestimmungsmethoden. Eine umfassende Übersicht zur Protein-S-Diagnostik wurde von Goodwin et al. (2002) veröffentlicht.

Die Testmethode »Aktivitätstest« oder »freies Protein-S-Antigen« ist bei Verdacht auf eine **angeborene Thromboseneigung** (Thrombophiliescreening) und ggf. bei Verdacht auf einen **erworbenen Protein-S-Mangel** indiziert. Die Testmethoden »Aktivitätstest«, »freies Protein-S-Antigen« und »gesamtes Protein-S-Antigen« sollten zur **Differenzierung der Typen I, II und III** bei bekanntem familiärem Protein-S-Mangel angewendet werden.

Eine hereditär bedingte Protein-S-Defizienz kann bei gleichzeitigem Vorliegen einer erworbenen Protein-S-Defizienz nicht diagnostiziert werden. Besonders niedrige Werte von weniger als 25 % können allerdings ein Hinweis auf einen solchen kombinierten Mangel sein.

Testprinzip

Zur Bestimmung der **Protein-S-Aktivität** wird Patientenplasma mit Protein-S-Mangelplasma verdünnt, sodass alle anderen Faktoren des Gerinnungssystems in ausreichender Menge vorhanden sind. Durch Zugabe von APC kann Protein S seine Wirkung als Kofaktor gut entfalten. Die Gerinnung wird dann, je nach Testsystem, durch Thromboplastin, Kontaktaktivatoren oder Faktor-X-Aktivator (RVV) in Gegenwart von Phospholipiden und Calcium gestartet. Im Test-

2.7 Gerinnungsinhibitoren

system ist die Gerinnung bereits durch APC stark verlangsamt und wird durch eine normale Protein-S-Aktivität zusätzlich verlängert.

Zur Bestimmung des **freien oder gesamten Protein-S-Antigens** werden ELISA-Platten oder Latexpartikel mit einem spezifischen Antikörper oder mit einem C4-bindenden Protein (C4BP) beschichtet. Es gibt Antikörper, die sowohl das freie als auch das an C4BP gebundene Protein S erkennen und Antikörper, die spezifisch für das freie Protein S sind.

Anforderungen an die Probe

Die Anforderungen verschiedener Tests an die Probe können unterschiedlich sein. Deswegen ist es wichtig, die jeweilige Packungsbeilage des Herstellers zu beachten. Verwendet wird in der Regel Citratplasma. Die Probe sollte doppelt zentrifugiert werden, um die residuale Thrombozytenzahl auf deutlich weniger als 10 000/μl zu bringen. Beim Pipettieren ist darauf zu achten, dass nur das klare Plasma ohne Thrombozytenverunreinigungen entnommen wird. Nach der Blutentnahme oder nach dem Wiederauftauen gefrorener Proben hat man 2–4 Stunden Zeit, um die Messungen durchzuführen.

Durchführung

Die Tests werden in der Regel auf automatischen Geräten bei 37 °C abgearbeitet. Deren Komponenten und Testprotokolle unterscheiden sich erheblich, sodass hier nur ein beispielhafter Ablauf angegeben werden kann.

- **Bestimmung der Protein-S-Aktivität (Gerinnungsmethode)**
- 3 μl Patientenplasma werden mit 53 μl Protein-S-Mangelplasma gemischt.
- 75 μl APC-Reagenz (enthält $CaCl_2$) werden hinzugefügt.
- Nach einer Inkubation von 90 s wird das Startreagenz (188 μl, enthält RVV und Phospholipide) zugegeben.
- Detektion der Gerinnungszeit durch Messung der Lichtabsorption bei 405 nm.

- **Bestimmung des freien Protein-S-Antigens (Latexmethode)**
- 50 μl Patientenplasma (1 : 2 verdünnt) und 100 μl Puffer mischen.
- 4 Minuten inkubieren.
- Zugabe von 150 μl Latexpartikeln, die mit einem spezifischen Antikörper beladen sind.
- Detektion der Latexagglutination durch Messung der steigenden Lichtabsorption bei 540 nm.

Grenzen der Methode, Störeinflüsse

Selbst innerhalb der Methoden, die die Protein-S-Aktivität oder das Protein-S-Antigen bestimmen, zeigen verschiedene Tests bei erworbenen Mängeln sowie bei Defizienz Typ II oft unterschiedliche Protein-S-Werte und Reaktionen auf Störeinflüsse. Es ist daher notwendig, die Informationen des jeweiligen Herstellers genau zu studieren und Erfahrungen mit dem Test zu sammeln. Eine Interferenz ist meist erst bei einer hohen Konzentration des Einflussfaktors gegeben, z. B. bei einer Heparinkonzentration von über 2 IU/ml (Tab. 2-9). Eine gleichzeitig vorliegende APC-Resistenz kann zu falsch positiven Ergebnissen für das funktionelle Protein S führen, weshalb ein Hersteller dem Reagenz den bovinen Faktor V zusetzt.

Die Diagnose einer Protein-S-Defizienz sollte nur nach einer Bestätigungsmessung mit einem anderen Test und möglichst auch erst nach Wiederholung einige Monate später gestellt werden.

Referenzwerte

Die Herstellerangaben zu den test- und gerätespezifischen Referenzbereichen sind unbedingt zu berücksichtigen. Idealerweise sollte jedes Labor seine eigenen Normalbereiche festlegen. In Tabelle 2-10 finden sich die unteren Grenzen des

Tab. 2-9 Mögliche Interferenzfaktoren bei Protein-S-Tests.

Protein-S-Aktivität			Freies Protein-S-Antigen (Latextest)		
Zu niedrig	Zu hoch	Richtung unklar oder variabel	Zu niedrig	Zu hoch	Richtung unklar oder variabel
APC-Resistenz	NMH	Lipämie	Antigenüberschuss?	Rheumafaktor	Lipämie
Thrombozytenzahl ↑	UFH	Bilirubin		Anti-BSA oder Anti-Maus-Antikörper	Bilirubin
Faktor VIII ↑		Hämoglobin			Hämoglobin
Probe zu alt/ zu oft eingefroren		Lupusantikoagulans			Probe zu alt/ zu oft eingefroren
Gerinnungsaktivierung bei Probenabnahme					
Faktor VIIa ↑					

BSA = bovines Serumalbumin; NMH = niedermolekulares fraktioniertes Heparin; UFH = unfraktioniertes Heparin.

Tab. 2-10 Referenzwerte für Protein S (untere Grenze des Normalbereichs).

Männer	70%
Frauen ohne orale Kontrazeption	55%
Frauen mit oraler Kontrazeption	45%
Frauen nach den Wechseljahren	60%

Normalbereichs für das freie Protein-S-Antigen und die Protein-S-Aktivität, die als typisch angesehen werden können.

Standardisierung

Es gibt einen internationalen WHO-Standard, gegen den der verwendete Test kalibriert sein sollte.

Kontrollen

In der Regel ist es ausreichend, die Kontrollen des Testherstellers in jedem Lauf mitzuführen.

Bei zweifelhaften Ergebnissen ist es sinnvoll, den Aktivitätstest mit einem Test auf das freie Antigen und umgekehrt zu überprüfen. Beide Tests korrelieren in der Regel, nur bei dem Defizienz-Typ II finden sich in dem Aktivitätstest niedrigere Werte.

Andere Methoden

Die molekularbiologische Suche nach einem der vielen bekannten Protein-S-Gendefekte ist noch sehr aufwändig und der Phänotyp korreliert oft nicht gut mit dem Genotyp, sodass diese Diagnostik derzeit noch auf wissenschaftliche Studien und Ausnahmefälle begrenzt ist.

Für die nicht APC-abhängige Wirkung stehen noch keine kommerziellen Teste zur Verfügung.

Literatur

Goodwin AJ, Rosendaal FR, Kottke-Marchant K, Bovill EG. A review of the technical, diagnostic, and epidemiologic considerations for protein S assays. Arch Pathol Lab Med 2002; 126: 1349-66.

2.8 Diagnostik des von-Willebrand-Syndroms

2.8.1 Von-Willebrand-Faktor-Antigen

Jürgen Patzke

Indikation

Die Bestimmung des von-Willebrand-Faktor-Antigens (VWF:Ag) ist bei folgenden Indikationen sinnvoll:
- bei Verdacht auf VWS (s. Kap 4.2.4 und 4.3.4) (Budde et al. 2004),
- zur Differenzierung des VWS Typ 1 und 2 (Ratiobildung mit Aktivitätstest),
- zur Erkennung des VWS Typ 3 (sehr geringe VWF-Konzentration).

Testprinzip

Am häufigsten werden latexverstärkte Immuntests mit einem turbidimetrischen oder nephelometrischen Verfahren eingesetzt. Dabei bindet ein Antikörper auf der Latexoberfläche spezifisch das VWF-Protein der Probe. Je nach Konzentration des von-Willebrand-Antigens agglutinieren die Partikel mehr oder weniger stark und das Ausmaß der Aggregatbildung wird als Anstieg der Extinktion bei einer bestimmten Wellenlänge registriert (Sukhu et al. 2000). Bei den Enzymimmunoassays wird nach dem üblichen Verfahren eine enzymatische Farbreaktion gemessen.

Anforderungen an die Probe

Die Angaben zur Herstellung der Probe und zu deren Stabilität sind bei den Tests unterschiedlich und können den jeweiligen Packungsbeilagen entnommen werden.

■ **Vollblut**
Vollblut darf auf keinen Fall gekühlt gelagert werden, da bei manchen Proben innerhalb weniger Stunden ein Verlust an von-Willebrand-Faktor auftreten kann, der sich bei einem Aktivitätstest noch stärker auswirkt als bei einem Antigentest (Böhm et al. 2006).

■ **Citratplasma**
Als Probe wird Citratplasma verwendet, das einmal eingefroren werden kann. Typischerweise kann das frische Plasma bis zu 8 Stunden und das wieder aufgetaute Plasma nur 2 Stunden verwendet werden. Es ist sinnvoll, nach dem Auftauen bei 37 °C, die Probe ca. 15 Minuten bei Raumtemperatur stehen zu lassen.

Durchführung

Eine manuelle Durchführung der Latextests ist nicht zu empfehlen. Sie werden besser auf automatisierten Geräten durchgeführt. Alle Reagenzien und Meßküvetten werden auf 37 °C temperiert. Beispielhafter Testablauf:
- 36 µl Patientenplasma (1 : 1,4 vorverdünnt) und 60 µl Puffer werden gemischt und 240 Sekunden inkubiert.
- Dann erfolgt die Zugabe von 90 µl Latexreagenz (Partikel mit spezifischen Antikörpern gegen VWF).
- Detektion der Latexagglutination anhand der Zunahme der Lichtabsorption bei 492 nm.
- Ermittlung der Konzentration in Prozent der Norm mithilfe einer Referenzkurve.

Grenzen der Methode, Störeinflüsse

Eine Erkennung funktioneller Defekte (VWS Typ 2) ist nicht möglich. Der Test hat keine Sensitivität für den Anteil besonders großer Multimere.

Die latexbasierten Tests verschiedener Hersteller können unterschiedlich stark beeinflusst sein, z. B. durch Lipämie, Bilirubin, Hämoglobin, Rheumafaktoren und Antigenüberschuss.

Bei geringer Probenverdünnung ist das Risiko einer Interferenz am höchsten. Die Grenzwerte, ab denen eine Interferenz auftritt, sind den Packungsbeilagen zu entnehmen.

Bei den ELISA-Tests sind Störungen durch (sehr seltene) Anti-Maus-/-Kaninchen-Antikörper in der Probe möglich.

Erhöhte Antigenkonzentrationen sind sehr häufig zu beobachten und können ein vorliegendes VWS überdecken, z. B. bei älteren Personen, nach der Menopause, unter Stress, bei entzündlichen Vorgängen (VWF ist ein Akute-Phase-Protein!), postoperativ, bei thrombotisch-thrombozytopenischer Purpura, Diabetes und in der Schwangerschaft. Die intraindividuellen Schwankungen können sehr groß sein.

Referenzwerte

Üblich ist die Angabe in Prozent der Norm. Jedes Labor sollte selbst eine Bestimmung des Normalbereichs durchführen. In der folgenden Tabelle 2-11 sind die Grenzen, die sich typischerweise ergeben, notiert. Hervorzuheben ist, dass bei der Blutgruppe 0 generell niedrigere Werte gefunden werden. Kinder und ältere Personen zeigen höhere Werte. Ein Einfluss der ethnischen Herkunft ist wahrscheinlich.

Standardisierung

Es gibt einen internationalen WHO-Standard gegen den der verwendete Test kalibriert sein sollte.

Kontrollen

Es sollte in jeder Serie eine Kontrolle mit normaler Konzentration und eine Kontrolle mit erniedrigter Konzentration gemessen werden.

Andere Methoden

Neben den latexverstärkten Immunoassays werden auch ELISA-Methoden verwendet. Sie sind in etwa gleich präzise, aber deutlich aufwändiger als die Latexmethoden.

Literatur

Böhm M, Täschner S, Kretzschmar E, Gerlach R, Favaloro EJ, Scharrer I. Cold storage of citrated whole blood induces drastic time-dependent losses in factor VIII and von Willebrand factor: potential for misdiagnosis of haemophilia and von Willebrand disease. Blood Coagul Fibrinolysis 2006; 17: 39–45.

Budde U, Drewke E, Will K, Schneppenheim R. Standardisierte Diagnostik des von-Willebrand-Syndroms. Hämostaseologie 2004; 24: 12–26.

Sukhu K, Martin PG, Cross L, Keeling DM, Giangrande PLF. Evaluation of the von Willebrand factor antigen (vWF-Ag) assay using an immuno-turbidimetric method (STA Liatest® vWF) automated on the MDA® 180 coagulometer. Clin Lab Haematol 2000; 22: 29–32.

Tab. 2-11 Referenzwerte für das VWF-Antigen.

	Untere Grenze (%)	Obere Grenze (%)
Blutgruppe 0	40–60	120–140
Blutgruppe A + B + AB	60–70	150–180

2.8.2 Ristocetin-Cofaktor-Aktivität

Indikation

Die Bestimmung der Ristocetin-Cofaktor-Aktivität (VWF:RCo) ist bei folgenden Indikationen sinnvoll:
- bei Verdacht auf VWS (s. Kap. 4.2.4, 4.3.4) im Rahmen der Hämophiliediagnostik (Budde et al. 2004),
- zur Differenzierung des VWS Typ 1 und 2 (Ratiobildung mit Antigentest),
- zur Therapiekontrolle (Faktor-VIII-Konzentrate, von-Willebrand-Faktor-Konzentrate, DDAVP [z. B. Minirin®]).

Testprinzip

Der von-Willebrand-Faktor der Probe wird durch die Bindung des bakteriellen Glykoproteins Ristocetin in eine aktive Form überführt, die an fixierte Thrombozyten im Reagenz bindet und diese dadurch agglutiniert (Allain et al. 1975).

Es hat sich gezeigt, dass durch dieses Prinzip quantitative Veränderungen und funktionelle Defekte des von-Willebrand-Faktors sehr gut erkannt werden (Abb. 2-6).

Anforderungen an die Probe

Die Angaben zur Herstellung der Probe und zu deren Stabilität sind bei den Tests unterschiedlich und können den jeweiligen Packungsbeilagen entnommen werden.

■ **Vollblut**
Vergleiche hierzu »Anforderungen an die Probe«, Kap. 2.8.1.

■ **Citratplasma**
Als Probe wird Citratplasma verwendet, das einmal eingefroren bis zu einem Monat bei −20 °C gelagert werden kann. Frisches Plasma kann bis zu 6 Stunden verwendet werden. Es ist sinnvoll, nach dem Auftauen bei 37 °C, die Probe ca. 15 Minuten bei Raumtemperatur stehen zu lassen.

Durchführung

Der Test wird entweder manuell auf Glasplatten, halbautomatisch auf Aggregometern oder vollautomatisch auf einem Gerinnungsmessgerät (z. B. Dade Behring Marburg GmbH) durchgeführt. Im Folgenden wird die vollautomatische Bestimmung von VWF:RCo schematisch vorgestellt.

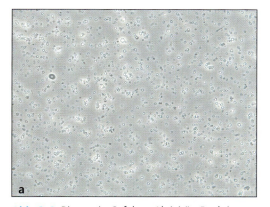
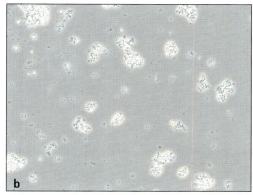

Abb. 2-6 Ristocetin-Cofaktor-Aktivität: Reaktionsansatz mit VWF-Mangelplasma (a) und Normalplasma (b). Die Aggregate (rechtes Bild) sind ca. 0,01–0,04 mm groß.

- Das Reagenz enthält fixierte Thrombozyten und Ristocetin.
- Zu 40 µl Probe (1 : 1 vorverdünnt) werden 150 µl des Reagenzes pipettiert.
- Während der nachfolgenden Erfassung der Lichtabsorption bei 405 nm wird der Testansatz durchgehend mit 500 Upm gerührt.
- Die Abnahme der Lichtabsorption ist proportional zu der Entstehung von Thrombozytenaggregaten durch die Aktivität des VWF.

Mithilfe einer Referenzkurve (Verdünnung eines Normalplasmas) wird die Aktivität von VWF in der Probe in Prozent der Norm ermittelt.

Grenzen der Methode, Störeinflüsse

Der Test zeigt, besonders bei nicht vollautomatischen Methoden, eine relativ hohe Ungenauigkeit. Als Konsequenz sind Vierfachbestimmungen bei Referenzkurven und Doppelbestimmungen bei Probenmessungen zu empfehlen. Die Referenzkurve ist für jede Serie zu ermitteln und bei auffälligen Kontrollwerten zu wiederholen. Sehr geringe Konzentrationen (< 5–10%) sind nicht mehr messbar.

Zu den Störeinflüssen gehören Lipämie, Bilirubin- und Hämoglobinämie. Die Thrombozytensuspension neigt zur Sedimentation und sollte daher regelmäßig aufgeschüttelt werden.

Bei niedriger Probenverdünnung ist das Risiko einer Interferenz am höchsten. Die Grenzwerte, bei denen eine Interferenz auftritt, sind den Packungsbeilagen zu entnehmen. Die Problematik erhöhter Werte und intraindividueller Schwankungen gilt gleichermaßen für VWF:Rco und VWF:Ag (s. Kap. 2.8.1).

Referenzwerte

Jedes Labor sollte seinen eigenen Normalbereich bestimmen. Typische Werte können der folgenden Tabelle (Tab. 2-12) entnommen werden. Genau wie bei der Antigenbestimmung sind auch bei der Aktivitätsbestimmung bei Blutgruppe 0 niedrigere Werte zu erwarten. Kinder und ältere Personen zeigen höhere Werte.

Standardisierung

Es gibt einen internationalen WHO-Standard gegen den der verwendete Kalibrator getestet sein sollte.

Kontrollen

Es sollte in jeder Serie eine Kontrolle mit normaler Konzentration und eine Kontrolle mit erniedrigter Konzentration gemessen werden.

Andere Methoden

In jüngster Zeit wurden in Publikationen Ristocetin-Cofaktor-Tests beschrieben, die mithilfe des ELISA die Bindung des VWF an rekombinanten GP-1b-Rezeptor messen (Vanhoorelbeke et al. 2002). Sie sind noch nicht kommerziell verfügbar und die Erfahrungen aus klinischen Studien sind noch gering.

Tab. 2-12 Referenzwerte für die Ristocetin-Cofaktor-Aktivität.

	Untere Grenze (%)	Obere Grenze (%)
Blutgruppe 0	ca. 50	120–140
Blutgruppe A + B + AB	65–75	170–180

Literatur

Allain JP, Cooper HA, Wagner RH, Brinkhous KM. Platelets fixed with paraformaldehyde: a new reagent for assay of von Willebrand factor and platelet aggregating factor. J Lab Clin Med 1975; 85: 318–28.

Budde U, Drewke E, Will K, Schneppenheim R. Standardisierte Diagnostik des von-Willebrand-Syndroms. Hämostaseologie 2004; 24: 12–26.

Vanhoorelbeke K, Cauwenberghs N, Vandecasteele G, Vauterin S, Deckmyn H. A reliable von Willebrand factor: ristocetin cofactor enzyme-linked immunosorbent assay to differentiate between type 1 and type 2 von Willebrand disease. Semin Thromb Hemost 2002; 28: 161–5.

2.8.3 Kollagenbindungsaktivität

Ulrich Budde, Reinhard Schneppenheim

Indikation

Das Hauptanwendungsgebiet der Kollagenbindungsaktivität (VWF:CB) ist die Diagnostik des **von-Willebrand-Syndroms**. Ebenso ist sie bei der **Subtypisierung** des VWS ein wichtiger Parameter. Sie wird auch zur Charakterisierung von **VWF-haltigen Konzentraten** herangezogen.

Testprinzip

Die Kollagenbindungskapazität beruht auf der Eigenschaft des von-Willebrand-Faktors, als Adhäsionsprotein immobilisiertes Kollagen zu binden. Neben einem optimal bindenden Kollagen (Typ I und III) ist ein limitiertes Angebot an Kollagen vonnöten, da der hochmolekulare VWF mit kleineren Molekülen um die vorhandenen Bindungsstellen konkurriert. Unter optimalen Bedingungen reagiert der Test hochempfindlich auf ein Fehlen der großen Multimere.

Der Quotient VWF:CB/VWF:Ag erlaubt eine Aussage über die Funktionsfähigkeit des von-Willebrand-Faktors (Brown u. Bosak 1986; Thomas et al. 1994).

Anforderungen an die Probe

Der VWF ist ein bei Raumtemperatur relativ stabiles Glykoprotein. Bei Temperaturen zwischen 15 und 30 °C beeinflusst ein Transport über 48 Stunden die VWF:CB nur unwesentlich. Danach kommt es zum progressiven Abfall der VWF:CB. Ebenso führt die Lagerung im Kühlschrank zu einem schnellen Abfall der VWF:CB.

Durchführung

Das Prinzip aller derzeit gebräuchlichen Methoden zur Bestimmung der VWF:CB ist ein Sandwich-ELISA. Der VWF der zu untersuchenden Probe wird von Kollagen, das an eine geeignete Oberfläche (Mikrotiterplatte) gebunden ist, extrahiert und anschließend mit einem Antikörper gegen den VWF detektiert. Der sensibelste Schritt bei diesem Test ist die Immobilisierung des Kollagens an die Plastikoberfläche.

Grenzen der Methode, Störeinflüsse

Die Messung der VWF:CB allein ist wenig sinnvoll. In Relation zum VWF:Ag deckt jedoch eine niedrige VWF:CB/VWF:Ag-Ratio mit hoher Sensitivität ein dysfunktionelles VWF-Molekül auf. Bei der Bestimmung von gereinigtem, rekombinantem VWF sind Proteine oder andere Substanzen aus der Matrix der VWF-enthaltenden Formulierung als mögliche Störeinflüsse zu beachten.

Referenzwerte

Für die Bestimmung der VWF:CB ist ein Referenzintervall von 50–160 % zu erwarten. Dieser Bereich ist jedoch von der verwendeten Methode abhängig und sollte von jedem Labor selbst bestimmt werden. Darüber hinaus variiert der Plasmaspiegel mit der Blutgruppe. Die VWF:CB liegt bei einem Patienten mit der Blutgruppe 0 etwa 25 % niedriger als bei einem Patienten mit einer anderen Blutgruppe.

Standardisierung

Testsysteme, die nicht entsprechend den geltenden Richtlinien von den Herstellern zertifiziert sind, sollten entsprechend den *ICH Guidelines* (Richtlinien der International Conference on Harmonisation) validiert werden. Als Referenzpräparation kommen Plasmen infrage, die gegen den jeweils gültigen WHO-Standard kalibriert sind. Für die Untersuchung von VWF-haltigen Konzentraten steht ein WHO-Konzentratstandard zur Verfügung.

Kontrollen

Normale und anormale Kontrollen sind in den jeweiligen kommerziellen Testsystemen vorhanden. Darüber hinaus sind kommerziell vertriebene Kontrollen derzeit nicht erhältlich und müssen daher selbst hergestellt und entsprechend den gültigen Richtlinien geeicht werden.

Literatur

Brown JE, Bosak JO. An ELISA test for the binding of von Willebrand factor antigen to collagen. Thromb Res 1986; 43: 303–11.

ICH guidelines (Topic Q2A – text on validation of analytical procedures; topic Q2B – validation of analytical procedures: Methodology); http://www.ich.org.

Thomas KB, Sutor AH, Zieger B, Jessat U, Grohmann A, Wendisch J, Budde U, von Kries R, Hasler K, Tune EP, Choong SC. A simple test for the determination of the von Willebrand factor function: the collagen binding activity. Hämostaseologie 1994; 14: 133–9.

2.8.4 Ristocetin-induzierte Plättchenagglutination

Indikation

Die Empfindlichkeit der Ristocetin-induzierten Plättchenagglutination (RIPA-Test) ist zu gering, um als Suchtest für ein von-Willebrand-Syndrom geeignet zu sein. Sie dient in der Hauptsache zur Identifizierung von Patienten mit **VWS Typ 2B** und **platelet type VWS**, bei denen eine gesteigerte Interaktion des von-Willebrand-Faktors mit Thrombozyten vorliegt. Einige Patienten mit **VWF Typ 2M** haben eine verminderte RIPA und können durch diesen Test vom Typ 1 unterschieden werden. Patienten mit einem **Bernard-Soulier-Syndrom** (makrothrombozytäre Thrombopathie, s. Kap. 4.2.3, S. 235) zeigen auch mit der höchsten Ristocetinkonzentration eine ausbleibende Reaktion.

Testprinzip

Ristocetin, ursprünglich als Antibiotikum genutzt, bindet an die Thrombozytenoberfläche,

2.8 Diagnostik des von-Willebrand-Syndroms

reduziert die negative Ladung des Glykoproteinkomplexes GP-Ib-Faktor-IX und erleichtert dadurch die Bindung des VWF. Der Test wird im plättchenreichen Plasma (PRP) des Probanden in einem Aggregometer durchgeführt. Maßgebend ist die Grenzkonzentration, bei der es noch zu einer eindeutigen, sofort einsetzenden Agglutination kommt (Ruggeri et al. 1980).

Anforderungen an die Probe

Für die Gewinnung von PRP wird Citratblut benötigt, wenn möglich (aber nicht zwingend) frei von thrombozytenhemmenden Medikamenten wie Acetylsalicylsäure.

Eine 4-Stunden-Grenze bis zur Gewinnung des PRP sollte eingehalten werden, ist jedoch weniger kritisch als bei der klassischen Thrombozytenaggregation.

Durchführung

Das PRP wird auf 37 °C vorgewärmt und die Reaktion anschließend im Aggregometer durch die Zugabe von Ristocetin gestartet. Begonnen werden sollte mit 0,5 mg/ml, der Konzentration, bei der alle Patienten mit gesteigerter Interaktion agglutinieren, nicht jedoch Normalpersonen. Danach kann die Konzentration in mehreren Schritten bis zur höchsten Konzentration von 1,5 mg/ml gesteigert werden (Abb. 2-7).

Grenzen der Methode, Störeinflüsse

Die Methode ist gegenüber der Thrombozytenzahl im PRP wenig empfindlich. Bei Thrombozytenzahlen unter 50 000/µl ist es jedoch schwierig, ein PRP zu gewinnen, das noch eine eindeutige Reaktion zeigt. Patienten mit einer sehr starken Interaktion von VWF und GP-Ib zeigen eine deutliche Spontanagglutination, die nicht selten die Aussagefähigkeit der Methode stark einschränkt.

Störeinflüsse sind lipämische und ikterische Plasmen sowie die Beimischung von Leukozyten und Erythrozyten.

Referenzwerte

Durch die Untersuchung von 20–30 normalen Probanden wird der Schwellenwert ermittelt, bei der normale Probanden nicht mehr reagieren. Der Schwellenwert ist zwar international mit 0,5 mg/ml festgelegt, dies sollte jedoch auch für das eigene Labor bestätigt werden.

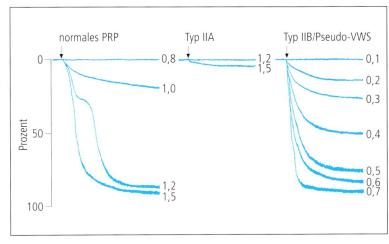

Abb. 2-7 Ristocetin-induzierte Agglutination bei Patienten mit Typ 2A und 2B im Vergleich zu Normalpersonen. Während alle Patienten mit Typ 2B eine erhöhte Interaktion mit Ristocetin zeigen, ist das Verhalten bei Typ 2A und 2M variabel. Die eingesetzten Ristocetinkonzentrationen zwischen 0,1 und 1,5 mg/ml stehen neben den jeweiligen Kurven. PRP = plättchenreiches Plasma.

Standardisierung

Der Test ist nicht standardisiert.

Kontrollen

Das Testprinzip erlaubt keine Verfügbarkeit von Kontrollen.

Literatur

Ruggeri ZM, Pareti FI, Mannucci PM, Ciavarella N, Zimmerman TS. Hightened interaction between platelets and factor VIII/von Willebrand factor in a new subtype of von Willebrand's disease. N Engl J Med 1980; 302: 1047–51.

2.8.5 Faktor-VIII-Bindungskapazität

Indikation

Der Test dient zur Identifizierung von Patienten mit **von-Willebrand-Syndrom Typ 2N**. Dieser Subtyp wird vor allem bei Patienten mit autosomalem Erbgang einer Faktor-VIII-Verminderung und mit normalem oder zusätzlich vermindertem von-Willebrand-Faktor diagnostiziert. Er ist auch indiziert bei Patienten mit **Hämophilie A** ohne nachweisbaren Defekt im Faktor-VIII-Gen und bei einer Ratio Faktor VIII:C/VWF:Ag kleiner als 1.

Testprinzip

Zur Diagnose des Typs 2N muss die Bindung von Faktor VIII an den VWF der Patienten gemessen werden. Es sind verschiedene Testmodifikationen beschrieben, die jedoch alle auf einem Festphasenimmunoassay beruhen, wie er nachfolgend (s. Durchführung) beschrieben ist (Mazurier 1992; Nishino et al. 1989).

Anforderungen an die Probe

Der Test wird mit Plasma des Patienten durchgeführt. Der VWF ist ein bei Raumtemperatur relativ stabiles Glykoprotein. Bei Temperaturen zwischen 15 und 30 °C beeinflusst ein Transport über 48 Stunden die Faktor-VIII-Bindungskapazität (VWF:FVIIIB) nicht.

Durchführung

Zunächst wird der seriell verdünnte Faktor-VIII-VWF-Komplex mittels eines an die Mikrotiterplatte gebundenen Antikörpers gegen VWF gebunden. Durch Inkubation mit hohen Calciumkonzentrationen wird der endogene Faktor VIII aus dem Komplex gelöst. Es folgt die Inkubation mit einer definierten Menge eines rekombinanten Faktor-VIII-Konzentrates. Der gebundene Faktor VIII wird entweder im chromogenen Faktor-VIII-Test oder durch Inkubation mit einem enzymmarkierten monoklonalen Antikörper gegen Faktor VIII bestimmt. Im letzten Schritt wird die Menge an immobilisiertem VWF gemessen und gegen den gebundenen Faktor VIII in Beziehung gesetzt.

Grenzen der Methode, Störeinflüsse

Unterhalb eines von-Willebrand-Faktor-Antigens von 10 % ist eine valide Bestimmung nur selten möglich. Zirkulierende Antikörper gegen den Faktor VIII hemmen die Bindung, wenn sie nahe der Bindungsregion des VWF interferieren.

2.8 Diagnostik des von-Willebrand-Syndroms

Referenzwerte

Die Auswertung erfolgt durch Vergleich der Bindungskurven semiquantitativ: Normale Bindungskurven unterscheiden sich deutlich von denen mit keiner oder minimaler Bindung, aber auch von denen mit reduzierter Bindung (Abb. 2-8).

Standardisierung

Da kommerzielle Testsysteme derzeit nicht erhältlich sind, sollten die laboreigenen Tests entsprechend den ICH-Richtlinien (s. Kap. 2.8.3, S. 84) validiert werden.

Als Referenzpräparationen dienen Plasmen von Patienten mit definierten Defekten der VWF:FVIIIB.

Kontrollen

Kontrollen müssen selbst hergestellt werden. Dazu dienen Plasmen von Patienten mit bekannter vollständiger oder partieller Defizienz der VWF:FVIIIB.

Andere Methoden

Es existieren keine anderen Methoden.

Literatur

Mazurier C. von Willebrand disease masquerading as haemophilia A. Thromb Haemost 1992; 67: 391–6.

Nishino M, Girma JP, Rothschild C, Fressinaud E, Meyer D. New variant of von Willebrand disease with defective binding to factor VIII. Blood 1989; 74: 1591–9.

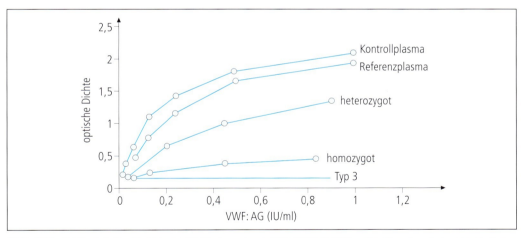

Abb. 2-8 Abhängigkeit der Faktor-VIII-Bindungskapazität (VWF:FVIIIB) vom Genotyp bei verschiedenen Konzentrationen des VWF:Ag. Mit zunehmender VWF-Konzentration steigt die Bindung von Faktor VIII (dargestellt als optische Dichte [OD] auf der y-Achse) im Referenzplasma und im normalen Kontrollplasma bis zur Sättigung an. Heterozygote für eine Typ-2N-Mutation zeigen dasselbe Verhalten, jedoch auf niedrigerem Niveau (~ 50% Bindungskapazität). Dagegen ist die VWF:FVIIIB bei Homozygoten nicht vorhanden oder stark vermindert. Auch bleibt ein Anstieg mit höherem VWF:Ag aus oder ist nur minimal.

2.8.6 Multimerendifferenzierung

Indikation

Bei Patienten mit Verdacht auf eine angeborene oder erworbene Störung der primären Hämostase dient die Multimeranalyse in den meisten Fällen der **Klassifikation des von-Willebrand-Syndroms**, in einigen Fällen aber auch der Sicherung der Diagnose, vor allem bei Patienten mit Typ 2M. Auch bei anderen Krankheiten, bei denen der VWF eine Rolle spielt, z. B. bei der **thrombotisch-thrombozytopenischen Purpura** (TTP) und beim **hämolytisch-urämischen Syndrom** (HUS), kann die Analyse wichtige Informationen liefern.

Testprinzip

Die individuellen Oligomere des von-Willebrand-Faktors werden zunächst in einem großporigen Agarosegel in Anwesenheit von Natriumdodecylsulfat (SDS) elektrophoretisch aufgetrennt (Ruggeri u. Zimmerman 1980). Anschließend werden die Banden direkt im Gel oder nach Transfer auf eine Membran mithilfe spezifischer Antikörper dargestellt und qualitativ und/oder quantitativ ausgewertet.

Anforderungen an die Probe

Der VWF ist ein bei Raumtemperatur relativ stabiles Glykoprotein. Bei Temperaturen zwischen 15 und 30 °C beeinflusst ein Transport über 48 Stunden die Multimerisierung nur unwesentlich. Danach kommt es zum progressiven Abfall der VWF:CB (s. Kap. 2.8.3) und einem Verlust der großen Multimere. Ebenso führt die Lagerung im Kühlschrank zu einem vorschnellen Abfall der großen Multimere des VWF (Abb. 2-9).

Durchführung

Trotz der mehr als 20 beschriebenen Modifikationen (Tab. 2-13), die die Art der Trennung, die Agarose, die Trennkammern, den Transfer und die Detektion umfassen, ist das Trennmedium allen gemeinsam.

Wegen der enormen Größe des multimerisierten von-Willebrand-Faktors von mehr als 20×10^6 Dalton (Da) kann nur eine großporige Agarose zum Einsatz kommen, allenfalls Polyacrylamid zugesetzt werden. Die nächsten Schritte entsprechen dem von Laemmli (1970) beschriebenen Prinzip der Auftrennung von Eiweißen in einem SDS-Polyacrylamid-Gel. Das zu untersuchende Plasma wird entsprechend der Konzentration des VWF im SDS-haltigen Puffer verdünnt und erhitzt. Dabei kommt es zur Auftrennung nicht kovalenter Bindungen, die die Trennung nach der Molekülmasse ohne Einfluss der Tertiärstruktur erlaubt. Die so getrennten VWF-Multimere werden anschließend durch geeignete Methoden detektiert.

Die zunächst angewandte radioaktive Detektion wird zunehmend verlassen. Nicht nur das Arbeiten mit radioaktiven Substanzen wird lau-

Tab. 2-13 Methoden zur Auftrennung und Darstellung der Multimere des von-Willebrand-Faktors.

Trennung der Oligomere	kontinuierliche, diskontinuierliche Systeme
Trennmedium	Agarosen mit hoher und niedriger Geliertemperatur, Glyoxal-Agarose, Polyacrylamid-Agarose-Mixtur
Elekropheresekammern	Flachbett, vertikal, submarin, Phast-System
Transfer	Tankblot, Semi-Dry-Blot, Vakuumblot, Diffusion
Detektion	radioaktiv, kolorimetrisch, Lumineszenz
Auswertung	qualitativ, quantitativ (densitometrisch)

fend erschwert, sondern ist durch die langen Diffusionszeiten in den 1–1,5 mm dicken Gelen auch sehr langwierig. Die normale Prozessionsdauer solcher Gele beträgt 5 Tage. Daher war es ein logischer Schritt, durch Transfer auf geeignete Membranen (Nitrozellulose oder Nylon) die Handhabung der Gele zu vereinfachen (Budde et al. 1990).

Der VWF mit über 10 000 kDa erfordert jedoch spezielle Vorkehrungen, um die physiologisch wichtigen großen Multimere möglichst quantitativ zu transferieren. Beschrieben wurden Modifikationen aller bekannten Techniken: Diffusion, Vakuumblot, Semi-Dry-Blot und Elektrotransfer. Die Umstellung auf nicht radioaktive Methoden bereitet durch die vergleichsweise geringere Empfindlichkeit der an Antikörper gekoppelten Enzyme (alkalische Phosphatase und Peroxidase) Probleme. Eine genügend hohe Verdünnung des Plasmas ist jedoch eine Voraussetzung für optimale Ergebnisse. Alle Plasmaverdünnungen von weniger als 1 : 10 führen zu abnormen Verteilungsmustern der Banden und Subbanden, die nicht selten angeborenen Defekten des Moleküls ähneln. Neben den klassischen Versuchen, die Empfindlichkeit zu verstärken, z. B. mit Streptavidin-Biotin, wird mithilfe der Lumineszenz eine Sensitivität erzielt, die die Empfindlichkeit radioaktiver Methoden erreicht und sogar überschreitet. Der Übergang vom Röntgenfilm als Medium auf eine Videodetektion mit einer empfindlichen CCD-Kamera, ergibt bei der Auswertung der Gele ein Optimum an Sensitivität und Komfort. Durch die optimierte Darstellung der Banden können mit der Videodetektion deutlich mehr Varianten als zurzeit des Röntgenfilms entdeckt werden.

Generell werden drei Gelsysteme eingesetzt. Gele mit niedriger Auflösungsfähigkeit lassen den von-Willebrand-Faktor besser einwandern als Gele mit höheren Agarosekonzentrationen (= höhere Auflösungsfähigkeit). Dadurch kann sehr gut zwischen Proben mit einem Verlust der großen Multimere, der supranormalen Multimeren oder einem normalen Bild differenziert werden. Allerdings fallen die häufig beobachteten Varianten mit abnormer Struktur der Oligomere kaum auf. Um diese nicht zu übersehen, werden Gele mittlerer oder hoher Auflösungsfähigkeit verwandt. Bei Gelen mittlerer Auflösungsfähigkeit können neben der ausreichend guten Darstellung der großen Multimere Strukturdefekte so gut erkannt werden, dass Gele noch höherer Auflösungsfähigkeit kaum noch notwendig sind (Abb. 2-9).

Obwohl das Auge einen Verlust großer Multimere oder eine abnorme quantitative Verteilung innerhalb einer Laufspur sehr gut erkennen kann, ist eine quantitative Auswertung der Banden erstrebenswert. Moderne Densitometer erlauben inzwischen eine vergleichsweise einfache Auswertung der Gele. Jedoch existiert kein Konsens, welches die großen, mittelgroßen und kleinen Multimere sind. Derzeit wird von den meisten die Aufteilung akzeptiert, die von uns bereits 1993 vorgeschlagen wurde: Oligomere 1–5 = kleine Multimere, 6–10 = mittelgroße Multimere und >10 = große Multimere.

Grenzen der Methode, Störeinflüsse

Bei VWF-Konzentrationen unter 5 % ist die Grenze der Sensitivität erreicht. Spezifische Muster können bei diesen Konzentrationen kaum mehr erkannt werden.

Es müssen folgende Störeinflüsse beachtet werden:
- überhöhte Salzkonzentrationen in der Probe,
- zu geringe Verdünnung,
- unspezifische (In-vitro-)Proteolyse bei Lagerung im Kühlschrank und in hämolytischen Proben.

Referenzwerte

In Gelen niedriger Auflösungsfähigkeit sollten 15 individuelle Banden abgrenzbar sein. Mehr Banden werden meist nicht mehr eindeutig differenziert.

In Gelen höherer Auflösungsfähigkeit muss mindestens ein Triplett dargestellt werden, bestehend aus einer Zentralbande und zwei Subbanden, eine mit niedrigerer und eine mit höherer

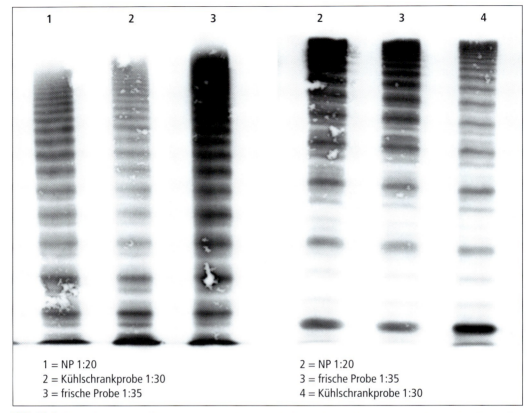

1 = NP 1:20
2 = Kühlschrankprobe 1:30
3 = frische Probe 1:35

2 = NP 1:20
3 = frische Probe 1:35
4 = Kühlschrankprobe 1:30

Abb. 2-9 Darstellung der VWF-Multimere in einem Gel niedriger (linkes Bild) und einem Gel mittlerer Auflösungsfähigkeit (rechtes Bild). Laufrichtung der Komponenten: von oben nach unten, d. h. die großen Multimere befinden sich im oberen Anteil. Im linken Bild besteht zwar jedes Oligomer aus einer Zentralbande und amorphem Material um diese Bande, jedoch ist die Trennung nicht so gut, dass eine Triplett-Struktur eindeutig zu erkennen ist. In Spur 2 des linken Bildes ist eine deutliche Abnahme der großen und mittleren Multimere gut zu erkennen. Im Gel mittlerer Auflösungsfähigkeit (rechts) ist die Triplett-Struktur eindeutig zu sehen. In Spur 4 sind betonte Subbanden gut abgebildet, während die Abnahme der großen und mittleren Multimere schlechter dargestellt wird.

Wanderungsgeschwindigkeit. Durch die physiologische Proteolyse entstehen noch zwei weitere Banden, die um die Zentralbande liegen. Eine Darstellung dieser Banden hilft bei der Subtypisierung, ist jedoch nicht immer zu erzielen.

Als Referenzpräparationen dienen Plasmen von Patienten mit definierten Subtypen des von-Willebrand-Syndroms.

Von Seiten der ISTH werden mehrere internationale Ringversuche mit dem Ziel einer Standardisierung durchgeführt. Ebenso ist die Multimeranalyse seit kurzem im Programm von Ringversuchen auf europäischer Ebene.

Standardisierung

Da kommerzielle Testsysteme nicht erhältlich sind, sollten die laboreigenen Tests entsprechend den ICH-Richtlinien validiert werden.

Kontrollen

Es existiert keine internationale Referenzpräparation für VWF-Multimere. Als Kontrollpräparation ist ein plasmatischer Standard zu bevorzugen. Vorzugsweise ist ein Normalplasmapool zu verwenden, der 80–120 % VWF:Ag enthalten soll. Ebenso sind kommerzielle lyophilisierte Normalplasmapräparationen verwendbar. Diese Kontrollpräparation wird analog zu den Proben auf den gewünschten VWF-Antigengehalt verdünnt. Als pathologische Kontrollen können Proben von Patienten mit definierten Typen des VWS portioniert eingefroren werden.

Literatur

Budde U, Schneppenheim R, Plendl H, Dent J, Ruggeri ZM, Zimmerman TS. Luminographic detection of von Willebrand factor multimers in agarose gels and on nitrocellulose membranes. Thromb Haemost 1990; 63: 312–5.

Lämmli UK. Cleavage of structural proteins during the assembly of the head of bacteriophage T4. Nature 1970; 227: 680–5.

Ruggeri ZM, Zimmerman TS. Variant von Willebrand's disease. Characterization of two subtypes by analysis of multimeric composition of factor VIII/von Willebrand factor in plasma and platelets. J Clin Invest 1980; 65: 1318–25.

2.9 Diagnostik der thrombotischen Mikroangiopathien

Ulrich Budde, Reinhard Schneppenheim

2.9.1 ADAMTS13

Indikation

Seitdem die von-Willebrand-Faktor-spaltende Protease als ein Vertreter der ADAMTS-Familie von Metalloproteasen identifiziert und ADAMTS13 genannt wurde, konnten ADAMTS13-Gendefekte wiederholt als verantwortlich für die **hereditäre Form der chronisch rezidivierenden TTP** nachgewiesen werden (s.a. Abb. 4-14).

Bei Patienten mit Verdacht auf **thrombotische Mikroangiopathien** (primäre und sekundäre TTP, HUS, Coombs-negative Hämolysen mit intermittierender Thrombozytopenie) dient der Test zur Identifizierung von Patienten, bei denen ein schwerer Mangel an ADAMTS13 (von-Willebrand-Faktor-spaltende Protease, VWF-CP) vorliegt.

Testprinzip

Durch die Wirkung von ADAMTS13 wird der VWF gespalten. Daher messen alle Tests, die unter statischen Bedingungen ablaufen, den Verlust von großen (supranormalen) Multimeren oder dessen Surrogatmarker. Die bisher einzige beschriebene Methode, die unter physiologischeren Bedingungen abläuft, erfasst unter Einwirkung von ADAMTS13 das Auseinanderbrechen sehr großer »Gebilde«, die unter hohem Scherstress entstanden sind und aus perlenschnurähnlich aufgereihten Thrombozyten bestehen. Darüber hinaus existieren immunologische Methoden zur Messung von Hemmkörpern gegen VWF-CP. Molekulargenetische Tests ergänzen in familiären Fällen einer TTP die VWF-CP-Aktivitätsmessung.

Anforderungen an die Probe

Der Aktivitätstest kann mit Serum oder Citratplasma durchgeführt werden. Die ADAMTS13-Aktivität erwies sich im Serum bei 37 °C für mehr als 14 Tage stabil, unter den gleichen Bedingungen fiel die Aktivität im Plasma nach drei Tagen um 10 % ab. Somit ist unter normalen Bedingungen ein Transport von Proben in gefrorenem Zustand nicht erforderlich.

Durchführung

»Statische« Methoden der VWF-CP-Aktivitätsmessung

■ **Methode nach Furlan**

Furlan und seine Mitarbeiter publizierten 1996 ein Testprinzip, das auch heute noch der **Goldstandard** für alle Aktivitätsmessungen dieser Protease ist. Als Substrat dient ein gereinigtes Kryopräzipitat. Da der VWF in nativer Form von der Protease nicht gespalten werden kann, muss er in eine denaturierte Form mit frei zugänglichen Spaltstellen überführt werden. Die Denaturierung wird durch Verwendung eines speziellen Puffers niedriger Ionenstärke und durch 1,5 M Harnstoff erreicht. Auch in diesem Puffer geht die Spaltung des VWF nur sehr langsam vonstatten. Daher wird die Protease in dem zu untersuchenden Plasma durch Bariumchlorid aktiviert. Nach der Aktivierung wird die verdünnte Plasmaprobe mit dem Substrat gemischt und in dem oben beschriebenen Puffer über Nacht dialysiert. Es folgt die **Elektrophorese** des gespaltenen VWF (Abb. 2-10). Durch die gleichzeitige Mitführung einer Verdünnungsreihe von normalem Plasma wird dieser Test quantitativ. Er ist sensitiv genug, um noch Aktivitäten von 1 % sicher von Aktivitäten unter 1 % unterscheiden zu können. Sein Nachteil ist, dass nur wenige spezialisierte Laboratorien in der Lage sind, den Test durchzuführen, und dass erst nach 3 Tagen ein Ergebnis vorliegt.

Durch Messung eines Gemisches aus Normalplasma und hitzeinaktiviertem Patientenplasma, das 30 Minuten bei 37 °C inkubiert wird, können Hemmkörper gegen die Protease erfasst und entsprechend dem Bethesda-Test für Gerinnungsfaktoren quantifiziert werden.

■ **Methode nach Tsai**

Gleichzeitig entwickelten und publizierten Tsai et al. (1996) einen Test, der mindestens den gleichen oder sogar mehr Aufwand zur Durchführung erfordert. Anstelle der Dialyse in einem denaturierenden Puffer tritt eine Behandlung mit Guanidinhydrochlorid. Mit dem so behandelten VWF als Substrat werden Testplasmaverdünnungen inkubiert. Anschließend wird der VWF in einem SDS-PAGE-Gel getrennt und nach Transfer auf eine Membran mit einem Antikörper gegen VWF inkubiert. Die Detektion erfolgt mit einem **radioaktiv markierten Antikörper**, der gegen den ersten Antikörper gerichtet ist. Die Bedingungen werden so gewählt, dass die Menge an Dimer aus dem bei der Proteolyse entstehenden 176-kDa-Fragment densitometrisch gemessen werden kann.

■ **Messung mithilfe der residualen VWF:CB und VWF:RCo sowie mit fragmentspezifischen Antikörpern**

Der Test nach Furlan und Mitarbeiter ist so aufwändig, dass er für Routinelaboratorien nicht geeignet ist. Daher versuchten mehrere Arbeitsgruppen einen routinetauglichen Test zu entwickeln. Als Substrat dienen gefrorenes Frischplasma oder kommerziell erhältliche VWF-Konzentrate. Die darin vorhandene ADAMTS13-Aktivität wird durch geeignete Schritte entfernt. Surrogatmarker für den Verdau des VWF ist die Abnahme von VWF:CB, VWF:RCo oder der Verlust der Bindung fragmentspezifischer Antikörper.

■ **Messung mithilfe von VWF-Fragmenten anstelle des multimerisierten Moleküls**

Da die Spaltstelle in der A2-Region exakt definiert ist, bietet es sich an, den komplexen VWF durch ein Fragment zu ersetzten, das die Spaltstelle enthält. An die Enden des Fragmentes können Antigene als Marker gekoppelt werden, die den einfachen Nachweis der Spaltung ermöglichen. Mehrere Methoden wurden bereits publiziert. Das kleinste Substrat, das durch

2.9 Diagnostik der thrombotischen Mikroangiopathien

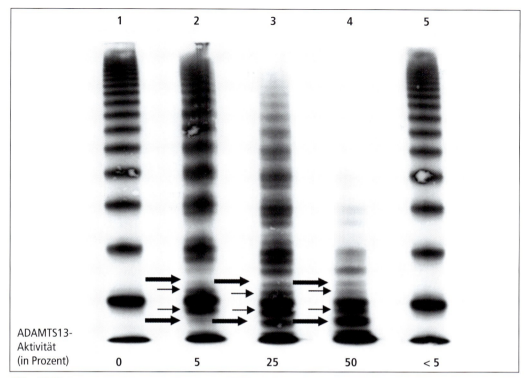

Abb. 2-10 Bestimmung der Aktivität der VWF-CP mittels Multimeranalyse. Um nicht nur den Verlust der großen Multimere darzustellen, sondern auch das Entstehen der Triplett-Struktur (Pfeile) aus nicht proteolysiertem VWF wurden eine kürzere Dialysezeit und ein höher auflösendes Gel als üblich gewählt.
Durch zunehmende Konzentration der VWF-CP kommt es nicht nur zu einem Verlust der großen Multimere, sondern auch zur Ausbildung der charakteristischen Triplett-Struktur. Während die Zentralbande ihre Position nicht ändert, bilden sich zunächst innere Subbanden (dünne Pfeile) aus, die mit zunehmender Konzentration der VWF-CP auf Kosten der äußeren Subbanden (dicke Pfeile) langsam abnehmen. Das »Triplett« besteht also aus 5 Banden (Quintuplett). Üblich ist jedoch die Bezeichnung Triplett.
Das Plasma eines Patienten mit TTP ist nicht in der Lage, rekombinanten VWF zu spalten.
Spur 1–4 = rekombinanter VWF und Normalplasma (Plasmapool) in ansteigender Konzentration;
Spur 5 = Plasma eines Patienten mit einer durch Autoantikörper induzierten TTP.

ADAMTS13 noch effektiv gespalten wird, erstreckt sich von D1596–R1668 über 73 Aminosäuren (Kokame et al. 2005). In diesem Substrat modifizierten Kokame et al. die Aminosäuren Q1599 und N1610, sodass sie als Fluorogen und Quencher fungieren. Wird die Bindung Y1605-M1606 durch ADAMTS13 gespalten, wird dadurch der Quencher entfernt und es kommt zu einer Fluoreszenz des Substrates (fluorescent resonance energy transfer, FRET). Mithilfe dieses Substrates (FRETS-VWF73) lässt sich die ADAMTS13-Aktivität in einem Fluorometer ohne denaturierende Substanzen messen. Damit die Methode optimal funktioniert, sind unphysiologisch niedrige Salzkonzentrationen und die Aktivierung durch divalente Kationen (Ca^{2+}) weiterhin erforderlich.

»Nicht statische« Methoden der VWF-CP-Aktivitätsmessung

- **Methode unter der Bedingung eines definierten Scherstresses in einem Endothelzellen-basierten System**

Methoden, die unter einem definierten Scherstress in einem auf Endothelzellen basierten System ablaufen, finden in einem Milieu statt, das mehr an der Physiologie orientiert ist als die oben beschriebenen statischen Methoden. Hier werden die supranormalen Multimere in vivo direkt auf der Oberfläche von Endothelzellen proteolysiert, auf der die höchsten Scherkräfte wirken. Endothelzellen werden mit Histamin stimuliert und anschließend auf der Oberfläche einer Flusskammer mit parallelen Platten immobilisiert. Das zu untersuchende Plasma wird 1 : 1 mit gewaschenen Thrombozyten gemischt und unter definierten Flussbedingungen durch die Kammer gepumpt. Die Oberfläche der Kammer wird anschließend unter dem Mikroskop visuell ausgewertet. Ohne Zusatz von Plasma formen sich perlenschnurähnliche bis zu 3 mm lange Gebilde, wobei die aufgereihten »Perlen« Thrombozyten sind und der Kitt der Perlenschnur aus von-Willebrand-Faktor besteht. Die riesigen von-Willebrand-Faktor-Multimere stammen aus den stimulierten Endothelzellen. Nach Zusatz von Plasma reißt die Perlenschnur sehr schnell auseinander. Schon 5% Plasma führt innerhalb weniger Minuten zu einer deutlichen Reduktion der supranormalen Multimere. Der Test ist unter den beschriebenen Bedingungen quantitativ. Mit diesem Test ließen sich Patienten mit einer TTP diagnostizieren, es zeigte sich aber auch bei Normalpatienten eine deutliche Variation mit Aktivitäten zwischen 34–99%. Er blieb bisher jedoch den Beweis schuldig, dass mit dieser Methode mehr Fälle von TTP mit einer schweren Verminderung der Protease erfasst werden als mit den Tests unter statischen Bedingungen.

- **ELISA zur Erfassung nicht neutralisierender Antikörper**

Die bereits beschriebene Methode (s. Methode nach Furlan, S. 92) zur Erfassung von Hemmkörpern setzt voraus, dass der Antikörper ein aktives Zentrum erkennt und neutralisiert. Sie hat sich als wenig sensitiv und nicht sehr zuverlässig erwiesen. Sowohl die Antikörper, die das Andocken der Protease an einen bisher hypothetischen Rezeptor auf dem Endothel blockieren, als auch nicht neutralisierende Antikörper werden von diesem Test nicht erkannt. Ein ELISA-Test zur Erfassung von Antikörpern gegen ADAMTS13 ist sensitiver als der bisher übliche Hemmkörpertest und erfasst auch nicht neutralisierende Antikörper (Scheiflinger et al. 2003).

Grenzen der Methode, Störeinflüsse

Mit den bekannten Methoden können Aktivitäten unter 1% nicht sicher gemessen werden. EDTA zerstört die Protease irreversibel und kann daher das Fehlen von ADAMTS13 sowie einen Hemmkörper vortäuschen. Schwache Hemmkörper sind schwierig und inkonstant zu erfassen. Stark hämolytische Proben können Aktivitäten der Hemmkörper vortäuschen.

Referenzwerte

Die Referenzwerte sind teilweise methodenabhängig. So ist z. B. bekannt, dass die VWF:CB-Methode generell niedrigere Aktivitäten ergibt als die übrigen. Unabhängig von der Methode liegt der Referenzbereich zwischen 40 und 150%.

Standardisierung

Bisher haben zwei internationale Ringstudien stattgefunden. Mit Ausnahme der Methode nach Tsai wurden alle oben beschriebenen Methoden erfasst. Eine Goldstandardmethode kristallisierte sich dabei nicht heraus. Vielmehr wurden mit allen Methoden teils gute bis sehr gute und teils weniger gute Ergebnisse erzielt. Nicht geeignet war lediglich eine hier nicht beschriebene »Schnellmethode«. Die nicht statische Methode zeigte im unteren und mittleren Bereich zu starke

Schwankungen. Fazit beider Ringversuche war, dass ADAMTS13-Mangelzustände und hochtitrige Hemmkörper mit ausreichender Sicherheit erfasst werden können.

Kontrollen

Kontrollen sind kommerziell nicht erhältlich. Es müssen daher Patientenproben portioniert eingefroren werden. Als Nullwert eignet sich EDTA-Plasma.

Literatur

Furlan M, Robles R, Lämmle B. Partial purification and characterization of a protease from human plasma cleaving von Willebrand factor to fragments produced by in vivo proteolysis. Blood 1996; 87: 4223–34.

Kokame K, Nobe Y, Kokubo Y, Okayama A, Miyata T. FRETS-VWF73, a first fluorogenic substrate for ADAMTS13 assay. Br J Haematol 2005; 129: 93–100.

Scheiflinger F, Knöbl P, Trattner B, Plaimauer B, Mohr G, Dockal M, Dorner F, Rieger M. Non-neutralizing IgM and IgG antibodies to von Willebrand factor-cleaving protease (ADAMTS13) in a patient with thrombotic thrombocytopenic purpura (TTP). Blood 2003; 102: 3241–3.

Tsai HM. Physiologic cleavage of von Willebrand factor by a plasma protease is dependent on its conformation and requires calcium ion. Blood 1996; 87: 4235–44.

Zheng X, Chung D, Takayama TK, Majerus EM, Sadler JE, Fujikawa K. Structure of von Willebrand factor-cleaving protease (ADAMTS13), a metalloprotease involved in thrombotic thrombocytopenic purpura. J Biol Chem 2001; 276: 41059–63.

2.10 Antiphospholipid-Antikörper

Marek Humpich, Beate Luxembourg, Edelgard Lindhoff-Last

2.10.1 Lupusantikoagulans

Indikation

Patienten mit **rezidivierenden venösen und arteriellen Thrombosen**, bei denen die Verdachtsdiagnose eines Antiphospholipid-Syndroms (APS) gestellt wird, sind der häufigste Grund für die Bestimmung von Lupusantikoagulans. Eine weitere klassische Indikation zur Bestimmung des LA ist eine **isoliert verlängerte aPTT**, vor allem wenn keine vorangegangene Heparingabe erfolgte. Bei Patienten mit einer **rheumatoiden Grunderkrankung** sollte die Indikation zur Bestimmung des LA ebenfalls großzügig gestellt werden, auch wenn anamnestisch keine thromboembolischen Komplikationen bekannt sind.

Der Nachweis von Antiphospholipid-Antikörpern (APA) gehört nach den Leitlinien des *American College of Rheumatology* (ACR) zu den Kriterien für die Diagnose eines systemischen Lupus erythematodes (SLE).

Ein weiteres relevantes Patientenkollektiv sind Frauen mit **habituellen Aborten**. Sie machen einen Großteil der Indikation zur Bestimmung des LA aus.

Da nur transient vorkommende APA ein Antiphospholipid-Syndrom (Kombination aus klinischem Ereignis, z. B. Thrombose, und dem Vorhandensein von Antiphospholipid-Antikörpern) nicht bestätigen, ist die Wiederholung der LA-Diagnostik nach 12 Wochen notwendig.

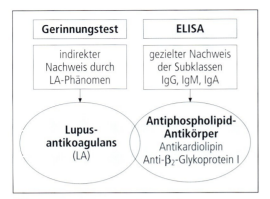

Abb. 2-11 Labordiagnostik des APS.

Testprinzip

Bei den Antiphospholipid-Antikörpern handelt es sich um eine heterogene Familie von erworbenen Antikörpern, die sich entweder nur mit dem ELISA-Testverfahren oder nur mithilfe phospholipidabhängiger Gerinnungstests oder mit beiden Testverfahren nachweisen lassen. Als Antigen dient ein negativ geladener Phospholipidproteinkomplex.

Die Einteilung der APA erfolgt primär nach der verwendeten Labormethode. Die Abbildung 2-11 verdeutlicht die Systematik.

Das LA wird oft als Antikörper im klassischen Sinne bezeichnet, womit der Eindruck entsteht, dass es sich dabei um eine singuläre, morphologisch **direkt** fassbare chemische Struktur handelt. Dies ist jedoch nicht der Fall. Vielmehr handelt es sich bei dem LA um ein laborchemisches Phänomen, durch das mithilfe eines Gerinnungstests **indirekt** eine heterogene Gruppe von APA nachgewiesen wird.

Das LA richtet sich gegen negativ geladene Phospholipide des Prothrombinaktivatorkomplexes und führt damit zu einer Verlängerung der phospholipidabhängigen Gerinnungstests, wie z. B. der partiellen Thromboplastinzeit. Da der im Plasma zirkulierende Gerinnungsinhibitor erstmals bei Patienten mit SLE beschrieben wurde, erhielt er die Bezeichnung Lupusantikoagulans bzw. LA-Phänomen. Dieser Name ist jedoch irreführend – und daher unglücklich gewählt –, da sich dieses Phänomen auch unabhängig von einem SLE zeigt, und die Patienten paradoxerweise zu venösen wie auch arteriellen Thrombosen neigen, obwohl die in vitro zu beobachtende Verlängerung der aPTT eher eine Blutungsneigung vermuten lässt.

Zum Nachweis eines LA macht man sich das LA-Phänomen – die phospholipidabhängige Verlängerung der aPTT in Anwesenheit von APA – dadurch zu Nutze, dass die Konzentration an Phospholipiden in den verwendeten Reagenzien sehr gering ist und diese somit den limitierenden Faktor bei der Messung darstellt. Bei Vorhandensein von APA werden die Phospholipide von den Antikörpern abgefangen und stehen dann nicht mehr für die Reaktion zur Verfügung. Die Gerinnungskaskade kann nicht mehr in Gang gesetzt werden, sodass es zu einer Verlängerung der Gerinnungszeit kommt.

Anforderungen an die Probe

Die Kontamination des Plasmas mit Thrombozyten, die Quelle von Phospholipiden, kann zur Verkürzung der Gerinnungszeiten bei der LA-Diagnostik führen (falsch negative Testresultate). Daher sollte das Plasma doppelt zentrifugiert oder nach einer einfachen Zentrifugation nanofiltriert (22-nm-Filter) werden.

Durchführung

Bei Verdacht auf ein LA ist eine weiterführende standardisierte Diagnostik in **drei Schritten** notwendig.

Als **Erstes** wird ein Suchtest (Screening) durchgeführt. Hierbei wird im Blutplasma die phospholipidabhängige Gerinnungszeit gemessen, wobei entscheidend ist, dass die Konzentration der Phospholipide der limitierende Faktor ist. Eine außerhalb der Norm verlängerte Gerinnungszeit ist ein erster Hinweis auf ein LA.

In einem **zweiten Schritt** wird die Messung wiederholt. Dabei wird das zu untersuchende Plasma mit einem ebenfalls phospholipidarmen Normalplasma gemischt, sodass eventuell vorhandene Mängel an Gerinnungsfaktoren ausge-

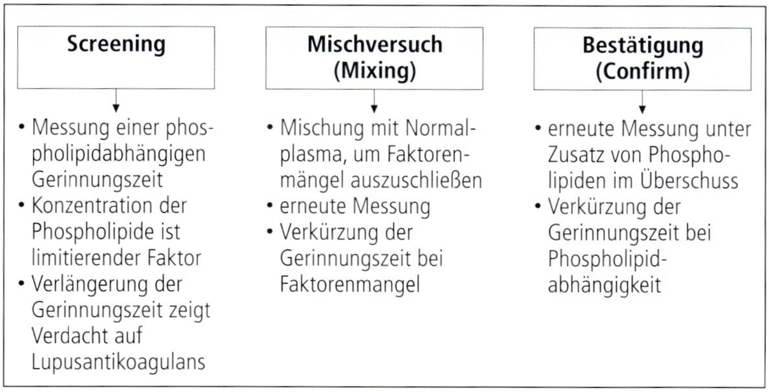

2.10 Antiphospholipid-Antikörper

Abb. 2-12 Labordiagnostik des Lupusantikoagulans nach internationalen Kriterien.

Screening
- Messung einer phospholipidabhängigen Gerinnungszeit
- Konzentration der Phospholipide ist limitierender Faktor
- Verlängerung der Gerinnungszeit zeigt Verdacht auf Lupusantikoagulans

Mischversuch (Mixing)
- Mischung mit Normalplasma, um Faktorenmängel auszuschließen
- erneute Messung
- Verkürzung der Gerinnungszeit bei Faktorenmangel

Bestätigung (Confirm)
- erneute Messung unter Zusatz von Phospholipiden im Überschuss
- Verkürzung der Gerinnungszeit bei Phospholipidabhängigkeit

glichen werden, der limitierende Faktor aber weiterhin die Konzentration der Phospholipide bleibt. Kommt es zu einer Verkürzung der initial verlängerten Gerinnungszeit, so ist ein erblicher oder erworbener Mangel an Gerinnungsfaktoren anzunehmen. Normalisiert sich die im ersten Schritt verlängerte Gerinnungszeit nach Zugabe von Normalplasma nicht, so ist ein **dritter Schritt** notwendig, damit die Phospholipidabhängigkeit dieses Phänomens bestätigt werden kann.

Die Messung wird unter Zusatz von Phospholipiden im Überschuss nochmals wiederholt und beobachtet, ob sich die vormals anormale Gerinnungszeit wieder normalisiert (Arnout 2002; Wilson et al. 1999) (Abb. 2-12).

Dieser Algorithmus kann von modernen Laborautomaten adaptiert und vollautomatisch mit kommerziell erhältlichen Reagenzien durchgeführt werden (Lindhoff-Last et al. 2002). Da die einzelnen Testverfahren für sich allein betrachtet nur eine Sensitivität von etwa 80–85 % aufweisen, sollten mindestens 2 unterschiedliche Screeningtests, ein Mischversuch und ein Bestätigungstest, bei der Diagnostik des LA zum Einsatz kommen (Miyakis et al. 2006). Internationalen Empfehlungen folgend, sollte sich die zweite Bestimmung vom ersten Test methodisch unterscheiden. Neben einer aPTT-basierten Methode kommt daher in vielen Labors der Test *dilute Russell's viper venom time* (dRVVT) als zweiter Test zur Anwendung. Dieser Test beruht auf der Aktivierung des Faktors X zu Faktor Xa durch ein Enzym, das im Schlangengift der Kettenviper (Vipera russelli) enthalten ist. In Anwesenheit von LA wird die phospholipidabhängige Aktivierung von Prothrombin durch den gebildeten Faktor Xa inhibiert. Dadurch kommt es zu einer verlangsamten Thrombinbildung und damit zu einer messbar verlängerten Gerinnungszeit. Das Verfahren mit dem dRVVT-Test ist eine reproduzierbare, sensitive und relativ spezifische Methode, um LA nachzuweisen. Die entsprechenden Testkits bestehen aus zwei Reagenzien, einem phospholipidarmen Suchtest und einem Bestätigungstest, bei dem Phospholipide im Überschuss vorhanden sind.

Grenzen der Methode, Störeinflüsse

Die Bestimmung des LA mit der aPTT- und der dRVVT-basierten Methode wird durch eine Kontamination des Plasmas mit Heparin gestört. In diesem Fall können durch die routinemäßige Zugabe einer heparinresistenten Calciumchloridlösung, die Polybrene enthält und Heparin bis zu einer Einheit neutralisieren kann, falsch positive Testergebnisse zuverlässig vermieden werden. Unter der Therapie mit einem direkten Thrombininhibitor, z. B. Hirudin, ist die LA-Diagnostik in der Regel nicht möglich.

Da im zweiten Schritt der Messung Normalplasma (1 : 2-Verdünnung) zugegeben wird, stellen Proben von Patienten unter oraler Antikoagulation kein Problem dar, solange die INR nicht über 3,5 liegt. Andernfalls ist eine Messung nicht sinnvoll durchführbar und sollte auch nicht erfolgen. Spezifische Inhibitoren von Gerinnungsfaktoren können, v.a. bei einem hohen Titer, zu falsch positiven LA-Befunden führen. Der dRVVT-Test wird aufgrund der selektiven Aktivierung des Faktors X nicht von Hemmkörpern gegen die Faktoren VIII, IX und XI beeinflusst.

Referenzwerte

Die Angabe erfolgt sowohl bei der aPTT-basierten Methode als auch bei dem dRVVT-Test in Form einer Ratio, d. h. des Verhältnisses vom Messwert der Probe zum Messwert eines Normalplasmas. Der Erfahrung nach stellt ein Wert von etwa 1,1 (aPTT-basiert) bzw. 1,3 (dRVVT) einen guten Kompromiss im Sinne einer adäquaten Sensitivität bei guter Spezifität dar.

Bei Patienten unter oraler Antikoagulation und verwendetem dRVVT ist die Anpassung des Cut-offs notwendig, da die Aktivität des Gerinnungsfaktors X unter einer Therapie mit oralen Antikoagulanzien absinkt. Dies würde bei gleich bleibendem Cut-off zu falsch positiven Werten führen, da der dRVVT-Test auf der Aktivierung des Faktors X beruht.

Jedes Labor sollte eigene Cut-off-Werte bestimmen. Als praktikabel hat sich die Bestimmung des LA an 40 gesunden Kontrollprobanden erwiesen, wobei der Mittelwert in Addition der 2-fachen Standardabweichung als Cut-off gewählt werden kann, wenn die Werte im Normalkollektiv normalverteilt sind. Andernfalls wird die 95. Perzentile als Cut-off gewählt.

Standardisierung

Für dieses Testverfahren existiert keine Standardisierung. Jedes Labor muss einen eigenen hausinternen Standard mit eigenen Referenzwerten etablieren.

Kontrollen

Zur internen Qualitätskontrolle sollte bei jeder Messserie eine Kontrolle im Normalbereich und im pathologischen Bereich erfolgen. Hierzu können kommerziell erhältliche Normalplasmen und pathologische Lupusinhibitorplasmen benutzt werden.

Andere Methoden

Eine weitere sensitive Methode zum Nachweis von LA ist die *kaolin clotting time* (KCT). Hierbei wird Plasma mit Kaolin, einer Aluminiumsilikatverbindung, die als Kontaktaktivator das intrinsische Gerinnungssystem initiiert, versetzt. Nach Rekalzifizierung wird die Zeit bis zur Gerinnselbildung gemessen. Eine Zugabe von Phospholipiden erfolgt nicht, die im Plasma vorkommenden Phospholipide sind die einzige Phospholipidquelle. Dadurch ist das Testverfahren besonders für präanalytische Fehler empfindlich (Cave: Thrombozytenkontamination des Plasmas). Antiphospholipid-Antikörper, die mit der KCT detektiert werden, sind besonders oft gegen Prothrombin (s. Kap. 2.10.4) gerichtet.

Als Testverfahren des extrinsischen Gerinnungssystems kann die Prothrombinzeit mit verdünntem Thromboplastinreagenz als Screeningtest für LA eingesetzt werden. Hierfür eignen sich v.a. humane, rekombinant hergestellte Thromboplastine. Durch Verdünnung des Thromboplastinreagenzes wird die Phospholipidkonzentration zum limitierenden Faktor.

Literatur

Arnout J. Scientific Standardisation Subcommittee Lupus Anticoagulants/Phospholipid dependent antibodies. International Society of Thrombosis and Haemostasis, 48th SSC Annual Meeting: Boston 2002.

Lindhoff-Last E, Humpich M, Schmitt J, Rodiger S, Seifried E, Bauersachs R. MIXCON-LA: a precise, sensitive and specific aPTT-based assay for detection of lupus anticoagulant. Clin Appl Thromb Hemost 2002; 8:163–7.

Miyakis S, Lockshin MD, Atsumi T, Branch DW, Brey RL, Cervera R, Derksen RH, de Groot PG, Koike T, Meroni PL, Reber G, Shoenfeld Y, Tincani A, Vlachoyiannopoulos PG, Krilis SA. International consensus statement on an update of the classification criteria for definite antiphospholipid syndrome (APS). J Thromb Haemost 2006; 4: 295–306.

Wilson WA, Gharavi AE, Koike T, Lockshin MD, Branch DW, Piette JC, Brey R, Derksen R, Harris EN, Hughes GR, Triplett DA, Khamashta MA. International consensus statement on preliminary classification criteria for definite antiphospholipid syndrome: report of an international workshop. Arthritis Rheum 1999; 42: 1309–11.

2.10.2 Antikardiolipin-Antikörper

Indikation

Eine Indikation für die isolierte Bestimmung von Antikardiolipin-Antikörper (ACA) besteht nicht. Diese sollte immer **ergänzend zur Bestimmung des Lupusantikoagulans** erfolgen. Nach internationalen Kriterien muss eine Diagnostik auf Antikardiolipin-IgM- und -IgG-Antikörper erfolgen und die Untersuchung bei positivem Antikörpernachweis nach 12 Wochen wiederholt werden, da nur bei Persistenz der Antikörper von einer klinischen Relevanz auszugehen ist. Bei Kindern werden zum Teil parainfektiös erhöhte Antikardiolipin-Titer beobachtet, die klinisch ohne Bedeutung sind und sich nach Abklingen der Inflammation wieder normalisieren.

Testprinzip

Kardiolipin ist ein stickstofffreies Phospholipid, das in verschiedenen Geweben vorkommt. Es besitzt eine Molekülmasse von 21 kDa. ACA sind eine heterogene Gruppe von Autoantikörpern mit diversen Kreuzreaktivitäten (Marai et al. 2005). Es ist bekannt, dass in vitro ACA für die Bindung an Kardiolipin einen Kofaktor im Serum benötigen, der als β_2-Glykoprotein I identifiziert wurde. Neben den indirekten Nachweisen von APA stehen, wie für die Bestimmung der ACA, ELISA-basierte Tests zur Verfügung. So ist es mit dieser Methode möglich, die einzelnen Immunglobulinklassen der ACA zu erfassen.

Anforderungen an die Probe

Es existieren keine speziellen Anforderungen an die Probe. Üblicherweise werden die Bestimmungen aus Plasma gemacht, das zuvor tiefgefroren war. Zur maximalen Lagerungsdauer gibt es keine Untersuchungen.

Durchführung

Bei der Bestimmung kommt in der Regel ein indirekter ELISA zum quantitativen Nachweis von Autoantikörpern (IgG und IgM) gegen Kardiolipin zum Einsatz. Die Kavitäten der Mikrotiterplatte sind mit bovinem Kardiolipin oder/und humanem oder bovinem ß$_2$-Glykoprotein I als Kofaktor beschichtet. Die Antikörper in Standards, Kontrollen und Patientenproben werden an die immobilisierten Antigene in den Kavitäten gebunden und auf herkömmliche Art und Weise nachgewiesen.

Grenzen der Methode, Störeinflüsse

Im unteren positiven Bereich (< 40 U/ml) kann insbesondere die Präsenz von Rheumafaktor und Kryoglobulinen zu falsch positiven Messwerten führen.

Referenzwerte

Aufgrund fehlender Standardisierung liegen die Werte für den Cut-off je nach Hersteller zwischen 7 und 15 U/ml und stellen so bei der Interpretation von Messungen verschiedener Labors ein erhebliches und teilweise unterschätztes Problem dar. Aus diesem Grunde sollten erst Titer von über 40 U/ml als sicher positives Messergebnis interpretiert werden.

Standardisierung

Aufgrund fehlender Standardisierung ist die Interpretation von Messwerten, die aus unterschiedlichen Labors stammen, erschwert.

Kontrollen

Die Negativ- wie auch Positivkontrollen liegen in der Regel den ELISA-Testkits bei und sollten bei jeder Messserie mitbestimmt werden.

Andere Methoden

In der Praxis kommen ausschließlich ELISA-Verfahren zur Anwendung.

Literatur

Marai I, Tincani A, Balestrieri G, Shoenfeld Y. Anticardiolipin and anti-beta-2-glycoprotein I antibodies. Autoimmunity 2005; 38: 33–8.

2.10.3 Anti-β_2-Glykoprotein-I-Antikörper

Indikation

Anti-β_2-Glykoprotein-I-Antikörper (Aβ_2-AK) können direkt gemessen werden und scheinen eine höhere Spezifität in Bezug auf die klinischen Manifestationen eines Antiphospholipid-Syndroms zu haben als Antikardiolipin-Antikörper (Galli et al. 2003). Zwei Arbeitsgruppen konnten in prospektiven Arbeiten zeigen, dass bei Patienten mit einem persistierenden Lupusantikoagulans der zusätzliche Nachweis von Anti-β_2-Glykoprotein-I-Antikörpern mit einem erhöhten Risiko thromboembolischer Komplikationen assoziiert ist (Forastiero 2005; Zoghlami-Rintelen 2005).

In den internationalen Leitlinien zur Diagnostik des Antiphospholipid-Syndroms wird nun die Bestimmung von Aβ_2-AK als Teil des generellen Screenings vorgeschrieben. Eine Indikation für die isolierte Bestimmung von Aβ_2-AK besteht wie bei den anderen Antiphospholipid-Antikörpern weiterhin nicht.

Testprinzip

β_2-Glykoprotein-I gehört zur Familie der so genannten *short consensus repeat*. Es handelt sich um ein Glykoprotein mit einer Molekülmasse von 50 kDa, das im Plasma in einer Konzentration von ungefähr 200 µg/ml vorliegt.

Das β_2-Glykoprotein I ist durch 5 so genannte *sushi domains* gekennzeichnet. Die dreidimensionale Darstellung dieser Domänen zeigt die Form eines Fisches, die zu diesem ungewöhnlichen Namen führte. Die 5. der Domänen beinhaltet eine Stelle, die reich an Lysin ist und für die Bindung an aktivierte Oberflächen von Körperzellen verantwortlich ist. Die physiologische Funktion des β_2-Glykoprotein I ist weiterhin ungeklärt. In-vitro-Studien haben gezeigt, dass β_2-Glykoprotein I die Aktivität der Prothrombinase hemmt, einem Enzym, das eine wichtige Rolle im Zusammenspiel mit der Blutgerinnungskaskade und der Plättchenaggregation einnimmt. APA binden hauptsächlich an β_2-Glykoprotein I in der 4. und 5. Sushi-Domäne, aber auch in der 1.

2.10 Antiphospholipid-Antikörper

Sushi-Domäne, wobei diese Bindung mit entsprechenden pathophysiologischen Wirkungen einhergeht. Das Vorhandensein von LA verstärkt die Bindung von $β_2$-Glykoprotein I an die aktivierten Oberflächen von Körperzellen.

Anforderungen an die Probe

An die Probe werden keine speziellen Anforderungen gestellt. Üblicherweise werden die Bestimmungen aus Plasma gemacht, das zuvor tiefgefroren war. Zur maximalen Lagerungsdauer existieren keine Untersuchungen.

Durchführung

Die Bestimmung erfolgt analog der ELISA-Methode wie sie in Kapitel 2.10.2 beschrieben ist.

Grenzen der Methode, Störeinflüsse

Siehe hierzu Kapitel 2.10.2.

Referenzwerte

Die Werte für den Cut-off liegen je nach Hersteller zwischen 7 und 15 U/ml und stellen aufgrund fehlender Standardisierung bei der Interpretation von Messungen verschiedener Labors ein bisher nicht gelöstes Problem dar. Daher sollte jedes einzelne Labor anhand eines kleineren Kollektivs gesunder Probanden eigene Cut-off-Werte definieren. Ausschließlich Werte oberhalb der 99. Perzentile sollten als positiv interpretiert werden.

Standardisierung

Aufgrund fehlender Standardisierung ist die Interpretation von Messwerten, die aus unterschiedlichen Labors stammen, erschwert.

Kontrollen

Siehe hierzu Kapitel 2.10.2.

Andere Methoden

In der Praxis kommen ausschließlich ELISA-Verfahren zur Anwendung.

Literatur

Forastiero R, Martinuzzo M, Pombo G, Puente D, Rossi A, Celebrin L, Bonaccorso S, Aversa L. A prospective study of antibodies to beta2-glycoprotein I and prothrombin, and risk of thrombosis. J Thromb Haemost 2005; 3: 1231–8.

Galli M, Luciani D, Bertolini G, Barbui T. Anti-beta 2-glycoprotein I, antiprothrombin antibodies, and the risk of thrombosis in the antiphospholipid syndrome. Blood 2003; 102: 2717–23.

Zoghlami-Rintelen C, Vormittag R, Sailer T, Lehr S, Quehenberger P, Rumpold H, Male C, Pabinger I. The presence of IgG antibodies against beta2-glycoprotein I predicts the risk of thrombosis in patients with the lupus anticoagulant. J Thromb Haemost 2005; 3:1160–5.

2.10.4 Spezifische Antiphospholipid-Antikörper

Die Antwort auf die Frage, welche Antiphospholipid-Antikörper eine bedeutende klinische Relevanz haben, steht weiterhin aus. So können für das LA-Phänomen neben Antikörpern gegen das β_2-Glykoprotein I auch Anti-Prothrombin-Antikörper verantwortlich sein. Durch Modifizierung bestehender aPTT-basierter Nachweisverfahren für das Lupusantikoagulans ist es möglich, zwischen diesen beiden Subgruppen des LA zu unterscheiden.

Interessant ist, dass im Gegensatz zu einem β_2-Glykoprotein I-abhängigen LA-Phänomen, die Anti-Prothrombin-Abhängigkeit des LA-Phänomens nicht mit thromboembolischen Komplikationen assoziiert ist und – wie es nach aktueller Studienlage scheint – auch der Anti-Prothrombin-Antikörper selbst nicht. Diese Unterscheidung bietet einen neuen und viel versprechenden Ansatz, in Zukunft pathogene Subspezies von APA genauer zu beschreiben.

Es existiert ein modifiziertes Testsystem für Anti-Prothrombin-Antikörper, das einen Komplex aus Phosphatidylserin und Prothrombin als Antigen nutzt. Ein Nachweis gelang bei 92 % von LA-positiven APS-Patienten. Kahles et al. (2005) konnten zeigen, dass Antiphosphatidylserin-Antikörper eine Assoziation mit kryptogenen Schlaganfällen aufweisen. Die Bestimmung von APA gegen Prothrombin oder Antiphosphatidylserin im klinischen Alltag ist allerdings noch nicht absehbar. Hierfür fehlen bisher in der Literatur eindeutige Daten, insbesondere im Hinblick auf die klinische Relevanz.

Literatur

Kahles T, Humpich M, Steinmetz H, Sitzer M, Lindhoff-Last E. Phosphatidylserine IgG and beta-2-glycoprotein I IgA antibodies may be a risk factor for ischaemic stroke. Rheumatology 2005; 44:1161–5.

2.11 Faktor-VIII-Inhibitoren

Ralf Großmann

2.11.1 Plasmatauschversuch

Indikation

Der Plasmatauschversuch (auch Plasmamischtest genannt) dient dem Nachweis eines Hemmkörpers (Inhibitors) gegen einen Gerinnungsfaktor (z. B. Faktor VIII). Faktor-VIII-Inhibitoren werden häufig durch eine (isolierte) **aPTT-Verlängerung** auffällig. Die Empfindlichkeit der verschiedenen aPTT-Reagenzien einen Faktor-VIII-Mangel nachzuweisen, differiert allerdings erheblich. Thromboplastinzeit und Thrombinzeit bleiben unverändert. Bei der Bestimmung der Einzelfaktoraktivitäten des endogenen Gerinnungssystems findet sich neben einer reduzierten Faktor-VIII-Aktivität in Abhängigkeit von den Inhibitortitern und den verwendeten Reagenzien gehäuft auch eine verminderte Aktivität der Faktoren XII, XI und IX. Ursache hierfür ist, dass die spezifischen Hemmkörper gegen Faktor VIII so hoch konzentriert sein können, dass sie den Faktor VIII auch in den jeweiligen Mangelplasmen blockieren. Inhibitoren, die ausschließlich die Faktor-VIII-Plasmahalbwertszeit beeinflussen, führen zu einer isolierten Vermin-

2.11 Faktor-VIII-Inhibitoren

derung der Faktor-VIII-Aktivität. Die Abgrenzung eines antikörpervermittelten gegen einen echten Faktorenmangel gelingt mit einem Plasmatauschversuch mit und ohne Inkubation.

Testprinzip

Patientenplasma und Normalplasma werden in verschiedenen Konzentrationsverhältnissen miteinander vermischt und jeweils eine aPTT-Bestimmung durchgeführt. Bereits durch eine 50%ige Beimengung von Normalplasma zu Patientenplasma kann bei Vorliegen eines Faktor-VIII-Mangels eine fast vollständige Normalisierung der aPTT erreicht werden (aPTT [50% : 50%-Mischung] – aPTT [inkubiertes Normalplasma] < 5–8 s). Eine 2-stündige Inkubation bei 37 °C zeigt keine Veränderung des Kurvenverlaufs (Abb. 2-13). Anders bei Vorliegen eines Faktor-VIII-Inhibitors. Hier führt die Zugabe von Normalplasma nicht zu einer Normalisierung der aPTT, nach einem Inkubationsschritt ist dieser Effekt noch deutlicher ausgeprägt (Abb. 2-14). Bei den Inhibitoren der Gerinnungsfaktoren handelt es sich meist um so genannte Progressivinhibitoren, deren volle Hemmwirkung erst nach einer mehrstündigen Inkubation auftritt, also zeit- und temperaturabhängig ist. Bis zu 50% der LA zeigen ebenfalls die Eigenschaften eines Progressivinhibitors (Blanco et al. 1997).

> Im Gegensatz zum Faktorenmangel normalisiert sich bei Vorliegen eines Inhibitors die aPTT nicht, wenn Normalplasma mit Patientenplasma im Verhältnis 1 : 1 gemischt wird.

Anforderungen an die Probe

Verwendet wird Citratplasma, das spätestens 2 Stunden nach Entnahme analysiert werden sollte (s. Kap. 2.2). Eingefrorene Proben sollten möglichst nicht oder nur nach den Vorgaben in Kapitel 2.2.3 verwendet werden.

Durchführung

Der Plasmatauschversuch beruht auf der Durchführung einer aPTT (s. Kap. 2.5.2).
- Es werden Ansätze mit einer Mischung von Patientenplasma und Normalplasma verwendet (Anteile Patientenplasma in Prozent: 100, 75, 50, 25 und 0).
- Messung der aPTT.

Um erste Informationen über das Vorliegen eines Hemmkörpers zu erhalten, genügt oft die Bestimmung der aPTT einer Probe, die Patienten- und Normalplasma in einer 1 : 1-Mischung enthält.

Grenzen der Methode, Störeinflüsse

Der Plasmatauschversuch vermag nicht zwischen den unspezifischen (LA, das gegen phospholipidassoziierte Proteine gerichtet ist) und den spezifischen (z. B. Inhibitoren, die gegen Faktor VIII oder Faktor IX gerichtet sind) Hemmkörpern zu unterscheiden. Ein pathologischer Tauschversuch stellt aber nur ein Merkmal von 4 Kriterien zur Definition eines LA dar. Entscheidend dabei ist vor allem der Nachweis einer Phospholipidabhängigkeit des Inhibitors (s. Kap. 2.10.1). Weitere Informationen können Verdünnungsreihen der erniedrigten Gerinnungsfaktoren liefern: Während bei Vorliegen eines Faktor-VIII-Inhibitors durch Zugabe von Faktor-VIII-Mangelplasma keine Veränderung der Faktor-VIII-Aktivität zu erzielen ist, zeigt sich bei Vorhandensein von LA mit zunehmender Verdünnung ein Ansteigen der Faktor-VIII-Aktivität. Dies ist darauf zurückzuführen, dass die Antiphospholipid-Antikörper durch die im Faktor-VIII-Mangelplasma enthaltenen Phospholipide neutralisiert werden. In Einzelfällen findet sich ein kombiniertes Vorkommen von Faktor-VIII-Inhibitoren und LA (Großmann et al. 1999; Triplett 1995).

Zu den möglichen Störeinflüssen bei der aPTT-Bestimmung siehe auch Kapitel 2.5.2.

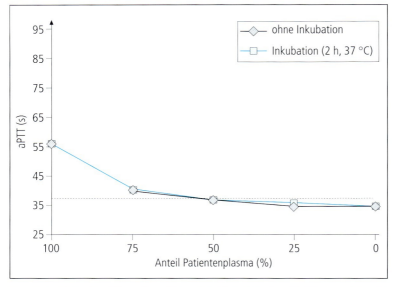

Abb. 2-13 Plasmatauschversuch bei einem hämophilen Patienten ohne Inhibitor. Bereits bei einer 50%igen Beimengung von Normalplasma ist eine Normalisierung der aPTT zu erkennen.

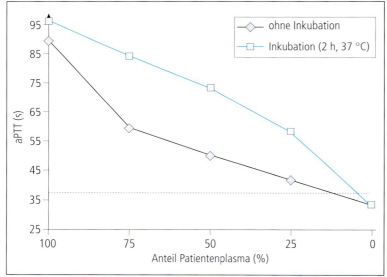

Abb. 2-14 Plasmatauschversuch bei einem hämophilen Patienten mit Faktor-VIII-Inhibitor. Es zeigt sich keine Normalisierung der aPTT.

Referenzwerte

Die Referenzwerte für die aPTT werden vom Hersteller angegeben. Der Plasmatauschversuch wird als **positiv** gewertet, wenn in der 1:1-Mischung keine Normalisierung der aPTT auftritt. In der Literatur finden sich allerdings unterschiedliche Angaben über das Ausmaß einer geringen aPTT-Verlängerung, die noch als »weitgehende Normalisierung« bezeichnet werden kann. Die Angaben schwanken zwischen 4 und 8 Sekunden.

Standardisierung

Eine Standardisierung ist nicht möglich.

Kontrollen

Spezifische Kontrollen, die einen Inhibitor in einer standardisierten Menge enthalten, existieren nicht. Für die aPTT-Bestimmung sollten zwei Kontrollen verwendet werden (s. Kap.2.5.2).

Andere Methoden

Es existieren keine anderen Methoden.

Literatur

Blanco AN, Cardozo MA, Candela M, Santarelli MT, Perez Bianco R, Lazzari MA. Anti-factor VIII inhibitors and lupus anticoagulants in haemophilia A patients. Thromb Haemost 1997; 77: 656–9.

Großmann R, Geisen U, Schwender S, Keller F. Diagnostik und Therapiesteuerung bei erworbenen Faktoreninhibitoren. J Lab Med 1999; 23: 70–8.

Triplett DA. Antiphospholipid-protein antibodies: laboratory detection and clinical relevance. Thromb Res 1995; 78: 1–31.

2.11.2 Bethesda-Assay

Indikation

Wichtige Grundlage für die Auswahl der geeigneten **Blutungstherapie** beim Vorliegen von Faktor-VIII-Auto- bzw. -Alloantikörpern ist die **Quantifizierung des Inhibitortiters** in Bethesda-Einheit pro Milliliter (BE/ml). Patienten mit einem Inhibitortiter über 5 BE/ml (in angelsächsischen Ländern > 10 BE/ml) werden als so genannte *high responder* bezeichnet. Bei ihnen besteht die Gefahr eines starken Titeranstiegs (Boosterung) nach Faktorengabe. *Low responder* mit einem maximalen Inhibitortiter unter 5 (10) BE/ml zeigen eine solche Reaktion dagegen nicht oder nur geringgradig. Liegt der Inhibitortiter unter 3–5 BE/ml, kann versucht werden, die Blutungstherapie mit Faktor-VIII-Konzentraten durchzuführen, bei höheren Titern ist ein aktiviertes Prothrombinkomplexpräparat oder ein rekombinantes Faktor-VIIa-Präparat notwendig. Weiterhin dient die Bestimmung des Inhibitortiters der **Verlaufskontrolle** während einer **Immuntoleranztherapie**.

Somit wird eine Bestimmung des Inhibitortiters durchgeführt bei:
- anhaltender Blutungsneigung bei Hämophilie trotz Substitutionstherapie,
- fehlendem oder nicht der Berechnung entsprechendem Anstieg des substituierten Gerinnungsfaktors,
- im Rahmen einer Kontrolluntersuchung bei Hämophilie,
- Hemmkörperhämophilien.

Der Bethesda-Assay dient der Quantifizierung eines spezifischen Inhibitors.

Testprinzip

Für den Bethesda-Assay wird eine Verdünnungsreihe des Patientenplasmas mit einer Faktor-VIII-Quelle versetzt und nach einer üblicherweise 3-stündigen Inkubation der Faktor-VIII-Restgehalt – bezogen auf den Faktor-VIII-Gehalt einer mitgeführten Faktor-VIII-haltigen Kontrollmischung – in Prozent angegeben (Tab. 2-14). Der so erhaltene Wert wird an einer halblogarithmisch aufgetragenen Bezugsgeraden (Abb. 2-15), unter Berücksichtigung des jeweiligen Verdünnungsfaktors, dem Inhibitortiter in BE/ml zugeordnet. Eine Bethesda-Einheit entspricht dabei definitionsgemäß einer Inhibitormenge, die die Faktor-VIII-Aktivität eines Normalplasmapools exakt halbiert (Kasper et al. 1975). Die meisten Faktor-VIII-Alloantikörper bei Patienten mit einer schweren Hämophilie zeigen im Bethesda-Assay eine lineare Inaktivierungskinetik (Typ-I-Kinetik), d. h. die Inhibitoren bewirken eine vollständige Hemmung der Faktor-VIII-Aktivität. Faktor-VIII-Auto- und -Allo-

Tab. 2-14 Beispiel eines Bethesda-Assays (Kinetik I. Ordnung). Der Bezugswert (BZW: Normalplasma gemischt mit Puffer) nach 2-stündiger Inkubation beträgt hier 40% (üblich ist eine 3-stündige Inkubation).

Verdünnung des Patientenplasmas	Faktor VIII nach 2 h Inkubation bei 37 °C	Faktor VIII/BZW	Bezugsgerade
keine Verdünnung	2	2/40% = 5%	nicht ablesbar an der Bezugsgeraden; Verdünnungen notwendig
1 : 2	11	11/40% = 27%	27% = 1,9 BE, × 2 = 3,8 BE
1 : 4	18,5	18,5/40% = 46%	46% = 1,1 BE, × 4 = 4,4 BE
1 : 8	28	28/40% = 70%	70% = 0,5 BE, × 8 = 4,0 BE

Tab. 2-15 Beispiel eines Bethesda-Assays bei Vorliegen von Inhibitoren mit einer Kinetik I. Ordnung bzw. II. Ordnung. Dargestellt sind die gewählten Plasmaverdünnungen, der Quotient aus der Faktor-VIII-Restaktivität und dem mitgeführten Bezugswert (Faktor-VIII/BZW) sowie der unter Berücksichtigung der Verdünnung in Abb. 2-15 abgelesene Inhibitortiter (BE/ml). Bei Vorliegen einer Kinetik I. Ordnung können der erste ablesbare Inhibitortiter (hier: 3,8 BE/ml), der Mittelwert aller Titer (hier: ca. 4,0) oder der Inhibitortiter bei ca. 50% Restaktivität (hier: ca. 4,4 BE/ml) verwendet werden. Liegt eine Kinetik II. Ordnung vor, sollte der Inhibitortiter bei 50% Restaktivität abgelesen werden (hier: 8,4 BE/ml).

	Kinetik I. Ordnung			Kinetik II. Ordnung	
Verdünnung	Faktor-VIII/BZW	BE/ml	Verdünnung	Faktor-VIII/BZW	BE/ml
keine Verdünnung	5	–	keine Verdünnung	45	1,0
1 : 2	27	3,8	1 : 2	30	3,4
1 : 4	46	4,4	1 : 4	41	5,2
1 : 8	70	4,0	1 : 8	49	8,4

antikörper bei Patienten mit einer leichten Hämophilie besitzen in der Mehrzahl der Fälle eine (nicht lineare) Typ-II-Kinetik (Biggs et al. 1972a u. b). Dies erschwert die Bestimmung des Inhibitortiters, und er sollte deshalb am besten bei einer Faktor-VIII-Restaktivität von 50% abgelesen werden (Tab. 2-15).

Auffällig ist bei Patienten mit einem Typ-II-Inhibitor, dass trotz hoher Inhibitortiter noch Faktor-VIII-Aktivitäten bis über 10% gemessen werden können. Dies ist die Folge der unvollständigen Faktor-VIII-Hemmung. Teilweise wird der Inhibitortiter noch nach der neuen **Oxford-Methode**, einem modifizierten Bethesda-Assay, bestimmt. Hier dient ein Faktor-VIII-Konzentrat als Faktorenquelle und die Inkubationszeit be-

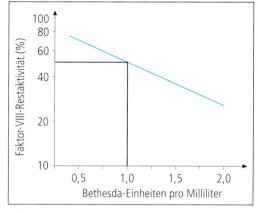

Abb. 2-15 Bezugsgerade (Faktor-VIII-Restaktivität in Bethesda-Einheiten).

trägt 4 Stunden. Eine Oxford-Einheit entspricht etwa 0,83 BE. Ebenfalls zwei Veränderungen des Testablaufes sieht die **Nijmegen-Modifikation** des Bethesda-Assays vor: Die Faktor-VIII-Quelle wird mittels eines Puffers auf einen pH von 7,4 eingestellt und die Kontrollmischung mit einem Faktor-VIII-Mangelplasma verdünnt. Dies soll die Spezifität des Tests im unteren Titerbereich (0–0,8 BE/ml) deutlich verbessern (Giles et al. 1998; Verbruggen et al. 1995).

Anforderungen an die Probe

Zur Bestimmung wird Citratplasma bis spätestens 2 Stunden nach Entnahme (s. Kap. 2.2.2) oder eine eingefrorene Probe verwendet.

Durchführung

Die gegen Faktor VIII gerichtete Inhibitoraktivität wird quantitativ bestimmt. Das zu testende Plasma wird geometrisch (mit Imidazolpuffer) verdünnt und die Plasmaverdünnungen (jeweils 1 : 1) mit Normalplasma 3 Stunden bei 37 °C inkubiert. Der Bezugswert ist aus der mitgeführten Kontrollmischung (Normalplasma : Imidazolpuffer 1 : 1) zu ermitteln. Es wird der Faktor-VIII-Gehalt der Proben bestimmt und die Restaktivität anhand der folgender Formel errechnet:

$$\left(\frac{\text{Faktor-VIII-Gehalt [Probe]}}{\text{Faktor-VIII-Gehalt [Bezugswert]}}\right) \times 100$$

Dieser Quotient wird an einer Bezugsgerade einem Inhibitortiter zugeordnet. Durch Faktorisieren mit dem Verdünnungsfaktor erhält man die Bethesda-Einheiten.

Grenzen der Methode, Störeinflüsse

Die Methode ist wenig standardisiert und im unteren Messbereich wenig empfindlich. Gerade im unteren Messbereich sind aber auch falsch positive Resultate möglich, insbesondere wenn der pH-Wert des Tests nicht mittels Pufferzugabe konstant gehalten wird (Nijmegen-Modifikation).

Referenzwerte

Ist kein Inhibitor vorhanden, liegt der Inhibitortiter unter 0,4 BE/ml.

Standardisierung

Der Test ist nicht standardisiert.

Kontrollen

Spezifische Kontrollen, die einen Inhibitor in einer standardisierten Menge enthalten, existieren nicht.

Andere Methoden

Siehe unter Testprinzip.

Literatur

Biggs R, Austen DEG, Denson KWE, Borrett R, Rizza CR. The mode of action of antibodies which destroy factor VIII: II. Antibodies which give complex concentration graphs. Br J Haematol 1972a; 23: 137–55.

Biggs R, Austen DEG, Denson KWE, Rizza CR, Borrett R. The mode of action of antibodies which destroy factor VIII: I. Antibodies which have second-order concentration graphs. Br J Haematol 1972b; 23: 125–35.

Giles AR, Verbruggen B, Rivard GE, Teitel J, Walker I and the Association of Hemophilia Centre Directors of Canada. A detailed comparison of the performance of the standard versus the Nijmegen modification of the Bethesda assay in detecting Factor VIII:C inhibitors in the haemophilia A population of Canada. Thromb Haemost 1998; 79: 872–5.

Kasper CK, Aledort LM, Counts RB, Edson JR, Fratantoni J, Green D, Hampton JW, Hilgartner MW, Lazerson J, Levine PH, McMillan CW, Pool JG, Shapiro SS, Shulman NR, van Eys J. A more uniform measurement of Factor VIII inhibitors. Thrombos Diathes Haemorrh 1975; 34: 869–72.

Verbruggen B, Novakova I, Wessels H, Boezema J, van den Berg M, Mauser-Bunschoten E. The Nijmegen modification of the Bethesda assay for Factor VIII:C inhibitors: improved specifity and reliability. Thromb Haemost 1995; 73: 247–51.

2.12 Aktivierungsmarker

2.12.1 D-Dimere

Thomas Wissel

Indikation

Erhöhte Konzentrationen der D-Dimere entstehen, wenn ein vorhandenes Gerinnsel durch reaktive Fibrinolyse abgebaut wird. Die wichtigsten Indikationen zur Bestimmung der D-Dimere sind daher der **Ausschluss eines thromboembolischen Ereignisses**, wie z. B. die tiefe Beinvenenthrombose (TBVT) und die Lungenembolie, sowie die **Diagnose einer DIC**. Patienten mit klinischem Verdacht auf eine TBVT oder Lungenembolie können nach dem **Wells-Score** klassifiziert werden. Bei Patienten mit einer niedrigen oder mittleren Wahrscheinlichkeit einer TBVT und einer D-Dimer-Konzentration unterhalb eines testspezifischen Grenzwertes kann auf eine weitere technische Thrombosediagnostik sowie auf eine Antikoagulation verzichtet werden.

Erhöhte D-Dimer-Konzentrationen können auch auf ein erhöhtes vaskuläres Risiko und auf ein fortbestehendes Thromboserisiko nach Beendigung einer gerinnungshemmenden Therapie hinweisen. Der differenzialdiagnostische Einsatz des D-Dimer-Antigens wurde ebenfalls beschrieben (Dempfle 2005).

Testprinzip

Bei der Fibrinolyse entsteht eine Vielzahl von Fragmenten, die die Quervernetzungsregion der D-Domänen des Fibrins enthalten. Die Quervernetzung der D-Domänen durch Faktor XIII führt zur Entstehung von verschiedenen Neoepitopen. Es gelang, verschiedene Antikörper herzustellen, die die unterschiedlichen Neoepitope der quervernetzten Fibrinspaltprodukte erkennen. Die Antikörper zeigen unterschiedlich starke Kreuzreaktionen zu nicht quervernetzten Fibrin- und Fibrinogenspaltprodukten. Zur Bestimmung der Konzentration der D-Dimere werden verschiedene immunologische Techniken verwendet, z. B. heterogene Formate wie der ELISA oder homogene Formate wie die manuellen, semiquantitativen oder die automatisierten, quantitativen, partikelverstärkten Agglutinationstests. Der Nachweis der entstandenen Immunkomplexe oder Partikelaggregate kann durch optische Absorption, fluorometrisch oder nephelometrisch erfolgen. Bei den Tests werden verschiedene Techniken und monoklonale Antikörper verwendet. Dies hat zur Folge, dass die Sensitivität der Tests für hoch- und niedermolekulare Fragmente unterschiedlich ist, da die Zugänglichkeit der Neoepitope auch von der Fragmentgröße abhängig ist (Dempfle et al. 2001). Die partikelverstärkte Agglutination benötigt zwei spezifische

2.12 Aktivierungsmarker

Neoepitope, heterogene Formate benötigen nur ein zugängliches Neoepitop. Sie können, z. B. neben einem spezifischen Fängerantikörper, auch einen unspezifischen Markierungsantikörper verwenden.

Anforderungen an die Probe

Typischerweise wird Citratplasma eingesetzt, einige Tests sind aber auch für Heparinplasma geeignet. Die D-Dimere sind ein relativ stabiler Gerinnungsparameter, so dass Proben mehrere Stunden bei Raumtemperatur oder bis zu einem Tag bei 2–8 °C bzw. bis zu mehreren Monaten bei Temperaturen ≤ 18 °C gelagert werden können. Die Angaben zur Probenstabilität in den Gebrauchsanweisungen der kommerziell erhältlichen Tests sind unterschiedlich und müssen beachtet werden.

Durchführung

Für die Durchführung von Gerinnungstests werden heute fast ausschließlich Geräte verwendet. Daher dient die folgende Beschreibung der manuellen Durchführung nur dem Verständnis und enthält nicht alle notwendigen Details.

Als Beispiel wird die Durchführung eines D-Dimer-ELISA und eines latexverstärkten Agglutinationstests beschrieben.

■ ELISA

In die mit einem spezifischen Antikörper vorbeschichteten Vertiefungen einer Mikrotitrationsplatte werden Proben, Standards und Kontrollen mit einem Probenpuffer im Verhältnis von 1 : 1 gegeben und anschließend für 15 Minuten bei 37 °C inkubiert. Während dieser Inkubation bindet das D-Dimer an die festphasengebundenen Antikörper. Der Überstand wird verworfen und die Vertiefungen mehrmals ausgewaschen.

Im 2. Schritt wird ein enzymkonjugierter Antikörper hinzugegeben. Das Antikörper-Enzym-Konjugat bindet an freie Fibrin(ogen)-Epitope. Die überschüssigen Konjugate werden ausgewaschen und die gebundene Enzymaktivität nach Zugabe einer Substratlösung photometrisch bestimmt.

■ Partikelverstärkter Agglutinationstest (Latextest)

In eine Küvette werden z. B. 100 μl Probe und 500 μl einer Suspension mit antikörperbeladenen Trägerpartikeln pipettiert und in ein Photometer gestellt. Die Agglutination wird bei einer geeigneten Wellenlänge gemessen.

Grenzen der Methode, Störeinflüsse

Wie bei anderen immunologisch bestimmten Parametern kann das Messsystem oder die Antikörper-Antigen-Reaktion sowohl durch hohe Konzentrationen von endogenen Substanzen wie Triglyzeride, Hämoglobin, Bilirubin, Gesamtprotein und Rheumafaktoren gestört werden, aber auch durch exogene Substanzen wie Antikoagulanzien oder andere Therapeutika.

Eine mögliche Störung durch Therapeutika ist dabei nicht durch eine tatsächliche Reduktion der D-Dimer-Konzentration durch einen antikoagulatorischen Effekt in vivo bedingt, sondern durch eine Inhibition der Antigen-Antikörper-Reaktion in vitro. Dieser Effekt kann durch Zugabe steigender Konzentrationen des Therapeutikums zu einer Probe mit bekanntem D-Dimer-Gehalt simuliert werden. Dadurch lässt sich bestimmen, ab welcher Konzentration die Wiederfindung der D-Dimere gestört wird.

Die tolerierbaren Konzentrationen von endogenen Substanzen sollten deutlich über dem entsprechenden Normalbereich liegen und für Therapeutika über dem therapeutischen Bereich.

Da die Fibrinspaltprodukte leicht in veränderten Matrices aggregieren bzw. desaggregieren können, treten gelegentlich Proben auf, die sich nicht linear verdünnen lassen.

Fibrinspaltprodukte können über einen weiten Konzentrationsbereich (bis zu 4 Größenordnungen) auftreten. Daher ist mit Antigen-Überschuss-Phänomenen (high dose hook) zu rechnen.

Da die Art der Störungen sehr von der verwendeten Technik abhängt, sind die Hinweise des Reagenzherstellers zu Störfaktoren zu beachten.

Abhängig von der Spezifität des verwendeten Antikörpers und des Testformats können Kreuzreaktionen mit Fibrinogen und Fibrinogenspaltprodukten auftreten, aber auch mit nicht quervernetztem Fibrin. Diese Unterschiede spielen in der klinischen Routine aber nur bei Patienten unter Streptokinasetherapie oder bei einer Hyperfibrinolyse anderer Genese eine Rolle (Dempfle 2005). Dennoch ist die Streuung der Probenwiederfindung bei Methodenvergleichen von D-Dimer-Tests, insbesondere auch wegen der Komplexität des Antigens, größer als bei anderen immunologischen Parametern.

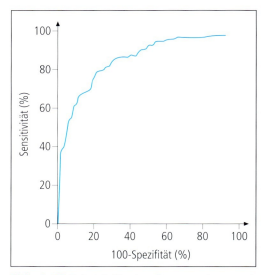

Abb. 2-16 Beispiel für den Zusammenhang zwischen Sensitivität und Spezifität eines D-Dimer-Tests.

Referenzwerte

Referenzbereiche sind testspezifisch und der Gebrauchsinformationen zu entnehmen.

■ Entscheidungsgrenzen

Die Entscheidungsgrenzen (Cut-offs) für das Vorliegen von thromboembolischen Ereignissen sind testspezifisch und liegen typischerweise im Bereich der 95. Perzentile des Referenzbereichs. Abhängig von dem verwendeten Test und dem untersuchten Patientenkollektiv kann die Entscheidungsgrenze aber auch deutlich darunter liegen.

Die Entscheidungsgrenzen werden für jeden Test durch umfangreiche klinischen Studien ermittelt. Für jeden Test ergibt sich ein charakteristischer Zusammenhang von Sensitivität und Spezifität (receiver operating characteristic, ROC) (Abb. 2-16). Einige Hersteller geben eine Entscheidungsgrenze für thromboembolische Ereignisse und die entsprechenden Werte für Sensitivität und Spezifität in ihren Gebrauchsinformationen an. Es sollte ein Cut-off angegeben sein, der eine hohe Sensitivität (> 95%) garantiert.

In einer Metaanalyse für Lungenembolie wurden für partikelverstärkte Agglutinationstests eine Sensitivität von 93% und eine Spezifität von 51% festgestellt (Brown et al. 2003).

Durch die Wahl niedrigerer Entscheidungsgrenzen können höhere Sensitivitäten erreicht werden, die die Sicherheit für den Ausschluss eines thromboembolischen Ereignisses erhöhen – allerdings auf Kosten der Spezifität (Engelhardt et al. 2003).

Standardisierung

Obwohl die unterschiedlichen Spezifitäten der Antikörper klinisch nicht relevant sind, führen sie und die komplexe Zusammensetzung der Fibrinderivate in Patientenproben oder Antigenpräparationen dazu, dass verschiedene D-Dimer-Antigen-Präparationen unterschiedlich erkannt werden. Es gibt zwar aussichtsreiche Ansätze zur Harmonisierung der Ergebnisse der D-Dimer-Tests, aber noch keinen internationalen Standard für das D-Dimer (Dempfle et al. 2001).

Darüber hinaus werden unterschiedliche Einheiten und Standardpräparationen eingesetzt. Einige Hersteller geben die D-Dimer-Konzentration in Fibrinäquivalenten (FEU) an, wobei 1 mg/l FEU etwa 0,5 mg/l D-Dimer entspricht. Daher sind Referenzbereiche und Entscheidungsgrenzen spezifisch für jeden Test.

Kontrollen

Es sollten zwei Kontrollen verwendet werden, jeweils eine im Normalbereich und eine im pathologischen Bereich. Wegen der erheblichen Unterschiede der Reagenzien und Geräte sind universelle Kontrollen mit unabhängigen Sollwerten oft unbefriedigend.

Andere Methoden

Neben dem quantitativen Nachweis von D-Dimer werden noch qualitative, manuelle und partikelverstärkte Agglutinationstests verwendet. Bei diesen Tests wird die Probe mit der Partikelsuspension auf einer Tüpfelplatte gemischt. Die Agglutination kann mit bloßem Auge erkannt werden. Tritt eine Agglutination auf, wird die Probe als positiv gewertet und eine Thromboembolie kann nicht ausgeschlossen werden. Anstelle von Partikeln aus Polymeren wie Polystyrol können auch die Erythrozyten der Probe, in diesem Fall Vollblut, zur Signalverstärkung verwendet werden.

Literatur

Brown MD, Lau J, Nelson RD, Kline JA. Turbidimetric D-dimer test in the diagnosis of pulmonary embolism: a metaanalysis. Clin Chem 2003; 49: 1846–53.

Dempfle CE. Bestimmung des D-Dimer-Antigens in der klinischen Routine. Dtsch Ärztebl 2005; 102: 428–32.

Dempfle CE, Zips S, Ergül H, Heene DL. The Fibrin Assay Comparison Trial (FACT). Thromb Haemost 2001; 85: 671–8.

Engelhardt W, Palareti G, Legani C, Gringel E. Comparative evaluation of D-dimer assays for exclusion of deep venous thrombosis in symptomatic outpatients. Thromb Res 2003; 112: 25–32.

Kline JA, Williams GW, Hernandez-Nino J. D-Dimer concentrations in normal pregnancy: new diagnostic thresholds are needed. Clin Chem 2005; 51: 825–9.

2.12.2 Prothrombinfragment 1 und 2

Stefan Teigelkamp

Indikation

Die Bestimmung von humanem Prothrombinfragment 1 und 2 (F 1+2) im Plasma kann zur Unterstützung der **Diagnose eines Thromboserisikos** und zur **Überwachung einer oralen Antikoagulanzientherapie** mit Cumarinderivaten eingesetzt werden.

In jüngster Zeit wird besonders der Wirksamkeitsbewertung neuer Antikoagulanzien durch die Bestimmung von F 1+2 vermehrte Aufmerksamkeit geschenkt.

Testprinzip

Die Umwandlung von Prothrombin zum aktiven Thrombin erfolgt durch Spaltung von Prothrombin in aktives Thrombin und das Prothrombinfragment 1 und 2 im Verhältnis 1 : 1. Dadurch entsteht am F1+2 ein spezifisches Neoepitop, das von den monoklonalen Primärantikörpern des F1+2-ELISA erkannt wird. Die Konzentration des Prothrombinfragmentes 1 und 2 korreliert dabei direkt mit der Konzentration des tatsächlich gebildeten Thrombins (Pelzer et al. 1991).

Die quantitative In-vitro-Bestimmung wird in einem Enzymimmunoassay nach dem Sandwichprinzip im Mikrotiterformat (ELISA) durchgeführt.

Anforderungen an die Probe

Zur Bestimmung der Prothrombinfragmente 1 und 2 wird Citratplasma bis spätestens 4 Stunden nach der Entnahme verwendet. Die Stabilität der Probe ist bei
- 2–8 °C 8 Stunden,
- 15–25 °C 4 Stunden und bei
- ≤ –60 °C 6 Monate gewährleistet.

Proben können bei ≤ –60 °C einmalig eingefroren werden. Mehrmaliges Einfrieren und Auftauen ist unbedingt zu vermeiden.

Durchführung

Die F1+2-Konzentration in einer Probe wird in einem ELISA gegen einen mitgelieferten Standard bestimmt.
Manuelle Abarbeitung:
- 50 µl Probenpuffer je Vertiefung in der Mikrotiterplatte vorlegen.
- Je 50 µl Proben, Standards und Kontrollplasma zupipettieren und 30 min bei 37 °C inkubieren.
- 2 × mit 300 µl Waschlösung je Vertiefung waschen.
- 100 µl Konjugatlösung je Vertiefung aufpipettieren und 15 min bei 37 °C inkubieren.
- 3 × mit 300 µl Waschlösung je Vertiefung waschen.
- 100 µl chromogene Puffer-Substrat-Lösung je Vertiefung aufpipettieren und lichtgeschützt 15 min bei 37 °C inkubieren.
- 100 µl Stopplösung je Vertiefung aufpipettieren.
- Photometrische Konzentrationsbestimmung bei 450 nm Wellenlänge.

Der Test kann auch an automatischen ELISA-Geräten des Herstellers abgearbeitet werden.

Grenzen der Methode, Störeinflüsse

Die F1+2-Bestimmung ist wenig störanfällig. Voraussetzung für eine korrekte Bestimmung ist eine sachgemäße Blutentnahme. Eine längere Stauung bei erschwerter Blutentnahme oder schlechtes Durchmischen von Probe und Citratlösung ist unbedingt zu vermeiden (s. Kap. 2.2.2). Die Probenbehandlung sollte gemäß den Anforderungen an die Probe erfolgen.

Interferenzen von Bilirubin, Hämoglobin, Lipiden und Rheumafaktoren sind innerhalb kritischer Grenzen nicht beobachtet worden.

Referenzwerte

Der Hersteller gibt folgende Referenzwerte an (Tab. 2-16).

Konzentrationen von F1+2 über 229 pmol/l weisen auf einen hyperkoagulatorischen Zustand wie z. B. bei einer Lungenembolie oder einer DIC hin, Werte unter 69 pmol/l werden bei oral antikoagulierten Patienten gefunden. Referenzbereiche können von Labor zu Labor leicht variieren. Daher sollte jedes Labor im Zweifelsfall seinen eigenen Referenzbereich festlegen.

Standardisierung

Es gibt keinen internationalen Standard für F1+2. Der kommerziell erhältliche Test ist auf eine Reinpräparation von F1+2 standardisiert.

Tab. 2-16 Referenzwerte für F1+2 (5.–95. Perzentile) in pmol/l.

Messbereich	20–1200
untere Grenze	69
obere Grenze	229
Median des Normalbereichs	115

Kontrollen

Testkits enthalten eine Positivkontrolle aus lyophilisiertem Plasma mit einer F1+2-Konzentration im Normalbereich, die auf jeder Platte mitgeführt wird.

Wie bei jedem ELISA sollte auch hier ein Pufferleerwert auf jeder Mikrotiterplatte als Negativkontrolle bestimmt werden.

Andere Methoden

Bis Ende 2004 war ein ELISA mit polyklonalen Antikörpern kommerziell erhältlich, dessen Referenzwerte mit dem neuen Test nicht identisch sind.

Seit Anfang des Jahres 2005 wird der hier beschriebene ELISA auf der Basis von monoklonalen Antikörpern angeboten. Die diagnostische Aussage beider Tests (Sensitivität/Spezifität) ist identisch. Sie wird durch den unterschiedlichen Mess- und Referenzbereich nicht beeinflusst.

Literatur

Pelzer H, Schwarz A, Stüber W. Determination of human prothrombin activation fragment 1+2 in plasma with an antibody against a synthetic peptide. Thromb Haemost 1991; 65: 153–9.

2.12.3 Thrombin-Antithrombin-Komplex

Indikation

Die quantitative Bestimmung von humanem Thrombin-Antithrombin-Komplex (TAT-Komplex) im Plasma wird – ähnlich wie F 1+2 – zum Nachweis einer Aktivierung der Thrombinbildung benutzt.

Das Testergebnis kann zur Unterstützung der **Diagnose von thrombotischen Ereignissen und Aktivierungszuständen des Gerinnungssystems** verwendet werden (Bruhn et al. 1994).

Testprinzip

Die Umwandlung von Prothrombin zum aktiven Thrombin ist ein zentrales Ereignis im Ablauf der Gerinnungskaskade. Das durch die Prothrombinspaltung entstandene Thrombin wird unmittelbar nach der Entstehung im Blut überwiegend an Antithrombin in einem Verhältnis von 1 : 1 gebunden. Die Entstehung dieses TAT-Komplexes wird durch Heparin stark beschleunigt. Eine erhöhte Konzentration des TAT-Komplexes im Blut zeigt demnach eine Aktivierung des Gerinnungssystems mit hoher Empfindlichkeit an.

Die quantitative In-vitro-Bestimmung wird in einem Enzymimmunoassay nach dem Sandwichprinzip im Mikrotiterformat durchgeführt. Der Primärantikörper des Assays bindet an Thrombin, während der Sekundärantikörper an AT bindet. Dadurch ist der Test spezifisch für den Nachweis des TAT-Komplexes (Pelzer et al. 1988).

Anforderungen an die Probe

Zur Bestimmung des TAT-Komplexes wird Citratplasma bis spätestens 4 Stunden nach der Entnahme verwendet. Die Stabilität der Probe ist bei
- 2–8 °C 4 Stunden,
- 15–25 °C 4 Stunden und bei
- ≤ –20 °C 1 Monat gewährleistet.

Proben können bei ≤ −20 °C einmalig eingefroren werden. Mehrmaliges Einfrieren und Auftauen ist zu vermeiden.

Durchführung

Die TAT-Konzentration in einer Probe wird in einem ELISA gegen einen mitgelieferten Standard bestimmt.
Manuelle Abarbeitung:
- 50 µl Probenpuffer je Vertiefung in der Mikrotiterplatte vorlegen.
- Je 50 µl Proben, Standards und Kontrollplasma zupipettieren und 15 min bei 37 °C inkubieren.
- 3 × mit 300 µl Waschlösung je Vertiefung waschen.
- 100 µl Konjugatlösung je Vertiefung aufpipettieren und 15 min bei 37 °C inkubieren.
- 3 × mit 300 µl Waschlösung je Vertiefung waschen.
- 100 µl chromogene Puffer-Substrat-Lösung je Vertiefung aufpipettieren und lichtgeschützt 30 min bei 37 °C inkubieren.
- 100 µl Stopplösung je Vertiefung aufpipettieren.
- Photometrische Konzentrationsbestimmung bei 492 nm Wellenlänge.

Grenzen der Methode, Störeinflüsse

Eine unsachgemäße Blutentnahme wirkt sich merklich auf das Testergebnis aus. Eine längere Stauung bei erschwerter Blutentnahme, insbesondere eine nicht treffsichere Punktion oder ein schlechtes Durchmischen von Probe und Citratlösung sind unbedingt zu vermeiden (s. Kap. 2.2.2). Die Probenbehandlung sollte gemäß den Anforderungen an die Probe erfolgen. Die Bestimmung von TAT hingegen ist wenig störanfällig.

Interferenzen von Bilirubin, Hämoglobin, Lipiden und Rheumafaktoren sind innerhalb kritischer Grenzen nicht beobachtet worden.

Referenzwerte

Der Hersteller gibt folgende Referenzwerte an (Tab. 2-17).

Tab. 2-17 Referenzwerte für den Thrombin-Antithrombin-Komplex (2,5.–97,5. Perzentile) in µg/l.

Messbereich	2,0–60,0
untere Grenze	1,0
obere Grenze	4,1
Median des Normalbereichs	1,5

TAT-Konzentrationen über der Referenzbereichsgrenze von 4,1 µg/l weisen auf eine Aktivierung des Gerinnungssystems hin, wie z. B. bei DIC oder TBVT.

Referenzbereiche können von Labor zu Labor leicht variieren. Daher sollte jedes Labor im Zweifelsfall seinen eigenen Referenzbereich festlegen.

Standardisierung

Es gibt keinen internationalen Standard für TAT.

Kontrollen

Testkits enthalten eine Positivkontrolle aus lyophilisiertem Plasma mit einer TAT-Konzentration im Normalbereich, die auf jeder Mikrotiterplatte mitgeführt wird.

Wie bei jedem ELISA sollte auch hier ein Pufferleerwert auf jeder Mikrotiterplatte als Negativkontrolle bestimmt werden.

Andere Methoden

Andere Tests zum Nachweis von TAT sind kommerziell nicht erhältlich.

Literatur

Bruhn HD, Pelzer H, Zurborn KH. Thrombin-Marker: Früherkennung der Thrombophilie. Diagn Lab 1994; 44: 54–61.

Pelzer H, Schwarz A, Heimburger N. Determination of human thrombin-antithrombin III complex in plasma with an enzyme-linked immunosorbent assay. Thromb Haemost 1988; 59: 101–6.

2.13 Thrombozytenfunktion

2.13.1 Aggregometrie

Carl M. Kirchmaier, Dagmar Westrup

Indikation

Die Methode der photometrischen Messung der Plättchenaggregation wird v.a. bei **Blutungsanamnese zur Erfassung angeborener und erworbener Plättchenfunktionsstörungen** (z. B. medikamentös induziert) eingesetzt (Tab. 2-18).

Durch eine Auswahl verschiedener Aktivatoren sind einzelne Signaltransduktionswege darstellbar. Defekte bestimmter Oberflächenrezeptoren, Störungen der Sekretion, der Fibrinogenbrückenbildung und der Plättchenaktivierung können durch die verminderte Plättchenaggregation detektiert werden. Bei einer Therapie mit Plättchenfunktionshemmern können mit der Aggregationsmessung die **Wirksamkeit der Medikamente überprüft** und eventuelle Nonresponder identifiziert werden.

Testprinzip

Das Prinzip der Messung beruht auf Veränderungen der Lichtdurchlässigkeit des plättchenreichen Plasmas (PRP) im Verlauf der Thrombozy-

Tab. 2-18 Aggregationsergebnisse bestimmter Funktionsdefekte oder Medikamente.

Reagenz/ Defekt/Behandlung	ADP	Adrenalin	Kollagen	Arachidonsäure	Ristocetin 0,5 mg/ml	1 mg/ml
ASS	↓ oder n	↓	↓	↓	n	n
Clopidogrel	↓	n	↓ oder n	n	n	n
Urämie	↓	↓	↓	n	n	n
Thrombasthenie Glanzmann	↓↓	↓↓	↓↓	↓↓	↓↓	↓ oder n
Bernard-Soulier-Syndrom	n	n	n	n	↓↓	↓↓
Storage-Pool-Defekt	↓ oder n	↓ oder n	↓ oder n	↓ oder n	↓↓	n
VWS Typ 2A/2M	n	n	n	n	↓↓	↓
VWS Typ 2B	n	n	n	n	auslösbar	n

↓↓ = nicht auslösbar; ↓ = vermindert; n = normal.

tenaggregation (Born 1962; Breddin et al. 1980). Ein Lichtstrahl durchquert eine Flüssigkeit und wird dabei durch folgende Phänomene abgeschwächt:
- durch die Streuung (abhängig von der Teilchengröße),
- durch die Absorption (Wechselwirkung der elektromagnetischen Welle mit den schwingenden Bindungselektronen der gelösten Moleküle),
- durch die Reflektion (von der Lösung unabhängig).

Die Extinktion (Absorbanz, optische Dichte) ist ein Maß für die Abschwächung einer Strahlung in einem Medium. Die Extinktion ist eine logarithmische Größe aus dem Verhältnis von einfallendem Licht zu durchgetretenem Licht. Die Transmission stellt den Anteil durchgelassener Strahlung dar.

Bei der photometrischen Aggregationsmessung rotiert unter standardisierten Bedingungen (37 °C) ein Rührmagnet (1 000 U/min) in einer Küvette mit plättchenreichem Plasma im Strahlengang eines **Photometers** mit monochromatischem Licht der Wellenlänge 546 nm. PRP hat einen hohen Extinktionskoeffizienten, d. h. das Licht wird sehr stark abgeschwächt. Tritt eine Aggregation ein, sinken die Plättchen auf den Boden der Messküvette. Der Überstand, plättchenarmes Plasma (platelet poor plasma, PPP), ist für die ausgesandten Lichtstrahlen sehr durchlässig. Über die **Abnahme der Extinktion** ist es möglich, die Plättchenaggregation darzustellen. Die Messwerte werden verstärkt und von einem Schreiber in Abhängigkeit von der Zeit aufgetragen. Aus den Daten ergibt sich die **Aggregationskurve**. Die Standardisierung und das Messen von Winkeln und Zeitabständen machen die erhaltenen Werte gut vergleichbar. Eine Form dieses Messprinzips ist die turbidimetrische Aggregationsmessung in Rotationsküvetten.

Anforderungen an die Probe

Für die Messung wird PRP aus citratantikoaguliertem Vollblut gewonnen (10 Minuten Zentrifugation, 170 × g, Raumtemperatur). Zwischen der Blutentnahme und dem Messzeitpunkt muss ein enges Zeitfenster eingehalten werden. Messungen zwischen 1–3 Stunden liefern konstante, wiederholbare Ergebnisse. Zudem ist die Messung temperaturabhängig und sollte bei 37 °C durchgeführt werden (Breddin et al. 1980). Bei einer Riesenplättchenthrombozytopathie sollte das PRP durch Spontansedimentation gewonnen werden.

Umstritten ist, ob zur Aggregation eine Einstellung der Thrombozytenzahl auf 200–250 Thrombozyten/nl erfolgen sollte.

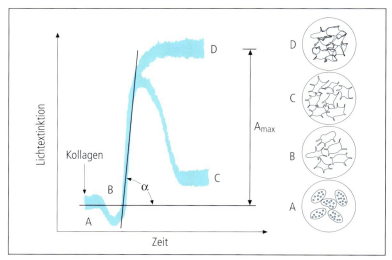

Abb. 2-17 Aggregationskurve nach Zugabe von Kollagen. Durch die Zugabe des Aktivators kommt es zum shape change und damit kurzfristig zu einer erhöhten Trübung der Plättchensuspension (B). Dann steigt die Kurve aufgrund der Plättchenaggregation steil an.
D stellt eine vollständige Aggregation und C eine Desaggregation der Plättchen dar.

Durchführung der Messung

Das Aggregometer benötigt eine Aufwärmphase von ca. 15 Minuten, um die erforderliche Temperatur von 37 °C zu erreichen. Zu Beginn der Messung erfolgt ein Leerabgleich, bei dem die Transmission von PPP auf 100 % gesetzt wird. Die Trübungsänderung wird bei einer Wellenlänge von 546 nm photometrisch für 10 Minuten gemessen.

Folgende Parameter werden bei der Auswertung der Messkurven bestimmt (Abb. 2-17):
- Der **Winkel α** (slope) gibt die maximale Aggregationsgeschwindigkeit an. Er wird zwischen der Horizontalen und der Tangente des steil verlaufenden Kurventeils bestimmt.
- A_{max} gibt die Maximalamplitude an. Das Ausmaß der Aggregation wird in Prozent angegeben, wobei die optische Dichte des PPP als 100 % und die des PRP als 0 % definiert ist.
- **t½** gibt die Zeit bis zum Erreichen der halben maximalen Aggregation an. Eine mögliche Desaggregation wird in % von A_{max} angegeben.
- **Tr** ist die Reaktionszeit vom Zeitpunkt der Zugabe des Aggregationsauslösers bis zur maximalen Aggregation, definiert als Schnittpunkt der Tangente des steilen Kurvenabschnittes mit der Horizontalen.
- Die Hemmung der Plättchenaggregation wird in % vom Ausgangswert ohne Zugabe eines Antagonisten angegeben.

Zur Beurteilung eines Aggregationsmusters wird in erster Linie das Ausmaß der Aggregationsgeschwindigkeit (slope, Winkel α), das Ausmaß der Aggregation (A_{max}), die Form der Kurve (Lag-Phase bzw. das verzögerte Ansprechen) und das Ausmaß einer eventuellen Desaggregation (Umkehrung der Aggregation) bewertet.

Es sollte immer eine genaue Betrachtung der Kurve und nicht nur der vom Messsystem errechneten Werte erfolgen. Auch sollte die Probe optisch kontrolliert werden (s. u. Grenzen der Methode, Störeinflüsse).

Plättchenagonisten

Plättchenagonisten lösen an Blutplättchen die Aktivierung, Gestaltänderung (shape change), Adhäsion und/oder Aggregation aus. Sie wirken unterschiedlich stark und über unterschiedliche Stoffwechselwege. Der häufigste Weg führt über G-Protein-abhängige Rezeptoren.

Zu den Plättchenagonisten zählen ADP, Kollagen, Arachidonsäure, Thrombin und thrombinrezeptoraktivierende Peptide sowie Adrenalin und Ristocetin (Tab. 2-18). Die **Arachidonsäure** reagiert in Gegenwart des Enzyms Cyclooxygenase und Sauerstoff zu Prostaglandin G_2, das weiter über Prostaglandin H_2 zu Thromboxan A_2, einem starken Plättchenaktivator, umgewandelt wird. Der Cyclooxygenasehemmer Acetylsalicylsäure verhindert die Bildung von Thromboxan.

α-Thrombin bindet an den PAR-1-Rezeptor und trennt die Aminosäurekette zwischen 41-Arginin und 42-Serin. Damit entsteht ein neuer N-Terminus des Rezeptors. Dieser bindet an das intramolekulare Zentrum des Moleküls und wirkt dadurch selbstaktivierend. Synthetische Peptide, die mindestens aus den letzten 5 Aminosäuren des neuen N-Terminus bestehen, können den Rezeptor ebenso aktivieren. Diese Agonisten werden als **thrombinrezeptoraktivierende Peptide** (TRAP) bezeichnet. Die Proteolyse des Rezeptors ist dabei nicht notwendig. Wahrscheinlich funktionieren die anderen Thrombinrezeptoren ähnlich. **Adrenalin** löst eine biphasische Aggregation aus. Sie wird durch α-adrenerge Rezeptoren auf der Plättchenoberfläche vermittelt.

Ristocetin ist kein körpereigener Aktivator, sondern ein Antibiotikum. Die Substanz löst nicht über das GP-IIb/IIIa, sondern über das GP-Ib und den VWF eine Agglutination der Plättchen aus. GP-Ib ist ein Adhäsionsrezeptor der Plättchen.

> Mit Ristocetin lässt sich die Funktionsfähigkeit des Adhäsionsrezeptors GP-Ib überprüfen. Ein Mangel oder Defekt des GP-Ib führt zum Bernard-Soulier-Syndrom.

Des Weiteren kann über den Agglutinationstest mit verschiedenen Konzentrationen von Ristocetin der Typ 2A und 2M des VWS vom Typ 2B differenziert werden (Tab. 2-18).

Grenzen der Methode, Störeinflüsse

Insgesamt ist die Reproduzierbarkeit bei standardisiertem Testablauf gut. Die Aggregationsuntersuchung wird bei definierten, niedrigen Scherkräften mittels Magnetrührer (1 000 U/min) durchgeführt, die bei gesunden Plättchen keine Aktivierung auslösen. Bei **hyperreaktiven Plättchen** (z. B. bei Patienten mit Herzklappenersatz und/oder Diabetes) kann es zu einer pathologischen Spontanaggregation kommen (Breddin et al. 1976; Krzywanek 1987).

Wie bei allen Tests, bei denen eine Transmission bestimmt wird, sind lipämische und hämolytische Proben nicht verwertbar, auch Luftblasen im PRP führen zu falschen Ergebnissen.

Kryoglobuline können eine Aggregation vortäuschen, die aber leicht als Gelbildung erkannt wird. Es muss berücksichtigt werden, dass die Aggregationsmessung eine unphysiologische Methode ist, da die übrigen Zellbestandteile fehlen, die Calciumkonzentration erniedrigt und der pH-Wert erhöht ist.

Trotzdem ist die Diagnose angeborener Thrombozytenfunktionsstörungen sehr gut möglich. Bei angeborenen Defekten der Speichergranula besitzt die Aggregation jedoch nur eine Sensitivität von 33%, sodass bei einem klinischen Verdacht eine spezifische Untersuchung der Granula erfolgen muss (s. Kap. 2.13.3).

Problematisch ist die Bewertung **erworbener Störungen der Thrombozytenaggregation**. Bei 30–100 % der Patienten mit myeloproliferativen Erkrankungen kommt es zur pathologischen Thrombozytenaggregation (nach Budde 2002: 80%). Auch eine Urämie führt zu gestörten Aggregationen ohne allerdings ein charakteristisches Muster erkennbar werden zu lassen. Für die Diagnose erworbener Speicherstörungen hat die Aggregometrie praktisch keine Bedeutung.

Referenzwerte

Referenzbereiche müssen durch Messung einer statistisch signifikanten Anzahl normaler PRP-Proben ermittelt werden (s. Tab. 2-19).

Standardisierung

Eine Standardisierung dieses Messsystems ist nicht möglich. Für jeden Agonisten und jede Agonistenkonzentration muss ein Normbereich ermittelt werden. Die Messergebnisse variieren auch in Abhängigkeit von der Bezugsquelle eines Agonisten. Zudem hat der Messzeitpunkt nach Blutentnahme Einfluss auf das Messergebnis. Auch das Messküvettensystem und das Volumen beeinflussen die Aggregationsergebnisse.

Kontrollen

Für diesen Plättchenfunktionstest gibt es keine standardisierten Kontrollen.

Andere Methoden

Die **Impedanzaggregometrie** beruht auf der Messung elektrischer Widerstandsänderungen zwischen 2 Elektroden durch die Anlagerung von Thrombozyten. Zwei Platinelektroden, zwischen denen ein elektrischer Strom fließt, tauchen in einer silikonisierten Küvette in die Probe ein (Ingermann et al. 1994). Mit einem Magneten wird das Vollblut bei 37 °C mit 400–600 U/min gerührt. Um die Elektroden bilden sich im nicht aggregierten Zustand Plättchenmonolayer aus. Dieser Widerstand entspricht der nicht aggregierten Probe. Durch Zugabe von Agonisten wird die Aggregation ausgelöst. Es bilden sich Plättchenaggregate an den Elektroden, die eine Widerstandsänderung erzeugen. Der Test ist kein reiner Aggregationstest, da neben der Aggregation auch die Adhäsion der Plättchen an die Elektroden den Messwert bestimmt. Ein Vorteil ist der direkte Einsatz von Vollblut ohne Zentrifuga-

2.13 Thrombozytenfunktion

Tab. 2-19 Beispielhafte Normalbereiche für die ADP-, Kollagen-, Adrenalin- und Ristocetin-induzierte Aggregation nach Krzywanek 1987. Die Messungen wurden mit einem Universalaggregometer von Braun durchgeführt. Die Agonisten wurden von folgenden Quellen bezogen: ADP: Boehringer Ingelheim, Kollagen »Horm«: Hormchemie München, Adrenalin (Suprarenin®): Sanofi-Aventis Berlin, Ristocetinsulfat: H. Lundbeck & Co. Kopenhagen. Der Autor gibt für A_{max} die Differenz zwischen Ausgangsextinktion und maximaler Extinktion $\times 10^3$ an.

Agonist	Endkonzentration	Winkel α	Normwerte A_{max}	Desaggregation	Messzeitpunkt nach Blutentnahme (min)
ADP (n = 49)	10^{-6} M	80° ± 9°	331 ± 165	15%, Werte > 55% sind pathologisch	60
Kollagen (n = 25)	1 mg/ml	83° ± 3°	494 ± 105		100
Adrenalin (n = 29)	5×10^{-6} M	76° ± 6° ($α_{1.Welle}$) 49° ± 30° ($α_{2.Welle}$)	225 ± 76 ($A_{max\ 1.Welle}$)		100
Ristocetin (n = 25)	1 µg/ml	80° ± 7°	500 ± 184		60

n = Anzahl der gemessenen Proben.

tionsschritt. Problematisch ist der hohe Variationskoeffizient, der nur durch eine Probenverdünnung verringert werden kann. Bei leichten Thrombozytenfunktionsstörungen ist die Methode eingeschränkt verwendbar.

Eine weitere Entwicklung stellt das **Multiplate System** (Pentapharm) dar, ebenfalls eine Vollblutmessmethode mittels Impendanzmessung. Bei diesem System wird innerhalb einer Messküvette eine Doppelbestimmung durchführt. Die Zukunft der Vollblutaggregometrie liegt vor allem in der Überwachung einer antiaggregatorischen Therapie (z. B. Clopidogrel-Monitoring mit CTAD-antikoaguliertem Vollblut).

Literatur

Born GV. Quantitative investigations into the aggregation of blood platelets. J Physiol 1962; 162: 67–8.

Breddin K, Grun H, Krzywanek HJ, Schremmer WP. On the measurement of spontaneous platelet aggregation. The platelet aggregation test III. Methods and first clinical results. Thromb Haemost 1976; 35: 669–91.

Breddin K, Ziemen M, Bauer O, Herrmann W, Schaudinn L, Schlosser U, Winterhagen A, Krzywanek HJ. Time and temperature dependent changes of ADP – and collagen-induced and »spontaneous« aggregation. Thromb Res 1980; 19: 621–38.

Budde U. Diagnose von Funktionsstörungen der Thrombozyten mit Hilfe der Aggregometrie. J Lab Med 2002; 26: 564–71.

Ingermann-Wojenski CM, Silver MJ. A quick method for screening platelet dysfunction using the whole blood lumi-aggregometer. Thromb Haemost 1984; 51: 154–6.

Krzywanek HJ. Klinische Bedeutung der Thrombozytenfunktionsdiagnostik unter besonderer Berücksichtigung der spontanen und induzierten Aggregation. Stuttgart: Gustav Fischer Verlag 1987; 22–33.

2.13.2 Durchflusszytometrie

Stefan Barlage

Indikation

Wesentliches Einsatzgebiet der Durchflusszytometrie in der hämostaseologischen Diagnostik ist die phänotypische und funktionelle Charakterisierung von Thrombozyten zur Diagnose primärer oder sekundärer **Thrombozytenfunktionsstörungen** sowie zur Abklärung unklarer **Thrombozytopenien**. Die Leukozytenanalyse hat ihren Stellenwert u. a. beim Nachweis der paroxysmalen nächtlichen Hämoglobinurie (PNH) als möglicher Ursache thrombotischer Ereignisse. Die Analyse zirkulierender thrombozytärer Mikropartikel, zirkulierender Thrombozyten-Leukozyten-Aggregate oder der TF-Expression auf Monozyten ergibt potenziell innovative Parameter, um die Aktivierung des Gerinnungssystems (z. B. bei Sepsis, Autoimmunerkrankungen) beurteilen zu können. Der diagnostische Stellenwert ist gegenwärtig jedoch noch nicht beurteilbar (Tab. 2-20).

Testprinzip

Durchflusszytometrische Messungen basieren auf der Analyse von Streulicht- und Fluoreszenzsignalen an Zellen in Suspension, wobei sowohl **fluorochrommarkierte Antikörper** als auch **biochemische Färbemethoden** zur Anwendung kommen können, um Zielstrukturen (z. B. Rezeptorproteine, RNA) zu detektieren (Barlage et al. 2002; Schmitz et al. 1998).

Tab. 2-20 Anwendungen der Durchflusszytometrie in der hämostaseologischen Diagnostik.

Analyse	Indikation
Thrombozytenfunktion	
Rezeptoranalysen	• Thrombasthenie Glanzmann • Bernard-Soulier-Syndrom • seltene Rezeptordefizienzen
Membranbindung von Gerinnungsfaktoren, Annexin-V	Störungen der prokoagulanten Aktivität
Granulafärbung	Storage-Pool-Defekt
Thrombozytenaktivierung ex vivo oder in vitro	• primäre und sekundäre Störungen der Thrombozytenfunktion • Monitoring der Therapie mit Thrombozytenfunktionshemmern • Heparin-induzierte Thrombozytopenie
Thrombozytopenieabklärung	
Analyse RNA-haltiger Thrombozyten	Differenzierung hyporegenerative Thrombozytopenien versus Thrombozytenverbrauch
Analyse der Immunglobulinbeladung	Immunthrombozytopenie, Cross-match von Thrombozytenkonzentraten
Varia	
Nachweis GPI-verankerter Membranproteine	paroxysmale nächtliche Hämoglobinurie

GPI = Glykosylphosphatidylinositol.

2.13 Thrombozytenfunktion

Nach methodenspezifischer Probenvorbereitung werden die Thrombozyten im Durchflusszytometer innerhalb eines Flüssigkeitsstrahls vereinzelt, fokussiert und durch einen Laserstrahl geführt (Abb. 2-18a). Beim Durchtritt der Thrombozyten entstehen **Lichtstreuungs-** und gegebe-

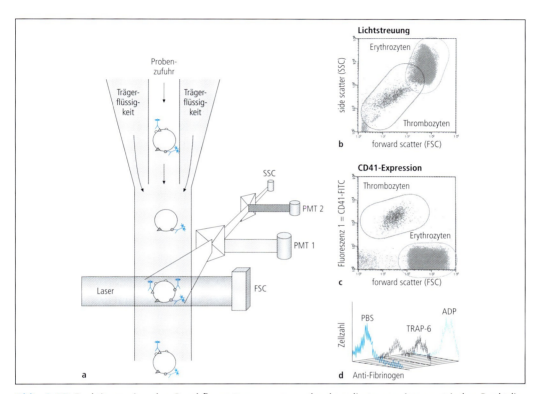

Abb. 2-18 Funktionsweise des Durchflusszytometers und Auswertung der Messung.
a) Innerhalb des Durchflusszytometers gelangt die Zellsuspension in eine Messzelle. Durch Zustrom einer Trägerflüssigkeit werden die Zellen beschleunigt und voneinander getrennt, sodass die Zellen innerhalb eines Flüssigkeitsstrahls einzeln durch den Illuminationspunkt des Lasers hindurchtreten können. Dabei entstehen Lichtstreuungssignale, die in definierten Winkeln analysiert werden. Das Vorwärtsstreulicht (FSC, forward scatter) ist dabei ein Maß für die Größe und das Seitwärtsstreulicht (SSC, side scatter) ein Maß für die optische Granularität der Zellen. Induzierte Fluoreszenzsignale werden – getrennt nach Wellenlängenbereichen – durch Detektoren (Photomultiplier) erfasst. Sämtliche Signale werden für jede vermessene Zelle gespeichert, sodass zur Datenanalyse die Verteilung der Ergebnisse über alle analysierten Zellen als einparametrische Histogramme oder korrelierte, zweiparametrische Punktdiagramme (Dot-Plots) dargestellt werden können.
b) Die Lichtstreuungseigenschaften der Thrombozyten unterscheiden sich von denen der Erythrozyten und Leukozyten, sodass in der FSC/SSC-Darstellung ein charakteristisches Thrombozytencluster abgegrenzt werden kann.
c) Da bei der Lichtstreuung unspezifische Ereignisse (z. B. Zelldebris) bzw. Erythrozyten ebenfalls vereinzelt ähnliche Signale liefern können, wird durch selektive Markierung der Thrombozyten mittels thrombozytenspezifischer Antikörper (z. B. CD41) eine Abgrenzung der Thrombozyten über das spezifische Fluoreszenzsignal erreicht.
d) Durch Setzen der Regionen können Zellpopulationen ausgewählt werde, für die dann selektiv die Antigenexpression analysiert und in Form von Histogrammen dargestellt wird.

nenfalls **Fluoreszenzsignale**, die durch Detektoren erfasst werden.

Zur Erfassung einer Zelle muss ein frei definierbarer Schwellenwert hinsichtlich der Signalintensität eines Lichtstreuungs- oder Fluoreszenzsignals überschritten werden. Meistens wird dafür das zur Zellgröße korrelierende Signal des Vorwärtsstreulichtes (forward scatter; Abb. 2-18b) genommen, es kann jedoch auch ein Fluoreszenzsignal zum Setzen des Schwellenwertes herangezogen werden, das z. B. aus der Bindung fluoreszenzmarkierter Antikörper resultiert. So können Thrombozyten innerhalb der Blutprobe mit spezifischen Antikörpern markiert und von anderen Zellen abgegrenzt werden (Abb. 2-18c). Die Intensität der Fluoreszenzsignale korreliert mit der Menge der gebundenen Fluorochrome/Antikörper und somit mit der Expression des jeweiligen Antigens. Da eine große Zahl von Thrombozyten einer Probe analysiert wird, ist eine Aussage über die Verteilung des jeweiligen Parameters über die Thrombozytenpopulation möglich. Sämtliche Streulicht- und Fluoreszenzdaten werden für jede erfasste Zelle gespeichert und die Verteilung des Signals über die Zellpopulation in Form von **Histogrammen** (Abb. 2-18d) oder in Form eines zweidimensionalen **Punktediagramms** (Dot-plots; Abb. 2-18b, c), das die Beziehung zweier Parameter zueinander abbildet, dargestellt. In der Regel wird nur ein Teil der Messereignisse zur Auswertung herangezogen. Die Auswahl hinsichtlich bestimmter Zelleigenschaften wird als *gating* bezeichnet. Mithilfe der Computersoftware werden innerhalb zweidimensionaler Dot-Plots Regionen definiert, innerhalb derer die zu analysierende Zellpopulation liegt. Nachfolgend können für die so ausgewählten Zellen die weiteren Fluoreszenzsignale ausgewertet werden.

Anforderungen an die Probe

Die durchflusszytometrische Thrombozytenanalytik ist weitgehend unabhängig von der Thrombozytenzahl und dem vorhandenen Probenvolumen, sodass die Analysen auch bei schwerer Thrombozytopenie oder beim Neugeborenen erfolgen können. Probenvolumina von 50–100 μl sind meistens ausreichend, wobei überwiegend mit Citrat antikoaguliertes Blut verwendet wird. Die Herstellung eines thrombozytenreichen Plasmas ist meist nicht notwendig.

Wie für andere Thrombozytenfunktionstests sollte die Blutabnahme unter Verwendung großlumiger Kanülen bei allenfalls geringer Stauung des venösen Blutflusses erfolgen. Für nahezu alle Analysen sind ein umgehender Probentransport bei Raumtemperatur und eine Aufarbeitung des Probenmaterials innerhalb von 2 Stunden sinnvoll, sodass vielfach aus logistischen Gründen die Blutentnahme im Labor erfolgen sollte. Andernfalls müssen die Proben fixiert werden, z. B. unter Verwendung von Paraformaldehyd. Insbesondere Funktionstests sind dann jedoch nicht mehr möglich.

Durchführung

Die durchflusszytometrische Thrombozytenanalyse hat in den letzten Jahren eine große Zahl neuer Anwendungen in der hämato- und hämostaseologischen Diagnostik erbracht. Dennoch ist es bislang nicht gelungen, eine Standardisierung der wesentlichen Methoden zu erzielen, sodass die nachfolgend skizzierten Ansätze nur einen Anhalt hinsichtlich der Durchführung bieten können. Detaillierte Angaben zur Durchführung und den vielfältigen Modifikationen einzelner Methoden müssen weiterführender Literatur entnommen werden.

Thrombozytenquantifizierung

Nach Verdünnung der Blutprobe (1 : 10 mit PBS-Puffer) erfolgt innerhalb eines Aliquots (z. B. 20 μl) eine Markierung der Thrombozyten mittels spezifischer Antikörper (z. B. CD41, CD42b). Nach einer Inkubationszeit von 15 Minuten bei Raumtemperatur wird die Probe nochmals verdünnt und es werden mindestens 50 000 Ereignisse am Durchflusszytometer gemessen, darunter mindestens 1 000 Thrombozyten. Die Bestimmung der Thrombozytenkonzentration erfolgt unter Berücksichtigung der Verdünnungsfaktoren über die Ermittlung der Thrombozyten-Erythrozyten-Ratio und Verrechnung der Ratio mit der Erythrozytenkonzentration, die am Hämatologieautomaten ermittelt wird (ICSH Expert Panel on Cytometry 2001). Dadurch wird auch bei ausgeprägten Thrombozytopenien eine exakte Quantifizierung der Thrombozyten möglich.

Hereditäre und erworbene Thrombozytopathien

Zur Analyse der **Expression spezifischer Rezeptoren** werden Aliquots (z. B. 20 µl) 1 : 10 mit PBS verdünnter Blutproben mit zuvor austitrierten Konzentrationen fluoreszensmarkierter Antikörper 15 Minuten bei Raumtemperatur inkubiert (z. B. CD41/CD61-Antikörper bei Verdacht auf Morbus Glanzmann, CD42-Antikörper bei Verdacht auf Bernard-Soulier-Syndrom).

Zur Testung der Rezeptorfunktion können die Proben zudem mit definierten Konzentrationen ausgewählter Agonisten (z. B. 10 Minuten 50 µmol ADP) stimuliert und beispielsweise mit fluoreszenzmarkierten Rezeptorliganden (z. B. FITC-markiertes Fibrinogen) inkubiert werden (Michelson 2006). Vor der Messung der Antikörper- bzw. Ligandenbindung wird die Probe nochmals mit Pufferlösung verdünnt, einerseits um die Konzentration der Thrombozyten herabzusetzen, andererseits kann hierdurch die Konzentration der Agonisten verringert und deren Wirkung gestoppt werden.

Die **In-vitro-Stimulation von Thrombozyten durch Agonisten** wie ADP, Thromboxan A_2 oder TRAP-6 (thrombinrezeptoraktivierendes Peptid) verbunden mit einer quantitativen Analyse von Aktivierungsmarkern (u. a. Oberflächenexpression von P-Selektin [CD62P], Fibrinogen, aktivierungsabhängige Rezeptorkonformationen) identifiziert spezifische Signaltransduktionswege. Der Einsatz submaximaler Agonistenkonzentrationen (z. B. 5 µM ADP) kann hierbei interindividuelle Unterschiede der Reagibilität aufzeigen. Der Einsatz zum Monitoring einer antithrombozytären Therapie ist prinzipiell möglich, hat sich jedoch u. a. aus logistischen und methodischen Gründen als wenig praktikabel erwiesen. Zudem können verschiedene Medikamente (z. B. Acetylsalicylsäure) in ihrer Wirkung nur unzureichend oder nicht erfasst werden. Eine Alternative zur Analyse der Thrombozytenreaktivität bzw. -aktivierung stellt möglicherweise die Analyse zirkulierender bzw. in vitro induzierbarer Thrombozyten-Leukozyten-Aggregate dar. Bei dieser Bestimmung werden durch simultane Färbung mit einem Panleukozytenmarker (z. B. CD45) und einem thrombozytären Marker (z. B. CD42b) doppelt positive Ereignisse im Vollblut detektiert.

δ-**Storage-Pool-Defekte** (δ-SPD, defekte Dense Granula) können durch eine ungenügende Aufnahme fluoreszierenden Mepacrins in Dense Bodies erkannt werden. Ein Gray-Platelet-Syndrom (defekte α-Granula) kann vermutet werden, wenn nach In-vitro-Aktivierung das α-Granula-Antigen P-Selektin (CD62P) vermindert auf der Oberfläche exprimiert wird. Bei **Störungen der prokoagulanten Aktivität** kommt es zu einer durchflusszytometrisch messbaren verminderten Bindung von aktivierten Gerinnungsfaktoren oder Annexin-V.

Die bei der **Heparin-induzierten Thrombozytopenie Typ II** durch Antikörper gegen Heparin und PF-4 ausgelöste Thrombozytenaktivierung kann in vitro an Spenderthrombozyten durch Zugabe von Patientenplasma in Gegenwart unterschiedlicher Heparinkonzentrationen induziert werden (Poley u. Mempel 2001). Nach Inkubation der Proben über 30 Minuten kann die Thrombozytenaktivierung anhand der P-Selektin-Expression (CD62P-Expression) oder der Bindung von Annexin-V erfasst werden.

Retikulierte Thrombozyten

Verschiedene Studien bestätigen retikulierte Thrombozyten als geeigneten Parameter **zwischen verbrauchenden und aplastischen Ursachen einer Thrombozytopenie** zu unterscheiden. Die Anfärbung von Thrombozyten mit dem Fluoreszenzfarbstoff Thiazolorange unterscheidet eine Population RNA-positiver Plättchen aus peripherem Blut, die in Abhängigkeit von der thrombopoetischen Aktivität des Knochenmarks ansteigt (Matic et al. 1998). 5 µl einer EDTA-antikoagulierten Blutprobe werden über 15 Minuten simultan mit einem Phycoerythrin-markierten CD42b-Antikörper sowie mit 50 µl Thiazolorange (1 µg/ml finale Konzentration) inkubiert. Danach erfolgt eine Stabilisierung der Probe mittels Formaldehyd (1 % w/v in PBS), an die sich unmittelbar die Messung der Proben anschließt. Zur Analyse des Anteils retikulierter Thrombozyten wird eine Region innerhalb des FSC/FL1-Dot-Plots definiert, die an der oberen Grenze der Thrombozytenpopulation verläuft und die mithilfe von Proben gesunder Kontrollprobanden so definiert wird, dass durchschnittlich 1 % der Thrombozyten erfasst werden.

Nachweis antithrombozytärer Antikörper

Die Erkennung der Spezifität eines thrombozytären Antikörpers in Kombination mit dem Status des erkannten Antigens auf den Patiententhrombozyten ermöglicht die Unterscheidung von **Auto- bzw. Alloantikörpern** (McFarland 2003; Tomer 2006). Der durchflusszytometrische Nachweis von Antikörpern gegen Thrombozytenantigene beruht entweder auf dem direkten Nachweis thrombozytengebundener Antikörper oder auf dem Nachweis freier Antikörper im Patientenserum durch Inkubation von Patientenserum mit Spenderthrombozyten.

Es können sowohl IgG- als auch IgM-Antikörper identifiziert werden. Die Tests müssen mit gewaschenen Plättchen durchgeführt werden. Um diese zu erhalten werden Thrombozyten eines thrombozytenreichen Plasmas durch wiederholte Zentrifugation und Resuspendierung in Puffer von Plasmarückständen befreit. Nach Zugabe von fluoreszensmarkiertem Antihumanglobulin erfolgt eine Inkubation für 45 Minuten bei Raumtemperatur, gefolgt von einem weiteren Waschschritt. Danach kann die Menge gebundener Antikörper am Durchflusszytometer gemessen und durch Vergleich mit Kontrollproben oder durch eine quantitative Analyse beurteilt werden.

Eine weitere Anwendung des Nachweises antithrombozytärer Antikörper ist der **Cross-match** von Thrombozytenkonzentraten bei Patienten mit unzureichendem Anstieg der Thrombozytenzahlen nach Transfusion. Zur Analyse der jeweiligen Immunglobulinbeladung der Spenderthrombozyten wird das antikörperhaltige Patientenserum mit den zur Verfügung stehenden Spenderthrombozyten inkubiert.

Grenzen der Methode, Störeinflüsse

- Falsche Blutentnahme, längere Lagerung und Kühlung der Proben können zur artifiziellen Aktivierung der Thrombozyten führen, sodass aktivierungsabhängige Tests gestört werden.
- Eine Vielzahl von Medikamenten kann zu Störungen der Thrombozytenfunktion führen und somit auch in vitro Funktionstests beeinflussen. Daher ist zur Beurteilung der Resultate eine sorgfältige Medikamentenanamnese notwendig.
- Die Erfassung einer gesteigerten Thrombozytenaktivierung bei prothrombotischen und inflammatorischen Erkrankungen (u. a. Sepsis, Diabetes mellitus) ist Gegenstand klinischer Studien. Die diagnostische bzw. klinische Wertigkeit dieser Analysen ist noch nicht abschließend zu beurteilen.
- Sensitivität und Spezifität der Mepacrinfärbung zur Detektion von Granuladefekten sind aufgrund der geringen Anzahl publizierter Untersuchungen und fehlender adäquater Kontrollen nur eingeschränkt beurteilbar.
- Da die Probenaufbereitung und -lagerung die Menge oberflächengebundener Immunglobuline beeinflussen, sind laborspezifische Methoden der Probenvorbereitung zu beachten. Bei hoher Sensitivität des Nachweises der Immunglobulinbeladung von Thrombozyten für die Diagnose einer Autoimmunthrombozytopenie ist die Spezifität meistens gering.

Referenzwerte

Die Referenzwerte sind methodenabhängig und erfordern daher laborintern eine Aufarbeitung der Proben entsprechend streng standardisierter Protokolle, z. B. die Verwendung fixer Kombinationen von Antikörperklonen und Fluorochromen, sowie die Etablierung geeigneter Referenzbereiche und Kontrollen.

Hinsichtlich der Analyse **hereditärer Thrombopathien** ist der Normalwert die regelgerechte Expression des jeweils untersuchten Rezeptorproteins sowie, soweit durchflusszytometrisch erfassbar, dessen regelgerechte Funktion (z. B. Fibrinogenbindung unter Stimulation). Sowohl zur Beurteilung der **In-vitro-Aktivierung von Thrombozyten** als auch des Anteils **retikulierter Thrombozyten** sind methodenabhängige Referenzwerte zu ermitteln. Aufgrund der diversen Modifikationen der Originalmethode schwanken die Angaben zum Anteil retikulierter Thrombozyten in Blutproben gesunder Spender zwischen 1 und 20 %. Antithrombozytäre Antikörper sollten sich nicht nachweisen lassen.

Standardisierung

Eine Standardisierung der durchflusszytometrischen Diagnostik wurde bislang nicht erreicht. Aufgrund der mangelnden Verfügbarkeit standardisierter Testsysteme, fehlender Qualitätskontrollreagenzien sowie nicht etablierter externer Ringversuche sind die Untersuchungen in der Regel dem Speziallabor mit ausreichender Erfahrung und eigenem Referenzkollektiv vorbehalten.

Kontrollen

Abgesehen von Materialien zur Kalibration des Durchflusszytometers steht standardisiertes zelluläres Kontrollmaterial für die Thrombozytenanalytik nicht zur Verfügung. Proben gesunder Blutspender und hierüber etablierte Normbereiche dienen als interne Kontrollen bei der Analyse von Rezeptorexpressionen, retikulierten Thrombozyten oder der Analyse von thrombozytären Antikörpern.

Andere Methoden

Weitere Methoden zur Analyse der Thrombozytenfunktion sind neben der Analyse der Blutungszeit unter anderem die Aggregometrie sowie der PFA-100®. Diese Methoden erfassen auch die durch die Aggregation der Thrombozyten ausgelösten Aktivierungsmechanismen sowie plasmatische Faktoren und – bei der Blutungszeit – Faktoren der Gefäßwand, die im Durchflusszytometer nicht analysiert werden können.

Literatur

Barlage S, Rothe G, Schmitz G. Platelet analysis by flow cytometry. Laboratoriumsmedizin 2001; 25: 533–40.

ICSH (International Council for Standardization in Haematology) Expert Panel on Cytometry; International Society of Laboratory Hematology Task Force on Platelet Counting. Platelet counting by the RBC/platelet ratio method. A reference method. Am J Clin Pathol 2001; 115: 460–4.

Matic GB, Chapman ES, Zaiss M, Rothe G, Schmitz G. Whole blood analysis of reticulated platelets: improvements of detection and assay stability. Cytometry 1998; 34: 229–34.

McFarland JG. Detection and identification of platelet antibodies in clinical disorders. Transfus Apher Sci 2003; 28: 297–305.

Michelson AD. Evaluation of platelet function by flow cytometry. Pathophysiol Haemost Thromb 2006; 35: 67–82.

Poley S, Mempel W. Laboratory diagnosis of heparin-induced thrombocytopenia: advantages of a functional flow cytometric test in comparison to the heparin-induced platelet-activation test. Eur J Haematol 2001; 66: 253–62.

Schmitz G, Rothe G, Ruf A, Barlage S, Tschope D, Clemetson KJ, Goodall AH, Michelson AD, Nurden AT, Shankey TV. European Working Group on Clinical Cell Analysis: Consensus protocol for the flow cytometric characterisation of platelet function. Thromb Haemost 1998; 79: 885–96.

Tomer A. Flow cytometry for the diagnosis of autoimmune thrombocytopenia. Curr Hematol Rep 2006; 5: 64–9.

2.13.3 ATP-Freisetzung, ATP/ADP-Gehalt

Carl M. Kirchmaier, Dagmar Westrup

Indikation

Thrombozyten speichern in den Dense Bodies neben Ca^{2+}, Serotonin, Phosphat und Guaninnukleotiden auch Adeninnukleotide (ATP, ADP). Bei der Plättchenaktivierung kommt es zur Freisetzungsreaktion (Sekretion, Degranulation) der Granulainhaltsstoffe. Erklärt sich die Blutungsneigung eines Patienten (z. B. eine verlängerte Blutungszeit) nicht über die Anamnese und/oder die üblichen diagnostischen Tests (normale Gerinnungsbefunde, kein Plättchenrezeptordefekt des GP-IIb/IIIa oder GP-Ib, keine gerinnungshemmenden Medikamente), sollte dem Verdacht einer Aktivierungs- oder Freisetzungsstörung der Thrombozyten nachgegangen werden. So sind bei Patienten mit **δ-Storage-Pool-Defekt** (s. Kap. 4.2.3, S. 239) die Dense Bodies stark vermindert und entsprechend die Sekretion ihrer Inhaltsstoffe (z. B. ATP, Serotonin).

Testprinzip

Etwa zwei Drittel der Adeninnukleotide der Thrombozyten sind in den Dense Bodies gespeichert. Diese Nukleotide nehmen nicht am Zellmetabolismus teil, sondern werden bei Stimulation der Plättchen freigesetzt, während der zytoplasmatische Pool erhalten bleibt. Beide Nukleotidanteile können durch sofortige Extraktion gemeinsam oder nach Stimulation der Thrombozyten getrennt bestimmt werden.

> Die Bestimmung des Nukleotidgehalts ist mit dem Enzymsystem des Glühwürmchens (firefly) durch Biolumineszenz möglich.

Die **Biolumineszenz** ist charakterisiert als eine exogene enzymkatalysierte Reaktion, deren Energie in Form von Licht abgegeben wird. Die Grundkomponenten dieser Reaktion sind ein Enzym (Luciferase) und ein oxidierbares Substrat (Luciferin) sowie ATP und Sauerstoff. Die Lichterzeugung ist vollständig von der Anwesenheit von ATP abhängig.

Der 1. Schritt besteht in der Bildung eines an Luciferase gebundenen Luciferyladenylats (Lundin et al. 1986):

$$ATP + Luciferin + O_2 \xrightarrow[Mg^{2+}]{Luciferase} AMP + Oxyluciferin + PP_i + CO_2 + Licht$$

Das so aktivierte Reaktionsprodukt, ein gemischtes Anhydrid zwischen der Carboxylgruppe des Luciferins und dem AMP, reagiert mit Sauerstoff über mehrere Zwischenstufen zu einem elektronisch angeregten Oxyluciferin. Dieses emittiert bei der Rückkehr in den Normalzustand grüngelbes Licht mit einem Adsorptionsmaximum bei 562 nm. Die Anzahl der resultierenden Lichtquanten ist der ATP-Konzentration direkt proportional.

Während ATP direkt nachgewiesen werden kann, muss ADP in einem vorgeschalteten Schritt über eine Pyruvatkinasereaktion in ATP überführt werden:

$$ADP + Phosphoenolpyruvat \xrightarrow[Mg^{2+} + K^+]{Pyruvatkinase} ATP + Pyruvat$$

Der Gehalt von ATP und ADP der Thrombozyten kann in einer Präparation nach dem Prinzip der Endpunktmessung mit einem internen Standard bestimmt werden.

Anforderungen an die Probe

Für die Messung wird PRP aus citratantikoaguliertem Vollblut gewonnen (10 Minuten Zentrifugation, $170 \times g$, Raumtemperatur). Hier ist besonders darauf zu achten, keine hämolytischen Proben zu verwenden.

2.13 Thrombozytenfunktion

Durchführung

Gewaschene Thrombozyten werden mit Tris-EDTA-Puffer (0,1 M Tris-Acetat, 2 mM EDTA, pH 7,75) aufgeschwemmt, ihre Zahl bestimmt und diese Präparation schockgefroren. Sofort nach dem Auftauen werden die Proben zu gleichen Teilen mit eiskaltem äthanolischem EDTA gemischt (9 Teile 96%iges Äthanol, 1 Teil 0,1 M EDTA, pH 7,4). Im Anschluss wird der nukleotidhaltige Extrakt durch Zentrifugation (17 000 × g, 10 Minuten, 4 °C) von den Zelltrümmern getrennt. Der Überstand wird abpipettiert und für die sofortige ATP- und ADP-Bestimmung auf Eis gelagert.

Für das Monitoring stehen Reagenzien verschiedener Hersteller zur Verfügung (ATP Bioluminescent Assay Kit [Sigma]; Luciferin-Luciferase-Reagenz Chrono-Lume [Chrono-Log, Haverton, PA]; ATP monitoring reagent [Bio-Orbit, Turku, Finnland]). Ebenso werden Luminometer von verschiedenen Herstellern (Bio-Orbit 1250 Luminometer, Lumiaggregometer von Chrono-Log) angeboten. Sie ermöglichen die Messung der ATP-Sekretion von stimulierten nativen Plättchen bei gleichzeitiger Erfassung der Aggregation (Beigi et al. 1999).

Vor jeder Messreihe erfolgt die Eichung des Luminometers nach Herstellerangabe mit dem Reaktionsansatz aus Tris-EDTA-Puffer und dem Kontrollreagenz (Luciferin-Luciferase-Reagenz). Die anschließende Zugabe eines ATP-Standards ergibt den Endpunkt der Messung. Nun erfolgt die eigentliche Messung.

■ **1. Schritt**
Zuerst wird der ATP-Gehalt aus den Plättchenpräparationen direkt bestimmt. Hierzu wird zum Reaktionsansatz 10 µl des Thrombozytenextrakts zugegeben und die Biolumineszenz gemessen. Nach Erreichen des Endpunkts wird die Lichtmenge in mV bestimmt (Abb. 2-19).

■ **2. Schritt**
Nach dieser Reaktion liegt in der Probe kein ATP mehr vor und es wird die enzymatische Umwandlung von ADP in ATP gestartet. Hierfür wird in die Probe 10 µl Pyruvatkinase (PK, Sigma) gegeben und die maximale Lichtmenge bestimmt.

Soll auch der AMP-Gehalt gemessen werden, folgt jetzt ein Messschritt, bei dem 10 µl CTP (Cytidintriphopshat, Sigma) und 10 µl Adenylatkinase (Sigma) hinzugefügt werden. Es folgt die enzymatische Umwandlung von AMP in ATP, das nach Erreichen des Endpunkts wieder als maximale Lichtmenge in mV gemessen wird (Jarvis et al. 1996). Sollten in dem CTP-Präparat Verunreinigungen von ATP sein, kommt es nach CTP-Zugabe direkt zu einem Anstieg der Lumineszenz. Dies sollte dann in der Berechnung der AMP-Konzentration berücksichtigt werden.

■ **3. Schritt**
Ohne AMP-Bestimmung kann auch direkt zum letzten Messschritt übergegangen werden, bei dem eine erneute Endpunktbestimmung durch die Zugabe von 10 µl eines ATP-Standards (1 × 10^{-5} M, Sigma) durchgeführt wird.

Nach Erreichen der maximalen Biolumineszenz erfolgt die Berechnung der Nukleotidkonzentrationen nach den folgenden Formeln. Am Ende jeder Messreihe werden die Ergebnisse durch Bestimmung von ATP und ADP sowie gegebenenfalls von AMP in Verdünnungsreihen überprüft.

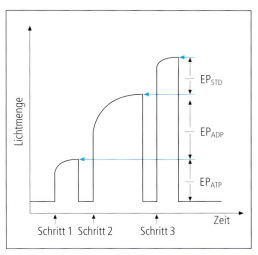

Abb. 2-19 Auswertung der Lumineszenzsignale. EP = Endpunkt; Std = Standard.

Die Lichtmenge wird in mV aufgezeichnet (Abb. 2-19).

Berechnung (EP = Endpunkt, LZ = Lumineszenz, Std = Standard):

$$LZ_{ATP} = EP_{ATP} \qquad ATP = \left(\frac{LZ_{ATP}}{LZ_{Std}}\right) \times 10^{-7}\,M$$

$$LZ_{ADP} = EP_{ADP} - EP_{ATP} \qquad ADP = \left(\frac{LZ_{ADP}}{LZ_{Std}}\right) \times 10^{-7}\,M$$

$$LZ_{Std} = EP_{Std} - EP_{ADP} \qquad AMP = \left(\frac{LZ_{AMP}}{LZ_{Std}}\right) \times 10^{-7}\,M$$

Der Nukleotidgehalt wird in nmol pro 10^8 Thrombozyten berechnet.

Referenzwerte

Normalbereich (n = 8, je viermal gemessen) in nmol/10^8 Plättchen (Tab. 2-21).

Tab. 2-21 Referenzwerte.

ATP	ADP	AMP	ATP/ADP
7,38 ± 0,4	3,86 ± 0,2	0,22 ± 0,2	1,4 ± 2,0

Standardisierung

Um Variationen der Firefly-Luciferase-Aktivität zu kompensieren, die z. B. aus unterschiedlichen Bedingungen bei der Probenpräparation resultieren können, kann jeder individuelle Assay wie in der Durchführung beschrieben am Ende der Messungen durch Zugabe einer bekannten Menge (z. B. 1×10^{-5} M ATP) kalibriert werden.

Kontrollen

Eine Qualitätssicherung erfolgt durch die Messung von Verdünnungsreihen der ATP-, ADP- und AMP-Standards.

Andere Methoden

Die durch Agonisten induzierte Aggregation eignet sich nicht zum Ausschluss einer Aktivierungs- und Freisetzungsstörung. Untersuchungen an 106 Patienten mit δ-Storage-Pool-Defekt zeigen nur bei 33% der Patienten ein auffälliges Aggregationsmuster.

Zur Diagnostik kann neben sehr aufwändigen elektronenmikroskopischen Präparationen die Bestimmung der Serotoninfreisetzung mit einem [^{3}H]-5-HT-Sekretionsassay eingesetzt werden (s. Kap. 2.14.2). Serotonin (5-Hydroxytryptamin = 5-HT) ist ebenfalls Bestandteil der Dense Bodies. Der Sekretionsassay basiert auf der Messung von radioaktiv markiertem Serotonin vorinkubierter Plättchen. Plättchen besitzen ein Transportsystem zur Aufnahme von Serotonin, sodass sie radioaktiv markiertes [^{3}H]-5-HT aufnehmen und in den Dense Granula speichern. Der Anteil des freigesetzten [^{3}H]-5-HT nach Stimulation wird als prozentuales Verhältnis der nach Stimulation freigesetzten Menge [^{3}H]-5-HT zur Gesamtmenge an [^{3}H]-5-HT in den Plättchen bestimmt.

Eine einfache Möglichkeit zur Darstellung fehlender Dense Bodies bei δ-Storage-Pool-Defekt ist die Mepacrin-Färbung, bei der PRP mit Mecaprin-Lösung inkubiert wird. Mepacrin ist ein Fluoreszenzfarbstoff mit hoher Affinität zu ATP und akkumuliert in den Dense Bodies. Nach einem Waschschritt werden die Plättchen im Fluoreszenzmikroskop oder einem Durchflusszytometer analysiert.

Literatur

Beigi R, Kobatake E, Aizawa M, Dubyak GR. Detection of local ATP release from activated platelets using cell surface-attached firefly luciferase. Am J Physiol 1999; 276: C267–78.

Jarvis GE, Evans RJ, Heath MF. The role of ADP in endotoxin-induced equine platelet activation. Eur J Pharmacol 1996; 315: 203–12.

Lundin A, Hasenson M, Persson J, Pousette A. Estimation of biomass in growing cell lines by adenosine triphosphate assay. Meth Enzymol 1986; 133: 27–42.

2.14 Diagnostik der Heparin-induzierten Thrombozytopenie

Norbert Lubenow, Kathleen Selleng, Andreas Greinacher

Indikation

Die **immunologische Form** der Heparin-induzierten Thrombozytopenie, auch als **HIT Typ II** bezeichnet, wird durch Antikörper verursacht. HIT-Antikörper der Klasse IgG führen zu einer intravaskulären Aktivierung von Thrombozyten mit der Bildung thrombozytärer Mikropartikel, zur Aktivierung von Monozyten und Endothelzellen und darüber zu einer starken Aktivierung der Gerinnungskaskade und Thrombingenerierung.

Die Folgen sind ein Abfall der Thrombozytenwerte über 50 % (**Thrombozytopenie**) und/oder **thromboembolische Komplikationen**.

Bei Patienten mit klinischem HIT-Verdacht (s. Kap. 5.3.7, S. 461) dient der Nachweis der auslösenden HIT-Antikörper (Warkentin u. Greinacher 2004) der Sicherung der Diagnose. Es stehen sowohl Antigentests als auch funktionelle Tests zum Nachweis der Antikörper zur Verfügung.

Literatur

Warkentin TE, Greinacher A. Laboratory testing for heparin-induced thrombocytopenia. In: Warkentin TE, Greinacher A (eds). Heparin-induced thrombocytopenia. 3rd ed. New York, NY: Marcel Dekker 2004; 271–312.

2.14.1 Antigentests

Testprinzip

Antigentests weisen die Bindung von Antikörpern an PF-4-Heparin-Komplexe nach. Typischer Vertreter dieses Testprinzips ist der **PF-4-Heparin-ELISA** (Amiral et al. 1992; Greinacher et al. 1994). Nach der Inkubation von Heparin und PF-4 in stöchiometrischer Konzentration werden die so entstandenen PF-4-Heparin-Komplexe an eine Mikrotiterplatte gebunden. In anderen ELISA wird Heparin aus Patentgründen durch Polyvinylsulfat ersetzt, da die meisten linearen, negativ geladenen Substanzen in Verbindung mit PF-4 das HIT-Epitop induzieren. Auch In-house-ELISA werden verwendet. Bei diesem Assay ist die Qualität des zur Beschichtung verwendeten PF-4 kritisch, da dessen Tetramerstruktur erhalten bleiben muss. Mithilfe eines enzymgekoppelten Sekundärantikörpers und einer anschließenden Substratreaktion wird die Bindung von HIT-Antikörpern an das vorbeschichtete Antigen nachgewiesen.

Beim **Partikel-Gel-Immunoassay** (Eichler et al. 2002; Meyer et al. 1999) werden mit PF-4-Heparin-Komplexen beladene Polystyrolpartikel eingesetzt. Diese Partikel werden durch HIT-Antikörper agglutiniert. Zum Nachweis der Agglutinate wird ein ID-Mikrosäulen-Zentrifugationssystem, ähnlich dem in der Erythrozytenserologie zum Nachweis erythrozytärer Antikörper, verwendet. Die Sensitivität und Spezifität dieses Tests liegt zwischen der des ELISA und der Funktionstests.

Anforderungen an die Probe

Die ELISA-Tests können abhängig von den Spezifikationen der Hersteller mit Plasma oder Serum durchgeführt werden. Der Antikörpernachweis ist bis 48 Stunden nach Entnahme der Proben möglich. Der ID-Säulentest sollte mit Serum durchgeführt werden, da Fibringerinnsel aus einer Plasmaprobe falsch positive Ergebnisse vortäuschen können.

Durchführung

Trotz leichter Abweichungen zwischen den verschiedenen ELISA ist die Durchführung ähnlich: Verdünntes Patientenserum wird für 2 Stunden bei 22 °C bzw. 37 °C mit den PF-4-Polyanion-Komplexen in einer Mikrotiterplatte inkubiert. Ein Ziegenantikörper (konjugiert mit Peroxidase oder alkalischer Phosphatase) gegen humane IgG-, IgA- und IgM-Antikörper wird als Sekundärantikörper verwendet. Die anschließende Enzym-Substrat-Farbreaktion wird photometrisch bestimmt. Der Säulenagglutinationstest benötigt eine Inkubationszeit von 5 Minuten.

Grenzen der Methode, Störeinflüsse

Die Sensitivität der ELISA zum Nachweis von Anti-PF-4-Heparin-Antikörpern ist sehr hoch (Eichler et al. 2002), doch nicht alle Antikörper sind klinisch relevant. Daher ist die Korrelation zur klinischen HIT geringer als bei den Funktionstests (s. Kap. 2.14.2). Alle kommerziellen Antigentests weisen Anti-PF-4-Heparin-Antikörper nach, nicht jedoch die in seltenen Fällen auftretenden HIT-Antikörper gegen andere Antigene wie z. B. IL-8 oder NAP-2.

Die klinische Relevanz von Anti-PF-4-Heparin-Antikörpern der Klassen IgM und IgA ist sehr umstritten. Nach unserer Erfahrung liegen bei mindestens 30 % der in den Antigentests positiv reagierenden Patienten keine IgG-Antikörper vor. Daher sollte keinesfalls nur aufgrund eines positiven Antigentests die Diagnose HIT als gesichert angesehen werden. Die Tests scheinen gut geeignet zu sein, eine HIT auszuschließen (hoher negativer prädiktiver Wert).

Referenzwerte

Die Hersteller der kommerziellen ELISA schreiben die Berechnung eines Cut-offs aus einem mitgelieferten Kontrollreagenz vor oder geben einen festen Wert an. Erfahrungsgemäß reagieren bei diesen Cut-off-Werten, bedingt durch die hohe Sensitivität des Tests, auch einige Kontrollseren, so dass die Wertigkeit von schwach positiven Reaktionen unklar ist (Eichler et al. 2002).

Standardisierung

Es gibt nur wenige Daten über den Vergleich der Messergebnisse verschiedener ELISA-Systeme. Diese zeigen jedoch geringe Unterschiede, die durch das komplexe Antigen, die Beschichtung sowie durch die PF-4-Herstellung bedingt sein können. Es ist sinnvoll, über Ringversuche und Vergleiche mit anderen Testprinzipien (z. B. Funktionstests) die Validität der Ergebnisse zu prüfen (Eichler et al. 1999).

Kontrollen

Die kommerziellen Testkits enthalten positive Kontrollen. Dies sind aber keine Anti-PF-4-Heparin-Antikörper, sondern nur Anti-PF-4-Antikörper.

Andere Methoden

Flüssigphasenassays (Newman et al. 1998) sind sehr sensitiv, haben sich aber in der Routine wegen des hohen Zeit- und Arbeitsaufwandes nicht durchgesetzt.

Literatur

Amiral J, Bridey F, Dreyfus M, Vissoc AM, Fressinaud E, Wolf M, Meyer D. Platelet factor 4 complexed to heparin is the target for antibodies generated in heparin-induced thrombocytopenia. Thromb Haemost 1992; 68: 95–6.

Eichler P, Budde U, Haas S, Kroll H, Loreth RM, Meyer O, Pachmann U, Potzsch B, Schabel A, Albrecht D, Greinacher A. First workshop for detection of heparin-induced antibodies: validation of the heparin-induced platelet-activation test (HIPA) in comparison with a PF4/heparin ELISA. Thromb Haemost 1999; 81: 625–9.

Eichler P, Raschke R, Lubenow N, Meyer O, Schwind P, Greinacher A. The new ID-heparin/PF4 antibody test for rapid detection of heparin-induced antibodies in comparison with functional and antigenic assays. Br J Haematol 2002; 116: 887–91.

Greinacher A, Amiral J, Dummel V, Vissac A, Kiefel V, Mueller-Eckhardt C. Laboratory diagnosis of heparin-associated thrombocytopenia and comparison of platelet aggregation test, heparin-induced platelet activation test, and platelet factor 4/heparin enzyme-linked immunosorbent assay. Transfusion 1994; 34: 381–5.

Meyer O, Salama A, Pittet N, Schwind P. Rapid detection of heparin-induced platelet antibodies with particle gel immunoassay (ID-HPF4). Lancet 1999; 354: 1525–6.

Newman PM, Swanson RL, Chong BH. Heparin-induced thrombocytopenia: IgG binding to PF4-heparin complexes in the fluid phase and cross-reactivity with low molecular weight heparin and heparinoid. Thromb Haemost 1998; 80: 292–7.

2.14.2 Funktionstests

Testprinzip

Funktionelle Tests, wie beispielsweise der **Heparin-induzierte Plättchenaktivierungstest** (HIPA-Test) und der **Serotoninfreisetzungstest** (serotonin release assay, SRA), weisen die Aktivierung von Thrombozyten (Aggregation, Freisetzung von Serotonin) gesunder Spender durch HIT-Antikörper in vitro nach. Da diese Aktivierung durch den FcγIIa-Rezeptor vermittelt ist, gelingt hier nur der Nachweis von IgG-Antikörpern. Im Gegensatz zu Antigentests weisen Funktionstests auch Anti-Heparin-IL-8-Antikörper oder Anti-Heparin-NAP-2-Antikörper nach.

Anforderungen an die Probe

Sowohl für den HIPA-Test (Greinacher et al. 1991) als auch für den SRA (Sheridan et al. 1986) wird Patientenserum benötigt. Citratplasma muss rekalzifiziert werden. EDTA-Plasma ist ungeeignet, da EDTA die Thrombozytenfunktion hemmt.

Der Antikörpernachweis ist bis 48 Stunden nach Entnahme der Proben möglich. Die Proben werden vor Durchführung des Tests hitzeinaktiviert (56 °C für 30–45 Minuten), um eine Thrombin- oder Komplement-induzierte Plättchenaktivierung im Testansatz zu verhindern.

Durchführung

Von zentraler Bedeutung ist bei beiden Tests (HIPA, SRA) die Verwendung gewaschener Plättchen: Die Thrombozyten aus mit ACD (Acidum citricum, Natriumcitrat, Dextrose) antikoaguliertem Blut gesunder Spender werden nach Differenzialzentrifugation in calcium- und magnesiumfreiem Tyrode-Puffer (mit Hirudin, Glukose und Apyrase) gewaschen und in calcium- und magnesiumhaltigem Tyrode-Puffer ohne Apyrase resuspendiert.

Durch diese Präparation wird ein günstiges Reaktionsmilieu (physiologische Calciumkonzentration, reduzierte IgG- und Plasmaproteinspiegel) hergestellt.

75 µl Thrombozytensuspension werden mit 20 µl Patientenserum und Heparin in verschiedenen Konzentrationen bzw. Puffer inkubiert. Zur Testung auf Kreuzreaktivität der Antikörper mit dem Heparinoid Danaparoid kann dem Ansatz Danaparoid statt Heparin zugegeben werden.

Die Feststellung des Endpunktes »Thrombozytenaktivierung« unterscheidet sich bei beiden Tests: Im HIPA-Test wird die Aktivierung der Thrombozyten visuell auf der Mikrotiterplatte abgelesen. Beim SRA werden die Thrombozyten bereits im plättchenreichen Plasma radioaktiv markiert, sodass am Ende der Reaktionszeit, nach einem weiteren Zentrifugationsschritt, das freigesetzte radioaktive ^{14}C-Serotonin im Überstand gemessen werden kann.

Beim **Aggregationstest** werden 120 µl plättchenreiches Plasma eines gesunden Probanden mit 75 µl Patientenserum sowie mit 10 µl Heparin (Endkonzentration 0,5–1,0 IU/ml) oder Puffer gemischt und unter Rühren im Aggregometer inkubiert. Liegen HIT-Antikörper vor, kommt es nach ca. 5–10 Minuten im Ansatz mit Heparin zur Thrombozytenaggregation.

Grenzen der Methode, Störeinflüsse

Obwohl die Sensitivität der Funktionstests geringer ist (Eichler et al. 2002; Warkentin u. Greinacher 2004) als die der Antigentests, ist ihre Korrelation zur klinischen HIT größer.

Die Auswahl der Spender für die Thrombozytengewinnung ist kritisch. Gesunde Spender, die keine Thrombozytenfunktionshemmer eingenommen haben und deren Thrombozyten gut auf HIT-Serum ansprechen, sollten ausgewählt werden. Zu kurze oder zu lange Hitzeinaktivierung der Proben bzw. zu hohe Temperaturen führen zu nicht auswertbaren Ergebnissen. Die notwendige Logistik für die Arbeit mit Radioaktivität schränkt die Eignung des SRA für die Routinediagnostik ein.

Der Aggregationstest ist wenig sensitiv. Im Gegensatz zum Antigentest tritt ein positiver Aggregationstest fast nur bei einer klinisch manifesten HIT auf. Dieser Test ist häufig falsch negativ.

Falsch positive Reaktionen entstehen, wenn Patientenproben viel Thrombin oder Immunkomplexe enthalten.

Da Thrombozyten verschiedener Spender unterschiedlich sensitiv auf HIT-Antikörper reagieren, kann die Sensitivität des Testes durch die Auswahl reaktiver Spender erhöht werden. Eine Standardisierung des Tests ist wegen der biologischen Varianz der Thrombozytenspender und der unterschiedlichen Konfiguration der Aggregometerküvetten verschiedener Hersteller schwierig.

Referenzwerte

Referenzwerte für die Funktionstests müssen laborintern festgelegt werden. Im Allgemeinen wird im HIPA-Test eine spezifische Aktivierung von mehr als 2 von 4 Spenderthrombozyten als positiv bewertet, im SRA, bezogen auf die Negativkontrolle, eine Serotoninfreisetzung von mehr als 20 %.

Standardisierung

Messergebnisse unterschiedlicher Funktionstests lassen sich nur eingeschränkt standardisieren. Da bei der Präparation der Testthrombozyten die Spendervariabilität sowie Unterschiede in den Abnahmebedingungen und der Probentransportzeit die Ergebnisse beeinflussen, sind auch im gleichen Testsystem Schwankungen von Ansatz zu Ansatz möglich. Es ist sinnvoll, über Ringversuche und Vergleiche mit anderen Testprinzipien (z. B. Antigentests) die Validität der Ergebnisse zu prüfen (Eichler et al. 1999). Laborinterne Kontrollen sind bei diesen Tests von besonderer Bedeutung.

Kontrollen

HIPA und SRA werden als 2-Punkt-Ansätze durchgeführt. Bei therapeutischen Heparinkonzentrationen (0,1–0,3 U/ml) findet mit HIT-Antikörper-positiven Seren eine Aktivierung statt, nicht aber bei hohen Heparinkonzentrationen (100 U/ml). Durch zusätzliche Inkubation mit einem Antikörper, der den FcγIIa-Rezeptor blockiert (s. Kap. 4.3), kann die Spezifität dieser Tests weiter erhöht werden. Bekannte schwach positiv sowie negativ reagierende Seren müssen in jedem Ansatz mitgeführt werden.

Andere Methoden

Grundsätzlich kann die Thrombozytenaktivierung auch mit anderen Methoden detektiert werden, z. B. durch den Nachweis von Mikropartikeln im Durchflusszytometer oder durch die Freisetzung von ATP.

Funktionstests, in denen keine gewaschenen Thrombozyten verwendet werden, sollten wegen ihrer deutlich geringeren Spezifität und Sensitivität nicht mehr verwendet werden.

Literatur

Eichler P, Budde U, Haas S, Kroll H, Loreth RM, Meyer O, Pachmann U, Pötzsch B, Schabel A, Albrecht D, Greinacher A. First workshop for detection of heparin-induced antibodies: validation of the heparin-induced platelet-activation test (HIPA) in comparison with a PF4/heparin ELISA. Thromb Haemost 1999; 81: 625–9.

Eichler P, Raschke R, Lubenow N, Meyer O, Schwind P, Greinacher A. The new ID-heparin/PF4 antibody test for rapid detection of heparin-induced antibodies in comparison with functional and antigenic assays. Br J Haematol 2002; 116: 887–91.

Greinacher A, Michels I, Kiefel V, Mueller-Eckhardt C. A rapid and sensitive test for diagnosing heparin-associated thrombocytopenia. Thromb Haemost 1991; 66: 734–6.

Sheridan D, Carter C, Kelton JG. A diagnostic test for heparin-induced thrombocytopenia. Blood 1986; 67: 27–30.

Warkentin TE, Greinacher A. Laboratory testing for heparin-induced thrombocytopenia. In: Warkentin TE, Greinacher A (eds). Heparin-induced thrombocytopenia. 3rd ed. New York, NY: Marcel Dekker 2004; 271–312.

2.15 Monitoring der antikoagulatorischen Therapie

2.15.1 Anti-Faktor-Xa

Udo Becker

Indikation

Der Anti-Faktor-Xa-Test wird zur **Überwachung der Heparintherapie** eingesetzt (Colvin u. Barrowcliffe 1993). Sowohl unfraktionierte hochmolekulare (UFH) als auch fraktionierte niedermolekulare (NMH) und chemisch modifizierte Heparine (Heparinoide) können im Plasma bestimmt werden. Zunehmende Bedeutung gewinnt die Methode auch für die **Überwachung direkter Faktor-Xa-Inhibitoren**, die mit anderen Methoden (aPTT, Thrombinzeit) nicht oder nicht empfindlich gemessen werden können. Wenn aus Kostengründen oder aus logistischen Gründen die Überwachung der Heparintherapie mit der aPTT durchgeführt wird, so kann die aPTT mithilfe der Anti-Faktor-Xa-Methode indirekt kalibriert werden (s. Kap. 2.5.2).

In einer methodischen Variante können die Tests auch zur Überwachung der **Low-dose-Heparinisierung** verwendet werden.

Testprinzip

Heparin ist kein direkter Inhibitor der Blutgerinnung. Seine Wirkung erfolgt über die Beschleunigung der Wirkung von AT vorwiegend auf die Faktoren Xa und IIa (Thrombin) sowie auf einige andere Gerinnungsenzyme. Ob Heparin stärker auf Thrombin oder auf den Faktor Xa wirkt, hängt von der Kettenlänge der Heparine ab. Unterhalb einer Kettenlänge von ca. 35 Zuckermolekülen überwiegt die Anti-Faktor-Xa-Wirkung. Die kleinste Einheit ist ein Pentasaccharid, das zugleich die Bindungsstelle für AT darstellt.

Man fügt einer Plasmaprobe Faktor Xa in bekannter Menge sowie eine optimale Menge an AT zu (Teien u. Lie 1977) und lässt sie eine definierte Zeit einwirken. Entsprechend der Aktivität des in der Probe vorhandenen Heparins wird eine Teilmenge des zugesetzten Faktors Xa inhibiert. Die Restmenge an Faktor Xa wird nun mit einem für Faktor Xa spezifischen chromogenen Peptidsubstrat bestimmt und an einer Kalibrationskurve abgelesen.

Bei einigen Methoden wird die Probe zusätzlich mit Dextransulfat versetzt. Durch den Zusatz kann an PF-4 gebundenes Heparin freigesetzt und für die Messung verfügbar gemacht werden. Damit wird eine höhere »Robustheit« des Tests erreicht.

Anforderungen an die Probe

Als Probe dient Citratplasma, hergestellt nach den Mindestanforderungen für hämostaseologische Untersuchungen (s. Kap. 2.2.2). Wichtig ist die sorgfältige Zentrifugation des Bluts und eine 2. Zentrifugation, wenn das Plasma eingefroren werden soll. Das Plasma kann bis zu etwa 4 Stunden nach der Abnahme verwendet werden.

Durchführung

Beschrieben wird eine manuelle Methode, die dem Verständnis dient, aber keine spezielle Arbeitsanleitung ersetzen kann. Die Reaktion erfolgt bei 37 °C und einer Wellenlänge von 405 nm als kinetischer Test. In eine Photometerküvette aus Kunststoff werden pipettiert: 0,150 ml Patientenprobe, 0,150 ml AT-Reagenz und 0,500 ml Faktor-Xa-Reagenz. Probe und Reagenzien werden gemischt und 1 min bei 37 °C inkubiert. Anschließend wird 0,100 ml Substratreagenz dazugegeben und $\Delta E/min$ gemessen.

Prinzipiell ist der Test auch als Endpunktmethode (Abstoppen der Reaktion mit Essigsäure) möglich. Unter Verwendung eines höheren Probenanteils im Ansatz kann der Test auch zur Überwachung der Low-dose-Heparinisierung eingesetzt werden. Dies kann z. B. erforderlich sein, wenn Verdacht auf einen Nonresponder besteht oder falsch appliziert wurde.

Wie bei Inhibitorbestimmungen üblich, sinkt das Messsignal mit zunehmender Aktivität des Heparins. Eine Kalibrationskurve kann mit einem heparinfreien Plasma und dem für die Therapie eingesetzten Heparin erstellt werden. Um Verdünnungsfehler zu vermeiden, ist eine Vorverdünnung des Heparins in physiologischer Kochsalzlösung ratsam. Der Messbereich liegt bei 0 bis ca. 1 IU/ml und die Nachweisgrenze bei ca. 0,05 IU/ml.

Grenzen der Methode, Störeinflüsse

Eine fehlerhafte Bestimmung kann durch falsche Blutentnahme bedingt sein. Befinden sich Thrombozyten in der Probe (z. B. Citratvollblut, schlecht zentrifugierte Proben) können diese PF-4 ausschütten und große Mengen von Heparin neutralisieren. Insbesondere durch das Einfrieren wird PF-4 frei. Reagenzien mit Zusatz von Dextransulfat machen das an PF-4 gebundene Heparin wieder verfügbar (Levine et al. 1984).

Faktor Xa adsorbiert stark an Oberflächen und ist nur begrenzt stabil. Im Rahmen der Qualitätssicherung sollte auch der Enzymleerwert mit einem Normalplasma überprüft werden.

Reagenzien mit und ohne AT-Zusatz können bei AT-Mangel unterschiedliche Heparinaktivität anzeigen.

Die Nachweisgrenze von etwa 0,05 IU/ml reicht für die Überwachung der Low-dose-Heparinisierung unter Umständen nicht aus. Hierfür sollte ein modifizierter Testansatz mit höherer Probenmenge verwendet werden.

Referenzwerte

Der sichere und wirksame therapeutische Bereich für die Heparintherapie wird mit 0,3–0,7 Anti-Faktor-Xa-Einheiten/ml angegeben.

Standardisierung

Die Vielzahl von Heparinpräparaten erschwert die Standardisierung. Die WHO verfügt über zwei Kalibratoren für unfraktioniertes Heparin und für niedermolekulares Heparin. Sie werden auch zur Kalibration von kommerziellen Heparinkontrollen verwendet.

Durch Inhibitoren von Faktor Xa erfolgt die Regulation der Gerinnung in einer frühen Phase der Kaskade. Die Messung der Faktor-Xa-Inhibition mit der chromogenen Substratmethode erlaubt es daher, einen einheitlichen therapeutischen Bereich für die Heparintherapie festzulegen, der durch eine Titration mit Protaminsulfat ermittelt wurde (Brill-Edwards et al. 1993).

Kontrollen

Zur Qualitätskontrolle sollten ein heparinfreies Plasma zur Überprüfung des Nullwertes und zwei Heparinplasmen im unteren und oberen therapeutischen Bereich mitgeführt werden. Bei größeren Serienlängen sollte der Enzymleerwert überprüft werden.

Andere Methoden

Die chromogenen Anti-Faktor-Xa-Methoden unterscheiden sich in den Substraten, dem Zusatz von AT und Dextransulfat. Das Prinzip ist jedoch dasselbe. Eine andere Variante, der Heptest®, verwendet anstelle eines chromogenen Peptidsubstrates als Nachweisreaktion einen Gerinnungstest. Das Ergebnis wird dabei noch durch andere Komponenten aus der Probe beeinflusst, z. B. den Gehalt an Faktor V, Faktor II und Fibrinogen.

Literatur

Brill-Edwards P, Ginsberg JS, Johnston M, Hirsh J. Establishing a therapeutic range for Heparin therapy. Ann Int Med 1993; 119: 104–9.

Colvin BT, Barrowcliffe TW. The British Society for Haematology Guidelines on the use and monitoring of heparin 1992: second revision. BCSH Haemostasis and Thrombosis Task Force. J Clin Pathol 1993; 46: 97–103.

Levine SP, Sorenson RR, Harris MA, Knieriem LK. The effect of Platelet Factor 4 (PF4) on assays of plasma Heparin. Br J Haematol 1984; 57: 585–96.

Teien AN, Lie M. Evaluation of an amidolytic Heparin assay method: increased sensitivity by adding purified antithrombin III. Thromb Res 1977; 10: 399–410.

2.15.2 Ecarinzeit (Ecarin Clotting Time)

Gerd Hafner

Indikation

Die Ecarinzeit (Ecarin Clotting Time, ECT) dient zur quantitativen **Bestimmung von direkten Thrombininhibitoren**, insbesondere aber zum Nachweis von rekombinantem Hirudin. Da der therapeutische Bereich des Hirudins relativ eng ist, ist eine Überwachung der Blutkonzentration erforderlich. Einzig bei der subkutanen Thromboseprophylaxe kann bei normaler Nierenfunktion auf ein Monitoring verzichtet werden. Bei anderen Thrombininhibitoren (z. B. Argatroban, Bivalirudin) ist wegen anderer Indikationsstellung, unterschiedlicher Pharmakokinetik und auch anderer Applikationsart ein Therapiemonitoring nur in besonderen Fällen nötig. Bei Kindern, bei Schwangeren, bei stark untergewichtigen bzw. adipösen Patienten und bei Patienten mit Niereninsuffizienz muss eine **Therapieüberwachung** erfolgen.

Testprinzip

Das Messprinzip basiert auf der Tatsache, dass Ecarin, eine Metalloprotease aus dem Gift der Schlange Echis carinatus, Prothrombin zu Meizothrombin aktiviert. Das gebildete Meizothrombin wird konzentrationsabhängig durch direkte Thrombininhibitoren, insbesondere durch Hirudin, neutralisiert. Ist der Thrombininhibitor aus dem Gleichgewicht entfernt, leitet das verbleibende freie Meizothrombin den Koagulationsprozess über die Spaltung von Fibrinogen zu Fibrin ein. Die Gerinnselbildungszeit ist proportional zur Konzentration des Thrombininhibitors (Nowak 2003/04).

Ein Vorteil dieses Messprinzips ist, dass die intermediär entstehenden Meizothrombinderivate im Unterschied zu Thrombin eine geringere Affinität zu Fibrinogen aufweisen. Dagegen ist die Affinität dieser Derivate zu Hirudin gleich der von Thrombin zu Hirudin (annähernd gleiche Inhibitionskonstanten). Heparin kann eine durch Antithrombin induzierte Hemmung der Meizothrombinderivate nicht katalysieren.

Anforderungen an die Probe

Die Analytik ist aus Citratplasma und Vollblut möglich. Daher ist die Methode auch zur patientennahen Sofortdiagnostik (POCT, Point-of-Care-Testing) geeignet. Entsprechende Testsysteme sind kommerziell verfügbar. Für Tests mit koagulometrischem wie chromogenem Messprinzip gelten die Vorgaben aus Kapitel 2.2. Dies gilt auch für eingefrorene Proben.

Durchführung

Für eine automatisierte Durchführung des Tests sind geräte- und reagenzienabhängige Applikationen verfügbar. Manueller Ansatz:
- 0,1 ml Probe wird in ein auf 37 °C vorgewärmtes Kunststoffgefäß pipettiert.
- 0,1 ml Tris-Puffer (pH 7,5) wird hinzugefügt, gemischt und 2 min bei 37 °C inkubiert.
- 0,2 ml Startreagenz (10 U/ml Ecarin in 0,9 %iger NaCl mit 50 mmol/l $CaCl_2$) werden hinzu pipettiert (t = 0, Startzeitpunkt), gemischt und die Gerinnungszeit gemessen.

Grenzen der Methode, Störeinflüsse

Die beschriebene Testkonfiguration deckt die genannten therapeutischen Bereiche nicht sicher ab (Messbereich: 0,1–3 mg/l). Daher ist es angezeigt, dass bei Messungen im höheren Messbereich (z. B. Herzchirurgie) Modifikationen des Testes vorgenommen werden, um valide Resultate zu erzielen. Häufigstes Problem sind zu niedrige Prothrombin- und Fibrinogenkonzentrationen im Patientenblut. Eine 1 : 2-Verdünnung der Probe mit Standardplasma ist geeignet, falsch hohe Resultate zu vermeiden. Bei automatisierter Messmethodik sind Impräzisionen unter 10 % zu erwarten.

■ Substratempfindlichkeit
Da der Test die Substrate Prothrombin und Fibrinogen aus der Patientenprobe verwendet, sind Störungen der Methode bei sehr niedrigen Konzentrationen in der Probe zu erwarten. Im Gegensatz zum Prothrombin kann dieser Aspekt beim Fibrinogen als weniger bedeutend angesehen werden, da Störungen erst bei sehr schweren Defekten oder bei erhöhten Konzentrationen an Fibrin-Fibrinogen-Spaltprodukten zu erwarten sind. Abhängig von der Hirudinkonzentration in der Probe können bereits subnormale Prothrombinkonzentrationen im Patientenblut zu falsch hohen Messwerten führen (Lindhoff-Last et al. 2000).

■ Antikoagulanzien
Bei Therapiewechsel noch vorhandenes Heparin im Blut des Patienten beeinflusst das Testergebnis nicht. Es gibt jedoch Hinweise, dass der Test bei Patienten mit oraler Antikoagulation und Hirudinkonzentrationen > 0,5 mg/l ebenfalls zu falsch hohen Messwerten führen kann (Lindhoff-Last et al. 2000).

■ Medikamente
Ein Einfluss von Medikamenten auf das Testergebnis wurde bisher nicht beschrieben.

Referenzwerte

Die Hersteller der Medikamente geben keine therapeutischen Bereiche an. Entsprechend der Indikation gibt es Erfahrungswerte, die zur Spiegelbeurteilung herangezogen werden können. Im Übrigen ist zu beachten, dass je nach Testkonfiguration, Analysensystem und Laborumgebung nicht unbeträchtliche Abweichungen zwischen den Resultaten auftreten können. Spiegelbeurteilungen sind daher nur in enger Anlehnung an die Klinik des Patienten möglich.

Als Empfehlungen für rekombinantes Hirudin können gelten:
- Antikoagulation bei HIT II: 0,5–1 mg/l
- Hämodialysetherapie: 0,3–1 mg/l
- Herzchirurgie: 2,5–4 mg/l

Standardisierung

Für rekombinantes Hirudin gibt es keine internationale Standardpräparation, aber ein kommerziell erhältliches, lyophilisiertes Material (rekombinantes Hirudin in humanem Poolplasma) zur Kalibrierung des Tests. Im Gegensatz zur aPTT weist die ECT über einen Messbereich von 0–3 mg/l einen linearen Zusammenhang zwischen der Hirudinkonzentration und der Messzeit auf (Abb. 2-20).

Bei anderen Thrombininhibitoren ist es notwendig, für die Kalibrierung das in der Therapie eingesetzte Medikament zu verwenden. Da das Kontrollmaterial ebenfalls aus dem Medikament hergestellt werden muss, ist es unerlässlich, jeweils neu angesetztes Standard- bzw. Kontrollmaterial mit den zuvor verwendeten Daten abzugleichen. Gleichzeitig sollten laborinterne Grenzen für die Messwertabweichungen gesetzt werden.

Qualitätssteigernd wäre zusätzlich ein Austausch von Probenmaterial mit anderen Laboratorien.

Kontrollen

Für rekombinantes Hirudin ist lyophilisiertes Material (rekombinantes Hirudin in humanem Poolplasma) in mehreren Konzentrationen für Kontrollzwecke kommerziell erhältlich. In Bezug auf andere Thrombininhibitoren siehe Standardisierung.

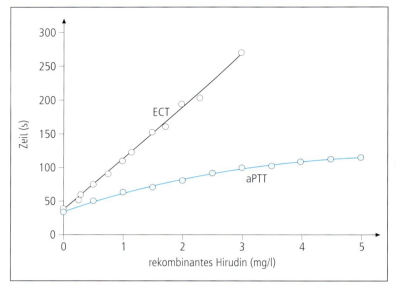

Abb. 2-20 Relation zwischen Messzeit und Hirudinkonzentration bei den Tests Ecarinzeit und aPTT.
aPTT = aktivierte partielle Thromboplastinzeit;
ECT = Ecarin Clotting Time.

Andere Methoden

Eine sinnvolle Weiterentwicklung der ECT könnte eine vorgestellte Testkonfiguration sein, die statt des natürlichen Substrates Fibrinogen ein chromogenes Substrat verwendet. Gleichzeitig wird Prothrombin als Additiv im Testansatz eingesetzt. Es wird die Zeit bis zum Erreichen einer definierten Absorption gemessen. Diese Zeit ist der Hirudinkonzentration proportional. Durch diese Testmodifikation wird erreicht, dass die Analytik von den Prothrombin- und Fibrinogenspiegeln der Patientenprobe unabhängig ist. Orale Antikoagulanzien oder Heparin stören bei diesem Test nicht.

Literatur

Lindhoff-Last E, Piechottka GP, Rabe F, Bauersachs R. Hirudin determination in plasma can be strongly influenced by the prothrombin level. Thromb Res 2000; 100: 55–60.

Nowak G. The ecarin clotting time, an universal method to quantify direct thrombin inhibitors. Pathophysiol Haemost Thromb 2003/04; 33: 173–83.

2.15.3 Chromogene Methode zur Hirudinbestimmung

Indikation

Mit diesem Test können neben Hirudin auch die Blutspiegel anderer Thrombininhibitoren gemessen werden. Allerdings liegen im Gegensatz zum Hirudin nur sehr wenige Daten vor. Die in Kapitel 2.15.2 genannten Indikationen für die Bestimmung der ECT gelten in gleicher Weise für die Bestimmung von Hirudin.

Testprinzip

Im Gegensatz zur Bestimmung der ECT kann dieser Test nur mit Plasmaproben durchgeführt werden. Im Reagenzansatz werden Probe und chromogenes Substrat vorgelegt. Durch die Zugabe von bovinem Thrombin im Überschuss wird der Test gestartet. Die Thrombininhibition durch Hirudin und die Substratspaltung beginnen simultan. Diese Vorgehensweise schließt Interferenzen mit Antithrombin und dem Heparinkofaktor II aus. Die entstehende Farbintensität ist zu der Hirudinkonzentration des Plasmas umgekehrt proportional.

Anforderungen an die Probe

Die Analyse ist nur mit Citratplasma möglich. Es gelten die Vorgaben aus Kapitel 2.2. Dies gilt auch für eingefrorene Proben.

Durchführung

Für eine automatisierte Durchführung des Tests sind Applikationen verfügbar.
Manueller Ansatz (Hafner et al. 1995):
- 25 µl Probe mit 50 µl Substratreagenz (Tos-Gly-Pro-Arg-ANBA-IPA, 40 µmol gelöst in 10 ml Aqua dest.) mischen.
- Inkubation in einem auf 37 °C vorgewärmten Kunststoffgefäß.
- 250 µl Thrombinreagenz (37,5 U mit Heparininhibitor, 50 µg gelöst in 25 ml Puffer auf 37 °C vorwärmen) hinzupipettieren und mischen.
- Nach einer Minute die Absorption bei 405 nm ablesen.

Grenzen der Methode, Störeinflüsse

Die beschriebene Testkonfiguration deckt die genannten therapeutischen Bereiche sicher ab (Messbereich: 0,1–4 mg/l). Bei einer automatisierten Messmethode sind Imprazisionen deutlich unter 10 % zu erwarten. Der Test korreliert gut mit der ECT (Abb. 2-21).

■ **Antikoagulanzien**
Das bei einem Therapiewechsel noch im Blut des Patienten vorhandene Heparin beeinflusst bis 5 IU/ml das Testergebnis nicht, da im Testansatz ein Heparininhibitor verwendet wird. Auch orale Antikoagulanzien haben keinen Einfluss auf das Resultat.

■ **Medikamente**
Ein Einfluss von Medikamenten auf das Testergebnis wurde bisher nicht beschrieben.

■ **Antithrombin**
Plasmaproben von Patienten mit therapeutischer Heparinisierung, aufgestockt mit AT-Konzentrat (3 IU/ml), beeinflussen das Testergebnis nicht.

■ **Fibrinogen und Spaltprodukte**
Weder sehr hohe noch sehr niedrige Fibrinogenkonzentrationen noch Fibrin-Fibrinogen-Spaltprodukte (bis 2,5 g/l) führen zu Ergebnisabweichungen.

Referenzwerte

Siehe hierzu Kapitel 2.15.2 Ecarinzeit.

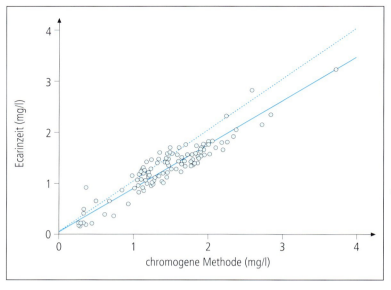

Abb. 2-21 Korrelation zwischen den Messwerten der Ecarinzeit und der chromogenen Methode bei Patienten unter Therapie mit rekombinantem Hirudin.

Standardisierung

Siehe hierzu Kapitel 2.15.2 Ecarinzeit.

Kontrollen

Siehe hierzu Kapitel 2.15.2 Ecarinzeit.

Andere Methoden

Es gibt in der Literatur eine ganze Reihe von Testbeschreibungen, die sich zwar in den Reagenzkomponenten und Adaptationen unterscheiden, streng genommen aber nicht als unterschiedliche Methoden zu bezeichnen sind. Wünschenswert wäre eine Vereinheitlichung, aber solange diese nicht gegeben ist, sollte jeder Anwender die für ihn praktikabelste Lösung anstreben.

Literatur

Hafner G, Fickenscher K, Friesen HJ, Rupprecht HJ, Konheiser U, Ehrenthal W, Lotz J, Prellwitz W. Evaluation of an automated chromogenic substrate assay for the rapid determination of hirudin in plasma. Thromb Res 1995; 77: 165–73.

2.15.4 Natriuretische Peptide

Nour Eddine El Mokhtari, Hans D. Bruhn, Rüdiger Simon

Indikation

Die Familie der natriuretischen Peptide besteht aus drei homologen Mitgliedern, dem atrialen natriuretischen Peptid (ANP), dem *B-type-* oder *brain natriuretic peptide* (BNP) und dem *C-type- natriuretic peptide* (CNP).

Der Hauptsekretionsort von BNP sind die Herzventrikel (Minamino et al. 1988). Nach der Freisetzung von proBNP aus Myokardzellen erfolgt die Spaltung in aktives BNP und in ein N-terminales Fragment (NT-proBNP).

Das BNP sowie das NT-proBNP sind mittlerweile etablierte biochemische Marker der Herzleistung. Erhöhte Spiegel korrelierten mit der klinischen Schwere einer **Herzinsuffizienz** und einer schlechten Prognose.

Das NT-proBNP ist vermutlich aufgrund seiner höheren Halbwertszeit für Laboranalysen geeigneter. BNP hat bei Raumtemperatur im Blut eine HWZ von 20 Minuten und NT-proBNP von 60–120 Minuten. Somit ist NT-proBNP länger nachweisbar und weniger anfällig gegenüber anderen Störeinflüssen, da es über längere Zeit ein Plateau hält.

Neben der Herzinsuffizienz geben die Plasmaspiegel beider Peptide nützliche diagnostische Informationen über Patienten, die aufgrund **weiterer kardiovaskulärer Erkrankungen** (Herzklappenerkrankung, koronare Herzerkrankung, Vorhofflimmern, diastolische Funktionsstörung) unter Beschwerden, wie z. B. Kurzatmigkeit, leiden.

Sinnvoll scheint aufgrund neuerer Untersuchungen auch eine Risikostratifikation und Prognosevorhersage bei Patienten mit **Lungenarterienembolie und akuter rechtsventrikulärer Belastung**.

Die Risikostratifikation und Prognosevorhersage bei Patienten mit akutem Koronarsyndrom, dekompensierter Herzinsuffizienz, stabiler chronischer Herzinsuffizienz und auch bei nicht kardialen Erkrankungen wie Lungenembolie offerieren vielversprechende neue Indikationsgebiete für die Bestimmung von BNP und NT-proBNP.

Testprinzip

Zur Bestimmung des NT-proBNP stehen neben Forschungstests zwei kommerzielle Immunoassays zur Routinediagnostik zur Verfügung, die beide keine Plasmaextraktion als Probenvorbehandlung erfordern. Ein kompetitiver Enzymimmunoassay weist das Epitop 8–29 nach (VK < 13 %), ein automatisierter Sandwichimmunoassay verwendet Antikörper, welche die Epitope 1–21 und 39–50 des N-terminalen Teils von NT-proBNP erkennen (VK < 6 %). Beide Tests haben keine Kreuzreaktivitäten mit verwandten Peptiden. Ein POCT-Schnelltest, der auf dem immunochromatographischen Prinzip mit Fluoreszenzdetektion beruht, liefert das BNP-Ergebnis innerhalb von 15 Minuten (VK < 15 %) (Mair u. Puschendorf 2005).

Anforderungen an die Probe

Als Untersuchungsmaterial kommt EDTA-Plasma bzw. Vollblut (Schnelltest) zum Einsatz. NT-proBNP ist bis zu 72 Stunden bei Raumtemperatur und bis zu 26 Tage im Kühlschrank (+4 °C) in Vollblut, Plasma und Serum stabil.

Durchführung

NT-proBNP-Tests werden automatisiert durchgeführt. Im Folgenden wird die manuelle Methode schematisch vorgestellt:
- 20 µl Probe werden mit biotinylierten NT-proBNP-spezifischen polyklonalen Antikörpern und Ruthenium-markierten NT-proBNP-spezifischen polyklonalen Antikörpern 9 min inkubiert.
- Nach Zugabe von Streptavidin-markierten Mikropartikeln erfolgt eine weitere Inkubation von 9 min.
- Die Reaktionsmischung wird in eine Messzelle überführt.
- Nach Anlegen einer Spannung wird die Emission einer Chemilumineszenz induziert und mit einem Photomultiplier gemessen.
- Mithilfe einer Kalibrationskurve werden die Ergebnisse ermittelt.

Grenzen der Methode, Störeinflüsse

Die untere Nachweisgrenze für NT-proBNP liegt bei 4,8 pg/ml. Kreuzreaktivität oder Interferenzen mit biologischen Substanzen oder mit Pharmaka sind nicht bekannt.

Referenzbereich

Referenzbereich für NT-proBNP zum Ausschluss einer linksventrikulären Dysfunktion:
- Männer: < 125 pg/ml
- Frauen: < 125 pg/ml

Standardisierung

Mit der Testmethode Elecsys® proBNP der Firma Roche liegt ein vollautomatisierter und standardisierter Test für NT-proBNP vor.

Kontrollen

Kontrollen sind nicht verfügbar.

Andere Methoden

Alternative Methoden zur Bestimmung von NT-proBNP existieren nicht.

Literatur

Mair K, Puschendorf B. Kardiale Diagnostik. In: Thomas L (Hrsg.). Labor und Diagnose. 6. Aufl. Frankfurt/Main: TH-Books 2005; 121–58.

Minamino N, Aburaya M, Ueda S, Kangawa K, Matsuo H. The presence of brain natriuretic peptide of 12.000 daltons in porcine heart. Biochem Biophys Res Commun 1988; 155: 740–6.

2.15.5 Selbstmanagement der Antikoagulation

Uwe Taborski

Das Selbstmanagement der oralen Antikoagulation einschließlich der Selbstmessung des INR-Wertes durch den Patienten haben in Deutschland eine lange Tradition. Bereits Mitte der 1980er Jahre haben betroffene Patienten dieses Verfahren für sich entdeckt und zusammen mit ihren Ärzten weiterentwickelt. In Deutschland nutzen mittlerweile etwa 20 % (ca. 110 000 Patienten) das Verfahren des Selbstmanagements der Antikoagulation mit deutlich wachsender Tendenz. Möglich wurde diese Entwicklung nur durch die Bereitstellung leistungsfähiger und einfach zu bedienender Gerinnungsmonitore zur Selbstmessung sowie durch die Kostenübernahme dieses Verfahrens durch die Kostenträger.

Weltweit werden die unter Langzeitantikoagulation stehenden Patienten unterschiedlich betreut. Weit verbreitet ist die **konventionelle Überwachung** des Patienten durch den Haus- oder Facharzt, der den INR-Wert des Patienten aus venös gewonnenem Citratplasma in einem professionellen Labor bestimmen lässt und dann für den Patienten die Dosis des Cumarinderivats festlegt. Daneben wird in einigen Ländern, z. B. den USA, die **Selbstmessung des INR-Wertes** durch den Patienten durchgeführt: Der Patient misst mithilfe eines Gerinnungsmonitors seinen INR-Wert aus dem Kapillarblut selbst, gibt das Ergebnis an seinen Arzt weiter und erhält von diesem eine Empfehlung zur weiteren Dosierung. Auch das komplementäre Verfahren der **Selbstdosierung** durch den Patienten ist in einigen Ländern etabliert. Hier sucht der Patient direkt ein Labor auf, lässt den INR-Wert bestimmen und nimmt die Dosisanpassung des oralen Antikoagulans selbst vor.

In Deutschland werden Patienten noch überwiegend konventionell betreut, daneben gewinnt aber das Selbstmanagement der Antikoagulation an Bedeutung. Der entsprechend geschulte Patient misst den INR-Wert selbst und nimmt auch die Dosisanpassung selbst vor.

Dieses Verfahren passt sich in ein übergeordnetes Therapiekonzept, das sich bereits in anderen Bereichen, z. B. der Diabetologie, bewährt hat, ein. Der Patient soll, wie im SGB V gefordert, eigene Kräfte, sofern möglich, mobilisieren und einsetzen. Das spart Ressourcen und führt nachweislich zu einer besseren Therapiequalität.

Prinzipiell steht das Verfahren allen Patienten unter Langzeitantikoagulation offen, also insbesondere Patienten mit künstlichen Herzklappen, mit Vorhofflimmern und weiteren thrombogenen Risikofaktoren sowie Patienten mit therapiepflichtiger Thrombophilie. Der betreuende Arzt stellt die Indikation zur Durchführung einer Patientenschulung. Voraussetzung sind neben der Indikation zur Langzeitantikoagulation entsprechende intellektuelle Fähigkeiten und die Bereitschaft des Patienten, die Verantwortung für die Selbstkontrolle der Antikoagulation zu übernehmen.

Eine Übersichtsarbeit zur Methode des Selbstmanagements der Antikoagulation findet sich in den Leitlinien der Arbeitsgemeinschaft Selbstmanagement der Antikoagulation (ASA 2002; Bernardo u. Völler 2001). Die Voraussetzungen der Kostenübernahme für dieses Verfahren durch die Kostenträger sind in den jeweils aktuellen Heil- und Hilfsmittelrichtlinien festgelegt (Bundesministerium der Justiz 2002).

Patientenschulung

Vor der ärztlichen Verordnung eines Gerinnungsmonitors ist der Nachweis einer erfolgreichen Teilnahme an einer Patientenschulung zu erbringen. Sie findet in der Regel in Gruppen mit 3–6 Patienten, an mindestens 2 getrennten Terminen mit einer Gesamtschulungsdauer von mindestens 6 Stunden statt. Die Schulungsdauer ist abhängig von der Größe der zu schulenden Patientengruppe und dem eingesetzten Schulungsprogramm. Wesentliche Schulungsinhalte sind folgende Themen:

- Nutzen der oralen Langzeitantikoagulation
- Grundlagen der Blutgerinnung
- Individueller therapeutischer Bereich
- Wirkung der Cumarinderivate
- Wechselwirkung mit anderen Medikamenten
- Verschiedene Formen der Ergebnisdarstellung wie Quick/INR
- Technik der Kapillarblutmessung
- Bedienung des Gerätes und Testdurchführung
- Verteilung der Aufgaben und Verantwortlichkeiten zwischen Patient, Schulungszentrum und betreuendem Arzt
- Einfluss der Ernährung auf den INR-Wert
- Üben der Cumarindosierung anhand von Dosierungsbeispielen
- Überlappende Heparintherapie
- Verhalten auf Reisen
- Verhalten in besonderen Situationen, z. B. Schwangerschaft, Endokarditisprophylaxe bei Patienten mit künstlichen Herzklappen
- Führen des Patiententagebuches

Als Ergebniseinheit der Thromboplastinzeitbestimmung wird heute in der Patientenschulung ausschließlich der INR-Wert verwendet.

Unmittelbar nach der abgeschlossenen Schulung wird eine Erfolgskontrolle, z. B. durch Multiple-choice-Fragen, durchgeführt. Nach bestandener Erfolgskontrolle wird dem Patienten ein Zertifikat über die erfolgreich durchgeführte Schulung ausgestellt. Das Zertifikat ist die Voraussetzung für die ärztliche Verordnung eines Gerinnungsmonitors.

Der Gerinnungsmonitor und das zugehörige Schulungsprogramm bilden eine Einheit. Für die 3 zurzeit in Deutschland zugelassenen Gerinnungsmonitore sind die entsprechenden Schulungsprogramme validiert und publiziert (Ruby et al. 2005; Sawicki 1999; Völler et al. 2004).

Die Arbeitsgemeinschaft Selbstkontrolle der Antikoagulation (ASA, Geschäftsstelle Im Gründchen, 35764 Sinn) strebt die Erarbeitung eines einheitlichen Schulungsprogramms an, das, flexibel an die verschiedenen Gerinnungsmonitore angepasst, universell eingesetzt werden kann. Bei der Diabetestherapie hat sich dieses Vorgehen bereits bewährt.

Weitere Informationen zur Patientenschulung sind in den Standards der ASA beschrieben (ASA 2002).

Verfügbare Gerinnungsmonitore

Der erste automatisch arbeitende Gerinnungsmonitor war der seit 1993 verfügbare CoaguCheck® der Firma Boehringer Mannheim GmbH (heute Roche Diagnostics). Das Nachfolgegerät CoaguCheck S® ist seit 1998 auf dem Markt und seit 2006 steht das weiterentwickelte Gerät CoaguCheck XS® zur Verfügung.

Der Hersteller der CoaguCheck®-Geräte ist Marktführer in Deutschland. Zu den Geräten CoaguCheck® und CoaguCheck S® gibt es eine Vielzahl von Publikationen.

Weitere in Deutschland zugelassene Geräte sind das Gerät INRatio® (HemoSense Inc, USA) (Völler et al. 2004) und Protime® (ITC, USA) (Ruby et al. 2005). Das Gerät SmartCheck® (Unipath, UK) befindet sich zurzeit in Deutschland in der klinischen Prüfung. Die Teststreifen dieser 3 Geräte und des CoaguChecks® verfügen über mindestens 2 Messkanäle, sodass zusätzlich eine Qualitätskontrolle stattfinden kann. Eine Testung mit Kontrollplasmen zur Qualitätssicherung ist daher nicht mehr notwendig.

Verschiedene, unabhängig durchgeführte Studien belegen, dass die Ergebnisse der INR-Bestimmung aus Kapillarblut mit denen im Labor aus Citratplasma gemessenen Werten identisch sind, sofern gleiche Thromboplastine eingesetzt werden (Hill u. Plesch 1997).

Wichtig ist die richtige Technik der Kapillarblutbestimmung:

- Die Finger müssen sauber sein. Cave: Kontamination durch Handcremes.
- Die Tropfenbildung darf nicht durch zu starkes Quetschen des Fingers erfolgen.
- Die Zeit zwischen Fingerpunktion und Messung aus dem gebildeten Blutstropfen darf 25 Sekunden nicht überschreiten.
- Bei einer Wiederholungsmessung darf derselbe Finger nicht erneut punktiert werden.

Werden diese Randbedingungen eingehalten, erzielen alle Gerinnungsmonitore ausgezeichnete Werte für die Präzision, die durch Doppelbestimmung erhoben wurden. Die ermittelten CV-Werte (coeffizient of variation) liegen zwischen 0,77 und 8,5 %. Untersuchungen zur Richtigkeit der Gerinnungsmonitore fanden Korrelationskoeffizienten zwischen 0,77 und 0,97. In den meisten Studien lag der ermittelte Korrelationskoeffizient bei > 0,9. Dazu wurden Patienten- und Probandenkollektive vergleichend zwischen Gerinnungsmonitoren und Labormethoden untersucht. Bei den Labormethoden wurden sowohl konventionelle (Rinderhirn- oder Kaninchenthromboplastine) als auch rekombinante humane Thromboplastine untersucht. Eine detaillierte vergleichende Darstellung der Ergebnisse wurde von Christensen (2004) publiziert.

Qualitätsmanagement

Neben den Leitlinien, die der Qualitätssicherung des Verfahrens »Selbstmanagement der Antikoagulation« dienen, haben Fachgesellschaften schon früh Standards zur Qualitätssicherung dieses Verfahrens festgelegt, z. B. das Komitee zur Standardisierung der hämostaseologischen Analytik der Gesellschaft für Thrombose- und Hämostaseforschung (Müller-Beißenhirtz et al. 1997).

Nach dem klassischen Konzept der Erfassung von Qualität in der Medizin nach Donebian (1966) untergliedert man die Qualität in Struktur-, Prozess- und Ergebnisqualität. In Anlehnung an dieses Schema werden u. a. folgende Parameter bewertet:

- Strukturqualität:
  - Größe und Eignung des Raumes, Lichtverhältnisse
  - Schulungsprogramm: Existiert ein schriftlich fixiertes Curriculum und ist dieses validiert?
  - Medien und Medieneinsatz
  - Schulungsgeräte und Materialien
  - Schulungspersonal: Qualifikation und Fortbildung
- Prozessqualität:
  - Auswahl geeigneter Patienten
  - Kommunikation mit zuweisenden Ärzten
  - zeitlicher Umfang, Struktur der Schulungsteile
  - ausreichende Intensität der Schulungsinhalte
  - Erfolgskontrolle
  - Dokumentationsqualität
  - Nachbetreuung
- Ergebnisqualität:
  - Rate an thromboembolischen und hämorrhagischen Komplikationen
  - Einhaltung des individuellen therapeutischen Bereichs
  - Streuung der vom Patienten ermittelten INR-Werte
  - vom Patienten korrekt vorgenommene Dosiskorrektur des Antikoagulans
  - Dokumentationsqualität des Patiententagebuches
  - Lebensqualität der Patienten während des Selbstmanagements der Antikoagulation
  - Ergebnisse der Wissensabfrage nach der Patientenschulung

Ergebnisse klinischer Studien

In einer retrospektiv durchgeführten Studie konnten Bernado et al. bereits 1996 zeigen, dass 3,38 % der Patienten (Angaben beziehen sich auf 100 Patientenjahre) unter Selbstmanagement der Antikoagulation gegenüber 6,31 % der herkömmlich betreuten Patienten Komplikationen erlitten. Schwere Komplikationen traten in der Selbstmanagement- bzw. der Hausarztgruppe bei 0 bzw. 0,97 % auf. Die ESCAT-I-Studie zeigte, dass die Komplikationsraten der Patienten unter Selbstmanagement bei Patienten mit Herzklappenersatz im Vergleich zur Routinebetreuung durch den Hausarzt signifikant gesenkt werden konnte (Körtke et al. 2003).

83,1 % der Patienten unter Selbstkontrolle konnten ihre INR-Werte innerhalb des therapeutischen Bereichs halten.

Hasenkam et al. (1997) fanden in einer Studie der Evidenzklasse I bei Patienten nach Herzklappenersatz, dass bei Selbstmessung 77 % der INR-Werte im Vergleich zu 53 % in der Hausarztgruppe innerhalb des therapeutischen Bereichs gehalten werden konnten.

In weiteren klinischen Studien der Evidenzklasse I wurden folgende Daten erhoben:

Die SPOG-Studie ergab, dass 57 % (nach 3 Monaten) bzw. 53 % (nach 6 Monaten) der INR-Werte der Patienten unter Selbstmanagement gegenüber 33,8 % bzw. 43,2 % der Patienten unter Hausarztkontrolle innerhalb des individuellen therapeutischen Bereichs lagen (Sawicki 1999). Für 4 von 5 untersuchten Kriterien der Lebensqualität haben sich signifikante Verbesserungen in der Gruppe der Patienten unter Selbstmanagement gegenüber der vom Hausarzt betreuten Gruppe ergeben.

Zusammenfassend fand sich in den klinischen Studien übereinstimmend, sofern die beschriebenen Randbedingungen des Patientenselbstmanagements eingehalten wurden, dass die Rate der schweren (Summe aus thromboembolischen und hämorrhagischen) Komplikationen um etwa 50 % gesenkt werden konnte.

Wirtschaftlichkeit

Durch die Senkung der Rate schwerer Komplikationen ist dieses Verfahren für die Kostenträger, aber auch für die Volkswirtschaft, sehr kosteneffizient. Für die in Deutschland bestehende Kostenstruktur der Versorgung von Patienten unter Langzeitantikoagulation wurde ein Einsparpotenzial von etwa 350 Euro pro Patientenjahr ermittelt (Taborski et al. 1999). Dieses Ergebnis wurde tendenziell auch für andere Versorgungssysteme, z. B. die USA, gefunden (Lafata et al. 2000).

Ausblick

Das hier beschriebene Modell der Therapieform »Selbstmanagement der Antikoagulation« wurde in Deutschland eingeführt und hat sich bewährt. Wegen der stark differierenden medizinischen Versorgungssituation der Patienten unter Langzeitantikoagulation in anderen Ländern, z. B. durch Thromboseambulanzen in Holland oder durch spezialisierte Gerinnungsambulanzen, wie z. B. in Italien, lässt sich dieses Modell nicht direkt auf andere Länder übertragen. Inzwischen zeigt sich aber, dass auch andere europäische und außereuropäische Länder dieses Konzept für sich entdecken und in ihr jeweiliges Versorgungssystem integrieren und dort etablieren. Die unabhängig vom Untersucher immer wieder ermittelten klinischen Vorteile und der Nutzen für den Patienten lassen erwarten, dass dieses Verfahren zukünftig das Routineverfahren für die Versorgung der Patienten unter Langzeitantikoagulation darstellen wird und die Langzeitüberwachung durch einen Arzt nur noch für besondere Patientengruppen verbleibt.

Literatur

ASA e.V. Selbstkontrolle der Antikoagulation. Standards und Informationen der ASA e.V. Vorstand der Arbeitsgemeinschaft Selbstkontrolle der Antikoagulation (Hrsg.).4. Auflage. Bad Berleburg 2002. www.asaev.de, 16.8.2006.

Bernardo A, Völler H. Leitlinien »Gerinnungsselbstmanagement«. Dtsch Med Wochenschr 2001; 126: 346–51.

Bernardo A. Post-conference session: experience with patient self-management of oral anticoagulation. J Thromb Thrombolysis 1996; 2: 321–5.

Bundesministerium der Justiz (Hrsg.) Fortschreibung des Hilfsmittelverzeichnisses nach § 128 SGB V. Veröffentlicht in: Bundesanzeiger Nr. 147, 9.8.2002. Bundesanzeiger Verlagsgesellschaft mbH Köln.

Christensen TD. Self-management of oral anticoagulant therapy: a review. J Thromb Thrombolysis 2004; 18: 127–43.

Hasenkam JM, Knudsen L, Gronnesby H, Halborg J, Christensen TD, Attermann J, Pilegaard HK. Self management of oral anticoagulant therapy after heart valve replacement. Eur J Cardiothorac Surg 1997; 11: 935–42.

Hill J, Plesch W. Evaluation of CoaguChek® INR results from venous whole blood versus capillary whole blood. Thromb Haemost 1997; Suppl.: 763.

Körtke H, Minami K, Boethig D, Breymann T, Seifert D, Wagner O, Atmacha N, Krian A, Ennker J, Taborski U, Klovekorn WP, Moosdorf R, Saggau W,

Koerfer R. INR self-management permits lower anticoagulation levels after mechanical heart valve replacement. Circulation 2003; 108 (Suppl. 1): II75–8.

Lafata JE, Martin SA, Kaatz S, Ward RE. Anticoagulation clinics and patient self-testing for patients on chronic warfarin therapy: a cost-effectiveness analysis. J Thromb Thrombolysis 2000; 9 (Suppl. 1): S13–9.

Müller-Beißenhirtz W, Deickert F, Lang H, Schöndorf T, Spanuth E, Taborski U, Witt I. Selbstkontrolle der oralen Antikoagulation: Standortbestimmung. J Lab Med 1997; 21: 558–62.

Ruby E, Völler H, Hartwig I, Kadar J, Taborski U, Wegscheider K, Zucker ML, LaDuca FM, Ansell J. A multicenter controlled trial of anticoagulation patient self-management in protime system. J Thromb Hemost 2005; 3 (Suppl. 1).

Sawicki PT. A structured teaching and self-management program for patients receiving oral anticoagulation: a randomized controlled trial. Working Group for the Study of Patient Self-Management of Oral Anticoagulation. JAMA 1999; 281: 145–50.

Taborski U, Wittstamm FJ, Bernado A. Cost-effectiveness of self-managed anticoagulant therapy in Germany. Semin Thromb Hemost 1999; 25: 103–7.

Völler H, Dovifat C, Glatz J, Kortke H, Taborski U, Wegscheider K. Self management of oral anticoagulation with the INRatio System: impact of a structured teaching program on patient's knowledge of medical background and procedures. Eur J Cardiovasc Prev Rehabil 2004; 11: 442–7.

2.16 Praxisnahe molekulare Diagnostik

Christine Mannhalter

Indikation

Etwa Mitte der 1980er Jahre, dem Zeitpunkt der Klonierung des Faktor-VIII-Gens, haben molekulargenetische Untersuchungen Eingang in die Gerinnungsdiagnostik gefunden. Davor wurden molekularbiologische Methoden vor allem in Forschungslabors zur Aufklärung der Ursachen von Gerinnungsstörungen verwendet. Nach der Identifikation der **Faktor-V-Leiden-Mutation** als häufigste Ursache für venöse Thrombosen, begannen viele Gerinnungslabors molekularbiologische Methoden in der **Thrombophiliediagnostik** einzusetzen, wobei vor allem DNA-Analysen zur Anwendung kommen. In den letzten 25 Jahren wurden mehrere molekulare Ursachen der hereditären Thrombophilie identifiziert, die unzweifelhaft mit einem erhöhten Risiko für venöse Thrombosen assoziiert sind, und für die es sinnvoll ist, noch asymptomatische Mitglieder von Familien mit Thrombophilie zu testen. Es wird immer wieder diskutiert, dass einzelne genetische Tests zur Diagnostik eingesetzt werden, bevor ihre klinische Nützlichkeit nachgewiesen ist. Da es in der Regel schwierig ist und lange dauert, bis der klinische Nutzen gesichert ist, sollte für diese Mutationen bzw. Polymorphismen im Einzelfall kritisch abgewogen werden, ob eine Analyse nutzbringend ist.

Im Unterschied zu anderen Einsatzgebieten der Molekularbiologie sind die Genprodukte des Hämostasesystems gut charakterisiert und ihre Funktionen bekannt. Trotzdem ist es bisher nicht gelungen, Standardmethoden zu definieren oder verbindliche Empfehlungen für die molekularbiologische Diagnostik von Gerinnungsstörungen zu erarbeiten. Dies hängt zum Teil damit zusammen, dass die Mutationen, die zu Defekten des Hämostasesystems führen, sehr vielfältig und in ihrer Natur unterschiedlich sind. So werden ca. 40 % aller schweren Hämophilie-A-Fälle von einer Inversion im Intron 22 und 5–6 % von einer Inversion im Intron 1 des Faktor-VIII-Gens verursacht. Bei 30–35 % der **Hämophilie-A-Patienten** sind Punktmutationen, die entweder zu Stopp-Codons oder einem Aminosäureaustausch führen, der Auslöser der Erkrankung. Während zum Nachweis der Inversionen ein Southern Blot oder eine Long-template-PCR eingesetzt werden, müssen Punktmutationen, die von Patient zu Patient unterschiedlich sind, mit anderen Techniken analysiert werden, z. B. in einem Zweistufenprozess mit einem Screeningverfahren, gefolgt von einer Sequenzanalyse. Zu den Screeningverfahren zählen die denaturierende Gradienten-Gel-Elektrophorese, die Einzelstrang-Konformationspolymorphismus-Analyse und die denaturierende HPLC (high performance liquid chromatography). Da die heute verfügbaren automatisierten Sequenzanalysen z. B. mittels Kapillarelektrophorese hinsichtlich Zeit- und Kostenaufwand deutlich günstiger sind als noch vor wenigen Jahren, setzen viele Labors sofort die Sequenzierung zur Identifikation der kausalen Mutationen (z. B. bei Hämophilie A) ein, ohne eine Screeningtechnik vorzuschalten. Bei etwa 2 % aller Patienten mit Hämophilie A kann die kausale Mutation nicht identifiziert werden. Bei diesen Patienten kann nur die Vererbung genetischer Marker, so genannter Polymorphismen (Nukleinsäurevarianten, die mit einer Häufigkeit von > 1 % in einer bestimmten Population vorkommen), im Rahmen einer Linkage-Analyse zur diagnostischen Untersuchung verwendet werden. Technisch setzt man dazu Southern Blot oder PCR-Tests ein.

Für eine Linkage-Analyse müssen bestimmte Kriterien erfüllt sein. Neben dem Blut des Indexpatienten benötigt man Blut bestimmter Verwandter. Zum Nachweis des Überträgerinnenstatus der Schwester eines Hämophilen ist es erforderlich, auch beide Elternteile zu untersuchen. Für ein korrektes diagnostisches Ergebnis muss außerdem die Vaterschaft gesichert sein, da bei der Linkage-Analyse die Vererbung genetischer Polymorphismen, die nicht krankheitskausal sind, verfolgt wird. Wichtig ist, dass sich die Linkage-Analyse nur sehr bedingt zur Diagnostik in Familien mit Neuerkrankungen eignet. Sie hat allerdings den Vorteil, dass die Kenntnis der kausalen Mutation nicht erforderlich ist.

Einverständnis des Patienten

In den letzten Jahren wurde in den meisten europäischen Ländern festgelegt, dass Patientinnen und Patienten der Durchführung genetischer Untersuchungen zustimmen müssen. Die genauen Anforderungen sind innerhalb der EU in nationalen Gesetzen, Verordnungen oder Leitlinien festgelegt und unterscheiden sich in den EU-Mitgliedsländern. In Österreich und Deutschland gelten ähnliche Anforderungen, die hier kurz besprochen werden.

Deutschland

Genetische und pränatale Untersuchungen, einschließlich Reihenuntersuchungen, dürfen nur durchgeführt werden, sofern die betroffene Person frei und nach hinreichender Aufklärung zugestimmt hat. Vorbehalten bleiben die in einem Bundesgesetz vorgesehenen Ausnahmen.

Ist die betroffene Person urteilsunfähig, so erteilt an ihrer Stelle der gesetzliche Vertreter die Zustimmung. Im medizinischen Bereich sind die Schranken von Artikel 10 Absatz 2 zu beachten.

Die Zustimmung kann jederzeit widerrufen werden. Im deutschen Bundesgesetz über genetische Untersuchungen beim Menschen bedeuten:
- **Genetische Untersuchungen:** Zytogenetische und molekulargenetische Untersuchungen zur Abklärung ererbter oder während der Embryonalphase erworbener Eigenschaften des Erbguts des Menschen sowie alle weiteren Laboruntersuchungen, die unmittelbar darauf abzielen, solche Informationen über das Erbgut zu erhalten.
  - Zytogenetische Untersuchungen: Untersuchungen zur Abklärung der Zahl und der Struktur der Chromosomen.
  - Molekulargenetische Untersuchungen: Untersuchungen zur Abklärung der molekularen Struktur der Nukleinsäuren (DNA und RNA) sowie des unmittelbaren Genprodukts.
- **Präsymptomatische genetische Untersuchungen:** Genetische Untersuchungen mit dem Ziel, Krankheitsveranlagungen vor dem Auftreten klinischer Symptome zu erkennen, mit Ausnahme der Untersuchungen, die ausschließlich zur Abklärung der Wirkungen einer geplanten Therapie dienen.
- **Pränatale Untersuchungen:** Pränatale genetische Untersuchungen und pränatale Risikoabklärungen.

2.16 Praxisnahe molekulare Diagnostik

- Pränatale genetische Untersuchungen: Genetische Untersuchungen während der Schwangerschaft zur Abklärung von Eigenschaften des Erbguts des Embryos oder des Fetus.
- Pränatale Risikoabklärungen: Laboruntersuchungen, die Hinweise auf das Risiko einer genetischen Anomalie des Embryos oder des Fetus geben, sowie Untersuchungen des Embryos oder des Fetus mit bildgebenden Verfahren.
- **Untersuchungen zur Familienplanung:** Genetische Untersuchungen zur Abklärung eines genetischen Risikos für künftige Nachkommen.
- **Reihenuntersuchungen:** Genetische Untersuchungen, die systematisch der gesamten Bevölkerung oder bestimmten Personengruppen in der gesamten Bevölkerung angeboten werden, ohne dass bei der einzelnen Person ein Verdacht besteht, dass die gesuchten Eigenschaften vorhanden sind.
- **Genetische In-vitro-Diagnostika:** Verwendungsfertige Erzeugnisse zum Nachweis von Eigenschaften des Erbguts.

Österreich

Laut österreichischem Gentechnikgesetz (Bundesgesetzblatt BGBL Nr. 510/1994 und der Änderung BGBL Nr. 127/2005) darf »eine genetische Analyse zur Feststellung einer bestehenden Erkrankung, die auf einer Keimbahnmutation beruht, zur Feststellung einer Prädisposition für eine Krankheit, insbesondere eine Veranlagung für eine möglicherweise zukünftig ausbrechende genetisch bedingte Erkrankung oder Feststellung eines Überträgerstatus, für welche nach dem Stand von Wissenschaft und Technik Prophylaxe oder Therapie möglich sind, zur Feststellung einer Prädisposition für eine Krankheit, insbesondere eine Veranlagung für eine möglicherweise zukünftig ausbrechende genetisch bedingte Erkrankung oder Feststellung eines Überträgerstatus, für welche nach dem Stand von Wissenschaft und Technik keine Prophylaxe oder Therapie möglich sind, einschließlich einer genetischen Analyse im Rahmen einer pränatalen Untersuchung, nur nach Vorliegen einer schriftlichen Bestätigung der zu untersuchenden Person durchgeführt werden.«

Die Untersuchungsperson muss schriftlich zum Ausdruck bringen, »dass sie zuvor durch einen in Humangenetik/medizinischer Genetik ausgebildeten oder einen für das Indikationsgebiet zuständigen Facharzt über deren Wesen, Tragweite und Aussagekraft aufgeklärt worden ist und aufgrund eines auf diesem Wissen beruhenden freien Einverständnisses der genetischen Analyse zugestimmt hat.«

Molekulare Techniken

Das große Interesse an der Verwendung molekularbiologischer Analysen hatte zur Folge, dass die molekularen Techniken weiterentwickelt und vereinfacht wurden. Bedauerlicherweise gibt es jedoch bisher nur wenige Tests, die für die In-vitro-Diagnostik zugelassen sind, sodass jedes Labor eigenverantwortlich die zur Diagnostik eingesetzten Verfahren und Reagenzien validieren muss. Heute umfasst das Testspektrum eines molekularbiologischen Labors den Nachweis zahlreicher unterschiedlicher Mutationen mithilfe verschiedener Techniken. Neben den klassischen Methoden der Molekularbiologie, wie **Polymerase-Kettenreaktion** (PCR) und **Gelelektrophorese**, werden zunehmend **Real-time-PCR**, Sequenzierung und Hochdurchsatzmethoden wie Mikroarray-Analysen verwendet, um möglichst rasch viele Informationen über vorhandene genetische Veränderungen zu erhalten.

Im Vordergrund steht meist der Nachweis bekannter Punktmutationen, da das Thromboserisiko durch häufig vorkommende Punktmutationen, wie z. B. die Faktor-V-Leiden-Mutation oder die Prothrombinvariante 20210 G>A, moduliert wird. Zur Analyse bekannter Punktmutationen eignen sich neben der PCR mit anschließendem Restriktionsverdau und der Gelelektrophorese auch eine allelspezifische PCR oder Hybridisierung. Besonders durchgesetzt hat sich die Kombination von PCR und allelspezifischer Hybridisierung in einem Arbeitsvorgang, wie dies zum Beispiel bei der LightCycler-Methode der Fall ist.

Eine erfolgreiche PCR-Analyse besteht immer aus drei Teilbereichen: der Probenvorbereitung, der Amplifikation und der Detektion. Für die Amplifikation und Detektion gibt es bereits automatisierte hochempfindliche Methoden (COBAS® AMPLICOR®, LightCycler-System), die Probenvorbereitung wird aber häufig noch manuell durchgeführt und stellt meist den arbeitsintensivsten Teil einer kompletten PCR-Analyse dar.

Polymerase-Kettenreaktion

Die PCR dient der Vervielfältigung eines kurzen, genau definierten Teils eines DNA-Stranges. In der Regel werden Abschnitte von einigen 100 bis 10 000 Basenpaaren amplifiziert. In Ausnahmefällen können mittels der so genannten Long-template-PCR auch Fragmente bis 20 000 Basenpaaren vermehrt werden, wobei spezielle Enzyme und modifizierte Protokolle verwendet werden müssen.

Für die Anwendungen der PCR werden folgende Komponenten benötigt:
- DNA, die den zu vervielfältigenden Abschnitt enthält,
- Oligonukleotid-Primer, um Anfang und Ende des zu amplifizierenden Abschnitts festzulegen,
- eine DNA-Polymerase, die den gewünschten Abschnitt repliziert und die bei hohen Temperaturen nicht zerstört wird,
- Nukleotide als Bausteine für den zu synthetisierenden Strang und
- magnesiumhaltiger Puffer.

Die PCR wird in einem Thermocycler durchgeführt und umfasst in der Regel eine Serie von ca. 30 Zyklen. Der kritischste Schritt einer PCR ist die Anlagerung der Primer, die nur dann korrekt erfolgt, wenn die Temperatur und die Magnesiumchloridkonzentration richtig gewählt wurden. Die Bedingungen einer PCR müssen auf die spezifische Reaktion optimiert werden.

> Zu beachten ist auch, dass sich die Qualität der Primer von Synthese zu Synthese beträchtlich unterscheiden kann. Neu synthetisierte Primer müssen daher vor jeder Verwendung ausgetestet werden!

Das PCR-Produkt kann durch Agarose oder Polyacrylamid-Gelelektrophorese aufgetrennt und nach Anfärben mit einem Fluoreszenzfarbstoff (in der Regel heute SybrGreen) anhand seiner Größe identifiziert werden. Die Größenzuordnung erfolgt durch Vergleich mit einer DNA-Leiter, die DNA-Fragmente bekannter Größe enthält. Die Menge des PCR-Produktes kann durch visuellen Vergleich mit einem Konzentrationsstandard geschätzt werden.

Derzeit setzen die meisten Labors »hausgemachte« Methoden ein. Zertifizierte Tests für die In-vitro-Diagnostik sind zurzeit nur für den Nachweis von Genmutationen, die die Gerinnungsfaktoren V und II betreffen, verfügbar. Auf eine häufig verwendete zertifizierte Methode soll in der Folge eingegangen werden.

▪ LightCycler-PCR

Diese Real-time-PCR-Methode verwendet Glaskapillaren als Reaktionsgefäße, die aufgrund ihrer großen Oberfläche einen sehr effizienten Temperaturwechsel ermöglichen. Die Technik ist daher sehr schnell, 30 PCR-Zyklen können z. B. in etwa 20 Minuten abgearbeitet werden. Das System basiert auf einem Fluoreszenzformat, wobei entweder der Fluoreszenzfarbstoff SybrGreen oder zwei spezifische fluoreszenzmarkierte komplementäre Hybridisierungssonden (eine Sonde ist mit Fluorescein und eine Sonde mit einem anderen Farbstoff markiert) zur PCR zugesetzt werden. SybrGreen baut sich während der PCR in die neu synthetisierte DNA ein. Die Fluoreszenz kann während der PCR quantitativ bestimmt werden, wobei die Intensität des Fluoreszenzsignals der Menge an neu gebildetem Produkt entspricht. Die Verwendung der Hybridisierungssonden basiert auf dem Prinzip der Doppelstrangbildung durch Hybridisierung. Die beiden komplementären Sonden lagern sich an ihre Erkennungssequenzen an und kommen dadurch in räumliche Nähe zueinander. Ein Teil der Fluoreszenzenergie des Fluoresceins wird auf den zweiten Fluoreszenzfarbstoff (Akzeptor) übertragen und regt diesen an. Diese Technologie wird als Fluoreszenz-Resonanz-Energie-Transfer (FRET) bezeichnet und hat sich mittlerweile in verschiedenen Bereichen der Biomedizin etabliert. Die abgegebene Fluoreszenz wird gemessen und entspricht direkt der Menge der gebildeten spezifischen Zielsequenz.

Mit dieser Real-time-PCR-Methode können PCR-Produkte in Echtzeit quantifiziert und Mutationen detektiert werden.

Zur Mutationsdetektion wird die Schmelzkurvenanalyse verwendet. Jedes DNA-Fragment schmilzt bei einer typischen Temperatur, die durch die Sequenz und die Länge des Fragmentes bestimmt wird. Eine Nichtübereinstimmung in der Sequenz zwischen Hybridisierungssonde und Zielsequenz resultiert in einer niedrigeren Schmelztemperatur. Praktisch geht man bei der Schmelzkurvenanalyse zur Typisierung von Mutationen folgendermaßen vor:

Gewählt wird die Sequenz für die Akzeptorsonde z. B. komplementär zur Normalsequenz. Bei Vorliegen einer Punktmutation (z. B. Faktor-V-Leiden-Mutation) lagert sich die Sonde weniger fest an die Vorlage an als im Falle der Normalsequenz. Nach Durchlaufen von ca. 30 PCR-Zyklen wird die Fluoreszenzintensität gemessen, wobei die Temperatur kontinuierlich erhöht und gleichzeitig die Intensität der Fluoreszenz aufgezeichnet wird. Erreicht die Temperatur in der Kapillare den Schmelzpunkt des Untersuchungsproduktes kommt es zu einer scharfen Abnahme der Fluoreszenz, da sich eine der beiden Sonden nicht mehr an das Produkt bindet. Der Schmelzpunkt wird bei Vorliegen der Mutation um einige Grad Celsius niedriger liegen als bei der normalen Sequenz (Abb. 2-22). Die Methode wird heute in vielen Labors zum Nachweis der Faktor-V-Leiden-Mutation und der Prothrombinvariante eingesetzt.

■ Multiplex-PCR

Ein häufig verwendeter In-house-Test ist die Multiplex-PCR zum gleichzeitigen Nachweis der Faktor-V-Leiden- und der Prothrombin-G20210A-Mutation. In der Multiplex-PCR werden simultan unterschiedliche DNA-Sequenzen in einem Reaktionsansatz amplifiziert. Dies gelingt durch Einsatz mehrerer Primerpaare in derselben Reaktion. Multiplex PCR sind Zeit sparend und werden heute in vielen Labors angewandt. Sie sind jedoch anspruchsvoll und erfordern eine sorgfältige Optimierung der Primerkonzentrationen und der Annealing-Bedingungen. Außerdem ist zu beachten, dass nach jeder neuen Primersynthese die PCR-Bedingungen neu überprüft werden müssen. In unserem Labor bewährt sich die von uns etablierte Multiplex-PCR zum gleichzeitigen Nachweis der Faktor-V-Leiden-Mutation sowie der Varianten Prothrombin 20210 G>A und MTHF 677 C>T schon seit vielen Jahren (Endler et al. 2001).

■ Long-template-PCR

Für eine effiziente Amplifikation langer PCR-Fragmente benötigt man zwei Polymerasen: Eine von 5´ nach 3´ arbeitende *non-proofreading* Polymerase und eine von 3´ nach 5´ synthetisierende *proofreading* Polymerase, die in niedrigerer Konzentration eingesetzt wird. Wichtig ist, dass das für die jeweils verwendeten Polymerasen geeignete Puffersystem verwendet wird. Außerdem empfiehlt es sich, zusätzlich Dimethylsulfoxid (DMSO) und 7deaza-dGTP, das die Lesefähigkeit über lange Strecken erhöht, zu verwenden. Im Falle einer Long-template-PCR ist die empirische Ermittlung der optimalen Bedingungen für die jeweilige DNA-Vorlage unabdingbar. Der Nachweis langer PCR-Fragmente funktioniert nur, wenn die Qualität der zu untersuchenden DNA sehr gut ist, keine Degradierung vorliegt,

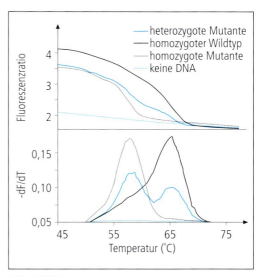

Abb. 2-22 Schmelzkurven der LightCycler-PCR am Beispiel der G1691A-Faktor-V-Leiden-Mutation.

und mindestens 100 ng DNA in die PCR eingesetzt werden.

DNA-Sequenzierung

Die Sequenzierung kann an sich mit verschiedenen Methoden durchgeführt werden. Derzeit finden überwiegend Weiterentwicklungen der Methode nach Frederick Sanger Anwendung. In jeder einzelnen Sequenzierreaktion können aufgrund technischer Beschränkungen nur kurze DNA-Abschnitte von unter 1 000 Basenpaaren abgelesen werden. Längere DNA-Abschnitte müssen konsekutiv abgearbeitet und zusammengesetzt werden. Um aus den rohen Sequenzdaten biologisch relevante Informationen zu gewinnen, muss sich an die Sequenzierung die DNA-Sequenzanalyse anschließen. Im Rahmen der Sequenzanalyse wird die bei der Sequenzierung erhaltene Information über die Abfolge und Position der Basenpaare automatisiert und computergestützt ausgewertet. Für diagnostische Analysen wird dabei die Sequenz einer Patientenprobe mit der Basenabfolge gesunder Kontrollpersonen bzw. einer in einer Gendatenbank erfassten Sequenz verglichen.

Für diagnostische Sequenzanalysen sollten immer beide DNA-Stränge sequenziert werden, um das Ergebnis des *forward*-Stranges durch den *reverse*-Strang zu bestätigen. Bei der Beurteilung der pathologischen Relevanz einer gefundenen Mutation sind publizierte Ergebnisse in die Beurteilung einzubeziehen.

■ Sequenzierung durch Hybridisierung

In naher Zukunft wird die Sequenzierung durch Hybridisierung Eingang in die Diagnostik finden (Wu et al. 2005). Bei dieser Methode werden auf einem Träger (Mikroarray, Chip) kurze Oligonukleotide in der Anordnung der Sequenzmatrix fixiert. Die Fragmente der zu sequenzierenden DNA werden mit verschiedenen Fluoreszenzfarbstoffen markiert und so auf die Oligonukleotidmatrix aufgebracht, dass komplementäre fixierte und freie DNA-Abschnitte miteinander hybridisieren können. Nach dem Auswaschen ungebundener Fragmente lässt sich das Hybridisierungsmuster ablesen. Da die Sequenzen der Oligonukleotide bekannt sind, kann aus dem Farbmuster auf die zu Grunde liegende Sequenz einer Probe rückgeschlossen werden.

Diese Technologie konnte in den letzten Jahren deutlich verbessert werden und könnte, z. B. für die Mutationsidentifikation bei Patienten mit Hämophilie A, interessant werden. Der Vorteil der Methode wird darin liegen, dass die Mikroarrays kommerziell hergestellt und qualitätskontrolliert werden können. Der Hybridisierungs- und der Waschvorgang können standardisiert in geschlossenen Systemen durchgeführt werden und die Auswertung kann mit maßgeschneiderten Softwaresystemen erfolgen.

Anforderungen an die Probe

Für alle Nukleinsäureanalysen ist es wichtig, die Proben so zu behandeln, dass die Integrität der zu testenden Nukleinsäuren sichergestellt ist. Während DNA aufgrund der Doppelstrangstruktur relativ stabil ist, wird die einsträngige RNA durch Nukleasen leicht gespalten. Dies kann zu falschen Ergebnissen führen. Es muss daher darauf geachtet werden, dass die Proben unter Bedingungen transportiert werden, unter denen keine Degradierung der Nukleinsäuren erfolgt. Da die Transport- und Lagerbedingungen von Probe zu Probe und von Analyt zu Analyt (DNA, RNA) variieren, müssen die Bedingungen für jede Anwendung individuell evaluiert und definiert werden.

Neben der Probenkennzeichnung (jedes Probengefäß muss mit dem Vor- und Zunamen sowie mit dem Geburtsdatum des Patienten gekennzeichnet sein), ist zu beachten, dass für molekulargenetische Untersuchungen ausschließlich originalverschlossene Blutentnahmegefäße verwendet werden sollten (Vermeidung von Verwechslungen oder Kontaminationen) und dass Vollblut benötigt wird. Heparinblut sollte vermieden werden, da Heparin die PCR hemmen kann.

Detaillierte Empfehlungen zur Präanalytik molekularbiologischer Untersuchungen wurden im letzten Jahr von einer Arbeitsgruppe des *Clinical and Laboratory Standards Institute* erarbeitet (CLSI Document 2005).

Isolierung von Nukleinsäuren

Es kommen verschiedene Isolierungsverfahren zur Anwendung. In allen Fällen sind die wichtigsten Schritte:
- Aufbrechen der Zellen, z. B. mechanisch durch Zerstoßen oder Zerreiben in einem Mörser, oder chemisch durch Lyse mit Detergenzien,
- Reinigung der DNA.

Zur Reinigung gibt es zwei prinzipiell unterschiedliche Verfahren:
- **Extraktion und Präzipitation:** Abzentrifugieren von unlöslichen Zellbestandteilen, Abbau von Proteinen mit Proteasen, Denaturieren und Ausfällen der Proteine mit Phenol, wobei die Nukleinsäuren in Lösung bleiben, Auftrennen von unlöslicher und löslicher Fraktion durch Zentrifugation, Ausfällung der DNA aus der löslichen Fraktion mittels Äthanol- oder Isopropanolpräzipitation.
- **Adsorption und Elution:** Anlagerung der negativ geladenen DNA an positiv geladene Trägermaterialien, z. B. *magnetic beads* oder spezielle Membranen, Entfernung von Verunreinigungen durch Waschen der *beads*, Elution der DNA mit geeigneten Puffern. Dieses Verfahren ist gut automatisierbar und wird in DNA-Isolierungsrobotern verwendet.

Im Falle großer Probenzahlen sind Robotersysteme ideal, da sie Zeit sparen, Kontaminationen vermieden werden und die Probe zurückverfolgt werden kann. Dies ist bei komplexen händischen Methoden oft schwierig.

Folgende allgemeine Anforderungen sind an ein automatisiertes DNA-Extraktionssystem zu stellen:
- Flexibilität gegenüber verschiedensten Probenmaterialien (Blut, Zellen, Gewebe etc.),
- Flexibilität in Bezug auf die zu extrahierenden Nukleinsäuren (DNA, RNA, mRNA),
- Reproduzierbarkeit,
- Kontaminationssicherheit, einfache Dekontaminierung,
- Robustheit.

Das MagNA Pure® LC System ist ein vollautomatisches System für die Extraktion von Nukleinsäuren aller Art. Es ist ein echtes Walk-away-Gerät und kann in einem Durchgang bis zu 32 Proben extrahieren. Als Probenmaterialien können z. B. antikoaguliertes Blut, Gewebe oder isolierte Zellen eingesetzt werden. Wie bei jeder Nukleinsäureextraktion erfolgt auch beim MagNA Pure® LC System im ersten Schritt eine Lyse. Mittels Guanidiniumsalzen in hoher Konzentration und Proteinase K werden die Zellen aufgebrochen. Die nun frei zugänglichen Nukleinsäuren werden an die magnetischen Silicapartikel gebunden. Durch einen am Pipettierarm befindlichen Magneten werden die Partikel samt gebundenen Nukleinsäuren in den Pipettierspitzen gehalten – auf diesem Weg werden sie auch von einer Waschlösung zur nächsten transportiert, um die an den Partikeln anhaftenden Verunreinigungen wegzuwaschen. Im letzten Schritt werden die Partikel bei hoher Temperatur in einem Medium mit niedriger Ionenstärke inkubiert, wobei sich die gebundenen Nukleinsäuren von den Partikeln ablösen. Mithilfe des Magneten werden die Partikel entfernt und man erhält eine Lösung von gereinigten Nukleinsäuren. Wichtig für die erfolgreiche Isolation im Hinblick auf Ausbeute und Reinheit ist die Zusammensetzung der Reagenzien, die Wahl der richtigen Inkubationszeiten und Pipettiergeschwindigkeiten, aber auch Anzahl der Zellen im Ausgangsmaterial und andere Faktoren.

Die Arbeitsvorschrift des Herstellers sollte grundsätzlich eingehalten werden. Allerdings kann zur Isolierung sowohl frisches als auch tiefgefrorenes Blut verwendet werden.

Interne Qualitätskontrolle

Zur internen Qualitätskontrolle sollen Proben mit bekannten Mutationen (Normalvariante, heterozygote Mutationsträger, homozygote Mutationsträger) in jedem Test mitgeführt werden. Diese Kontrollen sollen wie Proben behandelt werden. Dazu werden ausgetestete DNA-Proben von Patienten eingesetzt. Da Patienten mit homozygoten Mutationen nicht jedem Labor zugänglich sind, ist es oft schwierig, diese Anforderung zu erfüllen. Dies hat dazu geführt, dass die

Produktion zertifizierter Referenzmaterialien initiiert wurde. Zurzeit gibt es Referenzmaterialien für den Nachweis der Faktor-V-Leiden-Mutation sowie die Prothrombin-G20210A-Mutation, die von der WHO zertifiziert wurden. Ein weiteres Referenzmaterial für die Prothrombinmutation ist im *Institute for Reference Materials and Measurements* (IRMM) vor der Fertigstellung. Es empfiehlt sich, in Zukunft diese Referenzmaterialien zu verwenden.

Außerdem ist die Teilnahme an externen Qualitätskontrollen durch Ringversuche in manchen EU-Ländern gesetzlich vorgeschrieben (Österreich) bzw. wird empfohlen. Detaillierte Vorgaben zur Qualitätssicherung können entsprechenden Richtlinien entnommen werden (in Österreich Gentechnikgesetz).

In Österreich ist ein Verzeichnis von Ringversuchen über http://www.bmgf.gv.at/cms/site/attachments/0/8/1/CH0256/CMS1087919575640/ringversuchsliste_07_2006.pdf verfügbar.

Literatur

CLSI Document »Collection, Transport, Preparation, and Storage of Specimens for Molecular Methods.« MM13-P, Vol 25, No. 9, 2005.

Endler G, Kyrle PA, Eichinger S, Exner M, Mannhalter C. Multiplexed mutagenically separated PCR: simultaneous single-tube detection of the factor V R506Q (G1691A), the prothrombin G20210A, and the methylenetetrahydrofolate reductase A223V (C677T) variants. Clin Chem 2001; 47: 333–5.

Wu L, Williams PM, Koch WK. Clinical applications of microarray based diagnostic tests. Biotechniques 2005; 39: 577–82.

3 Pharmakologie gerinnungsaktiver Substanzen

3.1 Substanzen zur Therapie und Prophylaxe von Blutungen

Ralf Großmann

3.1.1 Antifibrinolytika

Antifibrinolytika hemmen über verschiedene Ansatzpunkte das Fibrinolysesystem. Sie werden meist bei Blutungen infolge einer Hyperfibrinolyse sowie additiv, z. B. bei Schleimhautblutungen bedingt durch ein von-Willebrand-Syndrom, eingesetzt. Im klinischen Alltag ist besonders die Tatsache von Vorteil, dass mit der Tranexamsäure ein oral wirksames Medikament zur Verfügung steht.

Wirkstoff

Aprotinin (z. B. Trasylol®), ein Serinproteaseinhibitor, ist ein aus Rinderlunge hergestelltes basisches Polypeptid (Molmasse 6 kDa), das neben Plasmin auch andere Serinproteasen wie Kallikrein, Trypsin oder Chymotrypsin hemmt.

ε-**Aminocapronsäure** und seine zyklischen Derivate **Tranexamsäure** (z. B. Cyklokapron®) und p-**Aminomethylbenzoesäure** (z. B. Pamba®, Gumbix®) hemmen die kompetitive Bindung von Plasmin an das Substrat Fibrin. Sie lagern sich dabei an die lysinbindenden Zentren von Plasminogen und Plasmin an. Die Hemmwirkung kommt erst nach mehreren Stunden zum Tragen, nachdem das noch zirkulierende Plasmin verbraucht ist.

Pharmakokinetik

Intravenös infundiertes Aprotinin weist eine Plasmaeliminationshalbwertszeit von 30–60 Minuten auf und wird renal filtriert.

Aufgrund seiner langsamen, ca. 13 Stunden dauernden Metabolisierung kann die Filtrationsfunktion der Niere vorübergehend eingeschränkt sein.

Tranexamsäure und p-Aminoethylbenzoesäure werden zum großen Teil über die Niere unverändert ausgeschieden (Coats et al. 2004).

Dosierung

Die Applikation von **Aprotinin** erfolgt intravenös. Die Dosis beträgt bei aortokoronarer Bypass-Operation mit extrakorporaler Zirkulation initial 2 Millionen Kallikrein-Inaktivator-Einheiten (KIE) und wird als Kurzinfusion über 20 Minuten gegeben, gefolgt von einer Dauerinfusion von 500 000 KIE/h.

Tranexamsäure kann intravenös, oral oder lokal (z. B. als Mundspülung nach Zahnextraktionen) verabreicht werden. Die Dosierung beträgt 2–3 × 1–1,5 g/d. **Aminomethylbenzoesäure** wird oral in einer Dosierung von 3–4 × 250 mg/d eingenommen.

Monitoring und Antidot

Ein spezielles Monitoring ist nicht möglich. Die Wirkung kann über die Messung der D-Dimere bzw. indirekt über die Auswirkungen auf den Fibrinogenspiegel abgeschätzt werden. Ein spezifisches Antidot existiert nicht.

Kontraindikationen und Wechselwirkungen

Kontraindikationen sind die hyperkoagulabile Phase einer Verbrauchskoagulopathie sowie spezifisch Erkrankungen der Netzhaut. Wechselwirkungen mit aktivierten Gerinnungspräparaten im Sinne einer Wirkungsverstärkung sind denkbar.

Unerwünschte Wirkungen

Ein möglicher Zusammenhang zwischen der Gabe von Antifibrinolytika und thromboembolischen Komplikationen wird diskutiert, sodass es bei Patienten mit Thrombosen oder thromboembolischen Erkrankungen einer strengen Indikationsstellung bedarf (Mahdy et al. 2004).

Der Einsatz bei ausgeprägten Hämaturien (z. B. bei Hämophilie) kann zur Gerinnselbildung und Ureterobstruktion führen. Bei Aprotinin sind im Rahmen wiederholter Anwendungen allergische Reaktionen beschrieben.

Weiterhin kann es unter Aprotinin zu akutem Nierenversagen kommen

Klinische Anwendung

Antifibrinolytika finden in Situationen einer hyperfibrinolytischen Blutung Anwendung (Bundesärztekammer 2003), z. B. bei:

- angeborenem Mangel von Fibrinolyseinhibitoren, z. B. α_2-Antiplasmin (sehr selten),
- erworbener, primärer Hyperfibrinolyse (z. B. paraneoplastisch, Leberzirrhose), seltener bei einer reaktiven Hyperfibrinolyse (Cave: erhöhte Thromboemboliegefahr),
- thoraxchirurgischen Eingriffen mit extrakorporaler Zirkulation und anderen Operationen mit erhöhtem Blutumsatz zur Reduktion des Blutverlustes,
- hämorrhagischen Diathesen (VWS, Hämophilie) zur adjuvanten Blutungstherapie, vor allem bei gleichzeitigem Einsatz von DDAVP.

> Antifibrinolytika finden bei Hyperfibrinolysen und als adjuvante Therapie bei weiteren hämorrhagischen Diathesen Anwendung.

Literatur

Bundesärztekammer. Leitlinien zur Therapie mit Blutkomponenten und Plasmaderivaten. 3. Aufl. Köln: Dt. Ärzte-Verl. 2003.

Coats T, Roberts I, Shakur H. Antifibrinolytic drugs for acute traumatic injury. Cochrane Database Syst Rev 2004; 18: CD004896.

Mahdy AM, Webster NR. Perioperative systemic haemostatic agents. Br J Anaesth 2004; 93: 842–58.

3.1.2 DDAVP

Das synthetisch hergestellte 1-Desamino-8-D-Arginin-Vasopressin (DDAVP) wird mit Erfolg beim milden von-Willebrand-Syndrom, bei der milden Hämophilie A sowie bei einigen erworbenen und angeborenen Thrombozytenfunktionsstörungen eingesetzt. Da es im Wesentlichen über die Freisetzung des körpereigenen VWF wirkt, geht sein Einsatz nicht mit einem erhöhten Infektionsrisiko einher.

Wirkstoff

DDAVP (Desmopressinacetat, z. B. Minirin®, Desmopressin®) ist ein synthetisches Vasopressinanalogon. Seine Wirkung wird durch die Aktivierung des Vasopressinrezeptors vom Typ 2 und durch die Freisetzung von VWF aus endothelialen Speicherorganellen erklärt (Abb. 3-1).

Pharmakokinetik

DDAVP wird gewöhnlich als Kurzinfusion verabreicht. Die subkutane oder intranasale Gabe ist ebenfalls möglich. DDAVP bewirkt in den meisten Fällen innerhalb von 30–60 Minuten einen Anstieg des von-Willebrand-Faktors um das 2- bis 3-Fache und der Faktor-VIII-Aktivität um das 3- bis 6-Fache des Ausgangswertes. DDAVP kann in 12(–24)-stündigen Abständen wiederholt verabreicht werden, nach 2–4 Tagen wird allerdings oft ein vermindertes Ansprechen aufgrund einer Tachyphylaxieentwicklung beobachtet (Mahdy et al. 2004).

Vor einem operativen Eingriff (mindestens 4 Tage vorher) kann eine Testdosis als so genannter **DDAVP-Test** verabreicht werden, um das individuelle Ansprechen auf das Medikament beurteilen zu können. Während interindividuell erhebliche Unterschiede im Ansprechen auf DDAVP existieren, zeigt der individuelle Patient im Verlauf ein relativ konstantes Ansteigen der Faktorenspiegel nach Gabe. Nur Ausgangswerte des VWF von mindestens 15–20% versprechen in der Regel ein Ansteigen auf mehr als 50% nach Gabe und ermöglichen damit auch einen größeren operativen Eingriff.

Während Patienten mit einem von-Willebrand-Syndrom vom Typ 1 in der Regel gut auf die Gabe von DDAVP ansprechen, ist dies bei Vorliegen eines Typ 2A oder 2M oft nicht der Fall, da ein nicht funktionsfähiger von-Willebrand-Faktor freigesetzt wird. Die Effektivität ist in diesem Fall durch ein engmaschiges Monitoring zu kontrollieren bzw. durch einen DDAVP-Test zu überprüfen. Bei einem VWS vom Typ 3 ist kein Effekt zu erwarten, da sich kein VWF in den Speicherorganellen befinden.

Dosierung

DDAVP wird bei der intravenösen Applikation in einer Dosierung von 0,3–0,4 µg/kg Körpergewicht (KG) als Kurzinfusion über 30 Minuten (z. B. in 0,9% NaCl) verabreicht. Die Dosierung bei subkutaner Applikation ist identisch, bei der nasalen Applikation erhalten Erwachsene 300 µg, Kinder im Alter von 4–12 Jahren 150 µg pro Gabe.

Monitoring und Antidot

Der Effekt einer DDAVP-Gabe kann durch ein Ansteigen der funktionellen von-Willebrand-Parameter (Ristocetin-Cofaktor, Kollagenbindungsaktivität, s. Kap. 2.8.2 u. 2.8.3) und des VWF-Antigens (s. Kap. 2.8.1) sowie durch eine Verkürzung der In-vitro-Kapillarverschlusszeit am PFA-100® (s. Kap. 2.5.7) bzw. durch eine Erhöhung des Faktors VIII beurteilt werden. Die Auswirkung auf die Thrombozytenfunktion ist am ehesten klinisch und nur mit Einschränkungen, z. B. über Thrombozytenaggregationstests (s. Kap. 2.13.1), möglich.

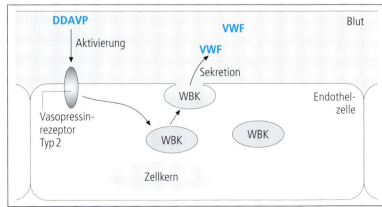

Abb. 3-1 DDAVP bewirkt die Freisetzung des von-Willebrand-Faktors (VWF) aus den Weibel-Palade-Körperchen (WPK) in den Endothelzellen. DDAVP = Desmopressin.

Kontraindikationen und Wechselwirkungen

Bei einer krankhaft vermehrten Flüssigkeitsaufnahme ist die Gabe von DDAVP kontraindiziert.

Das Hormon Oxytocin kann den antidiuretischen Effekt von DDAVP verstärken. Gleiche Wirkung haben Clofibrat, Indometacin und Carbamazepin, während Glibenclamid die Antidiurese vermindern kann. Auch Chlorpromazin und trizyklische Antidepressiva können einen zusätzlichen antidiuretischen Effekt auslösen und damit das Risiko einer Wasserretention erhöhen.

Unerwünschte Wirkungen

Unter Gabe von DDAVP kann es zu Gesichtsrötung, Kopfschmerzen, Blutdruckveränderungen und Tachykardie kommen. Eine zu hohe Flüssigkeitszufuhr kann bei gleichzeitiger DDAVP-Gabe zu Flüssigkeitsretention und Hyponatriämie (Wasserintoxikation) führen. Gefährdete Patienten (Kinder, ältere Patienten, Patienten mit einer Störung des Wasserhaushaltes oder einem erhöhten intrakraniellen Druck, Patienten mit koronarer Herzkrankheit) benötigen daher eine besondere Überwachung.

Vereinzelt wurden bei Patienten mit erhöhter Thromboseneigung thromboembolische Komplikationen (venöse Thrombosen, ischämische Insulte, Myokardinfarkte) beobachtet, ein Kausalzusammenhang konnte allerdings nicht nachgewiesen werden.

Klinische Anwendung

DDAVP-Präparate finden prophylaktisch bzw. bei Blutungen im Rahmen einer Hämophilie A, eines VWS oder einer Thrombozytopathie Anwendung, z. B. bei:

- kleinen operativen Eingriffen bei Hämophilie A oder VWS,
- kleineren Blutungen (klinisch gut zu beurteilen) bei leichter bis mittelschwerer Hämophilie A oder VWS,
- Blutungen bei angeborenen Thrombozytenfunktionsdefekten, z. T. supportiv zur Gabe von Thrombozytenkonzentraten,
- Blutungen bzw. operativen Eingriffen bei erworbenen Thrombozytenfunktionsdefekten, z. B. infolge einer Thrombozytenaggregationshemmung durch ASS, Ticlopidin oder Clopidogrel (Bundesärztekammer 2003).

Die Vorteile des Einsatzes von DDAVP liegen in seinen relativ geringen Kosten, dem Fehlen eines Infektionsrisikos und der Möglichkeit, durch seinen Einsatz Faktorenkonzentrate einzusparen.

Im Falle eines VWS vom Typ 2B besteht eine relative Kontraindikation, da es nach DDAVP-Gabe zu einer Thrombozytopenie kommen kann.

> DDAVP-Präparate bewirken eine Freisetzung endogener VWF-Reserven und werden bei leichter Hämophilie A und leichtem VWS sowie bei Thrombozytopathien eingesetzt.

Literatur

Bundesärztekammer. Leitlinien zur Therapie mit Blutkomponenten und Plasmaderivaten. 3. Aufl. Köln: Dt. Ärzte-Verl. 2003.

Mahdy AM, Webster NR. Perioperative systemic haemostatic agents. Br J Anaesth 2004; 93: 842–58.

3.1 Substanzen zur Therapie und Prophylaxe von Blutungen

3.1.3 Faktorenkonzentrate

Als Faktorenkonzentrate werden sowohl solche mit bestimmten Gerinnungsfaktoren (z. B. Faktor VIII oder IX) als auch Konzentrate von Inhibitoren (z. B. Antithrombin oder Protein C) bezeichnet, die aus einer natürlichen Quelle (Humanplasma) oder aus gentechnologischer Herstellung (rekombinante Präparate) stammen (Tab. 3-1). Faktorenkonzentrate werden zur Substitution bei angeborenem oder erworbenem **Mangel an Gerinnungsfaktoren** eingesetzt. Die Faktorenkonzentrate wirken, indem ein nicht physiologischer Mangelzustand ausgeglichen wird und auf diese Weise die für eine funktionierende Hämostase notwendigen Gerinnungsfaktoren bzw. -inhibitoren in ausreichender Menge zur Verfügung gestellt werden. Ausnahmen stellen die bereits aktivierten Faktoren dar (aktivierter Prothrombinkomplex, rekombinanter Faktor VIIa), die über eine reine Substitution hinaus das Gerinnungssystem aktiv anstoßen.

Wirkstoff

Ausgangsmaterial für die Herstellung plasmatischer Produkte ist **gefrorenes Frischplasma** (FFP, fresh frozen plasma), das gepoolt verwendet wird.

In einem ersten Schritt fällt durch Auftauen bei +2 °C das so genannte Kryopräzipitat an. Es enthält v. a. die Faktoren VIII, VWF und Fibrinogen. Aus dem Überstand kann durch Chromatographie- und Fällungsverfahren der Prothrombinkomplex (Faktor II, VII, IX und X), Fibrinogen, Faktor XIII und Antithrombin gewonnen werden. Nach der Aufreinigung folgt eine Virusinaktivierung, für die verschiedene Verfahren (z. B. Pasteurisieren, SD[Solvent-Detergent]-Verfahren, Filtration) – meist in Kombination – Anwendung finden. Das Endprodukt wird gefriergetrocknet und vor der Verwendung durch Zusatz eines Lösungsmittels rekonstituiert.

Rekombinante Faktorenkonzentrate werden in der Regel aus Zellkulturen von Säugetierzellen wie Baby-Hamster-Kidney-Zellen (BHK-Zellen) oder Chinesische-Hamster-Ovar-Zellen (CHO-Zellen) gewonnen, da nur in Säugetierzellen die wichtigen posttranslationalen Veränderungen ablaufen (Brackmann et al. 2004).

Bei **modernen rekombinanten Präparaten** wird versucht, weder zur Herstellung noch zur Stabilisierung humane oder tierische Eiweiße zuzusetzen. Somit wäre dann auch eine maximale Sicherheit vor der Übertragung menschlicher Viren erreicht. Offen bleiben aber Fragen nach der Standardisierung rekombinanter Präparate und nach deren Immunogenität. Für alle Präparate besteht eine gesetzliche patienten- und chargenbezogene Dokumentationspflicht (§14 Transfusionsgesetz). Zudem muss ein rascher Zugriff auf die Daten gewährleistet sein.

Pharmakokinetik

Detaillierte Angaben zu den einzelnen Präparaten finden sich im Abschnitt »Klinische Anwendungen«, S. 162.

Dosierung

Generell gilt, dass eine Einheit (E) Faktorenkonzentrat pro Kilogramm Körpergewicht zu einer Erhöhung des jeweiligen Faktors (bei PPSB Erhöhung des Quick-Wertes) um 1–2 % führt (Bundesärztekammer 2003). Dabei besteht eine Abhängigkeit von zahlreichen Faktoren. So führen zum Beispiel ein gleichzeitiger Verbrauch (bei Verbrauchskoagulopathie, Wundheilung etc.) oder Verlust (bei Blutungen), ein größerer Verteilungsraum (bei Säuglingen) oder eine verkürzte Halbwertszeit (bei Inhibitoren) zu geringerem Anstieg und/oder verkürzter Wirkdauer.

> 1 E Faktorenkonzentrat pro kg KG führt zu einer Erhöhung des jeweiligen Faktors um 1–2 %.

Fibrinogen kann (bei einem Plasmavolumen in Abhängigkeit vom Hämatokrit von ungefähr 40 ml/kg KG) nach folgender Formel substituiert werden:

Fibrinogendosis (g) =
angestrebter Anstieg (g/l) × Plasmavolumen (l)

Tab. 3-1 In Deutschland verfügbare Gerinnungspräparate (Stand 2006).

Präparat/ Wirksubstanz	Beispiele (eine Auswahl)	Indikation	Monitoring	Besonderheiten
pd-Faktor-VIII (ultra high/ high purity)	• Immunate STIM plus (Baxter) • Beriate® P (ZLB Behring) • Haemoctin® SDH (Biotest)	• Hämophilie A	• chromogener oder Clotting Faktor-VIII-Assay • aPTT	–
pd-Faktor-VIII (medium purity)	• Haemate® HS (ZLB Behring) • Wilate® (Octapharma)	• Hämophilie A • von-Willebrand-Syndrom	• chromogener oder Clotting Faktor-VIII-Assay • Ristocetin-Cofaktor-Test • aPTT	hoher Gehalt an VWF
rFaktor VIII (komplettes Faktor-VIII-Molekül)	• Helixate® NexGen (ZLB Behring) • Kogenate® Bayer (Bayer) • Advate® (Baxter)	• Hämophilie A	• chromogener oder Clotting Faktor-VIII-Assay • aPTT	–
rFaktor VIII (Faktor-VIII-Molekül ohne B-Domäne)	• ReFacto® (Wyeth)	• Hämophilie A	• chromogener Faktor-VIII-Assay • aPTT	Clotting assay nur nach spezifischer Kalibration sicher verwendbar
Pd-Faktor-IX	• Immunine® STIM plus (Baxter) • Berinin® (ZLB Behring) • Faktor IX SDN (Biotest) • Octanine® F (Octapharma)	• Hämophilie B	• Clotting Faktor-IX-Assay • aPTT	–
rFaktor IX	• BeneFIX (Baxter)	• Hämophilie B	• Clotting Faktor-IX-Assay • aPTT	–
Faktor VII	• Faktor VII S-TIM 4 (Baxter)	• Faktor-VII-Mangel	• Faktor-VII-Assay • Thromboplastinzeit	–

APC = aktiviertes Protein C; aPCC = aktiviertes Prothrombinkomplexkonzentrat; DIC = disseminierte intravasale Gerinnung; pd = plasma derived (aus Plasma hergestellt); PPSB = Prothrombinkomplexpräparat; aPTT = partielle Thromboplastinzeit; r = rekombinant (gentechnologisch hergestellt); VWF = von-Willebrand-Faktor; * = Off-label-Use (nicht zugelassene Indikation), Zulassung für die Behandlung von Blutungen bei Polytrauma in Kürze zu erwarten.

3.1 Substanzen zur Therapie und Prophylaxe von Blutungen

Tab. 3-1 (Fortsetzung)

Präparat/ Wirksubstanz	Beispiele (eine Auswahl)	Indikation	Monitoring	Besonderheiten
rFaktor VIIa	• NovoSeven® (Novo Nordisk)	• Hemmkörperhämophilie • Faktor-VII-Mangel • Thrombasthenie (Glanzmann) mit AK • postoperative oder posttraumatische Blutung* • andere Thrombozytopathien* • Thrombozytopenie*	• Thrombelastographie (?) • endogenes Thrombinpotenzial (?)	Monitoring unklar, mögliche Thrombogenität
Faktor XIII	• Fibrogammin® HS (ZLB Behring)	• Faktor-XIII-Mangel	• Faktor-XIII-Assay	–
Fibrinogen	• Haemocomplettan® HS (ZLB Behring)	• Fibrinogenmangel	• Fibrinogenassay	mögliche Thrombogenität bei Applikation in DIC
PPSB (Faktor II, VII, IX, X)	• PPSB-Konzentrat S-TIM 4 Immuno (Baxter) • Beriplex® B/N (ZLB Behring)	• Marcumarblutung • Faktor-II-, Faktor-X-Mangel • Lebersynthesestörung • DIC etc.	• Thromboplastinzeit	mögliche Thrombogenität bei Applikation in DIC, nur wenn Antithrombin im Normbereich
aPCC	• FEIBA® S-TIM 4 (Baxter)	• Hemmkörperhämophilie	• (?)	kein Monitoring, mögliche Thrombogenität
Antithrombin	• Kybernin® HS (ZLB Behring) • Atenativ® (Octapharma)	• Antithrombinmangel	• Antithrombinassay	–
Pd-Protein-C	• Ceprotin (Baxter)	• Protein-C-Mangel	• Protein-C-clotting-Assay	–
rAPC	• Xigris (Ely Lilly)	• schwere Sepsis	• Protein-C-clotting-Assay • APC-Assay	–

APC = aktiviertes Protein C; aPCC = aktiviertes Prothrombinkomplexkonzentrat; DIC = disseminierte intravasale Gerinnung; pd = plasma derived (aus Plasma hergestellt); PPSB = Prothrombinkomplexpräparat; aPTT = partielle Thromboplastinzeit; r = rekombinant (gentechnologisch hergestellt); VWF = von-Willebrand-Faktor; * = Off-label-Use (nicht zugelassene Indikation), Zulassung für die Behandlung von Blutungen bei Polytrauma in Kürze zu erwarten.

Die Dosierung von rekombinantem (r)Faktor VIIa zur Substitution bei einem Faktor-VII-Mangel beträgt 15–30 µg/kg KG. Zur Dosierung von rFaktor VIIa und FEIBA® bei Hemmkörperpatienten s. Kapitel 4.3.5.

Monitoring und Antidot

In den meisten Fällen, wenn ein Monitoring der Wirkung von Faktorenkonzentraten notwendig sein sollte, kann der substituierte Faktor direkt gemessen werden. Bei der Substitution mit PPSB-Konzentraten genügt meist die Bestimmung des Quick-Wertes. Besonders zu beachten ist, dass bei Vorliegen eines Faktor-XIII-Mangels die Globaltests Quick, aPTT und Thrombinzeit normal ausfallen. Für die Beurteilung der Wirkung von aktivierten Prothrombinkomplexpräparaten und von rFaktor VIIa stehen derzeit noch keine geeigneten Methoden zur Verfügung. Erfolg versprechend erscheinen aber das Thrombelastogramm und das endogene Thrombinpotenzial (s. Kap. 2.5.8).

Kontraindikationen und Wechselwirkungen

Die Gabe von Faktorenkonzentraten ist bei Überempfindlichkeit gegen menschliche bzw. (bei rekombinanten Präparaten) tierische Proteine kontraindiziert.

Unerwünschte Wirkungen

Generell besteht bei allen Faktorenkonzentraten das Risiko einer **allergischen** oder **pseudoallergischen Reaktion** gegen den Wirkstoff oder andere Bestandteile. Weiterhin ist bei den aus menschlichem Blut hergestellten Arzneimitteln die **Übertragung von Erregern** nicht ganz auszuschließen. Nicht umhüllte Viren wie das Hepatitis-A-Virus und das Parvovirus B19 stellen dabei ein besonderes Risiko dar, da sie durch Detergenzien bzw. organische Lösungsmittel nicht inaktiviert werden können. Eine **Thromboseentstehung** kann bei Gabe voraktivierter Gerinnungsfaktoren (aktiviertes PPSB-Konzentrat, rFaktor VIIa) nicht ausgeschlossen werden. Sie wurde beim Einsatz von PPSB-Präparaten bei besonders gefährdeten Patienten beschrieben (Kohler 1999).

Die Indikation zum Einsatz eines Fibrinogenpräparates bei manifester Verbrauchskoagulopathie ist ebenfalls sehr streng zu stellen, da es zu einer **Verschlechterung** einer bereits beeinträchtigten **Mikrozirkulation** kommen kann. Wird Antithrombin bei bereits fortgeschrittener Verbrauchskoagulopathie in Kombination mit hohen Heparindosen verabreicht, steigt das Blutungsrisiko deutlich an. Alle Faktorenkonzentrate, die geringe Mengen Heparin enthalten, können zum Auftreten einer Heparin-induzierten Thrombozytopenie Typ II führen und müssen bei Vorliegen dieser Nebenwirkung unbedingt vermieden werden.

Klinische Anwendung

■ Faktor-VIII- und -IX-Konzentrate

Diese Präparate werden zur Behandlung der **Hämophilie A oder B** bzw. des **von-Willebrand-Syndroms** eingesetzt. Sind Patienten von diesen Erkrankungen schwerer betroffen (Restaktivität < 2–3 %), bluten sie oft bereits als Säugling spontan oder infolge von Mikrotraumen (Hämophilie: v.a. Gelenk- u. Muskelblutungen; VWS: meist Schleimhaut- o. Weichteilblutungen). Dagegen zeigen Patienten mit höheren Faktorenspiegeln im normalen Alltag oft keine Blutungszeichen und werden erst im Rahmen operativer Eingriffe plötzlich und dann unerwartet auffällig.

Für Patienten mit schwerer Hämophilie oder einem VWS Typ 3 stehen zwei Therapieoptionen zur Verfügung: eine prophylaktische Behandlung (z. B. 3 × /Woche 20–30 E/kg KG) und eine Therapie im Bedarfsfall. Die Auswahl der geeigneten Therapieform richtet sich im Individualfall nach Zahl und Art der Blutungsereignisse. Während ultrahoch- bzw. hochgereinigte Faktor-VIII-Präparate nur wenig VWF enthalten, können mittelreine Präparate mit einem hohen VWF-Anteil auch zur Therapie des VWS mit gutem Erfolg eingesetzt werden. Für operative Eingriffe werden im Regelfall perioperative Spiegel von mindestens 50 % gefordert. Im Falle einer größeren Operation sollten die Spiegel im Normalbereich liegen. Dauer und Intensität der weiteren Substi-

3.1 Substanzen zur Therapie und Prophylaxe von Blutungen

tution sind abhängig von der Art und Größe des Eingriffs. Säuglinge haben einen größeren Verteilungsraum und zeigen daher oft geringere Anstiege. Die Halbwertszeiten für den Faktor VIII liegen bei ca. 8 Stunden, für den Faktor IX bei ca. 18 Stunden und für den VWF bei etwa 12 Stunden.

■ **PPSB- und Faktor-VII-Konzentrate**

PPSB-Konzentrate (z. B. PPSB-Konzentrat S-TIM 4 Immuno) enthalten die Faktoren II (Prothrombin), VII (Proconvertin), X (Stuart-Prower-Faktor) und IX (antihämophiler Faktor B) sowie Protein C, S und Z. Sie sind auf den Gehalt an Faktor IX standardisiert und enthalten immer Heparin, einige Präparate auch Antithrombin, um die in den Präparaten enthaltene Restmengen an aktivierten Faktoren zu inhibieren. Auf diese Weise können mit den modernen Präparaten Fälle einer durch PPSB-Konzentrat induzierten Verbrauchskoagulopathie vermieden werden. PPSB-Konzentrate stellen neben Frischplasma die einzige Substitutionsquelle bei isolierten Faktor-II- und Faktor-X-Mängeln dar. Für den Ersatz von Faktor IX und Faktor VII stehen dagegen spezifische Präparate zur Verfügung.

Haupteinsatzgebiet für PPSB-Konzentrate sind Fälle einer erworbenen, klinisch relevanten Verminderung der Faktoren des Prothrombinkomplexes, z. B. verursacht durch Verlust (Blutung), Verbrauch oder verminderte Synthese (Cumarinüberdosierung, Vitamin-K-Mangel, Lebersynthesestörung etc.). Blutungen bei komplexen Hämostasestörungen, die zu einer Verminderung auch anderer Gerinnungsfaktoren führen (z. B. Verlust- oder Verbrauchskoagulopathie, Lebersynthesestörungen), sind primär mit FFP zu behandeln, falls eine Volumenüberlastung dies nicht bereits unmöglich macht. Speziell bei manifesten Verbrauchskoagulopathien ist die Indikation sehr eng auf den Blutungsfall einzugrenzen. Vor der Gabe muss der Antithrombinspiegel in den Normbereich angehoben werden.

Aktivierte Prothrombinkomplexpräparate (z. B. FEIBA®) sind Spezialpräparate, die bei einer Hemmkörperhämophilie zur Blutungstherapie eingesetzt werden können (s. Kap. 4.3.5). Bei ihnen ist auf eine mögliche Thrombogenität zu achten.

Angeborene Faktor-VII-Mangelzustände sind selten. Die Blutungsgefahr scheint relativ unabhängig vom Ausmaß der Faktorenerniedrigung zu sein und ist in einzelnen Fällen auch bei Faktor-VII-Spiegeln von bis zu 50 % erhöht. Im Blutungsfall sowie zur perioperativen Substitution werden plasmatische **Faktor-VII-Konzentrate**, aber auch rekombinanter Faktor VIIa (z. B. NovoSeven®, s. Kap. 3.1.4) angewendet. Aufgrund der hohen zugeführten Faktor-VII-Mengen kann bei Verwendung des rekombinanten Faktors VIIa das Substitutionsintervall, trotz der kurzen Halbwertszeit von ca. 2 Stunden, auf 4–6 Stunden verlängert werden (plasmatisches Faktor-VII-Konzentrat: im Regelfall Gabe alle 2 Stunden). Rekombinanter Faktor VIIa scheint in dieser Indikation effektiv und nebenwirkungsarm. Eine potenzielle Thrombogenität des aktivierten Faktors ist zu beachten.

■ **Fibrinogenkonzentrate**

In Deutschland ist zurzeit ein Fibrinogenkonzentrat (Haemocomplettan®) erhältlich. Aufgrund der langen Halbwertszeit von 96–120 Stunden ist eine Substitution nur in größeren Abständen notwendig, falls nicht gleichzeitig ein erhöhter Verbrauch (z. B. bei Hyperfibrinolyse) oder Verlust des Faktors vorliegt.

Eine angeborene Afibrinogenämie ist selten und geht mit einer deutlich erhöhten Blutungsneigung einher. Patienten mit einer angeborenen Hypofibrinogenämie zeigen im Alltag eine oft erstaunlich geringe Blutungstendenz, sind aber bei Spiegeln < 1,0 g/l im Rahmen operativer Eingriffe blutungsgefährdet. Im Falle einer hereditären Dysfibrinogenämie können Blutungen, eventuell aber auch Thrombosen auftreten. Eine Substitution ist dabei nur im Blutungsfall notwendig.

Ein erworbener Fibrinogenmangel findet sich u. a. bei Verbrauchskoagulopathien, bei schweren Blutungen, bei Hyperfibrinolysen, nach häufigen Plasmapheresen oder infolge von Synthesestörungen. Da es sich bei Fibrinogen um ein Akute-Phase-Protein handelt, zeigen sich erworbene Mangelzustände seltener, als zu erwarten wäre.

Faktor-XIII-Konzentrate

Das einzige in Deutschland erhältliche Faktor-XIII-Konzentrat (Fibrogammin® HS) enthält den Gerinnungsfaktor mit beiden Untereinheiten (Faktor XIIIa und b). Faktor XIII spielt aufgrund seiner fibrinstabilisierenden Wirkung nicht nur in der Hämostase, sondern auch im Rahmen der Wundheilung und Erhaltung einer Schwangerschaft eine wichtige Rolle. Seine Halbwertszeit beträgt 100–120 Stunden. Mangelzustände können zu Blutungen, Wundheilungsstörungen und Fehlgeburten führen.

Angeborene schwere Faktor-XIII-Mängel sind selten. Die Patienten benötigen bei spontaner Blutungsneigung monatliche Substitutionen. Patienten mit einem angeborenen leichten Mangel bzw. Patienten mit erworbener Faktor-XIII-Defizienz (z. B. infolge von Verlust, Verbrauch oder Synthesestörung) benötigen eine Substitution nur im Blutungsfall bzw. zur Blutungsprophylaxe vor Operationen und zur Therapie bei Wundheilungsstörungen. Dafür sollte der Faktor-XIII-Spiegel > 50 % liegen.

Antithrombin- und Protein-C-Konzentrate

Antithrombinkonzentrate (z. B. Antithrombin III Grifols®, Atenativ®, Kybernin® HS) enthalten humanes Antithrombin und Stabilisatoren sowie in manchen Fällen Heparin. Antithrombin besitzt neben seiner Wirkung als Gerinnungsinhibitor auch antiinflammatorische Eigenschaften. Seine gerinnungshemmende Wirkung ist heparinabhängig.

Eine Indikation zur Substitution besteht meistens bei erworbenen Mangelzuständen, insbesondere zur Optimierung der Wirkung einer Heparintherapie und zur Vermeidung einer Verbrauchskoagulopathie bei Gabe von PPSB-Präparaten in Situationen, die mit einem erhöhten Thromboembolierisiko einhergehen. Der Einsatz bei einer manifesten Verbrauchskoagulopathie ist umstritten, denn in keiner prospektiven Studien konnte eine Senkung der Mortalität bewiesen werden. Bei angeborenem Antithrombinmangel werden nach Auftreten einer Thrombose Cumarinderivate eingesetzt. Eine Indikation zur Substitution besteht nur im Ausnahmefall.

Das Protein-C-Konzentrat Ceprotin enthält nicht aktiviertes Protein C sowie Stabilisatoren (s. Kap. 3.1.5), während es sich bei dem aktivierten Drotrecogin alfa (Xigris) um ein rekombinantes humanes Protein C handelt, das zur Therapie von Patienten mit schwerer Sepsis und multiplem Organversagen zugelassen ist.

Literatur

Brackmann HH, Schwaab R, Oldenburg J, Schramm W. Klinische Anwendung plasmatischer und rekombinanter Gerinnungsfaktoren. Bremen: Uni-Med 2003.

Bundesärztekammer. Leitlinien zur Therapie mit Blutkomponenten und Plasmaderivaten. 3. Aufl. Köln: Dt. Ärzte-Verl. 2003.

Kohler M. Thrombogenicity of prothrombin complex concentrates. Thromb Res 1999; 95: S13–7.

3.1.4 Rekombinanter Faktor VIIa

Der Faktor bewirkt eine Gerinnungsaktivierung und gleichzeitig eine Aktivierung von Thrombozyten. Er wird zur Prophylaxe und Therapie von Blutungen bei Patienten mit Hemmkörpern, Faktor-VII-Mangel sowie bei einigen Formen der Thrombozytopenie und -pathie eingesetzt. Unklar sind allerdings die jeweils notwendigen Dosierungen und geeignete Monitoringmethoden gibt es bisher nicht.

Wirkstoff

Die Wirkung von rekombinantem Faktor VIIa (z. B. NovoSeven®) auf das Hämostasesystem lässt sich anhand des zellbasierten Modells der Blutgerinnung darstellen. Nach diesem Modell werden im Bereich einer Endothelverletzung von Fibroblasten kleine Mengen Gewebefaktor (TF) exprimiert, der nach Aktivierung von Faktor VII in geringem Umfang eine Thrombinbildung initiiert. Über weitere Schritte (Initiations-, Amplifikations-, Propagationsphase, s. Kap. 1.3.1) entsteht im Bereich der Verletzung das zur Blutstillung notwendige Blutgerinnsel.

Die Prozesse der Blutgerinnung sind dabei in hohem Maße von den beteiligten Zellen sowie ihrem Rezeptorbesatz abhängig. Im Gegensatz zu FEIBA®, das durch seinen hohen Gehalt an aktiviertem Faktor X zu einer generalisierten Aktivierung des Gerinnungssystems führt, wurde gezeigt, dass die Wirkung des rekombinanten Faktors VIIa vom Gewebefaktor abhängig ist. Daher wurde postuliert, dass die durch den rekombinanten Faktor VIIa induzierte Gerinnungsaktivierung aus diesem Grund auf den Ort der Endothelverletzung beschränkt bleibt (Abb. 3-2). Auch erklärt es die geringe Inzidenz assoziierter thromboembolischer Komplikationen nach Gabe von rekombinantem Faktor VIIa. Gegen eine solche, rein lokale Gerinnungsaktivierung spricht aber der Anstieg von Aktivierungsmarkern (Prothrombinfragmente F1+2, TAT), wie er sich in einigen Untersuchungen zeigte. Dabei scheint eine TF-unabhängige Wirkung auf der Oberfläche aktivierter Thrombozyten entscheidend zu sein.

Aktivierter Faktor VII kann also einerseits auch bei Vorhandensein von Hemmkörpern gegen Faktor VIII oder IX Thrombin generieren und zu einer Fibrinbildung führen, andererseits wird aufgrund der massiven Thrombingenerierung auf der Thrombozytenoberfläche eine maximale Thrombozytenaktivierung bewirkt. Faktor VIIa kann daher auch bei Thrombozytopathien oder -penien eingesetzt werden.

Pharmakokinetik

Die Halbwertszeit nach Bolusgabe beträgt in Abhängigkeit von Indikation und klinischer Situation 2,3–3,11 Stunden.

Dosierung

Zur Behandlung bei Hemmkörperpatienten und bei Patienten mit Thrombasthenie (Glanzmann-Naegeli-Syndrom) beträgt die Dosis 90 µg/kg KG. Die Behandlungsintervalle betragen zu Beginn 2–3 Stunden und können danach sukzessive verlängert werden.

Die Dosierung von rekombinantem Faktor VIIa zur Faktorensubstitution bei einem Faktor-VII-Mangel beträgt 15–30 µg/kg KG. Er wird bei dieser Indikation in 4–6-stündigen Abständen verabreicht. Die Dauer der Behandlung ist abhängig von der Art und Größe des Eingriffs bzw. Traumas.

Monitoring und Antidot

Für die Beurteilung der Wirkung von rekombinantem Faktor VIIa stehen derzeit noch keine geeigneten Methoden zur Verfügung. Erfolg ver-

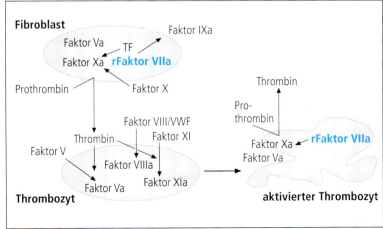

Abb. 3-2 Wirkmechanismus von rekombinantem Faktor VIIa (z. B. NovoSeven®). Zusammen mit dem tissue factor, der bei einer Endothelverletzung von Fibroblasten exprimiert wird, bewirkt dieser über die Aktivierung von Faktor X die Bildung von Thrombin, das wiederum zur Thrombozyten- und Gerinnungsaktivierung führt. rF = rekombinanter Faktor, TF = tissue factor, VWF = von-Willebrand-Faktor.

sprechend erscheinen aber das Thrombelastogramm und das endogene Thrombinpotenzial (s. Kap. 2.5.9 und 2.5.8).

Kontraindikationen und Wechselwirkungen

Bekannte Überempfindlichkeit gegen Mäuse-, Hamster- oder Rindereiweiß.

Unerwünschte Wirkungen

Generell besteht bei allen Faktorenkonzentraten das Risiko einer allergischen oder pseudoallergischen Reaktion gegen den Wirkstoff oder andere Bestandteile des Konzentrats. Eine Thromboseentstehung oder die Entwicklung einer Verbrauchskoagulopathie kann bei Gabe voraktivierter Gerinnungsfaktoren nicht ausgeschlossen werden (Levi et al. 2005). Patienten mit einem Faktor-VII-Mangel können theoretisch einen Faktor-VII-Alloantikörper entwickeln.

Klinische Anwendung

Rekombinanter Faktor VIIa wird zur Therapie von Blutungen bei Patienten mit:
- angeborener Hämophilie mit Hemmkörpern,
- erworbener Hämophilie,
- angeborenem Faktor-VII-Mangel,
- Thrombasthenie (Glanzmann-Naegeli-Syndrom), die Antikörper gegen GP-IIb/IIIa und/oder HLA besitzen und gegenüber Transfusionen refraktär sind,

eingesetzt (Brackmann et al. 2003; Bundesärztekammer 2003).

Nicht zugelassen ist der rekombinante Faktor VIIa bei der Behandlung therapieresistenter perioperativer oder posttraumatischer Blutungen, bei Blutungen aufgrund therapierefraktärer Thrombozytopenien oder -pathien sowie bei intrakraniellen Blutungen. Geeignete Studien, die die Wirkung von rFaktor VIIa als »Ultima-Ratio-Medikation« bei Blutungen nachweisen, fehlen allerdings zum Zeitpunkt der Drucklegung. Ebenso fehlen derzeit abschließende Studien zur Anwendung höherer Dosen.

Literatur

Brackmann HH, Schwaab R, Oldenburg J, Schramm W. Klinische Anwendung plasmatischer und rekombinanter Gerinnungsfaktoren. Bremen: Uni-Med 2003.

Bundesärztekammer. Leitlinien zur Therapie mit Blutkomponenten und Plasmaderivaten. 3. Aufl. Köln: Dt. Ärzte-Verl. 2003.

Levi M, Peters M, Buller HR. Efficacy and safety of recombinant factor VIIa for treatment of severe bleeding: a systematic review. Crit Care Med 2005; 33: 883–90.

3.1.5 Protein-C-Konzentrat

Protein-C-Konzentrate finden bei angeborenem oder erworbenem Protein-C-Mangel Anwendung.

Wirkstoff

Das humane Protein-C-Präparat (Ceprotin) wirkt, indem ein unphysiologischer (angeborener) Mangelzustand ausgeglichen wird und auf diese Weise die für eine funktionierende Hämostase notwendigen Protein-C-Spiegel erreicht werden. Protein C wird durch an Thrombomodulin gebundenes Thrombin endothelständig aktiviert und inhibiert dann, zusammen mit dem Kofaktor Protein S, die Faktoren Va und VIIIa. Gleichzeitig hemmt es den Fibrinolyseinhibitor PAI-1.

Pharmakokinetik

Der Anstieg des Protein-C-Spiegels und die Plasmahalbwertszeit differieren in Abhängigkeit von

Alter, Körpergewicht und Plasmavolumen erheblich (s. Monitoring).

Dosierung

Die Initialdosis sollte 60–80 I.E./kg KG betragen. Die weiteren Dosierungen einschließlich der Intervalle sind von den Protein-C-Plasmaspiegeln abhängig. Die Dauer der Behandlung ist von Ursache und Ausmaß des Protein-C-Mangels abhängig (Knöbl 2004).

Monitoring und Antidot

Zur Bestimmung der aktuellen Protein-C-Spiegel, der Recovery nach Gabe sowie der Plasmahalbwertszeit wird eine Bestimmung der Protein-C-Aktivität mit einem chromogenen Protein-C-Assay empfohlen (s. Kap. 2.7.2). Anfänglich wird eine Aktivität von 100%, im Verlauf von > 25% angestrebt. Die Messungen sollten mindestens vor jeder Injektion durchgeführt werden.

Kontraindikationen und Wechselwirkungen

Gegenanzeigen sind Überempfindlichkeiten gegen Bestandteile im Präparat, gegen Mausprotein und Heparin.

Unerwünschte Wirkungen

Generell besteht bei allen Faktorenkonzentraten das Risiko einer allergischen oder pseudoallergischen Reaktion gegen den Wirkstoff oder andere Bestandteile des Konzentrats. Patienten mit einem schweren Protein-C-Mangel können theoretisch einen Protein-C-Alloantikörper entwickeln. Weiterhin ist bei den aus menschlichem Blut hergestellten Arzneimitteln die Übertragung von Erregern nicht völlig auszuschließen.

Unter Ceprotin ist das Auftreten einer Heparin-induzierten Thrombozytopenie Typ II möglich, da das Präparat geringe Mengen Heparin enthalten kann. Bei Vorliegen dieser Nebenwirkung ist das Medikament kontraindiziert.

Klinische Anwendung

Ceprotin ist zur Kurzzeittherapie indiziert bei Patienten mit schwerem kongenitalem Protein-C-Mangel und
- Purpura fulminans,
- Cumarinnekrose,
- bevorstehender Operation,
- Beginn einer Cumarintherapie,
- nicht möglicher Cumarintherapie (Brackmann et al. 2003; Bundesärztekammer 2003).

Ein schwerer (homozygoter) Protein-C-Mangel führt häufig bereits postpartal zu schweren thromboembolischen Krankheitsbildern, während heterozygote Merkmalsträger erst im späteren Leben Thrombosen erleiden können. Erworbene Mangelzustände finden sich u. a. im Rahmen von Verbrauchskoagulopathien, bei Purpura fulminans als Folge von bakteriellen Septikämien sowie bei Lebersynthesestörungen und Vitamin-K-Mangel.

Literatur

Brackmann HH, Schwaab R, Oldenburg J, Schramm W. Klinische Anwendung plasmatischer und rekombinanter Gerinnungsfaktoren. Bremen: Uni-Med 2003.

Bundesärztekammer. Leitlinien zur Therapie mit Blutkomponenten und Plasmaderivaten. 3. Aufl. Köln: Dt. Ärzte-Verl. 2003.

Knöbl P. Protein C – aktuelle Bedeutung in der Intensivmedizin. Bremen: Uni-Med 2004.

3.2 Substanzen zur Therapie und Prophylaxe von Thrombosen

3.2.1 Plättchenfunktionshemmer

Harald Langer, Meinrad Gawaz

Bei Verletzung eines Gefäßes, wie zum Beispiel der Ruptur eines atherosklerotischen Plaques, kommt es zur Diskontinuität der Endothelbarriere sowie zur Freilegung der thrombogenen subendothelialen Matrix. Blutplättchen sind die ersten zellulären Komponenten, die über einen komplexen Prozess interagierender Einzelschritte der primären Hämostase, einen solchen Defekt decken (Gawaz 2004).

Die wichtigsten Mechanismen, die die Grundlage für therapeutische Ansätze bilden, sind in Abbildung 3-3 dargestellt und werden in Kapitel 1.2 und 1.3 ausführlich besprochen.

Acetylsalicylsäure

Wirkstoff

Nachdem der deutsche Chemiker Felix Hoffmann 1897 die Acetylsalicylsäure (z. B. Aspirin®, Godamed®, Togal®) entdeckt hatte, wurde ihr Einfluss auf die Blutplättchen 1954 beschrieben und 1971 der inhibitorische Effekt auf die Thromboxansynthese nachgewiesen.

Acetylsalicylsäure (ASS) hemmt selektiv und irreversibel das Enzym **Zyklooxygenase** (COX), das im Organismus ubiquitär vorkommt und die Biosynthese von **Prostaglandinen** katalysiert (Patrono et al. 2004). Es tritt in 2 Isoformen auf. Die COX-1 ist die konstitutive Form des Enzyms, die im Thrombozyten die Bildung des prothrombogenen Thromboxan vermittelt. Im Gefäßendothel und der Magenmukosa dagegen wird auf diesem Weg die Synthese von Prostazyklin katalysiert. Dieses Enzym hat eine dilatative, antithrombogene sowie zytoprotektive Wirkung.

ASS blockiert irreversibel das Schlüsselenzym dieser Kaskade, die COX-1, durch Acetylierung eines Serins am N-terminalen Ende der Zyklooxygenase. Dabei erfolgt die Hemmung der Thromboxansynthese in deutlich stärkerem Ausmaß als die Hemmung der Prostazyklinsynthese, da die Zyklooxygenase der Thrombozyten sensitiver auf eine Hemmung durch ASS reagiert als die der Endothelzellen. Da die Inhibition der COX durch ASS irreversibel ist, sind erst neu gebildete Thrombozyten wieder in der Lage, Thromboxan zu bilden. Die inhibierten Plättchen haben eine Überlebensdauer von 7–10 Tagen. Die Endothelzellen dagegen sind in der Lage, die Zyklooxygenase neu zu synthetisieren. Daher ist der inhibitorische Effekt von ASS auf Endothelzellen schwächer und kürzer, vor allem bei einer Applikation von ASS in niedriger Dosierung.

Die COX-2 ist eine in Leukozyten enthaltene und durch Mitogene induzierbare Form. Sie ist vorwiegend für die Synthese von Prostaglandinen verantwortlich, die Entzündungsprozesse vermitteln.

Pharmakokinetik

ASS wird nach oraler Gabe rasch und vollständig in 5–16 Minuten in dosisabhängiger Weise absorbiert (Cohen 1976). Nach oraler Gabe erreicht der größte Teil der ASS (80%) unverändert den Dünndarm und über das Pfortaderblut die Leber. Dabei findet eine »präsystemische Deacetylierung« der ASS statt, wodurch ihre systemische Bioverfügbarkeit auf 45–50% der applizierten Dosis sinkt. Während die antiphlogistische Wirkung von ASS von der systemischen Bioverfügbarkeit abhängig ist, hat die präsystemische De-

3.2 Substanzen zur Therapie und Prophylaxe von Thrombosen

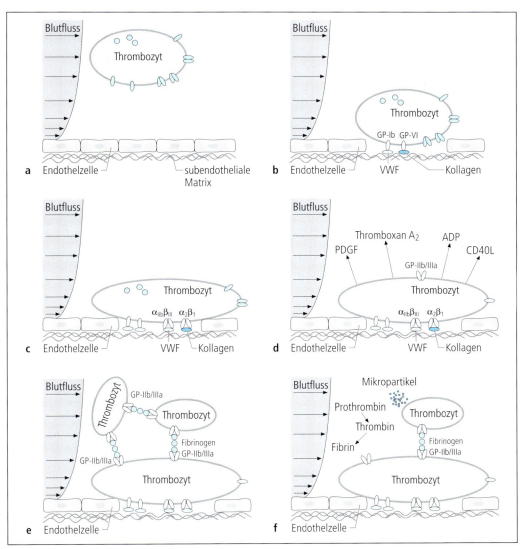

Abb. 3-3 Thrombozytenabhängige Thrombusformation. PDGF = Thrombozytenwachstumsfaktor.
a) Unter physiologischen Bedingungen adhärieren Thrombozyten nicht an intaktes Endothel.
b) Bei Diskontinuität der Endothelzellmonolayer kommt es zur Freilegung subendothelialer Matrixproteine wie Kollagen und von-Willebrand-Faktor (VWF). Mittels der membranösen Adhäsionsrezeptoren GP-Ib und GP-VI gehen die Thrombozyten einen initialen Kontakt mit dem Subendothel ein.
c) Dieser Kontakt führt zu einer Aktivierung der thrombozytären Integrine $\alpha_{IIb}\beta_3$ (Fibrinogenrezeptor) und $\alpha_2\beta_1$ (Kollagenrezeptor). Die Interaktion von $\alpha_{IIb}\beta_3$ und $\alpha_2\beta_1$ mit extrazellulären Matrixproteinen resultiert in einem spreading und fester Adhäsion der Thrombozyten.
d) In der Folge degranulieren die Blutplättchen und rekrutieren weitere Thrombozyten an die bereits adhärenten Thrombozyten.
e) Die Thrombozyten formen über Fibrinogenbrücken Mikroaggregate zwischen den GP-IIb/IIIa-Rezeptoren.
f) Die Formation von Mikropartikeln im Bereich der Thrombozytenaggregate katalysiert die Entstehung von Thrombin und damit von Fibrin, das den wachsenden Thrombus stabilisiert.

acetylierung von ASS für die Thrombozytenaggregationshemmung keine Bedeutung. Nach Einnahme von 100 mg bzw. 300 mg ASS stellen sich maximale ASS-Plasmaspiegel bereits nach ca. 30 Minuten ein.

> Sehr frühe maximale Wirkspiegel werden bereits bei einer oralen Dosierung von 100 mg ASS erreicht.

Infolge enzymatischer Esterolyse fallen sie rasch wieder ab. Gleichzeitig nehmen die Plasmaspiegel des Hauptmetaboliten Salicylsäure zu und erreichen 1–2 Stunden nach Einnahme ihr Maximum. Die Halbwertszeit von ASS im Blut beträgt 15–20 Minuten.

Bereits nach einmaliger Einnahme von ASS durch gesunde Probanden kommt es zur Verlängerung der Blutungszeit, zur Hemmung der durch Kollagen oder Arachidonsäure induzierten Aggregation und zur verminderten Freisetzungsreaktion mit Hemmung der zweiten Aggregationsphase nach ADP- oder Adrenalinstimulation. Unter stärkerer Aktivierung der Thrombozyten, speziell nach Thrombineinwirkung, wird die Thrombozytenaggregation durch ASS nicht merklich gehemmt.

Dosierung

Mehrere Studien konnten zeigen, dass die wiederholte Gabe von täglich 0,5–1 mg/kg ASS (30–70 mg/d) die Thromboxansynthese der Blutplättchen bei Gesunden innerhalb einer Woche vollständig hemmt, ohne die vaskuläre Gesamtkörperproduktion von Prostazyklin oder PGE_2 nennenswert zu beeinträchtigen (Antithrombotic Trialists' Collaboration 2002; Patrono 1994). Allerdings ließ sich diese vollständige Unterdrückung der Thromboxansynthese durch niedrige Dosen von ASS (75 mg/d) nicht in allen Studien nachweisen. Mehrere Untersucher beobachteten mit ASS-Dosen von 40–75 mg/d eine Suppression der Thromboxanbildung von deutlich unter 90%. Bei gesunden Probanden zeigten 100 mg ASS/d im Vergleich zu 40 mg/d eine deutlich überlegene Hemmung der durch Kollagen induzierten Aggregation und Reduktion der renalen Exkretion des $TX-A_2$-Metaboliten 2,3-dinor-$TX-B_2$.

> Für eine optimale antiaggregatorische Wirkung scheinen Dosierungen von ASS > 100 mg notwendig.

Monitoring und Antidot

Die Wirkung von ASS wird in der Praxis nicht routinemäßig überprüft. Neue Erkenntnisse zu substanziellen »Resistenzen« gegenüber antithrombozytären Medikamenten geben Anlass, über eine solche Testung zu diskutieren.

Die individuelle Wirksamkeit von ASS kann durch Bestimmung der durch Kollagen und Arachidonsäure induzierten Aggregation (Aggregometrie) analysiert werden, die besonders sensitiv auf die Verabreichung von ASS reagiert (s. Kap. 2.13.1).

Weiterhin kann die Bestimmung der Epinephrin-induzierten Aggregation und der In-vitro-Blutungszeit (PFA-100®) mit der Kollagen-Epinephrin-Zelle durchgeführt werden (s. Kap. 2.5.7). Methoden, die selektiv Thromboxan-A_2-Metaboliten messen, sind im klinischen Alltag nicht verfügbar.

Kommt es bei der Gabe von ASS zu leichteren Blutungen, so können ein Absetzen des Medikaments und lokale Maßnahmen ausreichend sein. Bei schweren Blutungen müssen aufgrund der irreversiblen Hemmung der Zyklooxygenase gegebenenfalls Thrombozyten substituiert werden.

> Die Antagonisierung der Wirkung von ASS muss jeweils individuell in Abhängigkeit von der Härte der Indikation zur antithrombozytären Therapie (z. B. drug eluting stent) diskutiert werden.

Kontraindikationen und Wechselwirkungen

Bei Kindern kann ASS das zwar seltene, aber lebensbedrohliche Reye-Syndrom (Enzephalopathie und Leberschädigung) induzieren und ist folglich kontraindiziert.

> Bei Kindern ist ASS kontraindiziert.

Unerwünschte Wirkungen

ASS hat ihre klinische Wirksamkeit bei atherosklerotischen Krankheitsbildern in einem weiten Dosisbereich (Tagesdosen von 75–500 mg) unter Beweis gestellt. Mit steigender Tagesdosis nimmt die Komplikationsrate in Form von gastrointestinalen Nebenwirkungen deutlich zu.

Aus diesem Grund empfiehlt die *American Heart Association* den Einsatz von Tagesdosen im Bereich von 75–325 mg.

Das Risiko, eine schwer wiegende intrazerebrale Blutung unter Dauertherapie mit ASS zu erleiden, liegt bei etwa 0,5 %.

Klinische Anwendung

ASS ist in der Rezidivprophylaxe von atherothrombotischen Komplikationen das Mittel der Wahl und wird in der Reokklusionsprophylaxe nach Bypass-Operation und interventionellen kardiologischen Eingriffen (PTCA, Stentimplantation, Hochfrequenzablation) eingesetzt. Große klinische Studien belegen die Wirksamkeit von ASS in der **Sekundärprophylaxe der koronaren Herzerkrankung**. Auch in der **Akuttherapie** des Myokardinfarkts und des Hirninfarkts ist die Wirksamkeit von ASS belegt.

In der großen Metaanalyse der *Antiplatelet Trialists' Collaboration* (ATC) wurde anhand von 29 652 vaskulären Risikopatienten belegt, dass die chronische Verabreichung von ASS die Rate an schwer wiegenden vaskulären Ereignissen von 16,0 auf 12,9 % reduziert. Die Metaanalyse zeigt aber auch, dass ein Teil der Patienten (1 von 8 Patienten; 12,9 %) durch ASS nicht vor unerwünschten Ereignissen geschützt ist. In ersten klinischen Studien haben sich bereits Hinweise auf eine Verschlechterung der Prognose bei Patienten mit einer ASS-Resistenz ergeben (Gum et al. 2003). Weitere klinische Studien sind nötig, um diese Frage endgültig beantworten zu können.

Bei fehlender Wirksamkeit von ASS sollte eine ASS-Resistenz in Erwägung gezogen und ein alternatives Therapieregime erwogen werden.

Thienopyridine

Wirkstoff

ADP spielt bei der Thrombusbildung eine wichtige Rolle. Werden Thrombozyten aktiviert, sezernieren sie ADP aus ihren Speichergranula, die in einer positiven Verstärkerschleife die Thrombozyten weiter aktivieren. Daneben wird ADP aus ATP gebildet, das aus Thrombozyten, Erythrozyten und anderen Zellen im Bereich eines Gewebeschadens in großen Mengen freigesetzt wird. Im Bereich einer Endothelläsion ist die Aktivität der Enzyme, die normalerweise einen raschen Abbau von extrazellulärem ADP garantieren, verringert. Dies führt zur lokalen Anreicherung von ADP, das den proaggregatorischen Effekt von ADP begünstigt. Experimentelle und klinische Studien belegen die Bedeutung der ADP-induzierten Thrombozytenaktivierung, besonders unter hoher Strömung (arterielle Zirkulation) und bei gestörter Endothelfunktion (Atherosklerose), für die arterielle Thrombose.

Seit mehr als 15 Jahren ist bekannt, dass die **ADP-Inhibitoren** Thienopyridine wirkungsvoll arterielle Thrombosen unterdrücken (Gawaz 1999). Nach oraler Verabreichung von Thienopyridinen entstehen durch hepatische Metabolisierung Stoffwechselprodukte, die mit der ADP-induzierten Thrombozytenaktivierung interferieren und die Thrombozyten irreversibel hemmen. Im Gegensatz zu ASS hemmen Thienopyridine die ADP-induzierte Sekretion der α-Granula.

Zu den ADP-Rezeptor-Antagonisten zählen **Ticlopidin** (z. B. Ticlopidin®, Tiklyd®) und **Clopidogrel** (z. B. Iscover®, Plavix®) (s.a. Abb. 3-5). Sie ähneln sich in ihrer Struktur sehr, unterscheiden sich jedoch in ihrem Wirkungsspektrum und ihren pharmakologischen Eigenschaften erheblich (Gawaz et al. 2001). Ticlopidin und Clopidogrel hemmen die Plättchenadhäsion an das Subendothel und die Intimaproliferation. Sie verringern die durch Scherkraft induzierte Plättchenaggregation und Sekretion, die durch ASS nur wenig beeinflusst wird. Thienopyridine antagonisieren die zyklischen Flussveränderungen im Bereich von stenosierten Koronararterien im Tiermodell wesentlich effektiver als ASS.

Clopidogrel stellt eine entscheidende Weiterentwicklung der pharmakologischen Eigenschaften der Thienopyridine dar. Es hemmt in ähnlichem Ausmaß wie Ticlopidin die ADP-induzierte Thrombozytenaggregation, erzielt aber rascher eine antithrombozytäre Wirkung.

Prasugrel® (CS-747) ist ein neues orales Thienopyridin, das den $P2Y_{12}$-ADP-Rezeptor irreversibel hemmt. Dies führt zur Blockade der thrombozytären Aktivierung und Aggregation (s.a. Abb. 5-3). Es ist ein Pro-Drug, das nach Absorption rasch von Esterasen deacetyliert wird, um ein inaktives Thiolakton zu bilden. Dieses wird anschließend durch das Cytochrom-P450-System in die aktive Form, R-138727, umgewandelt. Experimentelle Studien konnten zeigen, dass im Vergleich zu Clopidogrel Sättigungsdosen von Prasugrel® eine schnellere und bessere Inhibition der ADP-induzierten Plättchenaggregation bewirken (Sugidachi et al. 2000, 2001).

Pharmakokinetik

Thienopyridine werden fast vollständig (80–90%) im Dünndarm absorbiert und mittels First-Pass-Effect in der Leber rasch metabolisiert (Coukell u. Markham 1997). Da die Metabolite die charakteristischen antithrombozytären Eigenschaften der Thienopyridine bewirken, können Leberfunktionsstörungen zu einer Verringerung der antithrombozytären Wirksamkeit von Thienopyridinen führen.

Dosierung

Bei gesunden Probanden wird nach Einnahme von Ticlopidin (500 mg/d) die ADP-induzierte Thrombozytenaggregation messbar gehemmt. Die maximale antithrombozytäre Wirkung (Steady State) wird nach 4–7 Tagen erzielt. Eine tägliche Dosierung von 75 mg Clopidogrel führt am 2. Tag nach Verabreichung zu einer messbaren Aggregationshemmung.

Konstante Wirkspiegel werden bei beiden Substanzen etwa ab dem 4.–7. Tag erzielt. Eine einmalige Verabreichung von 400 mg Clopidogrel bei gesunden Probanden bewirkt schon nach 2 Stunden eine deutliche Hemmung der ADP-induzierten Aggregation. Ähnliche Wirkungen wie bei gesunden Probanden werden bei Patienten mit Atherosklerose beobachtet.

Bei einer *loading dose* von 300–600 mg Clopidogrel werden bereits nach ca. 2 Stunden konstante Wirkspiegel erreicht und mit einer Erhaltungsdosis von 75 mg/Tag aufrechterhalten (Abb. 3-4).

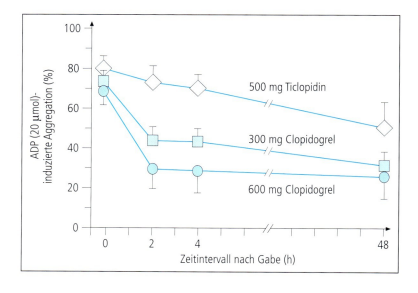

Abb. 3-4 Dosisabhängige Wirkung von Clopidogrel.

In tierexperimentellen Thrombosemodellen war mit einer Dosis von Prasugrel®, die ca. 1/10 der Dosis von Clopidogrel bzw. 1/100 der Dosis von Ticlopidin entsprach, eine gleichwertige Inhibition der Aggregation zu erreichen.

Monitoring und Antidot

Die Wirksamkeit von Clopidogrel wird in der klinischen Praxis nicht überprüft. Zur Analyse der Wirkung von Clopidogrel kann die Aggregometrie nach ADP-Zugabe eingesetzt werden (Abb. 3-4). Die Durchflusszytometrie oder Immunoassays, die auf der Messung des phosphorylierten Vasodilatator-stimulierten Phosphoproteins (VASP) beruhen, erfassen selektiv die Clopidogrelwirkung (Geiger et al. 2005). Auf diesem Weg kann ein Nichtansprechen von Patienten auf die genannten Medikamente bestimmt werden.

Vor allem neuere Daten, die eine schlechtere Prognose für Nonresponder (z. B. mit akutem Koronarsyndrom) ergeben haben, sprechen für eine Diskussion eines standardisierten Monitorings der Clopidogrelwirkung.

Als Nebenwirkungen der Clopidogreltherapie treten vor allem Blutungen auf. Bei leichteren Ereignissen können ein Absetzen des Medikaments und lokale Maßnahmen ausreichend sein. Bei schweren Blutungen müssen aufgrund der irreversiblen Hemmung der Thrombozyten gegebenenfalls Thrombozyten substituiert werden.

> Die Antagonisierung von Thienopyridin muss jeweils individuell in Abhängigkeit von der Strenge der Indikationsstellung zur antithrombozytären Therapie (z. B. drug eluting stent) diskutiert werden.

Kontraindikationen und Wechselwirkungen

Abgesehen von aktiven Blutungen oder einem signifikant erhöhten Blutungsrisiko gibt es keine Kontraindikationen, die für die alltägliche klinische Praxis von Relevanz sind.

Antacida können die Aufnahme von Ticlopidin im Magen-Darm-Trakt verringern.

Unerwünschte Wirkungen

Die häufigsten Nebenwirkungen der Thienopyridine sind Durchfälle und Hautausschläge. Eine schwer wiegende Nebenwirkung von Ticlopidin ist die **Neutropenie**, die bei etwa 2,5 % der Patienten auftritt und in 0,85 % der Fälle sehr ausgeprägt ist. Im Allgemeinen ist aber die Neutropenie nach Absetzen des Medikaments reversibel. Unter Clopidogrel wurden dagegen keine schwer wiegenden Neutropenien beobachtet, sodass im Vergleich zu Ticlopidin regelmäßige Blutbildkontrollen nicht zwingend notwendig sind. Blutungen treten unter Behandlung mit Thienopyridinen gleich häufig wie unter Acetylsalicylsäure auf. Sehr selten, aber potenziell lebensbedrohlich, kommt es unter Ticlopidin zu einer **thrombotisch-thrombozytopenischen Purpura**.

Klinische Anwendung

Clopidogrel, das aus der Gruppe der Thienopyridine aufgrund der günstigeren Eigenschaften in der Klinik zum Einsatz kommt, wird in Kombination mit ASS zur **Reokklusionsprophylaxe nach Stentimplantation** eingesetzt. Die Dauer der Applikation reicht von 3–12 Monaten und muss individuell, d. h. abhängig vom Krankheitsbild und vom implantierten Stent, entschieden werden.

Weiterhin wird Clopidogrel zur **Sekundärprophylaxe** nach nicht kardiogenen **arteriellen Thromboembolien** eingesetzt. Ähnlich wie für die ASS können nach neueren Studien Patienten für das Clopidogrel ebenfalls eine Resistenz aufweisen, die je nach Definition und eingesetzter Nachweismethode in der Literatur mit 1–20 % angegeben wird (Mueller et al. 2003). In ersten klinischen Studien wurden bereits Hinweise gefunden, dass Patienten mit akutem Koronarsyndrom eine signifikant ungünstigere Prognose haben, wenn sie auf Clopidogrel schlechter ansprechen (Matetzky et al. 2004). Auch hier sind weitere klinische Studien erforderlich, um diese Frage endgültig beantworten zu können.

Clopidogrel wird in Kombination mit ASS zur Reokklusionsprophylaxe nach Stentimplantation und zur Sekundärprophylaxe nach nicht kardiogenen Thromboembolien eingesetzt. Bei Unwirksamkeit sollte eine Clopidogrelresistenz in Erwägung gezogen und ein alternatives Therapieregime erwogen werden.

Zur Evaluation des klinischen Stellenwerts der Substanz Prasugrel® wird eine prospektive, randomisierte Multicenterstudie durchgeführt. Sie untersucht die Wirksamkeit von Prasugrel® bei insgesamt 13 000 Patienten mit akutem Koronarsyndrom, die sich einer Koronarintervention unterziehen müssen. Der primäre Endpunkt der Studie ist die Prävention eines Myokardinfarkts, eines Schlaganfalls sowie eine Verbesserung der Mortalität. Sekundärer Endpunkt sind Blutungen, Rehospitalisierung wegen eines thorakalen Schmerzereignisses und die Notwendigkeit einer erneuten Revaskularisation.

Antagonisten des Fibrinogenrezeptors

Wirkstoff

In Anbetracht der zahlreichen Agonisten und Stoffwechselwege, die zur Thrombozytenaktivierung führen, sind pharmakologische Interventionen, die eine Endstrecke der Thrombozytenaktivierung, den Fibrinogenrezeptor, blockieren, Erfolg versprechende antithrombozytäre Substanzen. Wichtige Thrombozytenfunktionen, wie Adhäsion an die verletzte Gefäßwand, Aggregation und Interaktion mit anderen Blutzellen, werden durch membranständige Glykoproteine vermittelt. Aus diesem Grund wurden in den vergangenen Jahren große Anstrengungen unternommen, Pharmaka zu entwickeln, die die Funktion thrombozytärer Membranglykoproteine hemmen. Daraus entstand eine neue Klasse antithrombozytärer Substanzen, die so genannten **Glykoprotein-IIb/IIIa-Antagonisten** (Coller 2001).

Fibrinogenrezeptorantagonisten hemmen die Fibrinogenbindung an den thrombozytären Fibrinogenrezeptor GP-IIb/IIIa (Gawaz et al. 1998) (s.a. Abb. 3-5). Die Bindung von Fibrinogen an seinen Rezeptor stellt den zentralen Schritt der Thrombozytenaggregation dar. Fibrinogen bindet vornehmlich über die RGD-Signalaminosäuresequenz innerhalb seines Moleküls an GP-IIb/IIIa. Die Blockade der Fibrinogenbindungsstelle durch GP-IIb/IIIa-Antagonisten führt deshalb, unabhängig von der Art der Aktivierung, zur effektiven Hemmung der Fibrinogenbindung an GP-IIb/IIIa und dadurch zur Aggregationshemmung.

■ Abciximab (c7E3, z. B. ReoPro®)

Abciximab ist ein chimäres Derivat des monoklonalen Antikörpers 7E3 gegen den GP-IIb/IIIa-Komplex. Um eine mögliche komplementaktivierende und immunogene Aktivität des Antikörpers zu reduzieren, wurde das Fc-Fragment vom kompletten Antikörper abgespalten, sodass Abciximab nur den Fab-Anteil (fragment antigen binding) aufweist. Zusätzlich wurde der größte Teil des unspezifischen murinen Fab-Anteils durch einen menschlichen Fab-Anteil ersetzt, um die unerwünschten immunologischen Reaktionen auf Fremdeiweiß weiter zu senken. Abciximab ist somit ein humanisiertes chimäres Fab-Fragment, das nur noch die variable Region des ursprünglichen Mausantikörpers besitzt (Reverter et al. 1996).

■ Eptifibatide (Integrelin, z. B. Integrilin®)

Zum Schutz vor enzymatischem Abbau und zur Steigerung der Rezeptoraffinität und -spezifität wurden zyklische Peptide wie Eptifibatide entwickelt. Eptifibatide ist ein über Disulfidbrücken verbundenes zyklisches Peptid mit 7 Aminosäuren (Heptapeptid) und weist die Aminosäuresequenz KGD auf, die der GP-IIb/IIIa-Bindungsregion im Disintegrin Barbourin, einem Schlangengift, ähnelt. Der Austausch der Aminosäure Lysin (K) gegen Arginin (R) verleiht der Substanz ihre thrombozytenspezifische GP-IIb/IIIa-antagonisierende Wirkung. Das Peptid Eptifibatide bindet kompetitiv im Bereich der RGD-Erkennungsregion des GP-IIb/IIIa-Rezeptors.

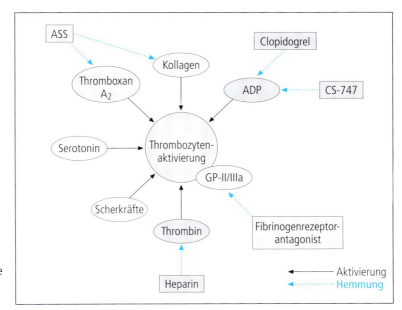

Abb. 3-5 Wirkungsweise antithrombozytärer Substanzen.

■ Tirofiban (MK383, z. B. Aggrastat®)

Tirofiban ist ein kleines, nicht peptidisches Molekül mit tyrosinähnlicher Struktur. Durch die Modifikation spezifischer Seitenketten wurde die Affinität zum GP-IIb/IIIa-Rezeptor wesentlich gesteigert. Tirofiban ist spezifisch für den GP-IIb/IIIa-Rezeptor. Im Gegensatz zu Eptifibatid, das durch seine RGD-ähnliche Molekülstruktur mit der Fibrinogenbindungsstelle interagiert, imitieren die nicht peptischen Antagonisten wie Tirofiban oder das noch nicht zugelassene **Lamifiban** (Ro 44-9883) die geometrischen, stereotaktischen Oberflächenladungseigenschaften der RGD-Sequenz und hemmen dadurch die Fibrinogenbindung.

Pharmakokinetik

Während das Wirkprinzip aller verfügbaren Fibrinogenrezeptorantagonisten identisch ist, unterscheiden sich die strukturellen und pharmakologischen Eigenschaften sowie die Spezifität der einzelnen Antagonisten erheblich. Stellvertretend soll hier Abciximab diskutiert werden.

Abciximab blockiert den GP-IIb/IIIa-Rezeptor dosisabhängig (Dickfeld et al. 2001). Nach intravenöser Bolusgabe von 0,25 mg/kg wird eine maximale Rezeptorblockade innerhalb von 30 Minuten erreicht, die durch eine nachfolgende kontinuierliche 12-Stunden-Infusion von 0,125 µg/kg/min oder 10 µg/min weitestgehend für die Dauer der Infusion aufrechterhalten werden kann. Etwa zwei Drittel der Bolusdosis bindet sich innerhalb von Minuten an zirkulierende Thrombozyten, blockiert 80% der GP-IIb/IIIa-Rezeptoren und hemmt 80% der Thrombozytenaggregation, die durch 5–20 µmol/l ADP induziert wird. Folge ist eine deutliche Verlängerung der Blutungszeit.

Die Hemmung der Thrombozytenfunktion hält bei den meisten Patienten für die Dauer der Infusion an. Es bestehen jedoch bezüglich der Thrombozytenaggregationshemmung individuelle Unterschiede. Nach starker Stimulation der Thrombozyten durch Thrombin erfolgt eine substanzielle Freisetzung von GP-IIb/IIIa-Molekülen, die als interner Pool in den Thrombozyten gespeichert vorliegen und besonders nach Stimulierung mit Thrombin an der Thrombozytenoberfläche erscheinen. Während plättchengebundenes Abciximab über Tage in der Zirkulation verweilt, weist freies Abciximab im Plasma eine sehr kurze Halbwertszeit auf. Nach einer Bolusgabe von 0,25 mg/kg sind nach 2

Stunden weniger als 4% des Pharmakons als freier Antikörper im Plasma nachweisbar. 10 Minuten nach Bolusgabe liegt eine Plasmakonzentration von 1 g/ml vor. Nach 6 Stunden findet sich eine Plasmakonzentration von weniger als 0,05 g/ml. Durch eine anschließende Infusion von 10 g/min wird die freie Plasmakonzentration auf etwa 0,2 g/ml gehalten. Nach Beendigung der Infusion kommt es zur verzögerten Normalisierung der Rezeptorfunktion. 12 Stunden nach Absetzen der Infusion sind noch etwa 70% der Rezeptoren gehemmt.

Plättchengebundenes Abciximab ist bis zu 2 Wochen nach der Therapie nachweisbar und wird auf die in die Zirkulation neu eintretenden Thrombozyten übertragen.

Das Ausmaß der Sekretion von GP-IIb/IIIa-Rezeptoren ist abhängig von der Art der Plättchenaktivierung. Während die Stimulation mit ADP nur zu einer geringen Zunahme der oberflächlichen GP-IIb/IIIa-Rezeptoren führt, bewirkt die Aktivierung mit Thrombin eine erhebliche Translokation von Fibrinogenrezeptoren. Dies kann besonders in klinischen Situationen mit erhöhter Thrombinaktivierung (Fibrinolyse beim akuten Myokardinfarkt) von Bedeutung sein.

aktivierten Thrombozyten, wobei entweder ADP oder TRAP (thrombin receptor activator protein) appliziert wird. Da aktivierte Thrombozyten die Mikrobeads binden und agglutinieren, kommt es zu einer Erhöhung der Lichttransmission. Die Dauer des Tests beträgt 2 Minuten, es werden weniger als 200 µl Blut benötigt und er kann am Patientenbett ohne spezielle Kenntnisse durchgeführt werden.

Da 80% der Rezeptoren blockiert sein müssen, um eine suffiziente Wirkung zu erzielen, wäre ein regelhaftes Monitoring nach Gabe von GP-IIb/IIIa-Antagonisten wünschenswert, ist aber im klinischen Alltag nicht verfügbar.

Als Nebenwirkungen der Therapie treten vor allem Blutungen auf. Bei leichteren Ereignissen kann ein Absetzen des Medikaments und lokale Maßnahmen ausreichend sein. Bei schweren Blutungen müssen aufgrund der irreversiblen Hemmung der Thrombozyten gegebenenfalls Thrombozyten substituiert werden.

> Die Antagonisierung von GP-IIb/IIIa-Inhibitoren muss jeweils individuell in Abhängigkeit von der Härte der Indikation zur antithrombozytären Therapie diskutiert werden.

Dosierung

Abciximab wird parenteral mit einem Bolus von 0,25 mg/kg KG, gefolgt von einer Erhaltungsdosis von 10 µg/min verabreicht. Die Therapiedauer beträgt in der Regel 12 Stunden.

Monitoring und Antidot

Da GP-IIb/IIIa-Antagonisten direkt die thrombozytären Rezeptoren blockieren, eignet sich als Monitoring vor allem die **Durchflusszytometrie** mit fluorochrommarkierten Substanzen. So kann der Aktivierungsgrad von Thrombozyten mittels geeigneter Antikörper überprüft werden. Auch der **RPFA** (rapid platelet function assay) ist als Test für die Bestimmung der GP-IIb/IIIa-Rezeptorblockade nach Gabe von Fibrinogenrezeptorantagonisten geeignet. Dabei führen mit Fibrinogen beschichtete Mikrobeads (»Mikrokügelchen«) in Vollblut zu einer Agglutination von

Kontraindikationen und Wechselwirkungen

Abgesehen von aktiven Blutungen oder einem signifikant erhöhten Blutungsrisiko gibt es keine Kontraindikationen, die für die klinische Praxis von Relevanz sind.

Unerwünschte Wirkungen

Wie aus großen klinischen Studien unter Einschluss von über 20 000 Patienten hervorgeht, ist die Therapie mit GP-IIb/IIIa-Antagonisten im Allgemeinen gut verträglich und sicher. Beobachtete allgemeine Nebenwirkungen wie Hypotension, Schwindel, Erbrechen und Kopfschmerzen treten mit einer Inzidenz von 5–15% der behandelten Fälle ähnlich häufig auf wie bei den placebobehandelten Patienten.

Die Hauptnebenwirkungen der GP-IIb/IIIa-Antagonisten, besonders in Kombination mit weiteren Antithrombotika, besteht im Auftreten von unerwünschten **Blutungen**. Bei leichteren Ereignissen können ein Absetzen des Medikaments und lokale Maßnahmen ausreichend sein. Aufgrund der irreversiblen Hemmung der Thrombozyten müssen bei schweren Blutungen Thrombozyten substituiert werden. Die Antagonisierung von GP-IIb/IIIa-Inhibitoren muss jeweils individuell in Abhängigkeit von der Strenge der Indikationsstellung zur antithrombozytären Therapie diskutiert werden.

Eine weitere Hauptnebenwirkung von GP-IIb/IIIa-Antagonisten besteht im Auftreten von **Thrombozytopenien**, die in Einzelfällen einen lebensbedrohlichen Zustand darstellen können.

Klinische Anwendung

GP-IIb/IIIa-Inhibitoren werden vor allem in der Kardiologie eingesetzt. Diese Substanzen reduzieren effektiv ischämische Ereignisse bei Patienten, die sich einer perkutanen Koronarintervention (PCI) unterzogen haben. Dies gilt für eine große Bandbreite an Gefäßläsionen und Risikoprofilen (Cura et al. 2000), allerdings nicht für Patienten, bei denen eine Intervention eines Bypassgefäßes durchgeführt werden muss (Roffi et al. 2002).

Nach den Empfehlungen der ESC-Leitlinie zur PCI (Silber et al. 2005) sind GP-IIb/IIIa-Inhibitoren bei klinisch stabilen Patienten hilfreich, die instabile oder komplexe vaskuläre Läsionen aufweisen (Empfehlung Grad C, Evidenzgrad IIa). Auch bei einem Gefäßverschluss, einem koronarangiographisch sichtbaren Thrombus oder einem No-reflow- oder Slow-flow-Phänomen können sie appliziert werden.

Bei Patienten mit Hebungsinfarkt sind GP-II/IIIa-Inhibitoren von prognostischem Nutzen (Empfehlung Grad A, Evidenzgrad IIa).

GP-IIb/IIIa-Inhibitoren werden in Kombination mit ASS und Heparin bei der Behandlung des akuten Koronarsyndroms eingesetzt.

Synergistische Wirkung der Plättchenfunktionshemmer

Unter Berücksichtigung der Vielzahl der möglichen Signaltransduktionswege, die während der Thrombozytenaktivierung stimuliert werden, kann durch einzelne antithrombozytäre Substanzen nur ein Teil der Thrombozytenfunktion beeinflusst werden (Abb. 3-5).

Obwohl der Einsatz antithrombozytärer Substanzen wie ASS die Rate koronarthrombotischer Ereignisse deutlich senken kann, scheint ASS bei Hochrisikopatienten nur unbefriedigend antithrombozytär wirksam zu sein. Kardiovaskuläre Risikopatienten, die eine ungenügende Inhibierung der Plättchenaggregation unter einer ASS-Therapie aufweisen (**Nonresponder**), scheinen eine ungünstigere Prognose zu haben als Patienten mit deutlicher ASS-abhängiger Thrombozytenfunktionshemmung.

Diese Beobachtung verdeutlicht, dass unter bestimmten Umständen bei besonders gefährdeten Patienten eine ASS-Monotherapie zur Prophylaxe thromboischämischer Ereignisse nicht ausreichend ist. Zahlreiche experimentelle und klinische Studien belegen, dass durch Kombination von ASS mit anderen antithrombozytären Wirkstoffen eine ausgeprägtere Hemmung der Thrombozytenfunktion erzielt werden kann (Popma et al. 2004). Insbesondere bei Patienten mit Implantation koronarer Gefäßstützen hat sich eine kombinierte Therapie (ASS plus Clopidogrel) im Vergleich zu einer ASS-Monotherapie als eindeutig effektiver hinsichtlich der Vermeidung postinterventioneller thromboischämischer Komplikationen erwiesen.

Eine Vielzahl von Substanzen (z. B. ADP, Thrombin, Serotonin, Thromboxan) bewirkt über verschiedene Signalwege eine Thrombozytenaktivierung. Daher kann eine kombinierte Gabe von antithrombozytären Wirkstoffen, die auf verschiedenen Ebenen die Thrombozytenaktivierung synergistisch hemmen, eine Thrombusbildung effizienter verhindern als die Gabe eines einzelnen Wirkstoffes. Dies gilt auch für die Freisetzungsreaktion und prokoagulatorische Aktivität. Um das optimale Therapieregime zu wählen, spielt die Frage eines Nichtansprechens auf die Medikamente eine wichtige Rolle. Eine klinische Herausforderung ist es, die optimale antithrombozytäre Therapie auf den individuellen Patienten und dessen Krankheitsverlauf abzustimmen.

Literatur

Antithrombotic Trialists' Collaboration. Collaborative meta-analysis of randomised trials of antiplatelet therapy for prevention of death, myocardial infarction, and stroke in high risk patients. BMJ 2002; 324: 71–86.

Cohen LS. Clinical pharmacology of acetylsalicylic acid. Semin Thromb Hemost 1976; 2: 146–75.

Coller BS. Anti-GPIIb/IIIa drugs: current strategies and future directions. Thromb Haemost 2001; 86: 427–43.

Coukell AJ, Markham A. Clopidogrel. Drugs 1997; 54: 745–50.

Cura FA, Bhatt DL, Lincoff AM, Kapadia SR, L'Allier PL, Ziada KM, Wolski KE, Moliterno DJ, Brener SJ, Ellis SG, Topol EJ. Pronounced benefit of coronary stenting and adjunctive platelet glycoprotein IIb/IIIa inhibition in complex atherosclerotic lesions. Circulation 2000; 102: 28–34.

Dickfeld T, Ruf A, Pogatsa-Murray G, Muller I, Engelmann B, Taubitz W, Fischer J, Meier O, Gawaz M. Differential antiplatelet effects of various glycoprotein IIb-IIIa antagonists. Thromb Res 2001; 101: 53–64.

Gawaz M (ed). Blood platelets. Stuttgart: Georg Thieme 2001.

Gawaz M. Role of platelets in coronary thrombosis and reperfusion of ischemic myocardium. Cardiovasc Res 2004; 61: 498–511.

Gawaz M, Ruf A, Neumann FJ, Pogatsa-Murray G, Dickfeld T, Zohlnhofer D, Schomig A. Effect of glycoprotein IIb-IIIa receptor antagonism on platelet membrane glycoproteins after coronary stent placement. Thromb Haemost 1998; 80: 994–1001.

Gawaz M, Seyfarth M, Muller I, Rudiger S, Pogatsa-Murray G, Wolf B, Schomig A. Comparison of effects of clopidogrel versus ticlopidine on platelet function in patients undergoing coronary stent placement. Am J Cardiol 2001; 87: 332–6, A9.

Geiger J, Teichmann L, Grossmann R, Aktas B, Steigerwald U, Walter U, Schinzel R. Monitoring of clopidogrrel action: comparison of methods. Clin Chem 2005; 51: 957–65.

Gum PA, Kottke-Marchant K, Welsh PA, White J, Topol EJ. A prospective, blinded determination of the natural history of aspirin resistance among stable patients with cardiovascular disease. J Am Coll Cardiol 2003; 41: 961–5.

Massberg S, Gawaz M, Gruner S, Schulte V, Konrad I, Zohlnhofer D, Heinzmann U, Nieswandt B. A crucial role of glycoprotein VI for platelet recruitment to the injured arterial wall in vivo. J Exp Med 2003; 197: 41–9.

Matetzky S, Shenkman B, Guetta V, Shechter M, Bienart R, Goldenberg I, Novikov I, Pres H, Savion N, Varon D, Hod H. Clopidogrel resistance is associated with increased risk of recurrent atherothrombotic events in patients with acute myocardial infarction. Circulation 2004; 109: 3171–5.

Muller I, Besta F, Schulz C, Massberg S, Schonig A, Gawaz M. Prevalence of clopidogrel non-responders among patients with stable angina pectoris scheduled for elective coronary stent placement. Thromb Haemost 2003; 89: 783–7.

Patrono C. Aspirin as an antiplatelet drug. N Engl J Med 1994; 330: 1287–94.

Patrono C, Coller B, FitzGerald GA, Hirsh J, Roth G. Platelet-active drugs: the relationships among dose, effectiveness, and side effects: the Seventh ACCP Conference on Antithrombotic and Thrombolytic Therapy. Chest 2004; 126 (Suppl. 3): 234S–64S.

Popma JJ, Berger P, Ohman EM, Harrington RA, Grines C, Weitz JI. Antithrombotic therapy during percutaneous coronary intervention: the Seventh ACCP Conference on Antithrombotic and Thrombolytic Therapy. Chest 2004; 126 (Suppl. 3): 576S–99S.

Reverter JC, Beguin S, Kessels H, Kumar R, Hemker HC, Coller BS. Inhibition of platelet-mediated, tissue factor-induced thrombin generation by the mouse/human chimeric 7E3 antibody. Potential implications for the effect of c7E3 Fab treatment on acute thrombosis and »clinical restenosis«. J Clin Invest 1996; 98: 863–74.

Roffi M, Mukherjee D, Chew DP, Bhatt DL, Cho I, Robbins MA, Ziada KM, Brennan DM, Ellis SG, Topol EJ. Lack of benefit from intravenous platelet glycoprotein IIb/IIIa receptor inhibition as adjunctive treatment for percutaneous interventions of aortocoronary bypass grafts: a pooled analysis of five randomized clinical trials. Circulation 2002; 106: 3063–7.

Silber S, Albertsson P, Aviles FF, Camici PG, Colombo A, Hamm C, Jorgensen E, Marco J, Nordrehaug JE, Ruzyllo W, Urban P, Stone GW, Wijns W. Guidelines for percutaneous coronary interventions. The Task Force for Percutaneous Coronary Interventions of the European Society of Cardiology. Eur Heart J 2005; 26: 804–47.

Sugidachi A, Asai F, Ogawa T, Inoue T, Koike H. The in vivo pharmacological profile of CS-747, a novel antiplatelet agent with platelet ADP receptor antagonist properties. Br J Pharmacol 2000; 129: 1439–46.

Sugidachi A, Asai F, Yoneda K, Iwamura R, Ogawa T, Otsuguro K, Koike H. Antiplatelet action of R-99224, an active metabolite of a novel thienopyridine-type G(i)-linked P2T antagonist, CS-747. Br J Pharmacol 2001; 132: 47–54.

3.2.2 Antikoagulanzien

Götz Nowak

Antikoagulanzien sind Pharmaka, die zur Prophylaxe und Therapie akuter oder chronischer Gerinnungskrankheiten verwendet werden.

Zur Prophylaxe einer Gerinnungskrankheit müssen Antikoagulanzien in der Lage sein, das thrombophile Risiko zu minimieren und die pathologisch »verstellten« Gerinnungsmechanismen zu normalisieren.

Eine Übergerinnbarkeit des Blutes (Thrombophilie) kann sowohl angeboren sein als auch im Laufe des Lebens erworben werden.

Obwohl mit der Thrombophilie häufig eine abnorme Plättchenfunktion einhergeht, beruht sie in erster Linie auf einer irreversiblen Aktivierung der plasmatischen Gerinnung, einer in mehreren Schritten ablaufenden limitierten Proteolyse (Abb. 3-6). Dabei entsteht als Endprodukt der polyenzymatischen Reaktionskette die hochaktive Serinprotease Thrombin, die den Aktivierungskomplex (Prothrombinase) verlässt und ihr Substrat Fibrinogen durch Abspaltung von Fibrinopeptid A und B in unlösliches Fibrin umsetzt.

Erst in jüngster Zeit gelang es, mit speziellen Messmethoden (endogenes Thrombinpotenzial [ETP], Thrombin Generation Assay [THROGA]) einen erhöhten Aktivierungszustand des Gerinnungssystems zu erfassen und damit die Effektivität einer Antikoagulanzientherapie zu messen.

Die **Thrombophilie** geht immer einher mit zu hohen Konzentrationen an:
- aktivierten oder aktivierbaren Gerinnungsfaktoren (angeboren: Prothrombin-20210-Mutation, erworben: Rebound-Phänomen nach VKA),
- Thrombin (bei Defekten des Thrombininaktivierungsmechanismus, z. B. Faktor-V-Leiden-Mutation, Protein-C- und Protein-S-Mangel),
- Fibrinogen während der Akute-Phase-Reaktion (z. B. Infektionen, chronischem Albuminverlust infolge nephrologischer Erkrankungen, Diabetes).

Während einer Tumorkrankheit, bei der durch Einschwemmen von Gewebefaktor eine anhaltende Aktivierung des Gerinnungssystems auftreten kann, wird die Thrombophilie häufig beobachtet (Trousseau-Phänomen). Sie ist ein multifaktorielles Geschehen und kann bei einem Patienten mit Disposition zu thromboembolischen Komplikationen unterschiedlich stark ausgeprägt sein. Durch thrombophile additive Faktoren der Gefäßwand, des Plasmas oder der Thrombozyten wird dann ein prothrombotischer Prozess manifest, der zu einer arteriellen, venösen oder mikrozirkulatorischen Thrombose führt und oft in einer akuten, lebensbedrohenden Gerinnungskrankheit endet.

Die Antikoagulanzien können in 2 Substanzgruppen, die direkten und die indirekten Antikoagulanzien, eingeteilt werden (Abb. 3-7). Zu den indirekten Antikoagulanzien zählen die Vitamin-

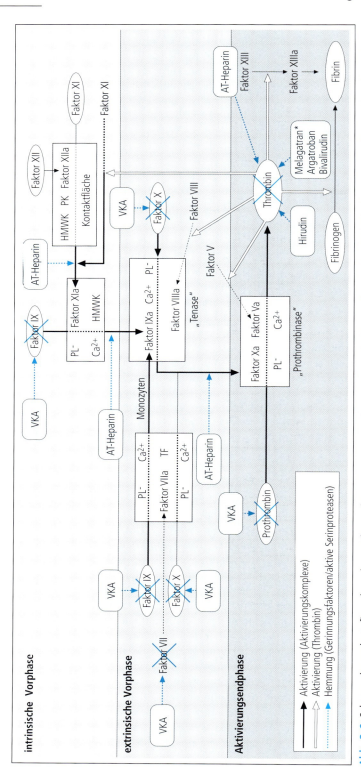

Abb. 3-6 Schema der mehrstufigen komplexen Aktivierung des plasmatischen Gerinnungssystems und der pharmakologischen Kontrolle durch Antikoagulanzien: Die Gerinnungsaktivierung erfolgt an Fremdoberflächen (»intrinsischer Weg«) mit der Faktor-XII-Aktivierung und Bildung eines hochmolekularen Komplexes, in dem der Faktor XI aktiviert wird. Dieser Faktor und die weiteren Aktivierungskomplexe sind über negativ geladene Phospholipidoberflächen mittels Ca^{2+}-Bridging und γ-Carboxyanker »festphasenartig« fixiert. Die Freisetzung des tissue factor an Verletzungsstellen führt zum Faktor VIIa an (»extrinsischer Aktivierungsweg«), der in seinem Aktivierungskomplex im Wesentlichen Faktor IX zu IXa aktiviert. Der Faktor IXa ist die zentrale Serinprotease des Tenasekomplexes (Brückenkomplex zwischen intrinsischer und extrinsischer Aktivierung, meist an der Oberfläche von aktivierten Plättchen und Monozyten), in dem der Faktor VIII als Kofaktor für die Positionierung von Faktor X mit Hilfe von Thrombin aktiviert wird (positives Feedback). Der in diesem Komplex aktivierte Faktor Xa wird im Prothrombinasekomplex zur Thrombingenerierung aus Prothrombin benutzt. Auch hier ist ein Thrombin-aktivierter Kofaktor beteiligt (Va). Die Serinprotease Thrombin verlässt als einzige Serinprotease ihren Aktivierungskomplex und ist in freier Form im Blut verfügbar (»Thrombinämie«). Dort erreicht Thrombin eine Vielzahl von Substraten, so auch Fibrinogen, das durch limitierte Proteolyse zu Fibrin umgesetzt wird.

AT-Heparin = Antithrombin-Heparin-Komplex; HMWK = high molecular weight kininogen; PK = Präkallikrein; PL− = negative Phospholipide; TF = tissue factor; VKA = Vitamin-K-Antagonisten; *vom Markt genommen.

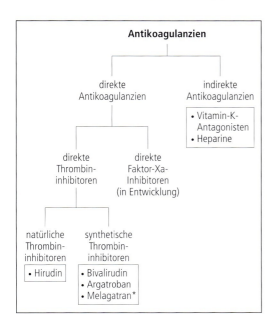

Abb. 3-7 Klassifikation der Antikoagulanzien.
*vom Markt genommen.

K-Antagonisten und die Heparine, bei denen unfraktionierte und niedermolekulare Heparine (UFH und NMH) unterschieden werden. Die direkten Inhibitoren wiederum werden entsprechend ihrem Zielsubstrat in Faktor-Xa- und Thrombininhibitoren (z. B. Hirudin) unterteilt. Bei den direkten Thrombininhibitoren sind bifunktionelle von monofunktionellen Inhibitoren zu unterscheiden (s. u.).

Heparine

Wirkstoff

Heparine sind sulfatierte Glukosaminoglykane, die in fast allen Säugetiergeweben vorkommen. Mastzellen enthalten in sehr hoher Konzentration Heparinmoleküle, die bei Degranulierung zusammen mit Histamin freigesetzt werden. Heparine allein haben nur einen sehr schwachen Antithrombineffekt, können aber, an Antithrombin gebunden, dieses progressiv wirkende Serpin zu einem hochaffinen Serinproteaseinhibitor aktivieren. Heparine sind somit **Biokatalysatoren der natürlichen Serinproteaseinhibitoren** des Blutes.

Jay McLean entdeckte 1916, dass ein Extrakt aus der Leber einen gerinnungshemmenden Effekt auf das Blut hat. 1918 konnte die Substanz dann von Howell isoliert werden und erhielt den Namen Heparin. Die ersten Präparate waren in den 1940er Jahren verfügbar. In den 1960er Jahren wurden schließlich erstmals kleine Heparinmoleküle, die niedermolekularen Heparine, die durch limitierte chemische Degradierung aus UFH (12–21 kDa) entstehen und deren Molekulargewichte in einem engeren Bereich (3,5–8 kDa) schwanken, klinisch eingesetzt.

Von den etwa 260 Millionen *defined daily doses* (DDD) bei den Antikoagulanzien entfallen pro Jahr etwa 15% auf NMH und 1% auf UFH. 84% der DDD entfallen auf Vitamin-K-Antagonisten (VKA).

Während in Mastzellen Heparin in einem mehrstufigen Sulfatierungs- und Polymerisierungsprozess aus Proteoglykanen synthetisiert wird und durch membranständige Proteasen als Heparinmoleküle abgespalten werden, finden sich weitere sulfatierte Zuckerverbindungen, die als Heparansulfate bezeichnet werden, auf der Membranoberfläche der meisten eukaryotischen Zellen und in der extrazellulären Matrix. Heparansulfat ist mit dem Heparin der Mastzellen chemisch identisch.

Chemisch ist Heparin aus Disaccharideinheiten (D-Glucuronsäure und N-Acetyl-D-Glycosamin) aufgebaut. Die antikoagulatorische Wirkung von Heparin kommt durch eine intramolekulare Strukturänderung von Antithrombin zustande.

Antithrombin ist ein einkettiges Glykoprotein von 58 kDa, mit einer Plasmakonzentration von ca. 0,25g/l. Es reagiert mit den Serinproteasen Thrombin, Faktor Xa, IXa und VIIa. In Abwesenheit von Heparin kommt es zu einer nahezu kompletten, aber sehr langsamen proteolytischen Interaktion der reaktiven Seite des Antithrombins (Arg393-Ser394) mit Serinproteasen (progressive suicid inhibition).

Wenn Heparin einen ternären Komplex mit Serinproteasen und Antithrombin eingeht, erfolgt durch die intramolekulare Strukturänderung eine wesentlich schnellere Interaktion bei stark verminderter Spaltung des Antithrombins.

Der **Heparin-Antithrombin-Komplex** wirkt nun überwiegend als Proteaseinhibitor, kann aber Serinproteasen nur in freier Form binden (keine Hemmung des Faktors Xa im Tenase- oder Prothrombinasekomplex). Bei höherer Plasmakonzentration von Heparin wird Thrombin auch durch den Heparinkofaktor II gehemmt.

Heparin verstärkt ebenfalls die Hemmung von Thrombin durch PAI-1, Protein-C-Inhibitor und Nexin sowie die Hemmung des Faktors Xa durch den *tissue factor pathway inhibitor* (TFPI). Diese natürlichen Inhibitoren liegen nur in einer sehr geringen Konzentration im Blut vor. Heparin kann aber den TFPI aus seiner Bindung am Endothel freisetzen. Nach Heparinbehandlung ist ein höherer TFPI-Spiegel nachweisbar, der für die Heparinwirkung bedeutsam sein kann.

Die Rezeptorstruktur von Heparin ist ein Pentasaccharid, das hochspezifisch mit Antithrombin interagiert. Nur etwa 30% der Heparinmoleküle haben dieses Pentasaccharid (high-affinity heparin). Die restlichen Heparinmoleküle interagieren mit Proteinen des Blutes und der Endotheloberfläche. Die Heparine sind auch in der Lage, mit Heparinrezeptoren der Plättchen zu interagieren, diese zu aktivieren und bei genügend hohem Rezeptorbesatz an der Plättchenoberfläche auch eine Freisetzungsreaktion auszulösen (HIT I). Dabei werden große Mengen von Plättchenfaktor-4 (PF-4) aus den Plättchen sezerniert, der Heparin neutralisiert. Diese **Heparin-PF-4-Komplexe** können als Neoantigene eine Immunantwort auslösen und bei genügend langer Penetranz zu einer Autoimmunerkrankung führen, der Heparin-induzierten Thrombozytopenie Typ II (HIT II). Paradoxerweise sind diese Multikomponentenkomplexe prothrombotisch aktiv.

Heparin hat zudem durch Freisetzung einer **Lipoproteinlipase** Einfluss auf den Lipidmetabolismus. Unter Heparin kommt es zu einem Anstieg freier Fettsäuren im Blut. Die höhermolekularen Heparinketten können neben der Interaktion des Pentasaccharids mit basischen Lysin-Arginin-Resten des Antithrombins noch ionische Wechselwirkungen mit der ABE-2 (anion-binding exosite) des Thrombins eingehen. Der Faktor Xa hat keine ABE-2, sodass damit die geringere Affinität des Faktors Xa zum Heparin-Antithrombin-Komplex erklärt werden kann.

Die NMH haben eine stärkere Anti-Faktor-Xa- als Antithrombinwirkung, da die kurzen Heparinmoleküle eine höhere molekulare Beweglichkeit aufweisen und nicht mehr mit der ABE-2 des Thrombins interagieren können. Mittlerweile ist es gelungen, das Pentasaccharid im großtechnischen Maßstab synthetisch herzustellen (**Fondaparinux**, z. B. Arixtra®). Es interagiert hochspezifisch und ausschließlich mit Antithrombin bei sehr starker Xa-Bindungsaffinität und nur minimaler Antithrombinaktivität.

Pharmakokinetik

UFH können ausschließlich parenteral verabreicht werden. Empfohlen ist die intravenöse Gabe. Die Bioverfügbarkeit nach extravasaler Applikation von UFH beträgt 30–40%, oral wird Heparin nicht resorbiert. Die Substanz wird mit einer mittleren Eliminationshalbwertszeit von etwa 35 Minuten aus dem Blut entfernt. Heparine haben eine dosisabhängige Pharmakokinetik, d. h. die Eliminationshalbwertszeit verlängert sich mit steigender Dosierung. Heparin wird in der Leber und in Leukozyten durch Heparinasen gespalten und anschließend überwiegend renal eliminiert. Eine Quantifizierung des Heparins kann mittels HPLC erfolgen.

NMH haben nach subkutaner Applikation eine fast 100%ige Bioverfügbarkeit. Die Eliminationshalbwertszeit beträgt 4–6 Stunden. Für die Anti-IIa- und Anti-Xa-Aktivität existieren unterschiedliche Eliminationshalbwertszeiten. Eine Anti-Xa-Plasmaaktivität für NMH ist bis zu 10 Stunden nach subkutaner Gabe nachweisbar. Intramuskuläre Injektionen sollten vermieden werden. Nur bei einigen speziellen Indikationen können NMH auch intravenös verabreicht werden, wie z. B. zur Antikoagulation bei extrakorporalen Organersatzverfahren. NMH werden in überwiegendem Maße unverändert renal ausgeschieden.

Die **Standardisierung** der Heparinpräparate wird, da sie aus der Biopharmazie kommen, mit der Einheit I.E./mg erreicht. UFH hat eine biologische Aktivität von 139–159 I.E./mg. Die Kalibrierung der NMH ist dagegen schwieriger, da

Dosierung

UFH wird zur Prophylaxe von tiefen Beinvenenthrombosen oder von thrombotischen Ereignissen in einer Dosierung von 5 000 I.E. 2–3 × täglich intravenös appliziert. Zur Therapie werden 5 000–10 000 I.E. als Bolus mit anschließender Infusion von 1 000 I.E./h verwendet. Die NMH, von denen eine größere Anzahl mit unterschiedlichen mittleren Molekulargewichten und variierenden Eliminationshalbwertszeiten zugelassen sind, werden 1 × täglich subkutan appliziert. Da die Aktivität der einzelnen Heparine nicht vergleichbar ist und für jedes fraktionierte Heparin spezifische Dosisempfehlungen vorhanden sind, werden hier einzelne Beispiele aufgeführt.
Thromboseprophylaxe:
- Certoparin (z. B. Mono-Embolex®): 10 Tage lang 1 × täglich 3 000 Anti-Xa-Einheiten.
- Dalteparin (z. B. Fragmin®): postoperativ 1 × täglich 5 000 I.E., sonst 1 × täglich 2 500 I.E.
- Enoxaparin (z. B. Clexane): 20 mg 1 × täglich, zur therapeutischen Anwendung 40 mg 1 × täglich.
- Nadroparin (z. B. Fraxiparin): 14 mg 1 × täglich.
- Tinzaparin (z. B. innohep®): 175 Anti-Xa-Einheiten/kg 1 × täglich.

Wird Enoxaparin therapeutisch angewendet, wird 1 × täglich 40 mg appliziert. Bei der Behandlung einer tiefen Beinvenenthrombose mit Enoxaparin sollte 2 × täglich 1 mg/kg appliziert werden.

In der **Hämodialyse** wird überwiegend unfraktioniertes Heparin benutzt. Bei Patienten mit einem niedrigen Blutungsrisiko wird ein Bolus von 85 I.E./kg direkt in den arteriellen Schenkel des Dialysesystems appliziert oder 35 I.E./kg als Bolus und anschließend während der gesamten Dialyseanwendung 10–15 I.E/kg/h als Infusion gegeben. Bei Verwendung von Tinzaparin werden 4 500 Anti-Xa-Einheiten als Bolus vor Beginn der Dialyse empfohlen.

Aus den hier nicht vollständig angeführten Dosierungsempfehlungen für die Heparine ist ersichtlich, dass eine strikte Beziehung auf das Körpergewicht des Patienten nur bei wenigen Präparaten vorhanden ist. Trotzdem wird empfohlen, eine individuelle Dosierung gewichtsbezogen vorzunehmen, da sehr starke Gewichtsabweichungen des Patienten zu Über- und Unterdosierungen führen können.

Monitoring und Antidot

Die Therapie mit Heparinen lässt sich mit chromogenen Substratmethoden oder Globaltests, wie z. B. mit der **aPTT**, überprüfen. Dabei hat sich gezeigt, dass die Verlängerung der aPTT auf das 1,5-Fache zur Prävention von thromboembolischen Erkrankungen ausreichend ist. Bei Einsatz des Heparins zur Therapie der Lungenembolie und anderen Akutindikationen sollte die aPTT auf das 2- bis 2,5-Fache verlängert werden (Anti-Faktor-IIa-Spiegel 0,2–0,4 I.E./ml).

Das Monitoring muss während der Infusion von Heparin engmaschig erfolgen, da der individuelle Heparinbedarf größeren Schwankungen unterliegt. Eine weitere Voraussetzung ist das therapiebegleitende Monitoring der **Plättchenzahl** und die Bestimmung des **AT-Spiegels**. Bei Verbrauchsreaktionen bzw. Lebersynthesestörungen kann ein verminderter AT-Spiegel zu Wirksamkeitsverlusten führen. Bei AT-Spiegeln unter 50 % ist eine Lege-artis-Anwendung von Heparin nicht mehr möglich. Die Nebenwirkungen, vor allem die HIT II auslösenden Mechanismen, sind dabei verstärkt und können zu schwersten Komplikationen (u. a. Blutungen) führen.

Aufgrund der polyanionischen Struktur der Heparine ist mithilfe von polykationischen Substanzen wie dem Protamin eine chemische Antagonisierung des Heparins möglich. Protaminsulfat ist dabei sehr vorsichtig anzuwenden, da eine ganze Reihe von Nebenwirkungen (z. B. ein Rebound-Phänomen) auftreten kann.

Kontraindikationen und Wechselwirkungen

Kontraindikationen der Heparine sind alle Zustände mit erhöhter Blutungsbereitschaft: hämorrhagische Diathesen, Verbrauchsreaktionen und Thrombozytopenien, floride Magen-Darm-Ulzera und ausgeprägte hypertone Reaktionen. Heparine sollten nicht bei operativen Eingriffen im ZNS und am Auge verabreicht werden und auch bei Glaskörperblutungen und Hirnarterienaneurysmen sind sie kontraindiziert. Sie dürfen bei einem stumpfen Bauch- und Brusttrauma mit Verdacht auf Organläsionen sowie bei einem hämorrhagischen Schlaganfall nicht angewendet werden.

Aufgrund der chemischen Struktur der Heparine kann es zu Wechselwirkungen mit basischen Arzneimitteln kommen. Dazu gehören trizyklische Antidepressiva, Antihistaminika und Chinin, aber auch Digitalispräparate und Tetrazykline können mit Heparin wechselwirken und beidseitig verminderte Wirksamkeiten zeigen. Bei Anwendung von Glyceroltrinitrat kann es zur Wirkungsabschwächung der Heparine kommen. Eine verminderte Ansprechbarkeit auf Heparin wird bei Nikotinabusus gesehen.

Unerwünschte Wirkungen

Eine Langzeitbehandlung mit Heparinen ist in vielen Fällen aufgrund der vielfältigen Nebenwirkungen nicht möglich, sodass nach einer Therapieeinleitung mit Heparin nach 10–14 Tagen die Umstellung auf VKA erfolgen sollte. Nahezu jeder zweite Hämodialysepatient, der mit Heparin langfristig antikoaguliert wird, entwickelt **HIT-II-Antikörper**. Die HIT-II-Antikörper-Plättchen-Komplexe werden während der Nierenersatztherapie an den proteinisierten Kunststoffoberflächen der Dialysatoren angelagert und auf diesem Wege aus dem Körper entfernt. Bei vielen Dialysepatienten sind deshalb nur vor Beginn der Hämodialysesitzung HIT-II-Antikörper nachweisbar. 5–10% dieser Patienten haben Shuntprobleme und andere thrombophile Nebenwirkungen, die durch die Anwendung von Hirudin als Dialyseantikoagulans therapiert werden können.

Neben der relativ häufigen HIT II treten auch andere allergische Reaktionen (z. B. Pruritus, Urtikaria) auf. Weitere unerwünschte Arzneimittelwirkungen sind abdominelle Beschwerden, Asthma bronchiale, Gliederschmerzen, Osteoporose und Haarausfall.

Diese Nebenwirkungen können bis zu 10% der behandelten Personen betreffen. Es ist zwingend notwendig, vor Behandlungsbeginn und anschließend bei stationären Patienten möglichst täglich die **Plättchenzahl** zu bestimmen. Schwankungen der Plättchenzahl um 50 000/µl sollten die Suche nach HIT-II-Antikörpern veranlassen.

> Werden Antikörper nachgewiesen, muss die Behandlung sofort unterbrochen und mit direkten Thrombininhibitoren weiterbehandelt werden. Patienten mit einer HIT II sollten keine Heparinpräparate mehr erhalten, um schwer wiegende Komplikationen, die bei einer Reexposition bereits nach Stunden auftreten können, zu vermeiden.

Pharmakoökonomisch sind für Heparin DDD-Kosten von 2,50 bis 5,50 Euro pro Tag anzusetzen.

Klinische Anwendung

Die Wirkung des Heparins tritt sehr schnell ein. Entsprechend sind alle akuten thrombotischen Erkrankungen eine bevorzugte Indikation für Heparine. UFH und NMH werden auch als Antikoagulanzien in der extrakorporalen Organersatztherapie angewendet.

UFH wird zur Prophylaxe thromboembolischer Erkrankungen nach operativen Eingriffen und schweren inneren Erkrankungen verwendet, weiterhin zur Frühbehandlung von Herzinfarkten und instabiler Angina pectoris sowie zur Antikoagulation von extrakorporalen Kreisläufen (Hämodialyse, Herz-Lungen-Maschine).

NMH werden zur Primärprophylaxe der tiefen Beinvenenthrombose bei niedrigem und mittlerem Thromboserisiko eingesetzt wie auch zur postoperativen Prophylaxe von thromboembolischen Erkrankungen der tiefen Bein- und Beckenvenen. Prophylaktische Dosen der fraktionierten Heparine sind weiterhin als perioperative Primärprophylaxe zugelassen. Sie sollen das thrombophile Risiko bei einer verlängerten An-

3.2 Substanzen zur Therapie und Prophylaxe von Thrombosen

ästhesie und der Einschwemmung von thromboplastischem Material in die Blutbahn während größerer chirurgischer Eingriffe vermindern.

Literatur

Hirsh J, Warkentin TE, Shaughnessy SG, Anand SS, Halperin JL, Raschke R, Granger C, Ohman EM, Dalen JE. Heparin and low-molecular-weight heparin: mechanisms of action, pharmacokinetics, dosing, monitoring, efficacy, and safety. Chest 2001;119 (Suppl. 1): 64S–94S.

Samama MM, Desnoyers P, Geroziafas GT Low molecular weight heparins. a comparative review of pharmacodynamic, clinical pharmacology. In G. Lugassy (ed). Thrombosis and Antithrombotic therapy. London: Martin Dunitz Ltd. 2000; 71–96.

Vitamin-K-Antagonisten

Wirkstoff

Die Vitamin-K-Antagonisten sind indirekt wirkende Antikoagulanzien. Sie werden auch als Syntheseblocker, Cumarinderivate oder orale Antikoagulanzien bezeichnet.

Die Entdeckung dieser Wirkstoffgruppe geht auf ein Rindersterben in Nordamerika 1922 zurück, bei dem die Tiere durch starke Blutungen verendeten. Bei der Ursachenforschung wurde das toxische Agens Dicumarol entdeckt, das sich aus pflanzlichen Duftstoffen, den Cumarinen, gebildet hatte. Dieses Dicumarol konkurriert in der Leber mit dem Vitamin K_1 um die Vitamin-K_1-Epoxidreduktase und die Vitamin-K-Reduktase. Dabei entstehen inkomplette Gerinnungsfaktoren (PIVKA; proteins induced by vitamine K absence), die im Gerinnungssystem nicht mehr zu aktiven Serinproteasen verwertet werden können.

Die in der Therapie verwendeten VKA sind Derivate des 4-Hydroxycumarins. Am häufigsten wird **Phenprocoumon** (z. B. Falithrom®, Marcumar®) verwendet. Ein weiteres 4-Hydroxycumarinderivat ist das **Warfarin** (z. B. Coumadin®), das aber in Deutschland deutlich seltener eingesetzt wird.

Anhand von Abbildung 3-8 ist erkennbar, dass VKA eine ähnliche Struktur wie Vitamin K_1 haben. Dies erklärt den kompetitiven Inhibitionsmechanismus. Die VKA greifen in die postribosomale Vitamin-K-abhängige Biosynthese der Gerinnungsfaktoren II, VII, IX, X sowie der Proteine C, S und Z in der Leber ein. Diesen Gerinnungsproteinen ist gemeinsam, dass sich an der N-terminalen Proteinstruktur (etwa 10) γ-carboxylierte Glutamatreste befinden. Durch diese γ-**Carboxylierung** wird die für die Gerinnung notwendige Bindung von Calcium und Phospholipiden ermöglicht. Fehlen diese γ-Carboxygruppen, können die Gerinnungsfaktoren nicht mehr in aktivierenden Komplexen fixiert werden, was zur Folge hat, dass die Thrombingenerierung vermindert ist oder ausbleibt. Die decarboxylierten Proteine C, S und Z stehen nicht mehr für einen negativen Feedback-Mechanismus zur Verfügung.

VKA verursachen durch die Hemmung der Vitamin-K_1-Epoxidreduktase eine Verminderung des Gehalts an Vitamin-K-Hydrochinonen in der Leber, die als Kofaktoren für die postribosomale γ-Carboxylierung der Glutamatreste ver-

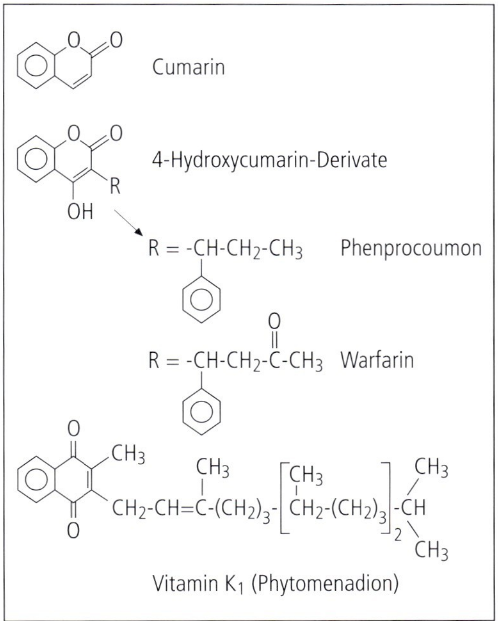

Abb. 3-8 Strukturformeln von Vitamin K_1 und Vitamin-K-Antagonisten.

antwortlich sind. Die Wirkung der VKA ist verzögert, da zunächst noch ein genügend großer aktiver Faktorenpool vorhanden ist. Erst durch Synthese der unwirksamen PIVKA erfolgt eine Abnahme der Koagulabilität.

Kürzlich konnte gezeigt werden, dass der Vitamin-K_1-Epoxidreduktase-Komplex genetische Varianten aufweist, die für die **Warfarinresistenz** bei einigen Patienten verantwortlich ist (Rost et al. 2004). Durch den kompetitiven Wirkungsmechanismus bedingt, lässt sich ein chemischer Antagonismus ableiten: Zur Unterbrechung der VKA-Wirkung wird Vitamin K_1 appliziert, sodass die VKA von der Epoxidreduktase verdrängt werden und wieder eine normale, aktive Synthese von Gerinnungsproteinen möglich ist.

Pharmakokinetik

Phenprocoumon und Warfarin werden zu nahezu 100% oral resorbiert, können aber auch transdermal aufgenommen werden. Phenprocoumon hat in der Leber eine geringe Extraktionsrate und wird zu 15% in unveränderter Form über die Nieren ausgeschieden. Durch die hepatische Metabolisierung entsteht eine größere Anzahl von hydroxylierten Metaboliten, die bis zu 70% über die Nieren ausgeschieden werden.

Phenprocoumon und Warfarin sind Racemate aus R- und S-Enantiomeren, die unterschiedliche Eliminationshalbwertszeiten besitzen. Die Eliminationshalbwertszeit für Phenprocoumon beträgt 150 Stunden, für Warfarin 35–45 Stunden. Diese **langen Halbwertszeiten** lassen sich mit der extrem hohen Plasmaproteinbindung der VKA (99%), vor allem an Albumin, begründen. Die Albuminbindung ist auch für das relativ geringe Verteilungsvolumen von etwa 110–130 ml/kg KG verantwortlich. Nur der freie, nicht albumingebundene Anteil des Phenprocoumons ist pharmakologisch aktiv.

> Phenprocoumon und Warfarin können die Plazentaschranke passieren und in die Muttermilch übertreten, Warfarin jedoch nur in Form von unwirksamen Metaboliten.

Der optimale gerinnungshemmende Effekt von Phenprocoumon wird erst nach 2–3 Tagen erreicht, bedingt durch die biologischen Halbwertszeiten der betroffenen Gerinnungsfaktoren. Aus der Tabelle 3-2 lässt sich ableiten, dass der sensibelste Marker Faktor VII ist, da seine Konzentration im Blut gering und seine Halbwertszeit, bedingt durch die schnelle Decarboxylierung, sehr kurz ist.

Dosierung

Die Dosierung der VKA muss streng individualisiert erfolgen, d. h. für jeden Patienten muss durch ein engmaschiges Drugmonitoring eine kontrollierte Dosisanpassung erfolgen. Nur bei einer Neueinstellung des Patienten können bestimmte allgemeine Richtlinien angewendet werden.

> Erhält der Patient Phenprocoumon, nimmt er am ersten Tag 3 × 3 mg, am zweiten Tag 2 × 3 mg und am dritten Tag 1 × 3 mg. Danach muss eine individuelle Einstellung nach Laborkontrolle erfolgen.

Tab. 3-2 Gerinnungsfaktoren, die durch Vitamin-K-Antagonisten in ihrer Synthese gestört werden.

	M [kDa]	Plasmakonzentration (nmol/l)	Biologische HWZ (h)
Faktor II (Prothrombin)	72	1400	60
Faktor VII	50	10	3–5
Faktor IX	59	90	24
Faktor X	56	170	30
Protein C	62	60	6–8
Protein S	75	300	40

Nach demselben Dosierungsschema wird auch Warfarin verordnet, jedoch mit einer Einzeldosis von 5 mg. Das VKA-Therapieende muss ausschleichend erfolgen, um einen Rebound durch überschießende Faktorensynthese zu vermeiden.

Monitoring und Antidot

Durch ein engmaschiges Monitoring (1–2 × pro Monat) muss die Compliance und die Dosierung kontrolliert werden. Dazu wird der **Quick-Wert** (Thromboplastinzeit) bestimmt. Aufgrund von Wirkunterschieden der kommerziell verfügbaren Thromboplastine muss eine Nivellierung der Reagenzien auf ein einheitliches Messsystem erfolgen.

Hierzu dient die so genannte **INR** (international normalized ratio). Je nach Risikokonstellation (niedriges, mittleres und hohes Risiko) werden bestimmte INR-Bereiche angestrebt, z. B. werden bei der postoperativen Thromboseprophylaxe bei orthopädischen Gelenksersatzoperationen wie auch bei der Therapie von Lungenembolien INR-Werte von 2–3 angestrebt. Nach Eingriffen am offenen Herzen und Herzklappenersatz sollten kurzfristig INR-Werte bis zu 4,5 erreicht werden.

Eine routinemäßige **Leberfunktionsdiagnostik** ist während der Phenprocoumontherapie ebenfalls anzuraten (Cumarinhepatitis).

Zur Beschleunigung der Neusynthese von Gerinnungsfaktoren wird ein spezifisches Antidot (Vitamin K$_1$, z. B. Konakion®) verabreicht. Bei schweren Hämorrhagien ist eine sofortige Faktorensubstitution mit Faktorenkonzentrat (PBSB) oder FFP nötig.

Kontraindikationen, Wechselwirkungen

VKA sollten nicht angewendet werden bei erhöhter Blutungsbereitschaft, Niereninsuffizienz und bekannter Thrombozytopenie.
Absolute Kontraindikationen sind:
- maligne Hypertonie,
- Ulzera im Magen-Darm-Bereich,
- frischer Apoplex,
- fortgeschrittene Arteriosklerose,
- arterielle Aneurysmen,
- Endokarditis lenta,
- ausgedehnte offene Wunden,
- kavernöse Lungentuberkulose.

Frauen im gebärfähigen Alter sollten während der VKA-Anwendung eine **Schwangerschaft** vermeiden bzw. erst drei Monate nach Absetzen des Medikaments schwanger werden.

Es muss darauf geachtet werden, dass intramuskuläre Injektionen während der Behandlung möglichst nicht appliziert werden und keine Lumbalpunktionen oder rückenmarksnahen Lokalanästhesien erfolgen.

Krankheiten, die mit einem Albuminmangel einhergehen, sind bei der Wirkungsanalyse besonders zu beachten. Auch die Komedikation von Pharmaka, die mit Phenprocoumon um die Arzneimittelbindungsplätze des Albumins konkurrieren, führt häufig zu einer verstärkten Wirksamkeit durch Verdrängungsreaktionen des Phenprocoumons und seltener zu einer Wirkungsabschwächung.

Substanzklassen, die zu einer **Wirksamkeitssteigerung** der Vitamin-K-Antagonisten führen können:
- androgene Steroide,
- Anabolika,
- Antacida,
- Antibiotika (Makrolide, Aminoglykoside, Cephalosporine),
- Antidepressiva,
- orale Antidiabetika,
- β-Blocker,
- Gichtmittel,
- Insuline,
- Lipidsenker,
- Schilddrüsenhormone.

Folgende Substanzen führen zu einer **Wirksamkeitsabschwächung** von VKA:
- Aminoglykoside,
- Cloxacillin,
- Digitalis,
- Diuretika,
- Fibrinolytika,

- Tamoxifen,
- trizyklische Antidepressiva.

Da auch eine Vitamin-K_1-reiche Ernährung zur Verminderung der Phenprocoumonwirkung beitragen kann, sollten Vegetabilien mit hohem Vitamin-K_1-Gehalt nicht unkontrolliert aufgenommen werden (Brennnesseln, Kresse, Knoblauch, Löwenzahn, Petersilie, Schnittlauch, Sauerampfer, Sauerkraut, aber auch Hühnerleber oder Sonnenblumenöl).

Da die Metabolisierung von Phenprocoumon im Wesentlichen in der Leber durch die mikrosomalen mischfunktionellen Oxidasen stattfindet, müssen hier auch Arzneimittelinteraktionen mit Substanzen beachtet werden, die die Cytochrom-P450-Isoenzyme der Leber zur Metabolisierung benutzen, z. B. **Barbiturate**.

> Antiphlogistika (Phenylbutazon und Analoge), vor allem aber Acetylsalicylsäure sollten bei Patienten mit oraler Antikoagulation nur mit größter Zurückhaltung verordnet werden.

Chronischer **Alkoholabusus** kann die gerinnungshemmende Wirkung herabsetzen, **Anfallsleiden** können verstärkt werden.

Unerwünschte Wirkungen

VKA-Patienten müssen über die Nebenwirkungen intensiv aufgeklärt und auf eventuelle Anzeichen dieser Nebenwirkungen untersucht werden. Die häufigste unerwünschte Wirkung der VKA sind **Blutungen**. Bei einem Blutungsverdacht sollte die Therapie sofort unterbrochen, der INR-Wert kontrolliert und durch engmaschige Messung des Hb-Wertes die Schwere der Blutung verifiziert werden.

Weitere Nebenwirkungen betreffen die **Haut**. Vor allem Urtikaria, Exantheme, Pruritus, Dermatitis, aber auch Netzhauteinblutungen sind beobachtet worden. Eine seltene, aber schwere Nebenwirkung ist die so genannte Cumarinnekrose, die häufig bei Protein-C- bzw. Protein-S-Mangel auftritt.

Das DDD-Kostenprofil der VKA beträgt 0,20 Euro pro Tag.

Klinische Anwendung

Die VKA werden zur Prophylaxe arterieller und venöser Thromboembolien verwendet. Weiterhin ist mit VKA eine Langzeitbehandlung des Postinfarktsyndroms und der thromboembolischen Komplikationen bei Herzrhythmusstörungen gegeben. Die VKA werden vorzugsweise zu einer langfristigen Prophylaxe verordnet.

Literatur

de Vries JX, Schmitz-Kummer E, Weber E: Pharmakologie der oralen Antikoagulanzien vom Cumarintyp. In: Müller-Berghaus G, Pötzsch B (Hrsg.). Hämostaseologie. Molekulare und zelluläre Mechanismen, Pathophysiologie und Klinik. Berlin, Heidelberg: Springer Verlag 1999; 662–5.

Rost S, Fregin A, Ivaskevicius V, Conzelmann E, Hortnagel K, Pelz HJ, Lappegard K, Seifried E, Scharrer I, Tuddenham EG, Muller CR, Strom TM, Oldenburg J. Mutations in VKORC1 cause warfarin resistance and multiple coagulation factor deficiency type 2. Nature 2004; 427: 537–41.

Stenzinger W, van de Loo J. Therapie mit oralen Antikoagulanzien. In: Müller-Berghaus G, Pötzsch B (Hrsg.). Hämostaseologie. Molekulare und zelluläre Mechanismen, Pathophysiologie und Klinik. Berlin, Heidelberg: Springer Verlag 1999; 667–8.

Hirudin

Wirkstoff

Der britische Physiologe Haycraft beschrieb bereits 1884 die gerinnungshemmende Wirkung des Speichels von Blutegeln, doch erst 100 Jahre später war es möglich, rekombinantes Hirudin großtechnisch herzustellen und therapeutisch zu nutzen. Zu den rekombinanten Hirudinen zählen heute Lepirudin (Refludan®) und Desirudin (Revasc®).

Hirudin ist ein einkettiges Polypeptid aus 65 Aminosäuren mit einem Molekulargewicht von 7 kDa und gegen extreme pH-Werte und hohe Temperaturen sehr stabil. Es hat eine auffallend große Anzahl von sauren Aminosäureresten, vor allem am C-Terminus, besitzt aber die Aminosäuren Methionin, Arginin und Tryptophan nicht.

> Hirudin ist ein direkt wirkender spezifischer Inhibitor der Serinprotease Thrombin.

Hirudin und α-Thrombin bilden dabei einen hochaffinen stöchiometrischen Komplex im Verhältnis 1:1. Dadurch kann Thrombin nicht mehr seine natürlichen Substrate (Fibrinogen, Protein C, Faktor XI u. XIII) spalten. Ebenso kann es nicht mehr an zelluläre Rezeptoren (PAR, Protease-aktivierte Rezeptoren) binden.

Für die Interaktion mit Thrombin wird nahezu die gesamte Molekülstruktur des Hirudins benutzt. Hirudin ist ein bifunktioneller Inhibitor, d. h. er interagiert nicht nur mit dem aktiven Zentrum des Thrombins, sondern auch mit einer spezifischen zweiten Bindungsregion des Thrombins, der **ABE-1**. Die ABE-1 erkennt und richtet Fibrinogen am Thrombin aus. Auch das C-terminale »saure« Ende des Hirudins interagiert primär mit der ABE-1. Die durch drei Disulfidbrücken stabilisierte Knotenregion des Hirudins hat eine hohe Affinität zu Bindungsstellen im Bereich des aktiven Zentrums. Zusätzlich befindet sich in der Nähe des aktiven Zentrums eine apolare Bindungsregion, mit der das hydrophobe N-terminale Ende des Hirudins interagiert. Die Reaktion zwischen Hirudin und Thrombin ist eine *slow, tight-binding* Kinetik, d. h. sie ist zwar reversibel, aber sehr fest und besitzt eine äußerst geringe Dissoziationskonstante von 27 fM.

Das natürliche Hirudin unterscheidet sich von dem naturidentischen rekombinanten Hirudin lediglich in der Aminosäure Tyrosin 63, die im natürlichen Hirudin sulfatiert ist.

Die Wirkung des Hirudins wurde an vielen tierexperimentellen Thrombosemodellen nachgewiesen. Dabei zeigte sich, dass bereits Hirudinplasmaspiegel zwischen 0,05 und 0,5 μg/ml ausreichen, um arterielle und venöse Thrombosen zu verhindern. Daneben hemmt Hirudin alle bisher bekannten Interaktionen von Thrombin mit zellständigen Thrombinrezeptoren von Plättchen, Fibroblasten, Lymphozyten und Makrophagen. Hirudin verhindert thrombinbedingte Kontraktionen, rezeptorvermittelte Reaktionen von Endothelzellen und – wie in experimentellen Tumormodellen nachgewiesen wurde – das Wachstum von humanen Tumorzelllinien.

Pharmakokinetik

Bedingt durch die Proteinstruktur und das relativ große Molekulargewicht, ist Hirudin nicht oral, sondern **nur parenteral** wirksam und wird nach intravenöser Applikation rasch im Extrazellularraum gleichmäßig verteilt.

Die Eliminationshalbwertszeit für Hirudin beträgt 60–80 Minuten. Hirudin wird in der Niere durch glomeruläre Filtration vollständig aus dem Blut entfernt. Dementsprechend liegt die renale Clearance bei 120–140 ml/min. Hirudin wird nicht tubulär reabsorbiert, jedoch durch extrinsische Proteasen der proximalen Tubuluszellen am C-terminalen Ende proteolytisch um 4–5 Aminosäuren verkürzt. Dieses Urohirudin hat eine geringere Affinität zum Thrombin. Aufgrund der partiellen Degradierung können nur etwa 50 % der applizierten Antithrombinaktivität im menschlichen Urin nachgewiesen werden.

Hirudin wird nicht in der Leber metabolisiert. Nach subkutaner oder intramuskulärer Applikation ist eine maximale Plasmakonzentration nach etwa 100 Minuten erreicht. Die Halbwertszeit nach subkutaner Applikation beträgt 2–5 Stunden. Die Bioverfügbarkeit nach extravasaler Gabe beträgt nahezu 100 %.

Durch die Molekulargewichtserweiterung des Hirudins mit Polyethylenglykol (PEG) wird die Pharmakokinetik stark verändert. **PEG-Hirudine** haben Eliminationshalbwertszeiten von 10–16 Stunden. Sie haben keine antigene Wirkung und sind für einige spezielle Indikationen, wie z. B. die Langzeitantikoagulation und die Tumortherapie, von besonderem Interesse. Inzwischen sind dazu erste klinische Studien angelaufen.

Bei der klinischen Anwendung konnte gezeigt werden, dass Hirudin ein optimales therapeutisches Blutspiegelfenster im Bereich von 0,1–0,8 μg/ml hat.

Dosierung

Hirudin kann aufgrund seiner Peptidstruktur nur parenteral appliziert werden. Durch seine direkte thrombininhibierende Wirkung ist eine sehr schnelle Antikoagulation in der Akutmedizin möglich.

> Nur in außergewöhnlichen Notsituationen sollte einleitend Hirudin (0,2–0,4 mg/kg) als Bolus appliziert werden. In der klinischen Routine ist die Infusion von Hirudin in einer Dosierung von 0,15–0,2 mg/kg/h vorzuziehen.

Nach wiederholter subkutaner Applikation (2 bzw. 3 × täglich) von 0,2 mg/kg KG kann zur Thromboseprophylaxe ein relativ konstanter Plasmaspiegel von 0,2–0,5 µgµ/ml erreicht werden.

Monitoring und Antidot

Mit abnehmender Nierenfunktion vermindert sich die Clearance von Hirudin proportional und erfordert eine Dosisanpassung. Die üblichen Globaltests wie Thrombinzeit und aPTT bzw. ACT (activated clotting time) eignen sich nicht zum Monitoring. Die **Ecarin Clotting Time** (ECT) ist zur Bestimmung von direkten Thrombininhibitoren, insbesondere zum Nachweis von Hirudin, entwickelt worden und eignet sich besonders zum Drugmonitoring (s. Kap. 2.15.2). Auch mithilfe des **Ecarin Chromogenic Assays** (ECA) ist auf einfache Art eine präzise Aussage zum therapeutischen Plasmaspiegelbereich und zu Über- bzw. Unterdosierungen möglich.

> Bei Anwendung von Hirudin muss ein effektives Drugmonitoring durchgeführt werden, um den Patienten, z. B. bei eingeschränkter Nierenfunktion, vor einer Überdosierung mit den entsprechenden Folgeerscheinungen zu schützen.

Ein chemisches Antidot ist kommerziell nicht verfügbar. Es konnte jedoch nachgewiesen werden, dass humanes **Meizothrombin**, stabilisiert mit PEG-Ketten, ein perfektes Antidot für Hirudin darstellt. Bei akutem Nierenversagen während einer Hirudintherapie, aber auch bei iatrogenen Intoxikationen, kann durch **Hämodialyse** mit High-flux-Membranen Hirudin effizient aus dem Organismus entfernt werden. Obwohl in tierexperimentellen Untersuchungen hohe Hirudindosen ohne akute toxische Reaktionen vertragen wurden, ist beim Menschen ab einem Blutspiegel von 2 µg/ml mit Nebenwirkungen zu rechnen, die sich vor allem in Form von Haut- und Schleimhautblutungen zeigen können.

Kontraindikationen und Wechselwirkungen

Als Kontraindikation gelten eine bekannte Überempfindlichkeit gegenüber Hirudinpräparaten, aktive Blutungen, eine subakute bakterielle Endokarditis und eine hämorrhagische Diathese. Wechselwirkungen können bei gleichzeitiger Anwendung von Thrombolytika oder Plättchenaggregationshemmern auftreten. Eine gemeinsame Anwendung von Hirudin und VKA ist aufgrund des stark erhöhten Blutungsrisikos kontraindiziert.

Unerwünschte Wirkungen

Obwohl Hirudin ein sehr schwaches Antigen ist, wurden bei längerer Anwendung bei bis zu 60 % der Patienten **transiente Antikörper** nachgewiesen. Andere Nebenwirkungen wurden sehr selten beobachtet.

Klinische Anwendung

Nachdem mehrere große Studien zur Verwendung des Hirudins in der Kardiologie durchgeführt wurden, deren Ergebnisse vor allem aufgrund von Blutungskomplikationen nicht immer überzeugend waren, wurde 1997 Hirudin für die Behandlung der **Heparin-induzierten Thrombozytopenie** weltweit zugelassen. In der **Herzchirurgie** wird bei Vorliegen von HIT-II-Antikörpern Hirudin als Antikoagulans beim kardiopulmonalen Bypass erfolgreich eingesetzt. Die hierbei notwendigen Hirudinplasmaspiegel liegen im Bereich von 2–3 µg/ml. Als Antikoagulans bei der **Hämodialyse** zeigt Hirudin gegenüber Heparin viele Vorteile. So sind die benötigten Hirudindosen sehr niedrig (3–8 mg) und somit kostenneutral.

Für die Anwendung am Menschen gibt es verschiedene **Indikationen**:
- Prophylaxe und Therapie von venösen und arteriellen Thrombosen,
- disseminierte intravasale Gerinnung,
- Hämodialye und Hämoperfusion,
- Therapie der HIT II,
- hereditärer und erworbener Antihrombinmangel,
- Therapie von Schlangenbisskrankheiten, die durch Prothrombin-/Thrombin-aktivierende Gifte (Russelvipern, Echis- und Notechisarten) ausgelöst werden.

Literatur

Nowak G. Hirudin: Pharmakologie und Therapie. In: Müller-Berghaus G, Pötzsch B (Hrsg.). Hämostaseologie. Molekulare und zelluläre Mechanismen, Pathophysiologie und Klinik. Berlin, Heidelberg: Springer Verlag 1999; 698–704.

Nowak G. Pharmakologie der Hirudine und Hirudinderivate. In: Greinacher A (Hrsg.). Hirudin in der vaskulären Medizin. Bremen: Uni-Med Verlag AG 2001; 20–36.

Danaparoid

Siehe hierzu Kapitel 5.3.7, Heparin-induzierte Thrombozytopenie, S. 461.

Melagatran, Ximelagatran

Wirkstoff

In den 1960er Jahren wurde bei Untersuchungen der Thrombin-Fibrinogen-Interaktion festgestellt, dass das Enzym Thrombin vom Fibrinogen das Fibrinopeptid A abspaltet. Fibrinopeptid A besitzt eine Aminosäuresequenz, die mit der Spaltungstriade des aktiven Zentrums von Thrombin interagiert. In diesen Untersuchungen konnte die Phe-Pro-Arg-Tripeptidsequenz identifiziert und daraus in den 1970er Jahren die ersten synthetischen **Thrombininhibitoren** entwickelt werden. Diese Active-site-Thrombininhibitoren sind monofunktionell und hatten zunächst Inhibitorkonstanten für Thrombin im mikromolaren Bereich. Durch partielle Synthese konnte zwar die Spezifität für Thrombin verbessert werden, andere trypsinähnliche Serinproteinasen werden von diesen Inhibitoren aber ebenfalls gehemmt. Daher ist es bisher nicht gelungen, oral resorbierbare Strukturen zu entwickeln, da die Interaktion mit Trypsin, das im Magen-Darm-Kanal je nach Nahrungsaufnahme in variabler Menge vorkommt, eine konstante Resorptionsrate verhindert.

Der Austausch der stark basischen Amidinogruppe von Arginin durch Benzylamid führte zu Melagatran (Inhibitorkonstante Ki = 2 nM), das Mitte der 1990er Jahre für erste präklinische Untersuchungen zur Verfügung stand. Da die orale Resorptionsrate zu gering und zusätzlich durch Trypsininaktivierung stark beeinflussbar war, wurde Ximelagatran entwickelt, ein Pro-Drug von Melagatran. Das Ximelagatran ist praktisch ungeladen und so lipophil, dass eine orale Resorption gewährleistet wird.

Nach umfangreichen klinisch-pharmakologischen Studien wurde Melagatran/Ximelagatran (z. B. Exanta®) 2003 in Europa zur Prophylaxe thromboembolischer Komplikationen nach Knie- und Hüftgelenksersatz zugelassen. Ximelagatran ist der erste Vertreter einer neuen Arzneimittelklasse, der **oralen, direkten Thrombininhibitoren** (ODTI). Melagatran hat eine ausreichende Spezifität für Thrombin und durch die Derivatisierung zu Ximelagatran steht es als oral resorbierbares Pro-Drug zur Verfügung. Damit eröffnen sich neue Wege für die Thromboembolieprophylaxe und für die Langzeitantikoagulation.

Pharmakokinetik

Ximelagatran wird im Magen-Darm-Kanal ausreichend resorbiert und teilweise in der Leber durch den First-Pass-Effekt metabolisch verändert. Es konnte gezeigt werden, dass Ximelagatran, unabhängig von der Nahrungsaufnahme und dem Körpergewicht, eine orale Resorptionsquote von 20–25 % hat. Nach intravenöser Applikation von Melagatran wird die Substanz im Extrazellularraum verteilt und ausschließlich renal eliminiert.

Die Eliminationshalbwertszeit beträgt 45–60 Minuten. Die Plasmaproteinbindung der Substanz ist mit 15 % sehr gering und für das Wirkungsprofil unbedeutend. Ximelagatran hat einen maximalen Resorptionspeak nach etwa 1,5–2 Stunden und ist bis zu 10 Stunden im Blut nachweisbar. Es wird nach Resorption sehr schnell durch Esterasen und Hydrolasen im Blut, aber auch in der Leber, wieder in die Muttersubstanz Melagatran umgewandelt. Es ist bemerkenswert, dass das flüchtige Mono-Pro-Drug Hydroxymelagatran eine stärkere Thrombininhibierung als Melagatran selbst hat.

Dosierung

Ximelagatran wird zweimal täglich à 24 mg dosiert. Nach subkutaner Applikation von 4 mg Melagatran werden ähnliche Blutspiegel erreicht.

Monitoring und Antidot

Da Melagatran über die Nieren ausgeschieden wird, hat die Nierenfunktion einen Einfluss auf den Blutspiegel der Substanz.

> Bei einem höheren Stadium der Nierenfunktionseinschränkung sollte neben einer Dosisanpassung auch ein Drugmonitoring (mit ECT oder ECA) erfolgen, um eine Kumulation im Organismus zu verhindern.

Melagatran hat eine ausreichende therapeutische Breite, d. h. einen komfortablen Abstand zwischen antithrombotischer Wirksamkeit und Nebenwirkungen.

Kontraindikationen und Wechselwirkungen

Bei akuten und chronischen Lebererkrankungen sollte Melagatran nicht angewendet werden, ebenfalls ist die Applikation von Melagatran bei bereits verwendeten oralen Antikoagulanzien und Heparinpräparaten obsolet. Zu Wechselwirkungen mit anderen Medikamenten ist bisher nichts bekannt geworden.

Unerwünschte Wirkungen

Die Häufigkeit von Nebenwirkungen ist relativ gering. In der Langzeitapplikation von Ximelagatran trat bei einer geringen Anzahl von Patienten in klinischen Phase-III-Studien ein bisher in seinen Ursachen ungeklärter **Anstieg von Leberenzymen**, insbesondere der Alaninaminotransferase (ALAT), auf. Es konnte ausgeschlossen werden, dass es sich dabei um eine spezifische Leberenzymidiosynkrasie handelt. Jüngste Studienergebnisse zeigen, dass eine Erhöhung der Transaminasen bei einer Langzeitanwendung in Abhängigkeit von der Dosis auftritt. Als Ursache wird daher eine Kumulation von Melagatran diskutiert.

Klinische Anwendung

Melagatran wurde zur postoperativen Thromboembolieprophylaxe nach Knie- und Hüftgelenksersatz zugelassen.

> Anfang 2006 erfolgte die vorläufige Marktrücknahme wegen hepatischer Nebenwirkungen bei klinischen Langzeitstudien.

Literatur

Evans HC, Perry CM, Faulds D. Ximelagatran/Melagatran: a review of its use in the prevention of thromboembolism in orthopedic surgery. Drug 2004; 64: 649–78.

Bivalirudin

Wirkstoff

Bivalirudin (z. B. Angiox®) ist ein bifunktioneller synthetischer Thrombininhibitor, der wie Hirudin mit den beiden wichtigen Bindungsstellen des Thrombins, der ABE-1 und dem aktiven Zentrum, interagiert. Bivalirudin hat für die Interaktion mit dem aktiven Zentrum zum einen die N-terminale Aminosäuresequenz Phe-Pro-Arg-Pro, die im aktiven Zentrum die so genannte **Spaltungstriade** des Thrombins besetzt, und zum anderen ein **Dodekapeptid**, das die 12 letzten C-terminalen Aminosäuren des Hirudins kopiert. Dieses Dodekapeptid ist der Strukturanteil des Hirudins, der mit der ABE-1 interagiert und als Hirugen bekannt ist. Zwischen diesen beiden Wirkgruppen des Bivalirudins befindet sich ein Verbindungspeptid aus 4 Glycinen. Bei Besetzung der Spaltungstriade des Thrombins kommt es zu einer langsamen Abspaltung der Phe-Pro-Arg-Endgruppe, sodass das aktive Zentrum des Thrombins wieder freigelegt wird (»Suizidinhibitor«). Das Dodekapeptid, das die ABE-1 besetzt, hat ebenfalls einen kompetitiven Inhibitormechanismus.

Pharmakokinetik

Aufgrund dieser besonderen strukturell bedingten Wirkungsweise des Bivalirudins hat diese Substanz nur eine **sehr kurze Halbwertszeit** von etwa 25 Minuten. Der Wirkungsmechanismus ist kompetitiv, sodass nach kurzzeitiger Inhibition von Thrombin das aktive Zentrum wieder frei wird. Durch die Blockade der ABE-1 wird über längere Zeit verhindert, dass dieses Thrombinderivat z. B. am Fibrinogen oder an anderen natürlichen Substraten andocken kann. Hierzu zählen auch die Protease-aktivierten Rezeptoren (PAR-1 u. PAR-4). Bivalirudin ist in der Lage, auch das an Fibrin in Gerinnseln gebundene Thrombin zu inhibieren.

Bei der bevorzugten Anwendung in der Klinik mittels Dauerinfusion ist gewährleistet, dass eine permanente Inhibitorkonzentration für Thrombin vorhanden ist. Nach Beendigung der Infusion ist innerhalb kurzer Zeit die Inhibitionswirkung des Bivalirudins nicht mehr vorhanden, sodass die Substanz vor allem für akute, kurzfristige Anwendungen bei einem erhöhten Thromboembolierisiko geeignet ist.

Bei normaler Nierenfunktion wird Bivalirudin zu etwa 20 % renal eliminiert und zu 80 % durch proteolytischen Abbau aus dem Plasma entfernt. Bivalirudin wird nicht an Plasmaproteine gebunden. Das einzige Targetprotein ist aktives Thrombin, mit dem Bivalirudin die dargestellte Interaktion eingeht.

Dosierung

Die Dosierung beträgt 0,75 mg/kg KG als intravenöser Bolus, gefolgt von einer Infusion mit 1,75 mg/kg/h. Der therapeutische Blutspiegel sollte zwischen 5 und 10 µg/ml liegen.

Monitoring und Antidot

Zum Monitoring kann die ACT, aPTT und PT, aber auch die ECT und ECA benutzt werden. Aufgrund der kurzen Halbwertszeit ist ein Antidot nicht notwendig.

Kontraindikationen und Wechselwirkungen

Bivalirudin sollte nicht bei akuten Blutungen bzw. bei Patienten mit blutenden Ulzera appliziert werden. Es ist außerdem nicht bei Patienten mit akutem Nierenversagen oder schweren chronischen Nierenerkrankungen zu verwenden. Wechselwirkungen mit anderen Pharmaka sind bisher nicht bekannt.

Unerwünschte Wirkungen

Bivalirudin hat in den bisherigen klinischen Anwendungsstudien nur eine geringe Blutungstendenz gezeigt, obwohl Bivalirudin auch die durch Thrombin induzierte Plättchenaggregation beeinflussen kann. Für diese Wirkungen sind hohe Bivalirudinspiegel notwendig, die normalerweise in der oben genannten Dosierung nicht erreicht werden. Trotzdem ist als mögliche Nebenwirkung für Bivalirudin eine Blutungsneigung anzuzeigen.

Klinische Anwendung

Bivalirudin wird zur Kurzzeitantikoagulation (2–4 h) bei perkutaner koronarer Angioplastie und anderen invasiven Eingriffen in der Kardiologie verwendet.

Literatur

Reed MD, Bell D. Clinical pharmacology of bivalirudin. Pharmacotherapy 2002; 22: 105S–11S.

Argatroban

Wirkstoff

Argatroban (z. B. Argatra®) war der erste in die Therapie eingeführte synthetisch hergestellte, reversible und monovalente Thrombininhibitor (1986, Japan). Es ist ein Argininderivat mit einem Molekulargewicht von 527 Da.

Pharmakokinetik

Argatroban wird nicht oral resorbiert und muss aufgrund seiner schlechten Löslichkeit in einem großen Infusionsvolumen **intravenös** appliziert werden. Die Substanz wird in der Leber metabolisiert. Es sind bisher drei Metabolite mit sehr schwacher Antithrombinaktivität beschrieben worden, die zum Teil über die Nieren ausgeschieden werden. Die Eliminationshalbwertszeit für Argatroban beträgt 60–70 Minuten. Argatroban wird zu etwa 50–60 % an Plasmaproteine gebunden, zur Hälfte jeweils an Albumin und an ein α1-saures Glykoprotein. Argatroban verteilt sich im Exrazellularraum. Aufgrund der relativ hohen Plasmaproteinbindung beträgt das scheinbare Verteilungsvolumen etwa 400 ml/kg.

Dosierung

Die Dosierung von Argatroban richtet sich nach der Indikation. Bei der akuten Behandlung von thrombotischen Komplikationen während einer HIT II werden 2–5 µg/kg/min infundiert, bei akuten kardialen Indikationen (PCA-Antikoagulation) wird nach einer einmaligen Bolusapplikation von 300 µg/kg KG eine Dosierung von 90 µg/kg/min empfohlen.

Aufgrund der ausschließlichen Metabolisierung der Substanz in der Leber ist eine Dosisanpassung bei eingeschränkter **Leberfunktion** angezeigt. So wurde nachgewiesen, dass mit zunehmend eingeschränkter Leberfunktion bzw. mit progressiver Verminderung der metabolischen Funktion der Leber die Eliminationshalbwertszeit von Argatroban ansteigt. Bei normaler Leberfunktion ist nach Beendigung der Infusion innerhalb von 1–2 Stunden kein Argatroban mehr im Blut nachweisbar. Längere Eliminationszeiten wurden bei Patienten mit instabiler Angina pectoris gesehen, bei denen erst nach 4–5 Stunden der aPTT-Normwert wieder erreicht wurde.

Zur klinischen Anwendung wird Argatroban mit 5 %iger Glukoselösung oder mit Natriumlaktatlösung bzw. 0,9 %iger NaCl-lnfusionslösung auf eine Endkonzentration von 1 mg/ml verdünnt.

Monitoring und Antidot

Zum Drugmonitoring wird die aPTT oder die ACT empfohlen, zur präzisen Blutspiegelbestimmung steht der ECA zur Verfügung. Ein spezifisches Antidot steht nicht zur Verfügung. In Fällen einer akuten Leberinsuffizienz wird geraten, Frischplasma zu applizieren, um eine Bindung des Argatrobans an Albumin zu sichern. Durch eine begleitende Hämodialyse kann das freie Argatroban eliminiert werden.

Kontraindikationen und Wechselwirkungen

Als Kontraindikationen sind alle akuten Blutungen und eine akute Leberinsuffizienz angezeigt. Wechselwirkungen können auftreten, wenn die Patienten gleichzeitig mit anderen Antikoagulanzien behandelt werden bzw. mit Medikamenten, die eine sehr hohe Plasmaproteinbindung aufweisen.

Unerwünschte Wirkungen

Neben Blutungen können auch Übelkeit und kutane allergische Reaktionen auftreten, die sich besonders als urtikarieller Ausschlag, verstärktes Schwitzen, bullöse Dermatitis und Alopecia zeigen können. Selten sind vaskuläre Überreaktionen, Schmerzen oder ein peripheres Ödem beobachtet worden.

Klinische Anwendung

Argatroban wird zur Akutbehandlung von **HIT-II-Komplikationen** und zur akuten Antikoagulation zur Vermeidung von thrombophilen Zuständen während invasiver kardiologischer Behandlungen eingesetzt.

Literatur

Chen JL. Argatroban a direct thrombin inhibitor for heparin-induced thrombocytopenia and other clinical applications. Heart Dis 2001; 3: 189–98.

3.2.3 Thrombolytika

Stephan C. Richter, Martin Moser, Christoph Bode

Thrombolytika lösen frische intravasale Thromben auf. Sie fördern die Umwandlung des körpereigenen Plasminogens in Plasmin, das in seiner Eigenschaft als Protease Fibrin in lösliche Bruchstücke abbaut.

Indikationen

Für Thrombolytika bestehen folgende Indikationen:
- Akuter Myokardinfarkt:
  - typischer Schmerz > 30 Minuten, Schmerzbeginn innerhalb der letzten 6 Stunden, ggf. auch nach 6 Stunden, falls persistierende Schmerzen, kardiogener Schock, Vorderwandinfarkt,
  - monophasische ST-Strecken-Hebungen in mindestens 2 EKG-Ableitungen,
  - neuer Schenkelblock (LSB) und klinischer Verdacht auf Myokardinfarkt,
- Lungenembolie:
  - Rechtsherzbelastung und Kreislaufinstabilität,
- TVT:
  - Phlegmasia coerulea dolens,
- Aopolex:
  - akuter ischämischer Schlaganfall innerhalb von 3 Stunden.

■ Akuter Myokardinfarkt

Nach wie vor entfällt ein großer Teil (ca. 66 %) der Infarktsterblichkeit auf die prähospitale Phase. Dabei ist die Mortalität vor allem in der ersten Stunde nach Beginn der Symptomatik hoch. Es ist daher von entscheidender Bedeutung, frühestmöglich eine optimale medizinische Versorgung zu gewährleisten (Boersma et al. 1996).

Mit der zunehmenden Verfügbarkeit der koronarinterventionellen Reperfusionstherapie ist es heute vielfach möglich, Patienten innerhalb von 90 Minuten dieser Therapieform zuzuführen. Gelegentlich wird, insbesondere in strukturschwachen ländlichen Gegenden, ein interventionelles Zentrum innerhalb dieses Zeitfensters nicht erreicht. Um in diesen Fällen ein bestmögliches Ergebnis für den Patienten zu gewährleisten, kommt der prähospitalen Fibrinolysetherapie eine strategische Bedeutung zu.

> Auch in Zeiten der perkutanen transluminalen koronaren Angioplastie (PTCA) ist die Fibrinolyse weiterhin die am häufigsten eingesetzte primäre Therapie des STEMI (akuter ST-Hebungs-Myokardinfarkt) (Menon et al. 2004).

Der erste Einsatz einer Streptokinaseinfusion zur Therapie des akuten Myokardinfarktes wurde 1958 beschrieben. Im Jahr 1985 konnte eine Metaanalyse zeigen, dass sich bei Patienten mit akutem Myokardinfarkt durch den Einsatz von Thrombolytika eine signifikante Reduktion der Mortalität durch Reperfusion des ischämischen

Myokards und konsekutivem Erhalt des Myokards erreichen lässt (Mathey et al. 1985; Yusuf et al. 1985).

Es zeigte sich, dass ein **früher Beginn** (innerhalb von 6 Stunden nach Symptombeginn) der Thrombolysetherapie signifikante Vorteile gegenüber einem späteren Beginn bietet. Ein positiver Effekt ergab sich bei einem Therapiebeginn innerhalb von 12 Stunden nach Auftreten der Symptomatik. Ischämisches Myokard lässt sich nach einem Infarkt insbesondere bei früher Behandlung erfolgreich reperfundieren. Nach Ablauf eines Zeitfensters von etwa 12 Stunden ist die Myokardnekrose bereits so ausgebildet, dass die Risiken einer Thrombolyse die positiven Effekte überwiegen.

Auch im **Langzeit-Follow-Up** zeigte die fibrinolytische Therapie günstige Ergebnisse. In der GISSI-Studie konnte nachgewiesen werden, dass sich der frühe Überlebensgewinn in der Thrombolysegruppe bis zu 10 Jahren nach der Therapie fortsetzt (Franzosi et al. 1998).

Eine **thrombozytenaggregationshemmende Therapie zusätzlich** zur Thrombolyse ist vorteilhaft (ISIS-Studie; ISIS-2 Collaborative Group 1988). Additiv zur Thrombolyse bewirkte die Gabe von ASS gegenüber Placebo eine Reduktion der Infarktmortalität um 42%.

> Die Gabe von ASS beim akuten Koronarsyndrom ist daher heute allgemein etabliert und anerkannt.

Doch auch die thrombolytische Therapie selbst ließ sich durch den Einsatz modernerer Substanzen optimieren. So kann beispielsweise durch den Einsatz des fibrinspezifischen Thrombolytikums rt-PA (Alteplase) eine weitere Verbesserung der Überlebensraten bei akutem Myokardinfarkt im Vergleich zur Therapie mit Streptokinase erreicht werden (GUSTO-1-Studie; GUSTO Investigators 1993). Die Gabe von rt-PA in Kombination mit einer intravenösen Applikation von Heparin war der Therapie mit Streptokinase bezüglich der Wiedereröffnungsrate des Infarktgefäßes und der Mortalität signifikant überlegen. Durch die antithrombotische Begleittherapie mit Heparin konnte vor allem die Rate von frühzeitigen Wiederverschlüssen nach erfolgreicher Thrombolyse reduziert werden. Die Befürchtung, es könnte unter dieser Therapie zu einer deutlich höheren Rate an Blutungskomplikationen kommen, bestätigte sich nicht.

> Die thrombolytische Therapie beim akuten Myokardinfarkt ist indiziert, falls keine Akutkoronarintervention durchgeführt werden kann. Dabei sind fibrinspezifische Substanzen der nicht fibrinspezifischen Therapie mit Streptokinase überlegen. Eine antithrombotische Begleittherapie ist bei der Gabe fibrinspezifischer Thrombolytika erforderlich.

▪ Lungenembolie

Die Indikation zur thrombolytischen Therapie bei Lungenarterienembolie ist von der Kreislaufsituation des Patienten abhängig. Das Ausmaß der rechtsventrikulären Dysfunktion und der systemischen arteriellen Hypotonie korrelieren direkt mit der Sterblichkeit an Lungenembolie. Diese kann bei massiver Embolie mit akutem Rechtsherzversagen bis zu 90% betragen (Agnelli et al. 2002). Bei akutem Rechtsherzversagen mit kardiogenem Schock aufgrund einer Lungenembolie ist eine thrombolytische Therapie indiziert. Bei Patienten mit einer echokardiographisch nachgewiesenen Lungenembolie und Rechtsherzbelastung ohne Zeichen einer Kreislaufdekompensation ist die Indikation zur Lysetherapie umstritten. In diesen Fällen müssen die Kontraindikationen zur Thrombolyse besonders eng ausgelegt werden. Falls eine Rechtsherzbelastung ausgeschlossen werden kann, ist eine Thrombolyse nicht indiziert und der Patient sollte lediglich einer therapeutischen Antikoagulation zugeführt werden.

Patienten mit akuter Lungenembolie sollten nach Beachtung der Kontraindikationen – falls Zeichen der Kreislaufinstabilität vorliegen – mit einem Thrombolytikum behandelt werden.

> Je ausgeprägter die Kreislaufsituation beeinträchtigt ist, desto großzügiger sollte die Indikation zur Thrombolyse gestellt werden. Unter den verschiedenen thrombolytischen Substanzen ist zurzeit Alteplase der Vorzug zu geben.

Tiefe Beinvenenthrombose

Die Indikation zur Thrombektomie und Lysetherapie ist bei der tiefen Beinvenenthrombose sehr kritisch zu stellen. Eine Indikation zur Lysetherapie besteht praktisch nur bei der sehr seltenen **Phlegmasia coerulea dolens**, bei der eine vollständige Thrombosierung aller venösen Gefäße einer Extremität mit konsekutiver Ödembildung, Kompression der arteriellen Zirkulation und drohendem Verlust der Extremität vorliegt. Die Lysetherapie stellt neben einer chirurgischen Thrombektomie in diesem Fall die einzige Therapieoption zum Erhalt der Extremität dar.

Akute zerebrale Ischämie

Die meisten zerebralen Ischämien werden durch thrombotische oder thromboembolische Ereignisse verursacht. In etwa 80 % lassen sich angiographisch arterielle Okklusionen durch einen Thrombus darstellen. Eine thrombolytische Therapie kann zu einer Reperfusion der okkludierten Arterien führen. Vor Beginn einer Thrombolyse müssen nicht ischämische Ursachen eines akuten Schlaganfalles, wie Blutung oder Tumor, mittels CT ausgeschlossen werden.

Mindestens 9 große randomisierte Studien haben die Wirksamkeit einer thrombolytischen Therapie bei ischämischem Schlaganfall getestet. Das therapeutische Zeitfenster, währenddessen das betroffene neuronale Gewebe einer Reperfusion zugänglich ist, ist mit 3 Stunden relativ kurz. Patienten, die innerhalb dieses Zeitfensters behandelt werden, profitieren von der Reperfusionstherapie vor allem bei Behandlung innerhalb der 1. Stunde nach Symptombeginn. Die Therapie mit Alteplase hat sich aufgrund des günstigeren Wirkungs-/Nebenwirkungsprofils gegenüber Streptokinase oder Urokinase durchgesetzt (Albers et al. 2004).

Kontraindikationen

Das Hauptrisiko der thrombolytischen Therapie stellen **Blutungskomplikationen**, insbesondere intrakranielle Blutungen, dar. Unter fibrinolytischer Therapie treten pro 1 000 Patienten etwa 4 intrakranielle Blutungsereignisse mehr auf als unter Placebo. In diesem Zusammenhang konnten klinische Prädiktoren für das Auftreten von intrakraniellen Blutungen erarbeitet werden (Tab. 3-3).

Die wichtigsten Risikofaktoren für Blutungskomplikationen einer thrombolytischen Therapie stellen die drei Faktoren höheres Lebensalter, niedriges Körpergewicht sowie weibliches Geschlecht dar (Fibrinolytic Therapy Trialists' Collaborative Group 1994). Weitere Prädiktoren für eine Blutungskomplikation sind: Bluthochdruck, frühere zerebrale Blutung sowie eine kombinierte Thrombolysetherapie.

Es besteht eine Reihe von relativen und absoluten Kontraindikationen für eine thrombolytische Therapie:

- **Absolute** Kontraindikationen (beim akuten Myokardinfarkt):
  – hämorrhagische Diathese, manifeste oder kurz zurückliegende Blutung,
  – therapeutische Antikoagulation mit oralen Antikoagulanzien,
  – Zustand nach nicht komprimierbarer arterieller Punktion.
- **Relative** Kontraindikationen:
  – Operation oder Organbiopsie in den letzten 14 Tagen,

Tab. 3-3 Prädiktoren einer intrakraniellen Blutung nach Fibrinolyse bei akutem Myokardinfarkt. Der Chi-Quadrat-Test (X^2) dient zur Feststellung der Unabhängigkeit zweier Größen; je höher der X^2-Wert, desto stärker ist die Variable ein Prädiktor für die Blutung.

Variable	X^2	p-Wert
Alter	64,94	0,0001
Gewicht	34,63	0,0001
vorbestehende zerebrovaskuläre Erkrankung	20,50	0,0001
diastolischer erhöhter Blutdruck	14,07	0,0002
kombinierte Therapie mit Alteplase/Streptokinase	14,01	0,0002
arterieller Hypertonus	7,44	0,0065

- i.m.-Injektion,
- nicht beherrschbare Hypertonie,
- schwere Leber- und Nierenfunktionsstörungen,
- Schwangerschaft und Wochenbett,
- zerebrovaskuläre Erkrankung, Zustand nach Apoplex oder Hirnblutung in den letzten 3 Monaten.

Die strenge Selektion der Patienten in den großen Thrombolysestudien anhand der genannten Risikofaktoren und Kontraindikationen führten zu einer relativ niedrigen Rate an schweren Komplikationen. Ein beträchtlicher Anteil der Patienten erfüllte die Einschlusskriterien für eine Thrombolyse nicht, wurde entsprechend konservativ behandelt und zeigte eine höhere Gesamtmortalität. Im klinischen Alltag ist man aus diesem Grund von den in den Studien verwendeten engen Einschlusskriterien immer weiter abgerückt. Dieses Vorgehen ist selbstverständlich sorgfältig gegen die zu erwartende höhere Komplikationsrate abzuwägen.

Streptokinase

Wirkstoff

Streptokinase (z. B. Streptase®), ein Protein aus β-hämolysierenden Streptokokken, besitzt selbst keine enzymatische Aktivität, sondern bildet mit Plasminogen in einem stöchiometrischen Verhältnis von 1 : 1 einen Komplex. Dieser nun enzymatisch aktive Komplex kann freies Plasminogen zu proteolytisch aktivem Plasmin spalten.

Streptokinase wirkt nicht fibrinspezifisch, sodass eine systemische Aktivierung von Plasminogen zu Plasmin erfolgt und anschließend die Gerinnungsfaktoren V und VIII sowie zirkulierendes Fibrinogen in der Regel auf Werte unter 20 % des Ausgangswertes abgebaut werden. Trotz des daraus entstehenden »lytischen Status« treten im Vergleich zu fibrinspezifischen Plasminogenaktivatoren nicht vermehrt Blutungskomplikationen auf (Fibrinolytic Therapy Trialists' Collaborative Group 1994).

Pharmakokinetik

Die auf der Aktivatorbildung beruhende Elimination der Streptokinase erfolgt mit einer Halbwertszeit von ca. 80 Minuten. Der größte Teil der Streptokinase wird zu Peptiden abgebaut und über die Nieren und den Darm ausgeschieden. Ein kleiner Teil kann aufgrund der hohen Affinität und der schnellen Reaktion zwischen Streptokinase und Streptokinaseantikörpern, die möglicherweise im Blut des Patienten enthalten sind, mit einer HWZ von 18 Minuten aus dem Blut eliminiert werden.

Dosierung

Die übliche Dosierung von Streptokinase beim akuten Myokardinfarkt beträgt 1,5 Mio. I.E. i. v. über 60 Minuten. Die Kombination mit Acetylsalicylsäure ist additiv wirksam. Unter laufender Therapie mit Streptokinase wird in der Regel keine zusätzliche Gabe von Heparin empfohlen. Heparin sollte erst nach Ende der Infusion verabreicht werden (s. auch folgender Abschnitt »Monitoring und Antidot«).

Monitoring und Antidot

■ **Monitoring bei systemischer Anwendung**
Bei Kurzzeitlysen über 6 Stunden sollte Heparin während oder nach der Streptokinaseinfusion nur dann gegeben werden, wenn die TZ oder die aPTT weniger als das 2-Fache bzw. das 1,5-Fache der Norm beträgt. Um einen ausreichenden Schutz vor einer Rethrombosierung zu gewährleisten, sollte die TZ 2- bis 4-fach, die aPTT 1,5- bis 2,5-fach verlängert sein. Wird die Infusion mit Streptokinase nicht wiederholt, wird die Heparintherapie gleichzeitig mit der Gabe von oralen Antikoagulanzien begonnen (s. u. »Monitoring in der Nachbehandlung«).

> Die Dosierung von Langzeitlysen wird über die Thrombinzeit kontrolliert.

Eine 2- bis 4- fache Verlängerung der Thrombinzeit als Zeichen eines ausreichend antikoagulatorischen Schutzes ist anzustreben. Deshalb kann bereits ab der 16. Therapiestunde eine simultane

Verabreichung von Heparin erforderlich werden. Liegt die Thrombinzeit nach der 16. Stunde noch über dem 4-Fachen des Normalwertes, ist die Erhaltungsdosis von Streptokinase über mehrere Stunden bis zum Rückgang der Thrombinzeit zu halbieren.

- **Monitoring bei lokaler Anwendung**

Wie bei Angiographien üblich, wird – soweit nötig – vor der Angiographie zur Prophylaxe von katheterinduzierten Thrombosen Heparin appliziert. Der Therapieerfolg der Lyse lässt sich anhand der Angiographie bestimmen. Bei einem ausreichenden Blutfluss im zuvor verschlossenen Gefäßbereich über mehr als 15 Minuten kann die Therapie als erfolgreich betrachtet und beendet werden.

- **Monitoring in der Nachbehandlung**

Nach jeder Streptokinasetherapie kann zur Verhütung von Rethrombosierungen eine Nachbehandlung mit Antikoagulanzien oder Thrombozytenaggregationshemmern erfolgen. Besonders bei der Heparintherapie ist auf ein erhöhtes Blutungsrisiko zu achten. Die Heparintherapie wird individuelle mit der Thrombinzeit oder der aPTT gesteuert. Eine 2- bis 4-fache Verlängerung der Thrombinzeit bzw. eine 1,5-fache Verlängerung der aPTT wird angestrebt. Zur Langzeitprophylaxe können orale Antikoagulanzien, wie z. B. Cumarinderivate oder Thrombozytenaggregationshemmer, verabreicht werden.

- **Antidot**

Als Gegenmittel bei einer thrombolytikabedingten Blutung stehen die Plasminhemmstoffe 4-Aminomethylbenzoesäure (z. B. Pamba®) sowie Tranexamsäure (z. B. Cyklokapron®) zur Verfügung. Sie hemmen die fibrinspaltende Aktivität des Plasmins. Indikation für eine Antidotbehandlung während einer fibrinolytischen Therapie ist eine bedrohliche Blutung.

Die Dosierung der **Tranexamsäure** richtet sich nach dem Ausmaß der Blutung, in der Regel wird 1 g Tranexamsäure 3–6 ×/d verabreicht. Bei eingeschränkter Nierenfunktion ist die Dosis zu reduzieren. Bei Gabe von **4-Aminomethylbenzoesäure** als Antidot zur Unterbrechung einer fibrinolytischen Therapie ist in der Regel die einmalige intravenöse Gabe von 50 mg ausreichend. Es besteht die Möglichkeit einer kontinuierlichen Anwendung als Infusion mit physiologischer Kochsalz- bzw. Glukoselösung. Hierbei sollte eine Dosis von 100 mg/h nicht überschritten werden. Aprotinin wird in einer Dosierung von initial 2 Mio. KIE als Infusion über 20 Minuten gefolgt von einer Dauerinfusion von 500 000 KIE/h je nach Klinik des Blutungsereignisses verabreicht. Weitere Informationen zu Antifibrinolytika können dem Kapitel 3.1.1 entnommen werden.

Kontraindikationen und Wechselwirkungen

Streptokinase darf bei bekannten allergischen Reaktionen auf den Wirkstoff nicht angewendet werden. Darüber hinaus gelten die allgemeinen Kontraindikationen der fibrinolytischen Therapie (s. o.).

Unerwünschte Wirkungen

Da es sich bei Streptokinase um ein körperfremdes Eiweißmolekül handelt, treten gehäuft allergische Reaktionen auf. Nach einer Therapie mit Streptokinase lässt sich über einen Zeitraum von mehreren Jahren ein Anti-Streptokinase-IgG-Titer nachweisen. Möglicherweise ist aus diesem Grund eine 2. Applikation von Streptokinase mit einer erhöhten Rate allergischer Komplikationen bzw. mit einer abgeschwächten Wirkung verbunden.

Klinische Anwendung

Bei der Behandlung mit Streptokinase wurden in angiographisch kontrollierten, multizentrischen Therapiestudien bei akutem Myokardinfarkt 90 Minuten nach Therapiebeginn koronare Offenheitsraten (TIMI [thrombolysis in myocardial infarction] II und III) von 51–61 % ermittelt. Prognostisch günstige TIMI-III-Flussraten ließen sich aber nur in etwa 30 % der Infarktgefäße erreichen. In placebokontrollierten Großstudien führte die Therapie mit Streptokinase zu einer signifikanten Reduktion der Mortalität.

Urokinase

Wirkstoff

Die Serinprotease Urokinase (z. B. Corase®, rheotromb®, Urokinase®) wurde ursprünglich aus menschlichem Urin isoliert. Mittlerweile wird die Urokinase rekombinant hergestellt. Durch proteolytische Spaltung des Vorläufers Pro-Urokinase entsteht die hochmolekulare Form der Urokinase (ca. 54 kDa). Durch weitere proteolytische Spaltung entsteht eine niedermolekulare Form (ca. 34 kDa), deren fibrinolytische Aktivität mit der hochmolekularen Form vergleichbar ist. Im Gegensatz zu Streptokinase besitzt Urokinase kein antigenes Potenzial.

Pharmakokinetik

Die Plasmahalbwertszeit von Urokinase liegt bei ca. 10–16 Minuten.

Dosierung

- **Lokale arterielle Therapie**

Infiltration des Thrombus mit 100 000 I.E./h bei 70 kg KG bis zum Eintritt des Lyseerfolgs (maximal 48 h).

- **Systemische Therapie**
  (z. B. bei Phlegmasia coerulea dolens)

Initial 250 000–600 000 I.E: über 10–20 Minuten i. v. Die Erhaltungsdosis beträgt 40 000–100 000 I.E./h. Die Therapiedauer beträgt in diesem Fall häufig mehrere Tage und richtet sich nach dem klinischen Erfolg.

Eine simultane Heparingabe ist zur Reduktion des Risikos einer Rethrombosierung in der Regel angezeigt, die aPTT sollte auf das 1,5- bis 2,5-Fache der Norm verlängert sein.

Monitoring und Antidot

Häufig wird zum Drugmonitoring der Serumfibrinogenspiegel (nach Clauss) in 4- bis 6-stündlichem Abstand bestimmt. Dieser sollte 100–150 mg/dl nicht unterschreiten. Bezüglich des Antidots vergleiche auch Kapitel Streptokinase, »Monitoring und Antidot« (S. 198).

Kontraindikationen und Wechselwirkung

Vergleiche hierzu die allgemeinen Kontraindikationen von Thrombolytika (S.197).

Unerwünschte Wirkungen

An häufigen unerwünschten Wirkungen sind Blutungen aus Punktionskanälen nach invasiven Maßnahmen, Blutungen nach Traumata sowie Mikrohämaturie zu nennen. Selten (bei ca. 1%) kann es zu lebensbedrohlichen Komplikationen wie intrazerebralen, retroperitonealen, gastrointestinalen oder intrahepatischen Blutungen kommen. Eine passagere Erhöhung der Serumtransaminasen kann häufig beobachtet werden, ebenso ein Abfall des Hämatokrits ohne klinisch manifeste Blutungszeichen.

Durch den Zerfall von Thromben kann es gelegentlich zu Embolisationen kommen. Vereinzelt wurden allergische Reaktionen mit Flush, Urtikaria, Dyspnoe und Hypotension beobachtet.

Klinische Anwendung

Obwohl Zulassungen für die Therapie des akuten Myokardinfarktes und der Lungenembolie bestehen, wird Urokinase bei diesen Indikationen aufgrund der ungünstigeren Datenlage im Vergleich zu Alteplase eher selten eingesetzt. Urokinase ist vor allem bei arteriellen Verschlüssen der peripheren Arterien in der Langzeitapplikation indiziert (Ouriel et al. 1998).

Unter einer Urokinasetherapie gelingt in bis zu 70% der Fälle die vollständige Auflösung eines arteriellen Thrombus. Die häufigste Applikationsform ist dabei die so genannte »lokale Lyse«, bei der das Medikament über einen arteriellen Katheter möglichst direkt in den Thrombus verabreicht wird. Dabei ist zu beachten, dass auch bei der lokalen Behandlung systemische Lyseeffekte einschließlich eines erhöhten Blutungsrisikos auftreten können.

Alteplase

Wirkstoff

Alteplase (rt-PA, z. B. Actilyse®) ist ein Gewebeplasminogenaktivator (t-PA). Sie stellt ein körpereigenes Fibrinolytikum dar, das heute rekombinant hergestellt werden kann und eine hohe Fibrinaffinität besitzt. Die Komplexbildung von rt-PA mit Fibrin verstärkt wiederum die Affinität zu Plasminogen, das als aktive Protease Fibrin spaltet. Die Fibrinspezifität des Komplexes führt zu einer sehr schnellen Fibrinolyse ohne nennenswerte Fibrinogenolyse.

Pharmakokinetik

Alteplase wird rasch aus dem Blut eliminiert und hauptsächlich in der Leber metabolisiert (Plasmaclearance 550–680 ml/min). Die dominante Plasmahalbwertszeit t1 beträgt 4–5 Minuten. Dies bedeutet, dass nach 20 Minuten weniger als 10 % der Anfangskonzentration im Plasma vorhanden sind. Für die restliche in einem tiefen Kompartiment befindliche Menge ergibt sich eine 2. Halbwertszeit $t\frac{1}{2}\beta$ von etwa 40 Minuten.

Dosierung

■ **Akuter Myokardinfarkt**

Zur thrombolytischen Therapie des akuten Myokardinfarktes werden initial 15 mg rt-PA als Bolus, anschließend 0,75 mg/kg über 30 Minuten, gefolgt von 0,5 mg/kg über weitere 60 Minuten verabreicht. Begleitend sollte eine Heparintherapie mit einer Ziel-PTT von 60–80 Sekunden erfolgen.

■ **Lungenembolie**

Bei der Lungenembolie wird initial ein Bolus von 10 mg, gefolgt von 90 mg als Dauerinfusion über 2 Stunden verabreicht. Es sollte ebenfalls eine Heparintherapie mit einer Ziel-PTT von 60–80 Sekunden erfolgen.

■ **Zerebrale Ischämie**

Zur thrombolytischen Therapie des akuten ischämischen Schlaganfalles wird die intravenöse Gabe von 0,9 mg/kg KG (bis max. 90 mg) über 60 Minuten empfohlen. 10 % der Gesamtdosis sollten initial als Bolus innerhalb von 1–2 Minuten verabreicht werden. Begleitend ist die Gabe von Heparin mit einer Ziel-PTT von 60–80 Sekunden erforderlich.

Eine entscheidende Neuerung brachte die Entwicklung rekombinanter t-PA-Mutanten mit dem Ziel, zum einen die Applikation durch Bolusgabe zu vereinfachen, zum anderen das Verhältnis zwischen Effektivität und Blutungskomplikationen zu verbessern.

Monitoring und Antidot

Vergleiche hierzu den Abschnitt bei Streptokinase (S. 198).

Kontraindikationen und Wechselwirkungen

Vergleiche hierzu die allgemeinen Kontraindikationen von Thrombolytika (S. 197).

Unerwünschte Wirkungen

Häufig kommen Blutungen der Haut, insbesondere im Bereich von Punktionsstellen, Blutungen des Urogenitaltraktes sowie Nasenbluten vor. Seltener werden intrazerebrale, schwere gastrointestinale, retroperitoneale oder Blutungen parenchymatöser Organe beobachtet.

Durch den Zerfall von Thromben kann es gelegentlich zu Embolisationen kommen. Auch leichte Formen von anaphylaktoiden Reaktionen können auftreten. In einzelnen Fällen wurden jedoch lebensbedrohliche allergische Reaktionen beobachtet.

Klinische Anwendung

Beim akuten Myokardinfarkt führt die rt-PA-Thrombolyse zu hohen Offenheitsraten (TIMI II und TIMI III [80 %]), wobei zur Verhinderung erhöhter Reokklusionsraten eine intravenöse Therapie mit Heparin erfolgen muss. Alteplase hat in der so genannten gewichtsadaptierten *front loaded*-Dosierung mit begleitender aPTT-wirksamer Heparingabe hinsichtlich Offenheitsraten und Mortalität signifikante Vorteile gegenüber Streptokinase bzw. einer Kombination aus Streptokinase und niedrig dosierter rt-PA gezeigt (GUSTO Investigators 1993). Eine leicht erhöhte Rate an zerebralen Blutungskomplikationen wird durch eine signifikant reduzierte Mortalität ausgeglichen.

Um die Applikation zu vereinfachen wurde versucht, Alteplase als Doppelbolus anstelle der Dauerinfusion zu verabreichen. Dies führte jedoch zu einer höheren Rate an intrakraniellen Blutungen sowie einer gesteigerten 30-Tages-Mortalität und konnte sich daher nicht durchsetzen (COBALT 1997).

Bei der akuten zerebralen Ischämie kann rt-PA die Wahrscheinlichkeit eines klinisch vorteilhaften Behandlungsergebnisses gegenüber der Therapie mit Placebo signifikant verbessern, wenn er innerhalb der ersten 3 Stunden nach Symptombeginn verabreicht wird (Albers et al. 2004).

Reteplase

Wirkstoff

Durch die Deletion von einzelnen Domänen des t-PA-Moleküls (Finger-, Wachstumsfaktor- und Kringle-1-Domäne) wurde die t-PA-Mutante Reteplase (r-PA, z. B. Rapilysin®) entwickelt. Durch die Entfernung der Fingerdomäne verringert sich die Fibrinbindung von r-PA gegenüber rt-PA. Somit besitzt r-PA eine geringere Fibrinspezifität als rt-PA.

Pharmakokinetik

Bezüglich der hepatischen Elimination führen die strukturellen Veränderungen des Moleküls zu einer gegenüber rt-PA deutlich verlängerten Plasmahalbwertszeit (18 vs. 3–4 Minuten). Somit kann r-PA anders als rt-PA als Bolus verabreicht werden.

Dosierung

Beim akuten Myokardinfarkt werden 2 Bolusinjektionen von je 10 E i. v. im Abstand von 30 Minuten gegeben sowie begleitend Heparin mit einer Ziel-PTT von 60–80 Sekunden. Aufgrund erhöhter Reokklusionsraten nach Einzelbolusgabe hat sich die Gabe eines Doppelbolus bewährt.

Für die Indikation Lungenembolie besteht zurzeit keine Zulassung.

Monitoring und Antidot

Nach intravenöser Bolusinjektion von 10 + 10 E bei Patienten mit akutem Myokardinfarkt wird das Reteplaseantigen mit einer dominanten Halbwertszeit (t½α) von 18 ± 5 Minuten im Plasma verteilt und mit einer terminalen Halbwertszeit (t½β) von 5,5 Stunden ± 12,5 Minuten und einer Clearancerate von 121 ± 25 ml/min eliminiert. Die Rate der Plasmaclearance liegt für die Reteplaseaktivität bei 283 ± 101 ml/min, woraus eine t½α von 14,6 ± 6,7 Minuten und eine ½β von 1,6 Stunden ± 39 Minuten resultiert. Im Urin sind nur geringe Mengen Reteplase immunologisch nachweisbar. Genaue Kenntnisse über die Haupteliminationswege beim Menschen liegen nicht vor. Auswirkungen einer Leber- oder Niereninsuffizienz auf die Elimination sind nicht bekannt. Untersuchungen an Ratten lassen jedoch darauf schließen, dass die aktive Aufnahme und der lysosomale Abbau hauptsächlich in der Leber und der Niere erfolgen. Zusätzliche Studien an Humanplasmaproben in vitro deuten darauf hin, dass die Komplexbildung mit C1-Inaktivatoren, α_2-Antiplasmin und α_2-Antitrypsin zur Inaktivierung von Reteplase im Plasma beitragen. Der relative Beitrag der Inhibitoren zur Inaktivierung von Reteplase fällt in folgender Reihenfolge ab: C1-Inaktivatoren > α_2-Antiplasmin > α_2-Antitrypsin. Die HWZ von Reteplase liegt bei Herzinfarktpatienten höher als bei gesunden Probanden. Ein zusätzlicher Anstieg der HWZ der Aktivität bei Herzinfarktpatienten mit eingeschränkter Leber- oder Nierenfunktion kann nicht ausgeschlossen werden. Klinische Daten zur Pharmakokinetik bei diesen Patienten liegen nicht vor. Tierexperimentelle Daten zeigen, dass bei stark eingeschränkter Nierenfunktion mit einem deutlichen Anstieg des Serumkreatinins und des Serumharnstoffes eine verlängerte HWZ von Reteplase zu erwarten ist. Bei mäßig eingeschränkter Nierenfunktion werden die pharmakokinetischen Eigenschaften von Reteplase nicht signifikant verändert.

Bezüglich des Antidots vergleiche auch Kapitel Streptokinase, »Monitoring und Antidot« (S. 198).

Kontraindikationen und Wechselwirkungen

Vergleiche hierzu die allgemeinen Kontraindikationen von Thrombolytika (S. 197).

Unerwünschte Wirkungen

Als häufigste Nebenwirkungen treten Blutungen an Punktionsstellen, leichte gastrointestinale sowie urogenitale Blutungen auf. Selten werden retroperitoneale, intrazerebrale sowie schwere gastrointestinale Blutungen beobachtet. Gelegentlich können leichte allergische Reaktionen auftreten, über schwere anaphylaktische Reaktionen wurden nur in Einzelfällen berichtet.

Klinische Anwendung

Die Sicherheit und Effektivität von Reteplase (Offenheitsrate der Infarktarterie) ist im Vergleich zu Alteplase (in herkömmlicher und *front-loaded*-Applikation) höher (RAPID-1- u. -2-Studie; Bode et al. 1996; Smalling et al. 1995). Allerdings schlug sich dies nicht in einer verbesserten 30-Tage-Überlebensrate nieder (GUSTO III 1997).

Reteplase besitzt gegenüber Alteplase zudem den Vorteil der einfacheren Applikation (Doppelbolus) und hat sich vor allem in der prähospitalen Anwendung bewährt.

Tenecteplase

Wirkstoff

Die t-PA-Mutante Tenecteplase (z. B. Metalyse®) unterscheidet sich in 3 Punktmutationen von Alteplase. Diese Punktmutationen führen einerseits zu einer deutlich erhöhten Fibrinspezifität, zum anderen wird durch die erhöhte Resistenz gegenüber dem endogenen Plasminogenaktivatorinhibitor-1 (PAI-1) die Plasmahalbwertszeit auf bis zu 30 Minuten verlängert. Dies ermöglicht die Applikation als Einzelbolus.

Pharmakokinetik

Aus dem Kreislauf wird Tenecteplase (TNK) durch Bindung an spezifische Leberrezeptoren und nachfolgende Spaltung in kleine Peptide eliminiert. Dabei ist die Bindung an die Leberrezeptoren im Vergleich zu natürlichem t-PA weniger stark ausgeprägt und damit die HWZ gegenüber t-PA verlängert. Ob und inwieweit TNK beim Menschen an Plasmaproteine gebunden wird, ist nicht bekannt. Nach einem intravenösen Einfachbolus bei Patienten mit akutem Herzinfarkt ergibt sich für das TNK-Antigen eine biphasische Elimination aus dem Plasma. Im therapeutischen Bereich findet sich keine Dosisabhängigkeit für die Elimination. Die initiale, dominante HWZ beträgt 24 ± 5,5 Minuten, entsprechend einer 5-fachen Verlängerung im Vergleich zu natürlichem t-PA. Die terminale HWZ beträgt 129 ± 87 Minuten und die Plasmaclearance 119 ± 49 ml/min. Mit steigendem Körpergewicht nimmt die Plasmaclearance von TNK etwas zu: Höheres Alter führt zu einer etwas niedrigeren Clearance und auch Frauen weisen im Allgemeinen eine niedrigere Clearance als Männer auf.

Auswirkungen einer Nieren- oder Leberinsuffizienz auf die Pharmakokinetik beim Menschen sind nicht bekannt. Zur Dosierung von TNK bei Patienten mit Leber- oder schwerer Niereninsuffizienz liegen keine spezifischen Erfahrungen vor. Basierend auf tierexperimentellen Untersuchungen ist ein Einfluss auf die Pharmakokinetik bei Niereninsuffizienz nicht zu erwarten.

Dosierung

Tenecteplase wird gewichtsadaptiert dosiert:
- < 60 kg: 30 mg
- 60–< 70 kg: 35 mg
- 70–< 80 kg: 40 mg
- 80–< 90 kg: 45 mg
- > 90 kg: 50 mg

Die Substanz wird als Einzelbolus gegeben und von einer Heparintherapie mit einer Ziel-PTT von 50–75 Sekunden begleitet.

Für die Indikation Lungenembolie besteht zurzeit keine Zulassung.

Monitoring und Antidot

Vergleiche hierzu den entsprechenden Abschnitt bei Streptokinase (S. 198).

Kontraindikationen und Wechselwirkungen

Vergleiche hierzu die allgemeinen Kontraindikationen von Thrombolytika (S. 197).

Unerwünschte Wirkungen

Vergleiche hierzu die unerwünschten Wirkungen von Alteplase (S. 201).

Klinische Anwendung

Die Sicherheit der Substanz bei Anwendung bei einem **akuten Myokardinfarkt** wurde durch die ASSENT-1-Studie belegt, die keine höhere Rate an intrakraniellen Blutungen gegenüber einer Behandlung mit Alteplase erkennen ließ (Van de Werf et al. 1999). Hinsichtlich der Offenheitsraten des Infarktgefäßes sowie der 30-Tages-Mortalität ist Tenecteplase gegenüber Alteplase gleichwertig (TIMI-10B- sowie die ASSENT-2-Studien) (Cannon et al. 1998; Van De Werf et al. 1999). Aufgrund der vereinfachten Applikation als Einzelbolus ist Tenecteplase bei gleicher Effektivität und Sicherheit vor allem im Bereich der **prähospitalen Therapie** eine attraktive Alternative.

Lanoteplase

Durch eine gegenüber r-PA nochmals verlängerte Plasmahalbwertszeit zeichnet sich die t-PA-Deletionsmutante Lanoteplase (n-PA) aus (Deletion von Finger- und Wachstumsfaktordomäne). Eine zusätzliche Punktmutation in der Kringle-1-Domäne führt durch Eliminierung einer Glykosylierungsstelle zu einem verminderten hepatischen Abbau. Die dadurch erreichte Plasmahalbwertszeit beträgt 45 Minuten und ermöglicht so die Applikation als Einzelbolus.

Die zunächst vielversprechenden Ergebnisse der InTime-1-Studie (intravenous n-PA for treatment of infarcting myocardium early) konnten eine höhere Offenheitsrate für Lanoteplase verglichen mit Alteplase nachweisen. Hinsichtlich der 30-Tages-Mortalität zeigte sich in der InTime-2-Studie für Lanoteplase gegenüber Alteplase kein Vorteil, jedoch eine signifikant höhere Rate an intrakraniellen Blutungen, sodass die Substanz nicht auf dem Markt eingeführt wurde (InTIME-II Investigators 2000).

Schlussbemerkung

Bei Patienten, die mit Alteplase (Bolus und Infusion) behandelt wurden, traten deutlich häufiger Dosierungsfehler auf, als bei Patienten die Bolusfibrinolytika erhielten. Damit verbunden war ein schlechteres klinisches Ergebnis (Bates et al. 1995).

Die Bolusfibrinolytika zeichnen sich zudem durch die frühere Initialisierung der fibrinolytischen Therapie durch einen signifikanten Zeitgewinn aus (Morrow et al. 2002).

> Beim akuten Myokardinfarkt bieten die Fibrinolytika aus der Gruppe der rekombinant-mutierten t-PA-Moleküle gegenüber nativem t-PA bei gleicher therapeutischer Effektivität den Vorteil der einfacheren Applikation und Dosierung.

Literatur

Agnelli G, Becattini C, Kirschstein T. Thrombolysis vs heparin in the treatment of pulmonary embolism: a clinical outcome-based meta-analysis. Arch Intern Med 2002; 162: 2537–41.

Albers GW, Amarenco P, Easton JD, Sacco RL, Teal P. Antithrombotic and thrombolytic therapy for ischemic stroke: the Seventh ACCP Conference on Antithrombotic and Thrombolytic Therapy. Chest 2004; 126 (Suppl. 3): S483S–512S.

Bates DW, Cullen DJ, Laird N, Petersen LA, Small SD, Servi D, Laffel G, Sweitzer BJ, Shea BF, Hallisey R et al. Incidence of adverse drug events and potential adverse drug events. Implications for prevention. ADE Prevention Study Group. JAMA 1995; 274: 29–34.

Bode C, Smalling RW, Berg G, Burnett C, Lorch G, Kalbfleisch JM, Chernoff R, Christie LG, Feldman RL, Seals AA, Weaver WD. RAPID II Investigators. Randomized comparison of coronary thrombolysis achieved with double-bolus reteplase (recombinant plasminogen activator) and front-loaded, accelerated alteplase (recombinant tissue plasminogen activator) in patients with acute myocardial infarction. Circulation 1996; 94: 891–8.

Boersma E, Boersma E, Maas AC, Deckers JW, Simoons ML. Early thrombolytic treatment in acute myocardial infarction: reappraisal of the golden hour. Lancet 1996; 348: 771–5.

Cannon CP, Gibson CM, McCabe CH, Adgey AA, Schweiger MJ, Sequeira RF, Grollier G, Giugliano RP, Frey M, Mueller HS, Steingart RM, Weaver WD, Van de Werf F, Braunwald E. TNK-tissue plasminogen activator compared with front-loaded alteplase in acute myocardial infarction: results of the TIMI 10B trial. Thrombolysis in Myocardial Infarction (TIMI) 10B Investigators. Circulation 1998; 98: 2805–14.

Fibrinolytic Therapy Trialists' (FTT) Collaborative Group. Indications for fibrinolytic therapy in suspected acute myocardial infarction: collaborative overview of early mortality and major morbidity results from all randomised trials of more than 1000 patients. Lancet 1994; 343: 311–22.

Franzosi MG, Santoro E, De Vita C, Geraci E, Lotto A, Maggioni AP, Mauri F, Rovelli F, Santoro L, Tavazzi L, Tognoni G. Ten-year follow-up of the first megatrial testing thrombolytic therapy in patients with acute myocardial infarction: results of the Gruppo Italiano per lo Studio della Sopravvivenza nell'Infarto-1 study. The GISSI Investigators. Circulation 1998; 98: 2659–65.

InTIME-II Investigators. Intravenous NPA for the treatment of infarcting myocardium early. InTIME-II, a double-blind comparison of single-bolus lanoteplase vs accelerated alteplase for the treatment of patients with acute myocardial infarction. Eur Heart J 2000; 21: 2005–13.

ISIS-2 (Second International Study of Infarct Survival) Collaborative Group. Randomized trial of intravenous streptokinase, oral aspirin, both, or neither among 17,187 cases of suspected acute myocardial infarction: ISIS-2. J Am Coll Cardiol 1988; 12 (Suppl. 6A): 3A–13A.

Mathey DG, Mathey DG, Sheehan FH, Schofer J, Dodge HT. Time from onset of symptoms to thrombolytic therapy: a major determinant of myocardial salvage in patients with acute transmural infarction. J Am Coll Cardiol 1985; 6: 518–25.

Menon V, Harrington RA, Hochman JS, Cannon CP, Goodman SD, Wilcox RG, Schunemann HJ, Ohman EM. Thrombolysis and adjunctive therapy in acute myocardial infarction: the Seventh ACCP Conference on Antithrombotic and Thrombolytic Therapy. Chest 2004; 126 (Suppl. 3): 549S–75S.

Morrow DA, Antman EM, Sayah A, Schuhwerk KC, Giugliano RP, deLemos JA, Waller M, Cohen SA, Rosenberg DG, Cutler SS, McCabe CH, Walls RM, Braunwald E. Evaluation of the time saved by prehospital initiation of reteplase for ST-elevation myocardial infarction: results of The Early Retavase-Thrombolysis in Myocardial Infarction (ER-TIMI) 19 trial. J Am Coll Cardiol 2002; 40: 71–7.

Ouriel K, Veith FJ, Sasahara AA. A comparison of recombinant urokinase with vascular surgery as initial treatment for acute arterial occlusion of the legs. N Engl J Med 1998; 338: 1105–11.

Smalling RW, Bode C, Kalbfleisch J, Sen S, Limbourg P, Forycki F, Habib G, Feldman R, Hohnloser S, Seals A. More rapid, complete, and stable coronary thrombolysis with bolus administration of reteplase compared with alteplase infusion in acute myocardial infarction. RAPID Investigators. Circulation 1995; 91: 2725–32.

The Continuous Infusion versus Double-Bolus Administration of Alteplase (COBALT) Investigators. A comparison of continuous infusion of alteplase with doble-bolus administration for acute myocardial infarction. N Engl J Med 1997; 337: 1124–30.

The Global Use of Strategies to Open Occluded Coronary Arteries (GUSTO III) Investigators. A compar-

ison of reteplase with alteplase for acute myocardial infarction. N Engl J Med 1997; 337: 1118–23.
The GUSTO Investigators. An international randomized trial comparing four thrombolytic strategies for acute myocardial infarction. N Engl J Med 1993; 329: 673–82.
Van De Werf F, Adgey J, Ardissino D, Armstrong PW, Aylward P, Barbash G, Betriu A, Binbrek AS, Califf R, Diaz R, Fanebust R, Fox K, Granger C, Heikkila J, Husted S, Jansky P, Langer A, Lupi E, Maseri A, Meyer J, Mlczoch J, Mocceti D, Myburgh D, Oto A, Paolasso E, Pehrsson K, Seabra-Gomes R, Soares-Piegas L, Sugrue D, Tendera M, Topol E, Toutouzas P, Vahanian A, Verheugt F, Wallentin L, White H. Assessment of the Safety and Efficacy of a New Thrombolytic Investigators. Single-bolus tenecteplase compared with front-loaded alteplase in acute myocardial infarction: the ASSENT-2 double-blind randomised trial. Lancet 1999; 354: 716–22.
Van de Werf F, Cannon CP, Luyten A, Houbracken K, McCabe CH, Berioli S, Bluhmki E, Sarelin H, Wang-Clow F, Fox NL, Braunwald E. Safety assessment of single-bolus administration of TNK tissue-plasminogen activator in acute myocardial infarction: the ASSENT-1 trial. The ASSENT-1 Investigators. Am Heart J 1999; 137: 786–91.
Yusuf S, Collins R, Peto R, Furberg C, Stampfer MJ, Goldhaber SZ, Hennekens CH. Intravenous and intracoronary fibrinolytic therapy in acute myocardial infarction: overview of results on mortality, reinfarction and side-effects from 33 randomized controlled trials. Eur Heart J 1985; 6: 556–85.

3.3 Arzneimittelnebenwirkungen auf die Hämostase

Thomas Hohlfeld, Karsten Schrör

Etwa 6 % aller Krankenhausaufnahmen beruhen auf Arzneimittelnebenwirkungen. Etwa 2 % davon verlaufen tödlich. Ein großer Teil dieser Nebenwirkungen beruht auf bekannten Substanzwirkungen und ist damit prinzipiell vermeidbar.

Zu den besonders schwer wiegenden Arzneimittelkomplikationen zählen zerebrale und gastrointestinale Blutungen sowie arterielle und venöse Thromboembolien. Besonders bei Pharmaka, die nicht unmittelbar die Hämostase beeinflussen, sind solche Nebenwirkungen oft unerwartet und werden erst spät erkannt. Blutungskomplikationen verursachen darüber hinaus auch deutlich höhere Therapiekosten als der Durchschnitt anderer Arzneimittelnebenwirkungen.

Im Folgenden werden die hämostaseologischen Einflüsse von solchen Pharmaka zusammengefasst, deren Hauptwirkung nicht unmittelbar die Hämostase betrifft.

3.3.1 Kardiovaskuläre Medikamente

Neben den Thrombozytenfunktionshemmern und Antikoagulanzien, die zur Prophylaxe und Therapie kardiovaskulärer Erkrankungen häufig eingesetzt werden (s. Kap. 3.2.1 u. 3.2.2), sind auch für andere kardiovaskulär wirksame Substanzen Wirkungen auf die Hämostase bekannt. Im Einzelfall kann jedoch die Abgrenzung zu den Wirkungen der antithrombotischen Substanzen schwer sein.

Koronartherapeutika und Antihypertensiva

Organische **Nitrate** und Kalziumantagonisten sind schwache Inhibitoren der Thrombozytenfunktion und können die Blutungszeit verlängern. Unter der Therapie mit **Kalziumantagonisten** zeigt sich eine erhöhte Inzidenz gastrointestinaler Blutungen (Kaplan et al. 2000).

Theoretisch können auch ACE-Hemmstoffe für die Regulation der Hämostase Bedeutung haben, da Angiotensin II die Expression des Fibrinolyseinhibitors PAI-1 erhöht. Kinine, deren Inaktivierung durch **ACE-Hemmer** verzögert wird, aktivieren die Fibrinolyse durch die vermehrte vaskuläre Bildung von t-PA. Trotzdem gehören Blutungen nicht zum typischen Nebenwirkungsprofil der ACE-Hemmer.

Kardiaka und Diuretika

Die initiale Koagulation wird durch den Anstieg des Hämatokrits beschleunigt. Diuretika sind deshalb mit einem thrombogenen Risiko behaftet. Vor allem eine forcierte Diurese mit Schleifendiuretika kann, wenn nicht ausreichend Flüssigkeit substituiert wird, eine kritische Hämokonzentration und thromboembolische Komplikationen verursachen.

Unter den positiv inotropen Pharmaka wurden für **Herzglykoside** und **Phosphodiesterasehemmer** Thrombozytopenien beschrieben. Dobutamin kann, z. B. im Rahmen der Stressechokardiographie, eine Plättchenaktivierung mit Abnahme der Thrombozytenzahl bewirken.

Lipidsenker

Für die Hemmstoffe der Cholesterinsynthese wurden verschiedene, vom primären Wirkungsmechanismus unabhängige (»pleiotrope«) Effekte nachgewiesen, darunter auch Wirkungen auf die Hämostase. Statine vermindern die TF-Faktor-VIIa-induzierte Thrombinbildung und steigern die endotheliale Expression von Thrombomodulin mit Bereitstellung von Protein C. Dies ist von der Cholesterinsenkung unabhängig und beruht möglicherweise auf einer Hemmung der Isoprenoidsynthese mit verminderter Prenylierung kleiner G-Proteine (z. B. Rho-GTPasen). Statine erhöhen dennoch nicht das Blutungsrisiko. Eventuell kommt diese Wirkung aber der Prävention kardiovaskulärer Ereignisse zugute.

Literatur

Kaplan RC, Heckbert SR, Koepsell TD, Rosendaal FR, Psaty BM. Use of calcium channel blockers and risk of hospitalized gastrointestinal tract bleeding. Arch Intern Med 2000; 160: 1849–55.

3.3.2 Analgetika und Antirheumatika

Die Anzahl der Verordnungen von Analgetika und Antiphlogistika ist hoch, und zudem sind einige Substanzen rezeptfrei erhältlich. In den USA wird die Inzidenz tödlicher Komplikationen, einschließlich der Blutungen, auf ca. 16 500 pro Jahr geschätzt. In Deutschland entfallen etwa 62 % aller Meldungen von Nebenwirkungen auf die Salicylate (Radke 1999).

Acetylsalicylsäure

Die mit ASS erzielte Hemmung der thrombozytären Thromboxansynthese (s. Kap. 3.2.1) ist bei Dosierungen von 100 mg/Tag meist vollständig. Dennoch nimmt das Risiko von Blutungskomplikationen bei höherer Dosierung deutlich zu (Serebruany et al. 2004). Dies ist neben der Hemmung der Thrombozytenfunktion vermutlich auf eine dosisabhängige Schädigung der Magen- bzw. Darmschleimhaut zurückzuführen.

ASS wird mit einer Halbwertszeit von ca. 20 Minuten zu Salicylsäure metabolisiert. Die Hemmung der Thromboxansynthese ist jedoch irreversibel und wird erst nach 5–10 Tagen durch die Neubildung von Thrombozyten aufgehoben. Salicylsäure, der primäre Metabolit von ASS, hemmt nicht die Thrombozytenfunktion, in antirheumatischer Dosierung (mehrere Gramm pro Tag) aber die Synthese der Gerinnungsfaktoren II, VII, IX und X. Zur Prophylaxe von Blutungen wurde daher bei hoch dosierter Gabe von ASS die Substitution von Vitamin K vorgeschlagen (Radke 1999).

Andere Cyclooxygenasehemmer

Analgetika und Antiphlogistika (NSAID) hemmen die Cyclooxygenase reversibel, sodass die Wirkung im Dosierungsintervall abklingt. Eine Metaanalyse aus drei großen Fallkontrollstudien ergab, dass Ibuprofen, Diclofenac, Indometazin, Naproxen und Piroxicam in dieser Reihenfolge mit zunehmender Häufigkeit **gastrointestinale Blutungen** verursachen (Lewis et al. 2005). Naproxen und Piroxicam sind wahrscheinlich wegen des höheren Kumulationsrisikos (längere Plasmahalbwertszeiten) häufiger beteiligt. Zu bedenken ist, dass NSAID großenteils hepatisch über die Cytochromoxidase CYP2C9 metabolisiert werden. Diese ist bei 0,5–2,5 % der mitteleuropäischen Bevölkerung homozygot defizient.

Eine vorübergehende Einnahme von NSAID (z. B. 1 Woche) scheint mit einem höheren Risiko einer gastrointestinalen Blutung einherzugehen als eine Langzeittherapie (≥ 4 Wochen). Dies ist möglicherweise darauf zurückzuführen, dass bei einer Dauertherapie oft die Dosis reduziert wird. Auch Paracetamol, das bezüglich gastrointestinaler Komplikationen als relativ sicher gilt, erhöht leicht das Risiko gastrointestinaler Blutungen (Odds Ratio = 1,2).

Interessant sind Wechselwirkungen zwischen ASS und anderen Cyclooxygenasehemmern. Die Einnahme von **Ibuprofen** 2 Stunden *vor* der Einnahme von ASS setzt die thrombozytenhemmende Wirkung von ASS herab (Catella-Lawson et al. 2001). Vermutlich verhindert Ibuprofen an der thrombozytären Cyclooxygenase die Acetylierung durch ASS. Da ASS eine kurze Halbwertszeit hat (s. Kap. 3.2.1) und die Thrombozytenfunktionshemmung durch Ibuprofen reversibel ist, kann sich die Thromboxansynthese nach Elimination von ASS und Ibuprofen erholen. Diese Interferenz ist nicht zu erwarten, wenn zuerst ASS und danach Ibuprofen gegeben wird. Das Problem scheint neben Ibuprofen auch andere Antirheumatika (z. B. Indometazin, Naproxen) zu betreffen.

Neben der Thrombozytenfunktionshemmung sind NSAID manchmal auch Ursache einer Thrombozytopenie.

COX-2-selektive Inhibitoren

Studien mit selektiven COX-2-Hemmern ergaben einerseits, verglichen mit konventionellen Antirheumatika, um ca. 50 % weniger gastrointestinale Komplikationen, einschließlich einem verminderten Blutungsrisiko. Andererseits besteht ein gesteigertes Risiko für Myokardinfarkte und Schlaganfälle, das neben Rofecoxib (Bresalier et al. 2005) auch andere COX-2-Inhibitoren betrifft und zu Marktrücknahmen geführt hat.

Das Risiko scheint auf der Hemmung der überwiegend COX-2-abhängigen vaskulären PGI_2-Bildung zu beruhen, die im kardiovaskulären System mit einer Zunahme plättchenaktivierender Einflüsse einhergeht. Ob dies nur COX-2-selektive Substanzen betrifft, ist nicht sicher. Eine angelsächsische Fallkontrollstudie ergab auch für Diclofenac, Ibuprofen und Naproxen eine erhöh-

Antirheumatische Basistherapeutika

Die *disease modifying antirheumatic drugs* (DMARD) können Thrombozytopenien auslösen. Unter Therapie mit Goldsalzen (z. B. Ridaura®, Tauredon®) betrifft dies ca. 1 % der Patienten. Auch unter Methotrexat und Penicillamin (z. B. Metalcaptase®) ist mit Thrombozytopenien zu rechnen. Unter Infliximab (z. B. Remicade®) traten, möglicherweise immunologisch bedingt, venöse Thrombosen auf.

Literatur

Bresalier RS, Sandler RS, Quan H, Bolognese JA, Oxenius B, Horgan K, Lines C, Riddell R, Morton D, Lanas A, Konstam MA, Baron JA. Cardiovascular events associated with rofecoxib in a colorectal adenoma chemoprevention trial. N Engl J Med 2005; 352: 1092–102.

Catella-Lawson F, Reilly MP, Kapoor SC, Cucchiara AJ, DeMarco S, Tournier B, Vyas SN, FitzGerald GA. Cyclooxygenase inhibitors and the antiplatelet effects of aspirin. N Engl J Med 2001; 345: 1809–17.

Hippisley-Cox J, Coupland C. Risk of myocardial infarction in patients taking cyclo-oxygenase-2 inhibitors or conventional non-steroidal anti-inflammatory drugs: population based nested case-control analysis. Brit Med J 2005; 330: 1366–73.

Lewis SC, Langman MJ, Laporte JR, Matthews JN, Rawlins MD, Wiholm BE. Dose-response-relationships between individual nonaspirin nonsteroidal anti-inflammatory drugs (NANSAIDS) and serious upper gastrointestinal bleeding: a meta-analysis based on individual patient data. Br J Clin Pharmacol 2005; 54: 320–6.

Radke J. Analgetika. In: Müller-Örlinghausen B, Lasek R, Düppenbecker H, Munter KH (Hrsg.). Handbuch der unerwünschten Arzneimittelwirkungen. München: Urban & Fischer 1999; 3–21.

Serebruany VL, Malinin AI, Eisert RM, Sane DC. Risk of bleeding complications with antiplatelet agents: meta-analysis of 338,191 patients enrolled in 50 randomized controlled trials. Am J Hematol 2004; 75: 40–7.

3.3.3 Steroidhormone

Sowohl Glukokortikoide als auch die Sexualsteroide können die Hämostase beeinflussen.

Glukokortikoide

Steroidwirkungen werden durch intrazelluläre Rezeptoren vermittelt, die als ligandkontrollierte Transkriptionsfaktoren zahlreiche Gene regulieren. Auf diesem Weg steigern Glukokortikoide in der Leber die Synthese der Gerinnungsfaktoren I, II, VII, IX und XI sowie des Plasminogens und α_2-Antiplasmins. Venöse Thrombosen gehören dementsprechend zu den Nebenwirkungen systemisch angewandter Glukokortikoide. Zusätzlich wird auch die Fibrinolyse gehemmt, wofür Dosierungen im Bereich der Cushing-Schwellendosis ausreichen.

Bei nierentransplantierten, immunsupprimierten und mit Steroiden behandelten Patienten wurde eine Hypofibrinolyse in mehr als 50 % der Fälle beobachtet (Patrassi et al. 1995). Zu den prothrombotischen Wirkungen der Glukokortikoide kann auch eine durch Steroide induzierte Thrombozytose beitragen.

Östrogene

Thromboembolien zählen zu den bekannten Komplikationen von Kontrazeptiva und Hormonersatzmitteln.

Die Wirkung der Östrogene auf die Hämostase ist komplex und beinhaltet eine Synthesesteigerung der Gerinnungsfaktoren VII–XI, eine Verminderung von Antithrombin, Protein S und TFPI sowie eine Aktivierung der endogenen Fibrinolyse.

Das Risiko für venöse Thromboembolien unter Östrogenen ist altersabhängig: Es beträgt bei Personen jünger als 40 Jahre weniger als 1/10 000, bei Frauen zwischen 41 und 75 Jahren 1/1 000 und bei Frauen älter als 75 Jahre 1/100.

Zahlreiche Studien untersuchten in den letzten Jahrzehnten das Risiko thromboembolischer Komplikationen unter östrogenhaltigen **Kontrazeptiva** und kamen relativ übereinstimmend zu dem Ergebnis eines 3- bis 6-fach erhöhten Thromboembolierisikos vor allem in den ersten 6–12 Monaten der Einnahme (Gomes u. Deitcher 2004). Dabei ist die Östrogendosis von Bedeutung. Die meisten Studien bewerteten allerdings nur monophasische Kontrazeptiva. Die Erfahrungen mit Mehrphasenpräparaten sind dagegen limitiert.

Thrombosen, die unter Einnahme von Kontrazeptiva auftreten, werden durch thrombogene Risikofaktoren begünstigt. Trägerinnen der Faktor-V-Leiden-Mutation haben ein 35- bis 99-fach erhöhtes Risiko für venöse Thrombosen. Auch andere genetische Faktoren, vorausgegangene Thromboembolien, Immobilisation, Verletzungen und Malignome erhöhen das Risiko (Gräser 2001). Bei Hypertonie und Nikotinkonsum ist auch eine Zunahme arterieller Thromboembolien zu bedenken.

Auch die **Hormonersatztherapie** in Klimakterium und Menopause bedeutet ein gesteigertes Risiko für thromboembolische Ereignisse, das durch 2 große randomisierte und kontrollierte Studien mit konjugierten equinen Östrogenen in Kombination mit Medroxyprogesteronacetat nachgewiesen wurde (Grady et al. 2000; Rossouw et al. 2002). Das Risiko venöser Thrombosen und Lungenembolien war etwa 2-fach erhöht, vor allem im 1. Jahr der Behandlung. Transdermale Hormonersatzpräparate haben möglicherweise ein geringeres Thromboserisiko. Wie bei Kontrazeptiva wird das thromboembolische Risiko durch genetische Faktoren (z. B. Faktor-V-Leiden-Mutation) deutlich erhöht.

Die selektiven **Östrogenrezeptormodulatoren** sind weniger gut untersucht. Tamoxifen erhöht die Faktoren VIII und IX und vermindert Protein S, Protein C und Antithrombin. Tamoxifen und Raloxifen (z. B. EVISTA®) erhöhen das Risiko venöser Thrombosen um das 2- bis 3-Fache (Cosman et al. 2005).

Gestagene

Die Wirkungen von Gestagenen auf die Hämostase beruhen in erster Linie auf einer Modulation der Östrogenwirkung. So antagonisiert Levonorgestrel infolge der androgenen Partialwirkung den durch Östrogene induzierten Anstieg von Faktor VII und die Abnahme von Antithrombin.

Kontrazeptiva, die Gestagene der 3. Generation (Desogestrel, Gestoden) enthalten, bewirken im Vergleich mit solchen der 2. Generation (Levonorgestrel) eine stärkere Zunahme von Faktor VII und eine Reduktion von Antithrombin, möglicherweise infolge fehlender Androgenwirkung. Entsprechend ergab sich für Gestagene der 3. Generation ein gesteigertes Risiko venöser Thromboembolien (Jick et al. 1995). Die Risiken der Gestagene der 3. Generation wurden vehement und kontrovers diskutiert (»Pillenskandal«). Implantate (z. B. Implanon®) und Spiralen (z. B. Mirena®), die Gestagene abgeben, sowie das antiandrogene Drospirenon (z. B. Petibelle®, Yasmin®) sind noch nicht sicher zu bewerten.

Literatur

Cosman F, Baz-Hecht M, Cushman M, Vardy MD, Cruz JD, Nieves JW, Zion M, Lindsay R. Short-term effects of estrogen, tamoxifen and raloxifene on hemostasis: a randomized-controlled study and review of the literature. Thromb Res 2005; 116: 1–13.

Gomes MP, Deitcher SR. Risk of venous thromboembolic disease associated with hormonal contraceptives and hormone replacement therapy: a clinical review. Arch Intern Med 2004; 164: 1965–76.

Grady D, Wenger NK, Herrington D, Khan S, Furberg C, Hunninghake D, Vittinghoff E, Hulley S. Postmenopausal hormone therapy increases risk for venous thromboembolic disease. The Heart and Estrogen/progestin Replacement Study. Ann Intern Med 2000; 132: 689–96.

Gräser T. Sexualsteroide und Hämostase. Hämostaseologie 2001; 21: 30–4.

Jick H, Jick SS, Gurewich V, Myers MW, Vasilakis C. Risk of idiopathic cardiovascular death and nonfatal venous thromboembolism in women using oral contraceptives with differing progestagen components. Lancet 1995; 346: 1589–93.

Patrassi GM, Sartori MT, Rigotti P, Di-Landro D, Theodoridis P, Fioretti M, Capalbo M, Saggiorato G, Boeri G, Girolami A. Reduced fibrinolytic potential one year after kidney transplantation. Relationship to long-term steroid treatment. Transplantation 1995; 59: 1416–20.

Rossouw JE, Anderson GL, Prentice RL, LaCroix AZ, Kooperberg C, Stefanick ML, Jackson RD, Beresford SA, Howard BV, Johnson KC, Kotchen JM, Ockene J. Risks and benefits of estrogen plus progestin in healthy postmenopausal women: principal results from the Women's Health Initiative randomized controlled trial. JAMA 2002; 288: 321–33.

3.3.4 Antibiotika

Die Wirkungen von Antibiotika auf die Hämostase betreffen sowohl die plasmatische Gerinnung als auch die Thrombozytenfunktion. Gefährdet sind vor allem Patienten mit Begleiterkrankungen und verstärkter Blutungsneigung, vor allem bei langer Therapiedauer, hoher Dosierung und Kumulation infolge Nieren- oder Leberfunktionsstörungen.

β-Lactam-Antibiotika

Ein erhöhtes Blutungsrisiko kann unter β-Lactam-Antibiotika durch Interferenz mit dem Vitamin-K-Stoffwechsel erfolgen, insbesondere dann, wenn ein Vitamin-K-Mangel als disponierender Faktor hinzukommt. Eine Prophylaxe ist durch Vitamin-K-Gabe möglich. Eine direkte cumarinähnliche Synthesehemmung von Gerinnungsfaktoren ist für Cephalosporine mit Thiotetrazolringstruktur bekannt. Solche Cephalosporine sind aber nicht mehr im Handel.

Penicilline und Cephalosporine sind wie die Antirheumatika gelegentlich Ursache immunologisch bedingter Thrombozytopenien. Zusätzlich können β-Lactam-Antibiotika auch die Thrombozytenfunktion hemmen, wahrscheinlich infolge Bindung bzw. Hemmung thrombozytärer Adhäsionsmoleküle und aktivierender Rezeptoren (Grossjohann et al. 2004).

Weitere Antibiotikagruppen

Tetrazykline, Aminoglykoside und Antituberkulotika können ebenfalls mit der Koagulation interferieren, doch sind die Ursachen weniger gut untersucht. Chloramphenicol kann infolge der Myelotoxizität Thrombozytopenien verursachen. Auch bei Sulfamethoxazol/Trimethoprim, Chinolonen, Aminoglykosiden, Tetrazyklinen, Antituberkulotika und Antimykotika sind Thrombozytopenien möglich. Tetrazykline und Chinolone können ein arzneimittelinduziertes VWS verursachen (Michiels et al. 2001).

Literatur

Michiels JJ, Budde U, van der Planken M, van Vliet HH, Schroyens W, Berneman Z. Acquired von Willebrand syndromes: clinical features, aetiology, pathophysiology, classification and management. Best Pract Res Clin Haematol 2001; 14: 401–36.

Grossjohann B, Eichler P, Greinacher A, Santoso S, Kroll H. Ceftriaxone causes drug-induced immune thrombocytopenia and hemolytic anemia: characterization of targets on platelets and red blood cells. Transfusion 2004; 44: 1033–40.

3.3.5 Zytostatika

Nebenwirkungen durch Zytostatika müssen von Hämostasestörungen durch neoplastische Erkrankungen abgegrenzt werden.

Gut dokumentiert sind z. B. thromboembolische Komplikationen bei der zytostatischen Therapie des Mammakarzinoms.

Nebenwirkungen von Zytostatika auf die Hämostase beruhen auf unterschiedlichen Mechanismen, die im Einzelfall schwer zu differenzieren sind. So kann die Tumorzellschädigung TF und *cancer procoagulant* freisetzen (Sutherland et al. 2003).

Chemotherapeutische Substanzen (z. B. Anthrazykline, Cisplatin, Vincristin, Etoposid, Methotrexat) können auch eine vermehrte Expression von TF auf der Tumorzelloberfläche bewirken. Viele Chemotherapeutika schädigen auch das Gefäßendothel. Asparaginase hemmt die hepatische Synthese von Gerinnungsfaktoren und antithrombotischen Proteinen mit erhöhtem Risiko für Blutungen (seltener) und Thrombosen (häufiger).

Bei manchen Substanzen sind die Mechanismen noch unklar. Thalidomid, das zurzeit u. a. bei der Behandlung des Plasmozytoms an Bedeutung gewinnt, verursacht bei etwa 4 % der Patienten venöse Thrombosen, kombiniert mit anderen Zytostatika oder Dexamethason sogar bei 5–30 % (Rajkumar 2005).

Die myelotoxische Wirkung der Zytostatika kann Thrombozytopenien induzieren. Häufig betrifft dies Zytostatika (z. B. Cytosinarabinosid, Cyclophosphamid, Etoposid), die hoch dosiert gezielt zur Myelosuppression bei geplanter Stammzelltransplantation eingesetzt werden. Grundsätzlich kommen aber alle Zytostatika infrage. Manche Zytostatika (Vincristin, Doxorubicin, Epirubicin) scheinen auch die Thrombozytenfunktion zu hemmen.

Literatur

Rajkumar SV. Thalidomide therapy and deep venous thrombosis in mutliple myeloma. Mayo Clin Proc 2005; 80: 1549–51.

Sutherland DE, Weitz IC, Liebman HA. Thromboembolic complications of cancer: epidemiology, pathogenesis, diagnosis and treatment. Am J Hematol 2003; 72: 43–52.

3.3.6 ZNS-wirksame Substanzen

Unter den bei Erkrankungen des ZNS eingesetzten Pharmaka sind vor allem die Antidepressiva und Antiepileptika zu nennen.

Die bei neuroimmunologischen Erkrankungen eingesetzten Glukokortikoide werden in Kapitel 3.3.3 behandelt.

Selektive Serotonin-Wiederaufnahmehemmer

Bei den Antidepressiva gewinnen die *selective serotonin reuptake inhibitors* (SSRI) wie Citalopram, Paroxetin, Sertralin und Fluoxetin zunehmend an Bedeutung. Blutungskomplikationen sind im Rahmen der antidepressiven Therapie mit diesen Substanzen wiederholt berichtet worden: Mehrere retrospektive Studien und zahlreiche Fallberichte liegen vor (Weinrieb et al. 2005).

> Ursache für die erhöhte Blutungsbereitschaft unter SSRI ist eine Hemmung der Thrombozytenfunktion.

SSRI hemmen die Akkumulation von Serotonin in Thrombozyten, das dann als endogener Aktivator der Thrombozytenfunktion (neben Thromboxan und ADP) nicht mehr zur Verfügung steht. Unter SSRI ist die Inzidenz oberer gastrointestinaler Blutungen erhöht, insbesondere bei gleichzeitiger Gabe von Antiphlogistika und ASS. Die Thrombozytenhemmung durch SSRI wurde als vorteilhaft bei der Behandlung der Post-Myokardinfarkt-Depression angesehen (Maurer-Spurej 2005).

Antiepileptika

Bei der Behandlung epileptischer Anfälle hat Valproinsäure erhebliche Bedeutung. Hier ist eine Interferenz mit der Hämostase auf mehreren Ebenen bekannt.

Mit einer Inzidenz von 5–40 % kann Valproinsäure wie auch Phenytoin Thrombopenien auslösen, die mit der Dosierung und Plasmakonzentration korrelieren. Klinisch bedeutsame Blutungen resultieren daraus aber eher selten. Wahrscheinlich liegt der Thrombopenie unter Valproinsäure eine gesteigerte Thrombozytendestruktion durch eine IgM-vermittelte Immunreaktion zu Grunde.

Auch die plasmatische Koagulation kann einbezogen sein. Unter Valproinsäure wurde über Symptome vergleichbar dem von-Willebrand-Syndrom berichtet, besonders wenn die Plasmakonzentration 100 µg/ml übersteigt. Desmopressin (z. B. Minirin®) und ω-Aminocarbonsäuren, wie z. B. Tranexamsäure (z. B. Cyklokapron®), kommen zur Wiederherstellung der Koagulation in Betracht, letztere bevorzugt bei Blutungen im HNO- und Urogenitalbereich. Bei elektiven chirurgischen Eingriffen unter Valproinsäure ist auf eine sorgfältige präoperative Risikoeinschätzung mit entsprechender Gerinnungsdiagnostik zu achten.

Literatur

Maurer-Spurej E. Serotonin reuptake inhibitors and cardiovascular diseases: a platelet connection. Cell Mol Life Sci 2005; 62: 159–70.

Weinrieb RM, Auriacombe M, Lynch KG, Lewis JD. Selective serotonin re-uptake inhibitors and the risk of bleeding. Expert Opin Drug Saf 2005; 4: 337–44.

3.3.7 Schlussbemerkung

Da Nebenwirkungen auf die Hämostase zumeist sporadisch mitgeteilt werden, ist eine vollständige Auflistung nicht möglich. Dennoch wird deutlich, dass Nebenwirkungen auf die Hämostase eine beachtliche Anzahl von Substanzgruppen betreffen und sehr verschiedene Wirkmechanismen einschließen. Es besteht auf diesem Sektor aber noch ein erheblicher Forschungsbedarf.

4 Blutungsneigung: Diagnostik und Therapie

4.1 Allgemeine klinische Aspekte

Hans D. Bruhn

4.1.1 Ätiologie

Die im Folgenden aufgeführten Faktorenmangelzustände führen zu einer Blutungsneigung (Bruhn 2000 u. 2005; Lechner 2000). Dabei ist zwischen Faktorenaktivität und -konzentration zu differenzieren.

> Grundsätzlich kann jeder Mangel an einem Gerinnungsfaktor zu einer Blutungsneigung führen.

■ **Vitamin-K-Mangel**
Bei einem Vitamin-K-Mangel werden nur die Vorstufen der Vitamin-K-abhängigen Faktoren II, VII, IX und X synthetisiert. Diese Vorstufen (PIVKA, decarboxylierte Proteine) sind zwar immunologisch nachweisbar, können aber keine Calciumionen binden und sind daher nicht im Sinne eines Gerinnungsfaktors wirksam.

■ **Hepatopathien**
Bei einer akuten oder chronischen Leberschädigung kommt es zu einer verminderten Synthese verschiedener Faktoren des Hämostasesystems (s. Kap. 4.3.5). Vor allem die Faktoren II, VII, IX und X, aber auch der Faktor V und in geringerem Maß Fibrinogen sowie die Faktoren IX und XII sind betroffen. Dagegen ist der angeborene Faktorenmangel, z. B. der Faktoren XI, XII, VIII und IX, abzugrenzen.

■ **Angeborene Koagulopathien**
Bei der angeborenen Hämophilie A und B liegt ein Mangel an Faktor VIII bzw. IX vor. Beim von-Willebrand-Syndrom ist das Faktor-VIII-assoziierte Protein, der von-Willebrand-Faktor, vermindert bzw. beeinträchtigt.

■ **Immunkoagulopathien**
Faktorenmangelzustände können auch durch eine Inaktivierung von Gerinnungsfaktoren im Rahmen von Immunkoagulopathien zu Stande kommen. Schwere Blutungen können durch Autoantikörper hervorgerufen werden, die gegen einen bestimmten Gerinnungsfaktor gerichtet sind und diesen inaktivieren. Solche Antikörper sind am häufigsten gegen Faktor VIII gerichtet und erzeugen klinisch und in Laboranalysen das Bild einer schweren Hämophilie. So kann es auch bei monoklonaler Gammopathie unspezifischer Signifikanz (MGUS) zu einem erworbenen von-Willebrand-Syndrom kommen (von Depka 2005). Die Blutungsneigung ist häufig lebensbedrohlich. Diese Antikörper gegen Gerinnungsfaktoren treten bei Frauen post partum auf, bei Patienten mit Autoimmunerkrankungen, mit Paraproteinämien und auch nach Einnahme bestimmter Medikamente.

In seltenen Fällen kommen Gerinnungsstörungen durch Bindung von Gerinnungsfaktoren – beispielsweise von VWF – an Lymphomzellen und von Faktor X an Amyloidfibrillen vor (Lechner 2000).

■ **Thrombozytopenien und Thrombozytopathien**
Bei regelrechter Thrombozytenfunktion wird eine Blutungsneigung im Allgemeinen erst ab ei-

ner Plättchenzahlen weniger als 30 000 bis 40 000/µl manifest. Aber auch eine Thrombozytenfunktionsstörung bei normaler Plättchenzahl kann zu einer Blutungsneigung führen. Daher sind bei einer Blutungsneigung Thrombozytenzahl und -funktion zu bestimmen.

■ Hyperfibrinolyse

Eine hämorrhagische Diathese kann auch durch eine übermäßige Aktivierung des Fibrinolysesystems induziert sein. Diese kann durch therapeutische Fibrinolysen bedingt sein, aber auch durch Hyperfibrinolysen im Rahmen von Malignomerkrankungen, wie z. B. klassisch beim metastasierenden Prostatakarzinom.

■ Verbrauchskoagulopathien

Auch bei Verbrauchskoagulopathien können Hyperfibrinolysen auftreten. Bei einer disseminierten intravasalen Gerinnung kommt es zu einer Umsatzsteigerung der Gerinnungsfaktoren im Sinne einer Verbrauchskoagulopathie. Auf der einen Seite werden dabei disseminierte Thrombosierungen (vor allem Mikrothromben im Kapillarbereich) beobachtet und auf der anderen Seite hämorrhagische Symptome bedingt durch den Verbrauch von Gerinnungsfaktoren. Die Verbrauchskoagulopathie tritt bei Erkrankungen wie der Sepsis und metastasierenden Malignomen auf (Bruhn et al. 2004). Aber auch vaskuläre Abnormitäten (z. B. große Hämangiome beim Kind [Kasabach-Merritt-Syndrom], Klippel-Trenaunay-Syndrom, große Aortenaneurysmen) können mit einer chronischen Verbrauchskoagulopathie einhergehen. Andere seltene Ursachen sind Fehltransfusionen, Schlangenbisse, schwere traumatische Krankheitsbilder nach Autounfällen (Gewebequetschungen), schwere Schockzustände nach Herz-Kreislauf-Erkrankungen (z. B. Herzinfarkt).

■ Vasopathien

Eine Gefäßwandstörung kann ebenfalls eine Blutungsneigung verursachen. So besteht zum Beispiel beim Morbus Osler und der Purpura senilis eine Vasopathie (s. Kap. 4.2.1).

Auch lokale Vasopathien können bei normalem Gerinnungsstatus zu einer klinisch relevanten Blutung führen. Beispiel dafür ist ein zerebrales arterielles Aneurysma, das bei Ruptur zu einer massiven intrazerebralen Blutung führt, ohne dass der Gerinnungsstatus diagnostische Hinweise gibt.

■ Medikamente

Medikamentös ausgelöste Thrombozytopenien und Thrombozytopathien häufen sich in der modernen Arzneimitteltherapie, sodass bei der Diagnostik von bisher ungeklärten Blutungen immer eine sorgfältige Medikamentenanamnese erhoben werden sollte. So können Antibiotika durch die Interferenz mit der Vitamin-K-Resorption einen Abfall des Quickwertes induzieren und klinisch dem Bild einer Therapie mit Cumarinderivaten ähnlich sehen. Zu beachten sind auch Interferenzen zwischen Antibiotika und Cumarinen.

4.1.2 Epidemiologie

Verlässliche Zahlen gibt es nur für die angeborenen hämorrhagischen Diathesen wie beispielsweise die Hämophilie und das von-Willebrand-Syndrom. Zuverlässige Erhebungen zu einer erworbenen Blutungsneigung, die z. B. durch bestimmte Grunderkrankungen oder durch Medikamente bedingt ist, müssen dagegen noch durchgeführt werden.

Die Prävalenz der **Hämophilie A** beträgt 1 : 20 000 Geburten (bzw. 1 : 10 000 männliche Säuglinge). An der **Hämophilie B** sind dagegen fünfmal weniger Menschen erkrankt.

Das **von-Willebrand-Syndrom** ist die häufigste angeborene Hämostasestörung. Die Prävalenz symptomatischer Patienten (mit klinisch relevanter Blutungsneigung) beträgt 1,25 : 10 000 und von asymptomatischen Fällen (die durch Zufall oder bei Familienuntersuchungen entdeckt werden) 1 : 100 (Lechner 2000).

Im Vergleich dazu ist der **Morbus Osler**, eine angeborene vaskuläre hämorrhagische Diathese, in Abhängigkeit von der Geographie unterschiedlich häufig anzutreffen: Die Zahlen schwanken zwischen 1 : 2 500 (z. B. BRD) bis 1 : 40 000 (z. B. Skandinavien).

Schwere Blutungen bei der Einnahme von **Cumarinderivaten** werden mit einer Häufigkeit von ca. 4 % pro Jahr angegeben (Jaenecke 1996; Levine et al. 1986). Allerdings hängt die Blutungshäufigkeit in diesen Zusammenstellungen von der Patientenauswahl, der Intensität der Antikoagulation und der Qualität der Patientenüberwachung ab. Individuelle Risikofaktoren, das behandelte Krankheitsbild, dass in Zusammenhang mit der Intensität der Antikoagulation steht, beeinflussen wesentlich die Blutungshäufigkeit. Deletäre Blutungen können auch bei einer Antikoagulation im therapeutischen Bereich auftreten: Bei 52 intrakraniellen Blutungen, die unter Cumarintherapie auftraten, zeigten 36 Patienten Quickwerte im therapeutischen Bereich (15–30 %) und 12 Patienten von > 30 % (Reith u. Lausberg 1992).

Ob unter der Einnahme von **Acetylsalicylsäure** Blutungen auftreten ist wesentlich von der klinischen Konstellation abhängig. Wird z. B. Acetylsalicylsäure zusätzlich zu einer Streptokinasebehandlung verabreicht, so haben Herzinfarktpatienten eine höhere Inzidenz von transfusionsbedürftigen Blutungen (Jaenecke 1996). Die Häufigkeit von Magen-Darm-Blutungen unter Acetylsalicylsäure ist u. a. vom Patientenkollektiv und von der Komedikation abhängig. Daher ist auf die jeweiligen Studienergebnisse und klinischen Konstellationen hinzuweisen. Eine umfangreiche Studie analysierte das Auftreten extrakranieller Blutungen bei 3 667 Patienten mit koronarer Herzerkrankung. Die Patienten wurden in 4 Gruppen randomisiert: 1. Gruppe ASS 75 mg, 2. Gruppe niedrig dosiertes Warfarin, 3. Gruppe die Kombination aus beiden Medikamenten, 4. Gruppe Placebo (Meade 1992). Das Risiko einer schwereren gastrointestinalen Blutung in Gruppe 1 und 2 lag im Bereich von 1 auf 500 Patientenjahre. In Gruppe 3 traten kleinere Blutungen häufiger auf als in den anderen Gruppen. Die Zuverlässigkeit der Studienergebnisse wird immer wieder vor dem Hintergrund diskutiert, dass antithrombotische Substanzen bei bekannter (oder nicht bekannter) hämorrhagischer Diathese (z. B. VWS) verabreicht werden. Dies kann die Erhebungen verfälschen.

Mit schweren Blutungskomplikationen unter therapeutischer **Heparinisierung** ist in 3–7 % der Fälle zu rechnen, vornehmlich bei Patienten mit Risikofaktoren, wie z. B. kurz zurückliegende Operation oder Ulkusanamnese (Ostermann 2000). Bei der Auswertung großer randomisierter Studien zur perioperativen Prophylaxe zeigte sich, dass bei 419 von 8 112 Patienten unter subkutaner Heparingabe Blutungen auftraten (Collins et al. 1988). Dabei scheinen bei der Anwendung niedermolekularer Heparine Blutungen seltener aufzutreten als bei Gabe von unfraktioniertem Heparin (Jaenecke 1996). In einer Zusammenstellung von Koopman et al. (1996) kam es unter UFH bei 2 % der Patienten zu größeren Blutungen, unter NMH dagegen lediglich bei 0,5 % (Hey u. Spandorfer 2001).

> Zu beachten ist, dass medikamentös induzierte Blutungen nicht nur bei antithrombotisch wirksamen Substanzen (Plättchenfunktionshemmer, Cumarinderivate, Heparine) beobachtet werden, sondern auch bei Medikamenten, die wegen anderer Indikationen gegeben werden. Dabei sind insbesondere Hämostasestörungen durch Antibiotika, Analgetika, Antiphlogistika, Antirheumatika und ACE-Inhibitoren zu berücksichtigen (Hohlfeld et al. 2001) (s. Kap. 3.3).

4.1.3 Symptome und klinische Diagnose

Bei Einblutungen unter die Haut ist der Blutungstyp zu berücksichtigen. So verursachen Koagulopathien in der Regel unter der Haut **flächenhafte Blutungen** sowie tiefe Hämatome (s. Abb. 4-7 und 4-16). Zu den Koagulopathien gehören vor allem die Hämophilie A und B.

Aber auch die Überdosierung von Cumarinderivaten oder Heparinen kann zu erheblichen Blutungskomplikationen in Form von flächenhaften Blutungen führen. Für die Hämophilie A und B sind zudem **Gelenkblutungen** charakteristisch.

Dagegen induzieren Thrombozytopenien und Thrombozytenfunktionsstörungen (z. B. medikamentös bedingt) an Haut und Schleimhäuten **punktförmige Blutungen** (Petechien, Purpura) (Abb. 4-1). Beim von-Willebrand-Syndrom treten nicht nur Haut- und Schleimhautblutungen im Bereich von Hals, Nase und Ohren sowie der Körperhaut auf, sondern es kann auch zu erheblichen **gynäkologischen** (z. B. uterinen) **Blutungen** kommen. In seltenen Fällen kann auch eine essenzielle Thrombozytose Ursache einer Blutung sein. Dann ist zwar die Zahl der Thrombozyten vermehrt, gleichzeitig liegt aber eine Thrombozytenfunktionsstörung vor.

Differenzialdiagnostisch ist es hilfreich, dass die Hämophilie A und B häufig Gelenkblutungen hervorrufen, während bei Thrombozytopenien, Thrombozytenfunktionsstörungen und beim VWS eher lokale Blutungen im Nasen-Rachen-Raum und der Haut beobachtet werden.

> Das klinische Bild kann oft wichtige Informationen für die möglichen Ursachen einer Blutungsneigung geben.

Anamnese

Zur Abklärung einer klinisch manifesten Blutungsneigung ist die Anamnese wichtig. Anhand der **Familienanamnese** kann zwischen einer familiär bedingten Blutungsneigung, wie z. B. der Hämophilie, oder einer individuellen Blutungsneigung unterschieden werden. Zu bedenken ist aber, dass auch ohne eine belastete Familienanamnese eine angeborene Blutungsneigung vorliegen kann. So kann z. B. die Hämophilie A auch auf einer Spontanmutation beruhen.

Bei der Erhebung der **Eigenanamnese** ist die Klärung der Frage wichtig, ob ein Patient schon in frühester Jugend Blutungsprobleme hatte, die ihn das ganze weitere Leben begleiteten, oder ob eine Blutungsneigung erst im späteren Leben aufgetreten ist. Eine Blutungsneigung, die schon früh beobachtet wurde, spricht für das Vorliegen einer angeborenen Koagulopathie (z. B. Hämophilie A oder B, VWS). Eine erst im späteren Leben aufgetretene Blutungsneigung kann dagegen

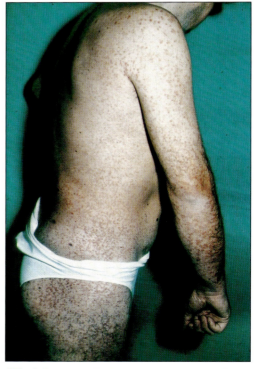

Abb. 4-1 Purpura im Bereich der gesamten Körperhaut nach Chinidinmedikation wegen eines Vorhofflimmerns. Ursächlich fand sich eine Thrombozytopenie von 30 000/µl, die zur Ausbildung dieser punktförmigen Hauteinblutungen (Petechien) im Sinne einer Purpura führte.

4.1 Allgemeine klinische Aspekte

häufig ein Hinweis beispielsweise auf eine medikamentös ausgelöste Blutungsneigung oder eine Immunkoagulopathie sein. Zu berücksichtigen ist aber auch, dass manche Patienten mit angeborener Blutungsneigung in der Jugend beschwerdefrei sein können und erst im späteren Leben, z. B. bei Einnahme bestimmter Medikamente, eine Blutungsneigung zeigen.

Zu erfragen sind außerdem Erkrankungen wie beispielsweise eine Hepatitis, vorhandene Lebermetastasen oder eine Alkoholabhängigkeit, die zu einer Leberschädigung führen können und eine in der Folge aufgetretene Leberfunktionsstörung mit Faktorenmangel erklären.

Die **allgemeine Krankheitsvorgeschichte** gibt häufig wichtige Hinweise auf eine im späteren Leben aufgetretene Blutungsneigung. Von Bedeutung ist zudem die **Medikamentenanamnese** eines Patienten, um medikamentös bedingte Blutungsursachen erfassen zu können.

Literatur

Barthels M, von Depka M. Das Gerinnungskompendium: Schnellorientierung, Befundinterpretation, klinische Konsequenzen. Stuttgart, New York: Thieme 2003; 73–175.

Bruhn HD. Pathophysiologie des Hämostasesystems. In: Fölsch UR, Kochsiek K, Schmidt RF (Hrsg.). Pathophysiologie. Berlin, Heidelberg: Springer 2000; 187–200.

Bruhn HD. Hämorrhagische Diathesen. In: Thomas L (Hrsg.). Labor und Diagnose. 6. Aufl. Frankfurt a. M.: TH-Books-Verl.-Ges. 2005; 805–19.

Bruhn HD, Gieseler F, Zurborn KH. Onkohämostaseologie: Tumorwachstum und Hämostase. In: Bruhn HD, Fölsch UR, Kneba M, Löffler H (Hrsg.). Onkologische Therapie. Stuttgart, New York: Schattauer 2004; 59–78.

Collins R, Scrimgeour A, Yusuf S, Peto R. Reduction in fatal pulmonary embolism and venous thrombosis by perioperative administration of subcutaneous heparin. New Engl J Med 1988; 318: 1162–73.

Hey JC, Spandorfer J. Treatment of venous thromboembolic disease. In: Spandorfer J, Konkle B, Merli GJ (eds). Management and prevention of thrombosis in primary care. London: Arnold 2001; 149–61.

Hohlfeld T. Arzneimittelnebenwirkungen auf die Hämostase. Hämostaseologie 2001; 21: 1–43.

Jaenecke J. Blutungen unter Antikoagulanzien. In: Jaenecke J (Hrsg.). Antikoagulanzien- und Fibrinolysetherapie. 5. Aufl. Stuttgart, New York: Thieme 1996; 216–30.

Koopman MM, Prandoni P, Piovella F, Ockelford PA, Brandjes DP, van der Meer J, Gallus AS, Simonneau G, Chesterman CH. Treatment of venous thromboembolism with intravenous unfractionated heparin administered in the hospital as compared with subcutaneous low-molecular-weight heparin administered at home. N Engl J Med 1996; 334: 682–7.

Lechner K. Hämorrhagische Diathesen. In: Gerok W, Huber C, Meinertz T, Zeidler H (Hrsg.). Die Innere Medizin. 10. Aufl. Stuttgart, New York: Schattauer 2000; 173–96.

Lechner K, Niessner H, Thaler E. Coagulation abnormalities in liver disease. Semin Thromb Hemostas 1997; 4: 40–56.

Levine MN, Raskob G, Hirsh J. Hemorrhagic complications of long-term anticoagulant therapy. Chest 1986; 89 (Suppl.): 16–25.

Meade TW, Roderick PJ, Brennan PJ, Wilkes HC, Kelleher CC. Extra-cranial bleeding and other symptoms due to low dose aspirin and low intensity oral anticoagulation. Thromb Haemost 1992; 68: 1–6.

Ostermann H. Thrombosen und Embolien des arteriellen und venösen Systems. In: Gerok W, Huber C, Meinertz T und Zeidler H (Hrsg.). Die Innere Medizin. 10. Aufl. Stuttgart, New York: Schattauer 2000; 447–65.

von Depka M. Hämostasestörungen bei onkologischen Patienten. Internist 2005; 1: 48–55.

4.2 Angeborene Blutungsursachen

4.2.1 Vasopathien

Hans D. Bruhn, Marcus Seeger

Vaskuläre hämorrhagische Diathesen sind durch umschriebene morphologische Gefäßwandveränderungen charakterisiert (Bruhn 2005; Lechner 2000). Bei den klassischen Formen der Vasopathie finden sich typischerweise im zirkulierenden Blut keine Veränderungen, die die Blutungsneigung erklären könnten, d. h. der Gerinnungsstatus ist in der Regel unauffällig. Allerdings gibt es auch erworbene Vasopathien, bei denen die Funktionsstörung der Gefäßwand (z. B. erhöhte Gefäßpermeabilität und -fragilität) auf dem Boden einer krankheitsbedingten endothelialen Dysfunktion entstehen kann. Als Marker einer endothelialen Dysfunktion werden erhöhte Plasmaspiegel von löslichem Thrombomodulin diskutiert (Pötzsch u. Keller 1999).

> Ist der klassische Gerinnungsstatus unauffällig und erklärt die vorhandene Blutungsneigung nicht, muss auch an eine Vasopathie gedacht werden.

Hereditäre hämorrhagische Teleangiektasie (Morbus Rendu-Osler-Weber)

> Ein 62-jähriger Patient wird wegen Gaumenblutungen in die Hals-Nasen-Ohren-Klinik eingeliefert, in der eine erfolgreiche lokale Therapie durchgeführt wird. Aufgrund entsprechender teleangiektatischer Veränderungen im Gesicht wird der Verdacht auf einen Morbus Rendu-Osler-Weber ausgesprochen. Nasenbluten soll früher ebenfalls wiederholt aufgetreten und HNO-ärztlich erfolgreich behandelt worden sein.
>
> Ein halbes Jahr später wird der Patient mit einer schweren Lungenblutung eingeliefert, wobei zunächst die Differenzialdiagnose Lungenarterienembolie bzw. Lungenkarzinom diskutiert wird.
> ■ **Diagnose**: Nach entsprechenden notfalltherapeutischen Maßnahmen und Bronchoskopie wird dann die Diagnose eines »Lungen-Osler« mit teleangiektatischen Veränderungen der Bronchialschleimhaut gestellt, der im Rahmen eines Erkältungsinfekts zu schweren pulmonalen Blutungen führte.
> Im übrigen Lungenbereich werden dann durch Spiral-CT arteriovenöse Aneurysmen festgestellt. Die genauere Befragung ergibt, dass eine vor 10 Jahren aufgetretene Magenblutung offensichtlich auch Folge einer Manifestation des Morbus Rendu-Osler-Weber im Magen gewesen ist.

Ätiologie und Pathogenese

Die hereditäre hämorrhagische Teleangiektasie (HHT, syn.: Morbus Rendu-Osler-Weber) ist eine autosomal-dominant vererbte Erkrankung, die durch einen Defekt im Endoglin-Gen auf dem Chromosom 9q3 bedingt ist und zu charakteristischen arteriovenösen Gefäßmalformationen führt.

Zu den wichtigsten Manifestationen gehören Teleangiektasien von Haut und Schleimhäuten sowie arteriovenöse Fehlbildungen in der Lunge, im Magen-Darm-Trakt und in anderen Organen (z. B. Leber, Cerebrum) (Lechner 2000). Ältere Patienten mit Morbus Osler leiden im Vergleich zu jüngeren Patienten häufiger an Blutungen. Die Prävalenz wird in der Literatur – je nach geografischer Region – mit 1 : 2 500 bis 1 : 40 000 angegeben.

Das Endoglin-Gen kodiert ein Membranglykoprotein an Endothelzellen, das an den *transforming growth factor beta* (TGF-β) bindet (Lechner 2000). Bei der HHT kommt es infolge des defekten Gefäßbindegewebes zu fokalen Dilatationen der postkapillären Venolen, die sich in die Kapillaren und Arteriolen fortsetzen und im Verlauf einen arteriovenösen Shunt ausbilden. Diese leicht verletzlichen arteriovenösen Aneurysmen können dann Blutungen verursachen. Histologisch kann in diesem Bereich ein perivaskuläres Infiltrat mit mononukleären Zellen nachgewiesen werden.

Diagnostik

Der übliche Gerinnungsstatus zeigt keine relevanten Veränderungen, die zur Diagnosestellung verwertet werden können. Bei rezidivierenden Blutungen kann sich klinisch und im Blutbild eine Anämie zeigen.

> Die Diagnose HHT kann in den meisten Fällen allein aufgrund der klinischen Befunde (Epistaxis, Teleangiektasien an der Haut und Schleimhaut [außer in der Nase], viszerale Beteiligung) und der Anamnese (rezidivierende Blutungen, von der Krankheit betroffene Angehörige [autosomal-dominanter Erbgang]) gestellt werden.

Die Abbildung 4-2 zeigt mehrere **Osler-Knötchen** auf der Zunge einer 55-jährigen Patientin mit Morbus Osler. Die Patientin hatte bei multiplen Angiodysplasien in der Lunge und im Gastrointestinaltrakt eine chronische Blutungsanämie entwickelt.

Individualisierte Behandlung

Bei der Behandlung der Epistaxis ist die **lokale Blutstillung** (z. B. Tamponade, Fibrinkleber, Kollagenvlies) die führende Maßnahme. Eine systemische Therapie mit Östrogenen wurde diskutiert, ist aber aufgrund der Nebenwirkungen immer wieder kontrovers beurteilt worden. Lokal kann durch eine **Dermoplastik** das Nasenbluten behoben werden. Die arteriovenösen Aneurysmen können in fortgeschrittenen Fällen zu einem Rechts-links-Shunt mit erhöhtem Herzminutenvolumen, Dyspnoe, Zyanose und Polyglobulie führen (Abb. 4-3) (Seeger 2005). Da diese Veränderungen im ungünstigsten Fall einen Schlaganfall zur Folge haben können, sind entsprechende prophylaktische Maßnahmen empfehlenswert. Arteriovenöse Aneurysmen der Lunge können beispielsweise durch **Embolisierung oder chirurgische Beseitigung** behandelt werden.

Riesenhämangiom (Kasabach-Merritt-Syndrom)

Die Trias Riesenhämangiom der Haut und der inneren Organe, thrombozytopenische Purpura und Afibrinogenämie als Folge der Stase bei Kleinkindern wird als Kasabach-Merritt-Syndrom bezeichnet. Diese angeborenen Riesenhämangiome, eine tumorartige Vermehrung normaler und abnormer Gefäße, können durch eine lokal gesteigerte intravasale Gerinnung zu einer chronischen Verbrauchskoagulopathie mit einer messbaren Verminderung von Thrombozyten

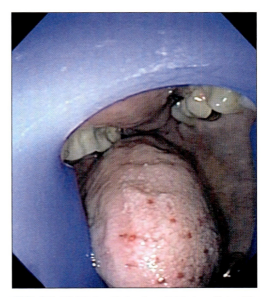

Abb. 4-2 55-jährige Patientin mit Morbus Osler. Die Abbildung zeigt charakteristische Teleangiektasien auf der Zunge der Patientin.

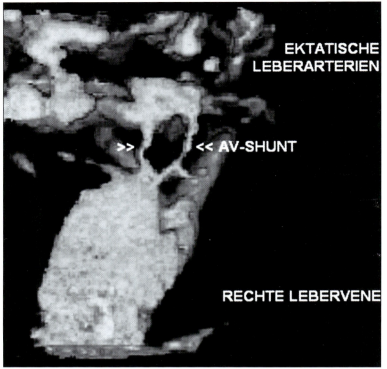

Abb. 4-3 48-jährige Patientin mit Morbus Osler und Belastungsdyspnoe. Sonographischer Nachweis mehrerer arteriovenöser Aneurysmen mit AV-Shunts zwischen den ektatischen Leberarterien und der rechten Lebervene. Bedingt durch das große Shuntvolumen wurde bei der Herzkatheteruntersuchung ein erhöhtes Herzminutenvolumen von 12 l/min (normal 5 l/min) festgestellt.

und Gerinnungsfaktoren führen. Neben der Bestimmung der D-Dimere sollten die bei einer Verbrauchskoagulopathie relevanten Parameter wie Thrombozytenzahl, Gerinnungsfaktoren (insbesondere Faktor XIII), AT und Protein C überprüft werden.

Weitere angeborene Vasopathien

Für die Hämostasestörungen ist häufig ein abnormes Kollagen verantwortlich. Infolge gestörter Plättchenadhäsion verursacht dieses abnorme Kollagen teilweise schwere Blutungen. Die Blutungszeit kann verlängert sein – daher ist bei Operationen entsprechende Vorsicht geboten. Bindegewebsstörungen wie das Ehlers-Danlos-Syndrom Typ IV, aber auch das Pseudoxanthoma elasticum und das Marfan-Syndrom können infolge des abnormen Kollagens und der zusätzlich bestehenden Thrombozytenfunktionsstörung zu Hautblutungen führen (Deutsch u. Bruhn 1994).

Bei hämorrhagischen Komplikationen können symptomatisch z. B. Fibrinolysehemmer eingesetzt und/oder lokale Maßnahmen durchgeführt werden.

Literatur

Bruhn HD. Hämorrhagische Diathesen. In: Thomas L (Hrsg.). Labor und Diagnose. 6. Aufl. Frankfurt a. M.: TH-Books-Verl.-Ges. 2005; 805–19.

Pötzsch B, Keller M. Thrombomodulin. In: Müller-Berghaus G, Pötzsch B (Hrsg.). Hämostaseologie. Berlin, Heidelberg: Springer 1999; 423–7.

4.2.2 Thrombotisch-thrombozytopenische Purpura

Ulrich Budde, Reinhard Schneppenheim

Ein 3-jähriger Junge wird nach einem Infekt der oberen Luftwege somnolent und in ein Kinderkrankenhaus eingeliefert.
■ **Labordiagnostik:** In der Labordiagnostik fallen eine ausgeprägte Thrombozytopenie von 23 Thrombozyten/nl und eine Anämie mit einem Hb von 5 g/dl sowie massenhaft Fragmentozyten auf. Obwohl die zerebralen Symptome Anlass zur Einlieferung sind und eine Nierenbeteiligung fehlt, wird die Diagnose eines atypischen HUS gestellt. Eine Plasmainfusion wird nicht durchgeführt. Der Zustand besserte sich langsam spontan und das Kind wird nach einem Monat entlassen. In einem durchgeführten Schädel-MRT zeigen sich diffuse Signalverstärkungen und in einer Multimeranalyse supranormale Multimere, die als Hinweis auf eine TTP gedeutet werden.
Sechs Monate später – wiederum nach einem Infekt – kommt es zu einem erneuten Thrombozytenabfall mit Hämolyse. Zerebrale Symptome fehlen diesmal. Es wird der Verdacht auf eine TTP geäußert und nach Gabe von Immunglobulinen wird das Kind in eine Universitätskinderklinik verlegt, in der wegen der sich abzeichnenden Besserung kein Plasma, sondern ein Erythrozytenkonzentrat transfundiert wird. Zur Bestimmung der ADAMTS13-Aktivität wird Blut zur Universitätsklinik Bern geschickt.
Erst nach einem erneuten Schub wird eine regelmäßige Substitution mit einer Plasmainfusion im Abstand von 3 Wochen aufgenommen, wobei bereits eine mentale Retardierung besteht.
■ **Diagnose:** Das Ergebnis aus Bern bestätigt laborchemisch den klinischen Verdacht eines Upshaw-Schulman-Syndroms. Die Genanalyse ergibt eine Compound-Heterozygotie für eine Missense-Mutation und eine Ein-Basen-Deletion.

Ätiologie und Pathogenese

Die spezifische VWF-spaltende Protease ADAMTS13 (VWF-CP) (Abb. 4-4) reguliert das VWF-Multimer nach Sekretion des VWF aus den Endothelzellen. Die für diese Reaktion notwendigen Bindungspartner und der exakte Ablauf der Proteolyse sind zurzeit noch hypothetisch (Dong et al. 2002). Die Protease spaltet in der A2-Domäne die Bindung Y1605-M1606. Der verbleibende VWF ist unter normalen Bedingungen nicht reaktiv, sondern muss aktiviert werden, um die primäre Hämostase zu initiieren.

Die besonders reagiblen supranormalen Multimere persistieren, wenn die Protease auf weniger als 10% vermindert ist oder vollständig fehlt. Da der VWF die Eigenschaft eines Akute-Phase-Proteins besitzt, kann eine vermehrte Ausschüttung aus Endothelzellen im Rahmen von Infektionen oder sonstigen entzündlichen Vorgängen bei Personen mit einem angeborenen oder erworbenen Fehlen der VWF-CP die Bildung von Thromben in der Mikrozirkulation triggern und zum klinischen Bild der thrombotisch-thrombozytopenischen Purpura führen.

Die hereditäre und die erworbene Form der TTP konnte bereits früh unterschieden werden (Moschcowitz 1924; Schulman et al. 1960; Upshaw 1978). Die Unterscheidung ist hinsichtlich der Prognose und der zu wählenden Therapie sowie im Hinblick auf eine genetische Beratung von großer Bedeutung. Bei der angeborenen Form führen Mutationen des ADAMTS13-Gens zu einem Mangel an VWF-CP, bei der erworbenen Form größtenteils durch Antikörper gegen die VWF-CP.

■ **Ausblick**
Die Publikation einer Methode zur Bestimmung der VWF-CP und die beschriebenen Modifikationen dieser Methode dienten als Katalysator für die nachfolgend einsetzende wissenschaftliche Auseinandersetzung mit dem Krankheitsbild des Upshaw-Schulman-Syndroms, dessen geneti-

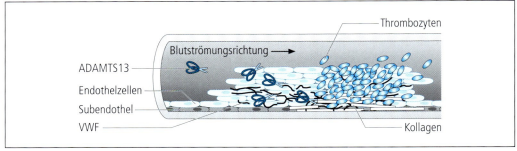

Abb. 4-4 Schematische Darstellung der Wirkung von ADAMTS13 in vivo. In Gefäßregionen mit hohen Scherkräften bleiben die nach einem Stimulus aus dem Endothel sezernierten supranormalen VWF-Multimere zunächst auf dem Endothel verankert und werden durch den Scherstress lang gezogen, sodass bis zu einige Millimeter lange schnurähnliche Gebilde entstehen. Das zirkulierende VWF-spaltende Enzym bindet an die supranormalen Multimere und kann sie spalten, da nun die Spaltstellen in den A2-Domänen zugänglich sind. Bleibt die Spaltung und damit die Größenregulierung des VWF aus, binden die supranormalen Multimere unkontrolliert große Mengen von Thrombozyten und können so eine TTP auslösen.

scher Hintergrund zwar evident war – eine Suche nach dem Gen blieb jedoch erfolglos. In den meisten Fällen einer angeborenen TTP konnten die verantwortlichen Mutationen aufgedeckt werden.

Theoretisch kommt auch ein mutierter VWF, der nicht durch ADAMTS13 gespalten werden kann, als Auslöser einer angeborenen TTP in Betracht. Bisher ist die Suche nach einer entsprechenden Mutation im VWF-Gen jedoch erfolglos geblieben.

Offen ist auch die Frage, welche Rolle heterozygote Mutationen oder Polymorphismen im ADAMTS13-Gen bei der erworbenen TTP oder bei arteriellen thromboembolischen Erkrankungen spielen.

Thrombospondin ist in der Lage, die Größe des VWF durch Spaltung von SH-Brücken zu regulieren. Es ist aber weder die physiologische Rolle von Thrombospondin bei der Regulierung der VWF-Größe bekannt, noch wurden bei angeborener TTP Mutationen im Thrombospondin-Gen aufgedeckt.

Für weitergehende Forschungsarbeiten bleiben also noch genügend offene Fragen.

Diagnostik

Klinische Diagnostik

Die angeborene Form der TTP beginnt oft oligosymptomatisch. Anders als bei der erworbenen TTP zeigt sich das gesamte Spektrum an **Symptomen** (petechiale Blutungen [Thrombozytopenie], hämolytische Anämie, Fieber, akute Niereninsuffizienz, neurologische Symptome) in vielen Fällen nicht. Aber auch bei klinisch leichtem Verlauf oder bei Fehlen eines oder mehrerer Symptome muss an die Möglichkeit einer TTP gedacht werden. Gerade Kindern wird nicht selten die Diagnose einer ITP oder eines Evans-Syndroms (ES, autoimmunhämolytische Anämie und Thrombozytopenie) gestellt, obwohl die Untersuchung auf entsprechende Autoantikörper negativ ausfällt und der **Krankheitsverlauf** schwerer ist als sonst üblich. Vor allem wenn eine Infektion auslösende Ursache der TTP ist, wird die Krankheit als infektionsassoziierte ITP gedeutet (Schneppenheim et al. 2002, 2004).

Von 14 Kindern (10 mit der angeborenen Form) wurde die korrekte Diagnose nur bei 3 Kindern gestellt (Schneppenheim et al. 2002, 2004; Tab. 4-1). In allen Fällen handelte es sich um Patienten mit schweren, früh aufgetretenen und »klassischen« Symptomen. Bei 5 weiteren Patienten mit schweren Verläufen (1 Todesfall) wurden andere Diagnosen (am häufigsten ITP) gestellt. Dies ist dadurch erklärbar, dass das Upshaw-Schulman-Syndrom (eine seltene, fulminante und kongenitale Form der TTP) und die ITP im Kindesalter meist Infekt-getriggert sind und in beiden Fällen nach dem Ausheilen des Infekts eine »Heilung« eintritt. Zweimal wurde ein Evans-Syndrom diagnostiziert. Dabei ist kritisch anzumerken, dass der Nachweis erythrozytärer Antikörper nicht gelungen ist (negativer Coombs-Test). Im Weiteren wurden jeweils einmal die Diagnosen neonatale Gelbsucht, hämolytische Anämie, hämolytische Anämie und Thrombozytopenie (negativer Coombs-Test), maternale ITP gestellt und einmal ein Verdacht auf Leukämie geäußert.

Aufgrund dieser Beobachtungen, die sich mit denen anderer Zentren decken, sollte in allen Fällen bei einem Verdacht auf TTP, chronische Thrombozytopenie, Coombs-negatives Evans-Syndrom, atypische HUS, rezidivierende parainfektiöse Thrombozytopenie sowie bei neurologischen Symptomen und Thrombozytopenie die ADAMTS13-Aktivität bestimmt werden.

■ **Klinische Verläufe**
Auffällig ist, dass die Kardinalsymptome hämolytische Anämie und Thrombozytopenie nicht selten sequenziell auftreten. In keinem Fall lag nur eine Thrombozytopenie vor, sondern in jedem Krankheitsverlauf traten auch hämolytische Episoden auf. Außerdem war die Tendenz zu beobachten, dass zunächst milde Verläufe mit jedem Schub gravierender wurden. Ein Kind verstarb mit 3 Jahren im zweiten, möglicherweise dritten Krankheitsschub. In einer Familie mit drei betroffenen Familienmitgliedern trat das Upshaw-Schulman-Syndrom bei zwei Schwestern im Verlauf ihrer jeweils ersten Schwangerschaft auf. Der ebenfalls betroffene 40-jährige Bruder hat bis jetzt noch nie klinische Symptome wahrgenommen. Auch wenn sich die angeborene TTP spät, manchmal auch erst im Erwachsenenalter manifestiert, sind mehr als die Hälfte der Patienten danach auf die regelmäßige Substitution mit ADAMTS13 angewiesen (s. u.). Nur bei sehr milden klinischen Verläufen reicht eine Bedarfsbehandlung, da sonst wegen der häufigen ZNS-Beteiligung die Gefahr einer mentalen Retardierung droht (Schneppenheim et al. 2002, 2004; Tab. 4-1, 4-2).

Labordiagnostik

Obwohl bei vielen Patienten mit einer erworbenen TTP mit einem **Plasmatauschversuch** (**Bethesda-Methode**) ein Antikörper gegen die Protease nachgewiesen werden kann, ist dieser, wie eine internationale Vergleichsstudie gezeigt hat, offensichtlich nicht sehr sensitiv. So kann der Antikörpernachweis im Verlauf, trotz weiterhin fehlender VWF-CP, negativ werden. Außerdem kann dieser Test nur inaktivierende Antikörper erfassen (s. Kap. 2.9.1). Somit ist eine korrekte Diagnose nicht immer möglich. Bei allen hereditären Fällen sind mit großer Wahrscheinlichkeit Mutationen des ADAMTS13-Gens zu finden. Die **Genanalyse** lässt daher eine Differenzierung zwischen der hereditären und einer erworbenen Form auch in den Fällen zu, in denen die konventionelle Diagnostik unzureichend ist.

■ **Phänotypische Diagnostik**
Die Messung der ADAMTS13-Aktivität und der Suchtest auf Antikörper gegen die Protease (s. Kap. 2.9.1) erbrachte in allen Fällen einen schweren Proteasemangel (< 2–6%) und nicht nachweisbare Antikörper. Der VWF zeigte in der Darstellung seiner Multimere, dass er keine proteolytischen Prozesse durchgemacht hat (fehlende Triplettstruktur; Abb. 4-5).

■ **Molekulargenetik**
Bei der hereditären Form der chronisch rezidivierenden TTP wurden wiederholt ADAMTS13-Gendefekte nachgewiesen (Tab. 4-2). In den meisten Fällen lag eine Compound-Heterozygotie für ADAMTS13-Mutationen vor und nur in wenigen konsanguinen Familien eine Homozygotie. Dies spricht für eine ausgeprägte Heterogenität des Mutationsspektrums. Eine Ausnahme stellt die vor allem im baltischen Raum sehr häufige Mutation 4143insA dar, die auch in nicht konsanguinen Familien in homozygoter Form

Tab. 4-1 Klinisches Bild der Patienten zu Beginn und im Verlauf der Erkrankung.

Geschlecht der Patienten	Beginn	Vollbild	Thrombo-zytopenie	Hämolyse	Fieber	Nieren-beteiligung	ZNS	Verdachtsdiagnose
♂	kongenital	–	+	–	–	–	–	–/ITP
♂	11 Monate	–	+	+	+	–	–	ITP
♀	2 Jahre	3 Jahre	+	+	+	–	–	Evans-Syndrom*
♀	kongenital	16 Jahre	+	+	+	–	–	ITP
♀	kongenital	4 Jahre	+	+++	+	–	–	Neugeborenenikterus
♀	9 Jahre	9 Jahre + 2 Wochen	+	+	+	++	–	hämolytische Anämie
♀	11 Jahre	11 Jahre	+	+	+	–	++	TTP
♂	kongenital	4 Wochen	+	+++	+	–	–	TTP
♂	6 Jahre	6 Jahre	+	+	+	–	–	hämolytische Anämie
♂	kongenital	4 Jahre	+	+	–	++	–	Thrombopenie, hämolytische Anämie
♂	3 Jahre	3 Jahre	+	+	+	–	+++	TTP
♂	kongenital	–	++	++	–	–	–	mütterliche ITP
♂	4 Jahre	6 Jahre	+	++	–	–	–	Evans-Syndrom
♀	14 Jahre	–	++	+	–	–	–	Leukämie

ITP = idiopathische thrombozytopenische Purpura; TTP = thrombotisch-thrombozytopenische Purpura.
* Die Diagnose einer angeborenen TTP wurde erst einige Jahre nach dem Tod des Kindes durch die Identifizierung des Gendefektes gestellt.
Thrombozytopenie: +++ = Thrombozytenzahl < 10/nl; ++ = Thrombozytenzahl 10–49/nl; + = Thrombozytenzahl 50/nl–normal; – = normal.
Anämie: +++ = < 30% des normalen Hb-Gehaltes (altersentsprechende Werte) oder Blutaustauschtransfusion; ++ = 30–49% des Normalwertes; + = 50–66% des Normalwertes; – = normal.
Fieber: + = Temperatur > 38,5 °C; – = normal.
Nierenbeteiligung: +++ = Anurie; ++ = Oligurie; + = Kreatinin-Clearance ∅; – = normal.
ZNS: +++ = Hirninfarkt; ++ = Somnolenz; + = Kopfschmerzen; – = normal.

4.2 Angeborene Blutungsursachen

Tab. 4-2 Klinischer Verlauf und Laborwerte.

Alter der Patienten	ADAMTS13 (%)	Hemm-körper	Mutation	Mani-festation	Anzahl Relaps	Klinischer Verlauf**	Therapie
6	<2–5	0	S263C/4143insA	mild	7	5 Krampfanfälle	Kortikosteroide, ivIgG (IgG i.v.), Thrombozyten, FFP bei Bedarf
6	<2	variabel	wt/wt	mild	multipel	rez. Thrombopenien	Kortikosteroide, Thrombozyten
3*	NA	NA	P353L/R910X	verstorben	1–2?	mit 3 Jahren an TTP verstorben	Erythrozyten, Thrombozyten
21	<2	Na	4143insA/1034X	schwer	multipel	neurologische u. renale Symptome	virusinakt. Plasma alle 2 Wochen
10	2–6	0	L232Q/L232Q	schwer	1	Niereninfarkt, Folgen eines Schlaganfalls	FFP alle 2 Wochen
12	5–56	variabel	wt/wt	mild	3	zerebrale Symptome	Plasmapheresen, CsA, AZA, Kortikosteroide
17	<2–n	variabel	wt/wt	mild	1	stabile Remission, gesund	Plasmapheresen, Kortikosteroide
20	<2	0	W390X/2549-2550delAT	schwer	multipel	Hirninfarkte, mental retardiert, Krampfanfälle	FFP alle 2 Wochen
6	<2–71	variabel	wt/wt	schwer	4	wiederholt schwere Anämie und Thrombopenie	Kortikosteroide, ivIgG, Plasmapheresen, VCR, CsA, MMF, Defibrotide, CYC, Anti-CD20-Antikörper
10	<2–6	0	P353L/4143insA	mild	1	Morbus Perthes, Relaps mit renalen Symptomen nach Operation	spontane Remission
8	<2	0	R910X/4143insA	schwer	2	zerebrale Infarkte	FFP alle 2 Wochen
12	<5	0	W157X/Y305C	mild	multipel	überwiegend Thrombopenien, milde Hämolyse	Kortikosteroide

* Das Kind starb im Alter von 3 Jahren. ** Nur die für den Patienten prominenten Symptome sind aufgelistet.
AZA = Azathioprin; CsA = Ciclosporin A; CYC = Cyclophosphamid; FFP = gefrorenes Frischplasma; ivIgG = intravenöses Immunglobulin G; MMF = Mycophenolatmofetil; n = normal; NA = nicht zur Untersuchung verfügbar; VCR = Vincristin; wt = Wildtyp.

Tab. 4-2 (Fortsetzung)

Alter der Patienten	ADAMTS13 (%)	Hemm-körper	Mutation	Mani-festation	Anzahl Relaps	Klinischer Verlauf**	Therapie
11	<3	0	W390C/W1254X	schwer	multipel	wiederholt hämolytische Krisen, Gallensteine, Gallengangssteine, Ikterus, terminale Niereninsuffizienz, mental retardiert	Kortikosteroide, Cholezytektomie, Gallengangsplastik, Splenektomie
14	4	0	wt/wt	mild	–	körperliches Wohlbefinden, Blutbild anormal	bisher 1 × FFP

* Das Kind starb im Alter von 3 Jahren. ** Nur die für den Patienten prominenten Symptome sind aufgelistet.
AZA = Azathioprin; CsA = Ciclosporin A; CYC = Cyclophosphamid; FFP = gefrorenes Frischplasma; ivIgG = intravenöses Immunglobulin G; MMF = Mycophenolatmofetil; n = normal; NA = nicht zur Untersuchung verfügbar; VCR = Vincristin; wt = Wildtyp.

vorkommt. Die in der Erstuntersuchung höhere Prävalenz von Missense-Mutationen wurde dahingehend interpretiert, dass eine Restaktivität der Protease lebensnotwendig sei. Eine weitere Studie fand überwiegend Nonsense- und Leseraster-Mutationen, die mit einem verkürzten oder fehlenden Protein korrelieren sollen. Expressionsstudien und neuere hochempfindliche Methoden für den Nachweis der Proteaseaktivität werden helfen, offene Fragen zu klären.

ADAMTS13-Mutationen sind über das gesamte Gen verteilt (Kokame u. Miyata 2004; Levy et al. 2001; Schneppenheim et al. 2002, 2004), jedoch finden sich Missense-Mutationen überwiegend in der vorderen Genregion, während trunkierende Mutationen hauptsächlich in der 2. Hälfte des Gens liegen (s. Abb. 4-14). Fast immer handelt es sich um »private«, nur in einer Familie auftretende Mutationen. Dagegen tritt die Mutation 4143insA am Carboxyterminus auffallend häufig auf (s. Kap. 2.9.1).

Individualisierte Behandlung

Bei einem angeborenen Mangel der ADAMTS13-Protease genügt die regelmäßige **Plasmainfusion**. Glücklicherweise hat die Protease eine lange Halbwertszeit von etwa 3 Tagen. Daher reicht bei den Patienten, die ohne regelmäßige Zufuhr der Protease dauerhaft thrombozytopenisch sind und in Akutsituationen lebensgefährliche Krisen durchmachen, eine Infusion von Plasma alle 1–2 Wochen. Das Intervall lässt sich recht einfach am Verhalten der Thrombozytenzahl festlegen.

Bisher sind Alloantikörper gegen die Protease nicht beschrieben worden, theoretisch ist jedoch bei vollständigem Fehlen von ADAMTS13 mit Alloantikörpern zu rechnen (Fremdprotein).

Die Komplikationsrate der Plasmainfusion ist deutlich geringer als die der Plasmaaustauschtherapie bei der durch Antikörper induzierten TTP, da die Komplikationen, verursacht durch zentralvenöse Katheter und die Volumenverschiebungen, wegfallen. Allerdings bleiben die gefürchteten pulmonalen Komplikationen (transfusion related acute lung injury, TRALI) und allergischen Reaktionen auf Plasmabestandteile. Ein

4.2 Angeborene Blutungsursachen

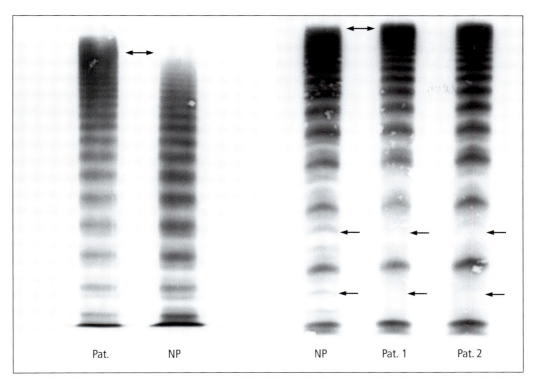

Abb. 4-5 VWF-Multimere von Patienten mit angeborener TTP (Pat.) im Vergleich zum Normalplasma (NP). Beide Patienten hatten keine klinischen Beschwerden, daher waren die supranormalen Multimere (diese werden im Schub verbraucht) bei beiden Patienten vorhanden. Die Grenzen zwischen den größten normalen und den supranormalen Multimeren sind durch Doppelpfeile markiert. Linke Bildhälfte: Gel niedriger Auflösungsfähigkeit. Rechte Bildhälfte: Gel mittlerer Auflösungsfähigkeit. Hier fehlt den Patientenplasmen die charakteristische Triplettstruktur (Pfeile). Es finden sich lediglich die Zentralbanden und amorphes Material ohne Bandenstruktur.

Teil der Komplikationen kann durch virusinaktivierte Plasmen verhindert werden. Diese sind durch mehrere Filtrierschritte frei von Zellen und Zelltrümmern. Dadurch wird die Gefahr von TRALI und allergischen Reaktionen gemindert.

Literatur

Dong JF, Nolasco L, Bernardo A, Arceneaux W, Shrimpton CN, Schade AJ, McIntire LV, Fujikawa K, Lopez JA. ADAMTS-13 rapidly cleaves newly secreted ultralarge VWF multimers on endothelial surface under flowing conditions. Blood 2002; 100: 4033–9.

Kokame K, Miyata T. Genetic defects leading to hereditary thrombotic thrombocytopenic purpura. Semin Hematol 2004; 41: 34–40.

Levy GG, Nichols WC, Lian EC, Foroud T, McClintick JN, McGee BM, Yang AY, Siemieniak DR, Stark KR, Gruppo R, Sarode R, Shurin SB, Chandrasekaran V, Stabler SP, Sabio H, Bouhassira EE, Upshaw JD Jr, Ginsburg D, Tsai HM. Mutations in a member of the ADAMTS gene family cause thrombotic thrombocytopenic purpura. Nature 2001; 413: 488–94.

Moschcowitz E. Hyaline thrombosis of the terminal arterioles and capillaries: a hitherto undescribed disease. Proc N Y Pathol Soc 1924; 24: 21–4.

Schneppenheim R, Budde U, Hassenpflug W, Obser T. Severe ADAMTS-13 deficiency in childhood. Semin Hematol 2004; 41: 83–9.

Schneppenheim R, Budde U, Oyen F, Angerhaus D, Aumann V, Drewke E, Hassenpflug W, Haberle J, Kentouche K, Kohne E, Kurnik K, Müller-Wiefel D, Obser T, Santer R, Sykora KW. Von Willebrand factor cleaving protease and ADAMTS13 mutations in childhood TTP. Blood 2002; 101: 1845–50.

Schulman I, Pierce M, Lukens A, Currimbhoy Z. Studies on thrombopoiesis. I. A factor in normal human plasma required for platelet production; chronic thrombocytopenia due to its deficiency. Blood 1960; 16: 943–57.

Upshaw JD Jr. Congenital deficiency of a factor in normal plasma that reverses microangiopathic hemolysis and thrombocytopenia. N Engl J Med 1978; 298: 1350–2.

4.2.3 Thrombozytopathien

Carl M. Kirchmaier, Dagmar Westrup

Thrombozytäre Störungen, die eine veränderte, meistens herabgesetzte Plättchenfunktion zur Folge haben, werden als Thrombozytopathien bezeichnet. Es können unterschiedliche Prozesse innerhalb der primären Hämostase betroffen sein, so die Aktivierung der Thrombozyten, die Adhäsions- und die Aggregationsfähigkeit, die Plättchensekretion oder die prokoagulatorische Aktivität der Thrombozyten.

> Die Thrombozytopathie führt in der Regel zu einer Blutungsneigung, seltener zu einer gesteigerten Thrombozytenfunktion bzw. Thrombophilie.

Hereditäre Thrombozytopathien sind selten, häufig aber aufgrund der schweren Blutungsneigung klinisch schwierig zu behandeln. Die zu Grunde liegende molekulare Ursache ist meist gut charakterisiert, da diese Defekte in der Grundlagenforschung intensiv untersucht werden, um Struktur- und Funktionsbeziehungen des betroffenen Rezeptors oder biochemische Stoffwechselwege der Plättchen zu erforschen (Tab. 4-3).

Die Diagnose beruht auf einer gründlichen Anamnese (verstärkte Blutung nach Verletzung, Nasenbluten, Zahnfleischbluten, Blutungen bei Zahnwechsel, Zahnextraktion, Tonsillektomie, frühere chirurgische Eingriffe, Menorrhagien, Medikamenteneinnahme, Familienanamnese) sowie Testsystemen, die die primäre Hämostase erfassen (Tab. 4-4). Ausgeschlossen werden müssen angeborene oder erworbene Defekte plasmatischer Faktoren, die die primäre Hämostase beeinflussen. Dazu gehört das von-Willebrand-Syndrom oder die Afibrinogenämie.

Rezeptorglykoproteindefekte

Eine 54-jährige Patientin wird aufgrund einer anstehenden Zahnextraktion bei Blutungsanamnese vorstellig.
■ **Anamnese:** Diese ergibt schwerste Blutungskomplikationen bei der Geburt ihrer zwei Kinder, eine Totgeburt, häufige Nasen- und Zahnfleischblutungen sowie Hämatome. Des Weiteren berichtet die Patientin über ausgeprägte Menorrhagien.
■ **Labordiagnostik:** Thrombozyten = $300 \times 10^3/\mu l$ (Norm: $150–350 \times 10^3/\mu l$), Gerinnungsparameter = unauffällig; Plättchenaggregation: nach Stimulation mit ADP, Kollagen und Thrombin = vollständig gehemmt, Ristocetin-induzierte Aggregation = unauffällig, Gerinnselretraktion = 10 % (Norm: > 90 %).
Durchflusszytometrische Analyse des Plättchenrezeptorbesatzes: GP-IIb/IIIa = 24 % (Norm: 85–120 %), andere Rezeptoren = normal (GP-Ib, GP-IX, GP-IV, GP-Ia/IIa).

Tab. 4-3 Störungen bei angeborener Thrombozytopathie und Auswirkungen (mod. nach Handin 2005 u. Rao 1989).

Kategorie	Beschreibung
Störungen der Plättchenadhäsion und -aggregation durch qualitative und/oder quantitative Veränderungen der Membranrezeptoren	• Defekte innerhalb des GP-IIb/IIIa-Komplexes (Integrin-$\alpha_{IIb}\beta_3$): Rezeptor für verschiedene Liganden im Rahmen der Adhäsion und der einzige Aggregationsrezeptor mit dem Liganden Fibrinogen als Brückenmolekül (z.B. Thrombasthenie Glanzmann) • Defekte innerhalb des GP-Ib-V-IX-Komplexes: Adhäsionsrezeptor mit VWF als Liganden sowie mit Bindungsstellen für Thrombin (z.B. Bernard-Soulier-Syndrom, Pseudo-VWS) • Defekte innerhalb des GP-Ia/IIa-Komplexes (Integrin-$\alpha_2\beta_1$): Adhäsionsrezeptor für Kollagen • Defekte innerhalb des GP-VI (Kollagenrezeptor) • Defekte innerhalb des GP-IV (Kollagenrezeptor) in Kombination mit Plättchenautoantikörpern
Enzymdefekte	• Störungen im Arachidonsäurestoffwechsel und der Thromboxan-A_2-Synthese; beeinträchtigte Freisetzung von Arachidonsäure (Cyclooxygenase-Mangel, Thromboxan-Synthetase-Defekt)
Speichergranuladefekte	• δ-Storage-Pool-Erkrankung • δ-Storage-Pool-Defekte in Kombination mit komplexen Krankheitsbildern (z.B. Hermansky-Pudlak-Syndrom, Wiskott-Aldrich-Syndrom, Thrombozytopenie-Radiusaplasie-Syndrom, Chédiak-Higashi-Syndrom) • α-Storage-Pool-Erkrankung (z.B. Gray-Platelet-Syndrom, Quebec-Platelet-Defekt) • kombinierte Storage-Pool-Erkrankungen
Defekte in der Regulation des Zytoskeletts	• Wiskott-Aldrich Syndrom
kongenitale Thrombozytopathien mit unterschiedlichen Basisdefekten	• darunter befindet sich eine Reihe von Riesenplättchenthrombozytopathien (s. Tab. 4-7)
Membranphospholipiddefekte mit Störungen der prokoagulatorischen Aktivität der Plättchen	• Scott-Syndrom
Störungen der Aktivierung und Signaltransduktion der Thrombozyten	• Störungen der Interaktion von Membranrezeptor und Agonist (Kollagen, ADP, Epinephrine, Thromboxan A_2) • Defekte in der G-Protein-Aktivierung (Gαq-Mangel, Gαs-Abnormalität, Gαi1-Mangel) • Defekte im Phosphatidylinositolmetabolismus (Phospolipase-C_2-Mangel) • Defekte der Calciummobilisation • Defekte bei der Proteinphosphorylierung

Durchflusszytometrische Analyse der Fibrinogenbindungskapazität der Plättchen: keine Fibrinogenbindungsfähigkeit des GP-IIb/IIIa-Restbesatzes.
- **Molekulargenetische Analyse:** homozygote Punktmutation im N-Terminus des GP-IIb (Thr176Ile).
- **Diagnose:** Thrombasthenie Glanzmann.
- **Therapie:** Nach Gabe von 2 Thrombozytapheresekonzentraten konnte die Zahnextraktion komplikationslos durchgeführt werden (Abb. 4-6).
- **Verlauf:** Die Patientin wird inzwischen seit über 10 Jahren betreut und entwickelte bei weiteren Behandlungen mit Thrombozytenkonzentraten Alloantikörper, sodass sie zurzeit bei Bedarf mit rekombinantem Faktor VIIa (z. B. NovoSeven®) behandelt wird.

Glykoproteine der Thrombozytenmembran fungieren als Rezeptoren für adhäsive Proteine. Durch Agonisten aktiviert, vermitteln sie Adhäsion und Aggregation. Glykoproteindefekte sind für eine Reihe klassischer kongenitaler Thrombozytopathien verantwortlich.

Thrombasthenie Glanzmann

Ätiologie und Pathogenese

Die Thrombasthenie Glanzmann (GT, Glanzmann-Naegeli-Syndrom) ist eine angeborene, autosomal-rezessiv vererbte Störung der Plättchenfunktion, die durch einen totalen oder partiellen Mangel bzw. eine Modifikation des **GP-IIb/IIIa-Komplexes** ($\alpha_{IIb}\beta_3$, CD41/CD61) in der

Tab. 4-4 Diagnostik der Thrombozytenfunktionsstörung.

Anamnese	• verstärkte Blutung nach Verletzung • Nasenbluten, Zahnfleischbluten • Blutungen bei Zahnwechsel, Zahnextraktion • Tonsillektomie, frühere chirurgische Eingriffe • Menorrhagien • Medikamenteneinnahme • familiäre Blutungsneigung
Thrombozytenzahl	
Blutungszeit	
Ausschluss eines von-Willebrand-Syndroms	
Thrombozytenaggregation mit Grenzkonzentrationen der Agonisten	• ADP • Kollagen • Ristocetin • Thrombin • Adrenalin
Thrombozytenadhäsion	Adhäsionstests an verschiedenen Oberflächen (silikonisiertes Glas, Kollagen, Fibrinogen, subendotheliale Matrix)
Thrombozytenausbreitung	
Volumenverteilung	(bei Riesenplättchen Blutausstrich) Leukozyteneinschlüsse
Durchflusszytometrie	quantitative Bestimmung der Membranglykoproteine sowie CD62, CD63 (Freisetzungsmarker) und PAC1 (GP-IIb/IIIa-Aktivierungsmarker)

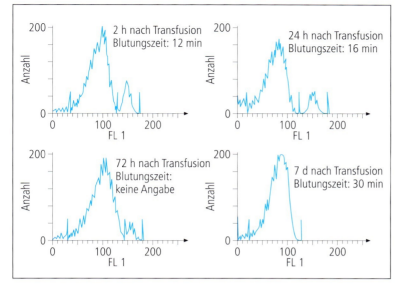

Abb. 4-6 Durchflusszytometrie nach Gabe von 2 Thrombozytenkonzentraten bei einem Patienten mit Glanzmann Thrombasthenie (GT) im Verlauf von 7 Tagen. Markierung mit FITC-konjugierten-Anti-GP-IIb/IIIa-Antikörpern (linker großer Peak: Plättchenpopulation der GT-Patientin, rechter kleiner Peak: Population der Spenderplättchen).

Membran der Thrombozyten bedingt ist (Bellucci u. Caen 2002; Calvete 1994; Glanzmann 1918; Nurden u. Nurden 2006).

Das GP-IIb/IIIa vermittelt nach Aktivierung der Thrombozyten über die Bindung von Fibrinogen als Brückenmolekül die Aggregation der Plättchen. Dabei wird das GP-IIb/IIIa erst durch eine komplexe Konformationsänderung zu einem hochaffinen Rezeptor für Fibrinogen. Das GP-IIb/IIIa macht 1–2 % des Gesamtproteins der Thrombozyten aus und ist mit 80 000–100 000 Molekülen das häufigste Membranrezeptorprotein der Thrombozyten. Im ruhenden Plättchen sind 80 % des GP-IIb/IIIa auf der Oberfläche präsentiert, 20 % befinden sich im kanalikulären Membransystem und erscheinen erst durch die Plättchenaktivierung an der Oberfläche.

Eine Dysfunktion des Rezeptors und/oder eine Verminderung des GP-IIb/IIIa-Gehalts in der Membran um mehr als 50 % führt zu einer gestörten Plättchenaggregation.

Der GP-IIb/IIIa-Defekt betrifft alle Plättchen eines Patienten und ist bereits in den Megakaryozyten nachweisbar. GP-IIb/IIIa vermittelt auch als Rezeptor für andere adhäsive Proteine (VWF, Fibronektin) die Wechselwirkung mit dem Subendothel. Dies könnte die Adhäsionsstörung thrombasthenischer Plättchen erklären. Die verminderte Gerinnselretraktion wird im Zusammenhang mit der Assoziation des GP-IIb/IIIa-Komplexes mit den kontraktilen Mikrofilamenten in aggregierten Plättchen diskutiert.

Traditionell wird die GT entsprechend dem Rezeptorbesatz in 3 Gruppen unterteilt:
- **GT Typ I:** Annähernd 75 % der GT-Patienten, GP-IIb/IIIa-Besatz < 2 %, fehlende Gerinnselretraktion, stark reduziertes Plättchenfibrinogen.
- **GT Typ II:** Annähernd 16 % der Patienten, GP-IIb/IIIa-Besatz bis zu 20 %, normale Retraktion, unterschiedliches Plättchenfibrinogen (hierbei wird nicht differenziert, ob der Restbesatz im Hinblick auf die Fibrinogenbindung noch funktionstüchtig ist oder nicht).
- **GT Typ III** (Varianten): Ungefähr 9 % der GT-Patienten, der Gehalt an GP-IIb/IIIa ist unterschiedlich hoch (60–100 %), der Rezeptor ist aber funktionell defekt. Der Gehalt an Plättchenfibrinogen ist variabel.

Diese historische Einteilung tritt bei den derzeit immer häufiger durchgeführten molekularbiologischen Analysen in den Hintergrund. Molekulargenetische Analysen haben eine Vielzahl von Mutationen innerhalb der zwei Gene der GP-IIb- und der GP-IIIa-Untereinheit identifiziert (Glanzmann Thrombasthenia Database: www.sinaicentral.mssm.edu/intranet/research/glanzmann/menu). Strukturfunktionsanalysen dieser Mutanten haben zu interessanten Einblicken in die Funktionsweise dieses komplizierten Rezeptorkomplexes geführt.

Diagnostik

Typische Anzeichen für eine Thrombasthenie Glanzmann sind Purpura, Epistaxis, Schleimhautblutungen (v. a. des Zahnfleisches und der Nase) sowie Menorrhagien. Seltener treten gastrointestinale Blutungen auf. Bereits geringfügige Verletzungen oder kleinere operative Eingriffe führen zu ausgedehnten Hämatomen (Abb. 4-7). Bei größeren Verletzungen und operativen Eingriffen können lebensbedrohliche Blutungen auftreten.
Labordiagnostisch sind charakteristisch:
- verlängerte Blutungszeit bei normalen Thrombozytenzahlen,
- gestörte Gerinnselretraktion,
- herabgesetzte Haftung der Plättchen an bestimmten Oberflächen, insbesondere an immobilisiertem Fibrinogen und silikonisiertem Glas,
- fehlende Aggregation nach Stimulation der Plättchen mit ADP, Kollagen, Adrenalin oder Thrombin.

Das **Plättchenfibrinogen** ist verschieden stark vermindert. Gesichert wird die Diagnose durch die Bestimmung des GP-IIb/IIIa-Besatzes mittels Durchflusszytometrie oder immunelektrophoretischer Verfahren. Bei der Rezeptorzahlbestimmung fallen allerdings die Varianten mit fast normalem Rezeptorbesatz nicht auf. Die funktionelle Untersuchung der **Fibrinogenbindungsfähigkeit** kann ebenfalls mithilfe der Durchflusszytometrie durchgeführt werden, indem ein spezifischer monoklonaler Antikörper gegen Fibrinogen oder gegen das aktivierte GP-IIb/IIIa (PAC-1) eingesetzt wird. Hier wird auch die Variante pathologisch sein.

Da die Erkrankung autosomal-rezessiv vererbt wird, finden sich Patienten mit homozygoter oder compound heterozygoter Ausprägung, die durch ihre Blutungsneigung und in den diagnostischen Tests auffallen. Dagegen weisen heterozygote Personen, deren Rezeptor zu 50–70 % intakt ist, eine fast normale Plättchenaggregation auf. Sie sind klinisch nicht auffällig und werden in der Regel erst durch das familiäre Screening detektiert.

Das Ausmaß der Blutungsneigung hängt von der existierenden Menge an intaktem GP-IIb/IIIa auf der Thrombozytenoberfläche ab (Abb. 4-8). Eine Studie an 42 Patienten mit GT zeigte, dass bei einem Mindestgehalt von 20–30 % an intaktem GP-IIb/IIIa nicht mit schweren Blutungskomplikationen zu rechnen ist (Kirchmaier et al. 1992; Kirchmaier 1994).

Individualisierte Behandlung

Desmopressin (z. B. Minirin®) zeigt bei Patienten mit Thrombasthenie Glanzmann keinen blutstillenden Effekt. Die Therapie der Wahl ist die Gabe von Thrombozytenkonzentraten. Bei plättchenrefraktären Patienten oder um beispielsweise bei Kindern die Bildung von Iso- bzw. Alloantikörpern zu vermeiden, wird rekombinanter Faktor VIIa (z. B. NovoSeven®) eingesetzt. Bei einigen Kindern mit schwerer Thrombasthenie Glanzmann und rezidivierenden lebensbedrohenden Blutungen wurden Knochenmarkstransplantationen durchgeführt, in deren Folge sich die Thrombozytenfunktion normalisierte.

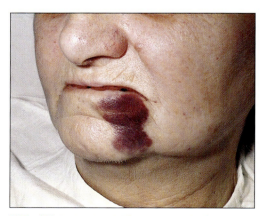

Abb. 4-7 Patientin mit Thrombasthenie Glanzmann nach Zahnextraktion.

Bernard-Soulier-Syndrom

Ätiologie und Pathogenese

Das Bernard-Soulier-Syndrom (BSS) tritt mit einer Häufigkeit von 1 pro 10^6 Geburten auf, wird autosomal-rezessiv vererbt und wurde bei Europäern, Asiaten und Afroamerikanern beschrieben (Lopez et al. 1998). Bernard und Soulier (1948) beschrieben diese angeborene Blutungsneigung, die durch Riesenplättchen und eine verlängerte Blutungszeit charakterisiert ist. Erster Indikator für die Erkrankung war das Fehlen von **Glykoprotein Ib**. Des Weiteren zeigte sich, dass der Defekt auch die **Glykoproteine V und IX** sowie ein Glykoprotein mit einem relativen Molekulargewicht (M_r) von 100 000 betrifft.

Als Rezeptor für den von-Willebrand-Faktor vermittelt der GP-Ib-Komplex unter Fließbedingungen bei höheren Scherkräften die Adhäsion der Thrombozyten an das Subendothel. Beim BSS ließ sich aber bisher kein Zusammenhang zwischen der Klinik und dem Ausmaß des GP-Defektes nachweisen. Die Einordnung des Krankheitsbildes ist deshalb problematisch, da GP-Ib, -V, und -IX und M_r = 100 000 teilweise vollständig fehlen oder in verschiedenen Residualbeständen vorliegen. Für die Integration des Rezeptorkomplexes in die Thrombozytenmembran ist die Interaktion aller 4 Glykoproteine des GP-Ib-V-IX-Komplexes nötig. Bei dem klassischen BSS fehlen alle Untereinheiten des Komplexes, bei der Variante des BSS werden erniedrigte Mengen des betroffenen Komplexes exprimiert.

Molekulargenetisch wurde hier ein Zusammenhang mit der Lokalisation der Mutation im GP-Ibα-Gen beschrieben. Auch ein Defekt im GP-IX, z. B. die homozygote Asn45Ser-Mutation, kann zum vollständigen Verlust des Rezeptorkomplexes auf der Plättchenoberfläche führen. Mutationen in dieser Untereinheit sind allerdings seltener.

Diagnostik

Die Blutungsneigung manifestiert sich bereits im **Kindesalter**. Häufig beschrieben wurden Nasen- und Zahnfleischblutungen sowie Blutungen im Magen-Darm-Kanal. Außerdem kommen häufig ausgeprägte Menstrualblutungen vor. Der Schweregrad der hämorrhagischen Diathese kann bei dem BSS variabel sein und reicht dabei von harmloser Hämatomneigung bis zu schweren, transfusionsbedürftigen Blutungskomplikationen.

Die Blutungszeit ist verlängert, die Thrombozytenzahl vermindert. Der überwiegende Teil der Plättchen dominiert als **Riesenthrombozyten**. Auffälligster Laborbefund ist die **fehlende Agglutination mit Ristocetin** (s. Kap. 2.13.1) oder bovinem Faktor VIII, die durch Normalplasmazusatz nicht korrigierbar ist. Der Prothrombinverbrauch ist erhöht. Die Thrombozytenaggre-

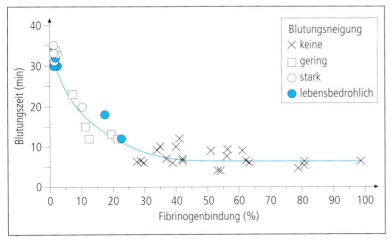

Abb. 4-8 Blutungsrisiko in Abhängigkeit vom intakten Fibrinogenrezeptorbesatz bei Patienten mit Thrombasthenie Glanzmann.

gation ist normal, lediglich mit Thrombin als Auslöser wird eine verzögerte bzw. verringerte Reaktion gefunden. Die exakte Diagnose wird durch den Nachweis des GP-Ib-Defektes gestellt. Dazu kann die durchflusszytometrische Analyse zur Quantifizierung des Rezeptors mit spezifischen monoklonalen Antikörpern eingesetzt werden. Molekulargenetische Analysen sind sehr aufwändig.

Individualisierte Behandlung

Zur Behandlung von Blutungskomplikationen werden beim BSS Thrombozytenkonzentrate mit dem Risiko einer Alloimmunisierung oder der Entwicklung eines Anti-GP-Ib-Antikörpers eingesetzt. Einige Patienten sprechen auch auf Desmopressin an. Zudem gibt es einzelne Berichte über den erfolgreichen Einsatz des Fibrinolyseinhibitors Tranexamsäure (z. B. Cyklokapron®). Der erfolgreiche Einsatz von rekombinatem Faktor VIIa bei GT lässt auch den Einsatz bei BSS sinnvoll erscheinen.

Pseudo-von-Willebrand-Syndrom

Ätiologie und Pathogenese

Diese seltene autosomal-dominant vererbte Störung beruht auf Mutationen des **GP-Ibα**, die zu einer pathologisch gesteigerten Affinität des Rezeptors gegenüber hochmolekularen VWF-Multimeren führt und mit einer leichten Thrombozytopenie einhergeht (Miller u. Castella 1982). Die erhöhte Bindungsfähigkeit der Plättchen mit dem VWF führt zu einer Erniedrigung des Gehalts an hochmolekularen VWF-Multimeren.

Diagnostik

Die Patienten haben ein mildes bis mittleres Blutungsrisiko. Labordiagnostisch zeigt sich eine **verminderte Ristocetin-Cofaktor-Aktivität** (s. Kap. 2.8.2) und eine deutlich gesteigerte Aggregationsantwort bei niedriger Ristocetinkonzentration ($\leq 0,5$ mg/ml).

Differenzialdiagnostisch muss das Pseudo-VWS vom VWS Typ 2B abgegrenzt werden (struktureller Defekt des VWF).

Individualisierte Behandlung

Die Behandlung mit Desmopressin oder VWF-haltigen Konzentraten beim Pseudo-VWS ist kontraindiziert, da es unter dieser Therapie zu einer Zunahme der Thrombozytopenie und damit der Blutungssymptomatik kommen kann.

GP-Ia-, GP-IV- und GP-VI-Defekt

Ätiologie und Pathogenese

■ **GP-Ia-Defekt**

Bei einem von Nieuwenhuis et al. (1986) beschriebenen Patienten zeigte sich folgende Symptomatik: verlängerte Blutungszeit, vollkommen gehemmte Aggregation mit Kollagen ohne Formwandel und fehlende Adhäsion an Kollagenfibrillen. Ferner zeigte sich, dass die Plättchen zwar am Subendothel haften konnten, aber zu einer Ausbreitung nicht fähig waren. Das GP-Ia war stark vermindert. Der GP-Ia/IIa-Komplex vermittelt neben dem GP-VI die Adhäsion an Kollagen. Ein weiterer GP-Ia-defizienter Patient wurde 1988 von Kehrel et al. beschrieben.

■ **GP-IV-Defekt**

Beer et al. (1993) untersuchten 806 Patienten, die unter einer hämorrhagischen Diathese litten, mit dem Ziel pathologische Interaktionen mit dem Plättchenkollagen zu identifizieren. Bei 5 der Patienten fanden sie eine verminderte bzw. bei einem Patienten eine vollständig gehemmte Aggregation. Bei diesem Patienten detektierten sie einen Mangel des GP-IV sowie Autoantikörper gegen GP-IIb/IIIa, GP-Ia/IIa und GP-IV. Im Tauschtest, bei dem gewaschene Plättchen eines Probanden im Plasma des Patienten aufgenommen und resuspendiert werden, hatte das Patientenplasma nur minimale Effekte auf die Kontrollplättchen. Da in der japanischen Population ein Defekt am GP-IV verbreitet ist, ohne dass eine Blutungsneigung beschrieben wird, schlossen Beer et al., dass die Kombination aus einem GP-IV-Mangel und Autoantikörper gegen GP-Ia/IIa, GP-IV und/oder GP-IIb/IIIa (alle Thrombozytenrezeptoren sind in die Interaktion mit Kollagen involviert) synergistisch zu einer Blutungsneigung führen können.

■ **GP-VI-Defekt**
Von Moroi et al. wurde 1989 ein Patient mit milder Blutungsneigung und leicht verlängerter Blutungszeit bedingt durch fehlende Aggregation mit Kollagen beschrieben. Die Plättchen adhärierten nicht an Kollagenfibrillen und die Glykoproteinanalyse zeigte einen Mangel des GP-VI. Die autosomal-rezessive Vererbung des Defekts wurde dadurch nachgewiesen, dass die direkten Vorfahren des Patienten etwa 50% des normalen GP-VI-Gehaltes besaßen.

Diagnostik

Bei diesen Glykoproteindefekten liegt eine milde Blutungsneigung mit verlängerter Blutungszeit vor.

Es findet sich eine vollkommen gehemmte Aggregation mit Kollagen und eine fehlende Adhäsion an Kollagenfibrillen. Je nach Defekt ist GP-Ia, GP-IV oder GP-VI vermindert. Bei einem klinisch auffälligen GP-IV-Defekt sind zudem Autoantikörper gegen GP-IIb/IIIa, GP-Ia/IIa und GP-IV (Kombinationsdefekt) nachweisbar.

Individualisierte Behandlung

Sollten schwer stillbare Blutungen auftreten, können Thrombozytenkonzentrate verabreicht werden, gegebenenfalls kann die Gabe von rekombinantem Faktor VIIa versucht werden.

Bolin-Jamieson-Syndrom

Ätiologie und Pathogenese

Der Defekt ist eine seltene, autosomal-dominant vererbte milde Blutungserkrankung und ist innerhalb eines Allels mit einer größeren Form des GP-Ibα assoziert (Bolin et al. 1977a). Auch einige Patienten mit myeloproliferativen Erkrankungen und milden Blutungsbeschwerden wiesen bei gelelektrophoretischen Untersuchungen eine **Doppelbande des GP-Ibα-Proteins** auf (Bolin et al. 1977b; McGregor et al. 1983). Dabei zeigte sich eine funktionell verminderte Thrombinbindung (Meyer et al. 1990; Moroi et al. 1984).

Diagnostik

Die Patienten haben eine milde Blutungsneigung. In der Labordiagnostik fällt eine verminderte Thrombinbindung auf. In der gelelektrophoretischen Darstellung ist eine Doppelbande des GP-Ibα-Proteins nachweisbar.

Individualisierte Behandlung

In einem blutungsfreien Intervall ist ein Desmopressintest mit Kontrolle der Blutungszeit zu empfehlen. Bei Versagen von Desmopressin erfolgt bei Blutung die Medikation mit Thrombozytenkonzentraten. Gegebenenfalls kann der Einsatz von rekombinantem Faktor VIIa versucht werden.

Enzymdefekte

Bis heute konnten Thrombozytenfunktionsstörungen in Verbindung mit erblichen Enzymdefekten nur im Arachidonsäurestoffwechsel (Cyclooxygenase, Thromboxan-Synthetase) und als Defekt der calciumaktivierten Protease (Calpain) nachgewiesen werden.

Cyclooxygenase-Defekt

Ätiologie und Pathogenese

Der Defekt wird autosomal-dominant vererbt. Die Hemmung der Cyclooxygenase mit Acetylsalicylsäure bewirkt bei normalen Plättchen einen analogen funktionellen Defekt, weshalb das kongenitale Krankheitsbild auch *Aspirin-like-Defect* genannt wird. Meist ist das Enzymprotein in physiologischer Menge vorhanden.

Diagnostik

Patienten mit einem Cyclooxygenase-Defekt zeigen eine gering- bis mittelgradige Blutungsneigung.

Die Thrombozytenretention ist deutlich vermindert, die durch Arachidonsäure induzierte Aggregation fehlt vollkommen, dabei lösen aber Thromboxan A_2 und Strukturanaloga der Prostaglandine eine normale Aggregation aus (s. Kap. 2.13.1). Die gehemmte Freisetzungsreaktion bedingt eine fehlende 2. Aggregationsphase mit ADP und Adrenalin.

Individualisierte Behandlung

In einem blutungsfreien Intervall ist ein Desmopressintest mit Kontrolle der Blutungszeit zu empfehlen. Bei Versagen von Desmopressin erfolgt bei Blutung die Medikation mit Thrombozytenkonzentraten. Gegebenenfalls kann der Einsatz von rekombinantem Faktor VIIa versucht werden.

Thromboxan-Synthetase-Defekt

Ätiologie und Pathogenese

Störungen der Cyclooxygenase-Aktivität, der Thromboxan-Synthetase-Aktivität oder des Plättchen-Thromboxan-Rezeptors führen alle zu einer gestörten Freisetzungsreaktion der Plättchen nach Stimulation mit ADP oder Adrenalin sowie einer verminderten oder völlig gehemmten Aggregation mit Arachidonsäure.

Diagnostik

Das klinische Bild varriiert stark, sogar innerhalb des gleichen Individuums. Generell ist die Blutungszeit verlängert und es besteht eine Blutungsneigung, die aber selten lebensbedrohlich ist.

Plättchenzahl, Plättchenmorphologie und Nukleotidgehalt sind normal. Die Plättchen reagieren mit einer Desaggregation nach ADP-Stimulation, mit einer Aggregationshemmung nach Arachidonsäure, Adrenalin und Kollagen sowie mit einer reversiblen Aggregation nach Stimulation mit Prostaglandinstrukturanaloga (s. Kap. 2.13.1).

Individualisierte Behandlung

In einem blutungsfreien Intervall ist ein Desmopressintest mit Kontrolle der Blutungszeit zu empfehlen. Bei Versagen von Desmopressin erfolgt bei Blutung die Medikation mit Thrombozytenkonzentraten. Gegebenenfalls kann der Einsatz von rekombinantem Faktor VIIa versucht werden.

Montreal-Platelet-Syndrom

Ätiologie und Pathogenese

Hierbei handelt es sich um ein autosomal-dominantes Blutungsleiden mit verlängerter Blutungszeit. In den Thrombozyten wurde ein **Defekt von Calpain**, einer calciumaktivierten endogenen Protease, nachgewiesen (Milton et al. 1984).

Diagnostik

Bei der Erkrankung liegt nur eine milde Blutungsneigung vor.

Es besteht eine Thrombozytopenie, im Aggregationstest aggregieren die Plättchen spontan ohne Zusatz eines Aktivators, die durch Thrombin induzierte Aggregation ist gehemmt und es liegen scheinbar Riesenplättchen vor. Die abnorme Thrombozytengröße wird durch **Pseudopodien**, wie sie typisch für stimulierte Plättchen sind, vorgetäuscht.

Individualisierte Behandlung

Zur Behandlung von schwer stillbaren Blutungen werden Thrombozytenkonzentrate eingesetzt oder gegebenenfalls die Gabe von rekombinantem Faktor VIIa versucht.

Speichergranuladefekte

Ein Kind wird mit 11 Jahren erstmals zur Abklärung einer schweren hämorrhagischen Diathese vorgestellt. Neben einem Albinismus leidet das Kind seit dem Kleinkindalter unter rezidivierenden Spontanhämatomen, Epistaxis sowie verstärkter Blutung nach Zahnextraktion. Wegen einer massiven gastrointestinalen Blutung erfolgte die Überweisung.
■ **Labordiagnostik:** Thrombozytenzahl = unauffällig, Blutungszeit nach Mielke = > 25 min (Norm: 5–6 min), ADP- und Kollagen-induzierte Aggregation = Desaggregation, Adhäsion an silikonisiertes Glas = leicht vermindert, Thrombozytenausbreitung = unauffällig, immunologische Bestimmung (Gelelektrophorese) der Membranglykoproteine = unauffällig, Nukleotidgehalt der Plättchen (Firefly-Technik, s. Kap. 2.13.3) = stark erniedrigt (Tab. 4-6).
Die elektronenmikroskopische Untersuchung der Plättchen ergab das Fehlen von Dense Bodies.
■ **Diagnose:** Hermansky-Pudlak-Syndrom.

δ-Storage-Pool-Defekt

Der δ-Storage-Pool-Defekt kann **isoliert** (δ-Storage-Pool-Erkrankung) oder **in Kombination mit komplexen Krankheitsbildern** wie beispielsweise dem **Hermansky-Pudlak-Syndrom**, dem X-chromosomal rezessiv vererbten **Wiskott-Aldrich-Syndrom** (Ekzeme, erhöhte Infektanfälligkeit, Thrombozytopenie; Plättchen weisen eine Regulationsstörung des Zytoskeletts auf) oder dem **Thrombozytopenie-Radiusaplasie-Syndrom** auftreten.

δ-Storage-Pool-Erkrankung

Ätiologie und Pathogenese
Die autosomal-dominant vererbte Erkrankung beruht auf dem Fehlen oder einem Mangel der Dense Bodies (δ-Granula) (Gunay-Aygun et al. 2004).

Diagnostik
Beim isolierten δ-Granula-Speicherdefekt ist die Blutungsneigung relativ milde, hingegen treten ausgeprägte hämorrhagische Diathesen bei Kombination mit anderen Anomalien auf (s. u.).

Die Blutungszeit ist verlängert, die Thrombozytenzahl normal oder leicht erniedrigt, die durch Kollagen induzierte Aggregation ist gehemmt (Tab. 4-5). Der Gehalt an Adeninnukleotiden ist herabgesetzt, der ATP/ADP-Quotient ist erhöht (Tab. 4-6). Die Verfügbarkeit von PF-3 ist vermindert.

Individualisierte Behandlung
Als primäre Maßnahme ist der Behandlungsversuch mit Desmopressin angezeigt. Bei Versagen erfolgt die Gabe von Thrombozytenkonzentraten, gegebenenfalls in Kombination mit rekombinantem Faktor VIIa.

δ-Storage-Pool-Defekt in Kombination mit komplexen Krankheitsbildern

Hermansky-Pudlak-Syndrom

Die seltene, autosomal-rezessive Erkrankung stellt eine Kombination aus okulokutanem, Tyrosinase-positivem Albinismus, massiver Einlagerung einer zeroidähnlichen Substanz in Makrophagen des Knochenmarks und einem δ-Storage-Pool-Defekt mit Spontanblutungen bei normalen Plättchenzahlen dar (Hermansky u. Pudlak 1959).

Ätiologie und Pathogenese
Das Hermansky-Pudlak-Syndrom (HPS) basiert auf einer gestörten Formation **intrazellulärer Vesikel**, wie den Melanosomen in Melanozyten, den Dense Bodies in Plättchen und den Lysosomen in weniger spezialisierten Zellen. Dies erklärt sowohl die klinische Manifestation des HPS wie auch seine Lokusheterogenität hinsichtlich der identifizierten Mutationen, da zur Vesikelformation viele verschiedene Genprodukte erforderlich sind.

Tab. 4-5 Allgemeine Thrombozytenfunktion der untersuchten Patienten mit δ-Storage-Pool-Defekt.

	Pat. 1 (HPS)	Pat. 2 (δ-Storage-Pool-Erkrankung)	Pat. 3 (HPS)	Pat. 4 (HPS)
Thrombozytenzahl ($\times 10^3/\mu l$)	330	270	345	352
Blutungszeit (Mielke) (Norm: < 9 min)	25	14	25	> 25
Mittleres Plättchenvolumen (Norm: 7,8 fl)	6,97	7,0	6,21	6,42
Thrombozytenausbreitung	normal	normal	leicht gehemmt	leicht gehemmt
Gerinnselretraktion (Norm > 90%)	88	90	95	94

HPS = Hermansky-Pudlak-Syndrom.

Tab. 4-6 Nukleotidgehalt in gewaschenen Thrombozyten (nmol/10^8 Thrombozyten).

	ATP	ADP	AMP	ATP/ADP
Gesunde Personen (n = 8)	7,38 ± 0,4	3,86 ± 0,2	0,22 ± 0,2	(1,4 ± 2,0)
Pat. 1 (HPS)	4,85	1,1	0,18	4,4
Pat. 2 (δ-Storage-Pool-Erkrankung)	5,3	1,8	0,3	2,9
Pat. 3 (HPS)	4,77	1,04	0,12	4,6
Pat. 4 (HPS)	6,0	0,96	0,95	6,25

HPS = Hermansky-Pudlak-Syndrom.

Die **HPS-1-Erkrankung** wird durch heterogene Mutationen im HPS-1-Gen verursacht. Die Patienten haben ein erhöhtes Risiko, eine pulmonale Fibrose zu entwickeln.

Die **HPS-2-Erkrankung** basiert auf Mutationen im ADTB3A-Gen (β3A-Untereinheit des adapter-related protein complex 3 [AP-3]), betrifft nur einige wenige Individuen und geht mit einem milden okulokutanen Albinismus, einer milden Blutungsdiathese, persistierender Neutropenie und einer Infektanfälligkeit in der Kindheit einher.

Die **HPS-3-Erkrankung** wird durch heterogene Mutationen in einem 3. Genloci (HPS-3-Gen) verursacht und führt ebenfalls zu einem milden okulokutanen Albinismus und fehlenden Dense Bodies in den Plättchen, aber nur zu einer geringfügigen oder keiner pulmonalen Diathese. Inzwischen sind 8 HPS-Mutationen bekannt.

Diagnostik
Okulokutaner Albinismus und ausgeprägte hämorrhagische Diathese mit Spontanblutungen, v. a. mukokutaner Membranen und Weichgewebe.

Nach Plättchenstimulation kommt es aufgrund der fehlenden sekundären Aggregation zu einer Desaggregation. Die ADP-Sekretion ist gestört und die elektronenmikroskopische Analyse der Plättchen zeigt das Fehlen von Dense Bodies.

Individualisierte Behandlung
Die Patienten sprechen unterschiedlich auf Desmopressin an; dies gilt sogar für ein und denselben Patienten und vergleichbare klinische Situationen. Eine schwache Response auf Desmopressin zeigen Patienten mit HPS-1. Therapie der Wahl ist die Behandlung mit Thrombozytenkonzentraten oder die Kombination von Desmopres-

sin und Thrombozytenkonzentraten. Rekombinanter Faktor VIIa wurde bei einem HPS-Patienten im Rahmen einer Thyroidektomie erfolgreich eingesetzt (del Pozo Pozo et al. 2002).

Chédiak-Higashi-Syndrom

Ätiologie und Pathogenese
Das sehr seltene, autosomal-rezessiv vererbte Chédiak-Higashi-Syndrom (CHS) ist charakterisiert durch einen okulokutanen Albinismus unterschiedlichen Ausmaßes und eine gesteigerte Infektanfälligkeit. Es finden sich sehr große, Peroxidase-positive zytoplasmatische Granula in verschiedenen hämatopoetischen (Neutrophilen) und nicht hämatopoetischen Zellen. Beschrieben werden eine starke Hämatomneigung aufgrund des δ-**Storage-Pool-Defekts** und wiederkehrende Infektionen, assoziiert mit einer Neutropenie, beeinträchtigter Chemotaxis und bakterizider Aktivität sowie abnormer NK-Funktion. Das für das CHS verantwortliche Gen ist sehr groß und es wurden verschiedene Mutationen gefunden.

Diagnostik
Neben einem unterschiedlich stark ausgeprägten okulokutanen Albinismus zeigen die Kinder eine gesteigerte Infektanfälligkeit und eine schwere Blutungsneigung.

Die Blutungszeit ist bei normalen bis subnormalen Plättchenzahlen verlängert. Bell et al. (1976) fanden veränderte Laborparameter wie vermindertes Thrombozytenserotonin, eine Reduktion von Plättchen-ADP und -ATP und einen abnorm hohen ATP-ADP-Quotienten. Die durch Kollagen induzierte Aggregation ist stark eingeschränkt.

Individualisierte Behandlung
Bei Blutungen ist die Gabe von Thrombozytenkonzentraten und rekombinantem Faktor VIIa indiziert. Aufgrund der ausgeprägten Infektanfälligkeit verläuft die Krankheit häufig innerhalb des ersten Lebensjahrzehnts letal. Therapie der Wahl ist deshalb eine Knochenmarkstransplantation.

α-Storage-Pool-Defekte

Gray-Platelet-Syndrom

Ätiologie und Pathogenese
Diese wahrscheinlich autosomal-dominant vererbte α-**Storage-Pool-Erkrankung** beruht auf einem Fehlen der α-Granula und wurde 1971 erstmals beschrieben (Raccuglia 1971). Zusätzliche Komplikation ist eine früh einsetzende Osteomyelofibrose, die auf die fehlende Kompartimentierung mitogener Plättcheninhaltsstoffe zurückzuführen ist.

Der Blutungsneigung liegen vermutlich aufgrund des Fehlens von α-Granula eine Verminderung der adhäsiven Proteine (VWF, Fibrinogen, Fibronektin, Thrombospondin) zu Grunde. Diese Proteine unterstützen Adhäsion und Aggregation.

Die molekularen und biochemischen Grundlagen des Defekts sind ungeklärt. Es ließ sich nachweisen, dass die α-Granula intakt sind und Proteine wie Albumin und IgG normal freigesetzt werden (Rosa et al. 1987). Dies lässt den Schluss zu, dass der Defekt durch eine gestörte Speicherung der in den Megakaryozyten synthetisierten α-Granula-Proteine bedingt ist.

Diagnostik
Hierbei handelt es sich um ein mildes Blutungsleiden mit der zusätzlichen Komplikation einer früh einsetzenden Osteomyelofibrose.

Die Blutungszeit ist meist verlängert, die Thrombozytenzahl leicht bis mäßig verringert und die Aggregation mit Kollagen und Thrombin gehemmt.

Elektronenmikroskopisch lässt sich der α-Granula-Defekt ebenso nachweisen wie die Verminderung der α-Granula-Proteine durch immunelektrophoretische Verfahren.

Individualisierte Behandlung
In der Regel ist die Gabe von Desmopressin nicht erfolgreich. Therapie der Wahl ist deshalb die Gabe von Thrombozytenkonzentraten oder der Versuch einer Behandlung mit rekombinantem Faktor VIIa.

Quebec-Platelet-Erkrankung

Ätiologie und Pathogenese
Diese Störung der α-**Granula**, die bisher nur in 2 Familien mit insgesamt 23 direkt betroffenen Mitgliedern in Kanada beschrieben wurde, ist autosomal-dominant vererbt und führt bei den Patienten zu einem erhöhten Blutungsrisiko (McKay et al. 2004). Die Erkrankung ist assoziiert mit einer hohen Konzentration an u-PA in den Plättchen und einer Degradation von α-Granula-Proteinen.

Diagnostik
Die hohe fibrinolytische Aktivität der Plättchen ist wahrscheinlich Ursache für die typischerweise erst 12–24 Stunden nach Operation oder Trauma auftretenden Blutungen.

Die durch Epinephrin induzierte Plättchenaggregation ist pathologisch. Die Plättchen enthalten eine hohe Konzentration an u-PA und weisen eine Degradation von α-Granula-Proteinen (Multimerin, PF-5, VWF, Fibrinogen, Thrombospondin) auf.

Individualisierte Behandlung
Die Blutungen sprechen nicht auf Plättchentransfusionen an, können aber mit antifibrinolytischen Medikamenten behandelt werden.

Kombinierte Storage-Pool-Erkrankungen

Diese sehr seltene Störung beider Granulapopulationen führt zu einer deutlich stärkeren Blutungsneigung als die isolierten einzelnen α- und δ-Granula-Defekte.

Thrombozytopathien mit unterschiedlichen Basisdefekten

Zu diesen extrem seltenen Störungen, die noch weitgehend unaufgeklärt sind, gehört eine Reihe von Riesenplättchenthrombozytopathien (Tab. 4-7, Abb. 4-9).

Vier autosomal-dominant vererbte Riesenplättchenthrombozytopathien, die **May-Hegglin-Anomalie**, das **Sebastian-Syndrom**, das **Fechtner-Syndrom** und das **Epstein-Syndrom**, sind mit verschiedenen Mutationen in der schweren Kette des nichtmuskulären Myosins (nonmuscle myosin heavy chain 9) assoziiert. Eine Analyse von Geno- und Phänotyp der verschiedenen publizierten MYH9-Mutationen lässt vermuten, dass Mutationen oder Verkürzungen in der C-terminalen *coiled-coil region* zu hämostaseologischen Störungen führen, während Mutationen im Bereich des ATPase-Kopfes häufig zusätzlich mit Nephropathien und/oder Hörschäden verbunden sind.

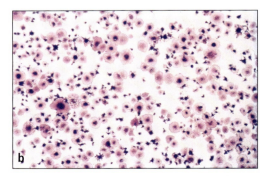

Abb. 4-9 a) Riesenplättchenthrombozytopathie mit vermindertem GP-IV-Gehalt. Ausbreitungspräparat auf silikonisiertem Kunststoffobjektträger; Fixation und Färbung mit KMnO$_4$/Giemsa. Die Riesenformen besitzen einen Durchmesser von 16 µm (normal: < 10 µm). b) Normale Plättchen.

4.2 Angeborene Blutungsursachen

Tab. 4-7 Angeborene Makrothrombozytopenien (nach Handin et al. 2005; Rodriguez et al. 2003)

Krankheit	Merkmale
Bernard-Soulier-Syndrom	autosomal-rezessiv, fehlender GP-Ib/IX-Komplex, schwere Adhäsionsstörung
Gray-Platelet-Syndrom	autosomal-rezessiv, fehlende α-Granula, milde Plättchenfunktionsstörung
Riesenplättchen mit Velocardiofacial-Syndrom	autosomal-rezessiv, defekter GP-Ib/IX-Komplex, conotrunkale Herzdefekte, schwere Lernstörungen, Mutation/Deletion 22q11.2
Riesenplättchen mit Mitralklappeninsuffizienz	autosomal-rezessiv, milde Blutungsneigung, fehlender Kollagenrezeptor (GP-Ia/IIa), verminderte ADP-, Thrombin- und Arachidonsäure-induzierte Aggregation
familiäre Makrothrombozytopenie	autosomal-dominant, fehlender oder defekter GP-IV, verminderte ADP- und Epinephrin-induzierte Aggregation, milde Blutungsneigung, keine Neutrophileneinschlüsse
Montreal-Platelet-Syndrom	autosomal-dominant, spontane Plättchenaggregation, verlängerte Blutungszeit
Enyeart-Syndrom	autosomal-rezessiv, milde bis schwere Blutungsneigung, kleine Einschlüsse in den Plättchen
May-Hegglin-Syndrom	autosomal-dominant, sehr große Plättchen, normale Plättchenfunktion, Leukozyteneinschlüsse, MYH9-Mutation
Sebastian-Syndrom	autosomal-dominant, fast normale Plättchenfunktion, Granulozyteneinschlüsse distinkt zu May-Hegglin, MYH9-Mutation
Fechtner-Syndrom	autosomal-dominant, Granulozyteneinschlüsse wie beim Sebastian-Syndrom, Nephritis, Taubheit, Katarakte, MYH9-Mutation
Epstein-Syndrom	autosomal-dominant, Plättchendysfunktion, keine Granulozyteneinschlüsse, Nephritis, Taubheit, MYH9-Mutation
Eckstein-Syndrom	wie Epstein-Syndrom aber normale Plättchenfunktion, MYH9-Mutation
mediterrane Makrothrombozytopenie	Pathogenese unklar, tritt nur bei Griechen und Italienern auf, einige sind heterozygote Bernard-Soulier-Träger, einige tragen die Bolzano-Variante des GP-Ibα Val156Ala

May-Hegglin-Anomalie

Die seltene, autosomal-dominant vererbte Erkrankung beruht auf einer Mutation im MYH9-Gen.

Die Blutungsneigung ist in der Regel mild, aber es wurde auch schon von schweren Hämorrhagien berichtet. Labordiagnostisch fallen bei meist normaler Plättchenfunktion die Riesenplättchen auf sowie eine leichte Thrombozytopenie und Plasmaeinschlüsse (Doehle-Körperchen) in den neutrophilen Granulozyten. Die Thrombozytenüberlebenszeit ist verkürzt.

Die Patienten können mit Desmopressin behandelt werden. Bei Therapieversagen müssen Thrombozytenkonzentrate eingesetzt werden, gegebenenfalls kann auch die Gabe von rekombinantem Faktor VIIa versucht werden.

Störungen der prokoagulatorischen Plättchenaktivität

Aktivierte Plättchen spielen innerhalb der Amplifikationsphase der plasmatischen Gerinnung eine zentrale Rolle. Auf der Plättchenoberfläche bildet sich der Prothrombinasekomplex und induziert einen »Thrombinburst«. Eine eingeschränkte prokoagulatorische Aktivität der Plättchen führt zu einer herabgesetzten Thrombinbildung auf der aktivierten Plättchenoberfläche (reduzierte Faktor-Va-Bindung an der Plättchenoberfläche, verzögerte Fibrinbildung). Es treten keine Spontanhämatome auf, jedoch besteht eine Blutungsneigung bei Verletzungen und operativen Eingriffen. Die Plättchenaggregation, der Phospholipidgehalt der Plasmamembran und die Plättchenadhäsion an das Subendothel sind normal. Labordiagnostisch auffällig ist die verminderte Thrombinbildung und die verzögerte Fibrinbildung in plättchenreichem Plasma.

Scott-Syndrom

Ätiologie und Pathogenese

Eine kongenitale Störung dieses Prozesses liegt bei dem seltenen Scott-Syndrom vor. Die Plättchen exponieren nach Aktivierung aufgrund einer fehlenden *Scramblase* kein Phosphatidylserin auf der Zelloberfläche (Zwaal et al. 2004). Der Phänotyp des Scott-Syndroms ist nicht auf die Thrombozyten beschränkt, sondern kann auch in anderen Blutzellen beobachtet werden. Toti et al. (1997) identifizierten bei einem Patienten mit Scott-Syndrom eine fehlende Expression von MDR-Genen (multidrug resistance genes; ABC-Proteinfamilie), die für einen Membrantransporter, das P-Glykoprotein, bzw. für Lipidtranslokasen kodieren. Die Autoren vermuten eine Mutation in einem Regulatorprotein, das für die Expression der MDR-Gene nötig ist.

Diagnostik

Es treten keine spontanen Blutungen auf, jedoch besteht eine Blutungsneigung bei Verletzungen und operativen Eingriffen. Die primäre hämostatische Plättchenfunktion ist unauffällig. Die Plättchen adhärieren, sezernieren und aggregieren normal. Labordiagnostisch auffällig sind die verminderte Thrombinbildung und die verzögerte Fibrinbildung in plättchenreichem Plasma. Die gestörte Externalisation von Phosphatidylserin lässt sich durchflusszytometrisch mit einer Annexin-V-Messung darstellen.

Individualisierte Behandlung

Bei schweren Blutungskomplikationen müssen Thrombozytenkonzentrate eingesetzt werden, ggf. kann auch die Gabe von rekombinantem Faktor VIIa versucht werden.

Störungen der Plättchenaktivierung und Signaltransduktion

Die Pathomechanismen bei Defekten innerhalb der Plättchenaktivierung und Signaltransduktion sind sehr vielfältig. Sie beruhen auf Störungen:
- der Interaktion von Membranrezeptor und Agonist (Thromboxan A_2, Kollagen, ADP, Epinephrin),

- der G-Protein-vermittelten Plättchenaktivierung (Gαq-Mangel, Gαs-Abnormalität, Gαi1-Mangel),
- des Phosphatidylinositolmetabolismus (Phospholipase-C_2-Mangel),
- der Calciummobilisation,
- der Proteinphosphorylierung,
- des Arachidonsäurestoffwechsels und der Thromboxan-A_2-Synthese; (Cyclooxygenase-Mangel bzw. Aspirin-like-Defect, Thromboxan-Synthetase-Defekt).

Die Defekte können bei angeborenen, aber auch bei erworbenen Thrombozytopathien auftreten. Einige Krankheitsbilder wurden schon angesprochen, wie z. B. die δ-Storage-Pool-Erkrankungen, der *Aspirin-like-Defect*, der Thromboxan-Synthetase-Defekt und verschiedene Rezeptordefekte.

Insgesamt sind die intrazellulären Störungen der thrombozytären Signaltransduktionskaskaden noch nicht gut charakterisiert. Rao (2003) beschrieb Defekte in spezifischen G-Protein-Untereinheiten und in der Phospholipase C_2, die die Plättchenaktivierung beeinträchtigen und klinisch meistens nur zu einer geringgradigen Blutungsneigung führen.

ADP-Rezeptor-Defekt

Eine größere Bedeutung scheint in der jüngsten Literatur dem ADP-Rezeptor-Defekt zuzukommen. Der ADP-Rezeptor-Mangel ist eine autosomal-rezessiv vererbte Erkrankung. Betroffen ist der $P2Y_{12}$-Rezeptor. Remijn et al. (2002) untersuchten humane $P2Y_{12}$-defiziente Plättchen eines Patienten in einer Ex-vivo-Studie unter physiologischen Flussbedingungen. Sie stellten fest, dass die $P2Y_{12}$-vermittelte Plättchenaktivierung durch ADP sowohl an der Plättchenadhäsion an Fibrinogen wie auch an der durch Kollagen induzierten Bildung dicht gepackter großer Thromben beteiligt ist. Die Folge eines ADP-Rezeptor-Defektes ist eine milde Blutungsneigung mit posttraumatischen und postchirurgischen Blutverlusten.

Labordiagnostisch fällt die verminderte und reversible ADP-induzierte Aggregation auf sowie eine verminderte Plättchenantwort auf niedrige Kollagen- und Thrombinkonzentrationen. Zur Abklärung, ob Desmopressin im Falle eine Blutung hilfreich ist, sollte im Vorfeld ein Desmopressintest mit Kontrolle der Blutungszeit durchgeführt werden. Bei Versagen von Desmopressin erfolgt die Medikation mit Thrombozytenkonzentrat. Gegebenenfalls kann der Einsatz von rekombinantem Faktor VIIa versucht werden.

Allgemeine Behandlungsoptionen bei Thrombozytopathien

Lokale Blutungen können in der Regel bei allen Thrombozytenfunktionsstörungen, gleich welcher Genese, mit Lokalmaßnahmen ausreichend behandelt werden. So können z. B. Epistaxis und Zahnfleischblutungen bei den meisten Patienten mit konservativen Maßnahmen wie Nasentamponaden, Fibrinklebern (z. B. TISSUCOL®), die u. a. Fibrinogen, Thrombin, Faktor XIII und Aprotinin enthalten, und kollagenbeschichtetem Vlies beherrscht werden.

Antifibrinolytika

Bei Patienten mit Thrombozytenfunktionsstörungen ist besonders auf eine gute orale Hygiene zu achten, um Zahnfleischblutungen vorzubeugen. Bei **Zahnbehandlungen** kann ohne Risiko von Blutungskomplikationen eine Lokalanästhesie mit Lidocain in Kombination mit Adrenalin 1 : 100 000 durchgeführt werden. Blutungen durch Verlust der Milchzähne können meist mit Lokalmaßnahmen wie Verbandsplatten beherrscht werden.

Nachdem sich die Gabe von antifibrinolytischen Substanzen, besonders der Lysinanaloga ε-Aminocapronsäure (in Deutschland nicht auf dem Markt) und Tranexamsäure (z. B. Cyklokapron®) bei Patienten mit Hämophilie im Rahmen von Zahnextraktionen bewährt hat, konnte gezeigt werden, dass diese Substanzen auch bei Thrombozytenfunktionsstörungen wie Thrombasthenie Glanzmann und bei Thrombozytopenie wirksam sind. Mundspülungen (z. B. mit Tranexamsäure aus Injektionslösungen) können bei

Zahnfleischblutungen helfen (vorsichtig spülen, um das gebildete Gerinnsel nicht abzureißen). Es gibt jedoch immer wieder Patienten, bei denen diese Maßnahmen auf Dauer nicht ausreichend sind, z. B. bei Patienten mit homozygoter oder compound heterozygoter Thrombasthenie Glanzmann oder schwerem Hermansky-Pudlak-Syndrom.

Bei Patientinnen mit Thrombozytenfunktionsstörungen stellen **Menstruationsblutungen** ein größeres Problem dar. Schwere Menorrhagien können mit hohen Gestagendosen behandelt werden. Nach Dosisreduktion können weitere leichte Blutungen auftreten. Anschließend sollte eine Hormontherapie begonnen werden, ggf. ist auch der Einsatz gestagenhaltiger Intrauterinsysteme (z. B. Mirena®) eine Option. Bei Patientinnen mit schweren Thrombozytenfunktionsstörungen ist teilweise schon im Jugendalter eine Hysterektomie notwendig. Um dies zu verhindern, sollte frühzeitig mit einer Hormontherapie begonnen werden, wobei der Einfluss auf die Knochenentwicklung und damit das Längenwachstum der Jugendlichen bedacht werden muss.

Desmopressin

Die Wirksamkeit von Desmopressin (DDAVP, Minirin®) bei Thrombozytenfunktionsstörungen wurde erstmals von Kobrinsky et al. (1984) belegt. Die Autoren konnten eine verlängerte Blutungszeit auch ohne Vorliegen eines von-Willebrand-Syndroms mit Desmopressin verkürzen. Ein Teil dieser Patienten litt an einem **Storage-Pool-Defekt**. Die verlängerte Blutungszeit bei Patienten mit Storage-Pool-Defekt wurde bei den meisten Patienten durch die Gabe von Desmopressin verkürzt. Die unter Desmopressin freigesetzten VWF-Multimere besitzen eine höhere Molekülmasse als die bereits im Plasma vorhandenen Multimere und sollen die Haftung der Thrombozyten erhöhen.

Die Wirksamkeit konnte auch bei anderen Thrombozytenfunktionsstörungen bestätigt werden. Bei einer von uns betreuten Patientin mit **Hermansky-Pudlak-Syndrom** war diese Behandlung allerdings nicht ausreichend. Bei einem operativen Eingriff konnte die Blutung nur durch die Gabe von Thrombozytenkonzentrat und VWF-haltigem Kryopräzipitat gestillt werden.

Über die Behandlung von **Thrombasthenie Glanzmann** mit Desmopressin liegen 4 Berichte vor. Bei keinem dieser Patienten war die Behandlung erfolgreich. Desmopressin hat keinen Einfluss auf die Blutungszeit bei Patienten mit **Thrombozytopenie**.

Thrombozytenkonzentrate

Blutungskomplikationen bei Patienten mit Thrombasthenie Glanzmann sind unvorhersehbar, sodass die Gabe von Thrombozytenkonzentraten bei Verletzungen und operativen Eingriffen gerechtfertigt ist (Abb. 4-7). Sie sollte solange fortgesetzt werden, bis die Wundheilung abgeschlossen ist. Auch bei anderen Patienten, z. B. mit Hermansky-Pudlak-Syndrom, sollten bei Nichtansprechen auf Desmopressin Thrombozytenkonzentrate infundiert werden.

Kontraindiziert ist die Therapie mit Thrombozytenkonzentraten bei Thrombozytopathien, die mit Allo- oder Autoantikörpern gegen Thrombozyten einhergehen (z. B. ITP oder Thrombasthenie Glanzmann mit Alloantikörpern) sowie beim Pseudo-von-Willebrand-Syndrom.

Die Wirksamkeit einer Thrombozytentransfusion stellt sich in der Blutstillung dar und sollte durch die Messung des Plättchenanstiegs 1 Stunde nach Transfusion und dann 16–24 Stunden später kontrolliert werden. Dazu muss vor Transfusion die normale Thrombozytenzahl des Patienten gemessen werden. Für eine bessere Vergleichbarkeit kann das **korrigierte Inkrement** ermittelt werden:

$$\frac{\text{gemessenes Inkrement } (10^9/l) \times \text{Körperoberfläche } (m^2)}{\text{Anzahl der transfundierten Thrombozyten}}$$

Patienten, bei denen nach Thrombozytentransfusion trotz Übertragung einer ausreichenden Menge funktionstüchtiger Plättchen ein adäquater Therapieerfolg ausbleibt oder die mit Nebenwirkungen reagieren, werden als **refraktär** bezeichnet. Ursache ist eine Alloimmunisierung durch vorhergegangene Transfusionen und die sofortige Agglutination der transfundierten Spenderplättchen.

Vor allem Patienten mit Thrombasthenie Glanzmann weisen nach Hämotherapie mit Thrombozytenkonzentraten ein hohes **Alloimmunisierungsrisiko** auf und sind deshalb besonders gefährdet, refraktär gegenüber Transfusionen von Spenderplättchen zu werden. Neben der Entwicklung von HLA-Antikörpern entwickeln sich hier häufig antithrombozytäre Antikörper gegen humane Plättchenantigene (HPA) auf spezifischen Membranglykoproteinen. Aufgrund dessen ist eine strenge Indikationsstellung zur Hämotherapie mit Thrombozytenkonzentraten erforderlich, da für diese Patientengruppe die Thrombozytengabe bei großen operativen Eingriffen oder Verletzungen gegebenenfalls die einzige Therapieform darstellt. Es sollten, wie bei allen Patienten mit Thrombozytopathien, nur HLA-kompatible und leukozytendepletierte Thrombozytenkonzentrate und auch Erythrozytenkonzentrate verwendet werden, da diese Patientengruppen lebenslang auf eine Hämotherapie angewiesen sind.

Das hohe Immunisierungsrisiko rechtfertigt auch primäre Behandlungsversuche mit antifibrinolytischen Substanzen und rekombinantem Faktor VIIa als Alternative zur Thrombozytentransfusion.

Rekombinanter Faktor VIIa

Entstehen nach Thrombozytentransfusionen Antikörper, sprechen diese Patienten ebenso wie Patienten mit Autoimmunthrombozytopenie nicht mehr auf Thrombozytentransfusionen an. Bluten solche Patienten, ist die bisher durchgeführte Therapie mit Antifibrinolytika meist unzureichend. Patienten mit Rezeptordefekten haben eine herabgesetzte Thrombinbildung auf der Thrombozytenmembran. Hier sollte die Gabe des rekombinanten Faktor VIIa (z. B. NovoSeven®) als Prophylaxe oder Therapie einer Blutungskomplikation in Betracht gezogen werden (Dempfle et al. 2006). Experimentell konnte in verschiedenen Modellen gezeigt werden, dass der rekombinante Faktor VIIa zu einer verstärkten Haftung der Plättchen an Gefäßwandstrukturen führt. Blutgerinsel von Patienten mit Thrombasthenie Glanzmann sind nach Gabe von rekombinantem Faktor VIIa strukturell verändert und zeigen eine erhöhte Festigkeit.

Poon et al. (2004) berichteten anhand eines internationalen Registers über die prophylaktische und therapeutische Behandlung von 59 Patienten mit Thrombasthenie Glanzmann. Bei 29 von 31 auswertbaren chirurgischen Eingriffen war die prophylaktische Behandlung mit rekombinantem Faktor VIIa erfolgreich. Dieses Register war die Grundlage für die europäische Zulassung von rekombinanten Faktor VIIa bei Thrombasthenie Glanzmann und gleichzeitig vorliegenden Thrombozytenantikörper.

> Empfohlen wird eine Dosis von 90 μg/kg KG (80–120 μg/kg KG) alle 2 Stunden (1,5–2,5 h), wobei zur Gewährleistung der Hämostase mindestens 3 Boli gegeben werden sollten.

Bei 4 Kindern mit Thrombasthenie Glanzmann wurden 23 von 24 Blutungsepisoden mit Bolusgaben von 89–116 μg/kg KG rekombinantem Faktor VIIa alle 2 Stunden gestillt (Poon et al. 1999). In einem Fall mussten zur Blutstillung zusätzlich Thrombozyten transfundiert werden.

Almeida et al. (2003) berichteten über 5 Kinder mit GT sowie je einem Kind mit BSS und Storage-Pool-Erkrankung. In 10 von 28 akuten Blutungen wurde die Blutung durch den rekombinanten Faktor VIIa gestoppt. Bei allen geplanten chirurgischen Eingriffen war keine Gabe von Blutprodukten erforderlich. Diese Ergebnisse werden durch mehrere Einzelfallberichte bestätigt.

Mit Ausnahme von einem Blutgerinnsel im Ureter und einer tiefen Venenthrombose unter hoch dosierter kontinuierlicher Infusion von rekombinantem Faktor VIIa und Antifibrinolytika (Poon et al. 2004) wurden in den oben genannten Publikationen keine schweren **Nebenwirkungen** durch die Substanz rekombinanter Faktor VIIa angegeben.

Knochenmarkstransplantation

Seit 1985 wurden bei einigen Kindern mit schwerer GT und rezidivierenden lebensbedrohenden Blutungen Knochenmarkstransplantationen durchgeführt, in deren Folge sich die Thrombozytenfunktion normalisierte. Spender waren meist HLA-identische Geschwister. Weitere Knochenmarkstransplantationen sind noch bei einem Patienten mit Wiskott-Aldrich-Syndrom, bei dem die Megakaryopoese normalisiert werden konnte, und einem Patienten mit Chédiak-Higashi-Syndrom beschrieben worden. Bei dem letztgenannten Patienten, einem 4 Jahre alten Jungen, der ein Transplantat seiner HLA-identischen Schwester erhielt, zeigten sich nach 20 Monaten normale Leukozytengranula sowie eine normale Funktion der natürlichen Killerzellen und es traten keine Infektionen mehr auf. Ob sich der Storage-Pool-Defekt bei diesem Patienten normalisierte, wird von den Autoren leider nicht berichtet.

Literatur

Almeida AM, Khair K, Hann I, Liesner R. The use of recombinant factor VIIa in children with inherited platelet function disorders. Br J Haematol 2003; 121: 477–81.

Beer JH, Rabaglio M, Berchtold P, von Felten A, Clemetson KJ, Tsakiris DA, Kehrel B, Brandenberger S. Autoantibodies against glycoprotein (GP) IIb/IIIa, Ia/IIa, and IV and partial deficiency in GPIV in a patient with bleeding disorder and a defective platelet collagen interaction. Blood 1993; 82: 820–9.

Bell TG, Meyers KM, Prieur DJ, Fauci AS, Wolff SM, Padgett GA. Decreased nucleotide and serotonin storage associated with defective function in Chediak-Higashi syndrome cattle and human platelets. Blood 1976; 48: 175–84.

Bellucci S, Caen J. Molecular basis of Glanzmann's thrombasthenia and current strategies in treatment. Blood Rev 2002; 16: 193–202.

Bernard J, Soulier JP. Sur une nouvelle variete de dystrophie thrombocytaire hemorragipare conginatale. Sem Hop Paris 1948; 24: 3217–33.

Bolin RB, Okumura T, Jamieson GA. New polymorphism of platelet membrane glycoproteins. Nature 1977a; 269: 69–70.

Bolin RB, Okumura T, Jamieson GA. Changes in distribution of platelet membrane glycoproteins in patients with myeloproliferative disorders. Am J Hematol 1977b; 3: 63–71.

Calvete JJ. Clues for understanding the structure and function of a prototypic human integrin: the platelet glycoprotein IIb/IIIa complex. Thromb Haemost 1994; 72: 1–15.

del Pozo Pozo AI, Jimenez-Yuste V, Villar A, Quintana M, Hernandez-Navarro F. Successful thyroidectomy in a patient with Hermansky-Pudlak syndrome treated with recombinant activated factor VII and platelet concentrates. Blood Coagul Fibrinolysis 2002; 13: 551–3.

Dempfle CE, Gulba D, Kirchmaier CM, Klamroth R, Korte W, Lorenz R, Peck-Radosavljevic M, Veldman A, Zotz RB. Clinical assessment of potential fields of application of recombinant factor VIIa in internal and pediatric diseases – recommendations of an expert group. Med Welt 2006; in press

Glanzmann E. Hereditäre hämorrhagische Thrombasthenie. Ein Beitrag zur Pathologie der Blutplättchen. Jahrbuch für Kinderheilkunde 88. 1918; 115–41.

Gunay-Aygun M, Huizing M, Gahl WA. Molecular defects that effect platelet dense granules. Semin Thromb Hemost 2004; 30: 537–47.

Handin RI. Inherited Platelet disorders. Hematology Am Soc Hematol Educ Program 2005; 396–402.

Hermansky R, Pudlak P. Albinism associated with hemorrhagic diathesis and unusual pigmented reticular cells in the bone marrow. Report of two cases with histochemical studies. Blood 1959; 14: 162–74.

Kehrel B, Balleisen L, Kokott R, Mesters R, Stenzinger W, Clemetson KJ, van de Loo J. Deficiency of intact thrombospondin and membrane glycoprotein Ia in platelets with defective collagen-induced aggregation and spontaneous loss of disorder. Blood 1988; 71: 1074–8.

Kirchmaier CM, Schirmer A, Jablonka B, Meyer M, Just M, Breddin HK. Correlation of bleeding complications with the number of platelet GPIIb-IIIa receptors in patients with Thrombasthenia Glanzmann. Ann Haemat 1992; 64: abstr. 19.

Kirchmaier CM. Thrombozytenfunktionsstörungen als Modelle für Rezeptorinteraktionen. Habilitationsschrift 1994 im Fachbereich Innere Medizin, Johann Wolfgang Goethe-Universität Frankfurt (Main).

Kobrinsky NL, Israels ED, Gerrard JM. Shortening of bleeding time by 1-deamino-8-D-arginine vasopressin in various bleeding disorders. Lancet 1984; 1: 1145–8.

Lopez JA, Andrews RK, Afshar-Kharghan V, Berndt MC. Bernard-Soulier syndrome. Blood 1998; 91: 4397–418.

McGregor JL, Brochier J, Wild F, Follea G, Trzeciak MC, James E, Dechavanne M, McGregor L, Clemetson KJ. Monoclonal antibodies against platelet membrane glycoproteins. Eur J Biochem 1983; 131: 427–36.

McKay H, Derome F, Haq MA Whittaker S, Arnold E, Adam F, Heddle NM, Rivard GE, Hayward CP. Bleeding risk associated with inheritance of the Quebec platelet disorder. Blood 2004; 104: 159–65.

Meyer M, Schellenberg I. Platelet membrane glycoprotein Ib: genetic polymorphism detected in the intact molecule and in proteolytic fragments. Thromb Res 1990; 58: 233–42.

Miller JL, Castella A. Platelet-type von Willebrand´s disease: characterization of a new bleeding disorder. Blood 1982; 60: 790–4.

Milton JG, Frojmovic MM, Tang SS, White JG. Spontaneous platelet aggregation in a hereditary giant platelet syndrome (MPS). Am J Pathol 1984;114: 336–45.

Moroi M, Jung SM, Yoshida N. Genetic polymorphism of platelet glycoprotein Ib. Blood 1984; 64: 622-9.

Moroi M, Jung SM, Okuma M, Shinmyozu K. A patient with platelets deficient in glycoprotein VI that lack both collagen-induced aggregation and adhesion. J Clin Invest 1989; 84: 1440–5.

Nieuwenhuis HK, Sakariassen KS, Houdijk WP, Nievelstein PF, Sixma JJ. Deficiency of platelet membrane glycoprotein Ia associated with a decreased platelet adhesion to subendothelium: a defect in platelet spreading. Blood 1986; 68: 692–5.

Nurden At, Nurden P. Inherited disorders of platelets: an update. Curr Opin Hematol 2006; 13: 157–62.

Poon MC, D´Oiron R, Von Depka M, Khair K, Negrier C, Karafoulidou A, Huth-Kuehne A, Morfini M; International Data Collection on Recombinant Factor VIIa and Congenital Platelet Disorders Study Group. Prophylactic and therapeutic recombinant factor VIIa administration to patients with Glanzmann's thrombasthenia: results of an international survey. J Thromb Haemost 2004; 2: 1096–103.

Poon MC, Demers C, Jobin F, Wu JW. Recombinant factor VIIa is effective for bleeding and surgery in patients with Glanzmann thrombasthenia. Blood 1999; 94: 3951–3.

Raccuglia G. Gray platelet syndrome: a variety of qualitative platelet disorder. Am J Med 1971; 51: 818-28.

Rao AK. Inherited defects in platelet signaling mechanisms J Thromb Haemost 2003; 1: 671–81.

Rao AK. Congenital disorders of platelet function: disorders of signal transduction and secretion. Am J Med Sci 1998; 69–76.

Remijn JA, Wu YP, Jeninga EH, IJsseldijk MJ, van Willigen G, de Groot PG, Sixma JJ, Nurden AT, Nurden P. Role of ADP receptor P2Y(12) in platelet adhesion and thrombus formation in flowing blood. Arterioscler Thromb Vasc Biol 2002; 22: 686–91.

Rosa JP, George JN, Bainton DF, Nurden AT, Caen JP, McEver RP. Gray platelet syndrome. Demonstration of alpha granule membranes that can fuse with the cells surface. J Clin Invest 1987; 80: 1138–46.

Toti F, Schindler V, Riou JF, Lombard-Platet G, Fressinaud E, Meyer D, Uzan A, Le Pecq JB, Mandel JL, Freyssinet JM. Another link between phospholipid transmembrane migration and ABC transporter gene family, inferred from a rare inherited disorder of phosphatidylserine externalization. Biochem Biophys Res Commun 1997; 241: 548–52.

Zwaal RF, Comfurius P, Bevers EM. Scott syndrome, a bleeding disorder caused by defective scrambling of membrane phospholipids. Biochem Biophys Acta 2004; 1636: 119–28.

4.2.4 Von-Willebrand-Syndrom

Reinhard Schneppenheim, Ulrich Budde

Ein 4-jähriges Mädchen blutet spontan aus dem Mund, ohne dass eine Blutungsquelle lokalisiert werden kann. Innerhalb einer Woche ist der Hämoglobingehalt des Blutes auf 4,9 g/dl abgesunken und es wird eine ambulante Untersuchung in einer Gerinnungsambulanz durchgeführt.
- **Labordiagnostik:** Thromboplastinzeit nach Quick = 92 % (Norm: 70–130 %), aPTT = 54 s (Norm: 23–36 s), Faktor VIII:C = 7 % (Norm: 60–150 %), VWF:Ag = < 1 % (Norm: 50–160 %).
- **Diagnose:** Es wird ein von-Willebrand-Syndrom Typ 3 diagnostiziert.
- **Therapie:** Nach Diagnoseerstellung wird eine Substitutionsbehandlung mit einem Faktor-VIII-VWF-Konzentrat begonnen. Daraufhin sistiert die Blutung und der Zustand des Mädchens stabilisiert sich rasch. Eine regelmäßige vorbeugende Substitution ist nicht erforderlich.

Ein schweres VWS Typ 3 wird nicht grundsätzlich in früher Kindheit symptomatisch, sondern kann erst nach einer Latenzzeit von einigen Jahren manifest werden.

Abhängig davon, ob Laborwerte oder klinische Symptome Grundlage der Untersuchung waren, ergibt sich für die Prävalenz des VWS eine Spannweite zwischen < 0,01 und > 1 %. Laboranalytisch kann das VWS bei etwa 1 % der Bevölkerung nachgewiesen werden. Eindeutige Symptome weist jedoch nur ein geringer Teil dieser Personen auf (1 : 3 000 bis 1 : 10 000).

Für Schweden mit einer homogenen Bevölkerung und einer sehr guten Erfassung von Patienten mit hämorrhagischer Diathese wurde eine Prävalenz von 125 Fällen pro 1 Million Einwohner errechnet.

Ob es sich bei den Übrigen um ein reines Laborphänomen oder um eine klinisch relevante Erkrankung handelt, kann nur durch klinische Beobachtung geklärt werden.

Ätiologie und Pathogenese

Entscheidend zum Verständnis der molekularen Pathomechanismen, die sich hinter dem klinischen Bild des VWS verbergen, ist die Kenntnis von Synthese, Freisetzung und Funktionalität des VWF (s. Kap. 1).

Der VWF wird ausschließlich in Endothelzellen und in Megakaryozyten synthetisiert. Es resultiert ein **Prä-pro-VWF-Monomer** aus 2 813 Aminosäuren und einer Molekülmasse von 360 kDa. Das Ergebnis der weiteren komplexen biochemischen und strukturellen Modifikationen sind Multimere gleicher Zusammensetzung, jedoch, in Abhängigkeit von der Anzahl der Monomere, unterschiedlicher Größe zwischen 500–20 000 kDa (Abb. 4-10). Das VWF-Monomer wird zunächst glykosyliert, sulfatiert und im endoplasmatischen Retikulum über Disulfidbrücken am carboxyterminalen Ende des Proteins, der *cystein knot-like domain* (CK-Domäne) dimerisiert (Schneppenheim et al. 2001). Das **VWF-Propeptid** von 763 Aminosäuren, das später abgespalten wird, ist für die weitere Polymerisierung der VWF-Dimere, diesmal am aminoterminalen Ende, erforderlich. Es besitzt mit den Disulfidisomerasen in der D1- und D2-Domäne identische Aminosäuresequenzen (CGLC). Durch die weitere Polymerisierung im Golgi- und Post-Golgi-Kompartimenten erreicht der VWF seine enorme Größe von 40 000 kDa. Basis der **Multimerisierung** sind Disulfidbrücken mehrerer Cysteine in der D3-Domäne des VWF, die zurzeit noch nicht vollständig identifiziert sind.

Der **komplette VWF** enthält mehrere Kopien funktioneller **Domänen**, die bestimmte Bindungsstellen für lösliche und zelluläre Komponenten besitzen (Abb. 4-11b). Dazu gehören Bindungsstellen für Faktor VIII, Kollagen, Heparin, Sulfatide sowie die Thrombozytenglykoproteine GP-Ib und GP-IIb/IIIa.

Der VWF wird schließlich entweder konstitutiv in das Plasma freigesetzt oder zunächst in Weibel-Palade-Körperchen gespeichert und auf

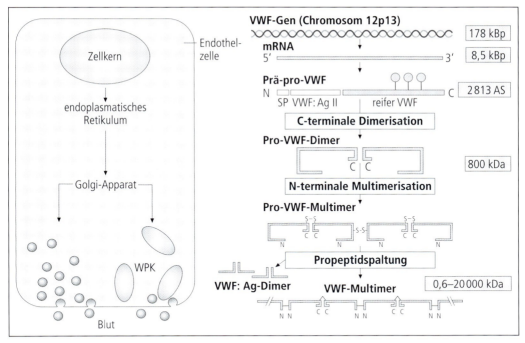

Abb. 4-10 Biosynthese des von-Willebrand-Faktors in der Endothelzelle. AS = Aminosäuren; ER = Endoplasmatisches Retikulum; kBp = Kilobasenpaare; kDa = Kilodalton; WPK = Weibel-Palade-Körperchen.

ein adäquates Signal hin (z. B. Thrombin, Plasmin, Fibrin) freigesetzt.

Nach erfolgter Sekretion wird die Größe des VWF streng reguliert. Die Regulation seiner Größe und damit seiner biologischen Aktivität erfolgt durch die spezifische *VWF-cleaving protease* (VWF-CP), die Metalloprotease **ADAMTS13**, die den VWF zwischen Tyrosin 1605 und Methionin 1606 in der A2-Domäne spaltet.

Der im Blut zirkulierende VWF ist das Produkt aus Synthese, Speicherung, Sekretion und Modifikation im Kreislauf.

Die primäre Hämostase kann nur bei einem vollständig multimerisierten VWF funktionieren, da bei Fehlen der großen Multimere die Bindung an einen Rezeptor zwar ungehindert vonstatten geht, aber die Brückenbildung nicht erfolgen kann. Bei großen Mengen an defektem VWF kommt es daher zu einer Rezeptorblockade, die nur schwierig therapeutisch beeinflussbar ist.

Typen des von-Willebrand-Syndroms

Eine erste Übersicht der verschiedenen Typen und Subtypen des VWS wurde **1987** von **Ruggeri** publiziert. Obwohl es sich eher um eine Liste aller bekannten Varianten des VWS handelte, stellte sie doch die Basis für die Klassifikation im praktischen Umgang mit der Erkrankung (Tab. 4-8).

Die Differenzierung zwischen einem **Typ 1** mit einer erniedrigten VWF-Konzentration und einem **Typ 3** mit einem vollkommenen VWF-Mangel sowie einem **Typ 2** mit qualitativen Defekten, unabhängig von der Menge an VWF, wird allgemein akzeptiert.

Die meisten der Subtypen wurden aufgrund von Unterschieden in der Multimeranalyse beschrieben (Abb. 4-11a). Einer der Nachteile dieser ersten, aber auch der nachfolgenden Klassifikation

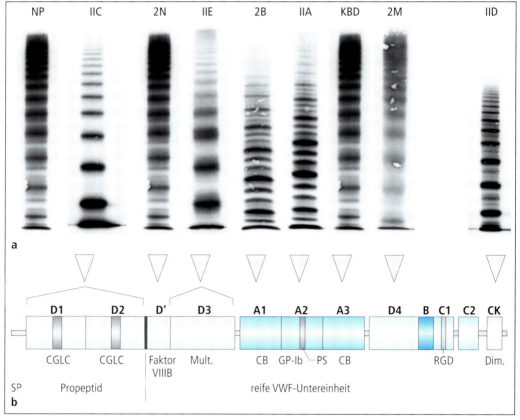

Abb. 4-11 Molekulare Defekte beim VWS Typ 2. Dargestellt sind die Lokalisationen der verschiedenen Mutationen, die den Subtypen des VWS Typ 2 und den Phänotypen des Subtyps 2A zu Grunde liegen mit den zugehörigen Multimeren. Die Multimere des Typs 2N sind, von Ausnahmen abgesehen, normal. Ebenso sind die isolierten Kollagenbindungsdefekte (KBD) in der A3-Domäne mit einem normalen Multimerenmuster korreliert. Die Dreiecke weisen auf »Cluster« in den einzelnen Domänen hin. Arabische und römische Ziffern beziehen sich auf die Nomenklatur nach Sadler (aktuelle Nomenklatur) und Ruggeri (frühere Nomenklatur).
CB = Kollagenbindungsregion; CGLC = Konsensussequenz der Disulfidisomerase; Dim. = Dimerisierungsregion (CK-Domäne); Faktor VIIIB = Faktor-VIII-Bindungsregion; GP-Ib = Bindungsregion für GP-Ib; Mult. = Multimerisierungsregion; PS = proteolytische Schnittstelle des VWF für ADAMTS13 in der A2-Domäne; RGD = Bindungssequenz für GP-IIb/IIIa.

a) Multimerenanalyse des VWF von Patienten mit verschiedenen Subtypen und Untergruppen des VWS im Vergleich zu Normalplasma (NP) in einem mittelhoch auflösenden Gel. Laufrichtung der Komponenten: von oben nach unten, d.h. die großen Multimere befinden sich im oberen Anteil. Im NP und im Plasma der Subtypen IIA und 2B besteht jedes Oligomer aus einem Triplett mit einer Zentralbande und einer oberen und unteren Subbande. Die übrigen (Sub-)Typen zeigen ein aberrantes Bandenmuster.

b) Struktur des VWF-Monomers. Angegeben sind die verschiedenen Domänen mit verschiedenen funktionellen Regionen.

4.2 Angeborene Blutungsursachen

Tab. 4-8 Klassifikation des VWS (Sadler). Der entsprechende frühere Typ/Subtyp (Ruggeri) ist in Klammern aufgeführt.

Typ	Unterschiede in der Multimerenanalyse
1 (I platelet normal, I platelet low, IA, I-1, I-3)	partieller Verlust an VWF
2	qualitativer Defekt des VWF
• 2A (IIA, IB, I platelet discordant, IIC, IID, IIE, IIF, IIG, IIH, II-1, IIA-1, IIA-2, IIA-3)	• qualitative Varianten mit einer defekten Interaktion zwischen VWF und Thrombozyten aufgrund des Fehlens der großen Multimere
• 2B (IIB, I New York, Malmö)	• alle qualitativen Varianten mit einer gesteigerten Interaktion des VWF mit dem thrombozytären Rezeptor-Glykoprotein-Ib
• 2M (IC, ID, B, Vicenza)	• qualitative Varianten mit einer defekten Interaktion des VWF mit Thrombozyten, wobei jedoch die großen Multimere vorhanden sind
• 2N (defekte Faktor-VIII-Bindung, Normandie)	• qualitative Varianten mit einer stark verminderten Faktor-VIII-Bindungskapazität
3	VWF fehlt im Plasma und im Gewebe vollständig

war ihre Beschränkung auf phänotypische Daten bei nur geringem Wissen über die zu Grunde liegenden Mechanismen. Hinzu kam die Identifizierung funktioneller VWF-Defekte, die nicht mit dem Fehlen großer Multimere korrelierten. Dies erforderte eine Erweiterung der Definition eines qualitativen Defekts.

Diese Probleme wurden von **Sadler und Gralnick 1994** in einer revidierten Klassifikation des VWS angesprochen. In dieser heute gültigen Klassifikation wird neben dem Typ 1 und 3 als quantitative Defekte, der Typ 2 in vier Untergruppen aufgeteilt. Hierbei beschränkt sich der **Typ 2A** aufgrund eines Verlustes an großen VWF-Multimeren (high molecular weight multimers, HMWM) auf Varianten mit einer erniedrigten plättchenabhängigen Funktion. Varianten mit einer erhöhten Affinität für Glykoprotein-Ib gehören zum **Typ 2B** des VWS und umfassen Phänotypen mit einem Verlust großer Multimere, aber auch solche mit einem normalen Multimerenmuster. Der **Typ 2M** beruht trotz der Präsenz großer HMWM auf plättchenabhängigen funktionellen Defekten des VWF. Patienten mit einer defekten Faktor-VIII-Bindung ihres VWF werden als **Typ 2N** diagnostiziert (Tab. 4-8).

Seit der Publikation der zurzeit gültigen Klassifikation sind mehr als 10 Jahre vergangen. Die Fortschritte in der phänotypischen und genotypischen Charakterisierung des VWS sowie die anstehende Publikation mehrerer internationaler und nationaler Studien, die sich mit speziellen Aspekten des VWS beschäftigt haben, führten zur Bildung einer Arbeitsgruppe, die die Klassifikation überarbeit und im Jahr 2006 publizieren möchte.

Es sind 3 Mechanismen bekannt, die zu einem **VWS Typ 1** führen können.
- Eine **verminderte Synthese** des VWF führt zu einer verminderten Konzentration des VWF im Plasma und oft auch in Thrombozyten (Synthese- und Speicherort). Da die Faktor-VIII-Bindungskapazität des VWF sehr groß ist (im Normalfall sind nur 2 % der Bindungsstellen besetzt) ist die Faktor-VIII-Aktivität (Faktor VIII:C) bei diesem Mechanismus fast immer deutlich höher als das VWF:Ag.
- Einige **heterozygote Typ-2-Mutationen** führen zu stark abnorm gefalteten Molekülen, die intrazellulär zerstört und daher nicht sezerniert werden. Übrig bleiben die in geringerer Konzentration produzierten normalen Dimere, die

weiter den normalen Prozess der Multimerisierung, Speicherung und Sekretion durchlaufen. Auch hier findet sich die Konstellation Faktor VIII:C > VWF:Ag. Bei vielen bisher publizierten Patienten ist der VWF jedoch qualitativ abnorm (meist ein relativer Verlust der großen Multimere). Daher dürfte dieser Mechanismus eher selten ursächlich sein.

- Auch ein **beschleunigter Abbau** des VWF in der Zirkulation kann zu einem Typ 1 führen. In diesem Fall wird der Faktor-VIII-VWF-Komplex aus dem Plasma entfernt und es resultiert eine Ratio zwischen Faktor VIII:C und VWF:Ag um 1. Der im Vergleich zu den anderen Blutgruppen beschleunigte Abbau bei der Blutgruppe 0 ist lange bekannt. Noch stärker beschleunigt ist der Abbau beim **Bombay-Phänotyp**. Beim Typ 1 ist diese Blutgruppe mit etwa 70% im Vergleich zur Normalbevölkerung und zu den anderen Typen des VWS deutlich überrepräsentiert. Beim **Subtyp Vicenza**, bei dem die Einordnung in Typ 1 oder Typ 2M strittig ist, ist die Elimination aus dem Plasma derart beschleunigt, dass die VWF-CP weder die supranormalen Multimere abbauen noch eine normale Triplettstruktur erzeugen kann.

Prinzipiell sind für den **VWF Typ 2** 5 verschiedene molekulare Pathomechanismen verantwortlich, die allein oder in Kombination wirksam sein können (Meyer et al. 2001):
- Störungen der posttranslationalen Biosynthese, wie Dimerisierung und Multimerisierung mit einem Fehlen der großen Multimere,
- verminderte Resistenz gegenüber der spezifischen VWF-CP (ADAMTS13) mit der Folge eines verstärkten Abbaus der großen VWF-Multimere,
- gestörter intrazellulärer Transport der großen VWF-Multimere,
- gesteigerter Abbau des VWF in der Zirkulation,
- abnorme Faltung des Moleküls, die zwar eine Speicherung und Sekretion nicht wesentlich verhindert, jedoch zu einem nicht oder wenig reagiblen VWF führt (Typ 2M).

Bei Patienten mit **VWS Typ 3** entsteht kein oder ein trunkiertes Produkt mit der Folge, dass weder im Plasma noch in Thrombozyten (Produktions- und Speicherort) ein mit den üblichen Methoden messbarer VWF zu finden ist.

Molekulargenetische Defekte

Die molekularen Mechanismen sind sehr vielfältig, zeigen aber eine ausgesprochen gute Phänotyp-Genotyp-Korrelation. So lassen sich den meisten **Subtypen des Typs 2** spezifische Mutationen in definierten Domänen des VWF zuordnen (Abb. 4-11a, b). Diese Möglichkeit, bestimmten VWS-Phänotypen spezifische Mutationen zuzuordnen, kann vor allem für die Verbesserung der Klassifikation genutzt werden (Castaman et al. 2003).

▪ Funktionelle Störungen

Die bisher identifizierten Mutationen betreffen bestimmte Teilfunktionen des VWF, z. B. die verstärkte GP-Ib-Bindung beim **Typ 2B** durch Mutationen in der A1-Domäne, die defekte Faktor-VIII-Bindung beim **Typ 2N** in der Faktor-VIII-Bindungsregion der D'-Domäne oder die isolierte Störung der Kollagenbindung durch Mutationen in der A3-Domäne. Mutationen, die zu einer fehlenden oder verminderten Interaktion mit GP-Ib trotz Vorhandenseins aller Multimere führen, sind die Ursache für den **Typ 2M**.

▪ Störungen der Dimerisierung und Multimerisierung

Mutationen in der CK-Domäne am carboxyterminalen Ende des VWF-Monomers (in der Regel Cysteinmutationen) verhindern eine effektive Dimerisierung. Da die Multimerisierung am aminoterminalen Ende von einer vorhergehenden Dimerisierung am carboxyterminalen Ende unabhängig ist, können dennoch Dimere, allerdings dann über Bindungen am aminoterminalen Ende entstehen. Eine weitere Multimerisierung ist dann jedoch nicht möglich. Patienten mit homozygoten Mutationen in der CK-Domäne werden phänotypisch meist als **Typ 3** diagnostiziert. Heterozygote Mutationen sind für eine besondere Untergruppe des **Subtyps 2A** verantwortlich, die in der älteren Nomenklatur als Typ IID bezeichnet wurde.

Mutationen in der D3-Domäne, der cysteinreichen Multimerisierungsregion des VWF, beeinträchtigen die Multimerisierung der Dimere am aminoterminalen Ende und verursachen die **Untergruppe IIE** des **Subtyps 2A**. Patienten mit homozygoten Mutationen können mit einem VWS **Typ 3** diagnostiziert werden. Bei heterozygoten Patienten können die großen Multimere fehlen oder relativ reduziert sein.

Mutationen in der D1- und D2-Domäne des VWF-Propeptids können ebenfalls die Multimerisierung in der D3-Domäne stören. Dies beruht auf der Beeinträchtigung der im Propeptid lokalisierten enzymatischen Aktivität für die Knüpfung von Disulfidbrücken.

Der **Phänotyp IIC** mit Fehlen der großen Multimere wird ebenfalls zum **Subtyp 2A** gerechnet. Im Gegensatz zu den anderen Untergruppen des Subtyps 2A ist der Erbgang jedoch rezessiv. Dominant vererbt wird hingegen eine Sonderform der Untergruppe IIC, der **Phänotyp IIC Miami**, mit Mutationen in der D3-Domäne. Er unterscheidet sich vom normalen Phänotyp IIC durch ein erhöhtes VWF:Ag.

■ Verstärkter Abbau der großen Multimere

Mutationen in der A2-Domäne, welche die spezifische proteolytische Schnittstelle zwischen Tyrosin 1605 und Methionin 1606 flankieren, führen zu einer erhöhten Empfindlichkeit gegenüber der VWF-spaltenden Protease ADAMTS13. Folge ist ein Verlust der großen Multimere. Der spezifische Phänotyp wurde früher als Typ IIA bezeichnet, der heute als Untergruppe des **Subtyps 2A** gesehen wird.

■ Gestörter intrazellulärer Transport

Andere Mutationen in der A2-Domäne, aber auch in weiteren Regionen des VWF, führen zu einer verminderten Sekretion der großen VWF-Multimere und damit zu einem ähnlichen Phänotyp wie beim **früheren Typ IIA**. Weitere den intrazellulären Transport beeinträchtigende Mutationen finden sich im VWF-Propeptid.

■ Gesteigerter Abbau des VWF in der Zirkulation

Cysteinmutationen in der D3-Domäne und die Mutation R1205H, die im Exon 26 gelegen ist, führen zu einem vorschnellen Abbau des VWF, über dessen Mechanismus bisher wenig bekannt ist.

■ Abnorme Faltung des Moleküls

Der VWF von Patienten mit **Typ 2M** ist durch seine abnorme Faltung des Moleküls nicht oder wenig reagibel. Infolgedessen persistieren oft supranormale Multimere und die Ausbildung einer Triplettstruktur unterbleibt. Meist ist die VWF:FVIIIB nicht vermindert, einige Patienten mit einer Kombination von 2M/2N sind jedoch beschrieben.

Die molekularen Defekte beim **Typ 3** sind sehr heterogen und über das gesamte Gen verteilt. Es handelt sich meist um kleine Deletionen, wie z. B. die häufigste Mutation 2435delC im Exon 18 des VWF, Nonsense-Mutationen, kleine Insertionen und seltener Spleiß-Mutationen. Auch Missense-Mutationen sind recht häufig, während große Deletionen und große Insertionen selten sind. Eine Besonderheit sind Genkonversionen zwischen dem VWF-Gen und seinem Pseudogen auf Chromosom 22. Diese können zur Einführung einer Nonsense-Mutation im Exon 28 führen. Sonderfälle sind Patienten mit homozygoten Mutationen vor allem in der CK-Domäne, aber auch in der D3-Domäne. Hier ist der VWF im Plasma in geringen Spuren vorhanden und vor allem in Thrombozyten messbar, wenn auch in der Multimeranalyse deutlich abnorm mit einem gravierenden Verlust der mittleren und großen Multimeren. Da nur wenige Laboratorien in der Lage sind, zwischen einem »echten« Typ 3 und einem homozygoten Typ 2 zu unterscheiden, wird der letztgenannte zum Typ 3 gezählt.

Diagnostik

Das primäre klinische Kennzeichen zur Unterscheidung der verschiedenen Typen des VWS ist die **Schwere der Blutungssymptomatik**.

Neben quantitativen und funktionellen Parametern (Tab. 4-9) ist die Multimeranalyse noch immer die Methode der Wahl, um bestimmte bekannte oder neue Subtypen des VWS zu beschreiben.

Klinische Diagnostik

Aufgrund seiner multifunktionellen Natur können sehr unterschiedliche Defekte des VWF auftreten und somit zu klinisch differenten Manifestationen der Blutungsneigung führen. Generell lassen sich daher Kombinationen von Störungen der primären und sekundären Hämostase (VWS Typ 1, Typ 3) sowie isolierte Störungen der primären (z. B. Typ 2A) und der sekundären Hämostase (Typ 2N) beobachten.

Typ 1

Die häufigsten Symptome beim VWS Typ 1 sind Epistaxis, Hämatomneigung, Hypermenorrhoe und Schleimhautblutungen.

Gelenkblutungen, Petechien sowie gastrointestinale Blutungen sind dagegen untypische Ereignisse für den Typ 1. Nach operativen Eingriffen kommt es vor allem bei Operationen im HNO-Bereich und nach Zahnextraktion zu Nachblutungen. Abdominelle Eingriffe werden ebenfalls, wenn auch seltener durch Blutungen kompliziert. Es besteht also bei diesen Patienten eine starke Blutungsgefährdung vor allem bei Eingriffen im Schleimhautbereich. Doch auch bei anderen Eingriffen treten in mehr als der Hälfte der Patienten Nachblutungen auf.

Typ 2

Das klinische Spektrum des VWS Typ 2 ähnelt dem des VWS Typ 1 sehr. Operationen und Unfälle führen aber in nahezu allen Fällen zu starken Nachblutungen, wenn eine adäquate Behandlung unterbleibt.

Typ 3

Die Blutungssymptomatik des VWS Typ 3 ist schwer wiegend. Zum Teil leiden die Patienten unter hämophilieartigen Blutungen. Alle Patienten klagen über Hämatome und Schleimhautblutungen, alle Frauen über Hypermenorrhoe.

Auffallend sind die bei etwa der Hälfte der Patienten zu beobachtenden Gelenkblutungen, die nur beim Typ 3 des VWS beobachtet werden.

Auch gastrointestinale Blutungen sind nicht selten. Nahezu alle Patienten erleben im Verlauf der Erkrankung eine Anämie. Dementsprechend ist die Zahl der Bluttransfusionen hoch. Petechien werden nicht beobachtet. Alle operativen Eingriffe, die ohne oder mit ungenügender Faktor-VIII-Substitution durchgeführt werden, führen zu massiven Nachblutungen.

Blutungen im Rahmen der Menstruation stellen Frauen mit VWS vor besondere Probleme

Tab. 4-9 Charakteristische Befundkonstellation der verschiedenen Typen des VWS.

Typ	Vererbung	BZ	Faktor VIII:C	VWF:Ag	VWF:RCo	VWF:CB	RIPA-Test	Multimere im Plasma	Multimere in Plättchen
1	AD	↑/n	n/↓	↓	↓	↓	n	n	n
2A	AD/(AR)	↑	n/↓	↓/n	↓↓	↓↓	↓/n	abnorm	abnorm/n
2B	AD/AR	↑	n/↓	↓/n	↓↓/↓	↓↓	↑↑	abnorm	n
2M	AD	↑/n	n/↓	↓/n	↓/n	n/↓	↓/n	abnorm	n/abnorm
2N	AR	n	↓↓	n/↓	n/↓	n/↓	n	n/(abnorm)	n
3	AR	↑↑	↓↓	nd	nd	nd	nd	nd	nd

AD = autosomal-dominant; AR = autosomal-rezessiv; BZ = Blutungszeit; n = normal; nd = unterhalb der Nachweisgrenze.

(von Willebrand 1926). Die Prävalenz des VWS bei Frauen mit **Menorrhagien** beträgt 7–20 % und abhängig vom Schweregrad leiden unbehandelt 74–100 % der Frauen mit einem VWS unter Menorrhagien. Patientinnen mit einem schweren VWS Typ 3 haben grundsätzlich Menorrhagien. Dabei ist es oft schwierig, eine Menorrhagie anamnestisch zu erfassen. Die Betroffenen wissen meist nicht, dass sie übermäßig und verlängert bluten. So stellen sich gelegentlich Patientinnen mit einer ausgeprägten Eisenmangelanämie und Hämoglobinwerten < 6 g/dl vor, die bei Nachfrage Menstruationsblutungen von mehr als 14 Tagen angeben, ohne dies als übermäßig verlängert einzuschätzen. Die Rate von Hysterektomien aufgrund von Menorrhagien wurde mit 23 % bei Frauen mit einem VWS Typ 2 oder 3 angegeben. Bei Patientinnen mit VWS Typ 1 werden Raten von 8–18 % berichtet. In den meisten, detailliert abgeklärten Fällen wurde die Diagnose VWS nach der Hysterektomie gestellt.

Zur Auswirkung des VWS auf die Schwangerschaft sei auf das entsprechende Kapitel verwiesen (s. Kap. 6.1.3).

Labordiagnostik

Mit einer verbesserten Diagnostik hat sich über die Jahre die Verteilung auf die verschiedenen Subtypen geändert. So konnte der Typ 1, der bisher mit einem relativen Anteil von 80–90 % angegeben wurde, im Jahr 2005 nur bei 59 % der Patienten diagnostiziert werden. Mit 38 % war der Typ 2 weitaus häufiger als bisher angenommen (Schneppenheim u. Budde 2006).

Beim VWS **Typ 1** sind alle VWF-Parameter gleichermaßen erniedrigt und die VWF-Multimere sind qualitativ nicht von denen im Normalplasma zu unterscheiden (Rodeghiero u. Castaman 2001). In der Praxis führt jedoch das Fehlen einer Standardisierung der Multimeranalyse zu Schwierigkeiten bei der Unterscheidung zwischen einem reellen und einem künstlichen Verlust der HMWM. In der Vergangenheit waren solche Probleme sehr schwierig anzugehen und mehrfache Wiederholungen der Tests mit widersprüchlichen Ergebnissen wurden beobachtet. Heute kann jedoch die Korrelation spezieller Phänotypen mit spezifischen molekularen Defekten bei der Definition solcher Subtypen helfen und dadurch eine eindeutige Basis für eine klare Diagnose liefern (s. o.).

Die Subtypisierung des VWS **Typ 2** ist der schwierigste Aspekt bei der Klassifikation des VWS. Dies ergibt sich bereits aus der enormen Heterogenität der funktionellen und strukturellen Defekte.

▪ Typ 2A

Der Typ 2A schließt alle Patienten mit einem Fehlen oder einer Verminderung der hochmolekularen Multimere ein, worauf bereits eine herabgesetzte VWF:CB/VWF:Ag-Ratio hindeutet (s. Kap. 2.8.3). Die meisten Subtypen des VWS Typ 2A werden dominant vererbt, bis auf den Subtyp IIC mit einem rezessiven Erbgang. Zusätzlich zur Verminderung oder zum Verlust großer Multimere zeigt das Multimermuster bei den Multimerisierungsdefekten eine aberrante Triplettstruktur im Sinne einer vollständig fehlenden oder deutlich bis leicht verminderten proteolytischen Prozessierung.

▪ Typ 2B

Ein weiterer Grund für das Fehlen großer Multimere ist eine erhöhte Affinität des VWF zum Plättchenglykoprotein-Ib bei Patienten mit VWS Typ 2B. Bei einigen dieser Patienten sind die Multimere jedoch normal wie beim VWS Typ 2B New York/Malmö. Der Vererbungsgang ist dominant. Dieser Subtyp lässt sich gut durch den RIPA-Test (s. Kap. 2.8.4) definieren.

▪ Typ 2M

Der Typ 2M, der ebenfalls dominant vererbt wird, schließt Patienten mit einer erniedrigten plättchenabhängigen Funktion des VWF ein, die nicht auf das Fehlen der HMWM zurückzuführen ist. Dabei wird auf weitere Differenzierungseigenschaften, wie z. B. eine aberrante Struktur individueller Multimere oder die Präsenz besonders großer supranormaler Multimere, wie beim VWS Typ 2M Vicenza, keine Rücksicht genommen. Bei fast allen Patienten mit einem Typ 2M findet sich ein aberrantes Multimermuster. Proteolytische Subbanden (Tripletts) sind deutlich vermindert oder fehlen vollständig als Ausdruck einer verminderten Proteolyse. Stattdessen sieht man um die Zentralbanden gelegenes amorphes Material, das auch den normalerweise »VWF-freien« Raum zwischen den individuellen Oligomeren ausfüllt. Daneben ist die Wanderungsgeschwindigkeit der Oligomere nicht selten erhöht und wegen der fehlenden Adhäsivfunktion persistieren supranormale Multimere als Ausdruck einer fehlenden Spaltung durch ADAMTS13.

- **Typ 2N**

Der Typ 2N umfasst Patienten mit einem Defekt der Faktor-VIII-Bindungsregion des VWF. Patienten können entweder homozygot bzw. compound heterozygot für einen Faktor-VIII-Bindungsdefekt sein oder compound heterozygot für einen Faktor-VIII-Bindungsdefekt und ein Nullallel. Dementsprechend kann der Phänotyp entweder vollständig eine Hämophilie A vortäuschen oder kann zusätzlich mit einem erniedrigten VWF:Ag einhergehen. Einige Mutationen verändern außerdem die VWF-Multimerstruktur. Der Erbgang ist rezessiv. Da sämtliche andere Parameter, einschließlich der Konzentration des VWF normal sein können, ist dieser Typ von einer Hämophilie A nur durch die Faktor-VIII-Bindungskapazität (s. Kap. 2.8.5) abzugrenzen. In Einzelfällen kann der Faktor VIII bei diesen Patienten auch im Bereich von 1 % und damit im Bereich der schweren Hämophilie liegen.

Die schwerste Form des VWS, der **Typ 3**, ist leicht aufgrund des vollständigen Mangels an VWF und seiner Funktionen zu diagnostizieren.

Individualisierte Behandlung

Die verschiedenen Behandlungsoptionen für den Patienten mit VWS sollten entsprechend dem klinischen Schweregrad, dem Blutungsrisiko und dem Typ des VWS angemessen sein. Patienten mit einem VWS **Typ 1**, der häufigsten Diagnose, benötigen nur selten eine systemische Prophylaxe. Auch ist in vielen Fällen eine lokale Behandlung, wie ein Druckverband an der Blutungsstelle, ausreichend. Bei größeren Operationen oder Operationen in Bereichen, die nicht ausreichend kontrolliert werden können bzw. bei denen eine lokale Behandlung nicht möglich ist, ist dagegen eine systemische Behandlung fast immer notwendig. Dies trifft vor allem bei der Tonsillektomie, der Adenotomie und den urogenitalen Operationen zu.

Zwei Hauptprinzipien der Behandlung stehen Patienten mit VWS zur Verfügung. Dabei sind die in Tabelle 4-10 genannten Besonderheiten zu beachten.

Tab. 4-10 Behandlungsoptionen in Abhängigkeit vom Typ des VWS.

Typ	Therapie der Wahl	Adjuvante Therapie
1	DDAVP*	Antifibrinolytika, konjugierte Östrogene
2A	Faktor-VIII-VWF-Konzentrate	Antifibrinolytika, konjugierte Östrogene
2B	Faktor-VIII-VWF-Konzentrate	Antifibrinolytika, konjugierte Östrogene
2M	DDAVP*, Faktor-VIII-VWF-Konzentrate	Antifibrinolytika, konjugierte Östrogene
2N	DDAVP*, Faktor-VIII-VWF-Konzentrate	Antifibrinolytika, konjugierte Östrogene
3	Faktor-VIII-VWF-Konzentrate	DDAVP, Thrombozytenkonzentrate, Antifibrinolytika, konjugierte Östrogene
3 (mit Alloantikörpern)	rFaktor VIII, rFaktor VIIa	Antifibrinolytika, konjugierte Östrogene

rFaktor = rekombinanter Faktor; * Gabe nur, wenn eine DDAVP-Testinfusion bei mindestens einem betroffenen Familienmitglied mit gleichem Phänotyp erfolgreich war. Bestimmung der Faktor-VIII-VWF-Parameter über mindestens 4, besser 6 Stunden.

Die 1. Therapieoption, die Behandlung mit DDAVP, nützt die Ausschüttung von endogenem VWF aus den Weibel-Palade-Körperchen, während die 2. Therapieoption der Ersatz von VWF durch entsprechende Plasmapräparate ist. Diese müssen eine ausreichende Menge an biologisch aktivem VWF enthalten.

Die zusätzliche Gabe eines Fibrinolysehemmers (Tranexamsäure, z. B. Zyklokapron®) und/oder von konjugierten Östrogenen kann vorteilhaft sein.

■ DDAVP

DDAVP (z. B. Minirin®, Desmopressin®) verbessert die Hämostase, indem es den Plasmaspiegel von Faktor VIII und VWF erhöht. Nach Gabe von DDAVP verkürzt sich die Blutungszeit und die Plasmaspiegel von Faktor VIII und VWF steigen schnell an. Sie erreichen ihr Maximum innerhalb der 1. Stunde und fallen dann über 4–8 Stunden ab. Der Anstieg von Faktor VIII und VWF:Ag erreicht etwa das 3- bis 4-Fache des Basalwertes. Auffällig ist der erzielte Anstieg, vor allem der hochmolekularen Multimere, und damit insbesondere der biologischen Aktivität des VWF in der primären Hämostase.

Dagegen wird bei Patienten mit **Typ 2** dysfunktioneller VWF sezerniert. In einigen Fällen kann eine größere Menge an nicht voll funktionsfähigem VWF eine ausreichend primäre Hämostase erzielen, in den meisten Fällen wird der Einsatz von DDAVP bei diesen Patienten jedoch fehlschlagen (Federici et al. 2004). In Sonderfällen, in denen eine sehr große Menge an dysfunktionellem VWF sezerniert wird (Subtyp IIC Miami) kommt es zur Rezeptorblockade, die eine Therapie mit VWF-haltigen Konzentraten deutlich erschweren kann. Vorteilhaft ist jedoch auch beim Typ 2 der höhere Faktor-VIII-Spiegel.

Die Substanz steht in Ampullen für die Kurzinfusion zur Verfügung. Zur maximalen Stimulation des endogenen Faktor-VIII-VWF-Komplexes wird eine Menge von 0,3 μg/kg KG verdünnt in NaCl 0,9 % infundiert. Dabei sollte die Infusionszeit nicht unter 20, besser bei 30 Minuten liegen. Dieselbe Wirkung wird bei subkutaner Injektion dieser Menge erreicht, jedoch mit etwas verzögertem Wirkungseintritt. Hinderlich ist hierbei die relativ große Menge an Flüssigkeit, die auf mehrere Portionen verteilt werden muss. Für die intranasale Applikation steht ein spezielles Spray mit konzentrierter Lösung zur Verfügung.

> DDAVP ist die Therapie der Wahl für Patienten mit VWS **Typ 1** (Mannucci et al. 1997). Es kann außerdem bei einigen Patienten mit dem **Subtyp 2A** eingesetzt werden.

Der Einsatz bei Patienten mit einem VWS Typ 2B wurde bisher als kontraindiziert angesehen, da durch die Gabe von DDAVP die Patienten in eine deutliche Thrombozytopenie geraten können. In einzelnen Fällen wurde jedoch auch über eine erfolgreiche Behandlung mittels DDAVP bei Patienten mit VWS Typ 2B berichtet (Castaman u. Rodeghiero 1996). In allen Fällen sollte vorher durch einen DDAVP-Test ermittelt werden, ob eine Verbesserung der Hämostase tatsächlich erreicht werden kann. Besondere Vorsicht ist bei kleinen Kindern geboten. Es kann es zu einer Wasserretention verbunden mit einer Hyponatriämie und hypoosmolarem Schock kommen. DDAVP kann Krampfanfälle, vor allem bei prädisponierten Patienten, auslösen.

■ Plasmakonzentrate

Seit der Entwicklung von Kryopräzipitat und Faktor-VIII-Konzentraten für die Behandlung der Hämophilie haben auch Patienten mit VWS von diesen Präparaten profitiert. Voraussetzung ist ein ausreichender Anteil eines funktionell aktiven VWF in diesen Präparaten. Dabei sollten vor allem die großen Multimere, die in der primären Hämostase besonders aktiv sind, in einem geeigneten Konzentrat enthalten sein.

> In vielen Fällen eines **Typ 2** ist nur die Substitution mit Plasmapräparaten aussichtsreich. Dies betrifft vor allem Patienten mit schweren Formen des Typs 2N, viele Patienten mit einem Typ 2A und die meisten Patienten mit einem Typ 2B. Zur Prophylaxe und Therapie des **Typs 3** kommen nur VWF-haltige Plasmakonzentrate in Betracht (Tab. 4-11).

Tab. 4-11 Richtgrößen für die Dosierung von Faktor-VIII-VWF Konzentraten bei Patienten, die nicht mit DDAVP behandelt werden können.

Art des Eingriffs/ Blutungstyp	Dosis (I.E./kg)	Frequenz	Kontrollparameter
große Operationen	50	alle 12 Stunden oder täglich	Faktor VIII:C (> 50% bis zur Wundheilung)
kleinere chirurgische Eingriffe	30	täglich oder jeden 2. Tag	Faktor VIII:C (> 50% bis zur Wundheilung)
Zahnextraktion	20	einmalig	Faktor VIII: C (> 30% für etwa 6 Stunden)
spontane oder post-traumatische Blutung	20	einmalig	Faktor VIII:C (> 30% für etwa 6 Stunden)

Patienten mit VWS **Typ 3** fehlt der VWF vollständig. Aus Speichern lässt sich daher auch kein VWF freisetzen. DDAVP wird in diesen Fällen also keine VWF-stimulierende (wohl aber eine thrombozytenstimulierende) Wirkung haben. Der VWF fehlt ebenso in Thrombozyten. Daher ist die alleinige Gabe von Konzentraten nicht immer erfolgreich. In diesen Fällen kann die Thrombozytentransfusion, manchmal auch DDAVP hilfreich sein.

Patienten mit VWS **Typ 1 und 2** sind in der Regel durch eine **Bedarfstherapie** ausreichend versorgt. Eine **Dauertherapie** kommt, ähnlich wie bei der Hämophilie, nach rezidivierenden Gelenk- und Muskelblutungen und damit nur beim **Typ 3** in Betracht.

Manche Patienten mit einem VWS **Typ 3**, besonders solche, bei denen eine große Deletion des VWF-Gens Ursache des VWS ist, entwickeln gegen den zugeführten VWF **Antikörper**. Hierbei handelt es sich in der Regel um präzipitierende Antikörper, die zur Immunkomplexkrankheit bei weiterer Zufuhr führen können. Eine Inhibitoreliminationstherapie, wie bei der Hämophilie A, ist daher mit entsprechenden Risiken verbunden.

Literatur

Castaman G, Rodeghiero F. Desmopressin and type IIB von Willebrand disease. Hemophilia 1996; 2: 73–6.

Castaman G, Federici AB, Rodeghiero F, Mannucci PM. Von Willebrand's disease in the year 2003: towards the complete identification of gene defects for correct diagnosis and treatment. Haematologica 2003; 88: 94–108.

Federici AB, Mazurier C, Berntorp E, Lee CA, Scharrer I, Goudemand J, Lethagen S, Nitu I, Ludwig G, Hilbert L, Mannucci PM. Biologic response to desmopressin in patients with severe type 1 and type 2 von Willebrand disease: results of a multicenter European study. Blood 2004; 103: 2032–8.

Mannucci PM. Desmopressin (DDAVP) in the treatment of bleeding disorders: the first 20 years. Blood 1997; 90: 2515–21.

Meyer D, Fressinaud E, Hilbert L, Ribba A, Lavergne JM, Mazurier C. Type 2 von Willebrand disease causing defective von Willebrand factor-dependent platelet function. Best Pract Res Clin Haematol 2001; 14: 349–64.

Rodeghiero F, Castaman G. Congenital von Willebrand disease type I: definition, phenotypes, clinical and laboratory assesment. Best Pract Res Clin Haematol 2001; 14: 321–35.

Ruggeri ZM. Classification of von Willebrand disease. In: Verstraete M, Vermylen J, Lijnen R, Arnout J (eds). Thrombosis and Haemostasis. Leuven: Leuven University Press 1987; 419–45.

Ruggeri ZM. Structure of von Willebrand factor and its function in platelet adhesion and thrombus formation. Best Pract Res Clin Haematol 2001; 14: 257–78.

Sadler EJ. A revised classification of von Willebrand disease. Thromb Haemost 1994; 71: 520–5.

Sadler EJ, Gralnick HR. Commentary: A new classification for von Willebrand disease. Blood 1994; 84: 676–9.

Schneppenheim R, Budde U. Von Willebrand-Syndrom und von-Willebrand-Faktor. Aktuelle Aspekte der Diagnostik und Therapie. 2. Auflage. Bremen, London, Boston: UNI-MED Verlag AG 2006; S.33

Schneppenheim R, Budde U, Obser T, Brassard J, Mainusch K, Ruggeri ZM, Schneppenheim S, Schwaab R, Oldenburg J. Expression and characterization of von Willebrand dimerization defects in different types of von Willebrand disease. Blood 2001; 97: 2059–66.

von Willebrand EA. Hereditär pseudohemofili. Finska Läk Sällsk Handl 1926; 68: 87–112.

4.2.5 Hämophilie A und B

Johannes Oldenburg, Hans-Jörg Hertfelder

Eltern stellen ihren 8 Monate alten Sohn in der Hämophilie-Ambulanz vor. Er weist an beiden Unterschenkeln und Kniegelenken multiple Hämatome von unterschiedlicher Größe und verschiedenem Alter auf. Die Eltern berichten, dass ihr Sohn seit 4–6 Wochen vermehrt krabbelt und seitdem diese Hämatomneigung auffällt. Ansonsten ist das Kind altersgerecht entwickelt. In der **Familienanamnese** gibt es keinen Hinweis auf das Vorliegen einer Gerinnungsstörung. Die Mutter hat eine etwas verlängerte Regelblutung, der sie bisher keine besondere Bedeutung zugemessen hat.

■ **Diagnostik:** Die orientierende **Gerinnungsdiagnostik** zeigt eine normale INR, aber eine auf das Dreifache der Norm verlängerte aPTT. Die Einzelfaktorenanalyse ergibt eine Verminderung der Faktor-VIII-Aktivität auf < 1 %. Die Werte für VWF:Ag und VWF:RCo liegen im Normbereich. Diese Befundkonstellation weist auf das Vorliegen einer Hämophilie A schwerer Verlaufsform hin.
Die **weiterführende Diagnostik** bei dem Jungen ergibt, dass die Hämophilie A durch eine Intron-22-Inversion hervorgerufen ist.

■ **Therapie:** Die Familie wird dahingehend beraten, dass bei großen Hämatomen die Substitution eines Faktor-VIII-Gerinnungskonzentrates notwendig wird. Mit zunehmender Mobilität des Kindes muss mit spontanen Blutungsereignissen gerechnet werden, die auch die Gelenke betreffen können. Dann wird eine prophylaktische Therapie mit Faktor-VIII-Konzentrat notwendig, die das Risiko für Blutungen, insbesondere in die Gelenke, verringert. Aufgrund des Mutationstyps besteht bei dem Jungen während der ersten 50 Substitutionstage das Risiko einer Hemmkörperbildung gegen Faktor VIII. Daher sollte zu Beginn der Behandlung eine engmaschige Kontrolle erfolgen.

Ätiologie und Pathogenese

Die Hämophilie A (HA) und B (HB) sind **X-chromosomal** vererbte Blutungsleiden, bei denen der **Gerinnungsfaktor VIII** (HA) oder der **Gerinnungsfaktor IX** (HB) vermindert sind oder ganz fehlen. Dem Erbgang entsprechend erkranken klassischerweise nur Männer, während Frauen als Überträgerinnen die Hämophilie auf ihre Nachkommen übertragen. Mit einer Häufigkeit von 1 : 5 000 der männlichen Neugeborenen ist die HA die häufigste Form einer schweren Blutungsneigung und etwa fünf- bis sechsmal häufiger als die HB (1 : 25 000 bis 1 : 30 000). Obwohl es bisher kein System gibt, das alle Patienten vollständig erfasst, ist in Deutschland von etwa 6 000 Hämophilie-Patienten auszugehen, davon etwa die Hälfte mit schweren Verlaufsformen. Ein besonderes Merkmal der HA ist die **hohe Neumutationsrate** ($2–5 \times 10^{-5}$). Sie ist der Hauptgrund dafür, dass die Zahl der Hämophilie-Patienten in Zukunft kontinuierlich weiter ansteigen und in den nächsten 20 Jahren um etwa 50 % wachsen wird. Dieser Schätzung aus eigenen Daten liegen neben der Mutationsrate auch epidemiologische Daten wie Lebenserwartung, Altersstruktur und Nachkommenzahl zu Grunde.

Die bekannten Mutationen des Faktor-8-Gens sind sehr heterogen. Die Intron-22-Inversion stellt eine der Hauptursachen für eine schwere Verlaufsform der Hämophilie A dar und ist für etwa 50 % dieser Fälle verantwortlich. Die Familienanamnese ist oft unauffällig, da etwa 60 % der Familien aufgrund der hohen Neumutationsrate zunächst nur einen Patienten aufweist. Die Intron-22-Inversion entsteht zu 90 % beim Großvater mütterlicherseits. Die Mütter sind dann Überträgerinnen, weisen aber eine sehr variable Faktor-VIII-Aktivität und davon abhängig eine Blutungsneigung auf.

Die übrigen Mutationen umfassen verschiedene Punktmutationen (Missense-, Nonsense-, Spleißstellen-Mutationen) sowie kleine und große Deletionen/Insertionen. Bei Patienten mit leichteren Verlaufsformen finden sich fast ausschließlich Missense-Mutationen. Alle Mutation sind über die internationale *Hemophilia A Mutation, Structure, Test and Resource Site* (HAMSTeRS), über die Internetseite http://europium.csc.mrc.ac.uk abrufbar.

Der größte Teil der zu einer Hämophilie B führenden Mutationen sind Einzelnukleotidvariationen, die in 68 % der Fälle Missense- und in 14 % Nonsense-Mutationen darstellen. Nur 3 % der Faktor-9-Gen-Defekte betreffen Deletionen oder komplexere Rearrangements des Gens. Die mit einer Hämophilie B assoziierten Mutationen sind in einem internationalen Register aufgeführt, das auf der Webseite http://www.kcl.ac.uk/ip/petergreen/haembdatabase.html einsehbar ist.

Eine Besonderheit stellt die Variante Hämophilie-B-Leyden dar. Sie beruht auf genetischen Defekten, die in einem Bereich von 40 Nukleotiden in der Promotorregion angesiedelt sind, welche hormonabhängig reguliert wird. Mutationsträger leiden von Geburt an bis zur Pubertät an einer schweren bis mittelschweren Hämophilie B (Kurachi et al. 1994). In der Adoleszenzphase steigt der Faktor-IX-Spiegel der Patienten signifikant bis in den subhämophilen Bereich, sodass die Blutungssymptome verschwinden (Oldenburg u. Schwaab 2001).

Diagnostik

Die Diagnose einer schweren oder mittelschweren Hämophilie wird oft bereits kurz nach der Geburt, spätestens aber, wenn die Kinder laufen lernen und im Rahmen der ersten Steh- und Gehversuche stürzen, gestellt. Liegt eine milde Verlaufsform beider Hämophilien vor, so können diese erst dann auffallen, wenn Eingriffe wie eine Adenotomie oder Tonsillektomie oder Zahnextraktionen bzw. andere Operationen vorgenommen werden. Häufig kommt es dabei zu verstärkten Nachblutungen, in deren Folge eine differenziertere Diagnostik eingeleitet wird.

Klinische Diagnostik

Charakteristisch für eine Hämophilie sind mehr oder minder schwere **Blutungen** infolge von Traumata verschiedenster Art, wobei das Ausmaß der Faktorenverminderung mit der Schwere der Blutungsneigung korreliert (Tab. 4-12).

Im Hinblick auf die Ausprägung der Blutungsneigung besteht zwischen der Hämophilie A und B kein Unterschied. Bei Neugeborenen auftretende ungewöhnliche blaue Flecken (Suffusionen, Hämatome der Haut), iatrogene Blutungen nach intramuskulärer Vitamin-K-Gabe oder Impfung sowie nach operativen Eingriffen wie einer Zirkumzision oder anderen Operationen im frühen Kindesalter deuten auf das Vorliegen einer Hämophilie hin.

Subgaleale Einblutungen oder große, auch ohne Vakuumextraktion entstehende Kephalhämatome können zu einem vital bedrohlichen hämorrhagischen Schock führen. Die Inzidenz von intrakraniellen Blutungen liegt bei ca. 1–4 % (Meili 2004).

Blutungsereignisse imponieren häufig durch ihre **Zweizeitigkeit**. Ein scheinbar unbedeutendes Ereignis mit manchmal nicht wahrgenommener Blutung mündet nach initialer Blutstil-

4.2 Angeborene Blutungsursachen

Tab. 4-12 Schweregrade der Hämophilie A und B.

Schweregrad/ Verlaufsform	Faktor-VIII- und -IX-Aktivität (%)	Blutungscharakteristik
schwere Hämophilie	< 1	spontane Blutungen in Gelenken, in der Muskulatur und im Gastrointestinaltrakt; Hämaturie
mittelschwere Hämophilie	1–5	seltener spontane Blutungen, überwiegend Blutungen nach Bagatelltrauma
leichte Hämophilie*	5–15	im Alltag kaum Blutungen, sondern v.a. nach Verletzungen oder Operationen
Subhämophilie*	15–40	im Alltag sehr geringe Blutungsneigung, nach Verletzungen oder Operationen variable Blutungsneigung

* Die Grenzen zwischen einer leichten Hämophilie und einer Subhämophilie sind fließend und nicht streng voneinander getrennt. Beide Verlaufsformen unterscheiden sich in der therapeutischen Vorgehensweise nicht voneinander, sodass der Begriff Subhämophilie von einigen Autoren nicht mehr verwendet wird.

lung über die Thrombozyten- und VWF-abhängige primäre Hämostase in eine Nachblutung, die sich erst im Verlauf der Nacht oder des Folgetages – unter einer niedrig dosierten Faktorensubstitutionstherapie manchmal auch noch später – zu einer massiven Blutung ausweitet.

Bevorzugte Lokalisation von Blutungen sind die **Gelenke**, von denen insbesondere die Gelenke der unteren Extremität, hier vor allem die Knie- und die Sprunggelenke sowie die Schulter- und Ellenbogengelenke betroffen sind (Abb. 4-12). Der Anteil der Gelenkblutungen liegt bei ca. 80%. In 13% der Fälle ist die Muskulatur von großen Blutungen betroffen. Prädilektionsstellen sind Psoas, Wade, Hüfte und Unterarm. **Viszerale Blutungen** (gastrointestinale Blutungen und Hämaturien) und die besonders gefürchteten intrakraniellen und **zerebralen Blutungen** stellen einen Anteil von etwa 7%.

Bei den weniger schweren Verlaufsformen der Hämophilie nimmt das Risiko für Blutungen mit zunehmender Aktivität des Faktors VIII bzw. IX ab (Tab. 4-12). Bei Restaktivitäten von über 3% treten Spontanblutungen nur noch selten auf, d. h. Blutungen haben hier überwiegend eine traumatische Ursache. Bei allen operativen und invasiven Eingriffen einschließlich Zahnextraktionen ist das Blutungsrisiko erhöht und therapiebegleitende Maßnahmen erforderlich.

■ **Blutungsmanifestation an Gelenken bei schwerer Hämophilie**

Das Auftreten von Gelenkblutungen ist für die Hämophilie besonders bedeutsam, da solche Blutungen bei unzureichender Behandlung bleibende Schäden zur Folge haben können, die dann über einen Circulus vitiosus (Blutung → Gelenkveränderung → Absenken der Blutungsschwelle → Blutung etc.) zu schwersten Gelenk-

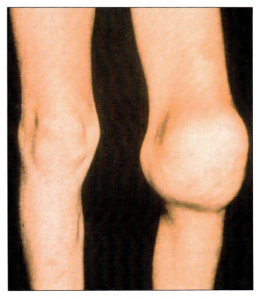

Abb. 4-12 Klinisches Bild einer Gelenkblutung.

arthropathien mit massiver körperlicher Behinderung führen können (Abb. 4-13). Daher sind die Gelenkveränderung das nach außen führende klinische Symptom und auch letztendlich limitierend für die Lebensqualität.

Als Begleitkomplikation schwerer Gelenkblutungen entwickeln sich Synovitiden und sekundäre Wucherungen der Synovia, die neben der Blutung selbst zu hämophiler Arthropathie mit Einschränkungen der Beweglichkeit der betroffenen Gelenke führen.

Hämophile Patienten nehmen oft den Beginn einer Blutung ähnlich einer »Aura« wahr. Durch bewusste Wahrnehmung des entsprechenden Gelenks erkennen sie den Beginn einer Blutung bevor sie klinisch apparent wird. Während dieses Zeitfensters reicht meist eine einmalige Behandlung mit Faktorkonzentrat aus, um die klinische Manifestation zu verhindern.

Da insbesondere Gelenkblutungen gravierende Folgen nach sich ziehen, ist die orthopädische Mitbetreuung der Patienten von zentraler Bedeutung. Infolge der langen Hebelverhältnisse kommt es in einigen Gelenken zu starken Scherkraftbelastungen, die zu Einblutungen insbesondere in das Knie, das Sprunggelenk, aber auch in den Ellenbogen führen. Sie entstehen durch traumatische Schädigungen von kleinen und kleinsten Gefäßen bei alltäglichen Bewegungsabläufen. Eine instabile muskuläre Gelenkführung oder eine Überstrapazierungen des Muskel-Band-Apparates begünstigt das Auftreten von Blutungen. Wird eine erste Blutung unzureichend therapiert, so besteht die Gefahr der Ausbildung eines »Zielgelenkes« (target joint). Sekundäre Gelenkveränderungen wie z. B. eine Synovitis fördern dann die Blutungsbereitschaft und steigern die Blutungsfrequenz. Die Ruhigstellung eines Gelenks induziert einen Circulus vitiosus mit Muskelatrophie, dadurch bedingtem Verlust der Gelenkstabilität und infolgedessen einer zunehmenden Anfälligkeit für Blutungen. Bei nicht adäquater Therapie entwickeln sich daraus irreversible knöcherne Veränderungen der Gelenke mit bleibenden Einschränkungen der Beweglichkeit bis hin zur schweren Behinderung.

■ Chronische Synovitis

Eine besondere pathogenetische Bedeutung bei der hämophilen Gelenkarthropathie hat die chronische Synovitis. Sie entsteht infolge einer zu kurzen oder zu niedrig dosierten Behandlung von Gelenkblutungen und erscheint klinisch als mehr oder weniger ausgeprägte Schwellung des

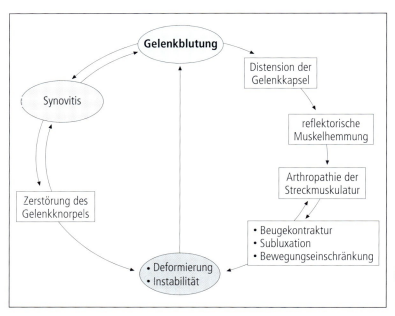

Abb. 4-13 Circulus vitiosus der Gelenkblutung.

betroffenen Gelenks, die schmerzlos ist und den Patienten meist wenig beeinträchtigt. Es kommt in dem hyperplastischen, reich vaskularisierten Gewebe der Synovia zu Mikroblutungen, die ständig neu entstehen und wieder resorbiert werden, aber von außen nicht erkennbar sind. Dieser Prozess führt zu allmählichen Veränderungen zunächst des Knorpels und später auch des Knochens. Die besondere Gefahr der chronischen Synovitis liegt in der schwachen Symptomatik und dem schleichenden Verlauf. Wenn Beschwerden auftreten, zeigen die Gelenke bereits irreversible Veränderungen. Die Behandlung einer chronischen Synovitis ist sehr langwierig und kann sich über Monate hinziehen, bis sich die hyperplastische Synovia unter der Therapie in ein derbes Bindegewebe umgewandelt hat.

▪ Muskelblutungen

Blutungen in die Muskulatur treten am zweithäufigsten auf und werden überwiegend durch Traumata ausgelöst. Als besonders problematisch erweisen sich Blutungen in den Muskellogen der Extremitäten, aus denen sich z. B. ein **Kompartmentsyndrom** oder eine **Volkmann-Kontraktur** der Hand entwickeln können. Bei Einblutung in die Zungen- oder Mundbodenmuskulatur besteht Erstickungsgefahr. Wichtige Lokalisationen sind Einblutungen in den M. iliacus und den M. psoas major, bei denen eine Verwechslungsgefahr mit einer Appendizitis besteht. Eine **Psoasblutung** führt zu einer Beugeschonhaltung im Hüftgelenk und durch Kompression des N. femoralis zu Schmerzen, die in die vordere Oberschenkelmuskulatur ausstrahlen. Wird die Kompression nicht beseitigt, kann dies zur Parästhesien und Lähmungserscheinungen führen. Blutungen in die Gluteal- und Oberschenkelmuskulatur sowie in den M. psoas major können zur erheblichen Volumenverlusten mit ausgeprägtem Hämoglobinabfall führen.

Als Folge ausgedehnter Blutungen in die Muskulatur oder den Retroperitonealraum (M. psoas major) können **Pseudotumoren** entstehen. Hierbei führt eine verzögerte und unzureichende Resorption des Hämatoms – meist bedingt durch eine zu niedrig dosierte oder nicht ausreichend lange Therapie mit Faktorenkonzentraten – zur Ausbildung einer Kapsel um einen organisierten Gewebesequester. Da diese Pseudotumoren mehr als kopfgroß werden können, entstehen durch ihre Größe und durch die Destruktion von benachbarten Knochenstrukturen Beschwerden. Überdies können Pseudotumoren bei inadäquater Therapie in ihrer Peripherie aufbrechen und sich weiter ausdehnen.

▪ Intrakranielle Blutungen

Wie früher sind intrakranielle Blutungen auch heute noch bei Hämophilen mit einer hohen Mortalität verbunden und stellen nach wie vor die häufigste hämorrhagisch bedingte Todesursache dar. Bei Überlebenden bleiben oft Behinderungen in Form von Epilepsie bis hin zu schweren geistigen sowie körperlichen Behinderungen zurück.

▪ Nierenblutungen

Renale Blutungen erscheinen in der Regel als schmerzlose Hämaturie und persistieren ohne angemessene Behandlung. Schwere Nierenkoliken entstehen bisweilen durch Blutkoagel in den Nierentubuli.

Labordiagnostik

> In der Basisdiagnostik für Gerinnungsstörungen ist für eine Hämophilie eine vom Schweregrad abhängige, mehr oder minder auffällige Verlängerung der **aktivierten partiellen Thromboplastinzeit (aPTT)** als Gruppentest für das intrinsische System charakteristisch. Alle anderen üblicherweise durchgeführten Tests wie die Blutungszeit, die Bestimmung der Thromboplastinzeit nach Quick als extrinsischer Gruppentest, der Fibrinogenspiegel und die Thrombozytenzahl sind unauffällig.

Die aPTT-Verlängerung ist abhängig von der Höhe der Faktor-VIII-Aktivität (Faktor VIII:C, clotting activity, Referenzbereich 60–150%) bzw. der Faktor-IX-Aktivität (Faktor IX:C, Referenzbereich 60–130%). Faktor VIII und IX werden in der Regel in einstufigen, auf aPTT-Testsystemen basierenden koagulometrischen Tests bestimmt.

Als zusätzliches klinisches Unterscheidungskriterium wird eine Restaktivität von 3% zur Beurteilung herangezogen. Bei weniger als 3 % Faktor VIII:C bzw. Faktor IX:C neigen die Patienten zu spontanen Blutungen. Beträgt die Aktivität dagegen mehr als 3 %, treten Blutungen in der Regel nur bei einem traumatischen Ereignis auf.

Die Erstdiagnostik sollte grundsätzlich mit dem Einstufentest erfolgen, da der chromogene Test bei einigen Hämophilen mutationsspezifische Abweichungen zeigt. So sind in dem chromogenen Test bei Patienten mit Mutationen an den Thrombinschnittstellen die Faktor-VIII-Aktivitäten unauffällig, obwohl die Patienten im Einstufentest und auch klinisch eine Hämophilie haben.

> Wird ein Fakor-VIII-Mangel festgestellt, so ist als wichtigste Differenzialdiagnose ein von-Willebrand-Syndrom zu beachten.

Ist die Konzentration des VWF vermindert, führt dies zu einer parallelen Verminderung von Faktor VIII:C, die nicht durch eine Hämophilie A bedingt ist. Um eine solche Konstellation auszuschließen, sollte daher stets das **VWF:Ag** sowie die **VWF:RCo** bestimmt werden. Sofern verfügbar kann die VWF-Aktivität auch über die Bestimmung der **VWF:CB** analysiert werden. Typisch für ein VWS ist jedoch im Gegensatz zur Hämophilie A eine Verlängerung der Blutungszeit in vivo. Auch die mit dem *Platelet Function Analyzer* (PFA-Test) bestimmte In-vitro-Blutungszeit ist bei einem VWS als Korrelat der damit assoziierten Blutstillungsstörung häufig pathologisch verlängert, während Patienten mit Hämophilie A infolge normaler VWF-Spiegel im PFA-Test regelgerechte Untersuchungsresultate aufweisen.

Eine Besonderheit des VWS und für die Hämophilie A wichtige **Differenzialdiagnose** stellt der **Typ 2N** des VWS dar. Bei diesem ist der Faktor VIII infolge eines Defekts der Bindungsstelle am VWF für den Faktor VIII so stark vermindert, dass sich die phänotypische Ausprägung des Krankheitsbildes von einer leichten bis mittelschweren Hämophilie nicht unterscheidet. Bis auf den Defekt der Faktor-VIII-Bindungsstelle sind dabei Konzentration (VWF:Ag) und Aktivität (VWF:RCo, VWF:CB) oft unauffällig. Der Faktor-VIII-Mangel entsteht durch den fehlenden Schutz des VWF vor proteolytischem Abbau und kann erhebliche Ausmaße annehmen, z. B. beim VWS Typ 3, der dem Phänotyp einer schweren Verlaufsform der Hämophilie A entspricht.

Sehr hilfreich für die Analyse der aktuellen Gerinnungsfähigkeit eines hämophilen Patienten ist als **Globaltest das Thrombelastogramm (TEG)**, das die zeitabhängige Entstehung und fortlaufende Stabilisierung des Gerinnsels nach Rekalzifizierung einer mit Citrat antikoagulierten Vollblutprobe ermöglicht. Entscheidend zur Beurteilung einer Hämophilie ist der als Reaktionszeit (r-Zeit) bezeichnete Zeitabschnitt bis zum Sichtbarwerden der Gerinnselbildung. Bei sehr stark vermindertem oder fehlendem Faktor VIII ist die r-Zeit des TEG auf mehr als 100 Minuten verlängert (Normalbereich 8–16 min für das PC-gestützt TEG-System ROTEM®). Innerhalb der Gruppe von Patienten mit schwerer Hämophilie bei Faktor VIII:C bzw. Faktor IX:C unter 1 % weisen jedoch einige Patienten weniger stark verlängerte r-Zeiten von 30–60 Minuten auf, die sich nur durch diese Beobachtung diagnostisch von den übrigen Patienten mit weniger als 1 % Faktor VIII:C bzw. Faktor IX:C abgrenzen lassen. Diese Patienten zeigen eine geringere Neigung zu spontanen Blutungen.

Das TEG eignet sich darüber hinaus zur Kontrolle von Substitutionseffekten nach der Gabe von Faktorenkonzentraten, da sich diese Effekte im TEG bis zu mehreren Tagen länger als über die Bestimmung von Faktor VIII:C und Faktor IX:C im Einstufentest erkennen lassen. Entwickelt ein Patient im Verlaufe einer Substitutionsbehandlung eine Verkürzung des Therapieintervalls und eine raschere Zunahme der r-Zeit, deutet dies z. B. auf die Bildung eines Hemmkörpers hin.

Individualisierte Behandlung

Die Behandlung hämophiler Patienten verfolgt grundsätzlich das Ziel, Blutungen und ihre Folgen zu verhindern. Ist eine Blutung bereits eingetreten, so gilt es diese zu unterbrechen sowie die Komplikationen und Folgeschäden zu behandeln. Damit soll den Hämophilen eine vollständige, behinderungsfreie Teilhabe am Gemeinschaftsleben sichergestellt werden. Nebenwirkungen durch die angewendete Therapie sind dabei zu vermeiden. Vor diesem Hintergrund untergliedert sich die Therapie Hämophiler in eine prophylaktische, der Vorbeugung von Blutungen dienende Behandlung, und eine an der Blutung oder dem Trauma orientierten Bedarfsbehandlung. Mit dem in Deutschland von Egli und Brackmann (1972) seit mehr als 30 Jahren etablierten **Prinzip der kontrollierten Selbstbehandlung** wird es den Patienten ermöglicht, die prophylaktische oder im Falle eines Traumas oder einer spontanen Blutung therapeutische Substitution der Gerinnungsfaktorkonzentrate als Kurzinfusion nach den individuell verordneten ärztlichen Dosierungsvorgaben durchzuführen.

Zur Berechnung der erforderlichen Dosis wird als Faustregel angenommen, dass mit **1 I.E./kg KG** ein **Anstieg des jeweiligen Faktors von 1–2 %** erreicht wird. Die maximale Wiederfindungsrate (Recovery) ist dabei bereits 10 Minuten nach Infusionsende erreicht. Die Aktivität des Gerinnungsfaktors nimmt anschließend infolge Verteilung in die Gewebe und Elimination entsprechend seiner Halbwertszeit ab (Faktor VIII 8–12 h, Faktor IX 18–24 h). Der Eliminationsverlauf verhält sich dabei biphasisch. In der ersten, etwa 6 Stunden nach Substitution anhaltenden Phase verteilt sich der Faktor vom Blutplasma in den Extravasalraum. Da sich Verteilung und Elimination des Faktors in dieser ersten Periode überlagern, beträgt seine Halbwertszeit hier nur etwa 50–75 % der späteren, nur noch von der Metabolisierung des Faktors bestimmten Eliminationsphase.

> Da der Konzentratbedarf der Patienten individuell stark variiert, sollte anhand der spezifischen Bestimmung der Aktivität des substituierten Faktors (Faktor VIII:C bzw. Faktor IX:C) kontrolliert werden, ob das Substitutionsziel erreicht worden ist.

Aufgrund der Seltenheit des Krankheitsbildes, speziell erforderlicher Infrastrukturen (spezifische Labortests, 24-Stunden-Bereitschaft etc.) und auch der hohen Faktorenkonzentratkosten sollte die Behandlung in Abstimmung mit oder unmittelbar in einem Hämophiliebehandlungszentrum erfolgen.

Prophylaktische Behandlung

Die Behandlung der Hämophilie ist durch die Beschlüsse des UMH-Ausschusses (Bundesärztekammer 1981) sowie in den Leitlinien der Bundesärztekammer (Schramm u. Bartels 2003) niedergelegt. Eine prophylaktische Behandlung wird bei Vorliegen folgender Voraussetzungen empfohlen:

- bei Kindern nach Auftreten der ersten Gelenkblutung ganzjährig bis zum Ende der Wachstumsphase,
- bei rezidivierenden Blutungen bis zur Rezidivfreiheit, insbesondere wenn kausal eine chronische Synovitis der großen Gelenke besteht,
- bei besonderer körperlicher und psychischer Belastung,
- bei Rehabilitationsmaßnahmen,
- bei operativen oder invasiven Eingriffen.

Die Vermeidung von Gelenkblutungen und deren Folgen steht bei den schweren Hämophilieformen im Vordergrund. Hierzu gehört neben den **Substitutionsmaßnahmen** auch die **orthopädische und physiotherapeutische Unterstützung** der Behandlung einschließlich einer grundlegenden Instruktion der Patienten hinsichtlich ihrer Lebensführung. Dabei ist v. a. zu beachten, dass nur ein gut ausgebildeter Muskel-, Bänder- und Sehnenapparat eine hinreichend stabile Gelenkführung ermöglicht, um den alltäglich auftretenden, kleineren und mittleren Traumata wirksam zu begegnen und so das Blutungsrisiko möglichst gering zu halten. Ein weitgehend normales Aufwachsen mit kontrollierter sportlicher Betätigung in Sportarten mit geringem Verletzungsrisiko, z. B. Schwimmen und Radfahren, fördern den ausgewogenen Muskelaufbau und die Koordination der Bewegungen. Gezieltes Training einzelner Muskelgruppen zur Stützung von blutungsgefährdeten Gelenken, v.a. des Kniegelenks, ist dabei besonders wichtig. Das Zusammenspiel zwischen früh einsetzender, individuell angepasster prophylaktischer Dauersubstitution mit Gerinnungsfaktorenkonzentraten und gezielter

Ausbildung des Bewegungsapparates ist für die langfristige Vermeidung von Gelenkzerstörung oder Verschlechterung bereits bestehender Behinderungen von entscheidender Bedeutung.

Die Entscheidung zur **Einleitung einer Dauerbehandlung** sollte getroffen werden, wenn sich aufgrund zunehmender Mobilität die behandlungs-, d. h. substitutionsbedürftige Blutungen häufen, spätestens aber bei der ersten Gelenkblutung. In der Praxis wird mit einer Prophylaxe im Allgemeinen zwischen 7. und 24. Lebensmonat begonnen. Die Dosierung zur Prophylaxe bei Hämophilie A beträgt in der Regel 20–30 I.E./kg KG dreimal pro Woche. Wegen der längeren Halbwertszeit des Faktors IX sind bei Hämophilie B oft weniger Gaben pro Woche notwendig (Tab. 4-13). Sie wird individuell festgelegt und richtet sich nach der ermittelten Halbwertszeit und der klinischen Situation, v. a. dem Zustand der Gelenke sowie eventuell vorhandenen Begleiterkrankungen. Fernerhin sind die Lebensumstände, aber auch das individuelle Temperament der Patienten zu berücksichtigen. Bestehen bereits Gelenkveränderungen, v. a. in Verbindung mit einer chronischen Synovitis, sind meist deutlich höhere Dosierungen und häufigere wöchentliche bis hin zu täglichen Gaben erforderlich.

Im Hinblick auf die **Dauer der prophylaktischen Substitutionstherapie** hat es sich als vorteilhaft erwiesen, wenn sie in allen Fällen bis zum Ende der Wachstumsperiode durchgeführt wird. Gelingt es, den Zustand der Gelenke möglichst unversehrt zu erhalten, so kann in vielen Fällen von der regelmäßigen Substitution auf eine situationsabhängig kontrollierte, den aktuellen Belastungen angepasste Bedarfsbehandlung umgestellt werden.

Mehrere Studien haben gezeigt, dass eine Dauerbehandlung mit mehr als 2 000 I.E./kg Faktorkonzentrat jährlich geeignet ist, sowohl Gelenkveränderungen zu verhindern als auch schon bestehende Gelenkveränderungen klinisch objektivierbar zu bessern (Brackmann et al. 1992; Hoots u. Nugent 2006).

Bei **manifesten Gelenkveränderungen**, die in der Regel besonders blutungs- und dadurch progressionsgefährdet sind, sollte die prophylaktische Behandlung auch im Erwachsenenalter fort-

Tab. 4-13 Dosierungen von Gerinnungsfaktorkonzentraten zur Prophylaxe von Blutungen bei Hämophilen (nach den Leitlinien der Bundesärztekammer zur Therapie mit Blutkomponenten und Plasmaderivaten 2003).

Schweregrad und Komplikationen	Mindestdosierung (Einzeldosis, I.E./kg KG)	Anwendungshäufigkeit	
		Hämophilie A	Hämophilie B
Schwere Verlaufsform			
ohne Gelenkveränderungen	20–30	2–3 × /Woche	1–2 × /Woche
mit Gelenkveränderungen, aktive Komplikation	20–30	1–2 × /Tag	1 × /Tag
mit Gelenkveränderung, keine Blutung, aber hohes Risiko	20–30	2–3 × /Woche	1–2 × /Woche
Weniger schwere Form (Restaktivität > 3%)			
mit Gelenkveränderungen, aktive Komplikation	20–30	1–2 × /Tag bis zur Abheilung	1 × /Tag bis zur Abheilung
akutes Blutungsereignis	20–30	1–2 × /Tag bis zur Abheilung	1 × /Tag bis zur Abheilung
Milde Formen (Restaktivität > 10%)			
ohne Blutung	keine (regelmäßige) prophylaktische Gabe		
akutes Blutungsereignis	20–30	1–2 × /Tag bis zur Abheilung	1 × /Tag bis zur Abheilung

gesetzt werden. In unkomplizierten Fällen werden 20–30 I.E./kg KG zwei- bis dreimal pro Woche gegeben. Bei schwereren Verläufen sind die mit Mikroblutungen assoziierten inflammatorischen Prozesse nur durch deutlich höhere und häufigere Dosierungen (bis 20–30 I.E./kg täglich) zu kontrollieren. In diesen Situationen kann durch eine begleitende intensive Physiotherapie eine Linderung der Beschwerden durch Stärkung des Bewegungsapparates und damit verbunden eine Verbesserung der Mobilität erreicht werden. Gelingt dies, so kann im Verlauf der Behandlung die Dosierung und Häufigkeit der Gerinnungsfaktorengabe wieder reduziert werden.

Da das Risiko von Spontanblutungen bei den **weniger schweren Verlaufsformen** mit Restaktivitäten von Faktor VIII und Faktor IX > 3% sehr gering ist, benötigen diese Patienten keine Dauerprophylaxe in der vorstehend beschriebenen Form. Hier werden Substitutionsmaßnahmen nur dann ergriffen, wenn operative oder invasive Eingriffe bei den Patienten anstehen oder der Patient ein Trauma erlitten hat, bei dem das Auftreten von Blutungskomplikationen wahrscheinlich ist.

Behandlung im Bedarfsfall

Eine bedarfs- oder ereignisorientierte Behandlung bedeutet, dass eine Substitution von Gerinnungsfaktorenkonzentraten nur dann vorgenommen wird, wenn Blutungsereignisse eingetreten sind oder das Blutungsrisiko durch körperliche und/oder psychische Belastung steigt. In der Dosierung und Behandlungsdauer richtet man sich nach der Lokalisation und Schwere der Blutung ggf. unter Berücksichtigung vorhandener Arthropathien. Darüber hinaus wird aus vorausgegangenen Behandlungen die Erfahrung zum individuellen Eliminationsverhalten (Recovery und HWZ) des Faktorkonzentrats für den einzelnen Patienten herangezogen. Die Behandlung ist dabei den Erfordernissen des Patienten und der akuten klinischen Situation individuell anzupassen. Die den verschiedenen Blutungssituationen zugeordneten Initialdosierungen sind anhand der klinischen Erfahrungen und Studienergebnisse in Leitlinien und Konsensusempfehlungen zusammengefasst worden (Tab. 4-14), können aber im Einzelfall davon abweichen.

Tab. 4-14 Indikationen und Dosierungen von Gerinnungsfaktorenkonzentraten zur Substitutionstherapie bei Blutungsereignissen und operativen Eingriffen (nach den Leitlinien der Bundesärztekammer zur Therapie mit Blutkomponenten und Plasmaderivaten 2003). Die angegebenen Dosierungen spiegeln eine orientierende Spannweite wider, die im Einzelfall überschritten werden muss.

Art der Blutung	Anfangsdosis (I.E./kg KG)
Gelenkblutungen	20–40
Weichteilblutungen	
ausgedehnte und bedrohliche Blutungen (Hirnblutungen, größere Muskelblutungen, retroperitoneale Blutungen, Zungenbiss etc.)	40–60
kleinere Haut- und Muskelblutungen	15–30
Viszerale Blutungen, Schleimhautblutungen	
gastrointestinale und oropharyngeale Blutungen	30–60
Epistaxis	20–40
Hämaturien	20–40
Operationen	
Operationen mit großen Wundflächen und/oder hohem Blutungsrisiko einschließlich Tonsillektomien und ZNS-Eingriffen	50–80
Operationen mit kleinen Wundflächen (z. B. Herniotomie, Zahnextraktionen)	25–40

Zu berücksichtigen ist ferner, dass für die Substitutionstherapie von Kindern aufgrund des größeren Verteilungsvolumens pro kg Körpergewicht eine höhere Dosierung als für Erwachsene benötigt wird.

Die sich an die initiale Gabe anschließende Dosierung und Anwendungshäufigkeit richtet sich nach dem klinischen Verlauf und dem Eliminationsverlauf der Faktor-VIII- und Faktor-IX-Aktivität. Bestimmend für die Therapiedauer ist dabei die Blutungssymptomatik mit Schwellung, das Ausmaß der Bewegungseinschränkung, Schmerzen und im Falle von offenen Verletzungen die Wundheilung. Letztere muss vollständig abgeschlossen sein, bevor wieder auf eine Bedarfsbehandlung gewechselt werden kann.

Die anzustrebenden Gerinnungsfaktorenspiegel richten sich nach der Lokalisation und dem Ausmaß der Blutung bzw. des Blutungsrisikos. Eine Übersicht über die in der Initialphase anzustrebenden Mindestzielbereiche ist in Tabelle 4-15 zusammengestellt.

Bei Patienten mit weniger schweren Verlaufsformen oder Konduktorinnen ist erst bei Restaktivitäten über 10% ein Dosis mindernder Einfluss der patienteneigenen Faktoren VIII und IX auf den therapeutisch angestrebten Spiegel des zu substituierenden Faktors festzustellen. Bei endogenen Faktorenspiegeln unter 10% wird das Substitutionsergebnis nicht entscheidend beeinflusst.

Konduktorinnen werden behandelt wie Hämophiliepatienten mit einer leichten Verlaufsform. Sie weisen im Mittel eine auf 50% der Norm verminderte Aktivität von Faktor VIII bzw. IX auf. Aufgrund des Lyonisierungseffekts, d. h. einer ungleichmäßig verteilten Aktivierung der beiden X-Chromosomen, reicht die Spannbreite der Faktaraktivitäten von < 10% bis > 100%. Da die Verminderung der Faktor-VIII- und -IX-Aktivität jedoch bei operativen Eingriffen, schweren Traumata oder Zahnextraktionen zu schweren Blutungen führen kann, muss diese Patientengruppe ebenfalls beachtet werden.

Adjuvante Maßnahmen

Bei Blutungen, Verletzungen und operativen Eingriffen in Schleimhautbereichen ist eine zusätzliche Applikation von **antifibrinolytisch wirksamen Substanzen**, vorzugsweise von Tranexamsäure (Cyklokapron®), anzuraten. Das Antifibrinolytikum kann topisch, z. B. als lokale Spülung bei Zahnextraktionen, eingesetzt werden. Die als Injektionslösung erhältliche Applikationsform des Wirkstoffs kann dabei unverdünnt oder in Verdünnungen bis 1:100 in kristalloiden Lösungen appliziert werden. Bei systemischer Applikation sollten beim Erwachsenen 0,5–1 g unmittelbar vor dem Eingriff i. v. appliziert werden. Im weiteren Verlauf kann es in einer Dosierung von 2–4 × täglich 0,5–1 g oral bis zum Abschluss der Wundheilung (i.d.R. 5–10 Tage) verabreicht werden.

Bei Blutungen der Nieren oder ableitenden Harnwege sollte Tranexamsäure nicht verabreicht werden, da die Substanz über die Niere in wirksamer Form ausgeschieden wird. Da Plasminogen und Fibrinolyseaktivatoren nicht mit dem Harn ausgeschieden werden, können sich in den ableitenden Harnwegen Gerinnsel bilden und schwere Koliken auslösen.

Die Dosierung von Faktor VIII/IX orientiert sich an mittleren Ereignissen. Eine hohe **Flüssigkeitszufuhr** in der Behandlungsphase ist unbedingt zu empfehlen. Die zusätzliche Gabe von **Kortikosteroiden** ist ratsam (Dosis initial 1mg/kg KG).

Weniger schwere Blutungsereignisse bei leichteren Verlaufsformen der Hämophilie A oder Konduktorinnen für die Hämophilie A können auch mit **DDAVP** (1-Desamino-8-D-Argininovasopressin, z. B. Minirin®) behandelt werden. DDAVP bewirkt je nach genetischer Anlage der Hämophilie A einen 3- bis 5-fachen Anstieg der Faktor-VIII-Aktivität. Die DDAVP-Wirkung erschöpft sich nach mehrfacher Applikation (Tachyphylaxie), sodass die Behandlung mit spezifischen Konzentraten fortgesetzt werden muss.

4.2 Angeborene Blutungsursachen

Tab. 4-15 Angestrebte Faktor-VIII- und -IX-Aktivitäten bei Substitutionstherapie zur Prävention und Behandlung von Blutungen und bei operativen Eingriffen (nach den Leitlinien der Bundesärztekammer zur Therapie mit Blutkomponenten und Plasmaderivaten 2003).

Art der Blutung	Faktor-VIII- und Faktor-IX-Mindestaktivität (%)	
	Initialphase	Verlauf bei Befundbesserung
manifeste intrakranielle Blutung	100	80–100, schrittweise Reduktion erst bei vollständiger Hämatomresorption
• schwere Gelenk- und Muskelblutungen (starke Schwellungen, massive Schmerzen, ausgeprägte bis vollständige Bewegungseinschränkung) • gastrointestinale Blutungen mit Teerstühlen, Hämatemesis • Mundboden- und Pharyngealblutungen • Verdacht auf intrakranielle Blutung	50–60	30–40, im Verlauf schrittweise Reduktion auf 15–20
• mittelschwere Gelenk- und Muskelblutungen (Schwellungen, mäßige Schmerzen, leichte Bewegungseinschränkung) • Epistaxis, Hämaturie	30–40	nach kurzer Zeit schrittweise Reduktion auf 15–20
leichte Blutungen (geringe Symptomatik)	15–20	15–20
Aura von Blutungsereignissen	20–40	15–20
Behandlung von Pseudotumoren (längere Zeiträume)	> 30, Einzelfälle > 50	
chronische Synovitis (längere Zeiträume)	> 30, Einzelfälle > 50	
Operationen		
intraoperative Spiegel	100	1. Woche postop. 50–60 2. Woche postop. 30–50 bis Abschluss der Wundheilung
Tonsillektomien	100	80–100 Dosisreduktion erst nach Ablösung der Fibrinbeläge
Leichtere Verlaufsformen der Hämophilie A		
weniger schwere Blutungen	Behandlung mit DDAVP: 0,3 µg/kg KG als Kurzinfusion über 20–30 min i.v. Cave: Tachyphylaxie bei Mehrfachanwendung, dann Faktor-VIII-Substitution (Ziel: 50–80)	

Literatur

Brackmann HH, Eickhoff HJ, Oldenburg J, Hammerstein U. Long-term therapy and on-demand treatment of children and adolescents with severe haemophilia A: 12 years of experience. Haemostasis. 1992; 22: 251–8.

Bundesärztekammer, Untersuchungs- und Heilmittelausschuss. Hämophilie-Therapie im Einklang mit Paragraph 368 e RVO. Dt. Ärztebl 1981; 16 A: 753.

Egli JE, Brackmann HH. Die Selbstbehandlung der Hämophilie. Dt. Ärztebl. 1972; 3143–6.

Hoots WK, Nugent DJ. Evidence for the benefits of prophylaxis in the management of hemophilia A. Thromb Haemost 2006; 96: 433–40.

Kurachi S, Furukawa M, Salier JP, Wu CT, Wilson EJ, French FS, Kurachi K. Regulatory mechanism of human factor IX gene: protein binding at the Leyden-specific region. Biochemistry. 1994; 33: 1580–90.

Meili EO. [Congenital deficiencies of coagulation factors and acquired inhibitors leading to bleeding disorders]. Hämostaseologie. 2004; 24: 221–33.

Oldenburg J, Schwaab R. Molecular biology of blood coagulation. Semin Thromb Hemost. 2001, 27: 313–24.

Schramm W, Barthels M. Faktor VIII-/von Willebrand-Faktor-Konzentrate, Faktor IX-Konzentrate, aktivierte Prothrombinkomplexkonzentrate. In: Leitlinien zur Therapie mit Blutkomponenten und Plasmaderivaten. Hrsg: Vorstand und Wissenschaftlicher Beirat der Bundesärztekammer. Deutscher Ärzte-Verlag 2003; 117–41.

4.2.6 Seltene hämorrhagische Diathesen

Johannes Oldenburg

Bei einer schwangeren Frau aus dem Libanon wird in der 30. SSW im Ultraschall beim männlichen Feten ein Hydrozephalus festgestellt, der wahrscheinlich Folge einer intrazerebralen Blutung ist. Sie hat bereits 7 Kinder, alles Töchter, von denen 2 bei der Geburt eine intrazerebrale Blutung hatten. Vom Gynäkologen wird der Verdacht auf eine erbliche Gerinnungsstörung geäußert und die Familie in eine hämostaseologische Ambulanz überwiesen.
■ **Diagnostik:** Die **Gerinnungsdiagnostik** ergibt bei 4 Töchtern eine Verminderung aller Vitamin-K-abhängigen Gerinnungsfaktoren. Die orale Gabe von Vitamin K führt zu einer vollständigen Normalisierung aller Gerinnungsparameter (Tab. 4-16). Die **Familienanamnese** zeigt, dass die Eltern miteinander verwandt sind und der Phänotyp autosomal-rezessiv vererbt wird. Peripartale zerebrale Blutungen sind eine typische Manifestation dieses kombinierten Faktorenmangels, da sich beim Feten/Neugeborenen die physiologische unreife Leberfunktion und die genetisch bedingte Verminderung der in der Leber gebildeten Vitamin-K-abhängigen-Faktoren gegenseitig verstärken.
■ **Diagnose:** Die gerinnungsphysiologischen Untersuchungen des neugeborenen Jungen bestätigen das Vorliegen eines Faktorenmangels, der nur durch die fortgesetzte Gabe von Vitamin K zu normalisieren ist.

■ **Therapie:** Alle betroffenen Familienmitglieder erhalten nach Diagnose eine regelmäßige Vitamin-K-Substitution.
Weiterführende Untersuchungen zeigen, dass die Ursache für die Faktorenverminderung in dieser Familie ein Defekt des Vitamin-K-Zyklus war. Ausgehend von dieser Familie wird das Protein VKORC1 identifiziert, dass für das Recycling von Vitamin K verantwortlich ist und darüber hinaus das molekulare Target der Cumarine darstellt (Rost et al. 2004).

Schwer wiegende Mangelzustände anderer Gerinnungsfaktoren sind sehr selten, da es sich um autosomal-rezessive Erbgänge handelt und für eine klinische Manifestation beide Allele betroffen sein müssen. Dementsprechend weisen diese hämorrhagischen Diathesen Inzidenzen von 1 : 500 000 bis 1 : > 1 000 000 auf und kommen vorwiegend in Bevölkerungsgruppen vor, in denen konsanguine Ehen verbreitet sind. Mit Ausnahme des Faktor-V-Mangels, der mit gefrorenem Frischplasma behandelt wird, stehen für alle anderen Faktorenmängel (Fibrinogen, Faktor II, VII, X, XI und XIII) spezifische Gerinnungsfaktorenkonzentrate zur Verfügung. Die Eigenschaften der jeweiligen Gene und Faktoren sind in Tabelle 4-17 aufgeführt (Oldenburg u. Schwaab

4.2 Angeborene Blutungsursachen

Tab. 4-16 Plasmaspiegel der Vitamin-K-abhängigen Gerinnungsfaktoren bei zwei nicht verwandten Patienten A und B vor und nach oraler Vitamin-K-Substitution. Es konnte eine komplette Normalisierung für die Vitamin-K-abhängigen Proteine durch Vitamin-K-Gabe erreicht werden.

	Normwerte (%)	Patient A		Patient B	
		Vor VK-Gabe (%)	Nach VK-Gabe (%)	Vor VK-Gabe (%)	Nach VK-Gabe (%)
Faktor II	75–110	40	86	45	104
Faktor VII	65–130	20	70	29	90
Faktor IX	70–120	52	135	55	87
Faktor X	75–115	24	91	33	86

VK = Vitamin K.

Tab. 4-17 Gene und Proteine von Gerinnungsfaktoren der Blutgerinnung.

Gen	Exons	cDNA (bp)	Größe des Proteins Reife- bzw. Vorläuferform (Aminosäureanzahl)	Molekülmasse (kDa)	Biologische Halbwertszeit (h)
Fibrinogen				340	96–120
• α-Kette	5	1932	610/644	68	
• β-Kette	8	1449	461/483	52	
• γ-Kette	10	1311	411/437	49	
Faktor II	14	1866	579/622	72	48–60
Faktor V	25	6672	2196/2224	330	12–15
Faktor VII	8	1332	406/444	50	2–4
Faktor VIII	26	7053	2332/2351	265	8–12
Faktor IX	8	1381	415/461	57	20–24
Faktor X	8	1446	442/482	59	24–48
Faktor XI	15	1875	607/625	140–160	60–80
Faktor XII	14	1845	596/615	76	48–60
Faktor XIII				320	100–120
• Untereinheit A	15	2193	731	75	
• Untereinheit B	12	1923	641	80	

2001). Die Therapieempfehlungen basieren u. a. auf den Leitlinien zur Therapie mit Blutkomponenten und Plasmaderivaten, herausgegeben vom Vorstand und wissenschaftlichen Beirat der Bundesärztekammer. Informationen zum Faktor-XII-Mangel finden sich in Kapitel 5.3.6, »Nicht etablierte Risikofaktoren« (S. 433).

Afibrinogenämie

Die kongenitale Afibrinogenämie, die durch Mutationen im Fibrinogengen ausgelöst wird, hat in der kaukasischen Bevölkerung eine Inzidenz von 1 : 1 000 000. Die klinische Blutungsneigung kann erheblich sein und manifestiert sich häufig bereits in den ersten Lebenstagen durch Nachblutungen aus dem Stumpf der Nabelschnur (Al-Mondhiry u. Ehmann 1994). Die Therapie der Afibrinogenämie erfolgt als Prophylaxe oder als Bedarfsbehandlung mit Fibrinogen. Im Anschluss an eine Fibrinsubstitution soll die minimale Plasmakonzentration 1,5 g/l betragen. Bei Erwachsenen sind im Allgemeinen Einzeldosen von 3–6 g erforderlich. Die biologische Halbwertszeit von Fibrinogen beträgt 96–120 Stunden.

Mangel von einzelnen oder mehreren Vitamin-K-abhängigen Gerinnungsfaktoren

Mangelzustände der Vitamin-K-abhängigen Faktoren II, VII, IX und X können als Mangel eines einzelnen Faktors oder als kombinierter Mangel aller Vitamin-K-abhängigen Faktoren auftreten. Der Faktor-VII-Mangel ist mit einer Inzidenz von 1 500 000 der am häufigsten auftretende Mangel, während ein schwerer isolierter Mangel von Faktor II oder X bisher nur in wenigen Familien beschrieben wurde (Cooper et al. 1997). Die klinische Blutungsneigung ist sehr variabel und reicht von leichten bis hin zu schweren Verlaufsformen mit Gelenkblutungen und zerebralen Blutungen. Der **Faktor-VII-Mangel** kann prophylaktisch oder bei Bedarf mit einem spezifischen Faktor-VII-Faktorenkonzentrat (z. B. Faktor VII S-TIM 4/200/-500 Immuno) oder einem rekombinanten Faktor-VIIa-Konzentrat (z. B. NovoSeven®) behandelt werden. Die Initialdosierung für den plasmatischen Faktor VII berechnet sich nach der üblichen Formel (1 I.E./kg KG für einen Anstieg um 1–2 %). Die Erhaltungsdosis ist abhängig von der Faktor-VII-Aktivität. Bei rekombinanten Faktor VIIa beträgt die Dosierung 15–30 µg/kg KG. Aufgrund der kurzen biologischen Halbwertszeit von 2–4 Stunden sind in der Regel mehrfache Gaben pro Tag erforderlich. Beim **Faktor-II- und -X-Mangel** können PPSB-Konzentrate (z. B. PPSB-Konzentrat S-TIM 4/200/600 Immuno) oder beim Faktor-X-Mangel ein Faktor-IX-Konzentrat mit starker Anreicherung von Faktor X (z. B. Berinin® HS 300/-6000/-1200) eingesetzt werden. Die Berechnung der initialen Dosis entspricht der beim plasmatischen Faktor-VII-Konzentrat. Aufgrund der längeren biologischen Halbwertszeit von Faktor II (48–60 Stunden) und Faktor X (24–48 Stunden) sind Gaben in längeren Intervallen ausreichend.

Der Phänotyp eines **kombinierten Mangels aller Vitamin-K-abhängigen Gerinnungsfaktoren** (FMFD, familial multiple factor deficiency) ist außerordentlich selten und bisher nur bei 14 Familien gefunden worden (Oldenburg et al. 2000). Ursächlich können Gendefekte in der γ-Carboxylase sein – hier sind Mutationen in 2 Familien beschrieben worden – oder in einem Gen des Vitamin-K-Epoxidase-Reduktase-Komplexes, der das bei der Carboxylierung verbrauchte Vitamin K recycelt. Das hierfür verantwortliche Gen wurde kürzlich identifiziert (Rost et al. 2004). Obwohl es sich bei der FMFD in der Regel um weniger schwer ausgeprägte Faktorenmängel handelt, kommt es häufig bereits intrauterin oder perinatal aufgrund des zu diesem Zeitpunkt bei Neugeborenen bestehenden physiologischen Vitamin-K-Defizits zu schwersten intrazerebralen Blutungen.

Der Phänotyp ist in Bezug auf den Anstieg der Faktorenspiegel nach Gabe von Vitamin K und dem zusätzlichen Vorliegen von Skelettanomalien sehr variabel. In einigen Familien konnten die Faktorenaktivitäten durch orale Substitution von Vitamin K normalisiert werden. Bei einer akut erforderlichen Anhebung des Faktorenniveaus beziehungsweise bei Nichtansprechen auf Vitamin K erfolgt die Therapie mit PPSB. Nach der Initialdosis sind bei der weiteren Dosierung die jeweiligen Halbwertszeiten sowie die hämostyptisch notwendigen Mindestaktivitäten zu berücksichtigen.

Faktor-V-Mangel

Der schwere Faktor-V-Mangel ist mit einer Inzidenz von 1 : 1 000 000 sehr selten. Intrazerebrale Blutungen sind mehrfach beschrieben worden. Bisher sind nur wenige Mutationen bei diesem klinisch sehr variablen Phänotyp bekannt. Vor wenigen Jahren wurde die molekulare Basis des kombinierten Faktor-V- und Faktor-VIII-Mangels aufgeklärt. Ursächlich für diesen sehr seltenen Phänotyp mit bisher etwa 100 beschriebenen Familien sind Mutationen in den Chaperonen LMAN1 und MCFD2, die für das intrazelluläre *Processing* beider Proteine wichtig sind (Zhang u. Ginsburg 2004).

Die therapeutischen Möglichkeiten sind beschränkt, da es kein Faktor-V-Konzentrat gibt und Patienten mit diesem Phänotyp ausschließlich mit gefrorenem Frischplasma behandelt werden können, das volumenbedingt nur einen begrenzten Aktivitätsanstieg, in der Regel nicht mehr als 20–30%, erlaubt. 1 ml FFP/kg KG erhöht den Faktorengehalt um 1–2%. Aufgrund der biologischen Halbwertszeit des Faktors V von 12–15 Stunden ist die Substitutionsbehandlung alle 12 Sunden zu wiederholen. Hiermit sind die meisten Blutungskomplikationen aber hinreichend zu kontrollieren.

Faktor-XI-Mangel

Der Faktor-XI-Mangel ist in der kaukasischen Bevölkerung sehr selten, kommt aber bei den Ashkenazi-Juden mit einer Frequenz von 8% häufig vor. Ursächlich hierfür sind insbesondere 2 Mutationen, eine Nonsense-Mutation in Exon 5 und eine Missense-Mutation in Exon 9, die sich durch Heirat innerhalb dieser sehr kleinen Bevölkerungsgruppe als Foundermutationen verbreitet haben (Seligsohn 1993). Es sind aber auch andere Mutationen in Familien mit Faktor-XI-Mangel beschrieben worden. Das klinische Bild ist äußerst variabel und die Blutungsneigung lässt sich häufig nicht aus der Faktor-XI-Restaktivität ableiten. So können auch heterozygot betroffene Patienten mit einem Faktor-XI-Spiegel von 30–50% erhebliche Blutungen aufweisen. Die Therapie erfolgt mit FFP (1 ml FFP/kg KG erhöht den Faktorengehalt um 1–2%) oder Faktor-XI-Konzentrat (Faktor XI, Bio Products Laboratory, UK). Nach der Initialbehandlung sind angesichts der langen Halbwertszeit von Faktor XI (60–80 h) weitere Substitutionen nur alle 1–2 Tage notwendig.

Faktor-XIII-Mangel

Der schwere Faktor-XIII-Mangel ist mit 1 : 3 000 000 sehr selten. Der größte Teil der Mutationen ist bisher in der A-Untereinheit gefunden worden, etwa 5% der Mutationen betreffen die B-Untereinheit. Alle publizierten Mutationen und klinischen Phänotypen sind im Internet unter www.f13-database.de abrufbar. Die Patienten können eine schwere Blutungssymptomatik mit Gelenkblutungen (30% der Blutungen) und zerebralen Blutungen (30% der Blutungen) aufweisen (Abbondanzo et al. 1988). Fast schon pathognomonisch sind bei der Geburt auftretende **Nabelschnurblutungen**. Wie beim Faktor XI korreliert die Blutungssymptomatik nicht immer mit dem Faktorenspiegel. Weitere klinische Symptome des Faktor-XIII-Mangels sind Störungen der Wundheilung und Narbenbildung. Eine erhöhte Abortrate wird ebenfalls in Zusammenhang mit einer verminderten Faktor-XIII-Aktivität diskutiert. Beim schweren Faktor-XIII-Mangel ist in der Regel wegen der Häufigkeit lebensbedrohlicher Blutungen eine regelmäßige prophylaktische Therapie notwendig. Diese besteht in der Substitution von Faktor-XIII-Konzentrat (z. B. Fibrogammin® HS 250/-1250), das wegen seiner langen Halbwertszeit nur alle 1–2 Wochen gegeben werden muss.

Literatur

Abbondanzo SL, Gootenberg JE, Lofts RS, McPherson RA. Intracranial hemorrhage in congenital deficiency of factor XIII. Am J Pediatr Hematol Oncol 1988; 10: 65–8.

Al-Mondhiry H, Ehmann WC. Congenital afibrinogenemia. Am J Hematol 1994; 46: 343–7.

Bundesärztekammer. Leitlinien zur Therapie mit Blutkomponenten und Plasmaderivaten. Köln: Deutscher Ärzteverlag 2004.

Cooper DN, Millar DS, Wacey A, Pemberton S, Tuddenham EG. Inherited factor X deficiency: molecular genetics and pathophysiology. Thromb haemost 1997; 78: 161–72.

Oldenburg J, von Brederlow B, Fregin A, Rost S, Wolz W, Eberl W, Eber S, Lenz E, Schwaab R, Brackmann HH, Effenberger W, Harbrecht U, Schurgers LJ, Vermeer C, Muller CR. Congenital deficiency of vitamin K dependent coagulation factors in two families presents as a defect of the vitamin K-epoxide-reductase-complex. Thromb Haemost 2000; 84: 937–41.

Oldenburg J, Schwaab R. Molecular biology of blood coagulation. Semin Thromb Hemost. 2001; 27: 313–24.

Rost S, Fregin A, Ivaskevicius V, Conzelmann E, Hortnagel K, Pelz HJ, Lappegard K, Seifried E, Scharrer I, Tuddenham EG, Muller CR, Strom TM, Oldenburg J. Mutations in VKORC1 cause warfarin resistance and multiple coagulation factor deficiency type 2. Nature 2004; 427: 537–41.

Seligsohn U. Factor XI deficiency. Thromb Haemost 1993; 70: 68–71.

Zhang B, Ginsburg D. Familial multiple coagulation factor deficiencies: new biologic insight from rare genetic bleeding disorders. J Thromb Haemost 2004; 2: 1564–72.

4.3 Erworbene Blutungsursachen

4.3.1 Vasopathien

Hans D. Bruhn, Marcus Seeger

Purpura senilis

Ein 74-jähriger Patient entwickelt an den Streckseiten der Unterarme und der Hände lividrote, zackig und scharf begrenzte oberflächliche Ekchymosen, die nur sehr langsam rückläufig sind. In der **Anamnese** gibt der Patient an, wegen einer rheumatischen Arthritis über längere Zeit Steroide eingenommen zu haben.
■ **Labordiagnostik:** In der Labordiagnostik zeigen der übliche Gerinnungsstatus, die Thrombozytenzahl und -funktion unauffällige Werte. Auch Faktor XIII und die D-Dimere liegen im Normbereich.
■ **Diagnose:** Als Diagnose wird eine Purpura ohne Thrombozytopenie und ohne Thrombozytenfunktionsstörung gestellt.
■ **Therapie:** Eine Umstellung der Therapie mit Absetzen der Steroide führte nach einigen Monaten zu einer Besserung des klinischen Befundes.

Bei der Purpura senilis ist offensichtlich eine Beeinträchtigung der Gefäßwandfunktion wesentlich: Die Petechien entstehen bei Stauung, bei mechanischen Einwirkungen, aber auch auf metabolischer Basis.

Der Gerinnungsstatus ist unauffällig. Weder im exogenen noch im endogenen Gerinnungssystem sind Veränderungen von Relevanz zu erwarten. Die Blutungszeit und die Plättchenfunktion sind normal.

Eine sichere Therapie gibt es daher nicht. Ob z. B. die Umstellung einer Therapie – wie in der Kasuistik geschildert – zum Erfolg führt, ist im Vorfeld nicht absehbar und nicht mit der erforderlichen Sicherheit vorauszusagen. Die Prophylaxe besteht in der Vermeidung von Traumatisierungen und von aktinischen Reizen.

Paroxysmales Handhämatom

Ein Auftreten von schmerzhaften Hämatomen im Bereich der Fingergrundgelenke ist häufig bei älteren Patienten zu beobachten, die schwere Handtaschen tragen. Diese Störung wird oft als sehr belastend empfunden. Das paroxysmale Handhämatom wird auch als Fingerapoplexie bezeichnet. Der Schmerz geht der Hämatombildung häufig voraus. Ursächlich ist eine Rhexisblutung der volaren Venen, vermutlich aufgrund einer erhöhten Gefäßfragilität. Der Gerinnungsstatus ist normal. Therapeutische Maßnahmen sind nicht erforderlich.

Purpura hyperglobulinaemica (Waldenström-Krankheit)

Es finden sich multiple Petechien, insbesondere an den Unterschenkeln, aber auch an den Oberschenkeln und den übrigen abhängigen Partien. Die schubweise auftretenden Petechien heilen mit Pigmentierung ab. Es entsteht das charakteristische Bild einer Pigmentpurpura.

Ursache ist eine Störung der Plättchenfunktion durch IgM-Makroglobuline. Die monoklonale IgM-Gammopathie ist nicht an einen besonderen Zelltyp gebunden, kommt aber vor allem bei Immunozytomen der Kiel-Klassifikation vor.

Die Thrombozytenzahl ist normal. Die Hautblutungen sind im Allgemeinen nicht behandlungsbedürftig.

Liegt allerdings eine ausgeprägte Anämie vor, kann die Gabe von Erythrozytenkonzentraten notwendig werden. Bei Fortschreiten der Immunozytome ist eine Chemotherapie mit alkylierenden Substanzen indiziert.

Purpura anularis teleangiectodes (Majocchi-Krankheit)

An den unteren Extremitäten finden sich Petechien, wobei zusätzlich hellbraune und verschieden große Pigmentflecken entstehen.

Ursache ist eine entzündliche Veränderung der Kapillaren mit lymphozytären Infiltraten. Diagnostisch ist eine polyklonale Hypergammaglobulinämie nachweisbar (Lechner 2000), während die Thrombozytenzahl normal ist.

Die Erkrankung wird mit Kortikoiden behandelt.

Purpura Schoenlein-Henoch

Differenzialdiagnostisch gibt es Vaskulitiden, die das Bild einer Purpura auslösen können, wie z. B. die Purpura Schoenlein-Henoch. Betroffen sind vorwiegend Kinder und jüngere Erwachsene. Es handelt sich um eine akute allergische Vaskulitis kleinerer Arteriolen und Kapillaren mit erhöhter Permeabilität, Exsudation und Blutung, d. h. Zeichen einer dadurch entstandenen sekundären (erworbenen) Vasopathie liegen vor (Deutsch u. Bruhn 1994).

Das Krankheitsbild entsteht häufig postinfektiös nach Streptokokkeninfekten der oberen Luftwege und nach Viruserkrankungen, nicht selten auch ohne erkennbare Auslöser. Histologisch ist eine perivaskuläre Anhäufung von Granulozyten mit Leukozytoklasie nachweisbar. Immunkomplexe finden sich in der Zirkulation und lagern sich an den Gefäßwänden ab und stören die Gefäßwandfunktion. Das Krankheitsbild der sekundären Vaskulitiden mit Immunkomplexformationen entsteht häufig nach Streptokokkeninfekten der oberen Luftwege und Viruserkrankungen, bei Malignomen und Autoimmunerkrankungen sowie bei Einnahme bestimmter Medikamente, nicht selten auch ohne erkennbare Auslöser.

Die Thrombozytenzahl ist normal. Das CRP und die Leukozyten können erhöht sein.

Wegen der günstigen Prognose reicht meist eine symptomatische antiphlogistische Therapie aus. Eine kurzzeitig niedrig dosierte Steroidgabe kann sich günstig auswirken, sofern aufgrund der Streptokokkeninfektion antibiotische Maßnahmen nicht vorrangig sind.

Mikroangiopathien

Als Beispiel sind die thrombotische Mikroangiopathie Typ Moschcowitz und das hämolytisch-urämische Syndrom zu nennen. Endothelschädigungen sind bei beiden Erkrankungen nachweisbar.

Die thrombotische Mikroangiopathie **Typ Moschcowitz** beruht auf einer schweren Schädigung des Endothels mit Ablagerungen hyalinen Materials in den kleinen Gefäßen ohne Zeichen einer Vaskulitis. Eine autoimmunologische Genese wird vermutet. Es finden sich ungewöhnlich große Multimere des von-Willebrand-Faktors, bei 25% der Fälle bestehen Zeichen einer lokalisierten DIC.

Das **hämolytisch-urämische Syndrom** kommt vorwiegend bei Kleinkindern vor. Im Vordergrund steht die Mikroangiopathie der Nieren mit Urämie als Folge febriler gastrointestinaler Erkrankungen. Zeichen einer lokalisierten oder auch disseminierten intravasalen Gerinnung sind möglich. Die Verbrauchskoagulopathie steht dann pathogenetisch im Vordergrund und die Vasopathie ist sekundär hinzugetreten (Jaffe 1994).

Weitere Details hierzu finden sich im folgenden Kapitel 4.3.2.

Literatur

Deutsch E, Bruhn HD. Störungen der Hämostase und hämorrhagische Diathesen. In: Gross R, Schölmerich P, Gerok W (Hrsg.). Die Innere Medizin. 8. Auflage. Stuttgart, New York: Schattauer 1994; 132–55.

Jaffe FA. Petechial hemorrhages. A review of pathogenesis. Am J Forensic Med Pathol 1994; 15: 203-7.

Lechner K. Hämorrhagische Diathesen. In: Gerok W, Huber C, Meinertz T, Zeidler H (Hrsg.). Die Innere Medizin. 10. Aufl. Stuttgart, New York: Schattauer 2000; 173–96.

4.3.2 Thrombotisch-thrombozytopenische Purpura

Ulrich Budde, Reinhard Schneppenheim

Nach einem fieberhaften Infekt zeigt ein 13-jähriges Mädchen zerebrale Symptome in Form einer Verwirrtheit.
■ **Labordiagnostik:** Die Labordiagnostik ergibt eine deutliche Anämie (Hb 9,1 g/dl), eine Thrombozytopenie (52 Thrombozyten/nl) sowie fragmentierte Erythrozyten im Blutausstrich.
■ **Diagnose:** Bei Verdacht auf eine thrombotisch-thrombozytopenische Purpura wird eine Plasmaaustauschtherapie eingeleitet und darunter eine rasche Besserung erzielt.
Die **ADAMTS13-Aktivität** ist mit 4% stark erniedrigt, Antikörper gegen ADAMTS13 sind nachweisbar.
■ **Therapie und Verlauf:** In den nächsten 2 Monaten zeigt die ADAMTS13-Aktivität einen Anstieg auf Normalwerte, hält sich jedoch nur kurze Zeit auf diesem Stand und fällt über die 2 folgenden Monate bis auf 8% ab. Antikörper sind nicht messbar. Mit dem Abfall unter 10% erleidet die Patientin einen erneuten, klinisch jedoch deutlich leichteren Schub ohne zerebrale Symptome (Hb 12,1 g/dl, 65 Thrombozyten/nl). Nach der Infusion von 15 ml Plasma/kg KG kommt es zur klinischen Remission und ADAMTS13 erreicht nach 2 Monaten Normalwerte.
Fünf Monate später fällt die ADAMTS13-Aktivität wieder auf 23% ab, der neue Krankheitsschub wird wieder mit einer **Plasmaaustauschtherapie** behandelt. Eine ADAMTS13-Aktivität unter 15% wird in dieser Zeit niemals gemessen, ebensowenig werden Antikörper nachgewiesen. Die Therapie erzielt nicht den erwarteten Erfolg und trotz einer praktisch normalen ADAMTS13-Aktivität wird eine Behandlung mit **CD20-Antikörpern** (Rituximab, z. B. MabThera®) begonnen. Sie führt zu einer raschen Besserung und zu einem Anstieg von ADAMTS13 auf Normalwerte.
In den folgenden 23 Monate ist die ADAMTS13-Aktivität bei monatlicher Messung immer normal und fällt dann erneut innerhalb von 2 Monaten von über 20% auf nicht messbare Werte ab. Antikörper werden nachgewiesen. Über 4 Monate kann die stark verminderte ADAMTS13-Aktivität und der Antikörper nachgewiesen werden, ohne dass eine Thrombozytopenie, Anämie oder

klinische Symptome auftreten. Dann fallen die Thrombozyten auf 64 Thromboyzten/nl ab mit gleichzeitig einsetzenden leichten klinischen Beschwerden. Die sofort eingeleitete Therapie mit Plasmaaustausch und CD20-Antikörpern erzielt wiederum eine rasche Remission mit Erholung der ADAMTS13-Aktivität.
Danach dauert es 16 Monate bis die ADAMTS13-Aktivität plötzlich auf 8% und 6% ohne nachweisbaren Antikörper absinkt und die Thrombozyten auf 82/nl und 91/nl fallen. Da keine klinischen Beschwerden auftreten wird keine Therapie eingeleitet und alle Parameter erholen sich spontan für bisher wiederum 5 Monate.
Dieses Beispiel illustriert sehr eindrücklich das sowohl klinisch wie auch laborchemisch bunte Bild der erworbenen TTP.

1924 beschrieb Eli Moschcowitz den Verlauf einer thrombotischen Erkrankung bei einem 16-jährigen Mädchen, das rasch unter dem Bild eines Multiorganversagens verstarb. Bei der Autopsie entdeckte er disseminierte Thromben in den kleinsten Blutgefäßen. Das Krankheitsbild ist durch das generalisierte Auftreten von hyalinen Thromben in der Mikrozirkulation gekennzeichnet, während das verwandte hämolytisch-urämische Syndrom (HUS), vor allem im Kindesalter, in den meisten Fällen nur die Niere betrifft. Die hyalinen Thromben enthalten bei der thrombotisch-thrombozytopenischen Purpura (TTP) neben den Thrombozyten überwiegend VWF.

Früh konnte zwischen einer hereditären (Schulman et al. 1960; Upshaw 1978) und einer erworbenen Form der TTP unterschieden werden. Bei beiden Formen liegt ein Mangel an VWF-CP (von-Willebrand-Faktor-spaltende Protease) vor, der bei der hereditären Form durch Mutationen des ADAMTS13-Gens (s. Kap. 2.9.1) und bei der erworbenen Form größtenteils durch Antikörper gegen die VWF-CP bedingt ist.

Die TTP (erworben oder angeboren) ist mit einer Erkrankung pro 1 000 000 Einwohner selten. Es wird jedoch diskutiert, ob sie unterdiagnostiziert ist und wesentlich häufiger vorkommt.

Ätiologie und Pathogenese

Hinweise zur Pathogenese erbrachte die Beobachtung von **supranormalen Multimeren** in der Zirkulation von Patienten mit chronisch rezidivierender TTP (Moake et al. 1982). Ihr Vorkommen wurde mit einem Mangel an einer hypothetischen VWF-spaltenden Protease erklärt. Die sofort einsetzende Suche nach dieser Protease war erst 14 Jahre später von Erfolg gekrönt, als 1996 unabhängig voneinander Furlan et al. und Tsai die Protease reinigen konnten und Tests zum Nachweis dieser entwickelten. Rasch folgte die Aufklärung der Aminosäurenstruktur und der Wirkungsweise der Protease sowie die Identifikation des Gens. Das Enzym ist eine Metalloprotease, die zur ADAMTS-Familie gehört – *a disintegrin and metalloproteinase with thrombospondin-1-like elements* – und den Namen ADAMTS13 bekommen hat (Abb. 4-14).

Die VWF-Multimergröße wird nach Sekretion des VWF aus Endothelzellen durch die spezifische VWF-spaltende Protease ADAMTS13 reguliert. Die für diese Reaktion notwendigen Bindungspartner und der exakte Ablauf der proteolytischösen Prozesse sind noch hypothetisch. Denkbar ist, dass der aus den Weibel-Palade-Körperchen sezernierte supranormale VWF an P-Selektin bindet, das zusammen mit dem VWF ausgeschüttet wird, jedoch durch seinen transmembranösen Anteil auf der Oberfläche des Endothels verbleibt. Der supranormale VWF hat die A3-Domäne exponiert, an die ADAMTS13 mittels der CUB-Domäne (und einer oder mehrerer Thrombospondin-1-Domänen) bindet. Die gebundene Protease spaltet dann in der benachbarten A2-Domäne die Bindung Tyrosin 1605-Methionin 1606.

Der verbleibende VWF ist unter normalen Bedingungen nicht reaktiv, sondern muss aktiviert werden, um die primäre Hämostase zu initiieren. Eine Verminderung der Protease auf weniger als 10% bzw. deren vollständiges Fehlen führt zur Persistenz von supranormalen Multimeren, die besonders reagibel sind.

Da der VWF die Eigenschaft eines Akute-Phase-Proteins besitzt, kann eine vermehrte Ausschüttung aus Endothelzellen während der Schwangerschaft, bei Infektionen oder sonstigen

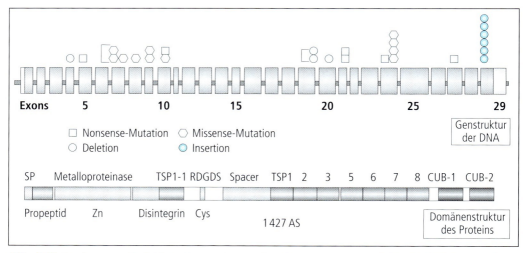

Abb. 4-14 Struktur von ADAMTS13. Genstruktur und Domänenstruktur der VWF-CP ADAMTS13 (nach Zheng et al. 2001) mit dem Mutationsspektrum der hereditären TTP in Deutschland.

entzündlichen Vorgängen bei Personen mit einem angeborenen oder erworbenen Fehlen der VWF-CP die Bildung von Thromben in der Mikrozirkulation triggern und zum klinischen Bild der thrombotisch-thrombozytopenischen Purpura führen.

Die angeborene TTP (Upshaw-Schulman-Syndrom) wird durch Defekte im ADAMTS13-Gen verursacht (s. Kap. 4.2.2). Bei der erworbenen TTP sind meist Antikörper gegen ADAMTS13 verantwortlich. Oft sind die anderen mikroangiopathischen Erkrankungen, vor allem das hämolytisch-urämische Syndrom, von der TTP klinisch schwierig zu unterscheiden. Nicht immer sind die Organmanifestationen bei TTP und HUS klassisch auf Gehirn oder Niere beschränkt, sodass vielfach auch die Bezeichnung HUS/TTP üblich ist. Auch bei Patienten mit nur leicht verminderter oder normaler ADAMTS13-Aktivität dürfte der VWF zumindestens teilweise für die Ausbildung der Thromben in der Mikrovaskulatur verantwortlich sein.

Neben der erworbenen primären TTP (idiopathische TTP, Moschcowitz-Syndrom) sind sekundäre Erkrankungen als Ursache der TTP nicht selten. Sie werden bei Patienten mit anderen **autoimmunen Krankheiten** (v.a. dem SLE) und bei **HIV-Infektionen** beobachtet, können aber auch im Verlaufe einer **Schwangerschaft** oder postpartal auftreten. Außerdem können sie **medikamentös** induziert werden, vor allem durch die Einnahme von Thrombozytenaggregationshemmern (Ticlopidin, Clopidogrel), Chinin oder Chinidin. Sie sind oft durch einen Mangel an VWF-CP verursacht.

Mit Ausnahme von Vinca-Alkaloiden, bei denen eine TTP beobachtet wird, lösen Zytostatika (Mitomycin C, Ciclosporin A) dagegen meist ein HUS aus. Eine TTP ist wegen der sehr hohen Mortalität auch nach **Knochenmarkstransplantationen** (KMT, Frequenz ca. 7%) und im Endstadium einer **Tumorerkrankung** gefürchtet. Schwere Mängel sind bei diesen Erkrankungen selten. Leichte bis mäßige Verminderungen werden jedoch häufig gefunden. Nach KMT können allerdings 10% Restaktivität durchaus kurzfristig unterschritten werden (Kentouche et al. 2006).

Für das durch Shigatoxin induzierte klassische HUS wurde aktuell bewiesen (Nolasco et al. 2005), dass sowohl **Shigatoxin 1** als auch **Shigatoxin 2**, wenn auch in unterschiedlichem Ausmaß, die Sekretion des VWF stark erhöhen und zudem die Spaltung des VWF durch ADAMTS13 deutlich verzögern. Es resultiert eine zu große Menge an supranormalen Multimeren. Sie entstehen vor allem in der Niere, da dort die Toxinuntereinheit B des Shigatoxins über den Rezeptor Globotriaosylceramid (CD77) an das renale Endothel gebunden wird. Auf diesem Weg trägt auch beim klassischen HUS der VWF zum thrombotischen Verschluss der Glomeruli bei.

Diagnostik

1966 berichteten Amorosi und Ultmann über 16 betreute Patienten sowie 255 Fälle aus der Literatur. Sie arbeiteten die Pentade an klinischen Symptomen heraus, bestehend aus Thrombozytopenie, Coombs-negativer hämolytischer Anämie, Fieber, zerebralen Symptomen und Nierenbeteiligung, die wichtige klinische Kriterien zur Diagnosestellung der thrombotisch-thrombozytopenischen Purpura wurden. Die detaillierten Fallbeschreibungen zeigen die ausgeprägte Variabilität der Krankheitsverläufe, ein weiteres Charakteristikum der TTP.

Initial hatten alle Patienten mit einer TTP stark erniedrigte oder nicht messbare ADAMTS13-Aktivitäten und viele von ihnen Antikörper gegen die Protease. Es stellte sich jedoch bald heraus, dass nicht nur das Krankheitsbild extrem variabel ist, sondern auch die zugehörige ADAMTS13-Aktivität. Einerseits haben auch Patienten in klinischer Remission weiterhin stark erniedrigte ADAMTS13-Aktivitäten, andererseits hat ein beträchtlicher Anteil der Patienten keinen schweren Mangel, nicht selten sogar Aktivitäten im Normbereich.

Klinische Diagnostik

Die TTP ist bei Vorliegen aller von Moschcowitz beschriebenen Symptome leicht zu erkennen. Dazu gehören petechiale Blutungen, eine hämolytische Anämie, Fieber, eine akute Niereninsuffizienz und eine neurologische Symptomatik. Es muss jedoch auch bei Patienten mit klinisch leichtem Verlauf oder bei Fehlen eines oder mehrerer Symptome an eine TTP gedacht werden. Bei Kindern wird nicht selten die Diagnose einer ITP oder eines Evans-Syndroms gestellt (s. Kap. 4.2.2).

> Wegen des bunten klinischen Bildes und aufgrund der Erfahrungen in den letzten Jahren wird zur klinischen Diagnose nicht mehr die Pentade Thrombozytopenie, Coombs-negative hämolytische Anämie, Fieber, zerebrale Symptome und Nierenbeteiligung herangezogen, sondern zur Diagnosestellung TTP/HUS reichen Thrombozytopenie und Coombs-negative hämolytische Anämie.

Labordiagnostik

Die Unterscheidung zwischen den verschiedenen Formen ist hinsichtlich der Prognose und der zu wählenden Therapie sowie im Hinblick auf eine genetische Beratung von großer Bedeutung. Obwohl mit einem Plasmatauschversuch (Bethesda-Methode, s. Kap. 2.11.1 und 2.11.2) ein **Antikörper gegen die Protease** bei vielen TTP-Patienten mit der erworbenen Form nachgewiesen werden kann, ist dieser – wie die Erfahrung gezeigt hat – offensichtlich nicht immer zuverlässig. So kann der Antikörpernachweis im Verlauf – trotz weiterhin fehlender VWF-CP – negativ werden. Bei diesen Patienten ist daher eine korrekte Diagnose nicht immer möglich. Bei allen hereditären Fällen sind dagegen mit großer Wahrscheinlichkeit Mutationen des ADAMTS13-Gens zu finden. Die Genanalyse lässt daher eine Differenzierung zwischen der hereditären Form und einer erworbenen Form auch in den Fällen zu, in denen die konventionelle Diagnostik unzureichend ist.

Bereits 1982 wurden von Moake et al. beobachtet, dass vor allem im **symptomfreien Intervall** Multimere sichtbar waren, die deutlich größer waren als sie normalerweise im Plasma vorkommen. Sie erreichten die Größe von Multimeren in Thrombozyten, verschwanden meist im Akutstadium und traten im Intervall wieder auf.

> Bei fehlender Proteasewirkung lassen sich supranormale Multimere und typische Veränderungen der Struktur der VWF-Multimere (Aufhebung der Triplettstruktur) nachweisen.

Bei Patienten mit kongenitalem ADAMTS13-Mangel (Upshaw-Schulman-Syndrom) kann die fehlende Proteasewirkung sehr gut demonstriert werden. Solange keine Symptome wie Hämolyse oder Thrombozytopenie sichtbar sind, fehlt die Triplettstruktur und supranormale Multimere sind sichtbar. Kommt es zu **klinischen Symptomen**, werden die supranormalen und ein Teil der großen Multimere verbraucht. Dies führt zu einem Verlust große Multimere.

Auch bei der sporadischen (durch Autoantikörper induzierten) primären TTP ist eindeutig ein **Verlust großer Multimere** und eine **fehlende Triplettstruktur** zu belegen. Der Verlust der großen Multimere scheint bei schweren Verlaufsformen stärker ausgeprägt zu sein als bei leichteren Verläufen. Bei **klinischer Remission**, trotz fehlender Protease und weiterhin nachweisbarem Antikörper, sind zwar keine Produkte der Proteasewirkung sichtbar (fehlende Triplettstruktur), es kommt aber auch nicht zu einem Verbrauch der supranormalen und großen Multimere. Dies bedeutet, dass eine fehlende Proteasewirkung nicht zwangsläufig zur TTP führen muss, sondern das supranormale Multimere oft über Monate (bei angeborenem Mangel sogar über Jahrzehnte) toleriert werden. Die sekundäre TTP geht meist nicht mit einem schweren Mangel an ADAMTS13 einher. In diesen Fällen findet sich eine normale Triplettstruktur oder sogar Hinweise auf eine verstärkte Proteolyse.

Die spezifischen Bestimmungen der Aktivität der ADAMTS13-Protease werden im Kapitel 2.9.1 ausführlich beschrieben.

Individualisierte Behandlung

Vor der Beobachtung, dass das in Blutkonserven enthaltene Plasma einen Effekt bei Patienten mit TTP hat, starben mehr als 90% der Patienten innerhalb weniger Tage. In den 1970er Jahren konnten durch Plasmamanipulation (Plasmasubstitution, vor allem aber Plasmaaustausch) erstmals deutliche Heilerfolge erzielt werden. Die Letalität sank auf < 70%. Die alleinige Infusion von Vollblut oder Plasma reicht aber in den meisten Fällen nicht aus. Notwendig ist meistens der tägliche Plasmaaustausch zur Antikörperelimination. Die Mortalität ist mit etwa 20% immer noch sehr hoch, gegenüber der Zeit vor der Plasmapherese ist sie jedoch deutlich gesunken.

Primäre thrombotisch-thrombozytopenische Purpura

Wegen der Schwere der Krankheit und dem bunten Krankheitsbild wurden bisher keine systematischen randomisierten Studien durchgeführt. Es liegen lediglich Kasuistiken und wenige zusammenfassende retrospektive Studien vor. Zudem ist davon auszugehen, dass Therapien, die nicht oder nur wenig erfolgreich waren, nicht publiziert werden.

Untersucht wurde, ob die Zufuhr großer Plasmamengen vergleichbare Ergebnisse wie die Plasmapherese erzielen kann. Dabei wiesen die meisten Patienten deutliche Zeichen der Volumenüberlastung auf (Rock et al. 1991). Daher sollte die Gabe von Plasma bis zur Organisation der Plasmapherese nur eine initiale Maßnahme, aber keine Dauerbehandlung sein.

■ Plasmaaustausch

Die Therapie der Wahl ist der täglich durchzuführende Plasmaaustausch mit dem doppelten Plasmavolumen des Patienten. Da die Antikörpertiter meist relativ niedrig sind, kommt es nicht selten schon nach 1–2 Tagen zu einer deutlichen Besserung.

Bei etwa 50% der Patienten wird der Antikörper jedoch durch den Plasmaaustausch geboostert. Es folgt eine Periode, in der die Patienten nur mit einer Austauschtherapie über viele Tage oder sogar Wochen überleben können. Ein Teil der Patienten verliert in der Folgezeit den Antikörper und die Patienten erkranken nicht mehr an einer TTP.

Bei einer klinischen Remission, aber persistierenden Antikörpern besteht die Gefahr, dass sich eine regelmäßig rezidivierende TTP entwickelt. Diese Patienten erleben nur kurze Phasen einer Remission und müssen sehr rasch wieder behandelt werden.

Bei anderen Patienten zeigt sich ein Rezidiv erheblich seltener, z. B. alle 1–2 Jahre. Diese Patienten haben im Intervall keine messbaren Antikörper.

Problematisch ist die auf die Patientenzahl bezogene hohe Komplikationsrate von etwa 30%. Sie ist beim Plasmaaustausch zwar mit etwa 0,4% gering, addiert sich jedoch infolge der vielen erforderlichen Prozeduren.

Die meisten, z. T. auch tödlich verlaufenden **Komplikationen** (Infektionen, Verschlüsse, Blutungen, Pneumothorax) werden durch zentralvenöse Katheter verursacht. Gefürchtet sind zudem pulmonale Komplikationen (TRALI). Weitere häufig auftretende unerwünschte Wirkungen auf Plasmabestandteile sind Kreislaufkollaps und allergische Reaktionen. Ein Teil der Komplikationen kann durch virusinaktivierte Plasmen verhindert werden. Diese sind durch mehrere Filtrierschritte frei von Zellen und Zelltrümmern, wodurch die Gefahr von TRALI und allergischen Reaktionen gemindert wird. Da es keine Alternative zur Plasmaaustauschtherapie gibt, muss diese hohe Komplikationsrate hingenommen werden. Umso wichtiger ist es, die Diagnose einer TTP zu sichern.

Zwei prospektive Untersuchungen (Vesely et al. 2003; Zheng et al. 2004) konnten den Ergebnissen der Proteasebestimmungen klinisch wichtige Informationen zuordnen:
- Bei einem schweren Mangel an VWF-CP **ohne nachweisbare Antikörper** war die Plasmapherese meist rasch und gut wirksam. Die TTP war selten rezidivierend und selten waren zusätzliche immunsuppressive Maßnahmen notwendig (z. B. Rituximab, Vincristin, Milzexstirpation). Die Mortalität lag unter 20%.
- Bei einem schweren Mangel an VWF-CP **mit nachweisbarem Antikörper** musste die Plasmapherese sehr lange und intensiv durchgeführt werden. Die TTP war oft rezidivierend und meist waren zusätzliche immunsuppressive Maßnahmen notwendig (z. B. Rituximab, Vincristin, Milzexstirpation). Die Mortalität lag unter 20%.

Patienten ohne schweren Mangel oder mit normaler Proteaseaktivität und Patienten mit sekundärer TTP waren klinisch nicht unterschiedlich, sprachen aber deutlich schlechter auf die Plasmapherese an und hatten mit 56% (Vesely et al. 2003) bzw. 59% (Long Zheng et al. 2004) eine viel höhere Mortalität.

■ Immunsuppression und Immunmodulation

Schon bevor die VWF-CP und deren Autoantikörper bekannt waren, erhielten praktisch alle Patienten zusätzlich **Kortikosteroide**. Diese klinische Praxis hat sich im Nachhinein als indiziert erwiesen. Falls Kortison nicht genügend immunsuppressiv war oder zu viele Nebenwirkungen zeigte, wurden zusätzlich Azathioprin oder Cyclophosphamid verabreicht, meist allerdings mit nur geringen Erfolgen.

Eher sporadisch werden hoch dosierte Immunglobuline eingesetzt.

Vinca-Alkaloide wirken nicht nur immunsuppressiv, sondern interferieren mit der Funktionsfähigkeit der Thrombozyten. Sie zerstören die Mikrotubuli der zirkulierenden Thrombozyten und verhindern dadurch ihre Adhäsion und Aggregation. In Notsituationen können daher mit Vinca-Alkaloiden schnelle Erfolge erzielt werden. Sobald frische Thrombozyten in den Kreislauf gelangen, verschwindet dieser Effekt. Nachteilig ist, dass durch Vinca-Alkaloide eine TTP auch ausgelöst werden kann. Mit Ciclosporin wird dann in vielen Fällen eine Remission erzielt. Ein Absetzen der Medikation führt jedoch oft zu einem Relaps.

■ Splenektomie

Bei Patienten, die auf keine der oben geschilderten Therapiemaßnahmen ansprechen, hat sich die Splenektomie bewährt. Sie kann auch bei niedrigen Thrombozytenzahlen meist problemlos durchgeführt werden und führt in fast allen berichteten Fällen zur lang anhaltender Remission. Bei einer Patientin war trotz der prompten klinischen Remission fast ein Jahr keine normale VWF-CP messbar. Erst einige Monaten nach der Operation verschwand zunächst der Antikörper, dann stieg die Protease langsam in den unteren Normbereich an.

■ Antikörper gegen B-Zellen

Rituximab (z. B. MabThera®) wurde für die Behandlung von Patienten mit multiplem Myelom entwickelt. Nach einer Standardtherapie, die üblicherweise aus der 4-maligen Applikation des

Medikaments besteht, sind B-Zellen nicht mehr nachweisbar. Da dadurch auch die Antikörper-produzierenden Zellen eliminiert werden, stellt diese Therapie für refraktäre Fälle der TTP eine sehr gute Möglichkeit dar, eine Remission zu erzielen. Der erste mit Rituximab behandelte Patient war ein kleiner Junge, der über mehrere Jahre einen Verlauf mit vielen schwer wiegenden Komplikationen zeigte und seitdem in stabiler Remission ist.

Fast alle Patienten, von denen sowohl in der Literatur berichtet wurde, als auch die 14 von uns mitbetreuten Patienten, profitierten von dieser Therapie und erreichten stabile Remissionen. Mit Therapieversagern muss bei 10–20 % der Patienten gerechnet werden. Über die Dauer der Remission fehlen Daten, da der monoklonale Antikörper erst seit wenigen Jahren angewandt wird.

Ähnlich wie bei der Splenektomie fällt auf, dass die klinische Remission dem Erreichen von Normalwerten für die VWF-CP viele Monate vorausgeht. So war bei einer 14-jährigen Patientin bis zu ihrem Relaps nach 28 Monaten die Protease über 4 Monate nicht messbar und es fand sich ein Antikörper gegen die Protease. Zum Zeitpunkt des erneut messbaren Antikörpers fiel lediglich auf, dass die Thrombozytenzahl von Werten über 250/nl auf 160/nl abgefallen war und von da an fluktuierte ohne in den thrombozytopenischen Bereich abzufallen. Während der erneuten Behandlung mit Rituximab wurde bereits nach dem 2. Zyklus eine stabile Remission erreicht.

■ **Therapie mit Antiaggreganzien**

Acetylsalicylsäure hat wegen der oft ausgeprägten Thrombozytopenie keinen Platz in der Primärtherapie. Sie wird daher häufig in Phasen der Remission zur Prophylaxe eingesetzt, die Wirksamkeit ließ sich jedoch bisher nicht belegen. Für Clopidogrel gibt es noch weniger gesicherte Daten als für ASS. **Fibrinogenrezeptorantagonisten** (z. B. Tirofiban, Abciximab, Eptifibatide, s. Kap. 3.2.1), die den GP-IIb/IIIa-Rezeptor blockieren, sind deutlich stärker wirksam als ASS und Clopidogrel. Sie greifen jedoch an einem anderen Rezeptor an und können daher die initiale Reaktion zwischen Thrombozyten und VWF, die über den GP-Ib-IX-Komplex vermittelt wird, nicht blockieren. Daher haben auch diese Medikamente keinen gesicherten Platz in der Therapie der TTP.

Sekundäre thrombotisch-thrombozytopenische Purpura

Die Behandlung einer sekundären TTP im Verlaufe einer **Schwangerschaft** unterscheidet sich nicht von der anderer Patienten mit sporadischer TTP. Eine Ausnahme stellt die Therapie mit Immunsuppressiva dar. Sie sollte, abgesehen von Kortikosteroiden, unterbleiben. Im Gegensatz zum HELLP-Syndrom tritt nach der Entbindung keine Besserung auf. In den Fällen, in denen das Kind noch nicht lebensfähig ist, kann daher unter Berücksichtigung des Zustandes der Patientin die Entbindung hinausgezögert bzw. die Schwangerschaft erhalten werden.

Bei einer TTP nach **Knochenmarkstransplantation** sind weder die Verabreichung von Plasma noch die Plasmaaustauschtherapie erfolgreich (Mortalität 80–90 %). Eine gesicherte Therapieempfehlung ist nicht möglich.

Auch für die Behandlung einer TTP bei **malignen Erkrankungen** liegen keine gesicherten Erkenntnisse vor. Auch hier ist eine Therapieempfehlung zurzeit nicht möglich.

Die anfänglich hohe Mortalität der **medikamentös** induzierten TTP, z. B. nach Behandlung mit Ticlopidin oder Clopidogrel, hat sich durch die Plasmaaustauschtherapie deutlich verringert. Bei Patienten, die nach Behandlung mit Mitomycin C oder anderen Zytostatika eine HUS/TTP entwickeln, profitieren nach Literaturberichten von der Immunadsorption. Typisch sind lebensbedrohliche Komplikationen bei Bluttransfusionen. Daher sind diese auf ein Minimum zu beschränken. Vinca-Alkaloide werden zwar zur Behandlung der TTP eingesetzt, können sie aber auch auslösen. Die Therapie unterscheidet sich nicht von der durch Autoantikörper induzierten TTP.

Literatur

Amorosi EL, Ultmann JE. Thrombotic thrombocytopenic purpura: report of 16 cases and review of the literature. Medicine 1966; 45: 139–59.

Furlan M, Robles R, Lamie B. Partial purification and characterization of a protease from human plasma cleaving von Willebrand factor to fragments produced by in vivo proteolysis. Blood 1996; 87: 4223–34.

Kentouche K, Zintl F, Angerhaus D, Hermann J, Fuchs D, Budde U. Von Willebrand factor-cleaving protease (ADAMTS13) in the course of stem cell transplantation. Semin Thromb Haemost 2006; 32: 98–104.

Moake JL, Rudy CK, Troll JH, Weinstein MJ, Colannino NM, Azocar J, Seder RH, Hong SL, Deykin D. Unusually large plasma factor VIII:von Willebrand factor multimers in chronic relapsing thrombotic thrombocytopenic purpura. N Engl J Med 1982; 307: 1432–5.

Moschcowitz E. Hyaline thrombosis of the terminal arterioles and capillaries: a hitherto undescribed disease. Proc N Y Pathol Soc 1924; 24: 21–4.

Nolasco LH, Turner NA, Bernardo A, Tao Z, Cleary TG, Dong J-F, Moake JL. Hemolytic uremic syndrome-associated Shiga toxins promote endothelial-cell secretion and impair ADAMTS13 cleavage of unusually large von Willebrand factor multimers. Blood 2005; 106: 4199–209.

Rock GA, Shumak KH, Buskard NA, Blanchette VS, Kelton JG, Nair RC, Spasoff RA. Comparison of plasma exchange with plasma infusion in the treatment of thrombotic thrombocytopenic purpura. Canadian Apheresis Study Group. N Engl J Med 1991; 325: 398–403.

Schulman I, Pierce M, Lukens A, Currimbhoy Z. Studies on thrombopoiesis. I. A factor in normal human plasma required for platelet production; chronic thrombocytopenia due to its deficiency. Blood 1960; 16: 943–57.

Tsai HM. Physiologic cleavage of von Willebrand factor by a plasma protease is dependent on its conformation and requires calcium ion. Blood 1996; 87: 4235–44.

Upshaw JD Jr. Congenital deficiency of a factor in normal plasma that reverses microangiopathic hemolysis and thrombocytopenia. N Engl J Med 1978; 298: 1350–2.

Vesely SK, George JN, Lammle B, Studt JD, Alberio L, El-Harake MA, Raskob GE. ADAMTS13 activity in thrombotic thrombocytopenic purpura-hemolytic uremic syndrome: relation to presenting features and clinical outcomes in a prospective cohort of 142 patients. Blood 2003; 102: 60–8.

Zheng XL, Kaufman RM, Goodnough LT, Sadler JE. Effect of plasma exchange on ADAMTS13 metalloprotease activity, inhibitor level, and clinical outcome in patients with idiopathic and nonidiopathic thrombotic thrombocytopenic purpura. Blood 2004; 103: 4043–9.

4.3.3 Thrombozytopathien

Carl M. Kirchmaier, Dagmar Westrup

Obwohl die erworbenen Thrombozytopathien relativ häufig auftreten, ist sehr wenig über die molekularen und biochemischen Hintergründe bekannt. Auslöser erworbener Thrombozytenfunktionsstörungen können beispielsweise sein: Myelodysplasien, akute Leukämien, chronische Niereninsuffizienz, akute und chronische Lebererkrankungen, bestimmte solide Tumoren, Paraproteinämien, disseminierte intravasale Gerinnung, Amyloidose sowie verschiedene Medikamente (Tab. 4-18). Es überwiegt eine milde Blutungsneigung.

Eine ausführliche Beschreibung der Therapiemöglichkeiten mit Desmopressin (z. B. Minirin®), Plättchentransfusionen oder rekombinantem Faktor VIIa (z. B. NovoSeven®) ist bei den angeborenen Thrombozytopathien in Kapitel 4.2.3 unter »Allgemeine Behandlungsoptionen bei Thrombozytopathien« aufgeführt.

Tab. 4-18 Übersicht über angeborene und erworbene Thrombozytopathien und ihren Einfluss auf das Hämostasesystem.

Überwiegend gestörte Thrombozytenfunktion	Angeboren	Erworben
Thrombozytenhaftung	• Kollagenrezeptordefekte (GP-Ia, GP-IIIb) • Bernard-Soulier-Syndrom • Von-Willebrand-Syndrom	• Medikamente (z.B. Dipyridamol) • Lebererkrankungen • Urämie • erworbenes VWS
Thrombozyten-aggregation	• Thrombasthenie Glanzmann • Afibrinogenämie	• myeloproliferatives Syndrom • Fibrin(ogen)spaltprodukte bei Verbrauchskoagulopathie • Lebererkrankungen • fibrinolytische Therapie • Makromoleküle (z.B. Praproteine, Dextran) • Medikamente (Fibrinogenrezeptor-antagonisten, Clopidogrel, ASS)
Freisetzung aus α- und δ-Granula	• δ-Storage-Pool-Erkrankung • Gray-Platelet-Syndrom (α-Granula) • Hermansky-Pudlak-Syndrom (δ-Granula) • Chédiak-Higashi-Syndrom (δ-Granula)	• Myelodysplasie • kardiopulmonale Bypasschirugie • Autoimmunerkrankungen • Medikamente (z.B. Reserpin, Methysergid)
Freisetzungsmechanismus generell	• Cyclooxygenase-Defekt • Thromboxan-Synthetase-Defekt	• gestörte Megakaryozytopoese bei myelodysplastischem Syndrom • Medikamente (z.B. ASS, andere nichtsteroidale Antiphlogistika, Furosemid, Nitrofurantoin) • Alkohol • Diät
Nukleotidmetabolismus	• Glykogenspeicherkrankheit • Fruktose-1,6-Diphosphat-Mangel	• Medikamente (z.B. Phosphodiesteraseinhibitoren) • Stimulatoren der Adenylcyclase (z.B. PGI_2, PGE_1, PGD_2)
Thrombinbildung	• Plättchenfaktor-3-Defekt • Faktor-V-Rezeptordefekt • Scott-Syndrom	• Medikamente (z.B. Heparine, Hirudin, synthetische Thrombininhibitoren)

Medikamenteninduzierte Thrombozytopenie

Die Thrombozytenfunktion wird von einer Vielzahl verschiedener Medikamente beeinflusst (Tab. 4-19). Viele Medikamente können zu einem leicht erhöhten Blutungsrisiko führen, bei einigen Substanzen konnte die Thrombozytenfunktionsstörung jedoch nur in vitro nachgewiesen werden.

In großen klinischen Studien ist die Störung der Thrombozytenfunktion z. B. für die **Acetyl-**

4.3 Erworbene Blutungsursachen

salicylsäure dokumentiert (Physician's Health Study 1989).

Als Ursache für eine Thrombozytopathie mit verlängerter Blutungszeit steht bei stationären Patienten an erster Stelle die Behandlung mit **Antibiotika**. β-Lactam-Antibiotika hemmen zeit- und dosisabhängig eine Reihe von Thrombozytenmembranrezeptoren (Burroughs et al. 1990; Sattler et al. 1986). Die Wirkung bleibt nach Absetzen des Medikaments noch über mehrere Tage bestehen.

Wisloff et al. (1981) fanden als Ursache einer verlängerten Blutungszeit bei 74 stationären Patienten in 39 Fällen Penicillin oder Ampicillin und in 7 Fällen Acetylsalicylsäure oder andere nichtsteroidale Entzündungshemmer. Blutungen infolge eines ausschließlich durch Antibiotika induzierten Plättchenfunktionsdefektes sind ungewöhnlich.

Bei Patienten mit einer vorhandenen Hämostasestörung (z. B. Thrombozytopenie, Vitamin-K-Mangel, Urämie) besteht unter Antibiotikatherapie eine erhöhte Blutungsgefahr.

Akute Blutungen werden mit Desmopressin behandelt. Bei Versagen von Desmopressin erfolgt die Medikation mit Thrombozytenkonzentrat. Gegebenenfalls kann der Einsatz von rekombinantem Faktor VIIa versucht werden (s. Kap. 4.2.3).

Tab. 4-19 Überblick über Medikamente, bei denen eine Beeinflussung der Thrombozytenfunktion mit Verlängerung der Blutungszeit festgestellt wurde (nach George et al. 1991).

Substanz	Aggregationshemmung	Blutungszeitverlängerung	Klinische Blutung
Nichtsteroidale Antiphlogistika			
Acetylsalicylsäure	+	+	+
Diclofenac	–	+	+
Indometacin	+	(–)	(+)
Naproxen	(+)	(–)	(+)
Ibuprofen, Tolmetin, Zompirac	–	+	–
β-Lactam-Antibiotika			
Ampicillin, Carbenicillin, Mezlocillin, Penicilline, Piperacillin, Ticarcillin	+	+	+
Azlocillin	–	+	–
Nafcillin	–	+	+
Penicillin G	+	+	–
Cephalosporine			
Cephoperazone	–	+	–
Cefotaxim	–	+	+
Moxalactam	+	+	+

Tab. 4-19 (Fortsetzung)

Substanz	Aggregations-hemmung	Blutungszeit-verlängerung	Klinische Blutung
Kardiovaskuläre Medikamente			
Clopidogrel (ADP-Rezeptor-Antagonist), Fibrinogen-rezeptorantagonisten, Nifedipin, Nitroglycerin, Quinidin (potenzierender Effekt mit ASS), Ticlopidin (ADP-Rezeptor-Antagonist)	+	+	+
Dextran	+	+	−
Kalziumantagonisten, Natriumnitroprussid, Propanolol	+	−	
Narkotika, Psychopharmaka			
Heroin, Halothan	+	+	−
trizyklische Antidepressiva (Imipramin, Nortriptylin)	+	−	−
Phenothiazine	+	(+)	−
Medikamente, die die intrathrombozytäre cAMP-Konzentration anheben			
Aktivatoren der Adenylatcyclase: Prostanoide (Prosta-glandin E, Prostazyklin), Isoprenalin, Adenosin	+	+	−
Inhibitoren der Phosphodiesterase: Dipyridamol Theophyllin, Aminophyllin	(+)		
Antikoagulanzien, Fibrinolytika und Antifibrinolytika			
Heparine (UFH, NMH)	−	−	+
Streptokinase, Urokinase, Gewebeplasminogen-aktivator	−	+	+
Zytostatika			
Mithramycin	+	+	+
BCNU (Bis-Chlorethyl-Nitrosourea = Carmustin), Daunorubicin	(+)	−	−
Weitere Substanzen			
Antihistaminika	(+)	−	−
Röntgenkontrastmittel, nicht-ionisch	(+)	−	(+)

Autoantikörperinduzierte Thrombozytopenie

Eine 62-jährige Patientin wurde im März 1982 wegen einer neu aufgetretenen Paraproteinämie stationär aufgenommen. Wegen eines Chastleman-Tumors wurde eine Nephrektomie durchgeführt.

Im Dezember 1982 traten unklare Hb-Abfälle auf. Unter der Diagnose einer autoimmunhämolytischen Anämie wurde die Patientin im Jahr 1983 wiederholt mit Prednison und Bluttransfusionen behandelt. 1984 machten schwere gastrointestinale Blutungen sowie eine wiederholte Epistaxis mehrere Bluttransfusionen nötig. Endoskopisch konnte keine Blutungsquelle lokalisiert werden.

Im Dezember 1984 wurde eine Thrombozytopenie mit verkürzter Plättchenüberlebenszeit beobachtet. Unter der Diagnose einer idiopathischen thrombozytopenischen Purpura wurde im Mai 1985 bei der Patientin eine Splenektomie durchgeführt. Daraufhin stiegen die Thrombozyten zu subnormalen bis normalen Zahlen an, jedoch blieb die hämorrhagische Diathese unverändert bestehen. Bei einer erneuten Vorstellung werden wiederholt normale Thrombozytenzahlen festgestellt, die Blutungszeit ist stark verlängert, die Thrombozytenadhäsion erheblich reduziert und mit ADP und Kollagen ist keine Thrombozytenaggregation auslösbar. Dies führt zu weiteren funktionellen und biochemischen Untersuchungen.

■ **Labordiagnostik:** Die quantitative Bestimmung der Immunglobuline durch eine Immunelektrophorese zeigt eine ausgeprägte Erhöhung der Immunglobuline, besonders im IgG-Bereich, es besteht jedoch kein Hinweis auf Paraproteine.
Thrombozytenvolumenverteilung = leicht vermindertes Thrombozytenvolumen, Plättchenadhäsion an verschiedene Oberflächen = keine oder kaum Haftung, Plättchenaggregation mit ADP und Kollagen nicht auslösbar, mit Ristocetin nur bei mehr als 3 mg/ml PRP (Norm: 1 mg/ml).
Elektrophoretische Untersuchungen der Membranrezeptoren GP-IIb/IIIa, GP-Ia, GP-Ib, GP-IIa, GP-IIIb ergeben keinen Anhalt für Defekte an einem Membranrezeptor. Allerdings zeigt sich ähnlich wie bei Thrombasthenie Glanzmann ein stark verminderter Fibrinogengehalt in den Plättchen.
Mittels Tauschtest werden antithrombozytäre Autoantikörper im Patientenplasma identifiziert. Die Spezifität des Autoantikörpers gegen das GP-IIb/IIIa wird mit einem ^{125}J-Fibrinogenkompetitionstest dargestellt.

■ **Diagnose:** Autoantikörperbedingte Thrombozytopathie.

■ **Therapie:** Bei Blutungskomplikationen wurden FEIBA® (Plasmaproteine mit Faktor-VIII-Inhibitor-Bypass-Aktivität) in Kombination mit Thrombozytenkonzentraten gegeben; ferner wurde der Titer der Antikörper durch Plasmapheresen verringert. Aktuell wird nun rekombinanter Faktor VIIa gegeben.

Das Auftreten von Autoantikörpern gegen Glykoproteine der Thrombozytenmembran wird bei verschiedenen Grunderkrankungen, hauptsächlich bei Patienten mit **idiopathischer thrombozytopenischer Purpura** (ITP, s. Kap. 4.3.2), beschrieben. Diese Antikörper sind gegen GP-Ib und/oder GP-IIb/IIIa gerichtet. Es wird vermutet, dass ihre Interaktion mit der Zellmembran für die verkürzte Thrombozytenüberlebensdauer verantwortlich ist. Es konnte gezeigt werden, dass bei den betroffenen Patienten nach Splenektomie keine dauerhafte Remission auftrat, während sich bei 41 von 63 Patienten ohne nachweisbare Antikörper die Thrombozytenzahl normalisierte.

Blutplättchen von Patienten mit ITP weisen in der Regel eine erhöhte hämostatische Kapazität auf. Dies scheint der Grund dafür zu sein, dass bei ITP die Blutungszeit kürzer ausfällt, als nach dem Schweregrad der Thrombozytopenie zu erwarten wäre. Besteht diese disproportionale Verkürzung der Blutungszeit nicht oder treten bei Thrombozytenwerten > 50 000/µl mukokutane Blutungen auf, könnte eine Plättchenfunktionsstörung vorliegen.

Während bei 70–80 % der Kinder die akute Form der ITP auftritt, die häufig innerhalb von Wochen bis Monaten eine spontane Remission zeigt, entwickelt sich die ITP bei Erwachsenen meist chronisch. Eine Indikation zur Therapie ist bei Blutungen und Thrombozytenwerten unter 30×10^3/µl gegeben.

Es gibt verschiedene **Behandlungsoptionen** (Bussel 2006). Dazu gehören die Behandlung mit Kortikosteroiden zur Immunsuppression, die intravenöse Verabreichung von γ-Globulinen und die Splenektomie sowie neuere Therapien mit Rituximab (z. B. MabThera®), Anti-D und thrombopoetinähnlichen Agenzien (experimentelle Therapien). Bei Blutungen im Sinne einer Notfalltherapie ist die gleichzeitige Gabe von Erythrozytenkonzentraten und Einzelspenderthrombozyten angezeigt, verbunden mit der kombinierten Gabe von Kortikoiden und hoch dosierten i. v.-Immunglobulinen. Auch rekombinanter Faktor VIIa (z. B. NovoSeven®) wurde schon mehrfach erfolgreich bei Blutungen im

Rahmen einer ITP eingesetzt (Dempfle et al. 2006).

Andere Autoimmunerkrankungen, wie z. B. der Lupus erythematodes, gehen in einigen Fällen mit einem gesteigertem Plättchenumsatz einher. Diese Patienten zeigen ebenfalls eine Thrombozytopenie.

> Durch Autoantikörper induzierte Thrombozytenfunktionsstörungen bei normaler oder leicht verminderter Thrombozytenzahl sind selten.

Thrombozytopenie bei Paraproteinämie

Paraproteinämien sind häufig mit Hämostasestörungen wie auch Plättchenfunktionsstörungen verbunden. Die Pathomechanismen sind vielfältig und reichen von einer unspezifischen, rein sterischen Blockade der Plättchenrezeptoren über temperaturabhängige Antikörper bis hin zur Entwicklung von Autoantikörpern. Paraproteine finden sich zu 3–4% beim Plasmozytom (IgG-Typ), zu 5–10% bei der IgA-Paraproteinämie und zu 10–30% beim Morbus Waldenström (IgM).

Es werden sowohl Blutungskomplikationen als auch eine Thromboseneigung beobachtet (Lackner 1973). Thrombozytopenien treten je nach Untersucher mit einer Häufigkeit zwischen 25 und 60% auf, sind jedoch selten so stark ausgeprägt, dass Blutungskomplikationen auftreten.

Von den Thrombozytenfunktionstests ist bei Blutungsneigung in Verbindung mit Paraproteinen die Plättchenadhäsivität vermindert und die Blutungszeit verlängert. Die Thrombozytenaggregation wird unterschiedlich beeinflusst.

Die Therapie einer akuten Blutung erfolgt mit Desmopressin, alternativ kann auch rekombinanter Faktor VIIa in Erwägung gezogen werden. In blutungsfreien Phasen kann die Reduktion der Paraproteine durch Plasmapherese eine sinnvolle Option sein (s. Kap. 4.2.3).

Thrombozytopenie bei Niereninsuffizienz

Bei einem großen Teil der **niereninsuffizienten Patienten** mit hämorrhagischer Diathese findet sich eine verlängerte Blutungszeit, die mit einer gestörten Plättchenfunktion bezüglich Adhäsion, Aggregation und Sekretion assoziiert ist. Vermutlich liegt diesen Störungen ein Aktivierungsdefekt der urämischen Plättchen zu Grunde, dessen Pathogenese bisher nicht vollständig aufgeklärt werden konnte. Wie schon erwähnt, scheint der GP-IIb/IIIa-Komplex entscheidend an der Störung der Interaktion zwischen Gefäßwand und Thrombozyten beteiligt zu sein. Zudem kommt es bei dieser Patientengruppe häufig zu qualitativen oder quantitativen **Störungen des von-Willebrand-Faktors**.

In Kombination mit gerinnungshemmenden Medikamenten (Heparin, Acetylsalicylsäure, Antibiotikum) kann die beeinträchtigte Plättchenfunktion bei Niereninsuffizienz zu schweren Blutungskomplikationen führen.

Die Patienten können meist erfolgreich mit Desmopressin behandelt werden.

Erworbene Storage-Pool-Defekte

> Eine 70-jährige Patientin stellt sich erstmals wegen petechialen Blutungen und Epistaxis bei normaler Plättchenzahl vor.
> Bei der Patientin war 1979 eine chronische lymphatische Leukämie diagnostiziert worden, in deren Verlauf die Patientin mehrere hämorrhagische Krisen hatte. Neben einer verstärkten Neigung zu Spontanhämatomen traten eine gastrointestinale Blutung sowie eine Einblutung in den Rückenmarkskanal auf, die zu einem schweren ischagialen Schmerzsyndrom führte.
> ■ **Labordiagnostik:** Blutungszeit nach Mielke = > 20 min (Norm: 5–6 min), Thrombozytenzahl = $350 \times 10^3/\mu l$ (Norm: $150–350 \times 10^3/\mu l$), Gerinnungsparameter = unauffällig; ADP-induzierte Aggregation = gehemmt, kollageninduzierte

Aggregation = leicht vermindert, Adhäsion an silikonisiertes Glas und subendotheliale Matrix = 0,5 (Norm: 0,8–1,4), Thrombozytenausbreitung = stark gehemmt, immunologische Bestimmung (Gelelektrophorese) der Membranglykoproteine = unauffällig, Nukleotidgehalt der Plättchen (Firefly-Technik) = stark erniedrigt (Tab. 4-20).

- **Diagnose:** Im Rahmen der chronisch lymphatischen Leukämie erworbener Storage-Pool-Defekt der Thrombozyten.
- **Therapie:** Gabe von Desmopressin; bei schweren Blutungen Infusion von Thrombozytenkonzentraten.

Erworbene Defekte der Thrombozytengranula (Storage-Pool-Defekte) sind sehr viel häufiger als kongenitale granuläre Plättchenfreisetzungsstörungen. Sie kommen vor bei Kontakt der Thrombozyten mit fremden Oberflächen wie **künstlichen Herzklappen, Herz-Lungen-Maschine und Hämodialyse**. Aber auch eine verlängerte Blutungszeit bei unterschiedlichsten Grunderkrankungen hat nach Nieuwenhuis et al. (1987) sehr häufig einen Plättchen-Storage-Pool-Defekt als Ursache. Meist besteht eine milde hämorrhagische Diathese.

Nieuwenhuis et al. (1987) untersuchten 106 Patienten mit angeborenem oder erworbenem Storage-Pool-Defekt. Bei 44% dieser Patienten konnte keine eindeutige Störung der Thrombozytenaggregation nachgewiesen werden. Bei 10 der 55 Patienten mit erworbenem Storage-Pool-Defekt war das Aggregationsverhalten auf ADP, Kollagen und Adrenalin völlig normal und nur 17 Patienten zeigten eine für einen Sekretionsdefekt typische Aggregationshemmung. Die Verlängerung der Blutungszeit und die Blutungskomplikationen ließen sich nicht dem Ausmaß der Aggregationshemmung zuordnen. An Grunderkrankungen lagen überwiegend **myelodysplastische Erkrankungen, Lupus erythematodes** und in 4 Fällen eine **Verbrauchskoagulopathie** vor. Eine stark ausgeprägte Blutungsneigung war selten. Die schweren Blutungskomplikationen beschränken sich auf Einzelbeobachtungen. So berichteten Rendu et al. (1979) von 3 Patienten mit Storage-Pool-Defekt bei **myeloproliferativen Erkrankungen**. Der verminderte Gehalt an Dense Bodies in Thrombozyten wurde mit Mepacrin-Markierungs-Techniken nachgewiesen (s. Kap. 2.13.2).

Mohri (1986) konnte bei 12 Patienten mit **chronisch myeloischer Leukämie** einen Storage-Pool-Defekt mit erhöhter ATP/ADP-Ratio und stark verminderter ATP-Freisetzung nach Stimulation der Thrombozyten mit Kollagen, Adrenalin und Ristocetin zeigen. Die gehemmte Ristocetin-induzierte Aggregation (Agglutination) führte bei 4 dieser Patienten zusätzlich zur Diagnose eines **von-Willebrand-Syndroms**.

Die Beobachtung von erniedrigten intrazellulären Spiegeln des Granulaproteins β-Thromboglobulin bei gleichzeitig erhöhten Plasmaspiegeln (Boughton et al. 1978; Cortelazzo 1981) lässt vermuten, dass der Storage-Pool-Defekt beim myeloproliferativen Syndrom durch Aktivierung und Freisetzungsreaktion der Thrombozyten in der Zirkulation oder im Knochenmark selbst entsteht.

Tab. 4-20 Nukleotidgehalt der Plättchen bei einem erworbenen Storage-Pool-Defekt, gemessen mit der Firefly-Technik. Der Nukleotidgehalt in den Thrombozyten der Patientin ist stark erniedrigt und liegt noch unter den bei Patienten mit angeborenem Storage-Pool-Defekt gemessenen Werten.

	ATP	ADP	AMP	ATP/ADP
Normalpersonen (n = 8)	7,38 ± 0,4	3,86 ± 0,2	0,22 ± 0,2	(1,4–2,0)
Patientin	4,39	0,72	0,14	6,09

Erworbene Störungen der thrombozytären Glykoproteine

Erworbene Störungen der GP-Rezeptoren können durch verminderte Bildung, Fehlbildung des Moleküls oder enzymatische Verdauung bei verschiedenen Krankheitsbildern auftreten. Beim **myeloproliferativen Syndrom** konnte eine **abnorme Glykosylierung des GP-IIb/IIIa** gezeigt werden. Hierbei wurde jedoch überwiegend eine Thrombose- und keine Blutungsneigung beobachtet. Als Fibrinogenrezeptor wird das GP-IIb/IIIa auch bei **Hypercholesterinämie** aktiviert, mit der Folge einer erhöhten Bindung von Fibrinogen an die Thrombozyten.

Bei den gehäuft bei **chronischer Niereninsuffizienz** auftretenden Blutungskomplikationen scheint der GP-IIb/IIIa-Komplex entscheidend an der Störung der Interaktion zwischen Gefäßwand und Thrombozyten beteiligt zu sein. So konnten Escolar et al. (1990) in einem Perfusionsmodell an Gefäßsubendothel zeigen, dass die Interaktion zwischen von-Willebrand-Faktor und seiner GP-IIb/IIIa-Bindungsdomäne an Plättchen von Patienten mit Urämie beeinträchtigt war. Die Bindung des Thrombozytenrezeptors GP-Ib mit dem von-Willebrand-Faktor des Gefäßendothels schien jedoch bei diesen Plättchen nicht gestört zu sein.

Bei erworbenen Thrombozytenfunktionsstörungen ist im Gegensatz zum GP-IIb/IIIa-Komplex das GP-Ib sehr viel häufiger involviert. Durch verschiedene Grunderkrankungen kann es zu einer **proteolytischen Verdauung des GP-Ib** kommen. So ist Plasmin in der Lage, GP-Ibα zu spalten. Plasmin wird in unterschiedlichen pathologischen Situationen gebildet, so bei der **disseminierten intravasalen Gerinnung, Karzinomen** (z. B. Leberzellkarzinom) **und Lebererkrankungen**. Als Folge tritt eine starke Blutungsneigung auf. Der durch Plasmin verursachte Verlust der funktionellen Epitope des GP-Ib kann die Blutungsneigung verstärken.

Die **Leukozytenelastase** hat ähnlich wie Plasmin die Fähigkeit zur Proteolyse von Membranglykoproteinen. Bei Gerinnungsvorgängen und besonderen Situationen, wie z. B. **akuten Leukämien** und **septischen Zuständen,** können die Plasmaspiegel der Elastase 100 nmol/l überschreiten. Die in vivo möglichen Spiegel zerstören den GP-IIb/IIIa-Komplex nur teilweise und führen im Gegenteil durch partielle Verdauung von GP-IIIa an vorstimulierten Plättchen zu weiterer Plättchenaktivierung und erhöhter Fibrinogenbindung. Elastasekonzentrationen wie sie in vivo möglich sind hemmen jedoch dosis- und zeitabhängig die Thrombin- und Ristocetin-induzierte Aggregation.

Für die Einschränkung der Thrombin-induzierten Aggregation könnte jedoch außer proteo-

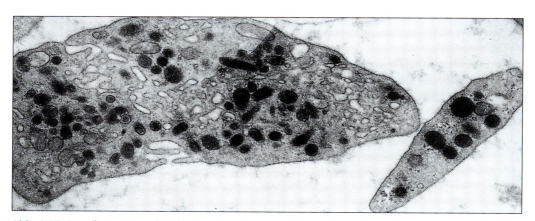

Abb. 4-15 Erworbene Riesenplättchenthrombozytopathie mit normal großen Plättchen und Riesenplättchen. Die Patientin entwickelte im Laufe der Jahre zwei Thrombozytenpopulationen, eine normale Plättchenpopulation und eine Riesenplättchenpopulation mit GP-Ib-Mangel.

lytischen Vorgängen ein **Glykosylierungsdefekt des GP-Ib** verantwortlich sein, wie er für verschiedene Glykoproteine bei **Leukämien** und **myeloproliferativen Syndromen** beschrieben wurde. Die Bindung von Immunglobulinen und/oder Komplement kann zu **Strukturveränderungen** der Membranglykoproteine mit der Folge einer Zelllyse führen, wenn das RES die Thrombozyten als Fremdkörper betrachtet. Es kann zu einem leichten Thrombozytenabfall bis hin zu einer Thrombozytopenie kommen und bei überstürzter Neubildung könnten Thrombozytenfragmente mit dem Erscheinungsbild von Riesenplättchen auftreten (Abb. 4-15). Thrombozytopenien mit einzelnen Riesenplättchen und verlängerter Hautblutungszeit werden häufig bei myelodysplastischem Syndrom beobachtet, allerdings sind nachgewiesene Membranglykoproteindefekte selten.

Therapeutisch werden bei schweren Blutungen Thrombozytenkonzentraten eingesetzt, alternativ kann versucht werden, das Blutungsereignis mit rekombinantem Faktor VIIa zu behandeln.

Literatur

Boughton BI, Allington MJ, King A. Platelet and plasma beta thromboglobulin in the myeloproliferative syndromes and secondary thrombocytosis. Br J Haematol 1978; 40: 125–32.

Burroughs SF, Johnson GJ. Beta-lactam antibiotic-induced platelet dysfunction: evidence for irreversible inhibition of platelet activation in vitro and in vivo after prolonged exposure to penicillin. Blood 1990; 75: 1473–80.

Bussel J. Treatment of immune thrombocytopenic purpura in adults. Semin Hematol 2006; 43 (2 Suppl. 5): S3–S10.

Cortelazzo S, Viero P, Barbui T. Platelet activation in myeloproliferative disorders. Thromb Haemost 1981; 45: 211–3.

Escolar G, Cases A, Bastida E, Garrido M, Lopez J, Castillo R, Ordinas A. Uremic platelets have a functional defect affecting the interaction of von Willebrand factor with glycoprotein IIb-IIIa. Blood 1990; 76: 1336–40.

Ferraris VA, Swanson E. Aspirin usage and perioperative blood loss in patients undergoing unexpected operations. Surg Gynecol Obstet 1983; 156: 439-42.

George JN, Shattil SJ. The clinical importance of acquired abnormalities of platelet function. N Engl J Med 1991; 324: 27–39.

Lackner H. Hemostatic abnormalities associated with dysproteinemias. Semin Haematol 1973; 10: 125-33.

Mohri H. Acquired von Willebrand disease and storage pool disease in chronic myelocytic leukemia. Am J Haemat 1986; 22: 391–401.

Nieuwenhuis HK, Akkerman JW, Sixma JJ. Patients with a prolonged bleeding time and normal aggregation tests may have storage pool deficiency: studies on one hundred and six patients. Blood 1987; 70: 620–3.

Physician's health study: aspirin and primary prevention of coronary heart disease. N Engl J Med. 1989; 321: 1825–8.

Rendu F, Lebret M, Nurden A, Caen JP. Detection of an acquired platelet storage pool disease in three patients with myeloproliferative disorder. Thromb Haemost 1979; 42: 794–6.

Sattler FR, Weitekamp MR, Ballard JO. Potential for bleeding with the new beta-lactam antibiotics. Ann Intern Med 1986; 105: 924–31.

Wisloff F, Godal HC. Prolonged bleeding time with adequate platelet count in hospital patients. Scand J Haematol 1981; 45–56.

4.3.4 Von-Willebrand-Syndrom

Ulrich Budde, Reinhard Schneppenheim

Ein 71-jähriger Mann soll an einen Ösophaguskarzinom operiert werden. Wegen einer zunehmenden Blutungsneigung und einer verlängerten aPTT wird eine ambulante Untersuchung in einer Gerinnungsambulanz durchgeführt.
■ **Labordiagnostik:** Thromboplastinzeit nach Quick = 88 % (Norm: 70–130 %), aPTT = 42 s (Norm: 23–36 s), Faktor VIII:C = 37 % (Norm: 60–150 %), VWF:Ag = 29 % (Norm: 50–160 %), VWF:RCo = 12 % (Norm: 60–150 %).
■ **Diagnose:** Es wird ein von-Willebrand-Syndrom diagnostiziert und empfohlen, eine Substitution mit einem Faktor-VIII-VWF-Konzentrat durchzuführen. Trotz dieser Maßnahme kommt es intraoperativ zu lebensbedrohlichen Blutungen, die zum Abbruch des Eingriffs führen und erst mit dem Einsatz aller verfügbaren Ressourcen gestillt werden können.
Die **durchgeführte Diagnostik** zeigt das Multimerenmuster eines VWS Typ 2, wobei wegen des höheren Alters des Patienten eine erworbene Form in Erwägung gezogen wird. Eine Nachfrage bei dem behandelnden Arzt erhärtet diesen Verdacht (negative Anamnese bis vor etwa 3 Jahren).
Die **weiterführende Diagnostik** ergibt eine monoklonalen Gammopathie vom Typ IgG. Die Behandlung mit hoch dosierten Immunglobulinen (HDIgG) normalisiert den Faktor-VIII-VWF-Komplex für einige Wochen und der operative Eingriff kann problemlos durchgeführt werden.
Die Fehldeutung der Faktor-VIII- und VWF-Parameter hätte vermieden werden können, wenn bedacht worden wäre, dass eine so schwere Gerinnungsstörung schon früher klinisch manifest hätte werden müssen, wenn sie angeboren gewesen wäre. Der ungünstige Verlauf (lebensbedrohliche Blutung und verzögerter Eingriff bei einem Malignom) zeigt eindrücklich die schwere hämorrhagische Diathese, die aus einem erworbenen VWS bei Malignomen resultieren kann.

Die Erstbeschreibung einer vermutlich erworbenen Form des von-Willebrand-Syndroms stammt aus dem Jahr 1968 (Simone et al.). Seither wurden immer mehr Krankheiten beschrieben, die mit einem erworbenen VWS assoziiert sein können. Im Jahr 2004 stellten wir bei 131 Patienten (19 % aller Patienten mit VWS) die (Verdachts-)Diagnose eines erworbenen VWS. Bei 99 Patienten lagen genügend Informationen vor, um die Assoziation mit einer Krankheit herzustellen. Bei 19 % der Patienten lag eine lymphoproliferative und bei 29 % eine myeloproliferative Erkrankung vor. Bei 37 % fand sich eine kardiovaskuläre Genese und bei 3 % wurden Medikamente als Ursache eines erworbenen VWS angesehen. Die übrigen 12 % der Patienten litten unter anderen Erkrankungen, die nur selten mit einem erworbenen VWS assoziiert sind.

Ätiologie und Pathogenese

Bei der Mehrzahl der Patienten mit erworbenem VWS wird der VWF in normaler, nicht selten sogar erhöhter Konzentration synthetisiert und in das Plasma sezerniert. Eine Verminderung (Typ 1) oder eine qualitative Veränderung des VWF (Typ 2) entstehen im Plasma durch unterschiedliche Pathomechanismen, die für die jeweiligen Erkrankungen typisch sind, nicht selten aber auch in Kombination auftreten (Tab. 4-21).

Spezifische oder unspezifische **Autoantiköper** können durch **Immunkomplexbildung** zu einer verstärkten Elimination des VWF führen. Davon betroffen sind besonders die großen VWF-Multimere. Eine Elimination vorwiegend großer Multimere wird auch nach Infusion von VWF-haltigen Konzentraten beim Typ 3 beobachtet (physiologische Reaktion). Vermutet wird eine bevorzugte Bindung der Antikörper an die großen Multimere. Da in vielen Fällen der Nachweis zirkulierender Antikörper misslingt, wird eine Adsorption des VWF an Antikörper diskutiert, die an der Oberfläche von B-Zellen oder anderen Zelloberflächen fixiert sind.

Bei Thrombozytosen und Thrombozythämien kommt es zu einer **Expansion der Rezepto-**

ren auf der Thrombozytenoberfläche. Es resultiert eine gesteigerte Adhäsion in Gebieten mit hohem Scherstress und infolgedessen eine vermehrte physiologische Proteolyse durch ADAMTS13 mit dem Verlust großer Multimere. Für diesen Mechanismus sprechen einerseits der Nachweis einer gesteigerten Konzentration der typischen Spaltprodukte und andererseits der Nachweis funktioneller ADAMTS13 auf der Thrombozytenoberfläche.

In Gebieten mit pathologisch erhöhtem **Scherstress** (Aortenstenose, angeborene Herzfehler, Gefäßmalformationen, schwere Arteriosklerose) wird der VWF aktiviert und bindet vermehrt an seine Rezeptoren. Bisher ist nicht bekannt, ob die Rezeptoren auf dem veränderten Endothel oder auf den Thrombozyten lokalisiert sind. Wie bei den Thrombozythämien führt die vermehrte Bindung zu einer gesteigerten Proteolyse durch ADAMTS13 mit dem Verlust der großen Multimere.

Um den Blick für das erworbene VWS zu schärfen, wurde von der ISTH eine Webseite geschaffen, in der Patienten mit erworbenem VWS vorgestellt und diskutiert werden können. Zudem gibt es die Möglichkeit, sich über aktuelle Publikationen zu informieren und eine Adressenliste von Ärzten mit besonderer Erfahrung auf diesem Gebiet einzusehen (http://www.intreaVWS.com).

Tab. 4-21 Pathogenetische Mechanismen, die bei den verschiedenen Erkrankungen wirken.

Spezifische oder unspezifische Autoantikörper, die zur Immunkomplexbildung und verstärkter Elimination des VWF führen
• lymphoproliferative Erkrankungen
• Neoplasien
• immunologische Erkrankungen
Adsorption des VWF an maligne Zellklone oder andere Zelloberflächen
• lymphoproliferative Erkrankungen
• Neoplasien
• myeloproliferative Erkrankungen
• pathologischer Scherstress
Verstärkte Proteolyse des VWF
spezifisch
• myeloproliferative Erkrankungen
• pathologischer Scherstress
• Urämie
• Ciprofloxacin
unspezifisch (Plasmin)
• primäre Hyperfibrinolyse
• sekundäre Hyperfibrinolyse
• Lysetherapie
Pathologischer Scherstress
• kongenitale Herzerkrankungen
• Aortenstenose
• Endokarditis
• Gefäßmalformationen (Morbus Osler, Kasabach-Merritt-Syndrom)
• schwere Arteriosklerose
• β-Thalassämie
Verminderte Synthese
Unterfunktion der Schilddrüse
Unbekannt
• Valproinsäure
• Viruserkrankungen
• Hepatopathien

Diagnostik

Zur Bestätigung eines VWS müssen zunächst die in Kapitel 2.8 beschriebenen Tests eingesetzt werden (Tab. 4-22). Bei Verdacht auf eine erworbene Form des VWS sollte eine Eigen- und Familienanamnese sorgfältig erhoben werden. Bei Hinweisen auf ein durch Antikörper ausgelöstes VWS, sollte zusätzlich ein Suchtest erfolgen (Tab. 4-23).

Der direkte Nachweis ist nur selten möglich, da die Methoden in Analogie zum Bethesda-Test in der Regel wenig sensitiv sind und die Antikörper meist nicht erfasst werden können, da sie in einer unspezifischen Bindung untergehen (Federici et al. 2000). Zusätzlich sind in Abhängigkeit von der Grunderkrankung weitere Untersuchungen notwendig (z. B. eine Immunfixation bei lymphoproliferativen Erkrankungen).

Tab. 4-22 Spezielle Tests zur Diagnose eines erworbenen VWS. Die Tests dienen der Identifizierung von Antikörpern gegen den Faktor-VIII-VWF-Komplex.

Direkte Methoden
Tests in Analogie zum Bethesda-Test für die Erfassung von Faktor-VIII-Hemmkörpern (VWF:RCo, VWF:CB, VWF:Ag) • Direkte Bindung von Antikörpern gegen den VWF an immobilisiertem VWF: Nachteilig ist der starke Hintergrund bei der Verwendung von Anti-Human-IgM, geringer bei Anti-Human-IgG, da Blutgruppenantigene integraler Part des VWF-Moleküls sind, auch wenn der VWF von Probanden mit Blutgruppe 0 verwendet wird • Adsorption des Immunkomplexes an eine feste Phase (Staphylokokkenprotein A): Protein A bindet den VWF direkt. Daher sind falsch positive Ergebnisse zu erwarten, wenn nicht geeignete Negativkontrollen im Ansatz mitgeführt werden Eine erworbene Hämophilie A muss durch einen Bethesda-Test ausgeschlossen werden
Indirekte Methoden
• Ansprechen des VWF auf DDAVP, Faktor-VIII-VWF-Konzentrate und/oder hoch dosiertes i.v. Immunglobulin G • Diagnose der Grundkrankheit und Verschwinden des erworbenen VWS nach erfolgreicher Behandlung der Grundkrankheit

■ **Lymphoproliferative Erkrankungen**

Da in vielen Fällen der VWF stark vermindert ist, haben diese Patienten eine gravierende Störung der Hämostase, die sich vor allem in Form großflächiger Hautblutungen oder gastrointestinaler Blutungen bemerkbar macht und aufgrund des typischen klinischen Bildes schnell diagnostiziert werden kann. Diese Patienten stellen daher in den meisten Übersichten die größte Gruppe dar und sind der Prototyp eines erworbenen VWS, hervorgerufen durch Antikörper gegen den VWF (Federici et al. 2000; Veyradier et al. 2000).

Der Nachweis zirkulierender Antikörper gegen den VWF ist schwierig. In Tabelle 4-23 sind die Probleme, die beim Nachweis von Antikörpern auftreten können, beschrieben. Bei Patienten mit monoklonaler Gammopathie unbestimmter Signifikanz (MGUS) oder mit einem Myelom vom Typ IgG war der VWF dysfunktionell (erworbenes VWS Typ 2). Dagegen hatten die Patienten mit einem Paraprotein vom Typ IgM ein erworbenes VWS Typ 1. Nur bei wenigen Patienten fand sich keine monoklonale Gammopathie.

Etwa ein Drittel der Patienten hatte einen normalen oder oft auch erhöhten VWF. Bei diesen Patienten fiel die Blutungsneigung deutlich weniger ins Auge.

■ **Thrombozythämie und Thrombozytose**

Thrombose und Blutungen, die nicht selten gleichzeitig auftreten, sind häufige Komplikationen myeloproliferativer Erkrankungen. Während bei der essenziellen Thrombozythämie Thrombosen überwiegen, fallen die Polycythaemia rubra vera und vor allem die Osteomyelofibrose eher durch Hämorrhagien auf. Die charakteristischen Aggregations- und Sekretionsstörungen der Thrombozyten sind seit langem bekannt. Ein Zusammenhang zwischen diesen Störungen und den Blutungskomplikationen und/oder Thromboembolien konnte bisher nicht nachgewiesen werden.

Dagegen konnte gut belegt werden, dass der Verlust großer Multimere mit Progression der Thrombozythämie zu einer schweren hämorrhagischen Diathese führt (s. Pathogenese). Während bei einer Thrombozytenzahl von weniger als 1 000/nl eher Thromboembolien auftreten, sind es bei über 2 000 Thrombozyten/nl überwiegend Blutungen. Zwischen 1 000 und 2 000 Thrombozyten/nl können beide Komplikationen auftreten.

4.3 Erworbene Blutungsursachen

Tab. 4-23 Laborbefunde bei Patienten mit erworbenem VWS (nach Budde et al. 2002).

	Lymphoproliferative Erkrankungen		Myeloproliferative Erkrankungen		Kardiovaskuläre Erkrankungen		Verschiedene Erkrankungen		Alle Erkrankungen	
	n = 29 (12%)		n = 82 (33%)		n = 95 (39%)		n = 40 (16%)		n = 246 (100%)	
	Median	Bereich	Median	Bereich	Median	Bereich	Median	Bereich	Median	Bereich
VWF:Ag (U/dl)	47	9–307	99	48–342	124	35–524	194	14–1120	123	9–1120
VWF:CB (U/dl)	17	4–160	62	23–366	84	35–364	124	18–440	80	4–440
VWF:CB/VWF:Ag-Ratio	0,44	0,11–1,22	0,66	0,37–1,08	0,72	0,28–0,97	0,63	0,38–1,48	0,67	0,11–1,48
Verlust großer Multimere (%)	76		97,6		100		90,9		95,1	76–100
positive Anti-VWF-Antikörper vs. getestete Patientenproben*	0 von 7		n.u.		n.u.		n.u.		0 von 7	

n.t. = kein Test; n.u. = nicht untersucht; * Messung der residualen Konzentrationen von VWF:Ag und VWF:CB nach Mischung mit Normalplasma.

Bei reaktiven Thrombozytosen sind die großen VWF-Multimere ebenfalls in Abhängigkeit von der Thrombozytenzahl reduziert. Es treten nur sehr selten, wenn überhaupt hämorrhagische Komplikationen auf (Budde et al. 1993).

■ Neoplasien

In den meisten beschriebenen Fällen eines tumorassoziierten erworbenen VWS lag ein Wilms-Tumor vor. Allerdings zeigten nur 3 Patienten eine milde Blutungsneigung, während 7 asymptomatisch waren. Nach Heilung der Erkrankung war es in keinem Fall mehr nachweisbar. In einer prospektiven Studie zeigten lediglich 4 von 50 Patienten (8%) die Laborkonstellation eines erworbenen VWS, allerdings ohne klinische Symptomatik. Beobachtungen zufolge, kann auch bei sehr niedrigem VWF nur eine milde Blutungsneigung vorliegen. Es ist zu vermuten, dass einem erworbenen VWS beim Nephroblastom keine große klinische Bedeutung zukommt.

Auch bei den übrigen Neoplasien wird nur selten ein erworbenes VWS manifest. In unserem Kollektiv fanden sich lediglich 3 Karzinompatienten mit einem assoziierten erworbenen VWS mit milder Symptomatik.

■ Kardiovaskuläre Erkrankungen

Obwohl bereits 1986 (Gill et al.) ein erworbenes VWS bei angeborenen und erworbenen kardialen Erkrankungen beschrieben wurde, sind seitdem nur wenige Fälle publiziert worden.

Für Patienten mit **Aortenstenose** und gastrointestinalen Blutungen konnte belegt werden, dass für die Blutungen ein funktionell abnormer VWF verantwortlich ist. Dieser Pathomechanismus wird bei ungeklärter Blutungsneigung oft älterer Patienten nicht beachtet, da eine hohe, manchmal übermäßig hohe Konzentration des VWF vorliegt. Die funktionelle Defizienz wird dabei übersehen.

Da der funktionelle Defekt des VWF bei kardiovaskulären Erkrankungen durch einen erworbenen Verlust der großen Multimere zu Stande kommt, ist die VWF:CB neben der Multimeranalyse der empfindlichste Test, um den Funktionsverlust zu erfassen. Die relativ rasch zur Verfügung stehenden Parameter VWF:Ag und VWF:RCo sowie die meist nicht täglich bestimmbare VWF:CB besitzen bei korrekter Handhabung eine nahezu 100%ige Sensitivität, den Verlust großer Multimere nachzuweisen. Sie sollten jedoch durch die Multimeranalyse mit quantitativer Densitometrie ergänzt werden. Die meisten dieser Patienten benötigen über die Jahre mehrere invasive Prozeduren, sodass einer korrekten Diagnose ein hoher Stellenwert zukommt.

Mit zunehmendem Alter kommt es zu **atherosklerotischen Prozessen**, die das Gefäßlumen im arteriellen Gefäßsystem zunehmend einengen. Der dadurch erhöhte Scherstress induziert den Verlust großer Multimere. Dieser klinisch oft stumme Defekt der primären Hämostase manifestiert sich nicht selten, wenn ein zweiter Defekt (z. B. der sekundären Hämostase) hinzukommt. So können Patienten unerwartet lebensbedrohliche Hirnblutungen kurz nach Beginn einer oralen Antikoagulation entwickeln.

Weitere klinische Situationen mit besonderer Gefährdung für Patienten mit kardiovaskulären Erkrankungen sind operative Eingriffe bei Patienten mit fortgeschrittener Arteriosklerose und Aortenstenose sowie **Endokarditiden**, vor allem der Aortenklappe. Nimmt man an, dass etwa 3% der älteren Bevölkerung eine klinisch stumme Aortenstenose haben, ist die Zahl, die für die oben beschriebenen Komplikationen infrage kommt, sehr groß.

Kinder mit **angeborenen Herzfehlern** sind ebenfalls blutungsgefährdet. Bei komplexen Vitien normalisiert ein operativer Eingriff die Strömungsverhältnisse nicht ausreichend, sodass in vielen Fällen das erworbene VWS persistiert. Vor allem bei Entwicklung einer **pulmonalen Hypertonie** findet sich fast immer ein erworbenes VWS mit klinisch auffallender Blutungsneigung.

- **Erworbenes VWS bei Patienten mit verschiedenen Erkrankungen**

Ein erworbenes VWS vom Typ 1 kann im Rahmen einer Behandlung mit **Valproinsäure** zwar vorkommen, es handelt sich aber meist um Einzelfälle. Die Ursache für die vorhandene hämorrhagische Diathese dürfte daher bei anderen Komponenten des Hämostasesystems zu suchen sein (z. B. Thrombozytopenie).

Auch bei Patienten mit **Urämie** kann ein erworbenes VWS beobachten werden. Problematisch ist, dass der deutlich erhöhte VWF eine effektive Therapie schwierig macht.

Individualisierte Behandlung

In vielen Fällen hat die Behandlung der Grundkrankheit die besten Aussichten auf Erfolg. Sowohl in Fällen einer akuten Blutung oder bei dringlichen operativen Eingriffen, aber auch vor planbaren Operationen kann analog zum angeborenen VWS eine lokale Behandlung, wie z. B. ein Druckverband an der Blutungsstelle, ausreichend sein, sofern die Blutungsquelle gut erreichbar ist. Ebenso helfen unspezifisch wirkende Medikamente wie Antifibrinolytika oder konjugierte Östrogene. In den übrigen Fällen stehen auch hier mit dem DDAVP und den zugelassenen Faktor-VIII-VWF-Konzentraten zwei Hauptprinzipien der Behandlung zur Verfügung (s. Tab. 4-10). Es sind jedoch die spezifischen Besonderheiten des erworbenen VWS zu beachten.

Der schlechte Anstieg des VWF und die erheblich verkürzte Halbwertszeit nach Infusion von Faktor-VIII-VWF-Konzentraten und nach Behandlung mit Minirin® wurden seit 1977 in mindestens 36 repräsentativen Fällen mit **lymphoproliferativen Erkrankungen** und **monoklonaler Gammopathie** beschrieben (Michiels et al. 2001). Die erfolgreiche Anwendung von HDIgG ist ebenfalls seit vielen Jahren belegt. Die Multimeranalyse konnte das Wiederauftreten großer Multimere etwa 24 Stunden nach Infusion und deren Verbleib für 2–3 Wochen belegen. Eine Heilung wurde in keinem bekannten Fall erzielt. Beim Typ IgM einer monoklonalen Gammopathie ist HDIgG wirkungslos. Daher bleibt lediglich die symptomatische Behandlung. Eine noch nicht publizierte Therapieoption beim Typ IgM ist die Immunadsorption.

Bei **Thrombozythämien** können Blutungen sowohl durch Faktor-VIII-VWF-Konzentrate als auch durch Infusionen mit Minirin® zum Stillstand gebracht werden. Die Normalisierung des

VWF kann jedoch thromboembolische Komplikationen zur Folge haben. Außerdem ist die Korrektur von deutlich kürzerer Dauer als beim angeborenen VWS. Daher ist in seltenen Fällen beim Auftreten gravierender Blutungen die Zytoreduktion indiziert. Nach Normalisierung der Thrombozytenzahl verschwindet die hämorrhagische Diathese.

Patienten mit **Wilms-Tumor, Karzinomen** und anderen malignen Tumoren zeigen überwiegend nur milde Symptome, die mit DDAVP problemlos beherrschbar sind.

Bei **kardiovaskulären Erkrankungen** mit relevanten Störungen der primären Hämostase bietet DDAVP theoretisch bessere Aussichten auf Erfolg als Faktor-VIII-VWF-Präparate. Die Sekretion supranormaler Multimere und die Verfügbarkeit unmittelbar an der Blutungsquelle können eine bessere Hämostase herbeiführen als der funktionell nicht völlig intakte VWF der Konzentrate. Bei operativen Eingriffen mit extrakorporaler Oxygenierung sollte die Indikation jedoch kritisch gestellt werden, da ältere Patienten zu thromboembolischen Erkrankungen neigen. Falls DDAVP zur Blutstillung nicht ausreicht oder kontraindiziert ist, sollten Faktor-VIII-VWF-Präparate in einer Dosierung von 30–50 E/kg KG infundiert werden.

Die Blutungsneigung eines erworbenen VWS unter **Valproinsäure** wird geringer eingeschätzt als bei gleicher VWF-Konzentration bei angeborenem Typ 1. Daher ist eine Therapie eher selten erforderlich. Das theoretisch gut wirksame DDAVP ist kritisch zu sehen, da es gerade bei kleineren Kindern Krämpfe auslösen kann.

Bei **urämischen Patienten** bietet DDAVP aus den gleichen Erwägungen wie bei kardiovaskulären Erkrankungen oft bessere Chancen als Faktor-VIII-VWF-Konzentrate. Wiederholt wurde auch der günstige Effekt von konjugierten Östrogenen (z. B. Presomen®) beschrieben. Außerdem normalisiert die Dialyse die Hämostase merklich, wenn auch nicht immer ausreichend.

Literatur

Budde U, Scharf RE, Franke P, Hartmann-Budde K, Dent J, Ruggeri ZM. Elevated platelet count as a cause of abnormal von Willebrand factor multimer distribution in plasma. Blood 1993; 82: 1749–57.

Federici AB, Rand JH, Bucciarelli P, Budde U, van Genderen PJ, Mohri H, Meyer D, Rodeghiero F, Sadler JE. Acquired von Willebrand syndrome: data from an international registry. Thromb Haemost 2000: 84: 345–9.

Gill JC, Wilson AD, Endres-Brooks J, Montgomery RR. Loss of the largest von Willebrand factor multimers from plasma of patients with congenital cardiac defects. Blood 1986; 67: 758–61.

Michiels JJ, Budde U, van der Planken M, van Vliet HH, Schroyens W, Berneman Z. Acquired von Willebrand syndromes: clinical features, etiology, pathophysiology, classification and management. Best Pract Res Clin Haematol. 2001; 14: 401–36.

Simone JV, Cornet JA, Abildgaard CF. Acquired von Willebrand's syndrome in systemic lupus erythematodes. Blood 1968; 31: 806–12.

Veyradier A, Jenkins CS, Fressinaud E, Meyer D. Acquired von Willebrand syndrome: from pathophysiology to management. Thromb Haemost 2000; 84: 175–82.

4.3.5 Hemmkörper gegen Faktor VIII und andere Faktoren

Ralf Großmann

> Ein 72-jähriger Mann mit einem seit etwa einem Jahr bekannten Prostatakarzinom und ohne weitere ernsthafte Vorerkrankungen erleidet eine große Einblutung in die Muskulatur des rechten Oberschenkels. Ein entsprechendes Trauma ist nicht vorausgegangen.
> - **Labordiagnostik:** aPTT = 80 s (Norm: 23–36 s), Faktor VIII = 2 % (Norm: 50–175 %), Inhibitortiter = 14 BE/ml (Norm: < 0,4).
> - **Diagnose:** Ursache der Blutung ist ein möglicherweise paraneoplastisch erworbener Autoantikörper gegen Faktor VIII.
> - **Therapie:** Nach einer initialen Therapie zur Blutungskontrolle mit einem rekombinanten Faktor-VIIa-Präparat wird eine Immuntoleranztherapie mit Protein-A-Immunadsorptionen, Steroiden und Azathioprin angeschlossen. Nach 3 Wochen kommt es hierunter zu einer Normalisierung der Gerinnungsparameter. Die Immunsuppression wird über weitere 6 Monate in ausschleichender Dosierung fortgeführt.

Ätiologie und Pathogenese

Erworbene Inhibitoren von Gerinnungsfaktoren kommen als Ursache auffälliger Laborbefunde in der Gerinnungsdiagnostik von Thromboembolien, aber auch von spontanen Blutungen infrage. Sie lassen sich in spezifische und unspezifische Inhibitoren sowie in Inhibitoren der Fibrinbildung unterteilen. **Spezifische Inhibitoren** werden auch als Faktoreninhibitoren oder Hemmkörper bezeichnet und richten sich gegen einzelne Gerinnungsfaktoren, reduzieren deren biologische Aktivität und/oder vermindern ihre Plasmahalbwertszeit. In der überwiegenden Zahl der Fälle führen klinisch relevante spezifische Inhibitoren zu einer gesteigerten Blutungsneigung.

Unspezifische Inhibitoren sind die häufigsten erworbenen Inhibitoren der Gerinnung. Antiphospholipid-Antikörper, also Lupusantikoagulans und Antikardiolipin-Antikörper, haben den größten Anteil in dieser Gruppe.

Selten finden sich **Inhibitoren der Fibrinbildung**. Dabei handelt es sich um Antikörper, die mit den verschiedensten Schritten der Fibrinbildung, wie z. B. der Fibrinopeptidabspaltung, der Polymerisation von Fibrinmonomeren oder der kovalenten Quervernetzung von unlöslichem Fibrin, interferieren können. Eine stark ausgeprägte Fibrinbildungsstörung kann eine Blutungsneigung zur Folge haben.

Faktoreninhibitoren lassen sich vereinfachend in Auto- und Alloantikörper unterscheiden (Saint-Remy et al. 2004). **Autoantikörper** richten sich gegen körpereigene Gerinnungsproteine und finden sich typischerweise bei bislang unauffälligen Gerinnungspatienten. Typische Kennzeichen eines Faktoreninhibitors sind eine plötzliche Blutungsneigung (überwiegend Haut-, Schleimhaut-, Weichteil- und perioperative Blutungen, selten Gelenkeinblutungen; s. Abb. 4-16), eine Verlängerung der Gerinnungszeit bei Globaltests und eine Verminderung eines Faktors oder mehrerer Einzelfaktoren.

Alloantikörper zeigen sich dagegen bei Patienten mit angeborenen Faktorenmangelzuständen. Sie sind gegen die im Rahmen einer Substitutionstherapie zugeführten Gerinnungsfaktoren gerichtet und führen zu einem verminderten Ansprechen oder gar Nichtansprechen auf eine Faktorensubstitution. Patienten mit milden Faktorenmangel, z. B. einer milden Hämophile A, können Inhibitoren entwickeln, die sowohl Auto- als auch Alloantikörpereigenschaften besitzen. In der Literatur sind Faktoreninhibitoren gegen alle Gerinnungsfaktoren einschließlich des VWF beschrieben. Am häufigsten sind sie allerdings gegen den Gerinnungsfaktor VIII gerichtet.

Klinisch relevante Faktor-VIII-Autoantikörper sind sehr selten. Ihre Inzidenz wird mit 1 : 1–2 Mio. angegeben. Bei den **Faktor-VIII-Autoan-**

4.3 Erworbene Blutungsursachen

tikörpern handelt es sich in der Mehrzahl der Fälle um oligo- oder polyklonale IgG-Antikörper der Subtypen IgG_4 oder IgG_1. Als Antigene fungieren meist die A2- oder C2-Domänen des Faktor-VIII-Proteins. Bei der Untersuchung gesunder Blutspender zeigen sich solche Autoimmunphänomene, die ohne klinische Folgen bleiben, bei bis zu 15% der Fälle. Das Auftreten von Faktor-VIII-Autoantikörpern ist in etwa der Hälfte der Fälle mit möglicherweise auslösenden Faktoren, wie z. B. Autoimmunprozessen, Malignomen, der Einnahme von Medikamenten (u. a. Antibiotika, Interferone), Schwangerschaften und Lungenerkrankungen assoziiert. In 46% der Fälle findet sich kein assoziierter Faktor.

Faktor-VIII-Autoantikörper zeigen zwei Altersgipfel: im jungen Erwachsenenalter von 20–30 Jahren sowie im Alter von 60–80 Jahren. Ein nicht unerheblicher Teil der jungen Patienten sind Schwangere, die postpartal einen solchen Inhibitor entwickeln. Der klinische Verlauf bei diesen Patientinnen ist uneinheitlich, es finden sich allerdings sehr häufig transiente Inhibitoren mit einer Persistenz von durchschnittlich 12–18 Monaten. Die Gefahr eines Rezidivs in einer erneuten Schwangerschaft scheint sehr niedrig zu sein. Patienten mit Faktor-VIII-Autoantikörpern haben ein Blutungsrisiko von über 80%, die Letalität beträgt 15–22%. Auch ohne Therapie zeigen sich nach 10 Monaten (medianer Wert) gehäuft spontane Remissionen.

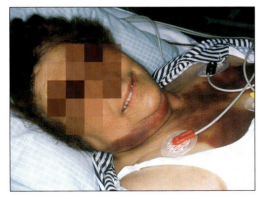

Abb. 4-16 Eine 63-jährige Patientin mit einem seit 8 Monaten bekannten primären Faktor-VIII-Inhibitor in Kombination mit Lupusantikoagulans zeigt massive Einblutungen im Halsbereich.

Die Häufigkeit von **Faktor-VIII-Alloantikörpern** reicht bei Hämophilen, die mit Gerinnungspräparaten behandelt wurden, von unter 10% bis zu 52%. Faktor-VIII-Alloantikörper sind gegen die A2-, C2-, A3- und/oder C1-Domänen des Faktor-VIII-Proteins gerichtet. Die Inzidenz ist von mehreren Faktoren abhängig, wie z. B. vom Schweregrad der Hämophilie und den zu Grunde liegenden Gendefekten, den verwendeten Präparaten, dem Zeitpunkt des Beginns einer Substitutionstherapie oder der Häufigkeit des Wechsels der Präparate. So scheinen Präparate mit einem niedrigen VWF-Gehalt oder niedriger Proteinkontamination vermehrt zur Bildung von Inhibitoren zu führen. Ein häufiger Präparatewechsel bei einem Patienten geht möglicherweise ebenso mit einer höheren Inhibitorinzidenz einher.

Eindeutig ist der Zusammenhang zwischen dem Schweregrad der Hämophilie und der Inhibitorinzidenz: Patienten mit einer schweren Hämophilie entwickeln etwa 4-mal häufiger einen solchen Faktor-VIII-Antikörper als Patienten mit einer mittelschweren oder leichten Hämophilie A. Aber auch innerhalb der Gruppe der schweren Hämophilen variiert die Inhibitorinzidenz erheblich. Ursache hierfür sind die verschiedenen zu Grunde liegenden Gendefekte: Große Defekte, wie beispielsweise Inversionen (z. B. Intron-22-Inversion), Stop-Mutationen (bewirken das Fehlen größerer C-terminaler Bereiche des Faktor-VIII-Moleküls) oder große Deletionen, können zum völligen Fehlen einer Faktor-VIII-Bildung führen. Kleinere Gendefekte (z. B. Missense-Mutationen) können zumindest noch die Bildung eines veränderten Faktor-VIII-Moleküls zur Folge haben. Daraus resultieren erhebliche Unterschiede in der Stärke einer immunologischen Reaktion auf den zugeführten Faktor VIII.

Der Einfluss des HLA-Genotyps von Patienten mit einer schweren Hämophilie auf deren Inhibitorinzidenz scheint dagegen gering ausgeprägt zu sein. Neue Daten zeigen eine erhöhte Inzidenz bei Vorkommen eines IL-10-Polymorphismus in der Promotorregion. Faktor-VIII-Alloantikörper weisen lediglich im Kindes- und jugendlichen Erwachsenenalter einen Altersgipfel auf, da sich die Inhibitoren überwiegend innerhalb der ersten 50 Substitutionen entwickeln.

Diagnostik

Die Diagnostik bei Verdacht auf das Vorliegen eines Faktoreninhibitors hat 4 Ziele:
- Abgrenzung eines Antikörper-vermittelten Faktorenmangels von einem angeborenen oder erworbenen echten Faktorenmangel mittels eines Plasmatauschversuchs. Dies hat unmittelbare Konsequenzen auf die Auswahl der Präparate für die Blutungstherapie: Während bei einem Faktorenmangel der fehlende Gerinnungsfaktor mit dem geeigneten Faktorenkonzentrat ersetzt werden kann, müssen bei hochtitrigen Faktoreninhibitoren Spezialpräparate eingesetzt werden (s. u.).
- Abgrenzung gegenüber Lupusantikoagulanzien. Dazu werden Verdünnungsreihen von Einzelfaktorenaktivitäten durchgeführt. Zusätzlich muss eine Phospholipidabhängigkeit der Inhibitorwirkung unter Verwendung von LA-Bestätigungstests ausgeschlossen werden.
- Quantifizierung des Inhibitors, im Normalfall mittels eines Bethesda-Assays (s. Kap 2.11.2). Davon wird das Therapieregime entscheidend beeinflusst.
- Erkennen von Antikörpern, die nicht an das funktionelle Epitop eines Gerinnungsfaktors binden, aber dessen Plasmahalbwertszeit reduzieren. Solche Antikörper unterscheiden sich im Plasmatauschversuch nicht von einem Faktorenmangel, es müssen daher immunologische Verfahren Anwendung finden.

Faktor-VIII-Inhibitoren werden häufig zufällig durch eine (isolierte) aPTT-Verlängerung auffällig. Bei der Bestimmung der Einzelfaktoraktivitäten des endogenen Gerinnungssystems findet sich neben einer reduzierten Faktor-VIII-Aktivität in Abhängigkeit von Inhibitortitern und verwendeten Reagenzien gehäuft auch eine Verminderung der Faktor-XII-, -XI- und -IX-Aktivitäten. Inhibitoren, die ausschließlich die Faktor-VIII-Plasmahalbwertszeit beeinflussen, führen zu einer isolierten Faktor-VIII-Aktivitätsverminderung.

Die Abgrenzung eines Antikörper-vermittelten Faktorenmangels von einem angeborenen oder erworbenen echten Faktorenmangel gelingt mit einem Plasmatauschversuch mit und ohne Inkubation. Weitere Informationen zur Diagnostik finden sich in Kapitel 2.11.

Individualisierte Behandlung

> Die Therapie von Faktor-VIII-Inhibitoren hat 2 wesentliche Ziele: Die effektive Akuttherapie der oft lebensbedrohlichen Blutungen und die Entwicklung einer dauerhaften Immuntoleranz.

Zur Blutungskontrolle werden aktivierte Prothrombinkomplexpräparate, rekombinanter aktivierter Faktor VII und die Immunadsorption eingesetzt. Mittels Faktor-VIII-Präparaten, Immunsuppressiva, Immunglobulinen und Immunadsorption wird eine Immuntoleranz angestrebt.

Faktor-VIII-Alloantikörper erfordern die Gabe von Faktor-VIII-Präparaten. Bei Faktor-VIII-Autoantikörpern ist die Immunsuppression vorrangig.

Blutungstherapie

Die Therapie bei Faktor-VIII-Autoantikörpern und Alloantikörpern ist vergleichbar (Scharrer et al. 2000). Wichtige Grundlage für die Auswahl der jeweils geeigneten Therapiemodalitäten ist die Quantifizierung des Inhibitortiters. Patienten mit einem Inhibitortiter > 5 BE/ml (in angelsächsischen Ländern > 10 BE/ml) werden als so genannter *high responder* bezeichnet. Bei ihnen besteht die Gefahr eines starken Titeranstiegs (Boosterung) nach Faktorengabe. *Low responder* mit einem maximalen Inhibitortiter < 5(10) BE/ml zeigen dagegen hinsichtlich eines Titeranstiegs keine oder lediglich eine geringgradige Reaktion.

Für die Blutungstherapie steht eine Reihe von Möglichkeiten zur Verfügung (DiMichele et al. 2004). Bei einem niedrigtitrigen *low responder* kann versucht werden, durch eine hoch dosierte Faktor-VIII-Gabe ausreichende Konzentrationen für eine momentane Blutstillung zu erzielen. Für die Therapie der Blutungen eines *high responder* stehen Präparate zur Verfügung, die den Inhibitor umgehen (aktivierter Prothrombinkomplex, rFaktor VIIa). Immunadsorptionen können durch die Verminderung des Inhibitortiters ebenfalls zu einer Senkung des Blutungsrisikos beitragen.

Aktivierte Prothrombinkomplexpräparate (z. B. FEIBA®) sind durchaus effektive Präparate. Ihre klinische Wirksamkeit wird mit 50–88 % angegeben bei Dosierungen zwischen 65 und 510 E/kg/Tag (normalerweise ca. 100 E/kg alle [8–]12 h). Nach Gabe solcher Präparate kann allerdings ein Ansteigen des Inhibitortiters beobachtet werden.

Nachteilig ist das Fehlen einer Labormethode, mit deren Hilfe die Therapie gesteuert werden könnte.

Rekombinanter Faktor VIIa (NovoSeven®) (s. Kap 3.1.4) wird in supraphysiologischen Dosierungen verabreicht und führt auf der Oberfläche aktivierter Thrombozyten zu einer massiven Thrombingenerierung. Er ermöglicht eine ebenfalls hochwirksame und vergleichsweise nebenwirkungsarme Behandlung von Blutungen und die Durchführung chirurgischer Eingriffe bei Patienten mit Hemmkörpern.

Aufgrund der kurzen Halbwertzeit des rekombinanten Faktors VIIa von 2,7 Stunden muss das Präparat ggf. in 2-stündigen Abständen wiederholt verabreicht werden. Die Einzeldosis beträgt im Regelfall 90 µg/kg, eine höhere Ansprechrate ist für Dosen von 300 µg/kg beschrieben. Es werden praktisch keine Transfusionsreaktionen und – im Gegensatz zu Plasmaprodukten – auch kein anamnestischer Anstieg des Faktor-VIII-Hemmkörper-Titers nach Gabe von rekombinantem Faktor VIIa beobachtet.

Auch für dieses Präparat steht keine Labormethode zur Verfügung mit der eine individuelle Therapiesteuerung möglich wäre.

Für **Immunadsorptionen** existieren spezielle Säulen, die entweder mit an eine feste Phase gekoppeltem Staphylokokkenprotein A oder Anti-Ig-Antikörpern gefüllt sind. Damit ist eine rasche Absenkung des Inhibitortiters durch die Entfernung von IgG möglich. Die hierfür notwendige, aufwändige Geräteausstattung steht allerdings nur in wenigen Zentren zur Verfügung.

Immuntoleranztherapie

Mit der Therapie der akuten Blutung ändert sich nichts an der weiterhin fortbestehenden Gefährdung des Patienten. Die rasche Einleitung einer Immuntoleranztherapie (ITT) ist daher notwendig. Für die Induktion einer Immuntoleranz finden Faktor-VIII-Präparate, Immunsuppressiva, Immunglobuline und Immunadsorptionen Anwendung. Das Ziel dieser Therapie ist eine Immunmodulation bzw. -suppression, die zu einer Verminderung des Inhibitortiters führen soll. Die Therapieprotokolle bei Faktor-VIII-Alloantikörpern und Faktor-VIII-Autoantikörpern unterscheiden sich erheblich (Wight et al. 2003).

■ **Faktor-VIII-Alloantikörper**

Bei der Therapie von Hämophilen mit einem Faktor-VIII-Antikörper steht die Gabe von Faktor-VIII-Präparaten in unterschiedlichen Dosierungen ganz im Mittelpunkt der Therapieprotokolle. Deren Effizienz wird mit 60–90 % angegeben. Im deutschsprachigen Raum wird das so genannte Bonn-Protokoll, ein **Hochdosis**-ITT-Protokoll, am häufigsten angewendet. Hierbei werden die Patienten mit 2×150 E/kg/Tag Faktor VIII, im Blutungsfall zusammen mit rekombinantem Faktor VIIa oder aktivierten Prothrombinkomplexpräparaten, behandelt. Wichtig für die Effektivität der ITT ist die unterbrechungsfreie Durchführung des Protokolls.

Ein **Mittelhochdosis**-ITT-Protokoll, das die tägliche Gabe von 50 E Faktor VIII pro kg KG, zum Teil zusammen mit der Einnahme von Steroiden vorsieht, wird vor allem in den USA benutzt. Auch hier wird im Blutungsfall zusätzlich ein aktiviertes Prothrombinkomplexpräparat verabreicht.

Auch im **Niedrigdosisbereich** (Van-Creveld-Protokoll) wurde der Versuch einer ITT unternommen: Hierbei ist anfangs die Gabe von 2×25 E/kg/d für 1–2 Wochen, gefolgt von 25 E/kg an 3–4 Tagen pro Woche vorgesehen. Mit steigender *recovery* wird die Dosis dann auf zuletzt 10–15 E/kg weiter reduziert. Die Erfahrungen mit den letzten beiden Therapieformen sind allerdings geringer, die Effektivität scheint weniger hoch.

Einen etwas anderen Weg geht das **Malmö-Protokoll**, bei dem die Faktor-VIII-Gabe mit einem Immunsuppressivum (Cyclophosphamid 12–15 mg/kg i. v., Tage 1 + 2; danach 2–3 mg/kg oral für 8–10 Tage) und Immunglobulinen (0,4 g/kg über 5 Tage) kombiniert wird. Bei einem hohen Inhibitortiter (> 10 BE/ml) werden der Therapie Immunadsorptionen mittels Staphylokokkenprotein A vorangestellt. Diese Therapieform wird heute nur noch selten angewendet, da sich die Erfolgsraten als vergleichsweise niedrig erwiesen haben.

Gesichert ist heute der Zusammenhang zwischen der Höhe des Inhibitortiters und dem Ansprechen auf die Therapie. Unklar bleibt allerdings weiterhin die für eine erfolgreiche ITT nötige Dosierung des Faktors VIII, gerade auch im Hinblick auf die entstehenden Kosten.

■ **Faktor-VIII-Autoantikörper**

Zentrales Element einer ITT bei Patienten mit Faktor-VIII-Autoantikörpern ist die Gabe von Immunsuppressiva, wie z. B. Steroiden, Cyclophosphamid, Azathioprin oder auch der CD20-Antikörper Rituximab (z. B. MabThera®).

Steroide (1 mg/kg/d) und Cyclophosphamid (2 mg/kg/d) scheinen in etwa 75 % der Fälle effektiv zu sein. Aufgrund des geringeren Nebenwirkungsprofils wird in vielen Fällen die Therapie mit einer Steroidmonotherapie begonnen und erst bei Nichtansprechen Cyclophosphamid ergänzt. Über die Anwendung von CD20-Antikörpern wurde bislang in einer Reihe von Einzelfallbeschreibungen berichtet, größere Erfahrungen und Langzeituntersuchungen fehlen.

Eine Kombinationstherapie aus Immunadsorptionen, Immunglobulinen und Immunsuppressiva findet ebenfalls Anwendung (modifiziertes Malmö-Protokoll), ggf. kombiniert mit Faktor VIII. Dieses Schema kann sowohl in Form einer kontinuierlichen Therapie als auch einer Kombination aus Induktions- und Erhaltungstherapie (mit wöchentlichen Immunadsorptionen und niedriger dosiertem Immunsuppressivum) eingesetzt werden.

Bei allen Therapieformen ist die z. T. nicht geringe Nebenwirkungsrate der oft hoch dosierten Immunsuppressiva zu berücksichtigen. Myelosuppression, gesteigerte Infektneigung und mögliche Malignominduktion können zu erheblichen Problemen führen. Bei der Entscheidung für eine Therapie müssen also viele Faktoren, wie z. B. Spontanremissionsraten, zu erwartende Nebenwirkungen, Blutungsgefährdung, Verträglichkeit und Kosten im Individualfall beachtet werden.

Literatur

DiMichele D, Rivard G, Hay C, Antunes S. Inhibitors in haemophilia: clinical aspects. Haemophilia 2004; 10 (Suppl. 4): 140–5.

Saint-Remy JM, Lacroix-Desmazes S, Oldenburg J. Inhibitors in haemophilia: pathophysiology. Haemophilia 2004; 10 (Suppl. 4): 146–51.

Scharrer I, Großmann R. Erworbene Hemmkörperhämophilie. Anästhesist 2000; 49: 34–42.

Wight J, Paisley S, Knight C. Immune tolerance induction in patients with haemophilia A with inhibitors: a systematic review. Haemophilia 2003; 9 (Suppl. 4): 436–63.

4.3.6 Lebersynthesestörungen

Hans D. Bruhn, Stephan Lentz, Ina Sieg

Ein 42-jähriger Patient, der nicht gegen Hepatitis A geimpft ist, erleidet während eines Aufenthaltes in Mittelamerika eine relativ schwere Hepatitis-A-Infektion.
■ **Labordiagnostik:** Abgesehen von einem Ikterus bei einem Bilirubin von 13,2 mg/dl ist der Quickwert auf 50 % und die Thrombozytenzahl auf 122 Thrombozyten/nl abgefallen. Die Transaminasen GOT (875 U/l) und GPT (960 U/l) sind erheblich erhöht. Nach 2-wöchigem stationärem Aufenthalt fallen die Transaminasen, der Quickwert steigt wieder auf 68 % an und auch die Thrombozytenzahl kehrt in den unteren Normbereich (140/nl) zurück.
Offensichtlich hat die schwere Hepatitis-A-Infektion die Syntheseleistung der Hepatozyten derart beeinträchtigt, dass die Gerinnungsfaktoren, speziell der Faktor VII (37 %) abnahmen und diskrete Zeichen einer DIC mit Thrombozytopenie, allerdings ohne relevante klinische Symptomatik, auftraten.

Ätiologie und Pathogenese

Bei akuten und chronischen Lebererkrankungen ergeben sich die folgenden **Hämostasestörungen** (Barthels u. von Depka 2003; Bruhn 2005; Lechner 2000; Thomas 2005):
- verminderte Synthese von Gerinnungsfaktoren oder Synthese abnormer Gerinnungsfaktoren (Dysfibrinogenämie bei schweren Formen der Leberzirrhose durch die Bildung eines veränderten Fibrinogens),
- Umsatzstörungen mit der Folge einer häufig nur geringgradig ausgeprägten DIC (v.a. bei schweren Hepatitiden und Leberzirrhosen),
- Thrombozytopenien u. a. bedingt durch portale Hypertension sowie durch vermehrte Thrombozytensequestration in der Milz bei Hypersplenismus,
- Hyperfibrinolyse, die aus der verminderten Elimination der Plasminogenaktivatoren t-PA und u-PA durch die Leber, v.a. bei fortgeschrittener Leberzirrhose, resultiert.

Differenzialdiagnostisch ist immer zu beachten, dass neben einer Leberschädigung z. B. ein Faktor-XII-Mangel auch angeboren oder durch die Einnahme von Medikamenten (Antibiotika) bedingt sein kann.

Die niedrige Konzentration an Gerinnungsfaktoren bei Lebererkrankungen infolge einer Synthesestörung ist von der DIC mit erhöhtem Verbrauch der Komponenten differenzialdiagnostisch abzugrenzen.

Synthesestörung

Bei herabgesetzter Leberfunktion kommt es zu einer verminderten Synthese verschiedener **Faktoren** des Hämostasesystems. Davon betroffen sind:
- die Faktoren II, V, VII und X,
- Faktor VIII bei schweren Parenchymschäden der Leber,
- die Faktoren XI und XII bei schwerer toxischer Leberzellnekrose,
- in geringerem Maße Fibrinogen, Faktor IX und XII,
- Gerinnungsinhibitoren wie Antithrombin, Protein C, S und Z,
- Plasminogen, PAI-1 und α2-Antiplasmin.

Faktor VII ist aufgrund seiner kurzen HWZ der sensitivste Marker für eine Synthesestörung. Fibrinogen ist dagegen am geringsten vermindert.

Nicht in der Leber synthetisiert werden VWF, t-PA und u-PA. Neben der verminderten Plasmakonzentration an Gerinnungsfaktoren ist das Serumalbumin und die Cholinesterase entsprechend der herabgesetzten Proteinsyntheseleistung der Leber ebenfalls erniedrigt.

Protein Z ist ein Vitamin-K-abhängiges einkettiges Glykoprotein von 62 kDa und wird in der Leber synthetisiert. Es ist Teil der Gerinnung und verstärkt offensichtlich die Bindung von Thrombin an Phospholipidoberflächen. Die Konzentration von Protein Z nimmt mit zunehmendem Schweregrad der Lebererkrankung ab und kann Ursache einer Blutungsneigung sein (Kemkes-Matthes u. Matthes 1995). Die Blutungsneigung bei Patienten mit Leberzirrhose könnte zumindest partiell durch den bei Leberzirrhose nachweisbaren Protein-Z-Mangel bedingt sein. Die Bestimmung von Protein Z geschieht mit einem Enzymimmunoassay (Miletich et al. 1987).

> Die Syntheseleistung der Leber ist insbesondere bei der akuten Hepatitis, der chronisch aggressiven Hepatitis, der alkoholtoxischen Leberzirrhose und beim akuten Leberversagen deutlich eingeschränkt.

Bei **Neugeborenen** besteht aufgrund einer transitorischen Unreife der Leber eine Verminderung der Faktoren II, VII, IX, X, XI und XII sowie zusätzlich von Antithrombin, Protein C und Plasminogen, wobei im Allgemeinen die globale Hämostasefunktion meist normal ist. Insofern existieren spezielle hämostaseologische Referenzbereiche für das Neugeborenenalter. Die Referenzwerte von Erwachsenen werden bei den Neugeborenen nach mehreren Wochen bis Monaten erreicht.

Umsatzsstörungen und Hyperfibrinolyse

Faktorenmangelzustände können auch durch Umsatzstörungen verursacht sein. Dies gilt vor allem für Fibrinogen, Faktor V und Antithrombin. Für eine Verbrauchskoagulopathie bei fortgeschrittenen Lebererkrankungen sprechen eine Verminderung der Thrombozyten, des Fibrinogens (auf dem Boden einer verkürzten HWZ), der Faktoren V, XIII und von Antithrombin. Die Konzentration der D-Dimere ist erhöht.

In der Leber werden die Aktivatoren der Fibrinolyse, wie z. B. der Plasminogenaktivator, aus dem Blutstrom eliminiert. Daher verlängert sich bei einer Leberschädigung ihre HWZ und es resultiert eine gesteigerte Fibrinolyse mit Blutungsbereitschaft.

Wenn auch die Verbrauchskoagulopathie nur eine der Ursachen des Faktorenmangels bei Leberschaden darstellt, darf sie in diesem Zusammenhang nicht vernachlässigt werden.

Ursachen einer solchen Verbrauchskoagulopathie sind:
- gestörte Klärfunktion des RES mit vermehrtem Anfall von aktivierten Gerinnungsfaktoren, von Faktoren-Inhibitoren-Komplexen sowie von Abbauprodukten der Gerinnung und Fibrinolyse,
- bei Virusinfektion mögliche Gerinnungsaktivierung über Zytokine,
- ein Mangel an Inhibitoren der Gerinnung.

Diese Umsatzstörungen sind mit der verminderten Fähigkeit der Leber zu erklären, Aktivierungsprodukte der Gerinnung und der Fibrinolyse zu eliminieren. Ein anderer Grund für die Umsatzstörungen ist die schon angeführte verminderte Aktivität von Gerinnungs- und Fibrinolyseinhibitoren, sodass gramnegative Infektionen und Infusionen von aktivierten Gerinnungsfaktoren eine DIC mit oder ohne Hyperfibrinolyse hervorrufen können.

Thrombozytopenie

Die Thrombozytopenie bei schweren chronischen Lebererkrankungen hat verschiedene Ursachen: Differenzialdiagnostisch müssen voneinander abgegrenzt werden: Umsatzstörungen der Plättchen (vermehrte Sequestration der Plättchen in der Milz), Bildungsstörungen durch Alkohol (Folsäuremangel), Faktorenmangel und wahrscheinlich Thrombopoetinmangel. Zusätzlich vorhandene Thrombozytopathien sind ebenfalls zu diskutieren: Sie sind daran erkennbar, dass die Thrombozytenaggregation in den Routinetests stärker beeinträchtigt ist als von der Thrombozytenzahl zu erwarten war.

Diagnostik

> Es sollte immer eine Analyse des Leberstatus einschließlich der Leberenzyme sowie eine Abklärung der Leberserologie erfolgen und ggf. eine histologische Untersuchung angeschlossen werden.

In der Regel liefert die Vorgeschichte Hinweise auf eine angeborene oder erworbene Hämostasestörungen. Ist der Leberstatus unauffällig, so sind angeborene Koagulopathien besonders sorgfältig zu erfassen und abzuklären. Dabei müssen angeborene Koagulopathien von **Defektkoagulopathien** Typ 1 und Typ 2 unterschieden werden. Bei den Defektkoagulopathien bleibt entweder die Bildung eines Gerinnungsfaktors infolge der Deletion des zuständigen Gens aus (Typ 1) oder es wird infolge einer Genmutation ein Gerinnungsfaktor mit fehlender oder veränderter Funktion synthetisiert (Typ 2). Beim Typ 1 ist der Gerinnungsfaktor bei funktionellen Gerinnungstests und immunologischen Nachweismethoden gleichermaßen vermindert, beim Typ 2 ist er bei immunologischen diagnostischen Test gegenüber funktionellen Tests höher, evtl. sogar normal.

Individualisierte Behandlung

Der Wert der Substitution von Prokoagulanzien und Gerinnungsinhibitoren (z. B. AT und Protein C bei entsprechendem Mangel) zur Behandlung von Blutungen, die durch Hämostasestörungen bei Lebererkrankungen bedingt sind, ist im Hinblick auf den Langzeiteffekt ungewiss. Die Verabreichung von **Fresh-frozen-Plasma** in einer Dosis von 10–20 ml/kg ist bei starkem Abfall des Quickwerts und bei signifikanter Blutungsneigung sinnvoll. Im Allgemeinen ist aber nur eine vorübergehende Anhebung der Gerinnungsfaktoren um 10–20 % zu erwarten.

Höher konzentrierte **Faktorenkonzentrate** können ebenfalls eingesetzt werden und auch sehr effizient wirken, wobei auch hier fraglich ist, ob sich eine langfristige Wirkung erzielen lässt und die Prognose des Patienten verbessert wird.

Bei vorübergehenden Leberschädigungen mit Hämostasestörungen, wie z. B. bei einer akuten Hepatitis, ist der Einsatz von Faktorenkonzentraten dann sinnvoll, wenn dadurch eine vorübergehende Blutungsneigung beseitigt werden kann.

Ist die Synthesestörung durch einen Vitamin-K-Mangel bedingt, helfen orale **Vitamin-K-Gaben**. Bei Vitamin-K-Resorptionsstörungen (s. Koller-Test, Kap. 4.3.7) wird Vitamin K intravenös verabreicht.

Literatur

Barthels M, von Depka M. Lebererkrankungen und Hämostase. In: Barthels M, von Depka M (Hrsg.). Das Gerinnungskompendium. Stuttgart, New York: Thieme 2003; 134–46.

Bruhn HD. Hämorrhagische Diathesen. In: Thomas L (Hrsg.). Labor und Diagnose. 6. Aufl. Frankfurt a. M.: TH-Books-Verl.-Ges. 2005; 805–19.

Kemkes-Matthes B, Matthes KJ. Protein Z, a new hemostasis factor in liver diseases. Hemostasis 1995; 25: 312–6.

Lechner K. Hämostasestörungen bei Lebererkrankungen. In: Gerok W, Huber C, Meinertz T, Zeidler H (Hrsg.). Die Innere Medizin. 10. Aufl. Stuttgart, New York: Schattauer 2000; 183–4.

Miletich JP, Broze GJ Jr. Human plasma protein Z antigen: range in normal subjects and effect of warfarin therapy. Blood 1987; 59: 1580–6.

Thomas L. Hämostase bei Lebererkrankungen. In: Thomas L (Hrsg.). Labor und Diagnose. Frankfurt a. M: TH-Books-Verl.-Ges. 2005; 827–8.

4.3.7 Vitamin-K-Mangel

> Ein 63-jähriger Patient mit Diabetes mellitus und diabetischem Fußsyndrom wird ambulant intensiv therapiert, um eine Amputation des Fußes zu vermeiden. Als bei einer Routinekontrolle der Quickwert bestimmt wird und 20 % beträgt, besteht zunächst der Verdacht, dass eine der betreuenden Kliniken eine Therapie mit Cumarinderivaten eingeleitet hat.
> Die **Anamnese** ergibt dann, dass der Patient zur Prophylaxe bakterieller Infektionen im Bereich der aufgetretenen Fußnekrosen 10 Wochen lang ein β-Lactam-Antibiotikum eingenommen hatte. Nach Absetzen dieses Antibiotikums kam es schnell zu einer Normalisierung des Quickwertes.

Ätiologie und Pathogenese

Eine Verminderung der Aktivitäten der Vitamin-K-abhängigen Gerinnungsfaktoren auf dem Boden eines Vitamin-K-Mangels ist eine der häufigsten Gerinnungsstörungen. Als **Ursachen** für einen erworbenen Vitamin-K-Mangel sind anzuführen (Barthels u. von Depka 2003; Bruhn 2000, 2005; Jaenecke 1996; Lechner 2000; Thomas 2005):

- fehlende oder nicht ausreichende Vitamin-K-Zufuhr (spezielle Vitamin-K-freie Ernährung, z. B. eine länger dauernde Infusionstherapie; beim Säugling: Muttermilch enthält weniger Vitamin K als Kuhmilch),
- Vitamin-K-Resorptionsstörungen (Malabsorptionssyndrom, Sprue, Mukoviszidose, ausgedehnte Dünndarmresektionen, Cholestase),
- Interferenz von β-Lactam-Antibiotika mit dem Vitamin-K-Stoffwechsel,
- Übertritt von VKA (Cumarinderivate) in die Muttermilch (im Allgemeinen keine Indikation zum Abstillen, prophylaktische Gabe von Vitamin-K-Tropfen indiziert).

Die Vitamin-K-abhängigen Faktoren des Hämostasesystems sind die Faktoren des **Prothrombinkomplexes** (II, VII, IX, X) und die Gerinnungsinhibitoren **Protein C, S und Z** (s. Kap. 4.3.6). Die in den Hepatozyten des Lebergewebes gebildeten Faktoren des Prothrombinkomplexes treten zunächst in Vorstufen (PIVKA) auf und sind decarboxyliert (Abb. 4-17, links unten) (Markwardt 1977; Thomas 2005).

In entsprechenden immunologischen Testsystemen mit heterologen Antikörpern können diese Vorstufen der Gerinnungsfaktoren immunologisch nachgewiesen werden. Da sie jedoch keine Calciumionen binden können, üben sie ihre Gerinnungsfunktion nicht aus. Erst mithilfe des Enzyms γ-Glutamylcarboxylase, das mit Vitamin K als Kofaktor eine γ-**Carboxylierung** an den Glutaminsäureresten des N-terminalen Endes der Moleküle bewirkt, werden aus den Vorstufen funktionsfähige Gerinnungsfaktoren gebildet. Durch diesen letzten »Reifungsprozess« entstehen die carboxylierten Faktoren II, VII, IX und X, die als funktionsfähige Gerinnungsfaktoren in das Blut abgegeben werden und ihre hämostaseologische Funktion durch Calciumbindung wahrnehmen können (Abb. 4-17).

Aus Vitamin-K-Hydrochinon (KH_2) entsteht durch den gleichzeitigen Oxidationsprozess Vitamin-K-Epoxid (KO). Bei eingeschränkter Syntheseleistung der Leber bzw. bei Ausbleiben der Vitamin-K-Wirkung kommt es unabhängig von der auslösenden Ursache (Cumarinderivate, β-Lactam-Antibiotika) zu einer Aktivitätsabnahme der Faktoren des Prothrombinkomplexes im Plasma. Als erste Parameter sinken der Faktor VII und Protein C ab, es folgen die Faktoren II und X, schließlich der Faktor IX. Diese unterschiedlichen Aktivitätsabnahmen der verschiedenen Faktoren sind durch die unterschiedlichen Halbwertszeiten bedingt.

Diagnostik

Die Erfassung eines Vitamin-K-Mangels ist anhand der Verlängerung der Thromboplastinzeit (Quick ↓, INR ↑) möglich. Manchmal kommt es auch zu einer eher mäßigen Verlängerung der partiellen Thromboplastinzeit (aPTT). Die

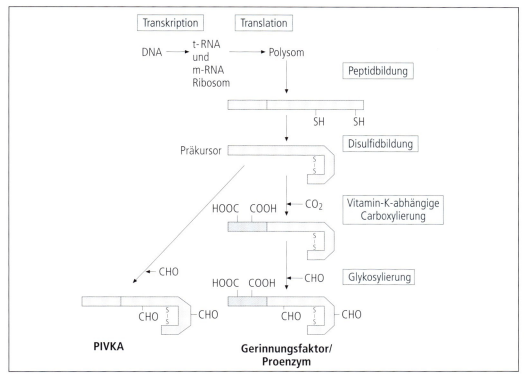

Abb. 4-17 Schema der Biosynthese der Vitamin-K-abhängigen Gerinnungsfaktoren II, VII, IX und X. Die Cumarine stören die Funktion von Vitamin K und führen zur Bildung der gerinnungsphysiologisch inaktiven PIVKA II, VII, IX und X. Bei Absetzen der Cumarine und ausreichender Vitamin-K-Zufuhr kommt es wieder zur Vitamin-K-abhängigen Carboxylierung der Faktoren, d.h. es entstehen wieder die gerinnungsaktiven Faktoren II, VII, IX und X (Schema nach Markwardt).
Vitamin K bewirkt eine γ-Carboxylierung an den Glutaminsäureresten des N-terminalen Endes der Gerinnungsfaktorenmoleküle (»Reifungsprozess«), d. h. der funktionsfähige Gerinnungsfaktor kann nun Calcium binden.

Thrombinzeit bleibt normal. Eine Abnahme der Aktivitäten der Gerinnungsfaktoren II, VII, IX und X kann im Gerinnungslabor bestimmt werden. Des Weiteren können zusätzlich Verminderungen der Inhibitoren Protein C und S sowie die Abnahme von Protein Z erfasst werden.

Bei Verminderung der Gerinnungsfaktoren II, VII, IX und X kann ein Vitamin-K-Mangel von einer gleichzeitig möglichen Lebersynthesestörung dadurch unterschieden werden, dass die immunologisch bestimmten **Konzentrationen** der Gerinnungsfaktoren II, VII, IX und X einerseits und die **Aktivitäten** dieser Faktoren andererseits bestimmt werden: Eine normale Konzentration, aber verminderte Gerinnungsaktivität spricht für einen Vitamin-K-Mangel (Thomas 2005).

■ **Koller-Test**
Liegt ein exogener Vitamin-K-Mangel vor, steigt nach oraler Vitamin-K-Gabe (5 mg) bei normaler Vitamin-K-Resorption und Lebersyntheseleistung üblicherweise der Quickwert an. Auch

unter einer Cumarintherapie oder bei Cumarinintoxikation kommt es durch Vitamin-K-Gabe zu einem Anstieg des Quickwertes (Koller 1969). Erfolgt nach oraler Vitamin-K-Gabe kein Anstieg des Quickwertes, ist entweder eine Störung der Vitamin-K-Resorption oder eine Lebersynthesestörung anzunehmen. Steigt der Quick nach parenteraler Vitamin-K-Gabe, ist eine reguläre Funktion der Leber anzunehmen. Bleibt der Anstieg dagegen aus, besteht der Verdacht auf einen Leberzellschaden. Die parenterale Vitamin-K-Gabe sollte allerdings immer nur als Kurzinfusion erfolgen, da bei intravenöser Applikation erhebliche anaphylaktische Reaktionen möglich sind.

Individualisierte Behandlung

Bei den üblichen Indikationen (z. B. operative Eingriffe) ist zur Anhebung des Quickwertes die einmalige orale Vitamin-K-Gabe in Tropfenform (2–5 mg) ausreichend (Jaenecke 1996), zumal ein zu schneller Anstieg des Quickwertes thromboembolische Komplikationen hervorrufen kann, sofern keine prophylaktischen Maßnahmen, wie z. B. die gleichzeitige Applikation niedermolekularer Heparine bei Quickwertanhebung in den Normbereich, ergriffen werden.

> Bei einer lebensbedrohlichen Blutung unter einer Cumarintherapie (z. B. zerebrale Blutung nach Hirntrauma), ist die sofortige intravenöse Applikation entsprechender Faktorenkonzentrate (Faktoren II, VII, IX und X) unverzichtbar (Koller et al. 1981).

Zur Prophylaxe und Therapie des Vitamin-K-Mangels beim Säugling ist die einmalige Gabe von 1 mg Vitamin K nach der Geburt oral oder intramuskulär ausreichend.

Bei Resorptionsstörungen für Vitamin K, nachgewiesen im Koller-Test, ist eine sorgfältige gastroenterologische Ursachenanalyse erforderlich, damit eine möglicherweise bestehende Maldigestion erfasst wird und ggf. behandelt werden kann. Da Vitamin K als fettlösliches Vitamin bei entsprechenden Störungen der Fettverdauung unzureichend resorbiert wird, kann bei fehlender klinischer Besserung auch eine intravenöse Vitamin-K-Gabe als Kurzinfusion notwendig werden.

Literatur

Barthels M, von Depka M. Das Gerinnungskompendium. Stuttgart, New York: Thieme 2003; 132.

Bruhn HD. Pathophysiologie des Hämostasesystems. In: Fölsch UR, Kochsiek K, Schmidt RF (Hrsg.). Pathophysiologie. Berlin, Heidelberg: Springer 2000; 187–200.

Bruhn HD. Hämorrhagische Diathesen. In: Thomas L (Hrsg.). Labor und Diagnose. 6. Aufl. Frankfurt a. M.: TH-Books-Verl.-Ges. 2005; 805–19.

Jaenecke J. Antagonisten der Antikoagulanzien. In: Jaenecke J (Hrsg.). Antikoagulantien- und Fibrinolysetherapie. Stuttgart, New York: Thieme 1996; 40–2.

Koller F. Klinische Beurteilung der Antikoagulantien. Internist 1969; 10: 8–15.

Koller F, Neuhaus K. Internistische Notfallsituationen. 3. Aufl. Stuttgart, New York: Thieme 1981; 330.

Lechner K. Hämorrhagische Diathesen. In: Gerok W, Huber C, Meinertz T, Zeidler H (Hrsg.). Die Innere Medizin. 10. Aufl. Stuttgart, New York: Schattauer 2000; 184.

Markwardt F. Zur Pharmakologie der Cumarine. In: Marx R, Thies HA (Hrsg.). Klinische und ambulante Anwendung klassischer Antikoagulantien. 20. Hamburger Symposium über Blutgerinnung 1977. Stuttgart, New York: Schattauer 1977; 37–51.

Thomas L. Hämostase bei Lebererkrankungen. In: Thomas L (Hrsg.). Labor und Diagnose. Frankfurt a. M.: TH-Books-Verl.-Ges. 2005; 827–8.

4.3.8 Disseminierte intravasale Gerinnung

Carl-Erik Dempfle

Ein 17-jähriger Mann zeigt seit 2 Tagen Symptome eines grippalen Infektes. Am Morgen des Aufnahmetages bestehen massive Kopfschmerzen und rasch progrediente Einblutungen in Haut und Schleimhäute.
■ **Labordiagnostik:** Thromboplastinzeit (Quick) = 37 % (Norm: 70–130 %), aPTT = 56 s (Norm: 20–30 s), Fibrinogen = 1,2 g/l (Norm: 1,5-4,0 g/l), Thrombozytenzahl = 58/nl (Norm: 150–450/nl), D-Dimer = 14,9 µg/ml (Norm: < 0,5 µg/ml).
Beim Eintreffen auf der Intensivstation weist der Patient generalisierte Hautnekrosen mit Einblutungen sowie eine gastrointestinale Blutung auf. Trotz der Behandlung mit Penicillin G und Rifampicin, Drotrecogin alfa (aktiviert), Katecholaminen und Infusionen mit kristalloiden Lösungen tritt innerhalb weniger Stunden eine Kreislauf- und Atemsuffizienz auf. Ca. 24 Stunden nach Aufnahme verstirbt der Patient.
■ **Diagnose:** Meningokokkensepsis mit disseminierter intravasaler Gerinnung und sepsisinduzierter Purpura fulminans.

Ätiologie und Pathogenese

Die disseminierte intravasale Gerinnung (disseminated intravascular coagulation, DIC) ist ein erworbenes Syndrom, dessen Kennzeichen eine intravasale Gerinnungsaktivierung mit Verlust der sonst für Gerinnungsprozesse üblichen Lokalisierung ist. Sie kann von der Mikrozirkulation ausgehen und diese so schädigen, dass es zur Organdysfunktion kommt (Taylor et al. 2001). Die DIC kann durch verschiedene Krankheitsprozesse ausgelöst werden.

Das primäre Ziel der Blutgerinnung ist die Abdichtung von Defekten des Gefäßsystems. Eine überschießende lokale Gerinnungsaktivierung führt zum Gefäßverschluss. Bei bestimmten Patienten finden sich jedoch auch ohne manifeste Thrombose massive Zeichen einer intravasalen Gerinnungsaktivierung, z. B. bei Patienten mit schweren Infektionen, metastasierten Malignomen, Hämolyse oder Einschwemmung von thromboplastischem Material in die Blutbahn wie z. B. bei der Fruchtwasserembolie (Tab. 4-24).

Ein besonderer Fall liegt bei der **akuten Promyelozytenleukämie** (APL) vor. Die im Blut vorgefundenen Promyelozyten tragen auf ihrer Oberfläche Gewebsthromboplastin (tissue thromboplastin), das zu einer Gerinnungsaktivierung führt (Avvisati et al. 2001). Gleichzeitig aktivieren die Promeyelozyten direkt und reaktiv die Fibrinolyse. Daraus resultiert eine systemische Hyperfibrinolyse und Hyperfibrinogenolyse, ein so genanntes Defibrinierungssyndrom. Bei anderen Malignomen, besonders bei metastasierten Adenokarzinomen, wird die Gerinnungsaktivierung ebenfalls durch Gewebsthromboplastin, aber auch direkt durch gerinnungsaktivierende Proteasen ausgelöst (Petralia et al. 2005).

Gefäßverschlüsse aufgrund der disseminierten Gerinnungsaktivierung können sowohl im mikrovaskulären, als auch im makrovaskulären

Tab. 4-24 Typische Grunderkrankungen bei DIC (Auswahl).

- Sepsis, schwere Infektionen
- Trauma (z.B. Polytrauma, Neurotrauma, Fettembolie)
- Organdestruktion (z.B. schwere Pankreatitis)
- maligne Erkrankungen (solide Tumoren [v.a. Adenokarzinome], myelo- und lymphoproliferative Erkrankungen)
- geburtshilfliche Komplikationen (Fruchtwasserembolie, Abruptio placentae)
- vaskuläre Abnormitäten (Kasabach-Merrit-Syndrom, große Gefäßaneurysmen)
- Leberversagen
- schwere toxische oder immunologische Reaktionen (Schlangenbiss, Drogen, Transfusionsreaktionen, Transplantatabstoßung)

Tab. 4-25 Kompensationsmechanismen.

- Hemmung von Thrombin, Faktor Xa und anderen Proteasen durch Antithrombin in Verbindung mit endothelialen Glukosaminoglykanen
- Aktivierung von Protein C durch Thrombin an endothelialem Thrombomodulin
  → Inaktivierung von Faktor Va und Faktor VIIIa durch APC
  → verminderte Thrombinbildung, antiinflammatorische Wirkungen von APC
- Bindung von aktivem Thrombin an Fibrin
- Aktivierung von Plasminogen durch t-PA, Fibrin wirkt als Kofaktor

Stromgebiet auftreten, finden sich aber insbesondere dann, wenn die Fibrinolyse supprimiert ist, z. B. bei der Sepsis und der dabei bestehenden Akute-Phase-Reaktion.

Die klinischen Folgen der disseminierten intravasalen Gerinnung richten sich nach der Intensität des prokoagulatorischen Stimulus sowie den Kompensationsmechanismen des Organismus (Tab. 4-25). Diese sind wiederum entscheidend abhängig vom Endothel. Bei funktionell intaktem Endothel verkraftet der Organismus auch starke prokoagulatorische Stimuli wie die Infusion von Thrombin, Endotoxin oder Thromboplastin.

Die wichtigsten bekannten **Kompensationsmechanismen** sind:
- das Protein-C-System mit plasmatischem Protein C, Protein S und Faktor V sowie endothelialem Protein-C-Rezeptor und Thrombomodulin (Taylor et al. 1987),
- Antithrombin im Zusammenwirken mit endothelialen Glukosaminoglykanen,
- das Fibrinolysesystem mit endothelial freigesetztem Plasminogenaktivator (t-PA) und plasmatischem Plasminogen,
- Fibrinogen und Fibrin.

Fibrin nimmt bei den pathophysiologischen Vorgängen eine Schlüsselrolle ein: Einerseits ist es das Endprodukt der Gerinnung und entscheidende Komponente des Blutgerinnsels, andererseits ist Fibrin der essenzielle Kofaktor bei der t-PA-induzierten Plasminogenaktivierung (Dempfle et al. 2001). Zudem bindet Fibrin aktives Thrombin und wirkt so als zusätzliches »Antithrombin« (Mosesson 2003).

Thrombin ist das zentrale Enzym der Gerinnungskaskade und kann seine eigene Entstehung durch positive Rückkopplung über die Aktivierung von Thrombozyten zur Herstellung prokoagulatorischer Lipidoberflächen steuern sowie die Aktivierung von Faktor XI fördern. Andererseits aktiviert Thrombin Protein C und ist für die Bildung des Kofaktors der Plasminogenaktivierung, dem Fibrin, notwendig.

Ein gewisses Niveau an Gerinnungsaktivierung kann insbesondere bei der Sepsis oder bei einem Trauma zur Verminderung von Blutverlusten und einer Verbesserung der Abwehrmechanismen hilfreich sein. Diese »latente Gerinnung« (Lasch et al. 1971) wird daher bei Patienten mit Trauma, nach Operationen, aber auch bei Patienten mit Sepsis gefunden. Die **günstigen Effekte der latenten Gerinnung** sind:
- intravasal zirkulierende Fibrinkomplexe als Bausteine für Blutgerinnsel und zur Verbesserung der Thrombozytenaggregation, als Kofaktoren bei der Plasminogenaktivierung durch t-PA sowie als »Falle« für aktives Thrombin,
- (teilweise) aktivierte Thrombozyten zur Verbesserung der Adhäsion und Aggregation an Endotheldefekten,
- aktiviertes Endothel mit verbesserter Zelladhäsion,
- die Aktivierung von Protein C.

Unterstützt wird die latente Gerinnung hinsichtlich der Vermeidung von Blutverlusten durch die Akute-Phase-Reaktion, bei der es zu einem Anstieg der Plasmakonzentrationen von Fibrinogen, Faktor VIII und Plasminogenaktivatorinhibitor-1 (PAI-1) sowie zu einem Abfall von Antithrombin kommt.

Klinisch relevante Folgen hat die disseminierte Gerinnungsaktivierung bei **Versagen der Kompensationsmechanismen**. Hierbei sind theoretisch 2 verschiedene Varianten denkbar:
- ein quantitatives Missverhältnis zwischen prokoagulatorischem Stimulus und Kompensationsmechanismen mit rascher Kompensation

nach Wegnahme des prokoagulatorischen Stimulus sowie
- ein Versagen der Kompensationsmechanismen, das auch durch Elimination des Stimulus nicht mehr reversibel ist.

Die 1. Variante kann durch Zufuhr von Kompensatoren (z. B. Antithrombinsubstitution, Protein-C-Substitution, andere gerinnungshemmende Substanzen) möglicherweise günstig beeinflusst werden. Bei der 2. Variante führt die Behandlung mit gerinnungshemmenden Substanzen hauptsächlich zu einem erhöhten Blutungsrisiko.

Ein entscheidender Faktor für die Kompensationsfähigkeit des Körpers ist die **Kapazität des Fibrinolysesystems**. Diese wird bestimmt durch:
- die vorhandene Plasminogenkonzentration im Plasma,
- die Fähigkeit des Endothels zur Abgabe von Gewebeplasminogenaktivator,
- die Menge an Fibrin im Blut, das als Kofaktor bei der Plasminogenaktivierung wirkt, sowie
- die Aktivität von PAI-1 (Zeerleder et al. 2005).

Hohe PAI-1-Spiegel finden sich im Rahmen der Akute-Phase-Reaktion. Personen mit einer genetischen Disposition zu erhöhten PAI-1-Spiegeln zeigen eine verminderte Überlebensrate bei schwerer Sepsis (Menges et al. 2001).

Diagnostik

Klinische Symptomatik

Die Bandbreite des klinischen Bildes bei DIC reicht von völlig symptomlosen bis hin zu schwerstkranken Patienten mit Organversagen. Die **häufigsten klinischen Zeichen** sind:
- Organdysfunktionen und Organversagen durch mikrovaskuläre Thrombosen, andere Effekte von Thrombin oder anderen Produkten der Gerinnungsaktivierung,
- Nekrosen durch mikrovaskuläre Thrombosen,
- makrovaskuläre Thrombosen und Embolien,
- Blutungen durch den Verbrauch hämostatischen Potenzials (= Verbrauchskoagulopathie).

Das klinische Bild lässt sich in **3 Gruppen** einteilen:
- Patienten mit Laborzeichen der DIC ohne Blutungen oder thrombotische Syndrome,
- Patienten mit Blutungen,
- Patienten mit thrombotischen Syndromen.

Für Patienten der **Gruppe 1** ist die DIC meistens ein Hinweis für eine schlechtere Prognose im Vergleich zu Patienten mit derselben Grunderkrankung ohne DIC. Bei malignen Erkrankungen ist der Nachweis der DIC häufig ein Hinweis auf eine Metastasierung. Bei einer Sepsis kann die Diagnose der DIC als Hinweis auf eine ungünstige Prognose und damit als Kriterium für die Auswahl besonderer Therapiemaßnahmen, wie z. B. dem Einsatz von Drotrecogin alfa (aktiviert, z. B. Xigris) oder Antithrombin, verwendet werden. Die Laborparameter der DIC lassen sich auch als Verlaufsparameter der Erkrankung nutzen.

In **Gruppe 2** finden sich Patienten mit und ohne Defibrinogenierung, die von der Intensität der intravasalen Fibrinbildung und insbesondere von der intravasalen Fibrinolyseaktivierung abhängig ist. Besondere Formen der DIC sind durch Viren verursachte hämorrhagische Fieber und die APL, bei denen eine besonders schwere Defibrinogenierung vorliegt. Die Diagnose der DIC eignet sich zur Beurteilung von Schweregrad und Prognose, aber auch als Parameter für die Auswahl spezieller Therapien, die die Blutgerinnung beeinflussen.

In der **Gruppe 3** finden sich neben Patienten mit Organversagen aufgrund mikrovaskulärer Thrombosierung auch Patienten mit Heparin-induzierter Thrombozytopenie Typ II, Patienten mit sepsisinduzierter Purpura fulminans und Patienten mit so genanntem »katastrophalem Antiphospholipid-Syndrom«. Die sepsisinduzierte Purpura fulminans ist charakterisiert durch mikrovaskuläre Thrombosen in der Haut und in anderen Organen, mit Bildung von Nekrosen und dadurch ausgelösten Blutungen. Dieses charakteristische klinische Bild findet sich insbesondere bei schweren Infektionen mit Meningokokken, Pneumokokken sowie mit Haemophilus influenzae.

Eine **Blutungsneigung** aufgrund eines echten Verbrauchs des hämostatischen Potenzials während der Gerinnungsaktivierung ist eher selten, obwohl bei Patienten mit den Laborzeichen einer DIC relativ oft Blutungen auftreten. Mögliche Ursachen parallel zur disseminierten intravasalen Gerinnungsaktivierung sind der Verlust von zellulären und plasmatischen Blutbestandteilen bei Blutungen (Verlustkoagulopathie), eine hepatische Synthesestörung sowie – bedingt durch Infiltration, Vitaminmangel oder medikamentös-toxische Effekte – eine gestörte Thrombozytopoese im Knochenmark.

Häufig finden sich bei Patienten mit schweren immunologischen oder septischen Krankheitsbildern auch antithrombozytäre Antikörper, die zu Thrombozytopenien und Thrombozytenfunktionsstörungen führen.

Bei intensivmedizinischen Patienten wird zudem oft ein Vitamin-K-Mangel beobachtet, bei dem die Synthese funktionstüchtiger Gerinnungsfaktoren II, VII, IX und X sowie der Inhibitoren Protein C und Protein S beeinträchtigt ist.

Labordiagnostik

Eine DIC liegt mit hoher Wahrscheinlichkeit vor, wenn ein Patient mit typischer Grunderkrankung (Tab. 4-24) spezielle Laborkriterien der DIC erfüllt. Publiziert sind **Score-Systeme**, die Indikatoren für die intravasale Fibrinbildung (fibrin-related marker, FRM) (Dempfle 2002) und für das hämostatische Potenzial (Prothrombinzeit [Quickwert], Thrombozytenzahl, Fibrinogenkonzentration) beinhalten (Wada et al. 2003). Im DIC-Score des japanischen Gesundheitsministeriums (Tab. 4-26) kommen als zusätzliche Kriterien das Vorliegen einer Blutungsneigung und klinische Zeichen des Organversagens aufgrund mikrovaskulärer Thrombosierung vor (Wada 2004).

Die aktuelle Version des DIC-Scores der ISTH (Tab. 4-27) geht zweistufig vor. Bei Patienten mit einer Grunderkrankung, die mit einer DIC assoziiert sein kann, wird der statische DIC-Score berechnet (Taylor et al. 2001), der aus dem Fibrinmarker (FRM, meistens D-Dimer oder Fibrinspaltprodukte), dem Quickwert, der Thrombozytenzahl und dem Fibrinogenspiegel besteht. Bei Patienten mit einem Punktwert von ≥ 5 gilt die Diagnose der DIC als gesichert. Bei Patienten mit einem Punktwert < 5 werden die Messungen am nächsten Tag unter Verwendung eines kinetischen Score-Systems (Toh u. Downey 2005) wiederholt (Tab. 4-28). Zeigt sich innerhalb von 24 Stunden ein signifikanter Anstieg der Prothrombinzeit (entsprechend ein Abfall des Quickwertes) und des FRM sowie ein Abfall der Thrombozytenzahl, so gilt die DIC als gesichert.

> In allen verwendeten Score-Systemen hat der *fibrin-related marker* das höchste Gewicht.

Etliche klinische Studien haben gezeigt, dass die verwendeten DIC-Scores eine prognostische Aussage erlauben. Meistens liegt die 28-Tage-Le-

Tab. 4-26 DIC-Score des Japanese Ministry of Health and Welfare (JMHW).

Parameter	Score
FDP (μg/ml) (< 10 [0], 10–20 [1], 20–40 [2], > 40 [3])	
Thrombozytenzahl (1/nl) (> 120 [0], 80–120 [1], 50–80 [2], < 50 [3])	
Fibrinogen (g/l) (> 1,5 [0], 1,0–1,5 [1], < 1,0 [2])	
Prothrombinzeit-Quotient (≙ INR) (< 1,25 [0], 1,25–1,67 [1], > 1,67 [2])	
Blutungen (nein [0], ja [1])	
Organdysfunktion durch Thrombosen (nein [0], ja [1])	
Summe (DIC bestätigt bei ≥ 7 Punkten)	=

FDP = Fibrin(ogen)-Spaltprodukte.

4.3 Erworbene Blutungsursachen

Tab. 4-27 DIC-Score (overt DIC score) der International Society for Thrombosis and Haemostasis (ISTH). Risikoeinschätzung: Liegt eine Erkrankung vor, die typischerweise mit einer DIC assoziiert ist? Wenn nicht: Algorithmus nicht verwenden.

Parameter	Score
Thrombozytenzahl (> 100/nl [0], < 100/nl [1], < 50/nl [2])	
Verlängerung der Prothrombinzeit (PT) (< 3 s [0], 3–6 s [1], > 6 s [2])	
Fibrinogen (> 1,0 g/l [0], < 1,0 g/l [1])	
Fibrinmarker (nicht erhöht [0], leicht erhöht [2], stark erhöht [3])	
Summe (DIC bestätigt bei ≥ 5 Punkten)	=

Tab. 4-28 Kinetischer DIC-Score (non-overt DIC score) der International Society for Thrombosis and Haemostasis (ISTH).

Liegt eine Erkrankung vor, die typischerweise mit einer DIC assoziiert ist? (nein [0], ja [2])

Parameter	Score	Verlauf	Score
Thrombozyten (1/nl) (≥ 100 [0], < 100 [1])		steigend [–1], gleich [0], fallend [1]	
PT-Verlängerung (s) (≤ 3 [0], > 3 [1])		fallend [–1], gleich [0], steigend [1]	
Fibrinmarker (normal [0], erhöht [1])		fallend [–1], gleich [0], steigend [1]	
fakultative Parameter		Summe	=
Antithrombin (normal [–1], erniedrigt [1])			
Protein C (normal [–1], erniedrigt [1])			
Summe	=		
Summe (Score ≥ 5, DIC wahrscheinlich) Eine PT-Verlängerung von 3 Sekunden entspricht in etwa einer INR von 1,25	=		

talität der Patienten mit DIC etwa doppelt so hoch wie bei Patienten mit gleicher Grunderkrankung ohne DIC (Bakhtiari et al. 2004; Dempfle et al. 2004). Die Letalität steigt mit zunehmendem Punktwert an.

Zusätzliche Parameter sind die Plasmaspiegel von Antithrombin und Protein C, die beide ebenfalls prognostische Bedeutung bei Patienten mit DIC besitzen und in den kinetischen Score einbezogen werden können (Toh u. Downey 2005).

Individualisierte Behandlung

Eine spezifische Therapie der DIC existiert nicht.

Entscheidend ist zunächst die Behandlung der Grundkrankheit. Spezifische Maßnahmen zur Behandlung der DIC sind nur bei bestimmten Konstellationen verfügbar, sinnvoll und hilfreich. Die Tabelle 4-29 zeigt Indikationen für gerinnungswirksame Medikamente bei Patienten mit DIC.

Bei Patienten mit schwerer Sepsis führt die Behandlung mit **rekombinantem APC** (Drotrecogin alfa, aktiviert) zu einer signifikanten Erhöhung der Überlebensrate (Dhainaut et al. 2004b;

Tab. 4-29 Indikationen für gerinnungswirksame Medikamente bei Patienten mit DIC.

Substanz, Präparat	Indikation
Heparin, niedermolekulares Heparin	• Thromboembolieprophylaxe bei intensivmedizinischen Patienten • Therapie venöser Thrombosen und Embolien
Drotrecogin alfa (aktiviert)	• schwere Sepsis mit und ohne DIC (DIC = Indikator für besonderen Schweregrad, erhöhtes Risiko von Organdysfunktion und Tod)
Protein-C-Konzentrat	• Sepsis-induzierte Purpura fulminans • Sepsis bei angeborenem Protein-C-Mangel
Antithrombinkonzentrat	• extrakorporale Zirkulation (z.B. Dialyse, ECMO) mit Heparintherapie bei nachgewiesenem Antithrombinmangel • akute TVT oder Lungenembolie mit nachgewiesenem Antithrombinmangel bei Heparintherapie • Sepsis bei angeborenem Antithrombinmangel
Fibrinogenkonzentrat	• Blutungen mit nachgewiesener Hypofibrinogenämie
PPSB	• Blutungen bei Mangel an den Faktoren II, VII, IX, X bei Leberinsuffizienz, Vitamin-K-Mangel • schwere Überdosierung von Vitamin-K-Antagonisten • schwere Blutungen oder sofort erforderliche Operation bei Therapie mit Vitamin-K-Antagonisten • (bei Leberinsufffizienz Kombination mit FFP)
FFP	• Kombination mit PPSB bei globalem Defizit an hepatischen Gerinnungsfaktoren
Eptacog alfa (aktiviert, rekombinanter Faktor VIIa)	• schwere, insbesondere diffuse Blutungen bei globalem Hämostasedefizit oder schweren Thrombozytenfunktionsstörungen (ggf. vorherige Gabe von Thrombozytenkonzentraten und Fibrinogenkonzentrat) • Blutungen bei Hemmkörperhämophilie
Thrombozytenkonzentrate	• Blutungen bei Thrombozytenzahl < 50/nl, ggf. auch bei höherer Thrombozytenzahl bei schweren Thrombozytenfunktionsstörungen (medikamentös bedingt, andere Ursachen) • ggf. prophylaktische Gabe auch ohne akute Blutung bei Patienten mit Schädelhirntrauma oder Hirnblutungen anderer Genese

ECMO = extrakorporale Membranoxygenation.

Fourrier 2004). Besonders ausgeprägt ist der Effekt bei Patienten mit DIC im Rahmen der schweren Sepsis (Bernard 2003; Dhainaut et al. 2004b; Ely et al. 2003). Kleinere Studien haben gezeigt, dass nicht nur rekombinantes APC, sondern auch aus Humanplasma hergestelltes APC diesen Effekt hat (z. B. Aoki et al. 2002). Neben einer Erhöhung der Überlebensrate führt die Therapie mit APC zur rascheren Normalisierung der Blutgerinnungsparameter.

Patienten mit sepsisinduzierter Purpura fulminans werden analog den Patienten mit Purpura fulminans bei angeborenem Protein-C-Mangel mit **Protein-C-Konzentraten** (z. B. Ceprotin) (s. Kap. 3.1.5) behandelt (Ettinghausen et al. 1999; Rivard et al. 1995). Randomisierte klinische Studien liegen nicht vor, aber im Vergleich zu früheren Kollektiven zeigt sich eine höhere Überlebensrate und eine geringere Rate an Extremitätenamputationen aufgrund von Nekrosen bei

Verwendung von Protein-C-Konzentraten. Trotz der Einwände, dass die beeinträchtigte Mikrozirkulation bei sepsisinduzierter Purpura fulminans zu einer ungenügenden Protein-C-Aktivierung führt (Faust et al. 2001), ist von einem therapeutischen Effekt der Protein-C-Substitution auszugehen, zumindest bei Patienten mit einem im Rahmen einer Sepsis erworbenem Protein-C-Mangel.

In die Studien zu Drotrecogin alfa (aktiviert) wurden ebenfalls Patienten mit sepsisinduzierter Purpura fulminans aufgenommen. Auch bei diesen Patienten fand sich hinsichtlich der Überlebensrate ein Vorteil der Therapie gegenüber Placebo.

> Für Patienten mit DIC bedingt durch maligne Erkrankungen, schwere immunologische oder geburtshilfliche Komplikationen, Pankreatitis oder Leberversagen existieren keine Empfehlungen bezüglich einer Behandlung mit aktiviertem Protein C oder Protein-C-Konzentraten.

Eine Substitution von **Antithrombin** bei DIC wird kontrovers diskutiert, seit eine große klinische Studie keinen Überlebensvorteil bei Patienten mit schwerer Sepsis zeigte, die mit hohen Dosen von Antithrombinkonzentrat (s. Kap. 3.1.3) behandelt wurden (Warren et al. 2001). Dagegen wurde in kleineren Studien ein Überlebensvorteil für Patienten nachgewiesen, die mit Antithrombinkonzentraten behandelt wurden. Die Kriterien, die zur Diagnose einer DIC benutzt wurden, waren allerdings unterschiedlich (Levi et al. 2000).

Ursachen eines Antithrombinmangels bei Patienten mit DIC sind neben einem Verbrauch auch ein Verlust in den Extravasalraum und eine verminderte Synthese im Rahmen einer »negativen« Akute-Phase-Reaktion sowie eine mögliche hepatische Synthesestörung (Asakura et al. 2001). Unklar ist, welche Antithrombinspiegel für eine Erhöhung der Überlebensrate bei DIC erforderlich sind. In Zellkultur- und Tierexperimenten wurde eine antiinflammatorische Wirkung bei sehr hohen Antithrombinspiegeln beobachtet. Basierend auf diesen Beobachtungen wurde empfohlen, zumindest bei sepsisinduzierter DIC, den Antithrombinspiegel in einen Bereich von 200–300% der Norm anzuheben, um von den antiinflammatorischen Effekten zu profitieren. Bislang hat jedoch keine randomisierte Doppelblindstudie einen signifikanten Vorteil dieser supranormalen Antithrombinspiegel gegenüber einer reinen Substitution in den Normbereich bewiesen.

Bei Patienten mit angeborenem Antithrombinmangel wird bei DIC, Sepsis, perioperativ und bei lokalisierten thrombotischen Ereignissen empfohlen, Antithrombin zu substituieren. Ziel ist es, Werte im Normalbereich zu erhalten. Eine Behandlung mit Antithrombinkonzentrat ist ebenfalls sinnvoll bei Patienten mit nachgewiesenem Antithrombinmangel unter extrakorporalen Zirkulationsverfahren (z. B. extrakorporale Membranoxygenation [ECMO], Nierenersatztherapie) (Ranucci 2002) und bei Patienten mit akuten venösen oder arteriellen thromboembolischen Komplikationen, sofern diese Patienten mit Heparinen oder Heparinderivaten behandelt werden. Bei Behandlung mit direkten Thrombininhibitoren oder bei Durchführung der extrakorporalen Zirkulationsverfahren ohne Heparin (z. B. Citratantikoagulation oder direkte Thrombininhibitoren) ist eine Antithrombinsubstitution vermutlich überflüssig.

Die Rolle einer **gerinnungshemmenden Therapie** bei DIC ist unklar. Aussagekräftige klinische Studien zum Einsatz von unfraktioniertem Heparin, niedermolekularem Heparin oder anderen Antikoagulanzien bei DIC fehlen bisher. Grundsätzlich wird bei schwerkranken Patienten unabhängig vom Vorhandensein einer DIC eine medikamentöse Thromboembolieprophylaxe mit niedermolekularem Heparin empfohlen (Fraisse et al. 2000; Samama et al. 1999). Bei Patienten mit sepsisinduzierter Purpura fulminans wird häufig unfraktioniertes Heparin eingesetzt.

Die groß angelegten klinischen Studien zur Anwendung von Antithrombinkonzentrat, rekombinantem APC und rekombinantem TFPI (Tifacogin) (Abraham et al. 2003) erlaubten den Einsatz von Heparin zur Thromboseprophylaxe, wobei diese Anwendung nicht randomisiert wurde. In allen Studien zeigte sich ein Überlebensvorteil der Patienten, die mit Heparin gegenüber denen, die ohne Heparin behandelt wurden. In der KyberSept-Studie fand sich allerdings bei Patienten, die parallel Heparin und hoch dosiertes Antithrombinkonzentrat erhalten hatten, ein Überlebensnachteil und eine erhöhte Rate an Blutungen. Auf der Basis dieser Daten wurde empfohlen, Patienten mit schwerer Sepsis (unabhängig vom Vorhandensein einer DIC) mit Antithombinkonzentraten zu behandeln und in diesen Fällen auf Heparin zu verzichten. Diskutiert wurde eine Kompetition zwischen (exogenem) Heparin und endothelialen Heparansulfaten um die Bindung von Antithrombin mit dem Ergebnis einer verminderten antiinflammatorischen Wirkung von Antithrombin (Koca et al. 2005; Oelschlager et al. 2002).

Empfohlen wird der Einsatz von Heparin, insbesondere von niedermolekularem Heparin, zur Thromboembolieprophylaxe bei intensivmedizinischen Patienten im Allgemeinen, wobei bisher keine differenzierten Studien für Patienten mit und ohne DIC existieren.

> Es ist allerdings zu beachten, dass unter Therapie mit Katecholaminen die Resorption von Heparinen aus subkutanen Depots beeinträchtigt ist, sodass bei katecholaminpflichtigen Patienten die intravenöse Behandlung bevorzugt werden sollte.

Die Bioverfügbarkeit von unfraktioniertem Heparin wird zudem durch die Bindung an zahlreiche Akute-Phase-Proteine vermindert, weswegen niedermolekulare Heparine bevorzugt eingesetzt werden sollten.

Bei Patienten mit DIC bei malignen Erkrankungen (v.a. bei Adenokarzinomen) ist eine Behandlung mit Heparinen insbesondere dann indiziert, wenn es zu thromboembolischen Komplikationen kommt (Bell et al. 1985). Eine gerinnungshemmende Therapie mit Vitamin-K-Antagonisten ist der Behandlung mit Heparinen hinsichtlich der Prävention von Thrombosen unterlegen (Lee et al. 2003, 2005).

Patienten mit Heparin-induzierter Thrombozytopenie oder Heparinunverträglichkeit anderer Ursache werden mit alternativen Antikoagulanzien, wie Argatroban, Danaparoid oder Lepirudin behandelt. Fondaparinux kann zur Thromboembolieprophylaxe bei Patienten mit Heparinunverträglichkeit und zur Therapie der tiefen Beinvenenthrombose und Lungenembolie auch im Rahmen einer Heparin-induzierten Thrombozytopenie eingesetzt werden.

Meistens konzentrieren sich die therapeutischen Bemühungen bei DIC auf die Blutungen. Besonders schwere Verläufe mit massiv vermindertem Fibrinogenspiegel werden bei Fruchtwasserembolie, erhöhtem Zellzerfall (z. B. bei Beginn einer Chemotherapie bei Hämablastosen), APL und bei viralem hämorrhagischem Fieber beobachtet.

Nach Ausgleich der Azidose, Korrektur einer eventuellen Hypothermie und Gabe von Erythrozytenkonzentraten können zur Verbesserung des hämostatischen Potenzials Thrombozytenkonzentrate, FFP und Faktorenkonzentrate gegeben werden. Bei schweren Blutungen und stark beeinträchtigter plasmatischer und thrombozytärer Hämostasefunktion kann in manchen Fällen auch **Eptacog alpha** (aktiviert, rekombinanter Faktor VIIa, z. B. NovoSeven®) (Levi et al. 2005) zum Einsatz kommen. Fallberichte zum Einsatz von rekombinantem Faktor VIIa bei einer DIC im Rahmen von metastasierten Malignomen (Sallah et al. 2004), schweren Lebererkrankungen (Anantharaju et al. 2003) und geburtshilflichen Komplikationen (Zupancic Salek et al. 2002) liegen vor.

> Bei Einsatz von rekombinantem Faktor VIIa sollte die Fibrinogenkonzentration über 1 g/l und die Thrombozytenzahl über 50/nl liegen. Bei niedrigeren Ausgangswerten sollte vor der Injektion von rekombinantem Faktor VIIa Fibrinogen- und/oder Thrombozytenkonzentrat gegeben werden.

Niedrige Fibrinogenspiegel sind häufig Ursache von Blutungen nach Massivtransfusionen, aber auch bei DIC. Hilfreich sind Untersuchungsverfahren (z. B. Thromboelastographie, s. Kap. 2.5.9) zur Unterscheidung zwischen einem Verbrauch durch intravasale Gerinnung und einer Hyperfibrinolyse. Eine Hyperfibrino(geno)lyse findet sich z. B. bei der Fruchtwasserembolie (Biron-Andreani et al. 2003) und bei Schlangenbissen, während die Hypofibrinogenämie bei viralen hämorrhagischen Fiebern eher durch die intravasale Gerinnung verursacht wird (Geisbert et al. 2003).

Thrombozytenkonzentrate werden meistens bei Thrombozytenzahlen < 50/nl, ggf. aber auch bei höheren Thrombozytenzahlen eingesetzt, sofern eine relevante Thrombozytenfunktionsstörung nachgewiesen wird. Bei Patienten mit Heparin-induzierter Thrombozytopenie erfolgt keine Thrombozytensubstitution.

Fibrinolysehemmstoffe wie Tranexamsäure (z. B. Cyklokapron®) sollten möglichst nur bei eindeutigem Nachweis einer Hyperfibrinolyse als Ursache der Blutung eingesetzt werden, da eine Hemmung der Fibrinolyse die Entstehung von mikrovaskulären Thrombosen und Organversagen begünstigen kann. Die ebenfalls durch eine Hyperfibrinolyse ausgelöste Hypofibrinogenämie bei akuter Promyelozytenleukämie lässt sich durch Fibrinolysehemmstoffe und Fibrinogensubstitution nur unzureichend beeinflussen (Avvisati et al. 2001). Entscheidend ist hier die Behandlung mit all-trans-Retinolsäure (ATRA), die zu einer zellulären Differenzierung der malignen Zellen mit Rückgang der Thromboplastinkonzentration auf der Zelloberfläche führt (Randolp 2000).

Literatur

Abraham E, Reinhart K, Opal S, Demeyer I, Doig C, Rodriguez AL, Beale R, Svoboda P, Laterre PF, Simon S, Light B, Spapen H, Stone J, Seibert A, Peckelsen C, De Deyne C, Postier R, Pettila V, Artigas A, Percell SR, Shu V, Zwingelstein C, Tobias J, Poole L, Stolzenbach JC, Creasey AA; OPTIMIST Trial Study Group. Efficacy and safety of tifacogin (recombinant tissue factor pathway inhibitor) in severe sepsis: a randomized controlled trial. JAMA 2003; 290: 238–47.

Anantharaju A, Mehta K, Mindikoglu AL, Van Thiel DH. Use of activated recombinant human factor VII (rhFVIIa) for colonic polypectomies in patients with cirrhosis and coagulopathy. Dig Dis Sci 2003; 48: 1414–24.

Aoki N, Matsuda T, Saito H, Takatsuki K, Okajima K, Takahashi H, Takamatsu J, Asakura H, Ogawa N; CTC-111-IM Clinical Research Group. A comparative double-blind randomized trial of activated protein C and unfractionated heparin in the treatment of disseminated intravascular coagulation. Int J Hematol 2002; 75: 540–7.

Asakura H, Ontachi Y, Mizutani T, Kato M, Ito T, Saito M, Morishita E, Yamazaki M, Aoshima K, Takami A, Yoshida T, Suga Y, Miyamoto K, Nakao S. Decreased plasma activity of antithrombin or protein C is not due to consumption coagulopathy in septic patients with disseminated intravascular coagulation. Eur J Haematol 2001; 67: 170–5.

Avvisati G, Lo Coco F, Mandelli F. Acute promyelocytic leukemia: clinical and morphologic features and prognostic factors. Semin Hematol 2001; 38: 4-12.

Bakhtiari K, Meijers JC, de Jonge E, Levi M. Prospective validation of the International Society of Thrombosis and Haemostasis scoring system for disseminated intravascular coagulation. Crit Care Med 2004; 32: 2416–21.

Bell WR, Starksen NF, Tong S, Porterfield JK. Trousseau's syndrome. Devastating coagulopathy in the absence of heparin. Am J Med 1985; 79: 423–30.

Bernard GR. Drotrecogin alfa (activated) (recombinant human activated protein C) for the treatment of severe sepsis. Crit Care Med 2003; 31: 85–93.

Biron-Andreani C, Morau E, Schved JF, Hedon B, Dechaud H. Amniotic fluid embolism with haemostasis complications: primary fibrinogenolysis or disseminated intravascular coagulation? Pathophysiol Haemost Thromb 2003; 33: 170–1.

Dempfle CE. What role does the measurement of fibrinogen and its derivatives have in the diagnosis of disseminated intravascular coagulation? Blood Rev 2002; 16 (Suppl. 1): S23–S28.

Dempfle CE, Alesci S, Kucher K, Muller-Peltzer H, Rubsamen K, Borggrefe M. Plasminogen activation without changes in tPA and PAI-1 in response to subcutaneous administration of ancrod. Thromb Res 2001; 104: 433–8.

Dempfle CE, Wurst M, Smolinski M, Lorenz S, Osika A, Olenik D, Fiedler F, Borggrefe M. Use of soluble fibrin antigen instead of D-dimer as fibrin-related marker may enhance the prognostic power of the ISTH overt DIC score. Thromb Haemost 2004; 91: 812–8.

Dhainaut JF, Yan SB, Claessens YE. Protein C/activated protein C pathway: overview of clinical trial results in severe sepsis. Crit Care Med 2004; 32: 194–201.

Dhainaut JF, Yan SB, Joyce DE, Pettila V, Basson B, Brandt JT, Sundin DP, Levi M. Treatment effects of drotrecogin alfa (activated) in patients with severe sepsis with or without overt disseminated intravascular coagulation. J Thromb Haemost 2004; 2: 1924–33.

Ely EW, Laterre PF, Angus DC, Helterbrand JD, Levy H, Dhainaut JF, Vincent JL, Macias WL, Bernard GR,

PROWESS Investigators. Drotrecogin alfa (activated) administration across clinically important subgroups of patients with severe sepsis. Crit Care Med 2003; 31: 12–9.

Ettingshausen CE, Veldmann A, Beeg T, Schneider W, Jager G, Kreuz W. Replacement therapy with protein C concentrate in infants and adolescents with meningococcal sepsis and purpura fulminans. Semin Thromb Hemost 1999; 25: 537–41.

Faust SN, Levin M, Harrison OB, Goldin RD, Lockhart MS, Kondaveeti S, Laszik Z, Esmon CT, Heyderman RS. Dysfunction of endothelial protein C activation in severe meningococcal sepsis. N Engl J Med 2001; 345: 408–16.

Fourrier F. Recombinant human activated protein C in the treatment of severe sepsis: an evidence-based review. Crit Care Med 2004; 32: 534–41.

Fraisse F, Holzapfel L, Couland JM, Simonneau G, Bedock B, Feissel M, Herbecq P, Pordes R, Poussel JF, Roux L. Nadroparin in the prevention of deep vein thrombosis in acute decompensated COPD. The Association of Non-University Affiliated Intensive Care Specialist Physicians of France. Am J Respir Crit Care Med 2000; 161: 1109–14.

Geisbert TW, Young HA, Jahrling PB, Davis KJ, Kagan E, Hensley LE. Mechanisms underlying coagulation abnormalities in ebola hemorrhagic fever: overexpression of tissue factor in primate monocytes/macrophages is a key event. J Infect Dis 2003; 188: 1618–29.

Koca U, Olguner C, Ozkardesler S, Karci A, Coker C, Tuncel P, Tasdogen A, Duru S, Ulukus C, Elar Z. Antithrombin III pretreatment reduces neutrophil recruitment into the lung in a rat model of abdominal sepsis. Acta Anaesthesiol Scand 2005; 49: 203–8.

Lasch HG, Huth K, Heene DL, Muller-Berghaus G, Horder MH, Janzarik H, Mittermayer C, Sandritter W. [Clinical features of disseminated intravascular coagulation]. Dtsch Med Wochenschr 1971; 96: 715–27.

Lee AY, Levine MN, Baker RI, Bowden C, Kakkar AK, Prins M, Rickles FR, Julian JA, Haley S, Kovacs MJ, Gent M. Low-molecular-weight heparin versus a coumarin for the prevention of recurrent venous thromboembolism in patients with cancer. N Engl J Med 2003; 349: 146–53.

Lee AY, Rickles FR, Julian JA, Gent M, Baker RI, Bowden C, Kakkar AK, Prins M, Levine MN. Randomized comparison of low molecular weight heparin and coumarin derivatives on the survival of patients with cancer and venous thromboembolism. J Clin Oncol 2005; 23: 2123–9.

Levi M, de Jonge E, van der Poll T, ten Cate H. Novel approaches to the management of disseminated intravascular coagulation. Crit Care Med 2000; 28: 20–4.

Levi M, Peters M, Buller HR. Efficacy and safety of recombinant factor VIIa for treatment of severe bleeding: a systematic review. Crit Care Med 2005; 33: 883–90.

Menges T, Hermans PW, Little SG, Langefeld T, Boning O, Engel J, Sluijter M, de Groot R, Hempelmann G. Plasminogen-activator-inhibitor-1 4G/5G promoter polymorphism and prognosis of severely injured patients. Lancet 2001; 357: 1096–7.

Mosesson MW. Antithrombin I. Inhibition of thrombin generation in plasma by fibrin formation. Thromb Haemost 2003; 89: 9–12.

Oelschlager C, Romisch J, Staubitz A, Stauss H, Leithauser B, Tillmanns H, Holschermann H. Antithrombin III inhibits nuclear factor kappaB activation in human monocytes and vascular endothelial cells. Blood 2002; 99: 4015–20.

Petralia GA, Lemoine NR, Kakkar AK. Mechanisms of disease: the impact of antithrombotic therapy in cancer patients. Nat Clin Pract Oncol 2005; 2: 356–63.

Randolph TR. Acute promyelocytic leukemia (AML-M3). Part 1: Pathophysiology, clinical diagnosis, and differentiation therapy. Clin Lab Sci 2000; 13: 98–105.

Ranucci M. Antithrombin III. Key factor in extracorporeal circulation. Minerva Anestesiol 2002; 68: 454–7.

Rivard GE, David M, Farrell C, Schwarz HP. Treatment of purpura fulminans in meningococcemia with protein C concentrate. J Pediatr 1995; 126: 646–52.

Sallah S, Husain A, Nguyen NP. Recombinant activated factor VII in patients with cancer and hemorrhagic disseminated intravascular coagulation. Blood Coagul Fibrinolysis 2004; 15: 577–82.

Samama MM, Cohen AT, Darmon JY, Desjardins L, Eldor A, Janbon C, Leizorovicz A, Nguyen H, Ollson CG, Turpie AG, Weisslinger N. A comparison of enoxaparin with placebo for the prevention of venous thromboembolism in acutely ill medical patients. Prophylaxis in Medical Patients with Enoxaparin Study Group. N Engl J Med 1999; 341: 793–800.

Taylor FB Jr, Chang A, Esmon CT, D'Angelo A, Vigano-D'Angelo S, Blick KE. Protein C prevents the coagulopathic and lethal effects of Escherichia coli infusion in the baboon. J Clin Invest 1987; 79: 918–25.

Taylor FB Jr, Toh CH, Hoots WK, Wada H, Levi M. Towards definition, clinical and laboratory criteria, and a scoring system for disseminated intravascular coagulation. Thromb Haemost 2001; 86: 1327–30.

Toh CH, Downey C. Performance and prognostic importance of a new clinical and laboratory scoring system for identifying non-overt disseminated intravascular coagulation. Blood Coagul Fibrinolysis 2005; 16: 69–74.

Wada H, Gabazza EC, Asakura H, Koike K, Okamoto K, Maruyama I, Shiku H, Nobori T. Comparison of diagnostic criteria for disseminated intravascular coagulation (DIC): diagnostic criteria of the International Society of Thrombosis and Hemostasis and of the Japanese Ministry of Health and Welfare for overt DIC. Am J Hematol 2003; 74: 17–22.

Wada H. Disseminated intravascular coagulation. Clin Chim Acta 2004; 344: 13–21.

Warren BL, Eid A, Singer P, Pillay SS, Carl P, Novak I, Chalupa P, Atherstone A, Penzes I, Kubler A, Knaub S, Keinecke HO, Heinrichs H, Schindel F, Juers M, Bone RC, Opal SM; KyberSept Trial Study Group Caring for the critically ill patient. High-dose antithrombin III in severe sepsis: a randomized controlled trial. JAMA 2001; 286: 1869–78.

Zeerleder S, Schroeder V, Hack CE, Kohler HP, Wuillemin WA. TAFI and PAI-1 levels in human sepsis. Thromb Res 2006; 118: 205–12.

Zupancic Salek S, Sokolic V, Viskovic T, Sanjug J, Simic M, Kastelan M. Successful use of recombinant factor VIIa for massive bleeding after caesarean section due to HELLP syndrome. Acta Haematol 2002; 108: 162–3.

4.3.9 Hyperfibrinolyse

Michael Spannagl

Ein mit mehreren Extremitätenfrakturen, Thoraxprellung und Weichteiltrauma schwer verletzter Unfallpatient wird mit befriedigenden Vitalzeichen nach kurzer Transportzeit durch den Notarzt eingeliefert.
Nach Volumengabe und Substitution von Erythrozyten und Plasmapräparaten erfolgt die Op-Planung auf der Intensivstation bei guter Oxygenierung und Hämodynamik.
Im Verlauf der nächsten Stunden fällt nach primärem Wundverschluss eine zunehmende Blutungsneigung mit Spontanblutungen an den Verletzungs- und Einstichstellen sowie bei der Bronchialtoilette auf.
■ **Diagnose und Therapie:** Die klinisch vermutete und im Thrombelastogramm nachgewiesene Hyperfibrinolyse wird einmalig mit Aprotinin (z. B. Trasylol®) behandelt (Abb. 4-18). Alternativ ist auch eine Therapie mit synthetischen Antifibrinolytika (s. Kap. 3.1.1) möglich.
Die diffuse Blutungsneigung sistiert innerhalb weniger Stunden.

Ätiologie und Pathogenese

Einem Grundprinzip der humanen Physiologie entsprechend befindet sich das Fibrinolysesystem durch Aktivatoren und Inhibitoren in einem ausbalancierten Zustand. Eine Hyperfibrinolyse kann dementsprechend durch einen relativen Mangel an inhibierenden Substanzen (Antiplasmin, Plasmingenaktivatorinhibitoren) oder durch einen Überschuss an aktivierenden Substanzen (Plasminogenaktivatoren) bei normalem oder auch nicht ausreichend gegenregulierendem Inhibitorpotenzial bedingt sein.

Angeborene Inhibitordefekte, d. h. ein Mangel oder eine Dysfunktion von α2-**Antiplasmin** oder **Plasminogenaktivatorinhibitor**-1 sind extrem selten (Aoki et al. 1979; Favier et al. 2001; Fay et al. 1997; Kluft et al. 1987). Bei den berichteten Familien ohne nachweisbare Synthese der Proteine wurden außer einer relativ mild ausgeprägten Blutungsneigung keine Auswirkungen beschrieben.

Eine klinisch relevante Hyperfibrinolyse mit Blutungsneigung wurde bei der hoch dosierten Gabe von **virusinaktiviertem Poolplasma** (SD-

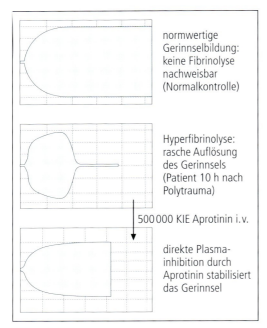

Abb. 4-18 Nachweis einer Hyperfibrinolyse im Thrombelastogramm und entsprechender Verlauf bei Behandlung mit Aprotinin.

Plasma) während herzchirurgischer Eingriffe beobachtet. Dabei konnte ein relativer Mangel an α2-Plasmininhibitor in den verwendeten Präparaten nachgewiesen werden, wahrscheinlich bedingt durch Fraktionierungs- und Virusinaktivierungsverfahren (de Jonge et al. 2002).

Häufiger wird eine Hyperfibrinolyse durch einen verminderten Abbau von Plasminogenaktivatoren verursacht, z. B. systemisch bei **Amyloidose**, **Leberzirrhose**, **Leberversagen** und **Lebertransplantation** (anhepatische Phase). Bei **Tumoren**, die Plasminogenaktivatoren produzieren (meist Prourokinase, Urokinase), findet sich ebenso wie bei der **Dysmenorrhoe** eine lokale Hyperfibrinolyse. Bei der schmerzhaften Menstruation liegt möglicherweise eine lokale Dysbalance der Aktivatoren und Inhibitoren vor.

Hinsichtlich der klinischen Relevanz einer Fibrinolysestörung sind noch viele Fragen offen. Die ursprüngliche Erwartung, über laborchemisch fassbare Fibrinolysestörungen einen wesentlichen Beitrag zum pathophysiologischen Verständnis der Thromboseneigung zu leisten, hat sich nicht erfüllt. Weiterhin ist die klinische Bedeutung einer überschießenden Fibrinolyse sowie das biochemisch komplexe Zusammenspiel von Komplement-, Kontaktphasen- und Fibrinolyseaktivierung bei einer Entzündung oder bei einer DIC nicht umfassend geklärt. Von den vorstellbaren Analyten (Aktivatoren, Inhibitoren) sind nur wenige bei sehr speziellen Fragestellungen in der Klinik etabliert. Aktuell diskutiert wird der Stellenwert von PAI-1 als Prognosefaktor in der gynäkologischen Onkologie sowie zur Vorhersage einer VOD bei einer Knochenmarkstransplantation. PAI-1-Antigen-Plasmaspiegel unter 120 ng/ml lassen diese Komplikation nahezu ausschließen (Pihusch et al. 2005).

Diagnostik

Die üblichen Tests des Gerinnungsstatus inklusive des D-Dimer-Plasmaspiegels können keinen spezifischen Beitrag in der Labordiagnostik der Hyperfibrinolyse liefern. Die Zuordnung des Parameters **D-Dimer** zur klinischen Fragestellung Hyperfibrinolyse wird den Ergebnissen wissenschaftlicher Untersuchungen zur Analytcharakterisierung von Fibrinspaltprodukten nicht gerecht. In den Diagnosepfaden zur venösen Thrombembolie haben D-Dimer-Plasmaspiegel allerdings einen hohen Stellenwert. Tatsächlich entsteht D-Dimer nur, wenn Thrombin, Faktor XIII und Plasmin Fibrinogen bzw. Fibrin umsetzen. Proteinkomplexe mit dem D-Dimer-Epitop enthalten in vivo auch Anteile an Fibrinmonomer und nativem Fibrinogen (Pfitzner et al. 1997). Die Ergebnisse der Immunoassays für D-Dimer korrelieren deswegen hochsignifikant mit den Plasmaspiegeln von Parametern der Thrombinwirkung (Fibrinmonomer, lösliches Fibrin, Fibrinopeptide) und mit den klinischen Ereignissen Thrombose und Embolie. Eine Unterscheidung zwischen D-Dimer aus intravaskulären Thromben, extravaskulären Fibrinablagerungen und D-Dimer als Produkt einer primären Hyperfibrinolyse ist nicht möglich.

D-Dimer ist kein Marker für die Hyperfibrinolyse. Einzig die Thrombelastographie (s. Kap. 2.5.9) bildet eine erhöhte Fibrinolyseaktivität in Plasma oder Vollblut als Labormethode ab.

Einzelfallbeobachtungen belegen dieses Konzept. Die klinische Beobachtung einer sich rasch entwickelnden systemischen Blutungsneigung nach schweren Läsionen (Trauma, große Chirurgie) konnte in Fallberichten thrombelastographisch als Hyperfibrinolyse charakterisiert werden (Vorweg et al. 2001).

Individualisierte Behandlung

Bei der Hyperfibrinolyse ist eine gezielte medikamentöse Intervention mit synthetisch hergestellten **Antifibrinolytika** (z. B. Tranexamsäure [z. B. Cyklokapron®]) und natürlichen, aus tierischem Material hergestellten **Proteaseinhibitoren** (z. B. Aprotinin [z. B. Trasylol®]) (s. Kap. 3.1.1) möglich. Die Dosierung muss der akuten Situation angepasst werden. Meist sind geringe Dosen ausreichend, um eine ausbalancierte Fibrinolyse und damit einen Rückgang der Blutungsneigung zu erreichen. Eine sorgfältige klinische und, wenn möglich, laborchemische Verlaufskontrolle unterstützen den optimalen Einsatz der Antifibrinolytika.

Aprotinin wird bei Patienten an der Herz-Lungen-Maschine wirksam zur Reduktion des Blutverlustes und zur Abschwächung inflammatorischer Reaktionen eingesetzt. Neuesten Daten zufolge steigert Aprotinin im Gegensatz zu Tranexamsäure das Risiko für Niereninsuffizienz, Myokardinfarkt und Schlaganfall (Mangano 2006). Umfangreiche Dokumentationen aus den Zulassungsstudien zur Arzneimittelsicherheit stehen hierzu im Widerspruch (Royston u. Chhatwani 2006).

Literatur

Aoki N, Saito H, Kamiya T, Koi K, Sakata YX, Kobakura M. Congenital deficiency of alpha-2-plasmin inhibitor associated with severe hemorrhagic tendency. J Clin Invest 1979; 63: 877–84.

De Jonge J, Groenland TH†, Metselaar HJ†, Ijzermans JM, van Vliet HDM, Visser L, Tilanus HW. Fibrinolysis during transplantation is enhanced by using solvent/detergent virus-inactivates plasma (ES-DEP). Anesth Analg 2002; 94: 1127–31.

Favier R, Aoki N, de Moerloose P. Congenital alpha-2-plasmin inhibitor deficiencies: a review. Br J Haemat 2001; 114: 4–10.

Fay WP, Parker AC, Condrey LR, Shapiro AD. Human plasminogen activator inhibitor (PAI-1) deficiency: characterization of a large kindred with a null mutation in the PAI-1 gene. Blood 1997; 90: 204–8.

Kluft C, Nieuwenhuis H, Rijken D, Groeneveld E, Wijngaards G, van Berkel W, Dooijwaard G, Sixma JJ. Alpha-2-antiplasmin Enschede: dysfunctional alpha-2-antiplasmin molecule associated with an autosomal recessive hemorrhagic disorder. J Clin Invest 1987; 80: 1391–1400.

Mangano DT, Tudor IC, Dietzel C; Multicenter Study of Perioperative Ischemia Research Group; Ischemia Research and Education Foundation. The risk associated with aprotinin in cardiac surgery. N Engl J Med 2006; 354: 353–65.

Pfitzner SA, Dempfle CE, Matsuda M, Heene DL. Fibrin detectded in plasma of patients with disseminated intravascular coagulation by fibrin-specific antibodies consists primarily of high molecular weight factor XIIa-crosslinked und plasmin-modified complexes partially containing fibrinopeptide A. Thromb Haemost 1997; 78: 1069–78.

Pihusch M, Wegner H, Goehring P, Salat C, Pihusch V, Hiller E, Andreesen R, Kolb HJ, Holler E, Pihusch R. Diagnosis of hepatic veno-occlusive disease by plasminogen activator inhibitor-1 plasma antigen levels: a prospective analysis in 350 allogeneic hematopoietic stem cell recipients. Transplantation. 2005; 80: 1376–82.

Royston D, Chhatwani A. Safety aspects of aprotinin therapy in cardiac surgery patients. Expert Opin. Drug Saf 2006; 5: 539–52.

Vorweg M, Hartmann B, Knuttgen D, Jahn MC, Doehn M. Management of fulminant fibrinolysis during abdominal aortic surgery. J Cardiothorac Vasc Anesth 2001; 15: 764–7.

4.3.10 Polymerisationsstörung

Bei einem 62-jährigen Patient wird unter elektiven Bedingungen ein 10-stündiger kieferchirurgischer Eingriff durchgeführt. Auf dem Boden eines chronischen Alkoholismus und Nikotinabusus haben sich im Laufe der Jahre eine Leberfunktionseinschränkung sowie ein Mundbodenkarzinom entwickelt. Die komplizierte Resektion und plastische Deckung führt über viele Stunden Operationsdauer zu einem ausgedehnten Blutverlust. Neben Erythrozytenkonzentraten werden Kristalloide und Kolloide als Volumenersatz gegeben.
Über Nacht und zunehmend am nächsten Tag fällt bei dem Patienten eine diffuse Blutungsneigung an den Einstichstellen und im Operationsgebiet auf.
- **Labordiagnostik:** Thromboplastinzeit = 52% (Norm: > 70%), Fibrinogen = 180 mg/dl (Norm: > 150 mg/dl), aPTT = 46 s (Norm: < 42 s), Hb = 9,6 g/dl nach perioperativer Substitution von 4 Erythrozytenkonzentraten (Norm: 12–16g/dl). Bei Zusammenstellung der verabreichten Medikamente fällt die Gabe von mehr als 3 Litern kolloidaler Volumenersatzmittel während der 10-stündigen OP auf.
- **Diagnose und Therapie:** Unter dem Verdacht auf eine Polymerisationsstörung wird eine Thrombelastographie durchgeführt. In einem Testansatz, der nur Fibrinogen misst, fällt eine verminderte Gerinnselbildung auf. Nach Gabe von 2 g Fibrinogen und 4 FFP bessert sich die klinische Situation und der TEG-Befund wird normal gemessen.

Ätiologie und Pathogenese

Die Längs- und Quervernetzung der Fibrinmonomere nach der Thrombinspaltung ist der letzte, aber unerlässliche Schritt der Gerinnselbildung. Die angeborene oder erworbene **Dysfibrinogenämie** ist ein typisches Beispiel für eine Polymerisationsstörung bei der Fibrinbildung. Dabei handelt es sich um eine gestörte Quervernetzung der Fibrinmonomere.

Den Polymerisationsstörungen liegen verschiedene **Ursachen** zu Grunde. Neben angeborenen Veränderungen von Fibrinogen oder von Faktor XIII kommen erworbene Ursachen vor, z. B. Lebererkrankungen (gestörte Fibrinogensynthese), Paraproteine bei hämatologischen Erkrankungen oder die Gabe von Plasmaexpandern (HAES, Dextran, Gelatine). Aus diesen Störungen resultiert ein mehr oder weniger festes Fibringerinnsel.

Diagnostik

Bei angeborenen Dysfibrinogenen sind die Betroffenen häufig weder mit einer Blutungsneigung noch mit thrombembolischen Komplikationen auffällig. In Abhängigkeit von der Lokalisation des Defekts auf dem Fibrinogen-Gen und dessen Auswirkung auf die Proteinsynthese kann in seltenen Fällen eine Thrombose, als Rarität auch eine Blutungsneigung auftreten (Moen u. Lord 2005) (s. Kap. 5.3.6 »Dysfibrinogenämie«).

Bei erworbenen Polymerisationsstörungen korreliert die Konzentration der Störfaktoren (Fibrinspaltprodukte, Plasmaexpander) meist mit der Verlängerung der Gerinnungszeiten und dem klinischen Bild.

> Polymerisationsstörungen werden durch die Testung der Fibrinogenspaltung mit Thrombin (Thrombinzeit, s. Kap. 2.5.3) oder Schlangenproteasen (Thrombinkoagulasezeit, Reptilasezeit, s. Kap. 2.5.4) erkannt.

Klassische Gerinnungsmessgeräte, die auf mechanischen Messprinzipien (Kugelkoagulometer, Thrombelastographie) beruhen, sind für Störungen der Fibrinbildung sehr empfindlich und reagieren mit verlängerten Gerinnungszeiten.

Moderne **optische Gerinnungsanalyseautomaten** haben nicht mehr die für mechanische Systeme beschriebene hohe Empfindlichkeit für den Nachweis einer Fibrinpolymerisation. Beschrieben ist ein unspezifischer Einfluss von synthetischen Plasmaexpandern auf die Fibrinogenmessung mit optischem Gerinnselnachweis. So wurden bei Gabe von kolloidalen Plasmaexpandern (z. B. HAES) in optischen Analyseautomaten falsch hohe Fibrinogenwerte im Plasma gemessen (Hiippala 1995).

Eine Dysfibrinogenämie fällt durch die ausgeprägte Diskrepanz von deutlich erniedrigtem Fibrinogen nach Clauss und meist normalem immunologisch bestimmten Fibrinogen auf.

Bei der klinischen Interpretation der Befunde ist zu beachten, dass die klassischen mechanischen Nachweisprinzipien der Gerinnselbildung für den Fibrinbildungsschritt sehr empfindlich sind. Bei einer Lysetherapie ist in der Regel die Polymerationsstörung durch die hohen Spaltproduktspiegel so ausgeprägt, dass alle gerinnungsphysiologischen Maßwerte deutlich verlängert bzw. nicht messbar sind. Die Thrombelastographie (s. Kap. 2.5.9) im Vollblut oder Plasma fokussiert die Polymerisationsphase der Gerinnselbildung und wird insbesondere zur Steuerung der Therapie mit gerinnungs- bzw. fibrinolyseaktiven Blutprodukten und Medikamenten eingesetzt.

Individualisierte Behandlung

Wesentlich ist, wie häufig bei Blutungskomplikationen, die rasche Behandlung der Grundkrankheit bzw. das sofortige Stoppen der auslösenden Medikation (meist Plasmaexpander). Ein Eingreifen in den Pathomechanismus ist nur indirekt durch eine **Fibrinogengabe** möglich (FFP oder Fibrinogenkonzentrat).

Literatur

Hiippala ST. Dextran and hydroxytheyl starch interfere with fibrinogen assays. Blood Coagul Fibrinolysis 1995; 6: 743–6.

Moen HL, Lord ST. Afibrinogenemias and Dysfibrinogenemias. In: Colman RW; Marder VJ, Clowes AW, George JN, Goldhaber SZ (eds). Hemostasis and Thrombosis. 5th Edition. Philadelphia: Lippincott Williams & Wilkins 2005; 939–52.

5 Thromboseneigung: Diagnostik und Therapie

5.1 Allgemeine klinische Aspekte

Viola Hach-Wunderle

5.1.1 Arterielle Thromboembolien

Die Atherosklerose gilt als die führende Ursache von **thrombotischen** arteriellen Gefäßstenosen und -verschlüssen. Die Koinzidenz von Gefäßkrankheiten in der koronaren, zerebralen und peripheren Strombahn ist hoch und liegt bei 40–60 % (Dormandy et al. 1999). Dabei lässt sich eine Abhängigkeit vom Schweregrad der atherosklerotischen Veränderungen feststellen. **Embolische** arterielle Gefäßverschlüsse sind vor allem auf kardiale Krankheiten wie Herzinsuffizienz und Vorhofflimmern sowie auf arterielle Aneurysmen zurückzuführen; Emboli können aber auch aus atherosklerotischen Plaques stammen.

Die klinische Symptomatik von arteriellen Thrombosen und Embolien hängt im Wesentlichen von der Lokalisation und Ausdehnung einer Stenose oder eines Verschlusses, von deren Kollateralisation sowie von individuellen anatomischen Gegebenheiten ab. Von besonderer Bedeutung können darüber hinaus bestimmte Begleitkrankheiten und -faktoren sein.

Koronare Herzkrankheit, akutes Koronarsyndrom

Die koronare Herzkrankheit ist die führende Todesursache in den Industrieländern westlicher Prägung. Die altersadaptierte Mortalitätsrate wurde im Jahr 2001 für die weiße Bevölkerung der USA mit 177/100 000 Männer und mit 138/100 000 Frauen errechnet. In der schwarzen Bevölkerung liegt sie deutlich höher (Watkins 2004).

Bei den klinischen Erscheinungsformen des akuten Koronarsyndroms werden die instabile Angina pectoris, der Nicht-ST-Hebungs-Myokardinfarkt (NSTEMI) und der ST-Hebungs-Myokardinfarkt (STEMI) unterschieden. Während bei den beiden erstgenannten Krankheitsbildern meistens koronare Stenosen vorliegen, ist der STEMI häufig auf einen vollständigen Verschluss eines Koronargefäßes zurückzuführen. Das typische klinische Bild mit heftigsten Brustschmerzen, die mitunter in den linken Arm, zwischen die Schulterblätter, in den Bauchraum und/oder in den Unterkiefer ausstrahlen, ist daher am ehesten bei einem STEMI zu erwarten. Bei Diabetikern kann die Krankheit infolge einer neuropathischen Störung auch asymptomatisch verlaufen.

Zerebrale Ischämie, Schlaganfall

Die Inzidenz von zerebralen Durchblutungsstörungen steigt mit dem Lebensalter von 1,7–3,6/1 000 bei 55- bis 64-Jährigen auf 10,3–37,3/1 000 bei über 85-jährigen Personen an (Barnes 1995). Die jährliche Rate an Schlaganfällen beträgt bei 65- bis 74-jährigen Männern und Frauen in den USA 0,8–0,9 %.

Das Risiko, einen kardioembolischen Schlaganfall zu erleiden, ist bei **Vorhofflimmern** auf das etwa 5-Fache erhöht. Die Herzrhythmusstörung und deren Komplikationsrate nehmen altersabhängig zu. Vorhofflimmern ist für 1 von 7 Insulten in allen Altersgruppen und für 1 von 4 Insulten bei über 80-Jährigen verantwortlich. Die Prävalenz der Herzrhythmusstörung beträgt bei den über 70-Jährigen bis zu 10%. Davon weisen in dieser Altersgruppe 70–80% der Patienten eine organische Herzkrankheit auf (u. a. koronare oder hypertensive Herzkrankheit, Herzinsuffizienz).

Bei den klinischen Erscheinungsformen einer zerebralen Ischämie werden die **transitorische ischämische Attacke** (TIA) und der **akute ischämische Insult** differenziert. Eine TIA hält meistens nur wenige Sekunden bis Minuten, maximal 24 Stunden an. Bei einem Insult persistieren die Symptome über mehrere Tage und Wochen, mitunter lebenslang. Das klinische Bild mit den typischen neurologischen Ausfällen hängt im Wesentlichen von der betroffenen zerebralen Gefäßregion ab. Ist das Stromgebiet der A. cerebri media betroffen, resultieren eine kontralaterale, brachiofazial betonte Hemiparese, eine Hemihypästhesie und manchmal eine homonyme Hemianopsie. Bei Befall der dominanten Hemisphäre können zusätzlich eine Aphasie, eine Alexie und eine Dyskalkulie auftreten. Durchblutungsstörungen im hinteren Hirnkreislauf weisen variable klinische Symptome auf mit Paresen bis hin zur Tetraparese, Sensibilitätsstörungen, Bulbärparalyse mit Schluck- und Sprechstörungen sowie komplexen okulomotorischen Ausfällen. Der Verschluss der A. basilaris führt ohne therapeutische Intervention zum Tod.

Periphere arterielle Verschlusskrankheit, periphere arterielle Embolie

Die jährliche Inzidenz der peripheren arteriellen Verschlusskrankheit im Stadium II (Claudicatio intermittens) wird mit 0,4–1,3% bei Männern und mit 0,2–0,7% bei Frauen angegeben. Die Prävalenz der Krankheit liegt zwischen 0,35–9% bei Männern sowie zwischen 1,2–3% bei Frauen (Barnes 1995). Für die Angaben zur Inzidenz und Prävalenz ist eine altersabhängige Korrelation gegeben.

Die **chronische periphere arterielle Verschlusskrankheit** (pAVK) beruht meistens auf einer langsam progredienten Atherosklerose. Dabei liegen aortoiliakale, femoropopliteale und multilokuläre Gefäßläsionen bei unter 40-jährigen Patienten in einer Häufigkeit von 53, 25 und 22% vor, bei über 40-Jährigen hingegen in 18, 65 und 18% der Fälle (McDaniel u. Cronenwett 1989). Die typischen Symptome entwickeln sich mit zunehmendem Schweregrad von der Claudicatio intermittens über den Ruheschmerz bis hin zur Nekrose/Gangrän.

Für einen **akuten Gefäßverschluss** infolge einer Embolie (70–85%) oder einer Thrombose (15–30%) ist der plötzlich einsetzende Ruheschmerz mit Kälte und Blässe der betroffenen Extremität typisch, da sich die Kollateralgefäße auf diese Situation nicht rasch genug einstellen können.

Vaskulitiden

Für die **Arteriitis temporalis** wird die jährliche Inzidenz in den westlichen Industrieländern mit 9/100 000 Personen angegeben, bei den über 50-Jährigen mit 17/100 000. Die Prävalenz der Krankheit liegt bei 24/100 000 Personen, ab dem 50. Lebensjahr bei 133/100 000 (Schellong 1993). Die **Takayasu-Arteriitis** ist in der westlichen Hemisphäre mit einer jährlichen Inzidenz von 2,6/1 000 000 Einwohner selten, im Orient dagegen häufiger. Für den **Morbus Behçet** wird in den westlichen Industrieländern eine Prävalenz von 5/100 000 Personen angenommen. In den östlichen Mittelmeerländern und in Ostasien ist sie deutlich höher. Für andere vaskulitische Krankheitsbilder liegen keine verlässlichen Angaben vor, da sie entweder selten oder wegen der schwierigen Klassifikation nicht eindeutig zu ermitteln sind.

Entzündliche Veränderungen von Gefäßwänden können zu Stenosen oder Verschlüssen führen. Sie sind – je nach Grundkrankheit – in kleinen, mittleren und großen Arterien lokalisiert. Die klinische Symptomatik hängt von der entzündlich veränderten Gefäßregion ab.

5.1 Allgemeine klinische Aspekte

Häufig sind zerebrale Arterien, aber auch abdominale und periphere Gefäße betroffen. Für manche Vaskulitiden ist ein typischer Organbefund wegweisend.

Für die Arteriitis temporalis ist der plötzliche Kopfschmerz, einhergehend mit einer Verschlechterung des Allgemeinbefindens und einer tastbaren Verhärtung der A. temporalis charakteristisch. Bei verzögerter Diagnostik und Therapie droht die Erblindung.

Literatur

Barnes RW. Vascular holism: the epidemiology of vascular disease. Ann Vasc Surg 1995; 9: 576–82.

Dormandy J, Heeck L, Vig S. Lower-extremity arteriosclerosis as a reflection of a systemic process: implications for concomitant coronary and carotid disease. Semin Vasc Surg 1999; 12: 118–22.

McDaniel MD, Cronenwett JL. Basic data related to the natural history of intermittent claudication. Ann Vasc Surg 1989; 3: 273–7.

Schellong S. Vaskulitiden. In: Alexander K (Hrsg.). Gefäßkrankheiten. München, Wien, Baltimore: Urban & Schwarzenberg 1993; 541–61.

5.1.2 Venöse Thromboembolien

Die Frequenz von venösen Thrombosen und Lungenembolien ist seit der Einführung der medikamentösen Thromboseprophylaxe mit Heparinen deutlich zurückgegangen. Das ist vor allem für die operative Medizin eindrucksvoll belegt. Die Inzidenz der Phlebothrombose ließ sich von 25,1 auf 8,7 %, die der Lungenembolie von 1,6 auf 0,52 % und die der tödlichen Lungenembolie von 0,87 auf 0,21 % senken (Clagett u. Reisch 1988).

Die venöse Thromboembolie ist als ein **Krankheitskomplex** zu betrachten, bei dem allerdings meistens das eine (Phlebothrombose) oder das andere (Lungenembolie) klinische Erscheinungsbild im Vordergrund steht.

Phlebothrombose, Lungenembolie

Die jährliche **Inzidenz** der Phlebothrombose wird in den USA mit 48–122/100 000 Personen und die der Lungenembolie mit 23/100 000 angegeben, entsprechend etwa einem Ereignis pro 1 000 Einwohner pro Jahr (Bulger et al. 2004; van Beek et al. 1996). Von Bedeutung ist die Korrelation zum Lebensalter. Bei Kindern bis zu 15 Jahren liegt die jährliche Inzidenz einer ersten Thromboembolie unter 5/100 000 im Vergleich zu 450–600/100 000 der über 80-jährigen Personen (White 2003). Etwa ein Drittel der symptomatischen Patienten erkrankt an einer Lungenembolie und bei zwei Drittel liegt eine isolierte Phlebothrombose vor. Die **Mortalitätsrate** innerhalb eines Monats nach Diagnosestellung beträgt ca. 6 % bei Patienten mit Phlebothrombose und 12 % bei Patienten mit Lungenembolie (White 2003).

Die **klinische Symptomatik** der venösen thromboembolischen Krankheit weist eine große Variabilität auf. Sie gibt aber in Kombination mit den anamnestischen Angaben einen ersten Hinweis. Die **Phlebothrombose** tritt meistens in den tiefen Bein- und Beckenvenen auf. Als führendes Symptom gilt dabei die Schwellung der betroffenen Extremität. Für den mobilen Patienten ist darüber hinaus ein heftiger Schmerz beim Laufen charakteristisch; beim immobilen Patienten kann dieser aber fehlen. Die Symptomatik der **Lungenembolie** hängt vom Ausmaß der Gefäßobstruktion ab. Am häufigsten treten plötzliche Dyspnoe, Thoraxschmerzen, Synkopen und Hämoptoe auf. Kleinere, meistens periphere Embolien, verlaufen oft asymptomatisch und bleiben daher unerkannt und unbehandelt.

Literatur

Bulger CM, Jacobs C, Patel NH. Epidemiology of acute deep vein thrombosis. Tech Vasc Interv Radiol 2004; 7: 50–4.

Clagett GP, Reisch JS. Prevention of venous thromboembolism in general surgical patients. Ann Surg 1988; 208: 227–40.

van Beek EJ, Büller HR, ten Cate JW. Epidemiology of venous thromboembolism. In: Tooke JE, Lowe GDO (eds). A textbook of vascular medicine. London, Sydney, Auckland: Arnold 1996.

Watkins LO. Epidemiology and burden of cardiovascular disease. Clin Cardiol 2004; 27: III2–6.

White RH. The epidemiology of venous thromboembolism. Circulation 2003; 107: I4–8.

5.2 Arterielle Thromboembolien

5.2.1 Akutes Koronarsyndrom

Hans Hölschermann

Ein 58-jähriger männlicher Patient verspürt gegen 3 Uhr morgens plötzlich anhaltende retrosternale Schmerzen mit Ausstrahlung in den linken Arm.
■ **Diagnostik und Therapie:** Der hinzugerufene Notarzt stellt anhand eines vor Ort abgeleiteten 12-Kanal-EKG die Verdachtsdiagnose eines akuten Koronarsyndroms ohne ST-Hebung und begleitet den Patienten nach der Erstversorgung mit Sauerstoff, 500 mg ASS i. v., 5 mg Metoprolol i. v. sowie 5 000 I.E. Heparin i. v. unter Monitorüberwachung in die Klinik.
Der Patient klagt trotz intravenöser Heparin- und Nitrattherapie über weiter anhaltende Schmerzen. Bei der **Labordiagnostik** bestätigt der Ischämiemarker Troponin I die Diagnose eines NSTEMI. Der Patient erhält 600 mg Clopidogrel per os sowie intravenös einen GP-IIb/IIIa-Rezeptor-Antagonisten und wird einer Koronarangiographie zugeführt. Diese zeigt eine kurzstreckige, hochgradige Stenose in der proximalen linken Koronararterie, die mittels perkutaner transluminaler Koronarangioplastie (PTCA) und Implantation eines intrakoronaren Stents in gleicher Sitzung wiedereröffnet wird (Abb. 5-1a und b). Die intravenöse Therapie mit einem GP-IIb/IIIa-Blocker mit begleitender Heparintherapie wird auf der Intermediate-care-Station unter Monitorüberwachung des Patienten für 24 Stunden fortgeführt.
Der Patient verlässt in den nächsten Tagen die Klinik mit folgender **therapeutischer Empfehlung zur Reinfarktprophylaxe**: lebenslang niedrig dosiertes ASS (100 mg/d), Clopidogrel (75 mg/d) für 9 Monate, ACE-Hemmer, β-Blocker und Lipidsenker (Statin).

Im Verlauf der letzten Jahre haben sich das Bild und die Terminologie des akuten Herzinfarkts erheblich gewandelt. Da der Begriff **Herzinfarkt** im Sinne einer exakten medizinischen Diagnose nicht mehr verwendet werden kann, wurde die Definition des Myokardinfarkts erweitert: Unter dem Begriff **akutes Koronarsyndrom** werden heute die Akutmanifestationen der koronaren Herzkrankheit, d. h. die instabile Angina pectoris (iAP), der NSTEMI (non-ST-elevation myocardial infarction) und der STEMI (ST-elevation myocardial infarction) zusammengefasst (Alpert et al. 2000; Hamm u. Braunwald 2000). Die Unterscheidung zwischen STEMI und NSTEMI in der Akutphase ermöglicht eine bessere Differenzialtherapie mit sofortiger rekanalisierender Therapie für STEMI-Patienten und primär antithrombotischer Therapie mit gegebenenfalls frühinvasiver Strategie für Patienten ohne ST-He-

5.2 Arterielle Thromboembolien

bung im EKG. Bei Nachweis von Markern der Myokardnekrose (Kreatinkinase, Troponin) wird von einem Myokardinfarkt gesprochen.

Einen Überblick über die Differenzierung des akuten Koronarsyndroms und die neue Infarktdefinition zeigt Abbildung 5-2.

Ätiologie und Pathogenese

Bei den akuten Koronarsyndromen handelt sich um pathophysiologisch verwandte, klinisch akut lebensbedrohliche Manifestationsformen der koronaren Herzerkrankung. Die Übergänge zwischen diesen Syndromen sind fließend. In aller Regel liegt allen 3 klinischen Erscheinungsformen des akuten Koronarsyndroms (iAP, NSTEMI,

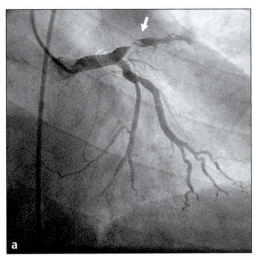
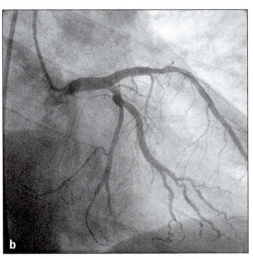

Abb. 5-1 Die Koronarangiographie des Patienten zeigt eine proximale, hochgradige Stenose des Ramus interventricularis anterior a) vor und b) nach Stentimplantation. Der Füllungsdefekt im Bereich der Stenose (Pfeil) entspricht den intrakoronaren Thrombusanteilen im Bereich der Läsion.

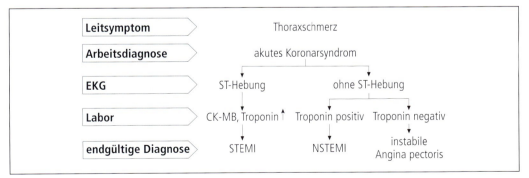

Abb. 5-2 Akutes Koronarsyndrom: Einteilung nach EKG-Manifestation in ST-Hebungs- bzw. Nicht-ST-Hebungsmyokardinfarkt und nach dem Troponinstatus. Unterscheidung zwischen instabiler Angina pectoris und Myokardinfarkt.

NSTEMI = non-ST-elevation myocardial infarction; STEMI = ST-elevation myocardial infarction; CK = Kreatinkinase.

STEMI) ein gemeinsames pathophysiologisches Substrat zu Grunde: die Erosion bzw. Ruptur einer atherosklerotischen Plaque, die zur Thrombozytenadhäsion und -aggregation mit Thrombusbildung in der Koronararterie führt (Abb. 5-3) (Naghavi et al. 2003). Beim Kontakt von Blut mit den stark thrombogenen Substanzen in der Gefäßwand (tissue factor, Lipide, Kollagen, Fibronektin, von-Willebrand-Faktor) werden die Aktivität von Faktor VIIa gesteigert, vermehrt Faktor Xa und Thrombin aktiviert und letztlich Fibrinbildung und Thrombozytenaggregation vorangetrieben (Viles-Gonzalez et al. 2004).

Während bei der instabilen Angina pectoris und dem NSTEMI meist hochgradige Koronarstenosen und lokale Thrombozytenaktivierungen zu rezidivierenden subtotalen Verschlüssen des Koronarsystems führen, findet sich beim STEMI häufig ein totaler thrombotischer Verschluss des Herzkranzgefäßes als Folge der Ruptur einer instabilen atherosklerotischen Plaque oder einer spontanen Dissektion der Gefäßwand. Eine komplette Ischämie wird vom Muskelgewebe des Herzens für maximal 30 Minuten toleriert. Danach kommt es zur Nekrose des abhängigen Myokards.

Für die Größe des Infarkts und damit für die Prognose des Patienten sind neben der Lokalisation des Koronarverschlusses (je proximaler der Verschluss, desto ausgedehnter das infarzierte Myokardareal) auch die Koronaranatomie (Versorgungstyp) und die Existenz von Kollateralen maßgeblich. Nach den heutigen pathophysiologischen Konzepten führen in erster Linie akute und chronische entzündliche Gefäßprozesse zur Ausdünnung der fibrösen Deckplatte und letztlich zur Ruptur der atherosklerotischen Plaque. Darüber hinaus hat eine Vielzahl weiterer physiologischer und pathophysiologischer Faktoren wie systolischer Blutdruck, Blutviskosität, endogene t-PA-Aktivität, Fibrinogen-, PAI-1-, Kortisol- und Adrenalinplasmaspiegel, die einer zirkadianen Rhythmik unterliegen und unter Stress erhöht sind, Einfluss auf die Wahrscheinlichkeit einer Plaqueruptur und einer daraus resultierenden Koronarthrombose.

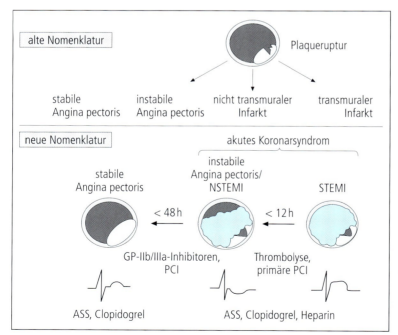

Abb. 5-3 Alte und neue Nomenklatur, pathophysiologisches Substrat und Therapiestrategien des akuten Koronarsyndroms.

Diagnostik

Die Diagnose des akuten Koronarsyndroms beruht auf der Anamnese, der Schmerzsymptomatik, dem 12-Kanal-EKG und dem laborchemischen Nachweis von myokardialen Nekrosemarkern (CK, CK-MB, Troponin).

Klinische Diagnostik

Die Abklärung des akuten Thoraxschmerzes sollte mit einer **Kurzanamnese** (Schmerzcharakteristik, Beginn, Dauer, Risikofaktoren, Hinweise auf eine erhöhte Blutungsgefahr bei Lyse) und einer **Kurzuntersuchung** mit Fokussierung auf Vitalzeichen und kardiovaskulären Zustand (Blutdruck, Herzfrequenz, Stauungszeichen, Pulse) beginnen.

Typischerweise berichten Patienten mit akutem Koronarsyndrom über intensive, lang anhaltende, retrosternale Schmerzen (Angina pectoris), die durch Ruhe oder Nitroglycerin kaum beeinflussbar sind und – insbesondere bei Vorliegen eines ST-Hebungsmyokardinfarkts – von einer vegetativen Begleitsymptomatik (Schwitzen, Übelkeit, Erbrechen), Angst, Herzrhythmusstörungen, Blutdruckabfall sowie Symptomen einer Linksherzinsuffizienz (Dyspnoe, feuchte Rasselgeräusche, Lungenödem) begleitet sein können.

Die mit Abstand wichtigste diagnostische Maßnahme besteht in der raschen Durchführung eines **12-Kanal-EKG** durch den erstbehandelnden Arzt, da anhand des EKG-Befundes die beste Behandlungsstrategie und die bestgeeignete Stelle zur Zuweisung definiert werden kann: Liegt der Beginn der Symptomatik wenige Stunden zurück und zeigen sich in einer oder mehreren Ableitungen ST-Hebungen ≥ 1 mm, sollte der Patient im Idealfall mit dem Notarztwagen direkt in ein Katheterlabor transportiert werden. Für Patienten mit anderen EKG-Veränderungen (ST-Senkung, T-Inversion) muss bis zum Beweis des Gegenteils ein akutes Koronarsyndrom ohne ST-Hebung als Verdachtsdiagnose angenommen werden.

Labordiagnostik

Die initiale **Labordiagnostik** hat sich im Verlauf der letzten Jahre gewandelt.

> Der spezifischste und sensitivste Marker für eine Myokardnekrose ist das Troponin.

Die Spiegel der kardialen Troponine T und I steigen (wie die CK-MB) gewöhnlich innerhalb von 4 Stunden nach Beginn eines Herzinfarkts über den Normbereich hinaus an, um dann für mehrere Tage erhöht zu bleiben. Troponinerhöhungen bei Patienten mit instabiler Angina pectoris zeigen ein erhöhtes Komplikationsrisiko an.

Individualisierte Behandlung

Präklinische Versorgung

Die Verdachtsdiagnose eines akuten Koronarsyndroms ist wegen des hohen Risikos von Herzrhythmusstörungen immer eine Indikation für eine notärztliche Versorgung sowie für einen Patiententransport unter Monitorüberwachung und ärztlicher Begleitung in die Klinik. Die Prognose von Patienten mit akutem Koronarsyndrom wird entscheidend durch die frühe Gabe von Acetylsalicylsäure gebessert. Als Basistherapie sollten **ASS** (250–500 mg i. v.) und unfraktioniertes **Heparin** (i. v. Bolus 60 I.E./kg, maximal 5 000 I.E.) gegeben werden. **Betablocker** (z. B. 2–5 mg Metoprolol) und **Nitroglycerin** (0,4 mg sublingual) sind wirksame antiischämische Medikamente und bei fehlenden Kontraindikationen frühzeitig einzusetzen.

Akuttherapie im Krankenhaus

Die Entscheidung über die klinische Behandlungsstrategie muss in der Akutphase fallen und richtet sich nach der ST-Strecke im EKG. Bei allen Patienten **mit ST-Streckenhebungen** (ST-Hebungsmyokardinfarkt, STEMI) ist eine schnellstmögliche Reperfusionstherapie, d. h. eine Thrombolyse oder primäre Katheterintervention, innerhalb der ersten 12 Stunden indiziert (s. u.). Bei Patienten mit akutem Koronarsyndrom **ohne ST-Streckenhebungen** (instabile Angina pectoris, Nicht-ST-Hebungsmyokardinfarkt) hat die Akuttherapie im Krankenhaus zum Ziel, Beschwerdefreiheit zu erzielen und Komplikationen wie Myokardinfarkt oder plötzlichen Herztod zu verhindern. Deswegen werden Patienten während der ersten 24 Stunden auf einer Intensivstation kontinuierlich überwacht. Abbildung 5-4 fasst den Diagnostik- und Behandlungsalgorithmus bei akutem Koronarsyndrom zusammen.

Therapie des akuten Koronarsyndroms ohne ST-Hebung

Patienten mit akutem Koronarsyndrom und folgenden Merkmalen:
- Troponinerhöhung,
- ST-Senkung im EKG (> 0,1 mV),
- hämodynamische Instabilität (z. B. Schock),
- Rhythmusinstabilität (ventrikuläre Tachykardien, Kammerflimmern, Kammerflattern) und
- Diabetes mellitus

sind als Risikopatienten für Tod oder Myokardinfarkt innerhalb von 30 Tagen einzustufen und erfordern eine frühzeitige invasive Abklärung (Koronarangiographie innerhalb von 48 Stunden). Wesentlicher Bestandteil der Behandlung des akuten Koronarsyndroms ist neben der antiischämischen Therapie mit Nitraten und β-Blockern die gerinnungshemmende und antithrombotische Therapie.

> **Synopsis des leitliniengerechten Managements von Patienten mit akutem Koronarsyndrom ohne ST-Streckenhebung**
>
> Alle Patienten mit akutem Koronarsyndrom sollten sofort Acetylsalicylsäure (ASS) (250 bzw. 500 mg i. v. erhalten. ASS (100 mg/d) wird anschließend lebenslang weitergeführt.
> Alle Patienten sollten frühestmöglich Clopidogrel in einer Sättigungsdosis von 300–600 mg erhalten (Ausnahme: Patienten, die einer dringlichen [< 5 Tage] Bypass-Operation zugeführt werden sollen). Clopidogrel (75 mg/d) wird für mindestens 9 Monate fortgeführt.
>
> Allen Patienten sollte unfraktioniertes Heparin (70 U/kg i. v., max. 5 000 U) oder niedermolekulares Heparin (z. B. Enoxaparin: 30 mg i. v. + 1 mg kg/s. c.) appliziert werden.
> Patienten mit definierten Risikomerkmalen (Troponinerhöhung, ST-Senkung, hämodynamische Instabilität, Rhythmusinstabilität, Diabetes mellitus) sollten einer möglichst raschen invasiven Diagnostik (< 48 h) zugeführt und periinterventionell mit einem intravenösen GP-IIb/IIIa-Rezeptor-Blocker behandelt werden. Bei **unbekanntem Koronarstatus** sollten Tirofiban (10 µg/kg KG i. v. Bolus; 0,15 µg/kg KG/min Dauerinfusion) oder Eptifibatide (180 µg/kg KG/min i. v. Bolus; 2 µg/kg KG/min Dauerinfusion), bei **bekanntem Koronarstatus** und innerhalb von 24 Stunden geplanter Katheterintervention Abciximab (0,25 mg/kg KG i. v. Bolus; 0,125 µg/kg KG/min Dauerinfusion) verwendet werden. Die Infusion sollte nach erfolgter Intervention für mindestens 12 Stunden (Abciximab) bzw. 24 Stunden (Tirofiban oder Eptifibatide) fortgesetzt werden (Abb. 5-3).

Therapie mit verschiedenen Thrombozytenfunktionshemmer

■ **Acetylsalicylsäure**

Die Effektivität von ASS ist in zahlreichen Studien gut dokumentiert und führt zu einer Reduktion schwer wiegender kardiovaskulärer Ereignisse um 35 %. Bei Patienten mit akutem Koronarsyndrom, die bisher nicht chronisch ASS eingenommen haben, lässt sich durch eine intravenöse Bolusgabe von 250–500 mg ASS nach ca. 3 Minuten eine annähernd vollständige Inhibition der thrombozytären Thromboxan-A_2-Synthese erreichen. In der Sekundärprävention atherothrombotischer Ereignisse haben sich Dosierungen zwischen 75–100 mg täglich als genauso wirksam wie die anfänglich hohen Dosierungen erwiesen, die wegen des erhöhten gastrointestinalen Blutungsrisikos wieder verlassen wurden (Wallentin 1991). Noch nicht abschließend beurteilt werden können die Inzidenz und klinische Bedeutung der so genannten ASS-Resistenz, die nach den Daten der HOPE-Studie mit einem erhöhten Risiko für einen Reinfarkt einhergeht (Eikelboom et al. 2002).

Clopidogrel

Das Thienopyridin Clopidogrel (z. B. Iscover®, Plavix®) hemmt irreversibel die durch Adenosindiphosphat (ADP) induzierte Plättchenaggregation (Schrör 1998). Der bereits früh einsetzende Behandlungsvorteil einer kombinierten Thrombozytenfunktionshemmung mit ASS plus Clopidogrel beim akuten Koronarsyndrom zeigte sich auch an den Patienten, die einer perkutanen Koronarintervention zugeführt werden. Thienopyridine werden nach oraler Gabe gut resorbiert, müssen aber in der Leber metabolisiert werden, um Aktivität zu erreichen. Um eine rasche, suffiziente Plättchenhemmung (innerhalb von Stunden) zu erzielen, sollte Clopidogrel beim akuten Koronarsyndrom initial in einer Sättigungsdosis von 600 mg verabreicht werden. Die Fortführung der Therapie mit Clopidogrel (zusätzlich zu ASS) in einer Tagesdosierung von 75 mg ist nach akutem Koronarsyndrom über weitere 9 Monate zu empfehlen. Eine Ausnahme bilden Patienten, bei denen innerhalb von 5 Tagen eine dringliche Bypass-Operation durchgeführt werden muss. Wegen des erhöhten perioperativen Blutungsrisikos sollte bei diesen Patienten, sofern klinisch vertretbar, auf die Gabe von Clopidogrel verzichtet bzw. dieses mindestens 5 Tage präoperativ abgesetzt werden.

Glykoprotein-IIb/IIIa-Inhibitoren

Glykoprotein-IIb/IIIa-Inhibitoren blockieren den Fibrinogenrezeptor und damit die Fibrinogenvernetzung zwischen den Thrombozyten (Lefkovits et al. 1995). Mit Abciximab (z. B. ReoPro®), Tirofiban (z. B. Aggrastat®) und Eptifibatid (z. B. Integrilin®) stehen 3 intravenöse Glykoprotein-IIb/IIIa-Inhibitoren zur Verfügung. Die pharmakologischen Eigenschaften der GP-IIb/IIIa-Hemmer sind in Tabelle 5-1 zusammengefasst. Durch alle GP-IIb/IIIa-Hemmer kann in entsprechender Dosierung eine ca. 90%ige Blockade der Thrombozytenaggregation erzielt werden.

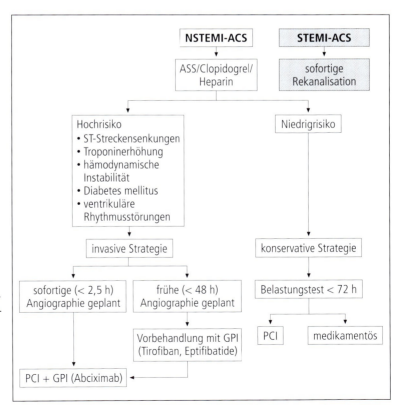

Abb. 5-4 Algorithmus zur Behandlung des akuten Koronarsyndroms. ACS = akutes Koronarsyndrom; GPI = Glykoproteininhibitor; NSTEMI = non-ST-elevation myocardial infarction; PCI = perkutane Koronarintervention; STEMI = ST-elevation myocardial infarction.

Tab. 5-1 Glykoprotein-IIb/IIIa-Inhibitoren.

	Abciximab	Tirofiban	Eptifibatide
Handelsname	z.B. ReoPro®	z.B. Aggrastat®	z.B. Integrilin®
Chemie	Antikörper	Peptidmimetikum	Peptid
Rezeptorbindung	irreversibel	reversibel	reversibel
Molekulargewicht	47 650 Da	495 Da	832 Da
Plasmahalbwertszeit	10 min	2 h	2 h
Wirkung	6–12 h	4 h	4–6 h
Antagonisierung	Thrombozyten	Dialyse	Dialyse

Die Wirksamkeit der GP-IIb/IIIa-Hemmer wurde in großen, randomisierten Studien an inzwischen über 50 000 Patienten mit akutem Koronarsyndrom überprüft. Übereinstimmend zeigte sich in den verschiedenen Einzelstudien, dass Patienten mit akutem Koronarsyndrom ohne ST-Streckenhebung von der Gabe des GP-IIb/IIIa-Antagonisten dann profitieren, wenn gleichzeitig eine Koronarangiographie und Katheterintervention vorgesehen ist. Dagegen sollten bei Patienten, bei denen keine frühe Revaskularisation geplant ist, GP-IIb/IIIa-Antagonisten nur bei definierten Risikogruppen (Diabetiker, Troponin positiv) zum Einsatz kommen.

Die heutige Behandlungsstrategie sieht für alle Patienten mit definierten Risikomerkmalen (s. o.) neben der Pharmakotherapie eine frühe Koronarangiographie mit der Option einer perkutanen Koronarintervention innerhalb von 48 Stunden vor. Der Vorteil der aggressiven, frühinvasiven Therapie (early invasive strategy) gegenüber einer rein konservativen Strategie, d. h. einer medikamentösen Therapie, ist hinsichtlich des Risikos für Tod und Myokardinfarkt durch mehrere Studien (u. a. Keeley et al. 2003) übereinstimmend belegt.

Nach derzeitiger Studienlage werden in der Vorbehandlung (sog. »Upstream«-Gebrauch, d. h. ein mehr als 24-stündiges Intervall bis zur Koronarintervention) die niedermolekularen GP-IIb/IIIa-Antagonisten (Eptifibatid oder Tirofiban) empfohlen, während bei einem frühen Katheterbeginn (PCI innerhalb von 24 Stunden) und bekanntem Koronarstatus periinterventionell Abciximab zum Einsatz kommen soll. Nach erfolgter Intervention sollte die Infusion mit Abciximab über mindestens 12 Stunden, mit Eptifibatid oder Tirofiban über mindestens 24 Stunden fortgesetzt werden (Hamm 2004).

Bei niedrig dosierter Heparinbegleittherapie (UFH) führt die Gabe von GP-IIb/IIIa-Inhibitoren zu keiner signifikanten Steigerung der Blutungskomplikationen gegenüber einer Standardtherapie plus Placebo. Schwere Thrombozytopenien (< 50 000 Thrombozyten/µl) sind selten und in der Regel nach Absetzen des GP-IIb/IIIa-Inhibitors rasch reversibel. Das Risiko einer schweren Thrombozytopenie ist gegenüber der Standardtherapie plus Placebo um etwa 1,5 erhöht. In der Studie PRISM-PLUS oder GUSTO-IV-ACS waren davon weniger als 1 % aller Patienten betroffen.

Bei Gabe von Abciximab muss in 6 % der Fälle mit der Entwicklung von Antikörpern gegen Abciximab gerechnet werden, die allerdings weder die Effektivität einschränkt noch die Nebenwirkungsrate erhöht (Madan u. Tcheng 2000).

Gerinnungshemmende Therapie

■ Unfraktioniertes Heparin und niedermolekulare Heparine

Im Rahmen des akuten Koronarsyndroms kommt es neben der Plättchenaktivierung auch zur Aktivierung der plasmatischen Gerinnung. Der Kontakt von Blut mit dem *tissue factor* in der rupturierten Plaque führt dabei über die Aktivierung der Gerinnungsfaktoren VIIa und Xa zur Bildung von Thrombin (Moons et al. 2002). Thrombin wiederum ist der stärkste endogene

Aktivator von Thrombozyten, vermittelt die Fibrinbildung und -stabilisierung (über die Aktivierung von Faktor XIII) und bewirkt damit die Stabilisierung des koronaren Thrombus. Thrombin selbst kann durch die Thrombozytenfunktionshemmer allein nicht gehemmt werden.

Intravenös appliziertes **UFH** sowie subkutan verabreichte NMH akzelerieren die Wirkung von Antithrombin und hemmen damit das Größenwachstum des Thrombus. Zu den Nachteilen des UFH müssen gezählt werden: die interindividuelle stark variierende antithrombotische Wirkung (bedingt durch die interindividuell unterschiedliche Bindung von Heparin an Plasmaproteine und Endothelzellen), die Resistenz von thrombusgebundenem Thrombin gegenüber einer Hemmung durch Thrombin, die Hemmung von Heparin durch PF-4, die Heparin-induzierte Thrombozytenaktivierung sowie die Notwendigkeit einer kontinuierlichen Kontrolle der aPTT.

NMH (MG < 6 kDa, weniger als 18 Saccharideinheiten) binden nicht gleichzeitig an Thrombin und Antithrombin und hemmen daher Thrombin weniger als Faktor Xa (Cohen et al. 1997). Die Vorteile der NMH liegen in der hohen Bioverfügbarkeit (über 90% nach s. c. Gabe), der geringen unspezifischen Proteinbindung, dem vorhersagbaren und reproduzierbaren gerinnungshemmenden Effekt, der geringeren Inzidenz von Heparin-induzierten Thrombozytopenien sowie in der Anwenderfreundlichkeit (keine Dauerinfusion, keine Kontrolle der aPTT) (Hirsh and Levine 1992).

Prinzipiell können sowohl Enoxaparin (2 × täglich, 1 mg/kg KG s. c.) bzw. UFH (5 000 E als Bolus, anschließend aPTT-gesteuert; Ziel: aPTT-Verlängerung auf das 1,5- bis 2-Fache der Norm [ca. 60–70 s]) verwendet werden, wobei ein Wechsel zwischen UFH und NMH vermieden werden sollte. Wegen der schlechteren kurzfristigen Steuerbarkeit der NMH (lange Halbwertszeit, keine Antagonisierung mit Protamin) wird insbesondere bei einem invasiven Vorgehen mit koronarinterventioneller Behandlungsstrategie von vielen Untersuchern weiterhin die Verwendung von UFH bevorzugt. Mit der Messung der aktivierten Gerinnungszeit (ACT) im Katheterlabor steht ein valider Schnelltest zur Verfügung, der eine Aussage über die Funktion des endogenen Gerinnungssystems und eine entsprechende Steuerung der Heparintherapie ermöglicht.

Wichtigste **Nebenwirkung der Heparine** ist das Auftreten der Heparin-induzierten Thrombozytopenie. Eine HIT Typ II tritt mit einer Häufigkeit vermutlich von weniger als 1% auf, wobei sie unter NMH wesentlich seltener als unter UFH beobachtet wird. Bei Absinken der Thrombozytenzahlen (v.a. in Verbindung mit thrombotischen Gefäßverschlüssen) sollte mithilfe immunologischer Verfahren (s. Kap. 2.14.1) die Diagnose gesichert werden und Heparin unverzüglich durch eine alternative Antikoagulation mit entweder Hirudin oder Danaparoid (s. Kap. 5.3.7, S. 461) ersetzt werden.

Pentasaccharid: Das synthetische Pentasaccharid (Fondaparinux, z. B. Arixtra®) bindet mit hoher Affinität an Antithrombin und führt zu einer spezifischen Faktor-Xa-Hemmung. Nach subkutaner Injektion (Bioverfügbarkeit 100%, HWZ 14–16 h) setzt seine Wirkung nach ca. 30 Minuten ein. Fondaparinux hat keine Wirkung auf die Thrombozytenfunktion. Es tritt keine HIT auf. In einer ersten Dosisfindungsstudie zeigte Fondaparinux bei Patienten mit akutem Koronarsyndrom die gleiche Wirksamkeit und die gleiche Rate an größeren und kleineren Blutungen wie Enoxaparin (PENTUA-Studie) (Simoons et al. 2004). Fondaparinux wird zurzeit in einer großen Phase-3-Studie (OASIS 5/Michelangelo) bei akutem Koronarsyndrom ohne ST-Streckenhebung gegen Enoxaparin geprüft.

■ Direkte Thrombinhemmer

Sie hemmen primär die Thrombinaktivität und dies unabhängig von der Antithrombin-Kofaktor-Aktivität. Zu den bei akutem Koronarsyndrom evaluierten direkten Thrombininhibitoren zählen **Hirudin** (bzw. die rekombinanten Hirudine Lepirudin u. Desirudin), **Bivalirudin** (früher: Hirulog) und **Argatroban**. Rekombinantes Hirudin zeigte bei Patienten mit akutem Koronarsyndrom, die einer frühen Koronarintervention zugeführt wurden, im Vergleich zu UFH eine signifikante Risikoreduktion für Tod oder Myokardinfarkt nach 4 und 35 Tagen. Der Wirksamkeit des Hirudins steht allerdings die deutliche Zunahme der Blutungskomplikationen gegenüber, weswegen der routinemäßige Einsatz von Hirudin bei akutem Koronarsyndrom bisher nicht empfohlen werden kann.

Bivalirudin (z. B. Angiomax®) ist eine aus 20 Aminosäuren bestehende synthetische Form von Hirudin. Auch Bivalirudin bindet mit hoher Affinität an Thrombin, unterscheidet sich aber vom Hirudin insofern, dass der aminoterminale Anteil von Bivalirudin, der die *active site* von Thrombin blockiert, durch Thrombin gespalten wird. Hieraus ergibt sich die prinzipielle Reversibilität der Bivalirudinwirkung und der potenzielle Vorteil einer kurzen HWZ von 25 Minuten (bei Hirudin 60 min). Im Gegensatz zur vorwiegend renalen Exkretion der Hirudine wird Bivalirudin zum größten Teil hepatisch metabolisiert. Bivalirudin wird aktuell gegen Enoxaparin mit und ohne GP-IIb/IIIa-Rezeptor-Blocker bei Patienten mit akutem Koronarsyndrom und früher Koronarintervention (< 48 h) verglichen.

Gegenwärtig werden direkte Antithrombine in Europa zur Primärtherapie des akuten Koronarsyndroms selten verwendet und in den aktuellen Leitlinien der deutschen Gesellschaft für Kardiologie zurzeit nur als Ersatz für Heparin bei Patienten mit HIT empfohlen.

Thrombolytische Therapie

Bei Patienten mit akutem Koronarsyndrom ohne ST-Streckenhebung erhöht eine Thrombolysetherapie die Rate an Todesfällen, Myokardinfarkten und Blutungen. Einblutungen in die rupturierte atherosklerotische Plaque mit konsekutiver Obstruktion des Koronargefäßes und reduziertem Koronarfluss sind mögliche pathobiologische Ursachen dieser klinischen Beobachtung.

Im Gegensatz zum akuten Koronarsyndrom mit ST-Streckenhebung (STEMI) sollte daher eine thrombolytische Therapie bei Patienten mit akutem Koronarsyndrom ohne ST-Streckenhebung (iAP, NSTEMI) nicht vorgenommen werden.

> Keine Thrombolyse bei akutem Koronarsyndrom ohne ST-Streckenhebung im EKG.

Therapie des akuten Koronarsyndroms mit ST-Hebung

Therapieziel bei akutem ST-Hebungsmyokardinfarkt ist die möglichst schnelle, komplette und anhaltende Wiedereröffnung des Infarktgefäßes. Dieses Ziel kann prinzipiell mittels medikamentöser Fibrinolyse oder primärer Katheterintervention erreicht werden.

> **Synopsis des leitliniengerechten Managements von Patienten mit akutem Koronarsyndrom mit ST-Streckenhebung**
> Bei allen Patienten mit ST-Hebungsmyokardinfarkt ist innerhalb der ersten 12 Stunden eine Rekanalisationstherapie indiziert.

Thrombolysetherapie

Die Wirksamkeit der Thrombolyse bei einem ST-Hebungsmyokardinfarkt ist bis zur 12. Stunde nach Symptombeginn belegt und in hohem Maße vom Zeitintervall zwischen Schmerz- und Therapiebeginn abhängig (Hamm 2004).

Die größte Wirkung der Fibrinolyse ist in den ersten 2–3 Stunden nach Symptombeginn zu erwarten. In diesem Zeitfenster ist die Lyse der primären Katheterintervention bezüglich einer Reduktion der Letalität gleichwertig. Die systemische Lyse ist stationär und im Notarztwagen einsetzbar, wobei sich die prähospitale Lyse gegenüber der stationären Lyse wegen der zeitlichen Vorverlagerung als überlegen erwiesen hat. Für die systemische intravenöse Lysetherapie stehen in Deutschland Streptokinase, Alteplase, Reteplase und Tenecteplase zur Verfügung (Tab. 5-2).

> Ein fibrinspezifisches Thrombolytikum ist zu bevorzugen.

Reteplase (Gabe als Doppelbolus) und Tenecteplase (Gabe als Einzelbolus) haben insbesondere bei prästationärer Anwendung den Vorteil der leichteren Applizierbarkeit. Die absoluten und relativen Kontraindikationen zur Thrombolysetherapie (Tab. 5-3) müssen berücksichtigt werden.

5.2 Arterielle Thromboembolien

Tab. 5-2 Thrombolytika.

Thrombolytika (STEMI)	Dosierung	Heparinbegleittherapie
Streptokinase	1,5 Mio. IU über 30–60 min	keine Initialgabe Heparin nach 12–24 h
Alteplase (t-PA, z.B. Actilyse®)	15 mg i.v. Bolus 0,75 mg/kg über 30 min 0,5 mg/kg über 60 min	i.v. Bolus 60 U/kg, maximal 4 000 U aPTT adjustiert (50–75 s) über 48 h
Reteplase (r-PA, z.B. Rapilysin®)	10 U + 10 U i.v. Bolus im Abstand von 30 min	i.v. Bolus 60 U/kg, maximal 5 000 U aPTT adjustiert (50–75 s) über 48 h
Tenecteplase (TNK-t-PA, z.B. Metalyse®)	< 60 kg: 30 mg 60–70 kg: 35 mg 70–80 mg kg: 40 mg 80–90 kg: 45 mg ≥ 90 kg: 50 mg	i.v. Bolus 60 U/kg, maximal 5 000 U aPTT adjustiert (50–75 s) über 48 h

Tab. 5-3 Kontraindikationen zur Thrombolyse.

Absolute Kontraindikationen	• Schlaganfall in den letzten 6 Monaten (hämorrhagisch, zeitunabhängig) • Trauma, Operation, Kopfverletzung innerhalb der letzten 3 Wochen • Neoplasma oder neurologische ZNS-Erkrankung • Magen-Darm-Blutung innerhalb des letzten Monats • bekannte Blutungsdiathese • Aortendissektion
Relative Kontraindikationen	• TIA in den letzten 6 Monaten • orale Antikoagulation • Schwangerschaft • nicht komprimierbare Gefäßpunktion • therapierefraktäre Hypertonie (> 180 mmHg) • aktives Ulkusleiden • floride Endokarditis • fortgeschrittene Lebererkrankung • traumatische Reanimationsmaßnahmen

Als Begleittherapie sollten ASS (250–500 mg i. v.), Clopidogrel (300 mg gefolgt von 75 mg/d Erhaltungsdosis) und Heparin (60 I.E./kg, max. 5 000 I.E., aPTT-gesteuert, für mindestens 48 Stunden) gegeben werden.

Primäre perkutane Koronarintervention

Alternativ zur Thrombolysetherapie kann das verschlossene Koronargefäß auch primär katheterinterventionell (PCI) wiedereröffnet werden. Vorteile der primären PCI gegenüber der Thrombolyse liegen in der Verbesserung der Überlebensrate, einem reduzierten Schlaganfallrisiko und einem um ca. 50 % verminderten Reinfarktrisiko.

Nach den aktuellen Leitlinien sollte in Krankenhäusern mit der Möglichkeit und Qualifikation zur Primärdilatation die PCI Mittel der 1. Wahl sein. Der maximale Zeitverlust der primären PCI im Vergleich zur Thrombolyse darf allerdings 90 Minuten nicht überschreiten.

Die Indikation zur interventionellen Reperfusion ist in jedem Fall bei unklarer diagnostischer Situation, Kontraindikationen zur Thrombolyse und bei Patienten im kardiogenen Schock gegeben.

Die prähospitale Anwendung von **Glykoprotein-IIb/IIIa-Rezeptor-Antagonisten vor einer primären Katheterintervention** erhöht die Rate offener Infarktgefäße mit initial normalem Koronarfluss und mindert die »Thrombuslast«, führt aber nicht zu einer Verbesserung der Prognose, sodass eine routinemäßige Gabe nicht empfohlen wird. Die Kombination von Thrombolytika (in halber Dosierung) mit Glykoprotein-IIb/IIIa-Rezeptor-Antagonisten (sog. Kombilyse) ist der alleinigen Thrombolyse nicht überlegen. Ein Vorteil der Kombinationstherapie mit Thrombolytika vor einer Intervention (sog. facilitated PCI) konnte bislang nicht nachgewiesen werden.

Sekundärprophylaxe

Alle Patienten mit akutem Koronarsyndrom erhalten zur Reinfarktprophylaxe niedrig dosiertes ASS (100 mg/d) lebenslang, Clopidogrel (75 mg/d) für 9–12 Monate sowie ACE-Hemmer, β-Blocker und Statin.

Literatur

Alpert JS, Thygesen K, Antman E, Bassand JP. Myocardial infarction redefined – a consensus document of The Joint European Society of Cardiology/American College of Cardiology Committee for the redefinition of myocardial infarction. J Am Coll Cardiol 2000; 36: 959–69.

Cohen M, Demers C, Gurfinkel EP, Turpie AG, Fromell GJ, Goodman S, Langer A, Califf RM, Fox KA, Premmereur J, Bigonzi F. A comparison of low-molecular-weight heparin with unfractionated heparin for unstable coronary artery disease. Efficacy and Safety of Subcutaneous Enoxaparin in Non-Q-Wave Coronary Events Study Group. N Engl J Med 1997; 337: 447–52.

Coller BS, Peerschke EI, Scudder LE, Sullivan CA. A murine monoclonal antibody that completely blocks the binding of fibrinogen to platelets produces a thrombasthenic-like state in normal platelets and binds to glycoproteins IIb and/or IIIa. J Clin Invest 1983; 72: 325–38.

Eikelboom JW, Hirsh J, Weitz JI, Johnston M, Yi Q, Yusuf S. Aspirin-resistant thromboxane biosynthesis and the risk of myocardial infarction, stroke, or cardiovascular death in patients at high risk for cardiovascular events. Circulation 2002; 105: 1650–5.

Hamm CW. Deutsche Gesellschaft für Kardiologie-, Herz- und Kreislaufforschung. [Guidelines: acute coronary syndrome (ACS). 1: ACS without persistent ST segment elevations]. Z Kardiol 2004a; 93: 72–90.

Hamm CW. [Guidelines: Acute coronary syndrome (ACS). II: Acute coronary syndrome with ST-elevation]. Z Kardiol 2004b; 93: 324–41.

Hamm CW, Braunwald E. A classification of unstable angina revisited. Circulation 2000; 102: 118–22.

Hirsh J, Levine MN. Low molecular weight heparin. Blood 1992; 79: 1–17.

Keeley EC, Boura JA, Grines CL. Primary angioplasty versus intravenous thrombolytic therapy for acute myocardial infarction: a quantitative review of 23 randomised trials. Lancet 2003; 361: 13–20.

Lefkovits J, Plow EF, Topol EJ. Platelet glycoprotein IIb/IIIa receptors in cardiovascular medicine. N Engl J Med 1995; 332: 1553–9.

Madan M, Tcheng JE. Update on Abciximab readministration during percutaneous coronary interventions. Curr Interv Cardiol Rep 2000; 2: 244–9.

Moons AH, Levi M, Peters RJ. Tissue factor and coronary artery disease. Cardiovasc Res 2002; 53: 313–25.

Naghavi M, Libby P, Falk E, Casscells SW, Litovsky S, Rumberger J, Badimon JJ, Stefanadis C, Moreno P, Pasterkamp G, Fayad Z, Stone PH, Waxman S, Raggi P, Madjid M, Zarrabi A, Burke A, Yuan C, Fitzgerald PJ, Siscovick DS, de Korte CL, Aikawa M, Juhani Airaksinen KE, Assmann G, Becker CR, Chesebro JH, Farb A, Galis ZS, Jackson C, Jang IK, Koenig W, Lodder RA, March K, Demirovic J, Navab M, Priori SG, Rekhter MD, Bahr R, Grundy SM, Mehran R, Colombo A, Boerwinkle E, Ballantyne C, Insull W Jr, Schwartz RS, Vogel R, Serruys PW, Hansson GK,

Faxon DP, Kaul S, Drexler H, Greenland P, Muller JE, Virmani R, Ridker PM, Zipes DP, Shah PK, Willerson JT. From vulnerable plaque to vulnerable patient: a call for new definitions and risk assessment strategies: Part I. Circulation 2003; 108: 1664–72.

Schror K. Clinical pharmacology of the adenosine diphosphate (ADP) receptor antagonist, clopidogrel. Vasc Med 1998; 3: 247–51.

Simoons ML, Bobbink IW, Boland J, Gardien M, Klootwijk P, Lensing AW, Ruzyllo W, Umans VA, Vahanian A, Van De Werf F, Zeymer U. A dose-finding study of fondaparinux in patients with non-ST-segment elevation acute coronary syndromes: the Pentasaccharide in Unstable Angina (PENTUA) Study. J Am Coll Cardiol 2004; 43: 2183–90.

Viles-Gonzalez JF, Fuster V, Badimon JJ. Atherothrombosis: a widespread disease with unpredictable and life-threatening consequences. Eur Heart J 2004; 25: 1197–207.

Wallentin LC. Aspirin (75 mg/day) after an episode of unstable coronary artery disease: long-term effects on the risk for myocardial infarction, occurrence of severe angina and the need for revascularization. Research Group on Instability in Coronary Artery Disease in Southeast Sweden. J Am Coll Cardiol 1991; 18: 1587–93.

5.2.2 Zerebrale Ischämie, ischämischer Schlaganfall

Simone Wagner, Werner Hacke

> Ein 60-jähriger Patient leidet seit 2 Stunden an Wortfindungsstörungen und einer hochgradigen Hemiparese rechts.
> ■ **Bildgebende Diagnostik:** Die Magnetresonanztomographie zeigt in der *perfusions*gewichteten Sequenz eine deutliche Störung der Perfusion im Gebiet der A. cerebri media links (Abb. 5-5). In der *diffusions*gewichteten Sequenz (Abb. 5-6) ist ein Mismatch zu sehen, d. h. das diffusionsgestörte Areal ist kleiner als das perfusionsgestörte Areal.
> ■ **Therapie:** Bei dem Patienten wird im Anschluss an die MRT eine systemische Thrombolyse mit 90 mg rt-PA/kg KG durchgeführt (s. S. 347), die ohne Komplikationen verläuft. Die Symptomatik bessert sich, sodass nach 2 Tagen nur noch eine mittelgradige, armbetonte Hemiparese nachweisbar ist. Im Kontroll-CT demarkiert sich in den folgenden Tagen ein Infarkt im Caput nuclei caudati sowie im Nucleus lentiformis. Eine Einblutung ist nicht zu sehen. Als **Sekundärprophylaxe** erhält der Patient 100 mg Acetylsalicylsäure pro Tag.

Der Begriff Schlaganfall wird heterogen benutzt. Er beinhaltet zerebrale Ischämien (Hirninfarkte), intrazerebrale Blutungen und Subarachnoidalblutungen. Im Folgenden wird der ischämische Schlaganfall abgehandelt.

Ätiologie und Pathogenese

Zerebrale Ischämien haben zahlreiche verschiedene Ursachen (Tab. 5-4, 5-5). **Risikofaktoren** für zerebrale Durchblutungsstörungen sind:
- arterielle Hypertonie,
- kardiale Erkrankungen wie Vorhofflimmern,
- Diabetes mellitus,
- Nikotinabusus,
- Störungen des Lipidstoffwechsels,
- chronische Alkoholkrankheit,
- Adipositas und
- Bewegungsmangel.

Die wichtigsten **Erkrankungen**, die mit einem erhöhten Risiko für das Auftreten zerebraler Ischämien einhergehen, sind:

- die koronare Herzkrankheit,
- die periphere arterielle Verschlusskrankheit sowie
- extrakranielle Stenosen oder Verschlüsse der hirnversorgenden Arterien.

Schlaganfälle bei **jungen Menschen** haben ein anderes Ursachenprofil als bei älteren Personen. Bei den Jüngeren stehen kardiale Embolien und seltene Ursachen wie spontane oder traumatische Dissektionen der Karotiden oder Vertebralarterien im Vordergrund.

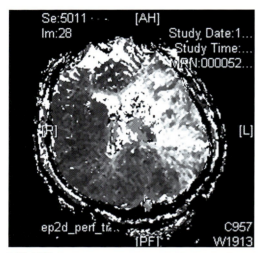

Abb. 5-5 Perfusionsgewichtetes MRT. Auf der linken Seite ist deutlich eine Störung der perfusionsgewichteten Sequenz im mittleren Drittel des Versorgungsgebietes der A. cerebri media zu sehen.

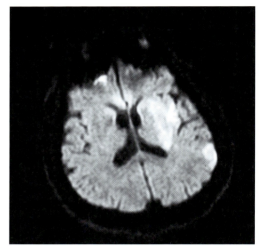

Abb. 5-6 Diffusionsgewichtetes MRT. Es demarkieren sich Störungen in der Diffusion im Caput nuclei caudati sowie im Nucleus lentiformis. Zu beachten ist, dass das perfusionsgestörte Areal deutlich über das diffusionsgestörte Areal hinausgeht. Es besteht ein so genannter Mismatch (mit freundlicher Genehmigung Dr. P. Schramm, Neuroradiologie, Universität Heidelberg).

Tab. 5-4 Häufige Ursachen und Grundkrankheiten bei ischämischen Hirninfarkten.

Ursache	Grundkrankheit
kardioembolisch	Arrhythmia absoluta bei Vorhofflimmern mit/ohne Vorhofthrombus, persistierendes Foramen ovale mit Vorhofseptumaneurysma, Ventrikelaneurysma oder größeres Vorhofseptumaneurysma, Herzklappenveränderungen mit Thrombus oder wandständigem Thrombus, die in den Vorhof oder den Ventrikel reichen
arterioarteriell embolisch	vorgeschaltete extra- oder intrakranielle Stenose mit Territorialinfarkt
lokal atherothrombotisch	Atherosklerose der zum Gehirn führenden Gefäße mit lokalem atherothrombotischem Verschluss eines Gefäßes
mikroangiopathisch	im CT/MRT Nachweis multipler Lakunen bzw. Marklagerveränderungen bei Vorliegen von Risikofaktoren wie Diabetes mellitus, arterieller Hypertonus
vermutlich embolisch	territoriale Infarzierung oder einzelne Lakune ohne Nachweis einer Atherosklerose der extra- oder intrakraniellen großen Gefäße, ohne kardiale Emboliequelle und ohne Zeichen einer Mikroangiopathie

Arterioarterielle Embolien entstehen auf dem Boden **atherosklerotischer Plaques**, bevorzugt bei irregulärer Oberfläche und Ulzerationen. Die häufigsten Quellen sind die Karotisbifurkation und der Aortenbogen. Von autochthonen Thrombosen wird gesprochen, wenn eine lokale Atherosklerose der mittelgroßen und kleineren penetrierenden Hirnarterien zu Verschlüssen führt. Hämodynamisch verursachte Insulte entstehen durch den Abfall des Perfusionsdrucks bei akutem Verschluss einer Arterie sowie bei Vorliegen einer hochgradigen Stenose oder eines älteren Verschlusses.

Bei **kardialen Embolien** handelt es sich v.a. um Embolisationen aus dem Vorhof bei Arrhythmia absoluta, von den Herzklappen bei Herzklappeninsuffizienz oder Endokarditis sowie aus dem Ventrikel nach Herzinfarkt oder bei Herzinsuffizienz (Bogousslavsky et al. 1991). Für eine kardiale Ursache zerebraler Ischämien sprechen der ultrasonographisch fehlende Nachweis atherosklerotischer Veränderungen in den Karotiden und Vertebralarterien, schlagartiges Auftreten der klinischen Symptome – zunächst ohne weitere Verschlechterung – und eine TIA oder Insulte mit wechselnder klinischer Symptomatik in den verschiedenen zerebralen Stromgebieten.

Seltene Ursachen für Schlaganfälle sind **Vaskulitiden** im Rahmen von Kollagenosen. Die isolierten Vaskulitiden des ZNS können auch ohne Laborveränderungen auftreten. Die Arteriitis temporalis kann bei älteren Patienten Ursache für retinale, aber auch zerebrale Ischämien sein.

Pathophysiologisch kommt es im Kerngebiet des Infarkts durch die Ischämie zu einer irreversiblen Schädigung der Neuronen und der Gliazellen. Der Kern der Ischämie wird von der Penumbra – einer Zone mit verminderter Durchblutung – umgeben, in der es mit Zeitverzögerung durch die Folgen der Hypoxie (z. B. Sekretion exzitatorischer Aminosäuretransmitter, Calciumeinstrom in die Zelle, Freisetzung von intrazellulärem Calcium, Bildung freier Radikale) zum Untergang weiterer Neuronen kommt.

Diagnostik

Klinische Diagnostik

Abhängig vom betroffenen Gefäßareal entwickeln sich verschiedene neurologische Störungen. Verschlüsse der **A. cerebri media** führen u. a. zu kontralateraler, brachiofazial betonter Hemiparese und Hemihypästhesie und je nach Infarktlokalisation zu einer homonymen Hemianopsie. Bei Befall der dominanten Hemisphäre kann es zusätzlich zu einer Aphasie, Alexie und Dyskalkulie kommen. Der Verschluss einer **Vertebralarterie** oder der **A. basilaris** führt zu variablen Kombinationen von Hirnstammsymptomen mit Seitenwechsel. Je nach Läsionsort kann es zu Paresen bis hin zu Tetraparesen, Sensibilitätsstörungen, Bulbärparalyse mit Schluck- und Sprechstörungen sowie zu komplexen okulomotorischen Ausfällen kommen. Der Verschluss der A. basilaris führt ohne therapeutische Intervention zum Tod.

Bei einer transitorisch ischämischen Attacke (TIA) kommt es zu neurologischen Ausfällen, die spätestens innerhalb von 24 Stunden wieder vollständig abgeklungen sind. Die meisten transitorisch ischämischen Attacken dauern weniger als 10 Minuten. Ein leichter Schlaganfall wird diagnostiziert, wenn neurologische Ausfälle verbleiben, welche die Funktionsfähigkeit im Alltag nicht beeinträchtigen. Etwa 30–40 % der Patienten mit TIA oder leichtem Schlaganfall erleiden in den nächsten 5 Jahren einen schwereren Schlaganfall. Das Risiko eines Insults oder Reinsults ist in den ersten 3 Tagen nach einer TIA am höchsten. Dies erklärt die Notwendigkeit einer raschen Diagnostik und einer an der Pathophysiologie orientierten frühen Sekundärprävention. Die Mortalität ist bei diesen Patienten um 20 % erhöht. Häufigste Todesursache ist der Myokardinfarkt (Touze et al 2005). CT oder MRT zeigen bei etwa 20 % der Patienten mit einer TIA trotz abgeklungener neurologischer Symptome stumme ischämische Infarkte.

Beim akuten ischämischen Insult entwickeln sich die klinischen Ausfälle schlagartig und innerhalb weniger Minuten. Etwa 15 % der Patienten sterben innerhalb der ersten Woche, meist durch Sekundärkomplikationen wie Hirnödem, Reinsult, Aspirationspneumonie, Lungenembolie oder Sepsis.

Prognostisch ungünstige Faktoren sind initiale Bewusstseinsstörung, Alter über 70 Jahre, Hemiplegie mit Blickwendung, frühere Schlaganfälle und symptomatische koronare Herzerkrankung.

Labordiagnostik

Essenziell ist eine initiale **Blutzuckerbestimmung** mit einem Schnelltest durch Teststreifen und zwar bereits durch den erstversorgenden Rettungsdienst. Hypoglykämien können zu fokalen neurologischen Ausfällen führen, die nach Korrektur des Blutzuckerspiegels rückläufig sind. Andererseits ist bei einer bestehenden zerebralen Ischämie eine Hyperglykämie umgehend zu korrigieren, da sie die Prognose verschlechtert.

Eine detaillierte **Gerinnungsdiagnostik** sollte bei jungen Schlaganfallpatienten mit Hirnvenen- oder Sinusvenenthrombose oder arteriellen Verschlüssen der Hirnarterien erfolgen. Von besonderer Bedeutung ist das Antiphospholipid-Syndrom (s. Kap. 5.3.7, S. 451).

Als Risikofaktor für eine generalisierte Atherosklerose, und somit auch für zerebrale Ischämien, wird die Hyperhomocysteinämie (s. Kap. 5.3.6) angesehen. Ursächlich liegen angeborene Enzymdefekte zu Grunde. Die Senkung eines erhöhten Homocysteinspiegels scheint die Prognose nicht zu verbessern (Toole et al. 2004). Erhöhte Messwerte für Fibrinogen und ein erhöhter **Hämatokrit** gelten als weitere Risikofaktoren für kardiovaskuläre Erkrankungen.

Da Vaskulitiden zu zerebralen Ischämien führen können, erscheinen im Verdachtsfall der Ausschluss von Infektionen (Borrelien) und Kollagenosen sowie von Autoantikörpern gegen neutrophile Granulozyten vom zytoplasmatischen und perinukleären Typ (cANCA u. pANCA) sinnvoll.

Bildgebende Diagnostik

Die Pathogenese der zerebralen Ischämie lässt sich nur durch eine gründliche Diagnostik sichern. Dabei stehen die bildgebenden Verfahren im Vordergrund. Eine Klassifizierung allein nach klinischen Symptomen oder anhand der topografischen Verteilung der betroffenen Hirnareale in der zerebralen Bildgebung ist nicht sicher.

■ Computertomographie

Mit der **kranialen Computertomographie** (CCT) kann sicher zwischen einer Blutung und einer Ischämie unterschieden werden.

> Bereits innerhalb von 2–3 Stunden nach einem ischämischen Infarkt ist es möglich, mittels CCT Zeichen der Infarzierung zu erkennen. Ausgeprägte Infarktfrühzeichen in den ersten 6 Stunden nach dem Ereignis deuten auf eine massive Infarzierung mit einem entsprechend hohen Risiko einer sekundären Einblutung oder einer raumfordernden Ödementwicklung hin. Hirnblutungen kann man sofort nach ihrem Auftreten in der CCT feststellen. 95 % der Subarachnoidalblutungen können ebenfalls mithilfe der CCT diagnostiziert werden.

Eine fokale Ischämie führt zu einer Dichteabnahme des Hirnparenchyms im CT-Bild. Dies ist die Folge eines zellulären Ödems mit vermehrtem intrazellulärem Wassergehalt und etwa 2–3 Stunden nach Symptombeginn sichtbar. 6–8 Stunden nach Beginn der Symptomatik entwickelt sich durch das fortschreitende Ödem ein raumfordernder Effekt. Ist der Hauptstamm der A. cerebri media mit den lentikulostriären Arterien verschlossen, kann als Frühzeichen eine Dichteabnahme der Basalganglien vorliegen, sodass sie nicht mehr von der weißen Substanz abgrenzbar sind. Das verschlossene Gefäß ist dann eventuell als »hyperdenses Arterienzeichen« (z. B. hyperdenses MCA[middle cerebral artery]-Zeichen) zu sehen. Dieses Zeichen besitzt eine hohe Spezifität, jedoch nur eine geringe Sensitivität.

Genauer lassen sich die intrazerebralen Gefäße mithilfe der **CT-Angiographie** (CTA) darstellen. Inzwischen ist es auch möglich, mit CT-Scannern der neuen Generation Perfusionsbilder des Gehirns darzustellen.

Innerhalb von 3–5 Tagen demarkiert sich der Infarkt zunehmend. In den darauf folgenden 3 Wochen beobachtet man im Rahmen des Umbauprozesses eine zunehmende Dichte im Infarktgebiet, die bis zur Isodensität im Vergleich zu gesundem Hirnparenchym ausgebildet sein kann (Fogging-Effekt). Dies kann dazu führen, dass das wirkliche Infarktvolumen nicht oder zu klein sichtbar ist. Eine für Röntgenkontrastmittel passierbare Störung der Blut-Hirn-Schranke, die sich frühestens nach 12–24 Stunden einstellt, kann für 2–3 Wochen unterschiedlich stark ausgeprägt bleiben. Im chronischen Stadium ist der Parenchymdefekt mit dem Liquor isodens und meist als scharf demarkiertes Areal zu erkennen. Das Verteilungsmuster der abgelaufenen Infarkte lässt Rückschlüsse auf die Pathogenese des ischämischen Insults zu.

■ **Magnetresonanztomographie**
Die MRT stellt mit den diffusions- und perfusionsgewichteten Sequenzen die im Vergleich zur CCT sensitivere Methode für die Erfassung der frühen zerebralen Ischämie dar (Schellinger et al. 2001). Blutungen können ebenfalls dargestellt werden. Diese Technik ist jedoch aus logistischen und ökonomischen Gründen nicht überall zur Primärdiagnostik des Schlaganfalles verfügbar.

Im klinischen Alltag hat die MRT daher in der Frühdiagnostik der zerebralen Ischämie die CT bisher noch nicht abgelöst. Für die Diagnostik der subakuten bis chronischen supratentoriellen ischämischen Veränderungen bietet sie gegenüber der CT keine wesentlichen Vorteile. Infratentorielle Pathologien, speziell im Bereich des Hirnstamms, können im MRT im Vergleich zum CT sehr gut dargestellt werden. Eine weitere Indikation zur MRT bei Schlaganfallpatienten ist die Abklärung des Gefäßstatus. Stenosen der intrakraniellen Gefäße können in der Regel gut dargestellt werden, häufig wird jedoch der Stenosegrad überschätzt.

■ **Zerebrale Angiographie**
Die zerebrale Angiographie kommt heute praktisch ausschließlich als transfemorale Katheterangiographie in Seldinger-Technik zur Anwendung. In der akuten Schlaganfalldiagnostik spielt die invasive Katheterangiographie heute nur noch dann eine Rolle, wenn die Frage nach einem Gefäßverschluss mit Ultraschall oder CT- bzw. MRT-Angiographie nicht sicher geklärt werden kann.

■ **Ultraschall der hirnversorgenden und intrakraniellen Arterien**
Die extrakraniellen und großen intrakraniellen Gefäße, einschließlich des Circulus arteriosus Willisii, können gut mit den verschiedenen Ultraschallverfahren dargestellt werden.

Die hirnversorgenden Gefäße können direkt untersucht und auf höhergradige Strombahnhindernisse (ab 50 % Querschnittseinengung) beurteilt werden. Die Bestimmung des Stenosegrads der Aa. carotis communis und interna ist mit der bidirektionalen **Continuous-wave(cw)-Dopplersonographie** in fast allen Fällen möglich. Die A. vertebralis ist an ihrem Abgang aus der A. subclavia sowie an der Atlasschlinge darstellbar. Mit der **B-Bild-Sonographie** können sowohl die Gefäßmorphologie und Plaqueoberfläche beurteilt als auch morphologisch zwischen harten und weichen Plaques unterschieden werden. Die **farbkodierte Duplexsonographie** ermöglicht häufig die Differenzierung einer subtotalen Stenosierung von einem kompletten Verschluss. Die Duplexsonographie spielt auch in der Diagnostik nicht atherosklerotischer Veränderungen (z. B. aneurysmatische Erweiterungen, Knickbildung, Verbreiterung der Intima) sowie bei Vaskulitiden und Gefäßwanddissektionen eine wichtige Rolle. Durch Untersuchung der A. vertebralis am Abgang und im intervertebralen Verlauf können Dysplasien und Hypoplasien erkannt werden.

Die transkranielle **Pulse-wave(pw)-Dopplersonographie** kann die Auswirkungen extrakranieller Gefäßprozesse auf die intrakranielle Hämodynamik untersuchen und lokale Gefäßprozesse der großen Hirnbasisarterien darstellen. Die transkranielle **Farbduplexsonographie** kann darüber hinaus für die Erkennung intrakranieller Stenosen und Verschlüsse hilfreich sein, allerdings ist ihre Anwendbarkeit durch die Dicke der zu durchschallenden Knochenfenster des Schädels in ca. 15 % der Fälle eingeschränkt.

Eine weitere Untersuchungsmethode für die Beurteilung der Behandlungsbedürftigkeit von

Karotisstenosen ist die kontinuierliche Beschallung der A. cerebri media mittels pw-Dopplersonographie zur Erkennung von Mikroembolien.

Ultraschallkontrastmittel können bei schlechten Schallpenetrationsbedingungen die Diagnostik erweitern. Sie helfen dabei, die Schallbarriere des Schädels zu überwinden. Zudem dienen sie dem Nachweis eines offenen Foramen ovale.

■ **Kardiologische Diagnostik**
Die echo- und elektrokardiographische Diagnostik ist bei der Abklärung von Schlaganfallpatienten unerlässlich. 20–30 % aller ischämischen Hirninfarkte sind auf eine kardiale Ursache zurückzuführen.

Die Diagnostik umfasst das EKG und bei Hinweis auf Rhythmusstörungen auch ein Langzeit-EKG. Wichtige bildgebende Verfahren sind die transthorakale und die transösophageale Echokardiographie.

Individualisierte Behandlung

Schlaganfallpatienten sollten nach Möglichkeit in Kliniken aufgenommen werden, die über eine Schlaganfallstation (Stroke Unit) verfügen (Stroke Unit Trialist Collaboration 1997).

Die medizinische Behandlung des Patienten mit akutem Schlaganfall setzt sich aus 4 Komponenten zusammen:
- Behandlung allgemeiner medizinischer Parameter,
- rekanalisierende Therapie,
- intensivmedizinische Behandlung schwerster Schlaganfälle,
- frühe Sekundärprophylaxe.

Behandlung allgemeiner medizinischer Parameter

Schwerpunkt der therapeutischen Bemühungen in der Frühphase des ischämischen Infarkts ist die Stabilisierung physiologischer Parameter.

Prospektive Studien zeigen, dass eine rasche Senkung des Blutdrucks, erhöhte Blutzuckerspiegel, Erhöhung der Körpertemperatur und Hypoxie die Prognose deutlich verschlechtern. Kurz nach einem Schlaganfall steigt häufig der Blutdruck an, fällt aber nach einigen Stunden ohne weitere Therapie spontan wieder ab. Daher sollte zunächst keine Blutdrucksenkung erfolgen. Eine antihypertensive Therapie ist nur notwendig, wenn über mehrere Stunden systolische Blutdruckwerte über 220 mmHg und diastolische Blutdruckwerte über 120 mmHg bestehen. Bei systolischen Werten unter 120 mmHg erfolgt eine Blutdruckanhebung durch Volumengabe und ggf. Dopamin oder Sympathomimetika.

Die folgenden therapeutischen Maßnahmen sind mit überwiegender Wahrscheinlichkeit wirksam:
- Einstellung des systolischen Blutdrucks zwischen 120 und 220 mmHg,
- rasche Senkung erhöhter Blutzuckerspiegel ggf. durch vorübergehenden Einsatz von Insulin,
- Senkung erhöhter Temperaturen durch Kühlung, Paracetamol und ggf. Antibiotika bei Infektion,
- Überwachung der Sauerstoffsättigung, bei Hypoxie Gabe von Sauerstoff, ggf. Intubation und Beatmung,
- Monitoring der Herzfunktion und Behandlung von Herzrhythmusstörungen,
- Thromboseprophylaxe mit niedrig dosiertem unfraktioniertem oder niedermolekularem Heparin, Antiemboliestrümpfe, passive Durchbewegung der paretischen Extremitäten, optimale Lagerung, häufiges Umlagern zur Dekubitusprophylaxe und frühzeitiges Einsetzen von Krankengymnastik, Logopädie und Ergotherapie.

Rekanalisierende Therapie

Rationaler Hintergrund der thrombolytischen Therapie ist die Lyse eines obliterierenden Thrombus mit Wiederherstellung der zerebralen Perfusion. Die Kenntnis über den genauen Beginn der Symptomatik ist wichtig, da das therapeutische Zeitfenster sehr eng ist.

In den letzten Jahren wurden verschiedene Studien zur Wiedereröffnung verschlossener intrakranieller Gefäße durchgeführt (Hacke et al. 2004). Die intravenöse thrombolytische Therapie mit rekombinantem *tissue plasminogen activator* (rt-PA, Alteplase, z. B. Actilyse®) führt nach einem ischämischen Schlaganfall zu einem signifikant verbesserten Outcome. Die Lysetherapie mit rt-PA ist innerhalb eines Zeitfensters von 3 Stunden zugelassen. Darüber hinaus gibt es Hinweise, dass sie bis zu 6 Stunden nach Symptombeginn bei Schlaganfallpatienten, die in der MRT ein deutliches Mismatch (Differenz der Läsionsausbreitung) zwischen der Diffusions- und Perfusionssequenz aufzeigen, von Nutzen sein kann.

> Die systemische Thrombolyse erfolgt mit rt-PA in einer Dosierung von 0,9 mg/kg KG und zwar mit einer Gabe von 10 % in den ersten 10 Minuten und 90 % innerhalb einer Stunde. Bei bestehender Indikation für eine aPTT-wirksame Therapie mit unfraktioniertem Heparin, z. B. bei Arrhythmia absoluta, kann diese 24 Stunden nach Lyse begonnen werden. Besteht keine Indikation zur Antikoagulation erhält der Patient ab dem 2. Tag Acetylsalicylsäure.

Bei Patienten mit sehr schweren Infarkten, hypertoner Entgleisung und ausgedehnten Infarktfrühzeichen ist die Lysebehandlung infolge des Risikos von Sekundärblutungen kontraindiziert.

Die intraarterielle Lysetherapie von Mediasowie von Basilarisverschlüssen mit Urokinase oder rt-PA ist spezialisierten, interventionell angiographisch tätigen Zentren vorbehalten.

Bei fluktuierendem Beginn kann das Zeitfenster bis Lysebeginn bis zu 12 Stunden betragen, nach einer Komadauer von mehr als 4 Stunden ist in der Regel kein günstiges Outcome zu erwarten (Brandt et al. 1996).

▪ Acetylsalicylsäure und Antikoagulation

Eine Acetylsalicylsäure-Behandlung innerhalb von 48 Stunden nach einem Schlaganfall führt zu einer leichten Reduktion der Mortalität und Wiederauftretensrate von Schlaganfällen. Sofern keine Lysetherapie in Betracht kommt, sollte Acetylsalicylsäure (100–300 mg/Tag) verabreicht werden. Weitere Thrombozytenfunktionshemmer sind in dieser Indikation bisher nicht untersucht worden.

Eine generelle Gabe von UFH oder von NMH zur Therapie der zerebralen Ischämie sollte nicht erfolgen. Die aPTT-wirksame intravenöse Heparinbehandlung sollte in Fällen mit hohem kardialem Emboliersiko, Dissektionen oder hochgradigen atherosklerotischen Stenosen vor einer Thrombendarterektomie (TEA) oder Stenting eingesetzt werden (Hamann u. Diener 2001).

Intensivmedizinische Behandlung

Das postischämische Hirnödem beginnt 24–48 Stunden nach einem Schlaganfall und kompliziert den weiteren Krankheitsverlauf. Insbesondere jüngere Patienten mit kompletten Mediainfarkten erleiden häufig massive Hirnschwellungen, begleitet von intrakraniellen Druckanstiegen, die nach 2–4 Tagen zur Einklemmung und nachfolgend zum Tod führen können. Unter konservativer Therapie ist mit einer Letalität von bis zu 80 % zu rechnen.

▪ Konservative Therapie

Patienten mit Hirndruck sollten mit erhöhtem Oberkörper gelagert werden (30°). Ebenso wichtig sind eine suffiziente Schmerzbehandlung, Flüssigkeitsbilanzierung, Blutdruckeinstellung, die konsequente Fiebertherapie sowie, falls nötig, eine Sedierung. Entwickelt sich unter diesen Maßnahmen eine Hirndrucksymptomatik, besteht der nächste Schritt in einer intravenösen Osmotherapie mit Glycerol, Mannitol, HyperHAES oder hypertoner Kochsalzlösung (Schwarz et al. 2002). Hierunter kann es zu Elektrolytverschiebungen, Niereninsuffizienz und Hypovolämie kommen. Wenn Osmotherapeutika versagen, stehen weitere Behandlungsmöglichkeiten wie kurz wirksame Barbiturate oder TRIS-Pufferlösung zur Verfügung. Veränderung des Beatmungsregimes mit Hyperventilation haben meist nur einen kurzfristigen Effekt, außerdem kann durch die Verschiebung des Säure-Basen-Haushaltes das ischämische Ödem zusätzlich verschlechtert werden. Kortikosteroide sind zur Behandlung des postischämischen Hirnödems nicht wirksam.

■ Dekompressive Kraniektomie

Sie wird als Therapiemethode der Wahl bei raumfordernden Kleinhirninfarkten durchgeführt. Daten aus kontrollierten und randomisierten Studien sind jedoch nicht verfügbar. Der Eingriff reduziert die Mortalität von 80 auf 30%. Bei ausgedehnter Schädigung des Hirnstamms ist die Prognose schlechter (Schwab et al. 1998). Bei raumfordernden Hemisphäreninfarkten kann eine dekompressive Kraniektomie die Mortalität ebenfalls von 80 auf 40% senken, ohne den Anteil der Schwerbehinderten unter den Überlebenden zu erhöhen. Kontrovers wird die Indikation zur osteoklastischen Trepanation, d. h. die operative Öffnung des knöchernen Schädels und im Intervall der Verschluss des Defektes mit dem zuvor entnommenen Kalottenstück diskutiert (Schwab et al. 1998). Bei Patienten mit klinischen Zeichen der transtentoriellen Einklemmung und im Koma sollte keine Trepanation durchgeführt werden.

■ Hypothermie

Die moderate Hypothermie von 33–35 °C ist noch eine experimentelle Therapie. Sie sollte nur in spezialisierten neurologischen Zentren erfolgen. Durchführbarkeit und Sicherheit sind bereits erprobt (Schwab et al. 1998). Es fehlen aber noch prospektive Studien, die einen positiven Effekt im Vergleich zur konservativen Hirndrucktherapie bei Patienten mit schwerem Schlaganfall beweisen. Abbildung 5-7 zeigt einen Patienten mit malignem Mediainfarkt, der mit Hypothermie behandelt wird. Die Hypothermie wird inital mit einer Kühldecke und die weitere Kühlung mit einem Kühlkatheter für 72 Stunden erreicht.

■ Behandlung von Stenosen der hirnversorgenden Arterien

Die Behandlung **asymptomatischer** Stenosen und Verschlüsse hirnversorgender Arterien besteht in der therapeutischen Optimierung der Risikofaktoren und der Gabe eines Thrombozytenfunktionshemmers. Nur bei höhergradigen (> 70%) oder progredienten sowie bilateralen Stenosen sollte eine Endarteriektomie durchgeführt werden (Halliday et al. 2004). Der Nutzen der Operation geht verloren, wenn das Operationsrisiko > 3% beträgt. Ob diese Stenosen in gleicher Weise von einer Stentimplantation profitieren, wird untersucht.

Unilaterale **symptomatische** Stenosen der A. carotis interna mit einer Lumeneinengung von mindestens 70% werden operiert oder in ausgewählten Fällen mit einem Stent versorgt. Die SPACE-Studie hat die Äquivalenz beider Verfahren nicht belegen können (Space Collaborative Group 2006). Die Maßnahmen sollten nur in

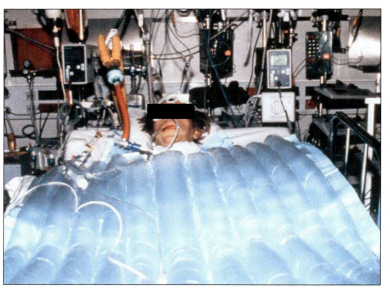

Abb. 5-7 Ein 65-jähriger Patient mit einer großen zerebralen Ischämie der linken Seite. Die Hypothermie wird mit einer Kühldecke initiiert. Die Weiterführung erfolgt mit Hilfe eines Kühlkatheters. Der Patient ist intubiert und analogosediert. Für das Monitoring des zerebralen Drucks sind Drucksonden eingebracht.

Zentren erfolgen, deren kombinierte Mortalität und Morbidität der Intervention unter 3,5 % liegt. **Verschlüsse** der A. carotis interna können nicht operativ behandelt werden. Wenn Karotisstenosen mit einer Lumeneinengung von weniger als 70 % ipsilateral zu einer zerebralen Ischämie geführt haben, wird zunächst ein Thrombozytenfunktionshemmer gegeben und der Befund mit Ultraschall engmaschig kontrolliert. Eine Operation sollte innerhalb von 14 Tagen nach dem initialen vaskulären Ereignis durchgeführt werden. Patienten mit einer Lebenserwartung < 5 Jahren sollten nicht operiert werden.

Frühe Sekundärprophylaxe

Risikofaktoren, die das Auftreten eines Schlaganfalls begünstigen, stimmen weitgehend mit den Risikofaktoren für kardiovaskuläre Erkrankungen überein (Tab. 5-5). Sie sollten bestmöglich eingestellt bzw. behandelt werden.

■ Antikoagulanzien

Bei einer kardialen Emboliequelle besteht eine klare Indikation zur oralen Antikoagulation. Das gilt u. a. für Patienten mit Arrhythmia absoluta bei Vorhofflimmern, und zwar unabhängig vom Lebensalter. Bei INR-Werten zwischen 2 und 3 wird eine 60–80 %ige Reduktion der Schlaganfallhäufigkeit erreicht (Hart u. Halperin 2001).

Bei INR-Werten unter 2 besteht ein erhöhtes Risiko zerebraler Ischämien, bei INR-Werten über 4,5 ein erhöhtes Blutungsrisiko. Patienten mit Kontraindikationen für die Antikoagulation werden mit Acetylsalicylsäure (300 mg/d) behandelt. Das Risiko der Antikoagulation bezüglich schwerwiegender Blutungen beträgt 0,8 % pro Jahr.

■ Thrombozytenfunktionshemmer

Die Wirksamkeit von Thrombozytenfunktionshemmern in der Sekundärprävention der zerebralen Ischämie konnte in mehreren Studien gezeigt werden (Antithrombotic Trialists' Collaboration 2002). Thrombozytenfunktionshemmer reduzieren nach einer TIA oder einem Schlaganfall das Risiko eines nicht tödlichen Schlaganfalls um 23 %. Die Auswahl der Thrombozytenfunktionshemmer orientiert sich an den Leitlinien der Deutschen Gesellschaft für Neurologie (DGN; Diener et al. 2005). Bei Patienten nach TIA und zerebraler Ischämie, die noch keine Sekundärprophylaxe erhalten haben, wird ASS gegeben. Alternativ kann bei Patienten mit hohem Rezidivrisiko (> 4 %) auch die fixe Kombination aus Acetylsalicylsäure und Dipyridamol gegeben werden. Kommt es unter der Therapie mit ASS zu einem erneuten ischämischen Insult, sollte eine ausführliche Reevaluation erfolgen und je nach geändertem Risikoprofil auf Acetylsalicylsäure und Dipyridamol (z. B. Aggrenox® Retardkapseln) oder Clopidogrel umgestellt werden.

Acetylsalicylsäure: Zwei Studien (CAST Collaborative Group 1997; International Stroke Trial Collaborative Group 1997) untersuchten bisher die Gabe von Acetylsalicylsäure in der Akutphase (< 48 h) des Schlaganfalls. Beide Studien zeigten, dass durch die akute Behandlung von Schlaganfallpatienten mit 160 oder 300 mg ASS 7 Schlaganfälle/1 000 behandelten Patienten und 5/1 000 Todesfälle vermieden werden können. Auch wenn beide Studien einige Schwächen im Design aufwiesen, kann davon ausgegangen werden, dass unselektierte Schlaganfallpatienten von der frühzeitigen Gabe von ASS profitieren.

Eine weitere Metaanalyse bestätigt dies mit einer Risikoreduktion von 13 % (relativ) und 3 % (absolut) für einen kombinierten vaskulären Endpunkt (vaskulärer Tod, Schlaganfall, Herzinfarkt). Zurzeit ist in Deutschland und den meis-

Tab. 5-5 Risikofaktoren der zerebralen Ischämie.

Risikofaktor	Prävalenz (%)
Alter	Odds Ratio = 2,0 über 10 Jahre
männliches Geschlecht	50
Hypertonie	25–40
Vorhofflimmern	1–2
Diabetes mellitus	4–20
Dyslipidämie	6–40
Rauchen	20–40
Alkoholmissbrauch, chronischer Alkoholismus	5–30
mangelnde Bewegung	20–40

ten europäischen Ländern eine Dosis von 100 mg pro Tag üblich, da bei höherer Dosis keine bessere Wirksamkeit, jedoch eine ansteigende Blutungsrate beobachtet wurde (Topol et al. 2003).

Thienopyridine: Ticlopidin und Clopidogrel hemmen die ADP-induzierte Aggregation der Plättchen. Clopidogrel hat Ticlopidin fast vollständig ersetzt. Gründe sind ein deutlich günstigeres Nebenwirkungsprofil und das Ergebnis der CAPRIE-Studie, in der Clopidogrel mit ASS verglichen wurde (CAPRIE Steering Committee 1996). Clopidogrel führte für einen kombinierten Endpunkt von Schlaganfall, Herzinfarkt und vaskulärem Tod zu einer 8,7%igen relativen Risikoreduktion im Vergleich zu ASS. Besonders ausgeprägt ist der Effekt bei Patienten mit pAVK und mit Schlaganfall.

Dipyridamol: Der Wirkstoff ist ein Phosphodiesterasehemmer und führt zu einer reduzierten Thrombozytenaggregation. Die ESPS-2-Studie verglich in einem 4-armigen Design ASS (2 × 25 mg/d), retardiertes Dipyridamol (2 × 200 mg/d), ASS plus retardiertes Dipyridamol (2 × 25 mg + 2 × 200 mg) und Placebo (Diener et al. 1997). Die Kombinationsbehandlung führte verglichen mit Placebo zu einer relativen Risikoreduktion von 37%. Unter ASS oder Dipyridamol als Monotherapie zeigte sich nur eine 18%ige bzw. 16%ige relative Risikoreduktion. Die Kombination aus 25 mg ASS und 200 mg retardiertem Dipyridamol (z. B. Aggrenox® Retardkapseln) 2 × täglich kann demnach alternativ zu ASS 100 mg in der Sekundärprophylaxe eingesetzt werden. Die Ergebnisse der PRoFESS-Studie (ASS plus Clopidogrel versus ASS und Dipyridamol) (Schellinger et al. 2004) stehen noch aus.

Kombination von ASS und Clopidogrel: Bei akuten Koronarsyndromen konnte die CURE-Studie zeigen, dass die Kombination von ASS und Clopidogrel gegenüber ASS allein wesentlich effizienter in der Prävention sekundärer Ereignisse (Tod, Schlaganfall, Herzinfarkt) ist. So ist die absolute Risikoreduktion unter ASS 11,4% und unter der Kombination 9,3%.

Die 2004 veröffentlichte MATCH-Studie testete die Effektivität der Kombination von ASS und Clopidogrel gegenüber Clopidogrel allein nach akuten zerebrovaskulären Ereignissen. Sie führte zu keiner signifikanten Risikoreduktion, jedoch zu einer signifikant erhöhten Blutungsrate (Diener et al. 2004). Daher sollten nur ausgewählte Patienten mit einer TIA, einem Schlaganfall und instabiler Angina pectoris oder mit einem Nicht-ST-Hebungsinfarkt mit einer Kombination von 75 mg Clopidogrel und 75 mg ASS behandelt werden. Weitere Studien zu Kombinationstherapien stehen noch aus und die Empfehlungen werden sich je nach Studienlage ändern.

Die Ergebnisse der Charisma-Studie (Clopidogrel plus ASS gegen ASS bei Patienten mit Schlaganfall, Herzinfarkt und pAVK) haben gezeigt, dass eine Kombination von Clopidogrel und ASS zu keiner zusätzlichen Reduktion der Rate von Myokardinfarkten, Schlaganfällen oder Tod durch andere vaskuläre Risikofaktoren führt (Bhatt et al. 2006).

GP-IIb/IIIa-Antagonisten: Bei akuten Koronarsyndromen sind die intravenös einsetzbaren Integrinantagonisten sehr effektiv und reduzieren die Frühmortalität. In der Sekundärprophylaxe der zerebralen Ischämie spielen sie keine Rolle (Topol et al. 2003). Ihre Wertigkeit in der Behandlung des akuten Schlaganfalls wird noch in Studien überprüft.

Literatur

Antithrombotic Trialists' Collaboration. Collaborative meta-analysis of randomised trials of antiplatelet therapy for prevention of death, myocardial infarction, and stroke in high risk patients. BMJ 2002; 324: 71–86.

Bhatt DL, Fox KA, Hacke W, Berger PB, Black HR, Boden WE, Cacoub P, Cohen EA, Creager MA, Easton JD, Flather MD, Haffner SM, Hamm CW, Hankey GJ, Johnston SC, Mak KH, Mas JL, Montalescot P, Pearson TA, Steg PG, Steinhubl SR, Weber MA, Brennan DM, Fabry-Ribaudo L, Booth J, Topol EJ; CHARISMA Investigators. Clopidogrel and aspirin versus aspirin alone for the prevention of atherothrombotic events. N Engl J Med. 2006; 354: 1706–17.

Bogousslavsky J, Cachin C, Regli F, Despland P, Van Melle G, Kappenberger L. Cardiac source of embolism and cerebral infarction – clinical consequences and vascular concomitants: the Lausanne Stroke Registry. Neurology 1991; 41: 855–9.

5.2 Arterielle Thromboembolien

Brandt T, von Kummer R, Muller-Kuppers M, Hacke W. Thrombolytic therapy of acute basilar artery occlusion. Stroke 1996; 27: 875–81.

CAPRIE Steering Committee. A randomised, blinded, trial of clopidogrel versus aspirin in patients at risk of ischaemic events (CAPRIE). Lancet 1996; 348: 1329–39.

CAST (Chinese Acute Stroke Trial) Collaborative Group. CAST: randomized placebo-controlled trial of early aspirin use in 20,000 patients with acute ischaemic stroke. Lancet 1997; 349: 1641–9.

Diener H, Bogousslavsky J, Brass L, Cimminiello C, Csiba L, Kaste M, Leys D, Matias-Guiu J, Rupprecht HJ: MATCH Investigators. Aspirin and clopidogrel compared with clopidogrel alone after recent ischaemic stroke or transient ischaemic attack in high risk patients (MATCH): randomised, double-blind, placebo-controlled trial. Lancet 2004; 364: 331–4.

Diener HC, Forbes C, Riekkinen PJ, Sivenius J, Smets P, Lowenthal A and and the ESPS Group. European Stroke Prevention Study 2: Efficacy and safety data. J Neurol Sci 1997; 151: S1–77.

Diener HC, Putzki N, Berlit P, Hacke W, Hufnagel A, Hufschmidt A, Mattle H, Meier U, Oertel WH, Reichmann H, Rieckmann O, Schmutzhard E, Wallesch CW, Weller M (Hrsg.). Leitlinien für Diagnostik und Therapie in der Neurologie. Stuttgart: Georg Thieme Verlag 2005; 201–211.

Hacke W, Donnan G, Fieschi C, Kaste M, von Kummer R, Broderick JP, Brott T, Frankel M, Grotta JC, Haley EC Jr, Kwiatkowski T, Levine SR, Lewandowski C, Lu M, Lyden P, Marler JR, Patel S, Tilley BC, Albers G, Bluhmki E, Wilhelm M, Hamilton S, ATLANTIS Trials Investigators, ECASS Trials Investigators, NINDS rt-PA Study Group Investigators. Association of outcome with early stroke treatment: pooled analysis of ATLANTIS, ECASS, and NINDS rt-PA stroke trials. Lancet 2004; 363: 768–74.

Halliday A, Mansfield A, Marro J, Peto C, Peto R, Potter J, Thomas D, MRC Asymptomatic Carotid Surgery Trial (ACST) Collaborative Group. Prevention of disabling and fatal strokes by successful carotid endarterectomy in patients without recent neurological symptoms: randomised controlled trial. Lancet 2004; 363: 1491–502.

Hamann GF, Diener HC. Intravenöse Heparintherapie beim akuten ischämischen Hirninfarkt. Akt Neurol 2001; 28: 122–7.

Hart RG, Halperin JL. Atrial fibrillation and stroke: concepts and controversies. Stroke 2001; 32: 803–8.

International Stroke Trial Collaborative Group. The International Stroke Trial (IST): a randomised trial of aspirin, subcutaneous heparin, both or neither among 19435 patients with acute ischaemic stroke. Lancet 1997, 349: 1569–81.

Külkens S, Ringleb P, Hacke W. Empfehlungen der European Stroke Initiative (EUSI) zur Behandlung des ischämischen Schlaganfalls – Aktualisierung 2003 Teil 1: Organisation und Akutbehandlung. Nervenarzt 2004a; 75: 368–79.

Külkens S, Ringleb P, Hacke W. Empfehlungen der European Stroke Initiative (EUSI) zur Behandlung des ischämischen Schlaganfalls – Aktualisierung 2003 Teil 2 Organisation und Akutbehandlung, Nervenarzt 2004a, 75 380–88.

Schellinger PD, Fiebach JB, Jansen O, Ringleb PA, Mohr A, Steiner T, Heiland S, Schwab S, Pohlers O, Ryssel H, Orakcioglu B, Sartor K, Hacke W. Stroke magnetic resonance imaging within 6 hours after onset of hyperacute cerebral ischemia. Ann Neurol 2001; 49: 460–9.

Schellinger PD, Juttler E, Meyding-Lamadé UK, Schwark C. [The value of platelet inhibitors in the secondary prophylaxis of stroke – a review]. Fortschr Neurol Psychiatr 2004; 72: 270–81.

Schwab S, Schwarz S, Spranger M, Keller E, Bertram M, Hacke W. Moderate hypothermia in the treatment of patients with severe middle cerebral artery infarction. Stroke 1998; 29: 2461–6.

Schwab S, Steiner T, Aschoff A, Schwarz S, Steiner HH, Jansen O, Hacke W. Early hemicraniectomy in patients with complete middle cerebral artery infarction. Stroke 1998; 29: 1888–93.

Schwarz S, Georgiadis D, Aschoff A, Schwab S. Effects of hypertonic (10%) saline in patients with raised intracranial pressure after stroke. Stroke 2002; 33: 136–40.

SPACE Collaborative Group; Ringleb PA, Allenberg J, Bruckmann H, Eckstein HH, Fraedrich G, Hartmann M, Hennerici M, Jansen O, Klein G, Kunze A, Marx P, Niederkorn K, Schmiedt W, Solymosi L, Stingele R, Zeumer H, Hacke W. 30 day results from the SPACE trial of stent-protected angioplasty versus carotid endarterectomy in symptomatic patients: a randomised non-inferiority trial. Lancet 2006; 368: 1239–47.

Stroke Unit Trialists Collaboration. Collaborative systematic review of the randomised trials of organised inpatient (stroke unit) care after stroke. Brit Med J 1997; 314: 1151–9.

Toole JF, Malinow MR, Chambless LE, Spence JD, Pettigrew LC, Howard VJ, Sides EG, Wang CH, Stampfer M. Lowering homocysteine in patients with ischemic stroke to prevent recurrent stroke, myocardial infarction, and death: the Vitamin Intervention for Stroke Prevention (VISP) randomized controlled trial. JAMA 2004; 291: 565–75.

Topol E, Easton D, Harrington R, Amarenco P, Califf R, Graffagnino C, Davis S, Diener H, Ferguson J, Fitzgerald D, Granett J, Shuaib A, Koudstaal P, Theroux P, Van de Werf F, Sigmon K, Pieper K, Vallee M, Willerson J. Blockade of the Glycoprotein IIb/IIIa Receptor to Avoid Vascular Occlusion (BRAVO) Trial Investigators. Randomized, double-blind, placebo-controlled, international trial of the oral IIb/IIIa antagonist lotrafiban in coronary and cerebrovascular disease. Circulation 2003; 108: 399–406.

Touze E, Varenne O, Chatellier G, Peyrard S, Rothwell PM, Mas JL. Risk of myocardial infarction and vascular death after transient ischemic attack and ischemic stroke: a systematic review and meta-analysis. Stroke 2005; 36: 2748–55.

5.2.3 Periphere arterielle Verschlusskrankheit

Heinz Heidrich

Unter einer peripheren arteriellen Verschlusskrankheit werden Gefäßveränderungen verstanden, bei denen es durch strukturelle Veränderungen der Gefäßwand mit Endothelschädigung und Dysfunktion des Gefäßendothels zu einer intravasalen Plättchenaktivierung und Thrombinbildung mit Anheftung der Plättchenaggregate an die Gefäßwand kommt (Schrör 2005). Dadurch treten Stenosen und schließlich Gefäßverschlüsse mit einer Abnahme der Durchblutung distal der Lumeneinengungen auf.

In Abhängigkeit vom Entwicklungstempo der arteriellen Gefäßverschlüsse werden eine **akute** (Folge einer Embolie oder einer lokalen Thrombose) und eine **chronische** (Folge einer degenerativen Arteriosklerose) periphere arterielle Verschlusskrankheit unterschieden. Eine pAVK manifestiert sich an den Arm- und Beinarterien.

Chronische periphere arterielle Verschlusskrankheit

Ein 62-jähriger Mann mit behandelter arterieller Hypertonie und Fettstoffwechselstörung bemerkt seit 6 Wochen beim schnellen Laufen ziehende Schmerzen in der rechten Wade. Zunächst nach 400 m, mittlerweile nach 200 m treten die Schmerzen auf und nehmen bei weiterem Gehen zu. Bleibt der Patient stehen, hören sie nach ca. 2–3 Minuten auf und machen sich erst bei weiterem Gehen wieder bemerkbar.
■ **Diagnostik:** Bei der **Inspektion der Beine** zeigen sich keine Auffälligkeiten. Die **Palpation der Beinpulse** (A. femoralis, A. poplitea, A. tibialis posterior, A. dorsalis pedis) ergibt eine Differenz zwischen dem rechten und linken Bein: Während links nur die A. dorsalis pedis nicht tastbar ist, lassen sich rechts die A. poplitea, die A. tibialis posterior und die A. dorsalis pedis nicht tasten. Bei der **Auskultation** sind leise systolische Strömungsgeräusche über den Beckenarterien und in den proximalen Anteilen der Femoralarterien zu hören.
Bei der **Messung der systolischen Knöchelarteriendrücke** ergibt sich folgender Befund: A. tibialis posterior und A. dorsalis pedis rechts jeweils 50 mmHg, A. tibialis posterior links 80 mmHg und A. dorsalis pedis links 70 mmHg. Der systolische Blutdruck am Arm beträgt 140 mmHg.
Im Anschluss wird eine **Duplexsonographie** und eine **Becken-Bein-Angiographie** durchgeführt. Sie ergeben einen 8 cm langen Verschluss der rechten A. femoralis superficialis. Links zeigen sich die A. tibialis anterior und posterior stenosiert. In den Becken- und Femoralarterien lassen sich diffuse arteriosklerotische Wandveränderungen nachweisen (Abb. 5-8 a, b, c).
■ **Diagnose:** Aufgrund des Befundes wird die Diagnose Claudicatio intermittens bei atherosklerotischem Verschluss der rechten A. femoralis

5.2 Arterielle Thromboembolien

superficialis gestellt. Am linken Bein liegen asymptomatische hochgradige Stenosen der A. tibialis anterior und posterior vor. Die Erkrankung ist Folge einer Arteriosklerose.

■ **Therapie:** Auf eine Heparinisierung wird verzichtet und bereits einen Tag vor der perkutanen transluminalen Angioplastie (PTA) eine antithrombotische Behandlung mit 2×100 mg ASS begonnen. Ein H_2-Rezeptoren-Blocker als Prophylaxe von Gastritiden und gastralen Blutungen wird nicht gegeben, da eine präventiv vorgenommene Gastroskopie keine pathologischen Magenveränderungen ergeben hatte und anamnestisch Magenerkrankungen nicht bekannt sind. Bei dem Patienten wird erfolgreich eine Katheterdilatation der A. femoralis rechts ohne Stentimplantation durchgeführt.
Für eine orale Antikoagulation mit Dicumarol besteht nach aktuellen Therapieleitlinien zum gegenwärtigen Zeitpunkt nach einer PTA an den unteren Extremitäten keine Indikation. Risikofaktoren wie die Fettstoffwechselstörung und der Hypertonus müssen entsprechend behandelt werden. Vasoaktive Medikamente werden nicht appliziert, da nach Dilatation keine Gehstreckenlimitierung vorliegt.

Ätiologie und Pathogenese

Die periphere arterielle Verschlusskrankheit als Folge von Stenosen und Verschlüssen im Bereich der Aorta sowie der Becken-, Bein-, Schulter- und Armarterien kann sich ätiologisch durch eine langsam progrediente Atherosklerose oder akut durch Embolien und autochthone Thrombosen entwickeln. Die chronisch arterielle Verschlusskrankheit ist in 95 % Folge einer Arteriosklerose, die bei Männern deutlich häufiger gefunden wird als bei Frauen und durch Hyper-

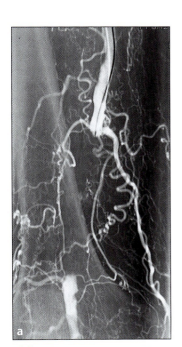 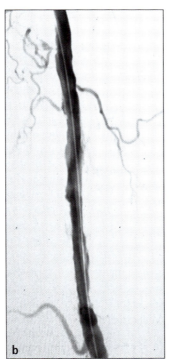 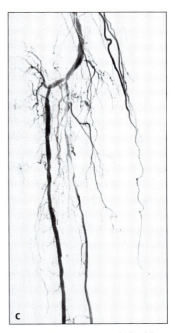

Abb. 5-8 Angiographische Darstellung der A. femoralis rechts (a, b) und der Unterschenkelarterien links (c).
a) Langstreckiger Verschluss der rechten Femoralarterie mit typischen Atheroskleroseveränderungen.
b) Rekanalisierte rechte Femoralarterie nach Angioplastie. c) Unterschenkelarterien des linken Beines mit multiplen Stenosen und kurzstreckigen Verschlüssen.

tonie, Rauchen, Diabetes mellitus, Hyperlipidämie, Hyperfibrinogenämie und wahrscheinlich durch Hyperhomocysteinämie als Risikofaktoren gefördert wird.

Etwa 5 % sind die Folge einer spezifischen oder unspezifischen entzündlichen, angeborenen oder traumatischen Gefäßerkrankung mit sekundären appositionellen Thrombosen.

Die chronische periphere arterielle Verschlusskrankheit ist in der Regel Folge einer Atherosklerose, die durch Risikofaktoren gefördert wird und mit höherem Alter zunimmt. Seltener sind entzündliche Gefäßerkrankungen die Ursache.

Die für die Pathogenese der Atherosklerose diskutierte verstärkte Proliferation von glatten Muskelzellen kann durch eine vermehrte Thrombinbildung und Plättchenaktivierung verursacht sein (Bruhn u. Zurborn 1990).

Die atherosklerotischen Gefäßwandveränderungen sind nicht nur durch herdförmige Fettablagerungen charakterisiert, sondern werden im späteren Lebensalter von Zellproliferationen begleitet, insbesondere von Proliferationen der glatten Muskelzellen, entzündlichen Veränderungen, Nekrosebildungen und Ulzerationen (Nachweis von Cholesterinmolekülen in den Atheromen). Daher wird bei der Entstehung der Atherosklerose ein Zusammenhang zwischen verstärkter Gerinnungsaktivierung, Thrombinbildung, Thrombozytenaktivierung und Atherombildung vermutet. Hier fügen sich pathologisch-anatomische Befunde, Tierversuche und Befunde aus Zellkulturen ineinander.

Diagnostik

Die Diagnose der peripheren arteriellen Verschlusskrankheit wird mithilfe der Anamnese, Pulspalpation, Bestimmung der systolischen Knöchelarteriendrücke und der Duplexsonographie oder Angiographie gestellt.

Klinische Diagnostik

Das klinische Bild der pAVK wird vom Ausmaß der peripheren Gefäßverschlüsse, ihrer Ursache und ihrer zeitlichen Entwicklung bestimmt.

Die chronische pAVK kann asymptomatisch verlaufen, zu einer Claudicatio intermittens, einem Ruheschmerz und Nekrosen bzw. einer Gangrän führen. Der Schweregrad wird nach **Fontaine** in 4 Stadien eingeteilt:
- Stadium I: Beschwerdefreiheit bei objektiv nachweisbarer pAVK
- Stadium II: Claudicatio intermittens
- Stadium III: Ruheschmerz
- Stadium IV: Nekrose/Gangrän

Die Fontaine-Stadien III/IV werden auch als **kritische Extremitätenischämie** bezeichnet.

Die Diagnose der chronischen arteriellen Gefäßverschlüsse erfolgt durch gezielte **Anamnese**, **Palpation** der peripheren Arterien und durch **Inspektion** der peripheren Extremitäten. **Gefäßgeräusche** können auf arterielle Stenosen bzw. diffuse atherosklerotische Gefäßveränderungen hinweisen, sie aber nicht sichern. Ein **Ratschow'scher Lagerungsversuch** kann die Diagnose einer pAVK stützen. Die asymptomatische pAVK verursacht keine Beschwerden. Die Diagnose kann hier nicht durch die Anamnese, sondern nur durch Pulspalpation oder Bestimmung der systolischen Knöchelarteriendrücke mit der Ultraschalldopplermethode gestellt werden (Diehm et al. 2004). Eine pAVK liegt vor, wenn der Knöchel-Arm-Index ≤ 0,9 beträgt, der durch Messung des systolischen Armblutdrucks nach Riva-Rocci und des systolischen Blutdrucks an der A. tibialis posterior und A. dorsalis pedis mit der Ultraschalldopplertechnik bestimmt wird.

Bildgebende Diagnostik

Die Sicherung der Diagnose einer pAVK erfolgt vorrangig mit der **Duplexsonographie** mit oder ohne Farbgebung, um die Lokalisation und das Ausmaß der Gefäßverschlüsse zu erfassen, die für therapeutische Entscheidungen wichtig sind. Die Diagnose ist auch mit einer **direktionalen Dopplersonographie** möglich, die durch Analyse der

Kurvenform Rückschlüsse auf vorgeschaltete Strombahnhindernisse bietet. Sie besitzt aber eine geringere Sensitivität als die Duplexsonographie.

Eine **Angiographie** sollte nicht mehr zur Primärdiagnostik, sondern nur vor geplanten Rekonstruktionen und dann als intraarterielle digitale Subtraktionsangiographie (DSA) eingesetzt werden. Das gilt zurzeit auch für die in den letzten Jahren häufiger verwendete kontrastmittelgestützte **MRT- und CT-Angiographie**. Die zuletzt genannten Methoden kommen in der Peripherie – auch aus Kostengründen – nur dann infrage, wenn sich technische Schwierigkeiten bei den Zugangswegen zu einer angiographischen Darstellung, insbesondere im Aortoiliakalbereich, ergeben.

Weitere Diagnostik

Die Bestimmung des transkutanen **Sauerstoffpartialdrucks** (tcpO$_2$) ist für die diagnostische Abgrenzung einer kritischen Extremitätenischämie (Fontaine-Stadien III/IV) gegen ein »kompliziertes Stadium II« mit Nekrosen sinnvoll. Andere apparative Untersuchungsmethoden wie die Oszillographie, die Venenverschlussplethysmographie und die Laserflussmessungen spielen in der Routinediagnostik eine geringere Rolle.

Labordiagnostik

Laborchemisch sind Untersuchungen zum Nachweis oder Ausschluss einer Fettstoffwechselstörung, eines Diabetes mellitus, einer Hyperhomocysteinämie und in besonderen Fällen einer Hyperfibrinogenämie durchzuführen. Grundsätzlich ist an die Möglichkeit einer **thrombophilen Diathese**, z. B. eines Antiphospholipid-Syndroms, zu denken. Das CRP ist bei einer Atherosklerose oft erhöht, aber nicht spezifisch.

Individualisierte Behandlung

In Übereinstimmung mit der Deutschen Gesellschaft für Angiologie (Creutzig et al. 2003) und der Arzneimittelkommission der deutschen Ärzteschaft (2004) gelten bei der chronischen peripheren arteriellen Verschlusskrankheit nach evidenzbasierten Kriterien die im Folgenden aufgeführten Behandlungsprinzipien (Tab. 5-6).

Die Therapie einer pAVK ist grundsätzlich dann indiziert, wenn die Gehleistung der Patienten so vermindert ist, dass ihr Aktionsradius,

Tab. 5-6 Differenzialtherapie bei peripherer arterieller Verschlusskrankheit.

Fontaine-Stadium I	Fontaine-Stadium II	Fontaine-Stadium III/IV
	• Angioplastie • Thrombolyse • selten: Gefäß-OP	• Gefäß-OP und/oder • Angioplastie und/oder • Thrombolyse
Wenn Angioplastie und Thrombolyse nicht indiziert oder nicht möglich sind:		
	• Gehtraining • Naftidrofuryl • PGE$_1$[1] • Iloprost[2]	• PGE$_1$ • Iloprost[2]
Langzeitbehandlung:		
• Behandlung der Risikofaktoren • Thrombozytenfunktionshemmer • ASS[1] • Clopidogrel	• ASS[3] • Clopidogrel • Antikoagulanzien • Behandlung der Risikofaktoren	• ASS[3] • Clopidogrel • Antikoagulanzien • Behandlung der Risikofaktoren

[1] Für diese Indikation in Deutschland noch nicht zugelassen.
[2] Nur bei der Indikation Thrombangiitis obliterans in Deutschland zugelassen.
[3] Nur nach arteriellen gefäßchirurgischen oder interventionellen Eingriffen in Deutschland zugelassen.

z. B. die berufliche Tätigkeit, und die Lebensqualität der Patienten erheblich reduziert sind, Ruheschmerzen vorliegen, ein Ulkus bzw. eine Gangrän bestehen und eine Amputation droht.

Therapieziel bei den asymptomatischen Gefäßstenosen und -verschlüssen (Fontaine-Stadium I) ist das Fortschreiten der Atherosklerose und damit die Zunahme von Gefäßstenosen und -verschlüssen zu verhindern, bei einer Claudicatio intermittens (Fontaine-Stadium II) die schmerzfreie und absolute Gehstrecke zu verbessern, bei Ruheschmerzen und Nekrosen (Fontaine-Stadium III/IV) eine Analgesie und eine Abheilung von Nekrosen und Gangrän zu erzielen sowie eine Amputation zu vermeiden.

■ Fontaine-Stadium I

Für die **asymptomatische pAVK** ist die Behandlung der Risikofaktoren einer Atherosklerose (Nikotinkonsum, Hypertonie, Diabetes mellitus, Fettstoffwechselstörungen, Hyperhomocysteinämie) das einzige gesicherte Behandlungsprinzip. Die Datenlage zu der Frage, ob Thrombozytenfunktionshemmer (ASS, Ticlopidin, Clopidogrel) bei einer asymptomatischen pAVK die Progression der peripheren Arteriosklerose tatsächlich hemmen, ist unzureichend (Arzneimittelkommission der deutschen Ärzteschaft 2004). Eine lebenslange Gabe von Thrombozytenfunktionshemmern bei asymptomatischer pAVK ist aber dann zu empfehlen, wenn eine pAVK mit koronaren und zerebralen Gefäßveränderungen, den Haupttodesursachen bei pAVK-Patienten, einhergeht (Diehm et al. 2004). ASS und Clopidogrel vermindern signifikant die bei einer pAVK besonders häufigen Myokardinfarkte und Hirninsulte (Girolami et al. 1999). Offen ist bislang, ob eine Behandlung mit Antikoagulanzien, Heparinen, vasoaktiven Substanzen, einem Gehtraining und physikalischen Maßnahmen in diesem Stadium sinnvoll ist. Auch der Nutzen invasiver Verfahren wie Angioplastie, operative Service-Interventionen (Operation oder Dilatation von Stenosen vor Entwicklung einer Claudicatio) und systemische oder lokale Lyse sind nicht validiert. Zu bedenken ist, dass jede invasive Intervention zu Komplikationen führen und die Durchblutungssituation verschlechtern kann.

■ Fontaine-Stadium II

Bei der **Claudicatio intermittens** ist neben der Behandlung der Risikofaktoren zunächst zu prüfen, ob eine **Angioplastie** infrage kommt, weil damit eine rasche Besserung der Gehleistung erreicht werden kann. Gesicherte Indikation für eine **Dilatation** sind kurzstreckige Stenosen und Verschlüsse im Becken- und Oberschenkelbereich von 3–10 cm Länge. Die Dilatation längerer Stenosen und Verschlüsse ist möglich, aber im Langzeitergebnis noch nicht validiert. Sie kann durch eine Thrombolyse und/oder eine Stentimplantation ergänzt werden. Die **Stentimplantation** ist im Bereich der Beckenarterien bei exzentrischen, ulzerierenden Stenosen, bei Dissektionen und bei rezidivierenden Beckenarterienstenosen nach einer erfolgreichen primären PTA sinnvoll. Im femoropoplitealen Bereich stellt die primäre PTA bei chronischen Verschlüssen von maximal 5–10 cm eine klare Indikation dar. Im Unterschenkelbereich sind wegen der erheblichen Restenoseraten angioplastische Eingriffe zurzeit nur mit großer Zurückhaltung indiziert. Die Nachbehandlung zur **Restenoseprophylaxe** wird überwiegend mit Acetylsalicylsäure (75–300 mg/d), zum Teil auch in Kombination mit 75 mg Clopidogrel pro Tag durchgeführt (Kröger 2004; Weichert et al. 1994). Die klinische Datenlage zur medikamentösen Nachbehandlung ist aber nicht eindeutig. Der Nutzen einer Restenoseprophylaxe durch **Heparinisierung** oder **orale Antikoagulation** konnte nicht nachgewiesen werden (Landgraf 2006).

Eine **operative Gefäßrekonstruktion** kommt im Stadium II nur dann infrage, wenn weder durch ein Gefäßtraining oder eine medikamentöse Therapie noch durch eine Angioplastie eine ausreichende Besserung der Gehstrecke und der Lebensqualität der Patienten erreicht werden. Sie kommt bei kritischer Indikationsstellung bei Beckenarterienstenosen und -verschlüssen, seltener auch bei Femoralarterienstenosen und -verschlüssen in Betracht, die nicht anders behandelt werden können.

Kommen rekanalisierende Verfahren bei der Claudicatio intermittens nicht infrage, ist ein konsequentes **Gehtraining** im Rahmen organisierter Gefäßsportgruppen indiziert (Brandsma et al. 1998; Leng et al. 2000; Stewart et al. 2002). Die Aufforderung einfach regelmäßig zu gehen, genügt nicht, um eine Verbesserung der Gehleistung zu erreichen. Nach größeren Studien führt nur etwa ein Drittel aller Patienten mit einer Claudicatio ein konsequentes Gehtraining durch (De la Haye et al. 1991; Müller-Bühl u. Siebold 1997).

Unter den **gefäßaktiven Substanzen** liegen nur für Naftidrofuryl (z. B. Dusodril®) ausreichend validierte Studien vor, die eine signifikante Verbesserung sowohl der schmerzfreien als auch der maximalen Gehstrecke bei einer Claudicatio belegen (Arzneimittelkommission der deutschen Ärzteschaft 2004; Boccalon et al. 2001; Kieffer et al. 2001). Naftidrofuryl ist indiziert, wenn:
- eine pAVK gesichert ist,
- ein Gehtraining nicht durchgeführt wird oder nicht durchgeführt werden kann,
- die Lebensqualität der Patienten erheblich reduziert ist,
- die schmerzfreie Gehstrecke unter 200–300 m liegt,
- andere Therapieprinzipien (Dilatationsverfahren, Operation, Lyse) nicht infrage kommen,
- die systolischen Knöchelarteriendrücke an der A. dorsalis pedis und A. tibialis posterior 60 mmHg oder mehr betragen,
- keine Myokardinsuffizienz und kein Beckenarterienverschluss vorliegen.

Bei Patienten mit sehr kurzer Gehstrecke hat die intravenöse Behandlung mit Prostaglandin E_1 zu einer auch mittelfristig nachweisbaren deutlichen Verlängerung der Gehstrecke geführt (Amendt 2004; Reiter et al. 2002). Für PGE_1 liegt allerdings im Fontaine-Stadium II noch keine Zulassung vor.

■ **Fontaine-Stadium III/IV**
Bei **Ruheschmerzen und Nekrosen** sind primär gefäßrekanalisierende Maßnahmen (**Operation, Katheterdilatation**, selektive oder systemische **Thrombolyse**) oder eine Kombination dieser Verfahren zur Wiederherstellung der peripheren Durchblutung indiziert.

Wenn eine Gefäßrekanalisation oder Operation nicht möglich ist, zu risikoreich erscheint oder von dem Patienten nicht gewünscht wird, ist neben einer Schmerz- und lokalen Wundbehandlung eine Therapie mit **Prostanoiden** (Alprostadil [PGE_1, z. B. Prostavasin®] und Iloprost [z. B. Ilomedin®]) indiziert (Creutzig et al. 2004; Norgren et al. 1990).

Bei Nekrosen ist eine lokale Wundbehandlung obligat. Für vasoaktive Substanzen wie Naftidrofuryl (z. B. Dusodril®) und Pentoxifyllin (z. B. Trental®) liegen bei kritischer Extremitätenischämie keine therapeutischen Wirksamkeitsnachweise vor. Das gilt auch für die Behandlung mit Heparinen und Dicumarol, für eine Defibrinogenierung und induzierte Blutdrucksteigerung sowie für alternative Behandlungsmethoden (Ozontherapie, Sauerstoffmehrschritttherapie, hyperbare Oxygenisation, Chelattherapie, Frischzellen). Ob Wachstumsfaktoren, eine autologe Stammzelltransplantation, eine CT-gesteuerte Sympathikolyse oder eine spinale Neurostimulation therapeutisch sinnvoll sind, ist gegenwärtig unklar.

> Die Therapie der chronischen pAVK erfolgt nach dem Schweregrad der Erkrankung: bei asymptomatischen Verschlüssen nur mit Thrombozytenfunktionshemmern, bei einer Claudicatio primär mit Dilatationsverfahren oder einem kontrollierten Gehtraining, bei Ruheschmerzen und Nekrosen durch Operation, Angioplastie oder Prostanoide mit anschließender Thrombozytenfunktionshemmung oder Antikoagulation.

Akute periphere arterielle Verschlusskrankheit

> Eine 34-jährige Frau mit seit einigen Wochen bestehendem reduziertem Allgemeinzustand und Herzrhythmusstörungen (Herzstolpern) klagt über anhaltend starke Schmerzen, Schwächegefühl, Taubheit, Kälte und Blässe des rechten Fußes und Unterschenkels, die 2 Stunden vor Klinikaufnahme einsetzten. Seit einigen Stunden bestehen erhöhte Körpertemperaturen bis 38,6 °C.
> ■ **Diagnostik:** Bei der **klinischen Untersuchung** der Beine fällt eine Blässe des rechten Fußes und

des Unterschenkels auf. Das linke Bein ist inspektorisch unauffällig. Am rechten Bein ist die A. femoralis gut palpabel, die A. poplitea, die A. tibialis posterior und die A. dorsalis pedis können nicht getastet werden. Der rechte Fuß und der rechte Unterschenkel sind kühl. Die peripheren Pulse am linken Bein sind unauffällig zu tasten. Es besteht eine auffällige Arrhythmie. Bei der Auskultation der Becken- und Beinarterien lassen sich keine Strömungsgeräusche nachweisen, bei der Herzauskultation ist neben einem gedoppelten 2. Herzton über der Herzspitze ein Systolikum zu hören.

Bei der **weiterführenden apparativen Diagnostik** werden über der rechten A. tibialis posterior und der A. dorsalis pedis keine systolischen Knöchelarteriendrücke gemessen. Am linken Bein sind die Werte unauffällig. **Duplexsonographisch** und **angiographisch** zeigt sich ein kurzstreckiger Verschluss der rechten Femoralarterie im distalen Bereich (Abb. 5-9 a, b, c). Die **kardiologische Diagnostik** (EKG und transthorakale Echokardiographie) deckt ein Vorhofflimmern bei Mitralinsuffizienz und eine thrombotische Mitralklappenauflagerung auf. Ein ergänzender Röntgenthorax zeigt die Linksverbreiterung des Herzens.

■ **Diagnose und Therapie:** Bei der Patientin wird mit der Diagnose eines akuten embolischen Verschlusses der A. femoralis und einer Endokarditis eine antithrombotische Behandlung mit zunächst 1 × 2 500 I.E. Dalteparin s. c. (z. B. Fragmin®, Fragmin®P) und – nach Entnahme einer Blutkultur – eine antibiotische Behandlung mit 3 × 1 g Amoxicillin pro Tag p. o. und 3 × 60 mg Gentamicin pro Tag i. v. begonnen. Am Aufnahmetag wird noch eine Thromboembolektomie durch Kathetertechnik durchgeführt und damit eine vollständige Rekanalisation sowie ein Verschwinden der peripheren Beinschmerzen erreicht. Die Fußpulse sind wieder palpabel.

Nach der erfolgreichen Thrombektomie wird die Patientin mit Dicumarol behandelt und bei einem INR-Wert von 2–3 die Therapie mit NMH beendet. Die Kontrolle der Thrombozyten zum Ausschluss einer HIT Typ II zeigt unauffällige Werte.

Ätiologie und Pathogenese

Akute Extremitätenverschlüsse sind in ca. 80 % embolisch, in 20 % durch eine lokal auftretende Thrombose nach Gefäßtraumen, eine Kompression der Arterie von außen sowie durch Vasospasmen oder ein Aneurysma dissecans verursacht. 80–90 % aller Embolien stammen aus dem Herzen und sind eine typische Komplikation einer Herzklappenerkrankung, bakteriellen Endokarditis, Myokarditis, schweren Herzinsuffizienz, eines Herzinfarkts und Herzwandaneurysmas sowie eines Vorhofflimmerns. Nur 10–20 % der Embolien kommen aus arteriellen Aneurysmen, arteriosklerotischen Gefäßplaques, Engpasssyndromen vorgeschalteter großer Arterien oder sind paradoxe Embolien bei offenem Foramen ovale. Akute periphere arterielle Gefäßverschlüsse finden sich mit etwa 80 % in den unteren deutlich häufiger als in den oberen Extremitäten.

Diagnostik

Klinische Diagnostik

Akute periphere Arterienverschlüsse sind charakterisiert durch einen heftigen, ganz plötzlich einsetzenden Schmerz in einem Bein oder einem Arm, der rasch in einen dumpfen Dauerschmerz übergeht, sowie durch ein ausgeprägtes Kälte- und Taubheitsgefühl, Blässe und eine Parese des betroffenen Beines oder Armes (Theiss et al. 2003). Diese Leitsymptome sind gemeinsam in mehr als 80 % der Fälle anzutreffen. In etwa 20 % ist die Symptomatik aber auch weniger gravierend ausgeprägt, wenn sich akute Arterienverschlüsse durch Appositionsthrombosen bei arteriosklerotischen Stenosierungen und bereits vorbestehender Kollateralisation entwickeln.

Bildgebende Diagnostik

Die angiologische Diagnostik erfolgt – wie bei den chronischen Arterienverschlüssen – durch eine **Pulspalpation**, **Inspektion**, **Knöchelarteriendruckmessung**, **Doppler-** bzw. **Duplexsonographie** und bei ungenügender oder nicht möglicher Gefäßdarstellung durch das **Duplexverfahren** mit einer **Angiographie** bzw. einer **MRT-** oder **CT-**

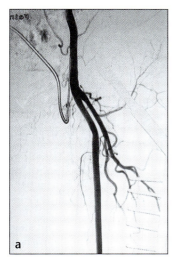 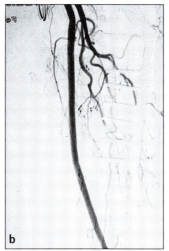 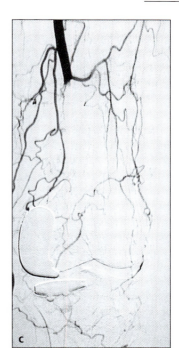

Abb. 5-9 Angiographische Darstellung der A. femoralis.
a) und b) Proximale und mittlere Femoralarterie links ohne typische Atheroskleroseveränderungen. c) Akuter Verschluss der distalen A. femoralis superficialis.

Angiographie. Darüber hinaus ist aber bei akuten thromboembolischen Arterienverschlüssen eine Klärung der Ursache zwingend notwendig.

Hier sind bei embolischen Verschlüssen neben einem (Langzeit-)**EKG**, eine transthorakale, unter Umständen eine transösophageale **Echokardiographie**, eine **Röntgenthoraxaufnahme**, eine **Sonographie des Abdomens** und eventuell ein **Abdomen**-CT oder -MRT notwendig.

Labordiagnostik

Laborchemisch sind zur Charakterisierung der Schwere des akuten Arterienverschlusses und seiner Komplikationen Kreatinin, Kalium, Kreatininkinase, Blutbild, Quickwert, aPTT und eine Blutgasanalyse durchzuführen (Theiss et al. 2003).

Bei akut einsetzenden Schmerzen in einem Bein oder Arm mit Kälte- und Taubheitsgefühl, Blässe, Schwäche der betroffenen Extremität und fehlenden peripheren Pulsen muss an einen akuten Gefäßverschluss gedacht werden.

Individualisierte Behandlung

Grundsätzlich sollen Patienten mit akuten Arterienverschlüssen in eine Klinik eingewiesen werden, die sowohl über gefäßchirurgische, radiologisch-interventionelle als auch internistisch-angiologische Erfahrung verfügt.

Für den Transport gelten nach Theiss et al. (2003): 5 000–10 000 I.E. unfraktioniertes Heparin i. v., Schmerzbekämpfung und leichte Beintieflagerung. Kontraindiziert sind intramuskuläre Injektionen, Hochlagerung des Beines und exogene Wärmezufuhr.

Die Wiederherstellung der Strombahn ist zwingend. Sie kann operativ entweder durch eine Embolektomie, Thrombektomie, Thrombendarteriektomie oder ein Bypass-Verfahren erreicht werden. Die **operative Behandlung** ist die Therapie der 1. Wahl, wenn ein komplettes Ischämiesyndrom mit Verlegung der großen Transportarterien im Ellenbeugen- oder Leistenbereich vorliegt (Theiss et al. 2003). **Katheterverfahren** kommen als Aspirationsembolektomie, Katheterlyse und PTA bei frischen Embolien in primär gesunden Arterien und bei inkompletten Ischämiesyndromen infrage.

Eine intraarterielle und systemische **thrombolytische Behandlung** ist nur bei unvollständigem Ischämiesyndrom oder bei relativ rascher Erholung der Extremität durch Kollateralisation indiziert. Grundsätzlich besteht eine Indikation zur systemischen thrombolytischen Behandlung nur noch in Einzelfällen, wenn eine Katheterlyse technisch schwierig bzw. problematisch ist, da mit einem zerebralen Blutungsrisiko und mit Zweitembolien bei kardialen Thromben gerechnet werden muss. Die Datenlage zur thrombolytischen Therapie ist nach Kröger (2004) bislang unbefriedigend, obwohl einige Studien bei akuten peripheren Arterienverschlüssen eher für eine Lyse als für eine operative Intervention sprechen und nach Bucek et al. (2001) mit einer Lysetherapie auch gute Langzeitergebnisse erreicht werden. Leider ist in Einzelfällen bei schwer polymorbiden Patienten mit extrem fortgeschrittener Ischämie eine **Primäramputation** mitunter die einzige lebensrettende Maßnahme.

Als **Rezidivprophylaxe** ist bei nicht sanierbarer oder unklarer Emboliequelle eine Langzeitantikoagulation sinnvoll. Eine Langzeitbehandlung mit Plättchenfunktionshemmern kommt nach Thrombektomie, Thrombendarteriektomie und supragenualen (oberhalb des Kniegelenks) Bypass-Operationen sowie bei generalisierter Atherosklerose infrage (Theiss et al. 2003). Allgemein gültige Empfehlungen gibt es aber noch nicht.

> Bei akuten Gefäßverschlüssen sind eine schnelle operative oder angioplastische Thrombektomie bzw. eine selektive und vereinzelt systemische Thrombolyse indiziert.

Literatur

Amendt K. PGE1 and other prostaglandins in the treatment of intermittent claudication: a meta-analysis. Angiology 2005; 56: 409–15.

Antiplatelet Trialists' Collaboration. Collaborative overview of randomised trials of antiplatelet therapy-I: Prevention of death, myocardial infarction, and stroke by prolonged antiplatelet therapy in various categories of patients. BMJ 1994; 308: 81–106.

Arzneimittelkommission der Deutschen Ärzteschaft. Empfehlungen zur Therapie der peripheren arteriellen Verschlußkrankheit (pAVK). Arzneiverordnungen in der Praxis. Band 31, 3. Auflage, Berlin 2004.

Boccalon H, Lehert P, Mosnier M. Effect of naftidrofuryl on physiological walking distance in patients with intermittent claudication. Ann Cardiol Angeiol (Paris) 2001; 50: 175–82.

Brandsma JW, Robeer BG, van den Heuvel S, Smit B, Wittens CH, Oostendorp RA. The effect of exercises on walking distance of patients with intermittent claudication: a study of randomized clinical trials. Phys Ther 1998; 78: 278–86.

Bruhn HD, Zurborn KH. Thrombin als Gewebshormon. Gesellschaft für Thrombose- und Hämostaseforschung: 6. Kongreß der Gesellschaft für Thrombose- und Hämostaseforschung. Stuttgart, New York: Schattauer 1990; 391–403.

Bucek RA, Schnürer G, Haumer M, Reiter M, Ahmadi A, Minar E. Long term results of systemic thrombolysis therapy in aorto-iliac occlusive disease. Vasa 2001; 30: 212–8.

Creutzig A, Diehm C, Heidrich H, Theiss W. Chronische periphere arterielle Verschlußkrankheit. In: Dierkesmann R, Fleig WE, Heimpel H, Koch KM, Meyer J, Müller OA, Specker C, Theiss W (Hrsg.). Rationelle Diagnostik und Therapie in der Inneren Medizin. München, Jena: Elsevier, Urban & Fischer 2003.

Creutzig A, Lehmacher W, Elze M. Meta-analysis of randomised controlled prostaglandin E_1 studies in peripheral arterial occlusive disease stages III and IV. Vasa 2004; 33: 137–44.

de la Haye R, Diehm C, Blume J, Breddin K, Gerlach H, Kuntz G, Rettig K. An epidemiologic study of the use of vascular sports in arterial occlusive disease. Vasa Suppl 1991; 32: 416–9.

Diehm C, Kareem S, Lawall H. Epidemiology of peripheral arterial disease. Vasa 2004; 33: 183–9.

Fiessinger JN, Schafer M. Trial of iloprost versus aspirin treatment for critical limb ischaemia of

thromboangiitis obliterans. The TAO Study. Lancet 1990; 335: 555–7.
Girolami B, Bernardi E, Prins MH, ten Cate JW, Prandoni P, Hettiarachchi R, Marras E, Stefani PM, Girolami A, Buller HR.. Antithrombotic drugs in the primary medical management of intermittent claudication: a meta-analysis. Thromb Haemost 1999; 81: 715–22.
Kieffer E, Bahnini A, Mouren X, Gamand S. A new study demonstrates the efficacy of naftidrofuryl treatment of intermittent claudication. Findings of the Naftidrofuryl Clinical Ischemia Study (NCIS). Int Angiol 2001; 20: 58–65.
Kröger K. Fibrinolytische Therapie bei peripheren arteriellen Verschlüssen. Vasa 2004a; 33 (Suppl. 64): 8–17.
Kröger K. Postinterventionelle Behandlung nach peripheren Interventionen. Vasa 2004b; 33 (Suppl. 64): 73–9.
Landgraf H. Longterm treatment of POAD with anticoagulants and platelet inhibitors after endovascular procedures and vascular surgery: what is evidence based? Hämostaseologie 2006; 26: 239–44.
Leng, GC, Fowler B, Ernst E. Exercise for intermittent claudication (Cochrane Review). In: The Cochrane Library, Issue 2. UK, Oxford: John Wiley & Sons Update Software 2000.
Müller-Brühl U, Siebold D. Teilnahmebereitschaft von Patienten mit arterieller Verschlußkrankheit der Beine an ambulantem Gefäßsport. Vasa 1997; 26 (Suppl. 50): 40.
Norgren L, Alwmark A, Angqvist KA, Hedberg B, Bergqvist D, Takolander R, Claes G, Lundell A, Holm J, Jivegard L. A stable prostacyclin analogue (iloprost) in the treatment of ischaemic ulcers of the lower limb. A Scandinavian-Polish placebo controlled, randomised multicenter study. Eur J Vasc Surg 1990; 4: 463–7.
Reiter M, Bucek RA, Stumpflen A, Dirisamer A, Minar E. Prostanoids in the treatment of intermittent claudication – a meta-analysis. Vasa 2002; 31: 219–24.
Schrör K. Hämostaseologie. Internist 2005; 46: 873–81.
Stewart KJ, Hiatt WR, Regensteiner JG, Hirsch AT. Exercise training for claudication. N Engl J Med 2002; 347: 1941–51.
Theiss W, Altmann E, Landgraf H. Akuter Extremitätenarterienverschluß. In: Dierkesmann R, Fleig WE, Heimpel H, Koch KM, Meyer J, Müller OA, Specker C, Theiss W (Hrsg.). Rationale Diagnostik und Therapie in der Inneren Medizin. München, Jena: Elsevier, Urban & Fischer 2003.
Weichert W, Meents H, Abt K, Lieb H, Hach W, Krzywanek HJ, Breddin HK. Acetylsalicylic acid – reocclusion-prophylaxis after angioplasty (ARPA.study). A randomized double-blinde trial of two different dosages of ASA in patients with peripheral occlusive arterial disease. Vasa 1994; 23: 57–65.

5.2.4 Vaskulitiden

Keihan Ahmadi-Simab, Peter Lamprecht, Wolfgang L. Gross

Ein 40-jähriger Patient leidet seit 6 Monaten an körperlicher Abgeschlagenheit, trockenem Husten und Nachtschweiß. Zudem gibt er einen seit 9 Monaten bestehenden chronischen Schnupfen mit häufigem Nasenbluten und Borkenbildung in der Nase an. Seit 3 Wochen besteht eine schmerzhafte Schwellung des rechten Kniegelenks, des linken Handgelenks und beider Sprunggelenke.
■ **Diagnostik:** Bei der körperlichen Untersuchung findet sich neben einer Schwellung der o. g. Gelenke (Arthritis) eine Rötung der Sklera des rechten Auges (Episkleritis), Knöchelödeme (infolge einer) Glomerulonephritis und ein feinfleckiges schmerzhaftes Exanthem an beiden Unterschenkeln (Purpura, Hautvaskulitis).
Labordiagnostisch ergeben sich folgende Befunde: Der Urinstatus zeigt Erythrozyten und Protein stark positiv an, im Urinsediment werden dysmorphe Erythrozyten nachgewiesen.
Auf dem **Röntgenbild** des Thorax sind 3 periphere Rundherde und auf dem **HRCT-Thorax** Milchglasinfiltrate zu sehen. Es wird eine Bronchoskopie mit brochoalveolärer Lavage (BAL) durchgeführt, die eine alveoläre Hämorrhagie ergibt. Bei der

immunfluoreszenzmikroskopischen Untersuchung von Patientenserum werden antineutrophile zytoplasmatische Antikörper (ANCA) im Zytoplasma der Granulozyten nachgewiesen, im ELISA werden Anti-Proteinase-3-Antikörper identifiziert.
- **Diagnose**: Wegener-Granulomatose mit pulmorenalem Syndrom.
- **Therapie:** Auf der Intermediate Care Station wird unter Monitorüberwachung eine intravenöse Steroidgabe (1–2 mg/kg/d mit anschließender Dosisreduktion entsprechend der Krankheitsaktivität unter die Cushingschwellendosis von 7,5 mg/d) eingeleitet.
Bei *major organ involvement* wird dann eine Therapie mit Cyclophosphamid (2 mg/kg/d per os für 3–6 Monate) nach dem FAUCI-Schema begonnen.

Vaskulitiden sind chronisch entzündliche Erkrankungen der Blutgefäße. Von den primären systemischen Vaskulitiden (PSV) unklarer Ätiologie werden sekundäre Vaskulitiden unterschieden, die in Assoziation mit anderen chronisch entzündlichen und autoimmunen Erkrankungen (z. B. Kollagenosen, rheumatoide Arthritis, Sarkoidose, chronisch entzündliche Darmerkrankungen), Infektionen (z. B. HCV, HBV, HIV, bakterielle Endokarditis), Neoplasien (z. B. lympho- und myeloproliferative Erkrankungen) und Medikamenten (beispielsweise Propylthiouracil [z. B. Propycil®, Thyreostat®]) auftreten. Sekundäre systemische Vaskulitiden sind meist durch die Ablagerung von Immunkomplexen oder Neoantigenen mit konsekutiver Immunreaktion hervorgerufene Vaskulitiden kleiner Gefäße.

Da in der Pathogenese der sekundären Vaskulitiden die gleichen Mechanismen zum Tragen kommen wie bei den PSV, werden im Weiteren die primären systemischen Vaskulitiden diskutiert. Der Begriff primäre systemische Vaskulitis umfasst klinisch, morphologisch und immunpathogenetisch unterschiedliche Immunvaskulitiden.

Ätiologie und Pathogenese

Die Einteilung der PSV erfolgt gemäß der Nomenklatur der *Chapel Hill Consensus Conference* (CHC) (Jennette et al. 1994) nach dem prädominanten Befallmuster der Gefäße (Gefäßtyp) und unter Berücksichtigung pathophysiologischer Aspekte, beispielsweise der Assoziation mit ANCA oder mit Immunkomplexen (Tab. 5-7, 5-8).

Pathogenetisch können die Vaskulitiden in **3 Gruppen** unterteilt werden:
- granulomatöse Vaskulitis,
- Immunkomplexvaskulitis,
- ANCA-assoziierte Vaskulitis (Pauci-immune Vaskulitis).

Granulomatöse Vaskulitis

Hierzu werden die Riesenzellarteriitiden (Arteriitis temporalis, Morbus Horton) und Takayasu-Arteriitis gezählt, die die **großen Gefäße** betreffen. Sie gehen mit einer granulomatösen Entzündung in der Gefäßwand einher, wobei sich peripher **weder Immunkomplexe noch Autoantikörper** finden. Zu den frühesten Krankheitsprozessen in der Pathogenese der Riesenzellarteriitis gehört die Aktivierung dendritischer Zellen in der Adventitia großer Gefäße, in deren Folge es zu einer Sekretion von Chemokinen und Th1-Zytokinen kommt. T-Zellen migrieren nachfolgend über die Vasa vasorum der Adventitia in die gesamte Gefäßwand. Dabei werden Makrophagen aktiviert, die zu Riesenzellen fusionieren (Krupa et al. 2002).

Immunkomplexvaskulitis

Panarteriitis nodosa, kutane leukozytoklastische Vaskulitis, essenzielle kryoglobulinämische Vaskulitis und Purpura Schoenlein-Henoch sind Immunkomplexvaskulitiden. Die Ablagerung zirkulierender **Immunkomplexe** am Endothel bzw. in der Gefäßwand induziert eine Entzündung. Neutrophile Granulozyten erkennen diese Immunkomplexe über ihre Fcγ-Rezeptoren mit der Folge einer vorzeitigen, endothelnahen Degranulierung mit konsekutiver Endothelschädigung. Die abgelagerten Immunkomplexe und das Komplementprotein C1q bewirken zudem ein verlangsamtes »Rollen« von Leukozyten über dem Endothel, wodurch offenbar einer Entzündung und Endothelschädigung ebenfalls Vorschub geleistet wird (Stokol et al. 2004). Immunhistochemisch werden entsprechend Immunkomplexe und Komplementfaktoren in der Gefäßwand nachgewiesen. Immunkomplexvaskulitiden sind durch einen Komplementverbrauch gekennzeichnet.

■ ANCA-assoziierte Vaskulitis

Zu den ANCA-assoziierten Vaskulitiden werden die Wegener-Granulomatose (WG), das Churg-Strauss-Syndrom (CSS) und die mikroskopische Polyangiitis (MPA) gezählt. Alle drei Vaskulitiden betreffen hauptsächlich **kleine Gefäße**, d. h. kleine Arterien, Arteriolen, Kapillaren und Venolen. Da Immunkomplexe nur in geringem Ausmaß oder gar nicht in den entzündlichen Arealen nachzuweisen sind, werden diese Vaskulitiden als **pauci-immun** bezeichnet. Diese Gruppe von Vaskulitiden ist charakteristischerweise mit dem **Nachweis von ANCA** (antineutrophile zytoplasmatische Autoantikörper) assoziiert: Bei generalisierter WG finden sich bei ≥ 95 % der Patienten PR3-ANCA, bei MPA 40–80 % MPO-ANCA und bei CSS meist MPO-ANCA, seltener PR3-ANCA (10–70 %).

Neben ihrer diagnostischen Bedeutung kommt den ANCA in der Pathogenese der Vaskulitis eine bedeutende Rolle zu. Danach kommt es unter dem Einfluss von Zytokinen zur Translokation der primär intrazellulären Zielantigene (z. B. PR3) auf die Oberflächenmembran von neutrophilen Granulozyten. Möglicherweise spielt bei der Oberflächenexpression der Zielantigene auch eine genetische Prädisposition eine Rolle. Durch die Interaktion von ANCA mit den Zielantigenen auf der Zelloberfläche werden die Neutrophilen aktiviert. Es kommt zur vorzeitigen Degranulation mit Freisetzung toxischer Sauerstoffradikale und lysosomaler Enzyme mit konsekutiver Schädigung des Endothels und somit zur Initiierung der Vaskulitis.

Tab. 5-7 Systematik der primären systemischen Vaskulitits nach bevorzugtem Befallmuster der Gefäße, immundiagnostischen Merkmalen und ANCA-Nachweis.

Gefäßtyp	Bezeichnung	Granulome im Respirationstrakt	ANCA	Immundiagnostisches Merkmal
große Gefäße	Riesenzellarteriitis	nein	nein	granulomatöse Entzündung
	Takayasu-Arteriitis	nein	nein	granulomatöse Entzündung
mittelgroße Gefäße	Panarteriitis nodosa	nein	nein	Immunkomplexablagerung
	Kawasaki-Syndrom	nein	nein	Immunkomplexablagerung
kleine Gefäße	Wegener-Granulomatose	ja	ja	nekrotisierende Granulome, nekrotisierende Vaskulitis
	Churg-Strauss-Syndrom	ja	ja	Hypereosinophilie, eosinophile Infiltration
	mikroskopische Polyangiitis	nein	ja	nekrotisierende Vaskulitis
	Purpura Schoenlein-Henoch	nein	nein	Immunkomplexablagerung
	essenzielle kryoglobulinämische Vaskulitis	nein	nein	Immunkomplexablagerung
	leukozytoklastische Vaskulitis	nein	nein	Immunkomplexablagerung

Tab. 5-8 Einteilung und Definition der Vaskulitiden gemäß der Chapel Hill Consensus Conference (CHC) (nach Jennette et al. 1994) sowie häufige klinische Manifestationen.

Erkrankung	Definition nach CHC	Typische klinische Symptome und Befunde
Vaskulitis großer Gefäße		
Riesenzellarteriitis	• granulomatöse Arteriitis der Aorta und ihrer größeren Äste mit Prädilektion für die extrakraniellen Äste der A. carotis • Temporalarterie häufig betroffen • üblicherweise Patienten > 40 Jahren • häufig assoziiert mit Polymyalgia rheumatica	• plötzlicher Krankheitsbeginn • B-Symptomatik (Fieber, Gewichtsverlust) • bitemporale Zephalgien • tastbar verhärtete und schmerzhafte Temporalarterie • Oberarmmyalgie • Depression
Takayasu-Arteriitis	• granulomatöse Entzündung der Aorta und ihrer Hauptäste • üblicherweise Patienten < 40 Jahren	• B-Symptomatik • Thorakalsymptome (Angina pectoris) • Claudicatio intermittens • Blutdruckdifferenz • Schwindel
Vaskulitis mittelgroßer Gefäße		
Panarteriitis nodosa	• nekrotisierende Entzündung der mittelgroßen oder kleinen Arterien ohne Glomerulonephritis und ohne Vaskulitis der Arteriolen, Kapillaren und Venolen	• B-Symptomatik • Arthralgien, Myalgien • arterielle Hypertonie • Polyneuropathie • Livedo reticularis • Angina abdominalis • Niereninfarkte • Angina pectoris • zerebrale Ischämie
Kawasaki-Syndrom	• Arteriitis der großen, mittelgroßen und kleinen Arterien • häufig assoziiert mit dem mukokutanen Lymphknotensyndrom • Koronararterien häufig, Aorta und Venen z.T. betroffen • üblicherweise im Kindesalter	• Palmar- und Plantarerythem • polymorphes Erythem am Körperstamm • Fieber • Konjunktivitis • Lymphadenopathie • Erdbeerzunge • Myokardinfarkt
Vaskulitis kleiner Gefäße		
mikroskopische Polyangiitis	• nekrotisierende Vaskulitis kleiner Gefäße (d.h. Kapillaren, Venolen oder Arteriolen) mit wenigen oder keinen Immunkomplexablagerungen • eine nekrotisierende Arteriitis kleiner bis mittelgroßer Gefäße kann auftreten • eine nekrotisierende Glomerulonephritis ist häufig, ebenso eine pulmonale Kapillariitis	• pulmorenales Syndrom • ANCA-Assoziation (MPO-ANCA)

5.2 Arterielle Thromboembolien

Tab. 5-8 (Fortsetzung)

Erkrankung	Definition nach CHC	Typische klinische Symptome und Befunde
Wegener-Granulomatose (WG)	• granulomatöse Entzündung des Respirationstraktes und nekrotisierende Vaskulitis kleiner bis mittelgroßer Gefäße (d.h. Kapillaren, Venolen, Arteriolen und Arterien) • eine nekrotisierende Glomerulonephritis ist häufig	**Initialphase** (lokalisierte WG): • lokoregionale Symptomatik im oberen Respiratonstrakt: verstopfte Nase, blutige Rhinitis, Epistaxis, Sinusitis, Otitis **Generalisationsphase:** • B-Symptomatik • Arthralgien • Arthritiden • Episkleritis • Hauteffloreszenzen • Hämoptysen • Perforation des Nasenseptums • Sattelnase • blutig-borkige Rhinitis **Trias:** • systemische nekrotisierende Angiitis • nekrotisierende Entzündung im Respirationstrakt • nekrotisierende Glomerulonephritis (pulmorenales Syndrom)
Churg-Strauss-Syndrom	• eosinophile und granulomatöse Entzündung des Respirationstraktes und nekrotisierende Vaskulitis kleiner bis mittelgroßer Gefäße • mit Asthma und einer Eosinophilie assoziiert	**nicht vaskulitische Prodromalphase:** • Asthma bronchiale • allergische Rhinitis • Polyposis nasi • hypereosinophiles Syndrom **vaskulitische Phase:** • Arthralgien, Myalgien • B-Symptomatik • pulmonale Infiltrate • Eosinophilie • Polyneuropathie • kardiale Beteiligung • ANCA-Assoziation (meist MPO-ANCA)
Purpura Schoenlein-Henoch	• Vaskultis der kleinen Gefäße mit überwiegend IgA-haltigen Immundepots in situ • betroffen sind typischerweise Haut, Gastrointestinaltrakt und Glomeruli; Arthralgien und/oder Arthritiden	• makulopapulöses Exanthem • Fieber • Arthritiden • kolikartige abdominelle Schmerzen • Glomerulonephritis

Tab. 5-8 (Fortsetzung)

Erkrankung	Definition nach CHC	Typische klinische Symptome und Befunde
essenzielle kryoglobulinämische Vaskulitis	• Vaskulitis der kleinen Gefäße (Kapillaren, Venolen oder Arteriolen) mit Kryoglobulinablagerungen in situ • assoziiert mit Kryoglobulinen im Serum • Haut und Glomerula sind häufig betroffen	• Purpura • Polyneuropathie • Neuropathia multiplex • Glomerulonephritis • gastrointestinale Vaskulitis • Komplementverbrauch • Kryoglobulinämie • 80–90% der ursprünglich als »essenziell« bezeichneten kryoglobulinämischen Vaskulitiden können heute einer chronischen HCV-Infektion zugeordnet werden
kutane leukozytoklastische Angiitis	• isolierte leukozytoklastische Angiitis der Haut ohne systemische Vaskulitis oder Glomerulonephritis	• palpable Purpura

Diagnostik

Zur klinischen Diagnose führt die Synopse aus Klinik (Schlüssel- und Leitsymptome), Immunserologie und histologischem Befund. Die wichtigsten Leitsymptome der PSV sind in Tabelle 5-8 zusammengefasst.

Klinische Diagnostik

Die ersten Symptome der Vaskulitiden sind häufig uncharakteristisch (»Alarmsymptome«). Neben Allgemeinsymptomen (constitutional symptoms) wie Adynamie, Fieber, Nachtschweiß und Gewichtsverlust treten im Verlauf rheumatische Beschwerden (Polymyalgie, -arthralgie, -myositis, -arthritis [auch: mono- oder oligoarthritische Bilder]) hinzu, die an eine entzündliche Systemerkrankung denken lassen. Bei sorgfältiger körperlicher Untersuchung finden sich meist Zeichen der Vaskulitis, die als direkte Folge der Gefäßläsion anzusehen sind. Diese sind in Abhängigkeit vom Gefäßtyp unterschiedlich. So zeigen sich bei einer Vaskulitis **kleiner Gefäße** folgende Symptome:
- Episkleritis (»rotes Auge«),
- Hörsturz,
- Vertigo,
- Hämoptysen (alveoläre Hämorrhagie),
- Mikrohämaturie (Glomerulonephritis),
- (Mono-, Poly-)Neuritis,
- Herdenzephalitis,
- palpable Purpura,
- Nagelfalznekrosen,
- Angina pectoris (Perimyokarditis),
- Purpura abdominalis (blutige Stühle).

Sind von der Vaskulitis **mittelgroße Gefäße** betroffen, so stehen Infarkte von Gehirn, Herz, Niere (Makrohämaturie), Darm (Melaena) und Extremitäten sowie Blutungen bei Ruptur von Mikroaneurysmen im Vordergrund. Bei einem Subclavian-steal-Phänomen, Aortenbogensyndrom, Aneurysma dissecans (Riesenzellarteriitis) oder Thrombosen ist an eine Vaskulitis **großer Gefäße** zu denken. Zu beachten ist, dass sich die Gefäßtypen überlappen können.

Labordiagnostik

Meist zeigen sich im Labor uncharakteristische Veränderungen wie eine Erhöhung der Akute-Phase-Proteine (u. a. BSG, CRP), eine Leuko- und Thrombozytose sowie eine Anämie. Einen

5.2 Arterielle Thromboembolien

Tab. 5-9 Diagnoseassoziierte, organbezogene und aktivitätsassoziierte Laborparameter (nach Gross 1999a).

Diagnoseassoziierte Laborparameter	
Bluteosinophilie (> 10%)	Churg-Strauss-Syndrom
Hepatitis-Bs-Antigen	Panarteriits nodosa
Hepatitis-C-Antigen, HCV, RNA	kryoglobulinämische Vaskulitis
cANCA (PR3-ANCA)	Wegener-Granulomatose
pANCA (MPO-ANCA)	mikroskopische Polyangiitis
Kryoglobuline	kryoglobulinämische Vaskulitis
Endothelzellantikörper	Kawasaki-Syndrom
Organbezogene Laborparameter	
(Mikro-)Hämaturie	Glomerulonephritis? Cyclophosphamid-zystitis?
Kreatininerhöhung	Glomerulonephritis?
CK-Erhöhung	Myositis? Myokarditis?
Leberenzymerhöhung	Panarteriits nodosa? kryoglobulinämische Vaskulitis?
bronchoalveoläre Lavage (BAL):	
• mit Erythrozyten	alveoläres Hämorrhagie-Syndrom
• mit Neutrophilen	neutrophile Alveolitis
• mit Eosinophilen	eosinophile Alveolitis (bei CSS)
Hepatitis-C-Antigen	HCV-assoziierte kryoglobulinämische Vaskulitis?
Aktivitätsassoziierte Laborparameter	
Komplementspiegel	Immunkomplex-vaskulitiden
ANCA-Titer	Pauci-immune-Vaskulitiden
Leuko- und Thrombozytose	Entzündungsaktivität
BSG- und CRP-Erhöhung	Entzündungsaktivität

Marker, der allein eine Vaskulitis beweist, gibt es nicht. So werden prinzipiell diagnoseassoziierte, aktivitätsassoziierte und/oder organbezogene Laborparameter bestimmt (Tab. 5-9) (Gross 1999a).

Bei der **ANCA-Diagnostik** ist mit der Immunfluoreszenztechnik bei der lokalisierten und generalisierten WG in der Regel eine zytoplasmatische Fluoreszenz (cANCA, 50 bzw. 95%) und bei der MPA meist eine perinukleäre Fluoreszenz (pANCA, 40–80%) nachzuweisen. Beim CSS treten überwiegend pANCA (10–70%) auf (Schonermarck et al. 2001). Als hochspezifische Zielantigene der ANCA wurden bei der WG die Proteinase 3 (PR3-ANCA) und bei der MPA die Myeloperoxidase (MPO-ANCA) identifiziert. Das CSS ist meist MPO-ANCA-positiv.

Apparative Diagnostik

In Abhängigkeit vom Organbefall sind weitere diagnostische Untersuchungen zur Diagnosesicherung und Erfassung der Organschädigungen erforderlich, beispielsweise:
- EKG und Langzeit-EKG (Herzrhythmusstörungen bei kardialer Beteiligung?),
- Echokardiographie (Perikarderguss, Kontraktilitätsstörungen bei Koronariitis und Myokarditis?),
- Herzkatheteruntersuchungen (Aneurysmen und Stenosen der Koronargefäße?, Myokardbiopsie zur Sicherung einer Kapillaritis),
- Gastro- und Koloskopie (Hinweise auf eine gastrointestinale Vaskulitis?),
- Bronchoskopie mit bronchoalveolärer Lavage und transbronchialer Biopsie (neutrophile oder lymphozytäre Alveolitis, interstitielle Pneumonitis, Kapillaritis?),
- Angiographie (Aneurysmen und Stenosen großer und mittelgroßer Gefäße?),
- Röntgenthorax (Rundherde, Infiltrate?),
- hochauflösende (high resolution) Computertomographie (HRCT) (Milchglasinfiltrate, Rundherde?) (Abb. 5-10),
- Magnetresonanztomographie (Abb. 5-11) und -angiographie (MRA) (Abb. 5-12),
- Positronenemissionstomographie (PET) (Aortitis, Arteriitis?).

Histologische Diagnostik

Die histologische Sicherung der Vaskulitis ist aus diagnostischen und prognostischen Gründen anzustreben, wobei die Biopsie aus den betroffenen Organen, z. B. Haut oder Niere, zu entnehmen ist.

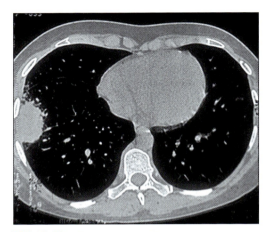

Abb. 5-10 High-resolution-Computertomographie (HRCT) des Thorax: Lungengranulom bei Wegener-Granulomatose.

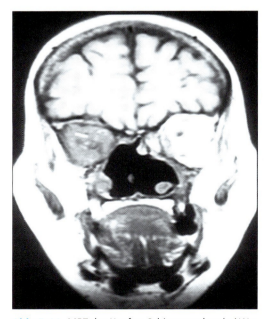

Abb. 5-11 MRT des Kopfes: Orbitagranulom bei Wegener-Granulomatose.

Individualisierte Behandlung

Das therapeutische Procedere richtet sich nach Ausdehnung, Organmanifestation, Aktivität und Prognose der Erkrankung. PSV werden immunsuppressiv behandelt. Dies erfordert eine engmaschige ärztliche Überwachung. Eine Patientenschulung trägt zur Minimierung therapiebedingter Komplikationen bei. Es werden die nachfolgend näher erläuterten 3 Therapiestadien unterschieden.

Induktionstherapie

Sie wird mit Cyclophosphamid und/oder anderen Immunsuppressiva durchgeführt und wird aufgrund der Nebenwirkungen in der Regel nur 3–6 Monate verabreicht. Ziel ist die Induktion einer Remission (Tab. 5-10, 5-11).

Erhaltungstherapie

Nach erzielter Remission werden weniger toxische Immunsuppressiva und/oder niedrigere Dosen zur Erhaltung der Remission (in der Regel mindestens 2 Jahre) eingesetzt (Tab. 5-10, 5-11, 5-12).

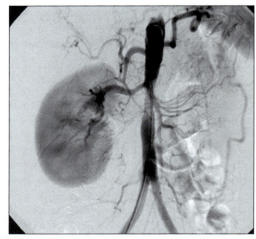

Abb. 5-12 MR-Angiographie: Takayasu-Arteriitis.

Eskalationstherapie

Bei therapierefraktärem Verlauf (ca. 5–10% der Patienten mit ANCA-assoziierter Vaskulitis) ist eine Therapieeskalation der konventionellen immunsuppressiven Therapie durch additive Maßnahmen (z. B. Plasmapherese bei lebens- und/oder organbedrohlichem Verlauf einer WG mit Kreatininanstieg auf > 500 µmol/l) und/oder neue biologische Immunmodulatoren (z. B. Interferon-α bei CSS, TNF-α-Blocker bei WG und CSS, Anti-CD20-Antikörper bei WG) erforderlich (Tab. 5-13).

■ **Immunkomplexvaskulitis**
Kryoglobulinämische Vaskulitis: Bei der HCV-assoziierten kryoglobulinämischen Vaskulitits (CV) wird bei nicht lebensbedrohlichen Organmanifestationen der Versuch einer HCV-Elimination durch die kombinierte Gabe von **Interferon-α** (z. B. Intron, Roferon®) und **Ribavirin** (z. B. Rebetol, Copegus®) über 18–24 Monate empfohlen. Die HCV-Elimination ist keine notwendige Voraussetzung für das Ansprechen der Vaskulitis auf die Therapie, es genügt offenbar schon eine Reduktion der Viruslast (Della Rossa et al. 2002).

Langfristige Remissionen der HCV-assoziierten CV werden jedoch nur bei Patienten mit einer HCV-Elimination gesehen.

> Bei lebensbedrohlichen Verläufen, z. B. bei zunehmender Niereninsuffizienz, progredienter Polyneuropathie oder ZNS-Vaskulitis, ist eine **immunsuppressive Therapie** mit Cyclophosphamid (CYC) und Glukokortikoiden (GC), bei Therapierefraktärität ergänzt durch additive **Plasmaseperationen** über etwa 2 Wochen, erforderlich.

Nach immunsuppressiver Remissionsinduktion kann bei HCV-assoziierter CV eine Viruselimination versucht werden. Analog werden schwere Verläufe einer essenziellen, nicht HCV-assoziierten CV immunsuppressiv behandelt.

Mit dem **monoklonalen Anti-CD20-Antikörper Rituximab®** steht eine neue Therapieoption der CV zur Verfügung. Erste Studienergebnisse von 15 bzw. 20 mit Rituximab® (375 mg/m² i. v. wöchentlich für 4 Wochen) behandelten Patienten zeigten eine hohe Effektivität der Therapie in Bezug auf die Symptome des kryoglobulinämischen Syndroms und auf die B-Zell-Depletion bei gleichzeitiger, symptomloser Verdopplung

Tab. 5-10 Standardtherapie zur Remissionsinduktion (Induktionstherapie) von primär systemischen Vaskulitiden (nach Gross 1999b).

Hauptsächlich betroffene Gefäße	Name nach der Chapel Hill Conference 1992	Standardprotokoll
große Arterien	Riesenzellarteriitis Takayasu-Arteriitis	GC-Monotherapie
mittelgroße Arterien	Panarteriits nodosa HBV-assoziierte Panarteriitis Kawasaki-Syndrom	GC-Monotherapie INF-α + Vidarabin ivIgG + ASS
kleine Gefäße	Wegener-Granulomatose mikroskopische Polyangiits Churg-Strauss-Syndrom Purpura Schoenlein-Henoch kutane leukozytoplastische Angiitis essenziell kryoglobulinämische Vaskulitis (HCV-assoziierte EMC)	FAUCI-Schema* FAUCI-Schema* GC-Monotherapie GC-Monotherapie GC-Monotherapie, wenn lokale Maßnahmen nicht ausreichen INF-α + Ribavirin

EMC = Enzephalomyokarditis; FAUCI-Schema = GC+ CYC; GC = Glukokortikoid; INF = Interferon; ivIgG = intravenöse Immunglobuline; * ggf. mit Cotrimoxazol.

der HCV-Viruslast unter der Therapie (Sanson-no et al. 2003).

Panarteriitis nodosa: Kontrollierte Studien zur Therapie der Panarteriitis nodosa (PAN) finden sich kaum, da in zahlreichen Untersuchungen gemischte Kohorten aufgenommen wurden, in denen Patienten mit PAN zahlenmäßig unterrepräsentiert waren. Eine aktuellere Studie einer solchen gemischten Kohorte zeigt, dass Patienten mit vermutlich schlechter Prognose (z. B. gastrointestinale, zerebrale, kardiale oder renale Beteiligung) nach Gabe von 12 Zyklen **CYC** eine geringere Rezidivhäufigkeit aufweisen als nach Gabe von 6 Zyklen (Guillevin et al. 2003). Die

Tab. 5-11 Aktivitäts- und ausdehnungsadaptierte Behandlung ANCA-assoziierter Vaskulitiden (nach Gross 1999b).

	Klinik	Substanz	Dosis/Applikation[1]
Induktionstherapie			
Cotrimoxazol	Initialphase[9, 10]	T/S[13]	2 × 960 mg/d p.o.
Methrotrexat[6]	blande[8]	MTX	0,3 mg/kg/Wo. i.v.
Fauci-Schema[1] NIH-Standard[2, 5]	aktiv	CYC	2 mg/kg/d p.o.
intensiviert[3, 5, 6]	progressiv/foudroyant	CYC	3–4 mg/kg/d p.o.
Austin-Schema[4, 5]	mäßig aktiv bzw. überwiegend renale Vaskulitis	CYC	15–20 mg/kg i.v.
Plasmapherese[12]	foudroyant mit Nierenversagen		40–60 ml/kg (4–7 ×)
Erhaltungstherapie			
Cotrimoxazol[6]	Voll-, Teilremission	T/S	2 × 960 mg/d p.o.
Methotrexat[6]	Teilremission	MTX	0,3 mg/kg/Woche i.v.
Azathioprin	Teilremission	AZA	2–3 mg/kg/d p.o.
Cyclosporin A[7]	nach Organtransplantation	CsA	3–5 mg/kg/d p.o.
Behandlung refraktärer Verläufe			
i.v. Immunglobuline[10]	refraktär	ivIgG	400 mg/kg i.v. an 5 Tagen
monoklonale AK	refraktär	Anti-CD4 + Anti-CD52	sequenzielle Gabe i.v.
Antithymozytenglobulin	refraktär	ATG	mg/kg i.v. 10 Tage[11]

[1] Dosis ist immer der Nierenfunktion und dem Alter anzupassen: Leukozyten: > 4 000/ml; cave: > 60 Jahre.
[2] Dosis wird bis zum Erreichen der Remission beibehalten (modifiziertes FAUCI-Schema).
[3] Dosis orientiert sich an der Gesamtleukozytenzahl, Ziel: zw. 3 000 und 4 000/μl, meist nur wenige Tage.
[4] Dosis orientiert sich am Leukozytennadir (8–12. Tag nach Bolus: > 3 000/μl), Wiederholung alle 3 Wochen.
[5] Stets kombiniert mit Prednisolon (vgl. Text).
[6] Cave: eingeschränkte Nierenfunktion (Kreatinin > 3 mg/dl) und Lebensalter (> 60 Jahre).
[7] Nach Organtransplantation meist ausreichend (kombiniert mit Prednisolon).
[8] Nicht lebensbedrohliche, generalisierte Verläufe ohne Nierenfunktionseinschränkung.
[9] Bei der Wegener-Granulomatose mit ausschließlichem Befall des oberen/unteren Respirationstraktes als Monotherapie anzuwenden (Initialphase).
[10] Additiv zur Standardtherapie.
[11] Anpassung an die Lymphozytenzahl.
[12] Evtl. sinnvoll bei der rasch progredienten Glomerulonephritis (RPGN), stets kombiniert mit der Standardtherapie.
[13] T/S = Trimethoprim + Sulfamethoxazol.
ATG = Antithymozytenglobulin; CYC = Cyclophosphamid.

5.2 Arterielle Thromboembolien

Beobachtung des eigenen Krankengutes zeigt, dass ähnlich günstige Ergebnisse vermutlich auch, in Analogie zum Vorgehen bei ANCA-assoziierten Vaskulitiden, durch eine remissionserhaltende Therapie mit weniger toxischen Substanzen wie **Methotrexat** (MTX) oder **Aza-**

Tab. 5-12 Standardtherapie primär systemischer Vaskulitiden zur Remissionserhaltung (Erhaltungstherapie).

Hauptsächlich betroffene Gefäße	Name nach der Chapel Hill Conference 1992	Erhaltungstherapie
große Arterien	Riesenzellarteriitis	very low dose GC*
	Takayasu-Arteriitis	very low dose GC
mittelgroße Arterien	Panarteriitis nododa	very low dose GC*
kleine Gefäße	Wegener-Granulomatose	GC + MTX (AZA)
	mikroskopische Polyangiitis	GC + AZA
	Churg-Strauss-Syndrom	GC < 7,5 mg Prednisolon (ggf. IFN-α)
	Purpura Schoenlein-Henoch	Fischöl
	essenziell kryoglobulinämische Vaskulitis	very low dose GC*

AZA = Azathioprin; GC = Glukokortikoide; MTX = Methotrexat; * < 7,5 mg Prednisolon (ggf. mit GC-sparender Medikation: AZA oder MTX).

Tab. 5-13 Intensivierte Therapiemöglichkeiten bei Progression der therapieresistenten bzw. -refraktären primären systemischen Vaskulitis (nach Gross 1999b).

Name nach der Chapel Hill Conference 1992	Intensiviertes Protokoll bei therapieresistenter PSV	Intensiviertes Protokoll bei therapierefraktärer PSV
Riesenzellarteriitis	GC + AZA oder MTX	FAUCI-Schema
Takayasu-Arteriitis	GC + MTX (low dose)	FAUCI-Schema
Panarteriitis nodosa	AUSTIN-Schema + Plasmapherese	FAUCI-Schema
Hepatitis-B-Virus-assoz. PAN	IFN-α + Lamivudin + Plasmapherese	FAUCI-Schema
Wegener-Granulomatose	FAUCI-Schema + ivIgG	monoklonale AK: Anti-CD4, Anti-CD52*
Churg-Strauss-Syndrom	FAUCI-Schema	INF-α (bis 3 × 106/Woche)
mikroskopische Polyangiitis	FAUCI-Schema + ivIgG	Antithymozytenglobulin monoklonale AK: Anti-CD4, Anti-CD52*
Purpura Schoenlein-Henoch	GC + ivIgG (evtl. CYC)	AUSTIN-Schema
kutane leukozytoklastische Angiitis	GC + AZA (MTX low dose)	
essenziell kryoglobulinämische Vaskulitis (HCV-assoziierte EMC)	INF-α + Ribavirin + Plasmapherese	AUSTIN-Schema + Plasmapherese

AK = Antikörper; AUSTIN-Schema = GC + CYC-Bolustherapie; AZA = Azathioprin; CYC = Cyclophospamid; EMC = Enzephalomyokarditis; FAUCI-Schema = GC + CYC-Dauertherapie; GC = Glukokortikoid; HCV = Hepatitis-C-Virus; INF = Interferon; ivIgG = intravenöses Immunglobulin G; MTX = Methotrexat; PAN = Panarteriitis nodosa; * Anti-Campath 1H.

thioprin (AZA) im Anschluss an eine zeitlich begrenzte CYC-Therapie erreicht werden kann. Bei den milderen Fällen kann eine **GC-Monotherapie** gewagt werden. Ergebnisse einer aktuellen offenen Studie zeigen, dass bei Patienten mit Hepatitis-B-assoziierter PAN als kausale Therapie eine Viruselimination mit **Lamivudine** (z. B. Epivir®, Zeffix®) zur Remission der PAN führen kann.

Purpura Schoenlein-Henoch: Die Prognose ist bei dieser Vaskulitis im Allgemeinen gut. Bei schweren Verlaufsformen (rapid-progressive Glomerulonephritis [GN], Darmbeteiligung mit Blutungen) kann eine **immunsuppressive Therapie** mit CYC oder AZA erforderlich werden. Bei entsprechender Überwachung kann auch eine GC-Monotherapie oder eine hoch dosierte Immunglobulintherapie (ivIgG) ausreichend sein.

■ ANCA-assoziierte Vaskulitis

Die Therapie erfolgt in Abhängigkeit vom Erkrankungsstadium und der Erkrankungsaktivität. Die lokalisierte WG kann, wenn eine engmaschige Kontrolle gewährleistet ist, mit Trimethoprim und Sulfamethoxazol (Cotrimoxazol) behandelt werden (de Groot et al. 1996).

Bei generalisierter schwer verlaufender ANCA-assoziierter Vaskulitis mit organ- und/oder lebensbedrohlichen Manifestationen erfolgt die remissionsinduzierende Therapie nach dem **Fauci-Schema** mit Cyclophosphamid (2 mg/kg/d per os für 3–6 Monate) und Prednisolon (1–2 mg/kg/d mit anschließender Dosisreduktion entsprechend der Krankheitsaktivität unter die Cushingschwellendosis von 7,5 mg/d) (Fauci et al. 1983).

Nach Erzielen einer Remission erfolgt vor dem Hintergrund möglicher Nebenwirkungen von Cyclophosphamid (z. B. Myelotoxizität, hämorrhagische Zystitis und Blasenkarzinom) eine Umstellung auf eine remissionserhaltende Therapie.

Eine randomisierte, kontrollierte Studie der *European Vasculitis Study Group* (EUVAS) zeigte, dass Azathioprin dem Cyclophosphamid in der Remissionerhaltung ebenbürtig ist (CYCAZA-REM-Studie) (Jayne et al. 2003).

Offene Studien mit kleineren Fallzahlen weisen Methotrexat, Mycophenolatmofetil (z. B. CellCept®) und Leflunomid (z. B. Arava®) als mögliche Alternativen zum Azathioprin zur Remissionserhaltung aus. Bei schwerer renaler Beteiligung mit einem Kreatinin > 500 μmol/l führen additive Plasmapheresen zu einem besseren renalen Outcome (MEPEX-Studie) (Jayne 2001).

Bei Patienten mit nicht lebensbedrohlicher, früher systemischer WG oder MPA ist Methotrexat zur Remissionsinduktion geeignet. Eine Fortführung der Therapie über das Stadium der Remissionsinduktion ist jedoch erforderlich (NORAM-Studie der EUVAS). Anhand kleinerer Fallzahlen konnte aufgezeigt werden, dass TNF-α-Inhibitoren (Infliximab [z. B. Remicade], Etanercept [z. B. Enbrel®]), Antithymozytenglobulin (z. B. ATG-Fresenius, Tecelac, Thymoglobulin), der Anti-CD20-Antikörper Rituximab® und Desoxyspergualin (zurzeit noch nicht zugelassen) bei therapierefraktären Verläufen wirksam sind und Remissionen induzieren. Die therapieresistenten CSS-Patienten können von einer Interferonbehandlung profitieren.

■ Granulomatöse Vaskulitis

Die **Riesenzellarteriitis** (RZA) spricht häufig auf eine GC-Monotherapie innerhalb weniger Tage gut an. Eine Startdosis von 40–60 mg Prednisolonäquivalent führt bei über 90 % der Patienten zu einer durchgreifenden klinischen und serologischen Remission. Die Dosis sollte innerhalb von etwa 6 Monaten auf 5–7,5 mg/Tag reduziert werden (Liozon et al. 2001; Nesher et al. 2004). Bei Visusstörungen sollte die Therapie unverzüglich und hoch dosiert (Methylprednisolon i. v., 250–1000 mg/d über 3 Tage) begonnen werden.

Die histologische Sicherung der Arteriitis temporalis kann mindestens bis zu 14 Tagen nach Beginn einer GC-Therapie erfolgen. Auch danach können noch indirekte Zeichen der stattgefundenen Entzündung wie eine aufgesplitterte Elastica interna histologisch nachgewiesen werden.

Auswertungen mehrerer Kohorten zeigen, dass Rezidive einer RZA unter Reduktion oder auch nach Beendigung einer GC-Therapie mit einer Inzidenz von bis zu 80 % häufiger sind als früher angenommen. Auch das Risiko für Glukokortikoid-assoziierte Nebenwirkungen ist bei älteren Patienten (> 75 Jahre) signifikant erhöht. Daher ist bei therapieresistentem Verlauf und anhaltend hohem Steroidbedarf die Einleitung einer immunsuppressiven, steroideinsparenden Therapie mit z. B. ausreichend dosiertem MTX (0,3 mg/kg/Woche i. v.) angezeigt. Bei Kontraindikationen gegen eine MTX-Therapie (z. B. eingeschränkte Nierenfunktion) kann alternativ AZA gegeben werden (De Silva u. Hazleman 1986).

Randomisierte, Placebo-kontrollierte Studien zur Behandlung der **Takayasu-Arteriitis** liegen nicht vor.

> Als Standard zur Behandlung unkomplizierter Verläufe gilt allgemein eine Glukokortikoidmonotherapie, jedoch ist ca. 1/4 der Patienten zunächst therapierefraktär und es kommt in bis zu 50 % der Fälle zu Rezidiven.

Es sollte daher frühzeitig eine Behandlung mit Immunsuppressiva (z. B. MTX) begonnen werden (Ishikawa u. Maetani 1994). Bei besonders aggressivem Verlauf muss CYC (als Bolus oder als orale Gabe) eingesetzt werden. Ergebnisse einer retrospektiven Analyse von 106 gefäßchirurgisch behandelten Patienten mit Takayasu-Arteriitis zeigen, dass operative Therapieverfahren additiv zur immunsuppressiven Therapie die Prognose von Patienten mit Komplikationen und refraktärem Verlauf (z. B. bei großen Aneurysmen) verbessern.

Literatur

de Groot K, Reinhold-Keller E, Tatsis E, Paulsen J, Heller M, Nolle B, Gross WL. Therapy for the maintenance of remission in sixty-five patients with generalized Wegener's granulomatosis. Methotrexate versus trimethoprim/sulfamethoxazole. Arthritis Rheum 1996; 39: 2052–61.

De Silva M, Hazleman BL. Azathioprine in giant cell arteritis/polymyalgia rheumatica: a double-blind study. Ann Rheum Dis 1986; 45: 136–8.

Della Rossa A, Tavoni A, Baldini C, Bombardieri S. Treatment of chronic hepatitis C infection with cryoglobulinemia. Curr Opin Rheumatol 2002; 14: 231–7.

Fauci AS, Haynes BF, Katz P, Wolff SM. Wegener's granulomatosis: prospective clinical and therapeutic experience with 85 patients for 21 years. Ann Intern Med 1983; 98: 76–85.

Gross WL. [Primary systemic vasculitis. I. General overview]. Internist (Berl) 1999a; 40: 779–94.

Gross WL. [Primary systemic vasculitides. Part III. Pathogenesis and therapy]. Internist (Berl) 1999b; 40: 1194–215.

Guillevin L, Cohen P, Mahr A, Arene JP, Mouthon L, Puechal X, Pertuiset E, Gilson B, Hamidou M, Lanoux P, Bruet A, Ruivard M, Vanhille P, Cordier JF. Treatment of polyarteritis nodosa and microscopic polyangiitis with poor prognosis factors: a prospective trial comparing glucocorticoids and six or twelve cyclophosphamide pulses in sixty-five patients. Arthritis Rheum 2003; 49: 93–100.

Ishikawa K, Maetani S. Long-term outcome for 120 Japanese patients with Takayasu's disease. Clinical and statistical analyses of related prognostic factors. Circulation 1994; 90: 1855–60.

Jayne D. Update on the European Vasculitis Study Group trials. Curr Opin Rheumatol 2001; 13: 48–55.

Jayne D, Rasmussen N, Andrassy K, Bacon P, Tervaert JW, Dadoniene J, Ekstrand A, Gaskin G, Gregorini G, de Groot K, Gross W, Hagen EC, Mirapeix E, Pettersson E, Siegert C, Sinico A, Tesar V, Westman K, Pusey C; European Vasculitis Study Group. A randomized trial of maintenance therapy for vasculitis associated with antineutrophil cytoplasmic autoantibodies. N Engl J Med 2003; 349: 36–44.

Jennette JC, Falk RJ, Andrassy K, Bacon PA, Churg J, Gross WL, Hagen EC, Hoffman GS, Hunder GG, Kallenberg CG et al. Nomenclature of systemic vasculitides. Proposal of an international consensus conference. Arthritis Rheum 1994; 37: 187–92.

Krupa WM, Dewan M, Jeon MS, Kurtin PJ, Younge BR, Goronzy JJ, Weyand CM. Trapping of misdirected dendritic cells in granulomatous lesions of giant cell arteritis. Am J Pathol 2002; 161: 1815–23.

Liozon E, Herrmann F, Ly K, Robert PY, Loustaud V, Soria P, Vidal E. Risk factors for visual loss in giant cell (temporal) arteritis: a prospective study of 174 patients. Am J Med 2001; 111: 211–7.

Nesher G, Berkun Y, Mates M, Baras M, Nesher R, Rubinow A, Sonnenblick M. Risk factors for cranial ischemic complications in giant cell arteritis. Medicine (Baltimore) 2004; 83: 114–22.

Sansonno D, de Re V, Lauletta G, Tucci FA, Boiocchi M, Dammacco F. Monoclonal antibody treatment of mixed cryoglobulinemia resistant to interferon alpha with an anti-CD20. Blood 2003; 101: 3818–26.

Schonermarck U, Lamprecht P, Csernok E, GrossWL. Prevalence and spectrum of rheumatic diseases associated with proteinase 3-antineutrophil cytoplasmic antibodies (ANCA) and myeloperoxidase-ANCA. Rheumatology (Oxford) 2001; 40: 178–84.

Stokol T, O'Donell P, Xiao L, Knight S, Stavrakis G, Botto M, von Andrian UH, Mayadas TN. C1q governs deposition of circulating immune complexes and leukocytes Fcgamma receptors mediate subsequent neutrophil recruitment. J Exp Med 2004; 200: 835–46.

5.2.5 Hereditäre hämostaseologische Ursachen arterieller Thrombosen

Rainer B. Zotz, Rüdiger E. Scharf

Hyperreagibilität der Thrombozyten

Die Hyperreagibilität von Thrombozyten ist durch eine gesteigerte Aktivierbarkeit mit erhöhter Bereitschaft der Plättchen zu Adhäsion, Aggregation oder Selektion gekennzeichnet. Hyperreagibilität stellt damit einen übergeordneten Begriff für ein abweichendes Funktionsverhalten dar, das angeboren oder erworben sein kann und je nach eingesetztem diagnostischen Verfahren (z. B. mittels Aggregometrie) phänomenologisch näher bestimmt wird. So wurde in den 1980er Jahren der Begriff *sticky platelet syndrome* als Ausdruck einer vermehrten Plättchenaggregabilität auf ADP und Adrenalin (Typ I), Adrenalin allein (Typ II) oder ADP allein (Typ III) geprägt (Mammen 1999). Neuere Untersuchungen konnten das Phänomen einer über Jahre reproduzierbar vermehrten Aggregabilität insbesondere auf Epinephrin und Kollagen bestätigen (Yee et al. 2005). Bis heute steht allerdings der wissenschaftlich fundierte Nachweis aus, dass eine gesteigerte Thrombogenität im venösen oder arteriellen Gefäßsystem, definiert als Hyperaggregabilität im Sinne eines *sticky platelet syndrome* von klinischer Relevanz ist.

Die Einschätzung der klinischen Wertigkeit einer thrombozytären Hyperreagibilität war in der Vergangenheit dadurch erschwert, dass eine Differenzierung zwischen **reaktiver, krankheitsbedingt** vermehrter Aktivierbarkeit der Thrombozyten und **primärer intrinsischer** thrombozytärer Hyperreagibilität als Auslöser akuter vaskulärer Ereignisse nicht möglich war (Zotz u. Scharf 2002). So konnte eine thrombozytäre Hyperaggregabilität bei Patienten mit akutem Koronarsyndrom, ischämischem Hirninfarkt, Diabetes mellitus, nephrotischem Syndrom, Migräne, Anorexia nervosa und Mitralklappenprolaps gezeigt werden (Mammen 1999). Die gesteigerte Reaktionsbereitschaft der Plättchen bei diesen Krankheitsbildern dürfte jedoch am ehesten ein Epiphänomen darstellen und keineswegs hereditär bedingt sein.

Als Hinweis auf eine reaktive Aktivierung der Thrombozyten fanden sich bei den betroffenen Patienten erhöhte Plasma- bzw. Serumkonzentrationen an Plättchenfaktor-4, β-Thromboglobulin und Thromboxan A_2.

Erst durch den Nachweis **genetisch determinierter Polymorphismen thrombozytärer Glykoproteinrezeptoren** als Ursache einer erhöhten Plättchenthrombogenität und dadurch bedingter akuter arterieller Gefäßverschlüsse konnten in den letzten Jahren Hinweise auf eine primäre thrombozytäre Hyperreagibilität gewonnen werden (Zotz u. Scharf 2002). Hereditäre Polymorphismen in den kodierenden Genen thrombozytärer Membranglykoproteine (GP) können die Antigenität dieser GP ändern, ihren Expressionsgrad modifizieren oder regulieren und ihre funktionellen Eigenschaften beeinflussen. Aus klinischen und experimentellen Untersuchungen liegen die meisten Informationen zu den **Plättchenpolymorphismen** der beiden essenziellen Plättchenrezeptoren **Integrin $\alpha_{IIb}\beta_3$ (GP-IIb/IIIa)** und **Integrin $\alpha_2\beta_1$ (GP-Ia/IIa)** vor.

Plättchenrezeptorpolymorphismen

Verschiedene Rezeptoren tragen spezifische Polymorphismen, die in Tabelle 5-14 zusammengefasst sind.

■ HPA-1-Polymorphismus von Integrin $\alpha_{IIb}\beta_3$ (GP-IIb/IIIa)

Einer der essenziellen Plättchenrezeptoren ist das Integrin $\alpha_{IIb}\beta_3$, auch als GP-IIb/IIIa-Komplex bekannt, das den Hauptrezeptor für die Plättchenaggregation repräsentiert und neben anderen Membranglykoproteinen auch an der Plättchenadhäsion beteiligt ist. Der Fibrinogenrezeptor $\alpha_{IIb}\beta_3$ kann mit Fibrinogen, von-Willebrand-Faktor, Fibronektin, Vitronektin und Thrombospondin interagieren. Er ist ein polymorphes Antigen, welches das humane Plättchenantigen HPA-1 und andere definierte dialleele Alloantigensysteme trägt. HPA-1 (Synonym: Pl^A oder Zw) wurde ursprünglich bei Patienten, die eine Refraktärität auf Plättchentransfusionen zeigten, identifiziert. Der HPA-1-Polymorphismus entsteht durch eine singuläre Nukleotidsubstitution in Position 1565 (Thymidin → Cytosin), die zu einem Aminosäureaustausch (Leucin → Prolin) in der β-Untereinheit (GP-IIIa) führt. Die Substitution von Leucin (HPA-1a, Pl^{A1}) durch Prolin (HPA-1b, Pl^{A2}) an Position 33 bedingt die Bildung mehrerer Neoepitope der β-Untereinheit. Dies führt zu Veränderungen der Konformation und Funktion von $\alpha_{IIb}\beta_3$.

Durch den Polymorphismus bedingte **funktionelle Veränderungen** konnten in verschiedenen In-vitro-Untersuchungen nachgewiesen werden. In der größten Studie an über 1 400 Individuen konnte gezeigt werden, dass eine signifikant niedrigere Adrenalinschwellenkonzentration zur Induktion einer Thrombozytenaggregation bei HPA-1b-positiven Plättchen ausreichend war (Feng et al. 2001). Untersuchungen an kleineren Probandenkollektiven ergaben dem gegenüber uneinheitliche Ergebnisse (Zotz u. Scharf 2002). Weiterhin konnte eine erhöhte Fibrinogenbindung an HPA-1b-positive Plättchen im Vergleich zu HPA-1b-negativen Thrombozyten gezeigt werden. In Übereinstimmung dazu wurde unter Verwendung stabiler HPA-1-exprimierender Zelllinien eine signifikant höhere Adhäsionsrate an immobilisiertes Fibrinogen nachgewiesen. Der HPA-1b-Genotyp zeigte außerdem Assoziationen mit einer erhöhten thrombozytären Ausbreitung,

Tab. 5-14 Thrombozytäre Rezeptorpolymorphismen (nach Bray 2000; Kunicki 2002). In Klammern sind ältere Synonyme angegeben.

Thrombozytärer Rezeptor	Integrin	Funktion	Ligand	Polymorphismus
GP-Ia/IIa	$\alpha_2\beta_1$	Adhäsion	Kollagen	• GP-Ia(α_2): GP-Ia-C807T • HPA-5 (Br, Hc, Zav)
GP-Ib/V/IX*	–	Adhäsion	• VWF • Thrombin	• GP-Ibα: HPA-2 (Ko, Sib) • VNTR • Kozak
GP-IIb/IIIa	$\alpha_{IIb}\beta_3$	Adhäsion Aggregation	• Fibrinogen • VWF • Fibronektin • Vitronektin	• GP-IIb (α_{IIb}): HPA-3 (Bak, Lek) • GP-IIIa (β_3): HPA-1 (Pl^A, Zw)
GP-VI*	–	Adhäsion	Kollagen	GP-VI-T13254C

GP = Glykoprotein; HPA = human platelet antigen; VNTR = variable number of tandem repeats;
VWF = von-Willebrand-Faktor; * Non-Integrin.

vermehrten Aktinpolymerisation auf Fibrinogen und einer gesteigerten Gerinnselretraktion. Diese Ergebnisse sprechen für ein effizienteres Outside-in-Signaling in HPA-1b-positiven Plättchen bei der Interaktion von $\alpha_{IIb}\beta_3$ mit thrombogenen Oberflächen. Ein weiterer Hinweis für eine funktionelle Differenz ist die erhöhte Sensitivität HPA-1b-positiver Thrombozyten gegenüber einer Inhibition durch Aspirin und Abciximab.

Zusammengefasst lassen die Ergebnisse zur phänotypischen Charakterisierung darauf schließen, dass der thrombozytäre HPA-1b-Genotyp mit einer gesteigerten Reagibilität assoziiert ist.

■ α_2-C807T-Polymorphismus von Integrin $\alpha_2\beta_1$ (GP-Ia/IIa)

Zu den essenziellen thrombozytären Integrinrezeptoren gehört der **Kollagenrezeptor** $\alpha_2\beta_1$, auch bekannt als GP-Ia/IIa-Komplex. Dieses Integrin vermittelt neben GP-VI die Thrombozytenadhäsion durch die Bindung an Kollagen. Die $\alpha_2\beta_1$-induzierte Adhäsion von Plättchen an Kollagenfibrillen aktiviert Thrombozyten, führt zur Prothrombinkonversion an der Plättchenoberfläche und beschleunigt die $\alpha_{IIb}\beta_3$-abhängige Thrombusbildung.

Im Gegensatz zu anderen Integrinen variiert unter gesunden Individuen die Anzahl der $\alpha_2\beta_1$-Rezeptorkopien auf der Plättchenoberfläche 10-fach. Polymorphismen der DNA-Sequenz im α_2-Gen sind mit der Expressionsdichte von $\alpha_2\beta_1$ auf Thrombozyten assoziiert. Die α-Untereinheit von $\alpha_2\beta_1$ trägt den stillen C807T-Polymorphismus (GP-Ia), der an 7 andere Nukleotidpolymorphismen gekoppelt ist, wodurch drei α2-Allele resultieren: Allel 1 (807T/837T/873A/Br[b]) ist mit einer erhöhten Rezeptordichte von $\alpha_2\beta_1$ assoziiert, Allel 2 (807C/837T/873G/Br[b]) und Allel 3 (807C/837C/873G/Br[a]) jeweils mit einer reduzierten Rezeptordichte.

Klinische Aspekte der Plättchenrezeptorpolymorphismen

Klinische Studien untersuchten den Zusammenhang zwischen einem HPA-1-Polymorphismus und einem α_2-C807T-Polymorphismus mit koronarer Herzerkrankung und Myokardinfarkt. Dabei zeigte sich bei beiden Rezeptorpolymorphismen eine Assoziation zum Myokardinfarkt, nicht jedoch zur koronaren Herzkrankheit, d. h. sie stellen keinen Risikofaktor für eine Arteriosklerose, sondern nur für arterielle Thrombosen dar. Um jedoch klinisch wirksam zu werden, benötigen diese thrombogenen Risikofaktoren das Vorhandensein arteriosklerotischer Läsionen. Es hat sich gezeigt, dass Träger des HPA-1b-Allels bei bestehender KHK an einem Myokardinfarkt durchschnittlich 5 Jahre und Träger des α_2-807TT-Genotyps ca. 6 Jahre früher als Patienten ohne diese beiden Polymorphismen erkranken (Abb. 5-13) (Zotz et al. 2005).

Des Weiteren haben Studien ergeben, dass Träger des HPA-1b-Genotyps eine höhere Rate an Restenosen und Myokardinfarkten nach koronarer Stentanlage oder nach koronarer Bypass-Operation aufweisen (Zotz et al. 2000).

Ähnliche Ergebnisse wurden für den α_2-C807T-Polymorphismus berichtet. In einer größeren Studie an über 2 200 Patienten konnte keine Assoziation mit einer koronaren Herzerkrankung oder dem Myokardinfarkt gezeigt werden. Allerdings fand sich in den Subgruppen von Patienten unter 62 Jahren und unter 49 Jahren ein erhöhtes Risiko für Träger des T-Allels. Für Träger(innen) des α_2-807T-Allel unter 50 Jahren wurde zudem ein 3-fach erhöhtes Risiko für einen ischämischem Hirninfarkt gefunden, während kein erhöhtes Risiko bei älteren Patienten nachweisbar war. Eine prospektive Kohortenstudie an 12 229 Frauen ergab ein signifikant höheres Risiko für letale kardiovaskuläre Ereignisse bei Trägerinnen des α_2-807TT-Genotyps im Vergleich zum α_2-807CC-Genotyp, wenn die Patientinnen Nikotin konsumiert hatten oder an zusätzlichen Erkrankungen wie Diabetes oder Hypertonie litten.

In Zusammenfassung zeigen neuere Studien unter Verwendung spezieller epidemiologischer Methoden einen signifikanten Einfluss genetisch determinierter Plättchenvarianten auf das vorzeitige Auftreten eines Myokardinfarkts. Der Effekt auf die vorzeitige Manifestation des Infarkts ist stärker ausgeprägt, als für konventionelle Risikofaktoren der Arteriosklerose und übertrifft auch den durch Statine erzielbaren therapeutischen Nutzen.

Individualisierte Behandlung

Der Nachweis einer gesteigerten intrinsischen Plättchenthrombogenität könnte in Zukunft Auswirkungen auf die Therapie haben. So ist zu prüfen, ob Patienten mit koronarer Herzerkrankung, die Träger des HPA-1b-Allels oder des α_2-807TT-Genotyps oder beider Varianten sind, eine intensivere antithrombotische Therapie mit Plättchenfunktionshemmern benötigen als Patienten ohne diese Rezeptorvarianten. Aus den bisherigen Studienergebnissen kann gegenwärtig keine spezifische Therapie abgeleitet werden. Da der thrombogene Effekt der Plättchenpolymorphismen lediglich in Kombination mit arteriosklerotischen Gefäßveränderungen nachweisbar ist, erscheint eine Primärprophylaxe mit antithrombozytären Substanzen allein aufgrund des Nachweises der Rezeptorvarianten nicht gerechtfertigt.

Literatur

Bray PF. Platelet glycoprotein polymorphisms as risk factors for thrombosis. Curr Opin Hematol 2000; 7: 284–9.

Feng D, Lindpaintner K, Larson MG, O'Donnell CJ, Lipinska I, Sutherland PA, Mittleman M, Muller JE, D'Agostino RB, Levy D, Tofler GH. Platelet glycoprotein IIIa Pl(a) polymorphism, fibrinogen, and platelet aggregability: The Framingham Heart Study. Circulation. 2001; 104: 140–4.

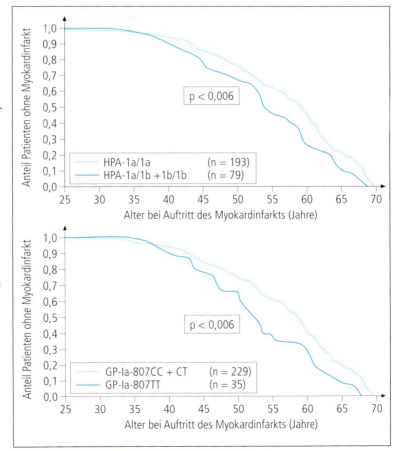

Abb. 5-13 Altersverteilung bei Auftreten des Myokardinfarkts in Abhängigkeit von HPA-1- (β_3-C1565T) (obere Graphik) und α-C807T-Polymorphismus (GP-Ia) (untere Graphik). Analysiert wurden Patienten mit Myokardinfarkt innerhalb des letzten Jahres. Im Median trat der Myokardinfarkt bei HPA-1b-positiven Patienten mit 54,0 Jahren und bei HPA-1b-negativen Patienten mit 59,2 Jahren auf (p = 0,006 Log-Rank-Test). Das Alter bei Auftreten des Myokardinfarkts lag bei Trägern des α_2-807TT-Genotyps bei 52,5 und bei Trägern des α_2-807CC- oder α_2-807CT-Genotyps bei 58,8 Jahren (p = 0,006 Log-Rank-Test) (nach Zotz et al. 2005).

Kunicki TJ. The influence of platelet collagen receptor polymorphisms in hemostasis and thrombotic disease. Arterioscler Thromb Vasc Biol 2002; 22: 14–20.

Mammen EF. Sticky platelet syndrome. Semin Thromb Hemost 1999; 25: 361–5.

Yee DL, Sun CW, Bergeron AL, Dong JF, Bray PF. Aggregometry detects platelet hyperreactivity in healthy individuals. Blood 2005; 106: 2723–9.

Zotz RB, Scharf RE. Platelet receptor polymorphisms and their role in cardiovascular disease. J Lab Med 2002; 26: 584–93.

Zotz RB, Klein M, Dauben HP, Moser C, Gams E, Scharf RE. Prospective analysis after coronary-artery bypass grafting: platelet GP IIIa polymorphism (HPA-1b/PlA2) is a risk factor for bypass occlusion, myocardial infarction, and death. Thromb Haemost 2000; 83: 404–7.

Zotz RB, Winkelmann BR, Muller C, Boehm BO, Marz W, Scharf RE. Association of polymorphisms of platelet membrane integrins alpha IIb(beta)3 (HPA-1b/Pl) and alpha2(beta)1 (alpha807TT) with premature myocardial infarction. J Thromb Haemost 2005; 3: 1522–9.

Plasmatische Hämostasestörung

Hereditäre Thrombophilie

Im Gegensatz zu den beachtlichen Fortschritten bei der Identifizierung hereditärer thrombophiler Risikofaktoren der Venenthrombose sind die **genetisch determinierten Risikofaktoren der arteriellen Thrombose** weniger klar definiert. Dieser Umstand ist auf den ersten Blick schwer verständlich, da das thrombotische Geschehen ein Bestandteil von Myokardinfarkt und Hirninfarkt ist, die Inhibition der plasmatischen Hämostase das Infarktrisiko senkt und Patienten mit Hämophilie A ebenfalls ein geringeres Infarktrisiko zeigen (Reitsma 2004).

Für die Einschätzung der Bedeutung thrombophiler Risikofaktoren der arteriellen Thrombose muss allerdings der im Vergleich zum venösen System weit komplexere Phänotyp der arteriellen Thrombose Berücksichtigung finden. Im Prozess der arteriellen Thrombose interagieren thrombophile Risikofaktoren mit unterschiedlichen Schweregraden einer degenerativen und inflammatorischen Arteriosklerose und, hieran gekoppelt, einer sekundären Erhöhung von Akute-Phase-Proteinen wie Fibrinogen, Faktor VIII oder von-Willebrand-Faktor.

Fibrinogen, Faktor VIII und andere Hämostasefaktoren

Zahlreiche Studien haben einen Zusammenhang zwischen Faktoren bzw. Polymorphismen der plasmatischen Hämostase und Fibrinolyse und dem Risiko für koronare Herzerkrankung, Myokardinfarkt und Hirninfarkt untersucht. Die Ergebnisse sind insgesamt widersprüchlich (Tab. 5-15). Konsistent reproduzierbare Daten liegen für **erhöhte Fibrinogenspiegel und Fibrinogenpolymorphismen** vor, die mit einem ca. 2- bis 2,5-fach erhöhten Risiko für arterielle Komplikationen einhergehen, wenn Fibrinogenspiegel in der obersten Quartile mit solchen in der untersten Quartile verglichen werden (Voetsch u. Loscalzo 2004). Fibrinogen ist, wie auch Faktor VIII und von-Willebrand-Faktor, ein Akute-Phase-Protein. Aus diesem Grund ist nicht sicher abschätzbar, ob eine Fibrinogenerhöhung primär vorhanden war oder ob es sich lediglich um ein Epiphänomen im Rahmen der arteriosklerotischen und inflammatorischen Grunderkrankung handelt (Ginsburg 2005; Reitsma 2004). Ein sekundärer Effekt ist insbesondere deswegen zu diskutieren, da die Varianz der Fibrinogenspiegel zu ca. 50% genetisch determiniert ist und trotz dieser Tatsache für verschiedene Fibrinogenpolymorphismen keine einheitliche Assoziation mit dem arteriellen Thromboserisiko nachweisbar ist (Tab. 5-15).

Für veränderte Aktivitäten bzw. genetische Polymorphismen der Faktoren VII, VIII und XIII sowie von VWF, PAI-1, t-PA und TAFI ist die Datenlage noch widersprüchlicher. Konsistent reproduzierbare Ergebnisse ließen sich weder zwischen Faktorenaktivität (Phänotyp) und Erkrankung (Myokardinfarkt) noch zwischen Genotyp des Hämostasefaktors und Erkrankung erheben (Tab. 5-15) (Lane u. Grant 2000; Martinelli 2005; Voetsch u. Loscalzo 2004).

5.2 Arterielle Thromboembolien

Tab. 5-15 Assoziation häufiger Polymorphismen der Hämostase mit arteriellen Thrombosen (nach Lane u. Grant 2000; Voetsch u. Loscalzo 2004).

Polymorphismus	Intermediärer Phänotyp	Assoziation des Phänotyps mit Krankheit	Assoziation des Genotyps mit Krankheit
Gerinnungsfaktoren			
Fibrinogen β-Kette – G455A Fibrinogen β-Kette – G854A Fibrinogen β-Kette Bc/1	↑ Fibrinogen	nachgewiesen, möglicherweise nicht ursächlich	uneinheitlich
Fibrinogen α-Kette Thr312Ala	beeinflusst α-Ketten-Querverbindung und Gerinnselstabilität	möglich	uneinheitlich
Faktor VII Arg353Gln Faktor VII HVR 4	↑ Faktor VII in vitro	uneinheitlich	uneinheitlich, möglicherweise nur bei ausgewählten Patienten
Faktor-VII-G401T, -G402A	beeinflusst Faktor-VII-Translation	uneinheitlich	unbekannt
Faktor-V-Leiden-Mutation	Resistenz gegen aktiviertes Protein C	uneinheitlich	möglicherweise nur bei ausgewählten Patienten und in Kombination mit äußeren Einflüssen
Prothrombin G20210A	↑ Prothrombin	unbekannt	möglicherweise nur bei ausgewählten Patienten und in Kombination mit äußeren Einflüssen
Faktor XIII Val34Leu	↑ Faktor-XIII-Aktivierung durch Thrombin	möglich	uneinheitlicher schützender Effekt
Fibrinolytisches System			
PAI-1 –675 4G/5G	PAI-1	weitestgehend belegt	uneinheitlich, möglicherweise nur in Kombination mit äußeren Einflüssen
PAI-1 (CA)n	fraglich ↑ PAI-1	möglich	keine
PAI-1 HindIII	fraglich ↑ PAI-1	möglich	keine
t-PA Alu Insertion/Deletion t-PA – C735T	↑ t-PA-Freisetzung	paradox	möglich
TAFI Ala147Thr	↑ TAFI-Antigen	möglich	uneinheitlich
TAFI C1542G	↑ TAFI-Antigen	möglich	unbekannt

PAI = Plasminogenaktivatorinhibitor-1; TAFI = Thrombin-aktivierbarer Fibrinolyseinhibitor; t-PA = tissue-type-plasminogen activator.

Für die Mangelzustände von **Antithrombin, Protein C, S und Z** liegen nur kleinere Fallserien oder Familienuntersuchungen mit uneinheitlichen Ergebnissen zum Risiko für arterielle Thrombosen vor (Green 2003). Eine klinische Relevanz der Mangelzustände wird für Patienten mit thrombotischen Ereignissen in jüngerem Alter diskutiert.

Faktor-V-Leiden, Prothrombin G20210A

Eine Bedeutung von Faktor-V-G1691A (Faktor-V-Leiden) und Prothrombin G20210A für eine arterielle Thrombose konnte in der Mehrzahl der Studien nicht nachgewiesen werden. Studien mit positiver Assoziation dieser genetischen Varianten mit koronarer Herzerkrankung, Myokardinfarkt oder Hirninfarkt wurden in selektierten Patientengruppen oder unter dem Aspekt der Interaktion mit erworbenen Risikofaktoren durchgeführt (Voetsch u. Loscalzo 2004). So konnte bei jungen Frauen mit einer Faktor-V-Leiden-Mutation ein 2,4-fach und mit einer Prothrombin-G20210A-Mutation ein 4-fach gesteigertes Myokardinfarktrisiko nachgewiesen werden. Bei Nichtrauchern fand sich demgegenüber kein gesteigertes Risiko für die beiden venösen thrombophilen Risikofaktoren (Rosendaal et al. 1997). Diese Ergebnisse wurden durch eine große Studie an mehr als 1 200 jungen Patienten mit Myokardinfarkt infrage gestellt, die kein erhöhtes Myokardinfarktrisiko durch eine Faktor-V-Leiden- oder Prothrombin-G20210A-Mutation zeigen konnte (Atherosclerosis, Thrombosis, and Vascular Biology Italian Study 2003).

In derselben Studie war auch kein erhöhtes Risiko für einen Myokardinfarkt durch genetische Polymorphismen in den Genen für **Fibrinogen, Faktor VIII, Faktor XIII, PAI-1 und MTHFR** nachweisbar. Daher ist zu vermuten, dass bekannte venöse thrombophile Risikofaktoren bei der arteriellen Thrombose bzw. auf deren Risikofaktor Arteriosklerose keinen wesentlichen Einfluss haben. Die negativen Befunde schließen jedoch einen thrombogenen Effekt nicht sicher aus. Hier sei auf die Limitationen konventioneller Fall-Kontroll-Studien verwiesen, die zwar Risikofaktoren der Arteriosklerose, nicht jedoch der Thrombogenität identifizieren (Zotz et al. 2005).

Ein besonderes Charakteristikum verschiedener genetischer Varianten ist, dass eine Risikoassoziation nur in Kombination mit äußeren Einflussfaktoren nachweisbar ist. So steigern z. B. die Faktor-V-Leiden-Mutation und die Prothrombin-G20210A-Variante das arterielle Thromboserisiko nur in der Subgruppe von jungen Frauen mit Nikotinkonsum. Unter Nikotinkonsum ist auch der durch genetische Varianten determinierte Anstieg des Plasmafibrinogenspiegels ausgeprägter. Erhöhte Konzentrationen von Homocystein im Plasma bei Patienten mit homozygotem MTHFR-677TT-Genotyp zeigen einen synergistischen Effekt auf das Infarktrisiko bei Rauchern oder bei Patienten mit arterieller Hypertonie (Voetsch u. Loscalzo 2004).

> Veränderungen der plasmatischen Hämostase spielen nach bisheriger Datenlage für das Risiko einer arteriellen Thrombose nur eine untergeordnete Rolle. Insbesondere wenn Faktorenaktivitäten im Sinne einer Akute-Phase-Reaktion verändert sind, sollten diese eher als Indikatoren des inflammatorischen, degenerativen Arterioskleroseprozesses interpretiert werden und weniger als eigenständige Risikofaktoren der arteriellen Thrombose. Als mögliche Ausnahme ist der thrombogene Einfluss von Faktor-V-Leiden und Prothrombin-G20210A-Mutation bei jungen Frauen unter Nikotineinfluss zu diskutieren.

Individualisierte Behandlung

Von den in diesem Kapitel besprochenen möglichen Risikofaktoren der arteriellen Thrombose sind erhöhte Fibrinogenkonzentrationen bzw. genetische Varianten des Fibrinogens als Risikofaktoren belegt (Tab. 5-15). Trotzdem besteht zurzeit mangels prognostischer oder therapeutischer Konsequenzen keine generelle Indikation zur Bestimmung der genannten Faktoren. Aufgrund der Risikoassoziation in Kombination mit äußeren Einflussfaktoren, wie z. B. Nikotinkonsum, ist allerdings zu erwarten, dass in Zukunft die Bestimmung genetisch determinierter thrombophiler Risikofaktoren vom Vorliegen äußerer Einflussfaktoren abhängig gemacht wird oder umgekehrt, Trägern eines genetischen thrombophilen Risikofaktors gezielt und früher die Meidung von schädlichen Umwelteinflüssen angeraten wird.

Für den ischämischen Hirninfarkt wird trotz der unzureichend dokumentierten Relevanz der klassischen thrombophilen Risikofaktoren der venösen Thromboembolie (z. B. Mangel an Antithrombin, Protein C oder S) auf der Grundlage von Fallserien und älteren nicht randomisierten Studien für diese spezifische Patientengruppe eine Rezidivprophylaxe in Form einer oralen Antikoagulation empfohlen (Albers 2004). Es ist allerdings nicht bekannt, ob orale Antikoagulanzien für diese Indikation tatsächlich einer Rezidivprophylaxe mit ASS überlegen sind.

Antiphospholipid-Syndrom

Zur Pathogenese und Diagnostik des Antiphospholipid-Syndroms (APS) sei auf das Kapitel 5.3.7, S. 451 verwiesen.

Die klinischen Manifestationen und das immunologische Muster des Antiphospholipid-Syndroms wurde in einer Kohorte von 1 000 Patienten der Euro-Phospholipid Project Group prospektiv erfasst (Cervera et al. 2002): Ein primäres APS war bei 53 % der Patienten nachweisbar, eine Assoziation mit einem Lupus erythematodes bei 36 %, mit einem *lupus-like disease* sowie mit anderen Erkrankungen bei jeweils 6 % der Patienten. Die tiefe Venenthrombose war mit 32 % die häufigste thrombotische Manifestation, gefolgt vom Hirninfarkt (13 %) und Myokardinfarkt (3 %). Weitere zerebrovaskuläre ischämische Ereignisse wie transitorische ischämische Attacke (7 %) oder Amaurosis fugax (3 %) traten auf. Thromboembolische Ereignisse gehören zu den häufigsten Todesursachen bei Patienten mit Lupus erythematodes (Cervera et al. 2003).

Für die venöse Thromboembolie ist bei Patienten mit einem APS ein hohes Rezidivrisiko von 10–30 % pro Jahr in verschiedenen Studien belegt. Im Gegensatz dazu ist die Bedeutung von Antiphospholipid-Antikörpern (APA) für das Rezidivrisiko eines ischämischen Hirninfarkts weniger klar, da mehrere Studien widersprüchliche Ergebnisse ergaben. Bei genauerer Analyse dieser Studien spricht der Nachweis von APA nach Infarktereignissen jüngerer Patienten eher für eine Assoziation des Antikörpers mit dem Hirninfarkt als bei älteren Patienten. Offensichtlich sind bei älteren Patienten konventionelle Risikofaktoren des Hirninfarkts kausal in die Entstehung von Erst- und Rezidivereignis in größerem Umfang involviert. Dieses Phänomen zusammen mit einem Therapieeffekt könnte auch die Ursache für eine geringere Relevanz des APA-Nachweises bei Rezidivinfarkten sein (Brey 2004).

Individualisierte Behandlung

Die Studienlage zur Rezidivprophylaxe arterieller thromboembolischer Ereignisse bei Patienten mit Antiphospholipid-Syndrom ist widersprüchlich. Während frühere Studien einen Vorteil für eine hoch dosierte orale Antikoagulation (INR-Zielwert ≥ 3,0) im Vergleich zur Standardtherapie (INR 2,0–3,0) und im Vergleich zur alleinigen ASS-Gabe zeigen konnten, haben zahlreiche neuere Studien widersprüchliche Resultate ergeben (Brey 2004). Zusammenfassend lässt sich heute Folgendes festhalten:
- OAK in Standarddosis mit Ziel-INR 2,0–3,0 ist einer erhöhten Dosis nicht unterlegen.
- OAK in Standarddosis ist in der Rezidivprophylaxe des ischämischen Hirninfarkts vergleichbar wirksam wie ASS (325 mg/d).
- Ohne vorausgegangenes thromboembolisches Ereignis ist eine Primärprophylaxe mit ASS nur dann zu erwägen, wenn andere Risikofaktoren für ischämische Prozesse wie Hypertonie, Diabetes, Nikotinkonsum, Hyperlipidämie oder Lupus erythematodes vorliegen.

Die Bewertung der durchgeführten Therapiestudien wird durch eine unzureichende Stratifizierung der Patienten erschwert. So wurden Patienten mit niedrigtitrigem Antikörperstatus, Patienten mit primärem und sekundärem APS und Patienten unterschiedlicher Altersgruppen in der Regel nicht getrennt ausgewertet. Die optimale Therapie für Patienten mit APS und arteriellen thromboembolischen Ereignisse bleibt deswegen umstritten.

Das *American College of Chest Physicians* empfiehlt für Patienten mit thrombophilen Risikofaktoren (einschließlich APS) eine **orale Antiko-**

agulation (Albers 2004). Es handelt sich hierbei allerdings um eine Grad-2C-Empfehlung, d. h. die Datenlage unterstützt die Entscheidung nicht ausreichend, weshalb eine **individuelle Nutzen-Risiko-Abwägung** und Therapieentscheidung angebracht ist.

Nach Ansicht der Autoren sprechen für eine orale Antikoagulation als Rezidivprophylaxe ein junges Alter (< 50 Jahre) zum Zeitpunkt des Erstereignisses, das Vorliegen eines eindeutig positiven Lupusantikoagulans oder das Auftreten thrombotischer Ereignisse ohne Vorliegen typischer arteriosklerotischer Veränderungen. Mindestanforderung sollte die Erfüllung der Diagnosekriterien sein (s. Kapitel 5.3.7, »Antiphospholipid-Syndrom«, Tab. 5-29). Vor Einleitung einer oralen Antikoagulation sollte sichergestellt sein, dass die Thromboplastinzeit/INR im Normbereich liegt und damit – trotz ggf. vorliegendem Lupusantikoagulans – für ein Therapiemonitoring geeignet ist. Sofern die INR durch ein Lupusantikoagulans erhöht ist, sollten alternativ die Aktivitäten der Vitamin-K-abhängigen Faktoren zur Steuerung der Therapieintensität der OAK verwendet werden, die durch das Lupusantikoagulans nicht beeinflusst sind.

Literatur

Albers GW, Amarenco P, Easton JD, Sacco RL, Teal P. Antithrombotic and thrombolytic therapy for ischemic stroke. Chest 2004; 126: 483S–512S.

Atherosclerosis, Thrombosis, and Vascular Biology Italian Study Group. No evidence of association between prothrombotic gene Polymorphisms and the development of acute myocardial infarction at a young age. Circulation 2003; 107: 1117–22.

Brey RL. Management of the neurological manifestations of APS – what do the trials tell us? Thromb Res 2004; 114: 489–99.

Cervera R, Khamashta MA, Font J, Sebastiani GD, Gil A, Lavilla P, Mejia JC, Aydintug AO, Chwalinska-Sadowska H, de Ramon E, Fernandez-Nebro A, Galeazzi M, Valen M, Mathieu A, Houssiau F, Caro N, Alba P, Ramos-Casals M, Ingelmo M, Hughes GR; European Working Party on Systemic Lupus Erythematosus. Morbidity and mortality in systemic lupus erythematosus during a 10-year period – a comparison of early and late manifestations in a cohort of 1,000 patients. Medicine (Baltimore) 2003; 82: 299–308.

Cervera R, Piette JC, Font J, Khamashta MA, Shoenfeld Y, Camps MT, Jacobsen S, Lakos G, Tincani A, Kontopoulou-Griva I, Galeazzi M, Meroni PL, Derksen RH, de Groot PG, Gromnica-Ihle E, Baleva M, Mosca M, Bombardieri S, Houssiau F, Gris JC, Quere I, Hachulla E, Vasconcelos C, Roch B, Fernandez-Nebro A, Boffa MC, Hughes GR, Ingelmo M; Euro-Phospholipid Project Group. Antiphospholipid syndrome: clinical and immunologic manifestations and patterns of disease expression in a cohort of 1,000 patients. Arthritis Rheum 2002; 46: 1019–27.

Ginsburg D. Genetic risk factors for arterial thrombosis and inflammation. Hematology (Am Soc Hematol Educ Program) 2005; 442–4.

Green D. Thrombophilia and stroke. Top Stroke Rehabil 2003; 10: 21–33.

Lane DA, Grant PJ. Role of hemostatic gene polymorphisms in venous and arterial thrombotic disease. Blood 2000; 95: 1517–32.

Martinelli I. von Willebrand factor and factor VIII as risk factors for arterial and venous thrombosis. Semin Hematol 2005; 42: 49–55.

Reitsma PH. Is hypercoagulability an issue in arterial thrombosis? No. J Thromb Haemost 2004; 2: 692–4.

Rosendaal FR, Siscovick DS, Schwartz SM, Beverly RK, Psaty BM, Longstreth WT Jr, Raghunathan TE, Koepsell TD, Reitsma PH. Factor V Leiden (resistance to activated protein C) increases the risk of myocardial infarction in young women. Blood 1997; 89: 2817–21.

Voetsch B, Loscalzo J. Genetic determinants of arterial thrombosis. Arterioscler Thromb Vasc Biol 2004; 24: 216–29.

Zotz RB, Winkelmann BR, Muller C, Boehm BO, Marz W, Scharf RE. Association of polymorphisms of platelet membrane integrins alpha IIb(beta)3 (HPA-1b/Pl) and alpha2(beta)1 (alpha807TT) with premature myocardial infarction. J Thromb Haemost 2005; 3: 1522–9.

5.3 Venöse Thromboembolien

5.3.1 Phlebothrombose

Viola Hach-Wunderle

Eine 28-jährige Frau stellt sich mit einer seit 5 Tagen bestehenden Schwellung des linken Beins in der Praxis vor. Sie ist vor einer Woche von einer Flugreise aus der Südsee zurückgekehrt. Seit 5 Jahren nimmt sie Ovulationshemmer ein. Eine familiäre Thromboseneigung ist nicht bekannt.
Bei der **klinischen Untersuchung** weist der linke Unterschenkel eine Umfangsvermehrung von 2 cm mit eindrückbarem Ödem und Schmerzen bei der Palpation der Wade auf.
Der **D-Dimer-Test** (SimpliRed®) ist schwach positiv.
■ **Diagnostik:** Die **Kompressionssonographie** der Beinvenen beiderseits ergibt eine Aufweitung und eine unvollständige Komprimierbarkeit der distalen V. femoralis superior, der V. poplitea sowie einer der beiden posterioren Tibialisvenen links. Mit der **Farbkodierung** stellen sich die Thromben umflossen dar.
■ **Therapie:** Nach Aufklärung und Einwilligung werden die körpergewichtsadaptierte subkutane Behandlung mit einem niedermolekularen **Heparin** (Tab. 5-17) und parallel dazu die orale Antikoagulation mit **Phenprocoumon** eingeleitet. Zielwert ist eine INR zwischen 2,0 und 3,0.
Die Patientin erhält einen **Kompressionsverband** mit Fixierbinden und 5 Kurzzugbinden bis zur Leiste. Nach wenigen Tagen wird ein **Kompressionsstrumpf** der Klasse II bis zum Oberschenkel angepasst.
Die umfassende internistische und hämostaseologische Diagnostik deckt als einzigen Risikofaktor eine **heterozygote Faktor-V-Leiden-Mutation** auf. Bei vollständiger Rekanalisierung der Venenstrombahn wird die OAK nach 6 Monaten beendet. Die Patientin wird darüber informiert, dass zukünftig in allen Risikosituationen eine subkutane Heparinprophylaxe erfolgen sollte. Auf eine orale hormonelle Kontrazeption sollte ohne eine Thromboseprophylaxe verzichtet werden.

Bei der Phlebothrombose handelt es sich um einen vollständigen oder teilweisen Verschluss von Leit- und/oder Muskelvenen durch Blutgerinnsel. Am häufigsten sind die Bein- und Beckenvenen, wesentlich seltener die Arm- und Schultervenen sowie die organbezogenen Venen (z. B. Pfortader, Mesenterialvenen, Sinusvenen) betroffen.

Ätiologie und Pathogenese

Nach wie vor stellt die **Virchow'sche Trias** eine sehr gute Forschungshypothese dar, wenngleich die einzelnen pathogenetischen Faktoren Stase, Schädigung der Gefäßwand und Hyperkoagulabilität heute wesentlich differenzierter zu betrachten sind. Die genannten Veränderungen sind – jede für sich betrachtet – als prädisponierend anzusehen, bewirken aber erst ab einem gewissen Summationseffekt die Entstehung einer Thrombose.

Eine **Verlangsamung der Blutströmung** gilt bei Immobilisierung (Bettlägerigkeit, Gipsverband, beengte Sitzhaltung auf Langstreckenflügen) als wichtiger pathogenetischer Aspekt. Auch ein verminderter Rückfluss durch eine komprimierende Raumforderung im venösen Abstrombereich wirkt sich ungünstig aus.

Eine **Schädigung der Gefäßwand** tritt z. B. bei Manipulationen an der Vene im Rahmen einer Operation oder bei einem lokalen Trauma, aber auch bei Entzündungsreaktionen, einer Tumorinfiltration oder bei postthrombotischen Vernarbungen auf.

Eine **Hyperkoagulabilität** kann durch myeloproliferative Blutkrankheiten und andere Tumorkrankheiten sowie unter dem Einfluss von Medikamenten ausgelöst werden. Von besonderer Bedeutung sind die thrombophilen Gerinnungsstörungen. Dazu gehören vor allem die molekulargenetischen Mutationen im Faktor-V-Gen (z. B. V:Q506) und im Prothrombingen (G20210A), der Mangel an Gerinnungsinhibitoren (Antithrombin, Protein C und Protein S) sowie erhöhte Titer für Antiphospholipid-Antikörper (Lupusantikoagulans, Antikardiolipin-Antikörper). Für das Risiko einer Rezidivthrombose kann eine persistierende Erhöhung von Faktor VIII sowie von D-Dimeren relevant sein.

Eine Einschätzung über das individuelle Risiko vermittelt das **Vogel'sche Modell** (Vogel 1994). Danach tritt eine Thrombose auf, wenn die Summe von Expositions- und Dispositionsfaktoren einen gewissen Schwellenwert überschreitet. Exposition bedeutet ein meist von außen kommendes, relativ kurz dauerndes Ereignis wie Operationstrauma oder Fraktur. Demgegenüber sind die Faktoren der Disposition in der Regel endogener Natur und bestehen über längere Zeit, zuweilen auch lebenslang. Hierzu gehören Veränderungen in der Zusammensetzung des Blutes oder der Blutgerinnung, z. B. bei einer angeborenen Thrombophilie oder bei einem Malignom.

Die verschiedenen **Verlaufsformen der Phlebothrombose** lassen sich mit bildgebenden Untersuchungsverfahren differenzieren (Hach u. Hach-Wunderle 1997). Daraus ergeben sich mitunter Rückschlüsse auf eine zu Grunde liegende Krankheit und eine spezielle Therapieempfehlung der Thrombose.

Die **aszendierende** Thrombose kommt mit ca. 85 % am häufigsten vor. Sie beginnt in der Regel in der kruralen oder popliteofemoralen Strombahn, weist einen nach proximal gerichteten Thrombusschwanz (May'sches Kuppelzeichen) auf und wird meistens konservativ behandelt (Abb. 5-14).

Die **deszendierende** Verlaufsform kommt in ca. 10 % der Fälle vor, oftmals infolge eines intra- oder extravasalen Abflusshindernisses in der iliofemoralen Strombahn. Als häufigste Ursache für die intravasale Obturation gilt der Beckenvenensporn. Eine extravasale Obturation im Sinne eines extravasalen venösen Kompressionssyndroms wird z. B. durch Tumoren und Hämatome ausgelöst und weist als pathognomonisches Merkmal einen nach distal gerichteten Thrombusschwanz (Hach'sches Stalaktitenzeichen) auf. Diese Verlaufsform der Thrombose erfordert in bestimmten Fällen die operative Gefäßrekonstruktion.

Seltener sind mit ca. 5 % aller Fälle die **polytopen** Thrombosen. Winzige Thromben sind dabei in den Klappentaschen verschiedener Gefäßregionen simultan nachweisbar. Diese Verlaufsform ist für schwere Gerinnungsstörungen typisch, wie sie sich beispielsweise beim metastasierenden Malignom finden.

Transfaszial progrediente Thrombosen machen ca. 1 % der Fälle aus. Sie entsprechen dem Einwachsen eines Thrombus aus einer oberflächlichen in eine tiefe Vene. Sofern es sich dabei um eine Varikophlebitis der V. saphena magna oder parva handelt, erscheint das operative Entfernen der Krampfader angezeigt. Damit lässt sich die Dauer der Antikoagulation verkürzen.

Diagnostik

Jeder Verdacht auf eine Phlebothrombose bedarf der unverzüglichen Abklärung, es sei denn, es wurde aufgrund einer schlechten Prognose quoad vitam eine andere Vorgehensweise vereinbart. Der initialen klinischen Diagnostik folgen laborchemische und bildgebende apparative Untersuchungen.

Die Treffsicherheit der **klinischen Diagnostik** ist davon abhängig, ob es sich um einen mobilen oder um einen immobilen Patienten mit Thromboseverdacht handelt.

Klinische Diagnostik

Bei einem (meist ambulanten) **mobilen** Patienten mit Venenthrombose stehen die Schwellungsneigung und ein Spannungsgefühl bis hin zum heftigen Berstungsschmerz an Fuß und Wade im Vordergrund. In der Reihenfolge der Häufigkeit sind die Symptome Ödem, Schmerz und Zyanose nachweisbar.

Bei einem (meist bettlägerigen) **immobilen** Patienten verursacht die Beinvenenthrombose oft keine Beschwerden. Die Beckenvenenthrom-

5.3 Venöse Thromboembolien

bose geht manchmal mit ziehenden Schmerzen in der Lumbalregion einher, die zunächst an eine Nierenerkrankung denken lassen.

Die Druck- und Dehnungsschmerzzeichen (Homans, Payr, Sigg, Pratt, Ducuing, Bisgaard u. a.) weisen bei ambulanten Patienten eine Sensitivität zwischen 30 und 95 % auf. Die Spezifität dagegen ist gering. Beim immobilisierten Patienten sinkt die Treffsicherheit unter 30 %.

An die Stelle der ungezielten klinischen Diagnostik ist heute die **klinische Wahrscheinlichkeit** gerückt.

Diese basiert auf einer strukturierten Anamnese und Befunderhebung. Daraus ergibt sich eine Graduierung für die Wahrscheinlichkeit des Vorliegens einer Venenthrombose. Am besten ist der klinische Score nach Wells evaluiert (Tab. 5-16; Wells et al. 2003).

Labordiagnostik

Bei der **laborchemischen Diagnostik** haben die **D-Dimere** eine gewisse Bedeutung erlangt. D-Dimere entstehen als Endprodukte bei der Proteolyse von Fibrin, das durch Faktor XIII quervernetzt ist. Sie sind sowohl bei der Bildung als auch bei der Auflösung von Fibrinkomplexen nachweisbar, für venöse Thromboembolien allerdings nicht spezifisch. So werden auch bei nicht thrombotischen Krankheiten und Situationen wie Operation, Blutung, Trauma, Tumorkrankheit, Entzündungsreaktionen und Schwan-

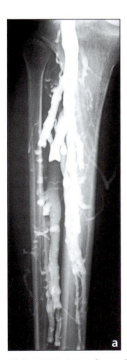 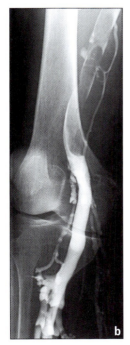 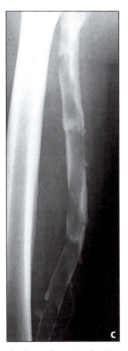 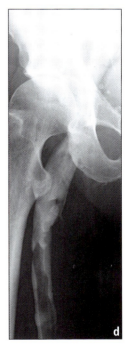

Abb. 5-14 Aszendierende Form einer Phlebothrombose der V. poplitea und der V. femoralis superficialis am rechten Bein. Darstellung mit Phlebographie.
a) Normale Unterschenkelvenen mit regelrechtem Klappenbesatz.
b) Thrombosebeginn in der V. poplitea mit Kontrastmittelaussparung, die oberhalb des Kniegelenks beginnt.
c) Thrombose in der V. poplitea mit Aszension in die V. femoralis superficialis.
d) May'sches Kuppelzeichen, wenige Zentimeter unterhalb der Krosse. Der Thrombus stellt sich umflossen dar (Konturzeichen).

gerschaft erhöhte D-Dimer-Spiegel nachgewiesen. Daraus resultiert die geringe Spezifität. Die D-Dimer-Bestimmung eignet sich daher weniger für den Nachweis, als – aufgrund der hohen Sensitivität und des damit verbundenen hohen negativen prädiktiven Werts – für den Ausschluss einer Phlebothrombose.

Der Parameter stellt eine Bereicherung in der Diagnostik von **ambulanten** Patienten mit Thromboseverdacht dar und ist darüber hinaus wahrscheinlich bei der Abklärung einer Rezidivthrombose hilfreich. Bei **stationären** Patienten mit Thromboseverdacht ist die routinemäßige Untersuchung nicht sinnvoll, da krankheitsassoziierte Begleitumstände mit einer hohen Rate an falsch positiven Befunden einhergehen und damit zu einer kostenintensiven weiteren Diagnostik führen.

Bei der Auswahl des Testverfahrens ist zu berücksichtigen, dass die im Handel angebotenen D-Dimer-Tests eine unterschiedliche Treffsicherheit haben. Da es keinen internationalen Standard für D-Dimere gibt, sind die Ergebnisse verschiedener Tests nicht direkt miteinander vergleichbar. Eine hohe Sensitivität zwischen 94 und 100% weisen ELISA-Tests und latexverstärkte photometrische Immunoassays auf. In einer größeren Managementstudie wurde ein einfach handhabbarer manueller Vollblutassay (SimpliRed®) erfolgreich eingesetzt (Wells et al. 2003).

Bildgebende Diagnostik

In der **apparativen Diagnostik** stellt die **Kompressionssonographie** das wichtigste bildgebende Verfahren zum Nachweis und Ausschluss einer Phlebothrombose dar. Eine normale Beinvene lässt sich durch den Andruck der Ultraschallsonde vollständig komprimieren. Die fehlende Komprimierbarkeit der Vene im Querschnitt gilt als wichtigstes Zeichen einer Thrombose. Die Sensitivität und die Spezifität der Kompressionssonographie beträgt bei einer proximalen Thrombose (= popliteale und femorale Strombahn) zwischen 95 und 100%. Bei der distalen Thrombose (= Unterschenkelvenen) können unter optimalen Voraussetzungen ähnlich gute Ergebnisse erzielt werden. Auf die Beckenvenen ist der Kompressionstest naturgemäß nicht anwendbar. In dieser Region ist die farbkodierte Duplexsonographie diagnostisch hilfreich.

Tab. 5-16 Klinische Wahrscheinlichkeit einer tiefen Venenthrombose (TVT) nach Wells (2003).

Klinische Charakteristik	Score
aktive Krebserkrankung	1,0
Lähmung oder kürzliche Immobilisation der Beine	1,0
Bettruhe (> 3 Tage), große Chirurgie (< 12 Wochen)	1,0
Schmerzen und/oder Verhärtung entlang der tiefen Venen	1,0
Schwellung des gesamten Beins	1,0
Schwellung des Unterschenkels > 3 cm gegenüber dem kontralateralen Bein	1,0
eindrückbares Ödem am symptomatischen Bein	1,0
Kollateralvenen	1,0
frühere, dokumentierte TVT	1,0
alternative Diagnose mindestens ebenso wahrscheinlich wie TVT	−2,0
Wahrscheinlichkeit für TVT	
hoch	≥ 2,0
nicht hoch	< 2,0

Mit dem Verfahren ergeben sich wichtige differenzialdiagnostische Hinweise, beispielsweise durch den Nachweis einer Baker-Zyste, eines Muskelfaserrisses oder eines Tumors. Die Aussagekraft der Methode kann allerdings, z. B. bei adipösen Patienten und bei ausgeprägten Ödemen, eingeschränkt sein.

Der Stellenwert der **Phlebographie** ist durch die breite Anwendung der Sonographie auf spezielle Indikationen zurückgegangen. Das Verfahren kommt vor allem bei unklaren Krankheitsfällen, vor einer invasiven Therapie (Thrombolyse, Thrombektomie) und bei Verdacht auf eine Rezidivthrombose zur Anwendung. An die Untersuchung ist der Anspruch zu erheben, auch kleinste Gerinnsel in den Klappentaschen zu erfassen, die Wadenmuskelvenen routinemäßig abzubilden und die Kollateralkreisläufe in ihrer Gesamtheit darzustellen (Hach u. Hach-Wunderle 1997; Hach 2005). Letztlich liegt der Vorteil der Phlebographie in einer umfassenden Dokumentation des gesamten Venensystems (Abb. 5-14). Ein negativer Befund schließt unter der Voraussetzung einer standardisierten Aufnahmetechnik und einer guten Bildqualität mit hoher Sicherheit eine venöse Thrombose aus.

Die Bedeutung der **MR-** und **CT-Phlebographie** in der Thrombosediagnostik ist wegen ihrer begrenzten Anwendung noch nicht eindeutig geklärt. Beide Schnittbildverfahren weisen eine hohe Treffsicherheit in der Diagnostik einer proximalen Bein- und Beckenvenenthrombose auf. Von Vorteil ist die gleichzeitige Darstellung von pathologischen Raumforderungen in unmittelbarer Nähe der Gefäße sowie bei der CT die Erfassung einer Lungenembolie.

Die genannten Untersuchungsmethoden werden im Sinne eines **diagnostischen Algorithmus** in einer bestimmten Reihenfolge angewandt. Die individuelle ärztliche Vorgehensweise gilt dann als ausreichend sicher, wenn nach initialem Ausschluss der Krankheit innerhalb der folgenden 3 Monate weniger als 3% Thrombosen (Vertrauensintervall von 95%) übersehen werden. Dabei sind auch der Patientenkomfort, die Kosteneffektivität und die lokale Verfügbarkeit von Methoden zu berücksichtigen.

In der interdisziplinären S2-Leitlinie der Arbeitsgemeinschaft der Wissenschaftlichen Medizinischen Fachgesellschaften (AWMF) (DGA 2005) wird der in Abbildung 5-15 dargestellte diagnostische Algorithmus bei ambulanten Patien-

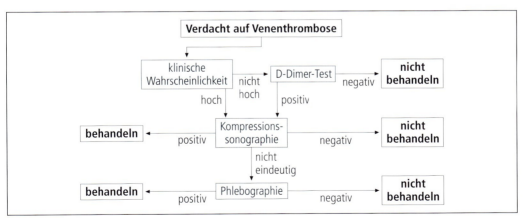

Abb. 5-15 Diagnostischer Algorithmus bei der Phlebothrombose (aus: DGA 2005). Die Diagnostik beginnt mit der Erfassung der klinischen Wahrscheinlichkeit (KW). Wird diese als »nicht hoch« eingestuft, erfolgt die Bestimmung der D-Dimere. Bei negativem Befund gilt die Thrombose als ausgeschlossen, eine Antikoagulation erfolgt nicht. Bei »hoher« KW sollte von vornherein, bei »nicht hoher« KW und positivem D-Dimer-Test im nächsten Schritt die Kompressionssonographie durchgeführt werden: Bei negativem Befund gilt die Thrombose als ausgeschlossen, bei positivem Befund erfolgt die sofortige Therapie. Bei unklarem Ergebnis wird zur definitiven Abklärung die Phlebographie eingesetzt.

ten mit Verdacht auf eine erstmals aufgetretene Phlebothrombose empfohlen. Die Vorgehensweise hat sich als ausreichend sicher erwiesen (Wells et al. 2003).

Als Alternative bietet sich die **komplette Kompressionssonographie** mit Beschallung der proximalen und der distalen Venen als alleinige Untersuchungsmethode an. Bei symptomatischen Patienten mit Verdacht auf eine Thrombose lag dabei die Anzahl proximaler und distaler Thrombosen 3 Monate nach initialem Ausschluss der Krankheit unter 0,5 % (Schellong et al. 2003).

Für die Abklärung eines Thromboseverdachts in der **Schwangerschaft** sowie einer **Rezidivthrombose** wurde bisher kein diagnostischer Algorithmus evaluiert. In diesen Situationen ist eine individuelle Vorgehensweise erforderlich.

Individualisierte Behandlung

Das akute Krankheitsstadium einer Phlebothrombose dauert 3–4 Wochen, dann ist der kontinuierliche Übergang in das postthrombotische Frühsyndrom anzunehmen. Unmittelbar nach Sicherung der Diagnose wird die Therapie eingeleitet. Die **therapeutische Phase** nimmt 5–7 Tage in Anspruch, in der im Allgemeinen eine strikte Antikoagulation zur Prophylaxe der Lungenembolie und der Progredienz der Thrombose erfolgt. In einzelnen Fällen wird eine Thrombektomie oder eine Thrombolyse mit dem Ziel durchgeführt, die Thromben zu entfernen und dadurch eine postthrombotische Schädigung zu vermeiden.

Überlappend wird die **sekundäre Prävention** eingeleitet. Dabei steht die Prophylaxe der Rezidivthrombose und längerfristig des postthrombotischen Syndroms durch Antikoagulation und Kompressionstherapie im Vordergrund. Die Behandlung dauert mehrere Monate, mitunter ist sie auch von unbestimmter Dauer.

Antikoagulation bei akuter Phlebothrombose

Bereits bei Verdacht auf eine Phlebothrombose ist die Einleitung einer **etablierten Antikoagulation** angezeigt (Tab. 5–17). Sobald die Diagnose innerhalb von wenigen Stunden feststeht, ist eine suffiziente Dosierung des gerinnungshemmenden Medikaments erforderlich.

Die Standardmedikation bei einer Phlebothrombose ist Heparin.

Für die Behandlung der Venenthrombose sind unfraktionierte Heparine (UFH) mit einem Molekulargewicht von 10–14 kDa und niedermolekulare Heparine (NMH) mit einem Molekulargewicht von 4–6 kDa zugelassen. Heparin agiert als Kofaktor von Antithrombin. Der Heparin-Antithrombin-Komplex wirkt sowohl auf Thrombin als auch auf Faktor Xa und setzt deren gerinnungsfördernde Wirkung außer Kraft.

NMH zeichnen sich durch eine stärkere Wirkung auf den Faktor Xa und eine damit verbundene längere Halbwertszeit und höhere Bioverfügbarkeit aus. Sie sind mindestens genauso sicher und effektiv wie UFH, jedoch einfacher in ihrer Anwendung. Sie werden **ohne Bolusinjektion** ein- bzw. zweimal pro Tag subkutan verabreicht. Laborkontrollen, z. B. mittels Anti-Xa-Test, sind nur in Ausnahmefällen erforderlich.

UFH benötigen eine **Bolusinjektion** und werden dann körpergewichtsadaptiert subkutan oder intravenös fortgeführt. Die Bestimmung der aktivierten partiellen Thromboplastinzeit (aPTT) ist obligat. Es wird eine Verlängerung des Ausgangswerts auf das 1,5- bis 2,5-Fache angestrebt.

Bei der Behandlung mit Heparinen sind neben den allgemeinen Risiken einer antithrombotischen Therapie auch spezielle Kontraindikationen zu beachten. Lebensgefährlich ist die **Heparin-induzierte Thrombozytopenie** vom Typ II. Sie tritt unter NMH wesentlich seltener auf als unter UFH und variiert darüber hinaus in den unterschiedlichen Patientenkollektiven (seltener im internistischen als im chirurgischen Krankengut).

Eine **alternative Antikoagulation** bei akuter Phlebothrombose besteht in der Applikation des Pentasaccharids **Fondaparinux** (Tab. 5-17). Die Substanz bewirkt – antithrombinvermittelt – eine sehr spezifische Hemmung von Faktor Xa und wird im Gegensatz zu Heparinen und Heparinoiden synthetisch hergestellt. Die Gefahr einer HIT Typ II ist damit nicht gegeben. Fondaparinux wird einmal pro Tag in einer fixen Dosis subkutan verabreicht, bei abnormem Körpergewicht ist eine Anpassung der Dosis vorzunehmen. Laborkontrollen mit dem Anti-Xa-Test sind nur in Ausnahmefällen erforderlich.

Bei Erwachsenen mit akuter HIT Typ II und thromboembolischer Erkrankung ist der direkte Thrombininhibitor **Lepirudin** (z. B. Refludan®) zugelassen. Die Substanz wird intravenös verabreicht und über die aPTT oder die Ecarinzeit gesteuert. Das Heparinoid **Danaparoid** (z. B. Orgaran®) steht für die genannte Indikation als Alternative zur Verfügung. Es bewirkt im Komplex mit Antithrombin eine Hemmung von Faktor Xa. Das Medikament kann intravenös oder subkutan verabreicht werden. Die Therapiekontrolle erfolgt mit dem Anti-Xa-Test. HIT-Antikörper treten unter der Behandlung mit Hirudin nicht auf, mit Danaparoid in 3–8 % der Fälle. Daher ist unter Danaparoid eine engmaschige Kontrolle der Thrombozyten notwendig. Hirudin ist plazentagängig und darf deshalb in der Schwangerschaft nicht angewandt werden.

Thrombolyse, Thrombektomie

Thrombusbeseitigende Maßnahmen wie die Thrombolyse oder die Thrombektomie werden mit dem Ziel angewandt, eine postthrombotische Schädigung des Venensystems zu verhüten. Da keine größeren randomisierten Studien vorliegen, die den Nutzen der invasiven Behandlung im Vergleich zur alleinigen Antikoagulation eindeutig belegen, ist deren Anwendung besonders kritisch zu überdenken.

Die **Thrombolyse** weist gegenüber einer ausschließlichen Antikoagulation eine erhebliche therapiebedingte Morbidität und Mortalität auf (DGIM 2005). Darüber hinaus ist der Therapieerfolg, eine vollständige Rekanalisierung des Venensystems, mit nur etwa einem Drittel der behandelten Fälle relativ gering, weshalb eine Thrombolyse nur noch in Ausnahmefällen erwogen wird. Dazu zählen junge Patienten (< 50 Jahre) mit einer sehr frischen (< 7 Tage) und ausgedehnten Thrombose (z. B. Becken-, Oberschenkel- und Unterschenkelvenen). Für die systemische intravenöse Thrombolyse mit Strepto-

Tab. 5-17 Therapie der Phlebothrombose mit niedermolekularen Heparinen (NMH) und Pentasaccharid (in Deutschland zugelassene Substanzen – Stand Dezember 2006, mod. nach DGA 2005). Zur Therapie der Phlebothrombose sind darüber hinaus die unfraktionierten Heparine (u.a. Calciparin®, Heparin-Calcium®, Heparin-Natrium®, Liquemin®) zur intravenösen oder subkutanen Applikation zugelassen; die Behandlung mit UFH erfordert eine Verlängerung der aPTT auf das in etwa Doppelte des Ausgangswerts.

Wirkstoff	Präparat	Hersteller	Dosierung	Zeitintervall
NMH				
Certoparin	Mono-Embolex®	Novartis	8 000 I.E. s.c.	2 × tgl.
Enoxaparin	Clexane®	Sanofi-Aventis	1,0 mg/kg KG s.c.	2 × tgl.
Nadroparin	Fraxiparin®	Glaxo Smith Kline	0,1 ml/10 kg KG s.c.	2 × tgl.
	Fraxodi®	Glaxo Smith Kline	0,1 ml/10 kg KG s.c.	1 × tgl.
Tinzaparin	innohep®	LEO	175 I.E./kg KG s.c.	1 × tgl.
Reviparin	Clivarin®	Abbott	0,5–0,9 ml s.c. KG-adaptiert	2 × tgl.
	Clivarodi®	Abbott	0,6 ml s.c. bei KG > 60 kg	1 × tgl.
Pentasaccharid				
Fondaparinux	Arixtra®	Glaxo Smith Kline	7,5 mg s.c.	1 × tgl.
			KG < 50 kg: 5 mg	1 × tgl.
			KG > 100 kg: 10 mg	1 × tgl.

KG = Körpergewicht; NMH = niedermolekulare Heparine.

kinase (SK) und Urokinase (UK) liegen etablierte Dosierungsschemata in **konventioneller** Dosierung (Bolus 250 000 I.E. SK in 30 min, Dauerinfusion von ca. 100 000 I.E. SK oder UK/h, dabei UFH parallel i. v. mit aPTT-Kontrolle) sowie in **ultrahoher** Dosierung (über 6–8 h/d 1,0–1,5 Mio. I.E. SK/h oder 0,5–1,5 Mio. I.E. UK/h) vor. Die Behandlung erfolgt über einen Tag bis mehrere Tage bei täglicher Bestimmung der Gerinnungsparameter und sonographischer Kontrolle der Thrombose. Die lokale Thrombolyse hat gegenüber der systemischen Behandlung keine eindeutigen Vorteile gebracht.

Die **Thrombektomie** ist bei einer deszendierenden Verlaufsform der Thrombose mit gleichzeitiger chirurgischer Ausschaltung des venösen Kompressionshindernisses in Erwägung zu ziehen. Eine Indikation für die operative Entfernung der Thrombose ist die seltene Phlegmasia coerulea dolens mit drohender Gangrän der Extremität. In allen anderen Fällen gilt die sorgfältige Abwägung von Nutzen und Risiko gegenüber der alleinigen Antikoagulation. Der flottierende Thrombus stellt keine Operationsindikation dar.

Kompressionstherapie

Die Behandlung einer tiefen Bein- und Beckenvenenthrombose mit einem Kompressionsverband hat vor allem die Verhütung der Lungenembolie und des postthrombotischen Syndroms zum Ziel. Heinrich Fischer hat den nach ihm benannten Verband 1910 erfunden, um bei seinen schwangeren Patientinnen die fulminante Lungenembolie zu verhindern. Wenngleich Kompressionsverband oder angepasster Kompressionsstrumpf seitdem als unverzichtbare Bestandteile der Behandlung einer akuten Venenthrombose angesehen werden, gibt es keine kontrollierten Studien, die eine Effektivität hinsichtlich der Verhütung von Lungenembolien oder einer Progredienz der Thrombose belegen. Die Kompression vermag aber die Symptome einer Thrombose zu lindern und das Tragen eines Wadenkompressionsstrumpfes hat sich als eindeutig wirksam hinsichtlich der Verhütung postthrombotischer Veränderungen erwiesen (Brandjes et al. 1997). Die Behandlungsdauer richtet sich nach dem Ergebnis phlebologischer Kontrolluntersuchungen. Bei einem persistierenden venösen Funktionsdefizit mit Ödemneigung ist eine Fortsetzung der Kompression empfehlenswert.

Aktive Bewegungstherapie

Die aktive Bewegungstherapie unter Kompression und Antikoagulation wirkt sich günstig auf die Schmerzen und auf die Schwellungsneigung aus. Der Patient erhält die Anweisung, täglich mehrmals zu ebener Erde seine Gehübungen bis zur Schmerzgrenze durchzuführen. Dadurch erweitert sich die Leistungsbreite bereits innerhalb von 2 Tagen, und zwar unabhängig von der Ausdehnung der Thrombose.

In umgekehrter Weise gilt die strenge **Bettruhe** als wichtiger Risikofaktor für die Entstehung und Progredienz der Thrombose. Unter fortgeführter Antikoagulation mit Heparin ergab sich bei 5-tägiger Bettruhe eine phlebographisch dokumentierte Thromboseprogredienz bei 26% der 357 Patienten gegenüber nur 1% bei 1–2-tägiger Immobilisierung (Schulman et al. 1985).

Es gibt aber natürlich viele Situationen, die eine Immobilisation erfordern. Dazu gehören die Unfallverletzungen, der unmittelbare postoperative Status und schwere allgemeine Krankheiten. Hier ist neben der Antikoagulation die **Frühmobilisation im Bett** mit z. B. Atemübungen, aktiver Krankengymnastik, Bettfahrrad angezeigt.

Ambulante Therapie

Der Patient mit einer Phlebothrombose hat das Anliegen, so schnell wie möglich von seinen Beschwerden befreit und wieder in das normale soziale Umfeld eingegliedert zu werden. Nur selten erfordern bestimmte Begleitkrankheiten und -faktoren die sofortige stationäre Aufnahme eines ambulanten Patienten. Das Konzept der ambulanten Thrombosetherapie konnte sich erst 1996, nach der Veröffentlichung der großen randomisierten kanadischen (Levine et al. 1996) und holländischen Studie (Koopman et al. 1996) auf einer zunehmend breiteren Basis durchsetzen. Befürchtungen bezüglich gravierender Komplikationen haben sich dabei nicht bestätigt: Heute werden etwa 80% der akuten Thrombosen ambulant behandelt. Das gilt sowohl für proximale wie auch für distale Thrombosen und ist unabhängig von der Morphologie des Thrombus (flottierend, wandhaftend, okkludierend).

Lungenembolien treten unter einer sofort eingeleiteten körpergewichtsadaptierten Antikoagulation mit NMH seltener auf – es gibt sie aber, und das muss der Patient wissen. Auch die tödliche Embolie ist möglich, jedoch selten. Wenn sich der Patient aus diesem oder einem anderen Grund im Krankenhaus sicherer fühlt, ist seinem Wunsch nachzukommen. Aber auch für den ambulant behandelten Patienten muss ein schlüssiges Therapiekonzept mit lückenloser ärztlicher Bereitschaft gewährleistet sein.

Sekundärprophylaxe

Sofern keine invasiven diagnostischen oder therapeutischen Verfahren geplant sind und keine Kontraindikationen vorliegen, erfolgt bei jeder Venenthrombose die etablierte Sekundärprophylaxe mit einem **Vitamin-K-Antagonisten**. Wegen des verzögerten Wirkungseintritts ist die begleitende Antikoagulation mit Heparin in körpergewichtsadaptierter Dosierung erforderlich. Die Heparinisierung wird sicherheitshalber auch nach Erreichen des INR-Zielwerts von 2,0 über weitere 1–2 Tage fortgeführt.

In Deutschland wird als VKA meist Phenprocoumon (z. B. Marcumar®, Falithrom®; HWZ 105–144 h) eingesetzt, während in den angloamerikanischen Ländern vorwiegend Warfarin (Coumadin®; HWZ 36–42 h) zur Anwendung kommt. Der therapeutische Zielbereich der INR liegt in der Regel zwischen 2,0 und 3,0.

Das Blutungsrisiko unter VKA hängt vor allem von den individuellen Begleitkrankheiten und Faktoren, der Dauer und Intensität der Therapie sowie der Begleitmedikation ab. In randomisierten Studien lag die Inzidenz von großen Blutungen bei einer INR von 2,0–3,0 innerhalb der ersten 3 Behandlungsmonate bei 1 %. Bei längerfristiger Behandlung ergibt sich eine jährliche Inzidenz für tödliche Blutungen von 0,2–0,6 %, für große Blutungen von 2–3 % und für leichtere Blutungen von 5–15 %.

Die Dauer einer Antikoagulation sollte das individuelle Risiko des Patienten für Blutungen einerseits und für Rezidive andererseits berücksichtigen. Bezüglich des Rezidivrisikos sind vor allem die Genese der Venenthrombose (idiopathisch oder sekundär), persistierende Risikofaktoren (Malignom oder bestimmte thrombophile Defekte) und die Anzahl abgelaufener Thrombosen (Erstereignis oder Rezidiv) zu beachten (Tab. 5-18; Büller et al. 2004). Bei einer ersten proximalen oder distalen Thrombose und transientem Risikofaktor wird eine Behandlungsdauer mit VKA von mindestens 3 Monaten, bei idiopathischer Genese oder einem einzelnen Thrombophiliedefekt von 6–12 Monaten sowie bei kombiniertem Thrombophiliedefekt oder Antiphospholipid-Syndrom von mindestens 12 Monaten empfohlen. Bei rezidivierenden Thrombosen und bei aktiver Tumorkrankheit ist die Prophylaxe zeitlich unbegrenzt. Außerdem ist zu berücksichtigen, dass Patienten mit postthrombotischen Residuen in der Venenstrombahn ein 2- bis 3-fach höheres Rezidivrisiko haben, als Patienten ohne Residuen. Darüber hinaus gehen bei einer erstmalig aufgetretenen Thrombose persistierend erhöhte D-Dimere im Anschluss an eine mindestens 3-monatige orale Antikoagulation mit einem erhöhten Risiko der Rezidivthrombose einher.

Die Antikoagulation mit VKA soll in der Regel eine INR von 2,0–3,0 erzielen. Bezüglich der Pro-

Tab. 5-18 Dauer der Sekundärprophylaxe mit Vitamin-K-Antagonisten nach venöser Thromboembolie (mod. nach Büller et al. 2004).

erste Thromboembolie	
• bei transientem Risikofaktor (TVT proximal und distal, LE)	≥ 3 Monate
• bei idiopathischer Genese oder einfacher Thrombophilie	≥ 6–12 Monate
• bei kombinierter Thrombophilie oder Antiphospholipid-Syndrom	≥ 12 Monate
rezidivierende Thromboembolie oder aktive Krebserkrankung	zeitlich unbegrenzt

LE = Lungenembolie; TVT = tiefe Venenthrombose.

phylaxe von Rezidivthrombosen erwies sich diese Einstellung in der ELATE-Studie (Kearon et al. 2003) effektiver als eine Einstellung, die einen INR-Zielwert von 1,5–1,9 hat (0,7 % vs. 1,9 % pro Jahr). Allerdings wurden auch mit diesem niedrigen Dosisregime in der PREVENT-Studie (Ridker et al. 2003) signifikant mehr Rezidivthrombosen vermieden als unter einer Placebomedikation (2,6 % vs. 7,2 % pro Jahr). Die Studienergebnisse sollten bei der Behandlung besonders rezidivgefährdeten Patienten beachtet werden. Über die relative Blutungshäufigkeit lassen sich aus diesen Studien keine einheitlichen Schlussfolgerungen ziehen.

Als seltene, aber schwer wiegende Komplikation der Behandlung mit VKA gilt die **Cumarinnekrose**. Dabei handelt es sich um eine akute mikrovaskuläre Durchblutungsstörung, die meist in den ersten 5 Behandlungstagen bevorzugt in Mammae, Bauchdecken, Gesäß oder Oberschenkel auftritt. Wahrscheinlich besteht ein Zusammenhang mit einem Mangel an Protein C, das infolge seiner kurzen Halbwertszeit zu Beginn der Behandlung sehr rasch abfällt und zu einer Hyperkoagulabilität führt. Durch eine niedrige Startdosis von Phenprocoumon wird das Risiko der Nekrose möglicherweise verringert. Eine problemlose Wiedereinstellung auf Phenprocoumon mit sehr geringen täglichen Dosen ist jedenfalls möglich.

VKA sind plazentagängig und sollten wegen der Gefahr einer **Embryopathie** im 1. Trimenon sowie einer Hepatopathie beim Fetus im 3. Trimenon nach Möglichkeit in der Gravidität nicht gegeben werden. In der Stillperiode kann hingegen Warfarin problemlos eingesetzt werden, ggf. unter Vitamin-K-Prophylaxe des Säuglings (DGA 2005).

Bei Kontraindikationen gegen eine orale Antikoagulation, insbesondere bei hohem Blutungsrisiko (z. B. bei akuten zerebralen Ereignissen), beim Auftreten schwer wiegender Nebenwirkungen (z. B. retroperitoneale Blutung) oder zwischenzeitlich aufgetretenen Gegenanzeigen (z. B. gastrointestinales Ulkus) ist eine **alternative Sekundärprophylaxe** in Erwägung zu ziehen. UFH erscheinen aufgrund der kurzen Halbwertszeit, der variablen Bioverfügbarkeit bei subkutaner Gabe und der inkonsistenten Dosis-Wirkungsbeziehung für eine längerfristige Therapie nicht geeignet. Verschiedene NMH wurden seit 1994 für diese Indikation getestet und zwar in prophylaktischer, halbtherapeutischer und volltherapeutischer Dosierung. Die Therapie mit NMH erwies sich dabei als mindestens so effektiv wie mit VKA, bei einer geringeren Blutungsrate. Die Heterogenität der Studien lässt allerdings keine eindeutige Empfehlung für eine optimale Dosis zu (van der Heijden et al. 2000).

Unter den neu entwickelten Antikoagulanzien wird zurzeit das synthetische Pentasaccharid **Idraparinux** für die sekundäre Prophylaxe nach Venenthrombose in einer großen Studie (Van Gogh) geprüft. Aufgrund der langen Halbwertszeit von 110 Stunden genügt eine Injektion der Substanz einmal pro Woche.

Tumorpatienten mit Venenthrombose haben ein besonders hohes Risiko für Blutungen und Rezidivthrombosen. Im Vergleich mit VKA ergaben sich mit dem NMH **Dalteparin** (z. B. Fragmin®) in der CLOT-Studie (Lee et al. 2003) deutlich geringere Rezidivraten (9 % vs. 17 % in 6 Monaten) ohne Anstieg des Blutungsrisikos und der Mortalität. Die Dosierung von Dalteparin wurde dabei über 4 Wochen volltherapeutisch und in den folgenden 5 Monaten dreivierteltherapeutisch gewählt. Auch andere NMH erwiesen sich bei dieser Indikation gegenüber VKA als effektiv und sicher. Allerdings lässt sich aus den vorliegenden Daten noch keine generelle Empfehlung einer langfristigen Antikoagulation der Venenthrombose mit einem NMH bei Tumorpatienten ableiten.

Literatur

Brandjes DP, Büller HR, Heijboer H, Huisman MV, de Rijk M, Jagt H, ten Cate JW. Randomized trial of effect of compression stockings in patients with symptomatic proximal-vein thrombosis. Lancet 1997; 349: 759–62.

Büller HR, Agnelli G, Hull RD, Hyers TM, Prins MH, Raskob GE. Antithrombotic therapy for venous thromboembolic disease. The Seventh ACCP Conference on Antithrombotic and Thrombolytic Therapy. Chest 2004; 126: 401S–28S.

DGA. Interdisziplinäre Leitlinie zur Diagnostik und Therapie der Bein- und Beckenvenenthrombose und der Lungenembolie. Vasa 2005; 34 (Suppl. 66).

DGIM. Rationelle Diagnostik und Therapie in der Inneren Medizin. München, Jena: Urban & Fischer 2004.

Hach W (Hrsg.). VenenChirurgie. Stuttgart, New York: Schattauer 2005; 197.

Hach W, Hach-Wunderle V (Hrsg.). Phlebography and sonography of the veins. Berlin, Heidelberg, New York: Springer 1997; 238.

Kearon C, Ginsberg JS, Kovacs MJ, Anderson DR, Wells P, Julian JA, MacKinnon B, Weitz JI, Crowther MA, Dolan S, Turpie AG, Geerts W, Solymoss S, van Nguyen P, Demers C, Kahn SR, Kassis J, Rodger M, Hambleton J, Gent M; Extended Low-Intensity Anticoagulation for Thrombo-Embolism Investigators. Comparison of low-intensity warfarin therapy with conventional-intensity warfarin therapy for long-term prevention of recurrent venous thromboembolism. N Engl J Med 2003; 349: 631–9.

Koopman MM, Prandoni P, Piovella F, Ockelford PA, Brandjes DP, van der Meer J, Gallus AS, Simonneau G, Chesterman CH, Prins MH. Treatment of venous thrombosis with intravenous unfractionated heparin administered in the hospital as compared with subcutaneous low-molecular-weight heparin administered at home. N Engl J Med 1996; 334: 682–7.

Lee AY, Levine MN, Baker RI, Bowden C, Kakkar AK, Prins M, Rickles FR, Julian JA, Haley S, Kovacs MJ, Gent M; Randomized Comparison of Low-Molecular-Weight Heparin versus Oral Anticoagulant Therapy for the Prevention of Recurrent Venous Thromboembolism in Patients with Cancer (CLOT) Investigators. Low-molecular-weight heparin versus a coumarin for the prevention of recurrent venous thromboembolism in patients with cancer. N Engl J Med 2003; 349: 146–53.

Levine M, Gent M, Hirsh J, Leclerc J, Anderson D, Weitz J, Ginsberg J, Turpie AG, Demers C, Kovacs M. A comparison of low-molecular-weight heparin administered primarily at home with unfractionated heparin administered in the hospital for proximal deep-vein thrombosis. N Engl J Med 1996; 334: 677–81.

Ridker PM, Goldhaber SZ, Danielson E, Rosenberg Y, Eby CS, Deitcher SR, Cushman M, Moll S, Kessler CM, Elliott CG, Paulson R, Wong T, Bauer KA, Schwartz BA, Miletich JP, Bounameaux H, Glynn RJ; PREVENT Investigators. Long-term, low-intensity warfarin therapy for the prevention of recurrent venous thromboembolism. N Engl J Med 2003; 348: 1425–34.

Schellong SM, Schwarz T, Halbritter K, Beyer J, Siegert G, Oettler W, Schmidt B, Schroeder HE. Complete compression ultrasonography of the leg veins as a single test for the diagnosis of deep vein thrombosis. Thromb Haemost 2003; 89: 228–34.

Schulman S. Studies on the medical treatment of deep venous thrombosis. Acta Med Scand Suppl 1985; 704: 1–68.

van der Heijden JF, Hutten BA, Büller HR, Prins MH. Vitamin K antagonists or low-molecular-weight heparin for the long term treatment of symptomatic venous thromboembolism. Cochrane Database Syst Rev 2000; (4):CD002001 2002.

Vogel G. Thrombophilie als klinisches Problem. Fol Hämatol Leipzig 1994; 4: 392–406.

Wells PS, Anderson DR, Rodger M, Forgie M, Kearon C, Dreyer J, Kovacs G, Mitchell M, Lewandowski B, Kovacs MJ. Evaluation of D-dimer in the diagnosis of suspected deep-vein thrombosis. N Engl J Med 2003; 349: 1227–35.

5.3.2 Thrombophlebitis

Ein 45-jähriger Mann kommt mit akut aufgetretenen Schmerzen im rechten Bein zur Konsultation. Die lokale und die systemische Anwendung von Antiphlogistika haben keine Linderung gebracht. Neben einem seit 25 Jahren bekannten Krampfaderleiden liegt eine familiäre Disposition vor.
- **Diagnostik:** Bei der **klinischen Untersuchung** stellt sich die V. saphena magna in Kniegelenkshöhe erweitert dar und es lassen sich schmerzhafte Verhärtungen in der Vene vom proximalen Unterschenkel bis zur Mitte des Oberschenkels tasten (Abb. 5-16a).
Die **farbkodierte Duplexsonographie** ergibt eine Stammvarikose der V. saphena magna im Stadium III nach Hach mit einem intravasalen Thrombus, der mit dem Thrombusschwanz an die Mündungsregion der V. femoralis communis reicht (Abb. 5-16 b, c). Der Befund bestätigt sich bei der digitalen Phlebographie, alle tiefen Venen stellen sich unauffällig dar.
- **Diagnose:** Es wird die Diagnose Varikophlebitis gestellt.
- **Therapie:** Der Patient erhält einen **Kompressionsverband** mit Fixierbinden und 5 Kurzzugbinden bis zur Leiste und eine körpergewichtsadaptierte Dosis eines **NMH** subkutan. Am folgenden Morgen wird die chirurgische Behandlung mit Exstirpation der insuffizienten und thrombosierten Abschnitte der V. saphena magna von der Leiste bis unterhalb des Kniegelenks vorgenommen. Die postoperative Duplexkontrolle ergibt keinen Hinweis auf eine Verschleppung von Thromben in das tiefe Venensystem. Der Patient erhält für 4 Wochen einen Kompressionsstrumpf der Klasse II bis zur Leiste. Die lokalen Schmerzen sind bereits am 2. postoperativen Tag deutlich zurückgegangen. Die Behandlung mit NMH in prophylaktischer Dosierung wird 5 Tage postoperativ beendet.

Bei der **strangförmigen Thrombophlebitis** liegt eine entzündliche Reaktion in einer offensichtlich vorher gesunden oberflächlichen Vene vor. Bei der **Varikophlebitis** handelt es sich um die entzündliche Reaktion einer Krampfader, die mit einer örtlich begrenzten Thrombose kombiniert ist.

Pathogenese und Diagnostik

Die Diagnose einer **strangförmigen Thrombophlebitis** ergibt sich aus dem typischen Tastbefund. Der betroffene Venenabschnitt ist verhärtet und druckschmerzhaft, die Haut darüber aber nur wenig oder gar nicht gerötet. Die Krankheit kommt meistens am Arm oder am Bein vor. Mit der farbkodierten Duplexsonographie lässt sich die Ausdehnung des Prozesses objektivieren.

Als **Mondor'sche Krankheit** ist die Thrombophlebitis der V. thoracoepigastrica im Brustbereich bekannt. Sie weist manchmal auf einen krankhaften Prozess an den Mammae hin.

Die **Thrombophlebitis saltans** bezeichnet eine springende Entzündungsreaktion in kleinsten Hautvenen, ohne dass zuvor pathologische Gefäßveränderungen festzustellen waren. Charakteristisch ist ein münzgroßer roter Fleck mit einer umgebenden entzündlichen Reaktion. Meistens finden sich gleichzeitig mehrere Lokalisationen an den Beinen, aber auch an anderen Körperstellen. Nach einigen Tagen klingt der schmerzhafte Prozess ab, während an anderen Orten neue Herde entstehen. Die Krankheit bedarf immer der generellen internistischen Untersuchung zum Ausschluss einer Systemkrankheit (Tab. 5-19).

Als schwerste Verlaufsform gilt die **septische Thrombophlebitis**. Dabei kommt es infolge einer bakteriellen Infektion zu einer lokalen ne-

Tab. 5-19 Ursachen einer strangförmigen Thrombophlebitis.

- intravenöse Therapie (z.B. Zytostatika)
- Venenkatheter, Port
- lokales mechanisches Trauma
- Autoimmunkrankheiten
- Vaskulitiden (z.B. Thrombangiitis obliterans)
- infektionsallergische Prozesse (z.B. Borreliose)
- Polyglobulie und Polycythaemia vera
- Erkrankungen der weiblichen Brust und Brustoperationen
- maligne Krankheiten
- Thrombophilie

5.3 Venöse Thromboembolien

krotisierenden Entzündungsreaktion und über eine hämatogene Keimstreuung zur Sepsis.

Bei der Kombination einer Thrombophlebitis mit einem Malignom wird vom Trousseau-Syndrom gesprochen.

Die **Varikophlebitis** (Abb. 5-16a, b, c) erlaubt eine Blickdiagnose. Der betroffene Abschnitt der Krampfader ist gerötet, prall elastisch verhärtet und sehr schmerzhaft. In der Umgebung besteht ein entzündliches Ödem. Der Patient ist in seinem Gehvermögen eingeschränkt. Fieber tritt in der Regel nicht auf. Die Krankheit ist meistens lokalisiert und gilt als typische Folge einer Sklerosierungstherapie.

Eine gefährliche Situation liegt bei der **transfaszialen Varikophlebitis** vor, wenn die Thrombose in der V. saphena magna oder parva beginnt und durch appositionelles Wachstum in das tiefe Venensystem gelangt. Deshalb sollte die B-Bild- oder Duplexsonographie in die Diagnostik einbezogen werden, wobei vor allem auf die Lokalisation des proximalen Thrombusschwanzes zu achten ist.

Bei der so genannten **Kragenknopfphlebitis** wächst ein Thrombus von einer Perforansvene in die zugehörige Leitvene ein. Am häufigsten sind eine der mittleren oder oberen Cockett'schen Venen und die zugehörige V. tibialis posterior betroffen. Ursache ist meistens eine schwere Stammvarikose mit Leitveneninsuffizienz oder ein postthrombotisches Syndrom. Die Diagnose ist auf den ersten Blick möglich. Die thrombosierte V. perforans tritt auch im Liegen voluminös hervor und erscheint bei der Palpation prall-elastisch und druckschmerzhaft. Zur Beurteilung der tiefen Venen ist ein bildgebendes Verfahren (Duplexsonographie, Phlebographie) notwendig.

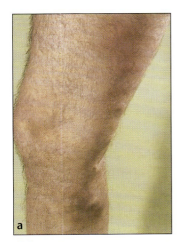
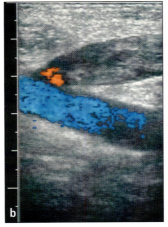
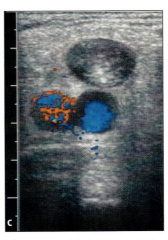

Abb. 5-16 Varikophlebitis bei schwerer Stammvarikose der V. saphena magna. 45-jähriger Mann mit seit 25 Jahren persistierender Krampfaderkrankheit. Akute Symptomatik seit 3 Tagen.
a) Klinisches Bild: Gerötete, indurierte und stark druckdolente Zone entlang des Gefäßverlaufs. Prallelastische Konsistenz der hervorstehenden Varizenkonvolute. Druckschmerzhaftigkeit direkt in der Leistenbeuge. Indikation zur Operation mit aufgeschobener Dringlichkeit.
b) Farbkodierte Duplexsonographie im Längsschnitt: Der Thrombus in der V. saphena magna reicht direkt an die Mündung zur V. femoralis communis heran. Die leicht erhöhte Echogenität spricht für eine mehrtägige Anamnese.
c) Farbkodierte Duplexsonographie im Querschnitt: Thrombosierte V. saphena magna oben im Bild, A. und V. femoralis communis unten.
Aus W. Hach. VenenChirurgie. Schattauer 2007; 243.

Individualisierte Behandlung

Bei jeder Form der Phlebitis sind lokale und systemische antiphlogistische Maßnahmen zu empfehlen, um die Schmerzen zu lindern.

Die Therapie der **strangförmigen Thrombophlebitis** richtet sich darüber hinaus nach der Grundkrankheit (Tab. 5-19).

Bei einer **einfachen Varikophlebitis** mit umschriebener Ausdehnung können lokale Stichinzisionen mit Expression der Thromben eine sofortige Linderung der Beschwerden bringen. Günstig wirken sich auch ein Kompressionsverband und die fortgesetzte Mobilisierung aus.

Die **transfasziale Varikophlebitis** birgt das Risiko von Venenthrombose und Lungenembolien. In dieser Situation erscheint die Antikoagulation indiziert. Wenn der Thrombus bereits in eine tiefe Vene eingewachsen ist, empfiehlt sich die subkutane Applikation eines NMH in therapeutischer Dosis, ansonsten genügt wahrscheinlich eine prophylaktische Dosis. Die operative Behandlung der thrombosierten Krampfader führt zu einer sofortigen Linderung der Beschwerden, verkürzt den Krankheitsverlauf und die Dauer der Antikoagulation und erspart potenzielle Komplikationen wie rezidivierende Phlebitiden und Lungenembolien.

Bei der **Kragenknopfphlebitis** erfolgt die Antikoagulation wie bei der transfaszialen Saphenaphlebitis. Eine operative Behandlung kommt aber hierbei a priori nicht in Betracht.

Literatur

DGA. Interdisziplinäre Leitlinie zur Diagnostik und Therapie der Bein- und Beckenvenenthrombose und der Lungenembolie. Vasa 2005; 34 (Suppl. 66).

DGIM. Rationelle Diagnostik und Therapie in der Inneren Medizin. München, Jena: Urban & Fischer 2004.

Hach W (Hrsg.). VenenChirurgie. Stuttgart, New York: Schattauer 2005; 243ff.

Hach W, Hach-Wunderle V (Hrsg.). Phlebography and sonography of the veins. Berlin, Heidelberg, New York: Springer 1997; 146.

5.3.3 Lungenembolie

Stavros Konstantinides

Ein 47-jähriger, »gesunder« berufstätiger Mann wacht morgens mit starker Dyspnoe auf und kollabiert auf dem Weg ins Bad. Beim Eintreffen des Notarztes nach wenigen Minuten ist er bereits wieder bei Bewusstsein und orientiert. Er wird sofort in die Notaufnahme eines großen Klinikums eingewiesen.

Aus der Vorgeschichte sind rezidivierende Beinvenenthrombosen und Lungenembolien vor mehreren Jahren zu eruieren, die orale Antikoagulation ist vor einem Jahr abgesetzt worden. Weitere Krankheiten sind nicht bekannt.

Bei Aufnahme hat der Patient eine ausgeprägte **Ruhedyspnoe und Orthopnoe**, ist blass und kaltschweißig. Die arterielle O_2-Sättigung liegt unter Raumluft bei 82 %. Es besteht eine Tachykardie von 110/min und der arterielle Druck beträgt 110/70 mmHg. Der Patient wird als »hämodynamisch stabil« bezeichnet.

■ **Diagnostik:** Im **initialen EKG** wird ein SIQIII-Typ festgestellt, es bestehen außerdem terminale T-Wellen-Negativierungen über den Ableitungen V1–V3. Ein unmittelbar nach Aufnahme durchgeführtes **transthorakales Echokardiogramm** zeigt einen dilatierten rechten Ventrikel und eine Stauung der V. cava inferior.

Die **D-Dimer-Konzentration** liegt bei 5,13 mg/l (Norm: < 0,5 mg/l).

■ **Diagnose:** Es wird der dringende Verdacht auf eine akute Lungenembolie geäußert.

Zur Bestätigung der Diagnose wird ein **Ventilations-Perfusions-Szintigramm** durchgeführt, das jedoch keinen diagnoseweisenden Befund (intermediate probability) ergibt. Nach einer – aus organisatorischen Gründen unvermeidlichen – Zeitverzögerung von insgesamt mehr als 2 Stunden zeigt sich im Spiral-CT ein großer Embolus an der Bifurkation der Pulmonalarterie.
- **Therapie:** Es wird eine **Antikoagulationstherapie** mit unfraktioniertem Heparin begonnen (5 000 I.E. Bolusinjektion gefolgt von einer Infusion mit 1 000 I.E./h). Eine Stunde später wird der Patient kreislaufinstabil und katecholaminpflichtig, muss sofort auf die Intensivstation verlegt werden und erhält notfallmäßig eine **thrombolytische Therapie** (10 mg rt-PA-Bolus gefolgt von einer Infusion von 90 mg über 2 h). Er überlebt die Akutphase und kann nach 3 Wochen unter oraler Antikoagulation nach Hause entlassen werden. Dieser Fall verdeutlicht, wie schwierig es im klinischen Alltag sein kann, eine schwere Lungenembolie schnell zu diagnostizieren und effektive therapeutische Maßnahmen rechtzeitig zu ergreifen.

Bei der Lungenembolie (LE) handelt es sich um eine **partielle oder vollständige Verlegung der Lungenarterien** durch eingeschwemmte Thromben, die meist aus den peripheren Venen (in über 90 % der Fälle aus den unteren Extremitäten) stammen. Die jährliche **Inzidenz** einer diagnostizierten venösen Thromboembolie beträgt ca. 150 Fälle pro 100 000 Einwohner. In mehr als einem Drittel dieser Fälle stellt die akute Lungenembolie und nicht die Venenthrombose die Hauptdiagnose dar. In den USA versterben pro Jahr schätzungsweise bis zu 200 000 Patienten an einer Lungenembolie, in Deutschland etwa 40 000 Patienten. Damit kann die venöse Thromboembolie als **Volkskrankheit** bezeichnet werden.

Bei Patienten mit Lungenembolie handelt es sich um ein aus prognostischer Sicht sehr heterogenes Patientenkollektiv, dessen **Letalitätsrate** entscheidend vom **Schweregrad der hämodynamischen Instabilität** in der Akutphase abhängt und damit sehr variabel ist (1 % bis über 60 %). Bis zu 90 % aller Todesfälle an akuter Lungenembolie ereignen sich innerhalb von 1–2 Stunden nach Symptombeginn. Lungenembolien sind für 12–15 % aller Todesfälle im Krankenhaus verantwortlich.

Ätiologie und Pathogenese

Ungeachtet der neuen Erkenntnisse über die zahlreichen erworbenen und hereditären Störungen, die zur Entwicklung einer venösen Thromboembolie beitragen können, lässt sich die Pathophysiologie der Lungenembolie unverändert durch das Zusammenspiel der Faktoren der **Virchow'schen Trias** erklären: venöse Stase, Verletzung der Gefäßwand, Hyperkoagulabilität.

Das Risiko, eine Lungenembolie zu erleiden, nimmt bei älteren Menschen deutlich zu. So ist die jährliche Inzidenz bei über 85-Jährigen gegenüber jener bei 15- bis 19-Jährigen fast 80-fach erhöht. Ein klarer Zusammenhang besteht zwischen venöser Thromboembolie und **Schwangerschaft** (5- bis 10-fache Risikoerhöhung), während die Einnahme von **Antikonzeptiva** oder die postmenopausale **Hormonsubstitution** das Risiko einer Lungenembolie 2- bis 4-fach erhöht.

Erworbene Erkrankungen, wie beispielsweise **Malignome**, üben ihren prothrombotischen Effekt in der Regel über mehrere Mechanismen aus. So können große solide abdominale Tumoren die Beckenvenen oder die V. cava inferior mechanisch komprimieren oder infiltrieren. Außerdem sind aus dem Tumor freigesetzte Zytokine in der Lage, eine Endothelschädigung herbeizuführen, während ebenfalls vom Tumor sezernierte prothrombotische (TF) und/oder antifibrinolytische (PAI-1) Faktoren zur systemischen Gerinnungsneigung beitragen. Ähnliche Mechanismen erklären das hohe Risiko venöser Thromboembolien bei adipösen Menschen.

Ein besonders hohes Risiko venöser Thromboembolien – wie auch arterieller Thrombosen – besteht schließlich bei Patienten mit **Heparin-induzierter Thrombozytopenie Typ II**.

Die wichtigsten Ursachen **hereditärer Thrombophilien** bestehen entweder im Verlust der Aktivität bestimmter Hämostaseinhibitoren oder in der erhöhten Aktivität von Koagulationsfaktoren. In der Gesamtbevölkerung sind die meisten hereditären Thrombophilien selten, andererseits können derartige Gendefekte in bis zu 50 % der Fälle bei jungen Patienten mit unprovozierter Lungenembolie und einer positiven Familienanamnese gefunden werden. Das relative Risiko, eine venöse Thromboembolie zu erleiden, ist bei den meisten genetischen Defekten mäßig erhöht und steigt nur bei der homozygoten Faktor-V-Leiden-Mutation (G1691A) und Prothrombinmutation (G20210A) stark an. Darüber hinaus kann die Koexistenz von mindestens 2 Defekten (z. B. Faktor-V-Leiden- und Prothrombinmutation) in einer Person das Risiko auf das Vielfache erhöhen.

Die thromboembolische Obstruktion führt in 60–70 % der Fälle zu einer Erhöhung des pulmonalarteriellen Druckes. Der Schweregrad der pulmonalen Hypertonie und damit der Druckbelastung des rechten Ventrikels korreliert zwar grob mit der Ausdehnung der anatomischen Obstruktion, hängt aber auch von der Intensität der hypoxiebedingten pulmonalen Vasokonstriktion ab. Die **rechtsventrikuläre Dysfunktion** infolge der akuten Druckbelastung ist das kritische Ereignis in der Pathophysiologie der LE, denn sie ist in der Lage, eine sich selbst amplifizierende Kaskade aus erhöhtem myokardialem Sauerstoffbedarf, Myokardischämie bis hin zur Infarzierung und Reduktion der linksventrikulären Vorlast auszulösen, was einen Abfall des HMV und einen kardiogenen Schock zur Folge hat.

> Der Tod an akuter Lungenembolie ist fast immer ein Tod an akutem Herzversagen.

Diagnostik

Dyspnoe mit plötzlichem Beginn, Thoraxschmerz, Synkope und Hämoptyse sind häufige, aber sehr unspezifische Symptome der akuten Lungenembolie. Aus der klinischen Untersuchung sind ebenfalls keine charakteristischen Befunde zu erwarten, und die so genannte Basisdiagnostik, bestehend aus Röntgenthoraxaufnahme, EKG und arterieller Blutgasanalyse, kann lediglich den klinischen Verdacht auf eine Lungenembolie erhärten oder abschwächen, jedoch nicht zuverlässig bestätigen oder widerlegen. Aus diesem Grund ist es empfehlenswert, aus einer Kombination anamnestischer Angaben, klinischer Befunde und Basisdiagnostik die **klinische Wahrscheinlichkeit** (KW) für eine Lungenembolie zu ermitteln und zu dokumentieren. Jüngste Untersuchungen bestätigten, dass eine Einschätzung der Lungenembolie als »wahrscheinlich« oder »unwahrscheinlich« mithilfe standardisierter und validierter klinischer Modelle (Tab. 5-20, 5-21) für das weitere diagnostische Vorgehen sehr hilfreich sein kann.

D-Dimere, die bei der endogenen Fibrinolyse entstehen, deuten mit einer sehr hohen Sensitivität von ca. 95 % auf frische thromboembolische Ereignisse hin. Damit scheint ein negativer D-Dimer-Test geeignet, eine Lungenembolie auszuschließen. Dies gilt insbesondere für den quantitativen ELISA mit einer Cut-off-Konzentration von 500 µg/l. Bereits in den 1990er Jahren wurde in einer klinischen Managementstudie berichtet, dass bei einem negativen D-Dimer-Test (< 500 µg/l) die Diagnose einer Lungenembolie und damit die Indikation zur Antikoagulation verworfen werden kann. In dieser Studie entwickelten in den folgenden 3 Monaten nur 0,9 % dieser Patienten (negativer Test, keine Behandlung) ein Embolierezidiv (Perrier et al. 1997).

> In den aktuellen Managementstudien wird der D-Dimer-Test zum Ausschluss einer Lungenembolie nicht mehr allein verwendet, sondern mit der klinischen Wahrscheinlichkeit kombiniert (van Belle et al. 2006).

Zusammen mit der KW haben sich einfache qualitative Bedside-Tests zur D-Dimer-Bestimmung als zuverlässig erwiesen und waren in ihrer Aussagekraft mit dem aufwändigeren quantitativen ELISA vergleichbar.

Bildgebende Diagnostik

■ Lungenszintigraphie

Die Lungenszintigraphie ist seit vielen Jahren in der LE-Diagnostik im Einsatz und genießt wegen der geringen Invasivität und der niedrigen Strahlenbelastung noch an zahlreichen Zentren Popularität. Der szintigraphische Nachweis einer nor-

5.3 Venöse Thromboembolien

Tab. 5-20 Modell von Wells et al. (2000) zur Bestimmung der klinischen Wahrscheinlichkeit (pretest probability) der Lungenembolie vor Durchführung bildgebender Untersuchungen.

Klinisches Symptom oder Befund	Score
Zeichen einer Venenthrombose (Beinschwellung, Schmerz bei der Palpation entlang tiefer Beinvenen)	3,0
Lungenembolie »wahrscheinlicher« als andere Diagnosen (Anamnese, klinische Untersuchung, EKG, Röntgenthorax, arterielle Blutgasanalyse [ABGA])	3,0
Herzfrequenz > 100/min	1,5
Immobilisierung/Operation in den vergangenen 4 Wochen	1,5
frühere tiefe Venenthrombose oder Lungenembolie	1,5
Hämoptyse	1,0
Krebserkrankung (aktiv oder in den vergangenen 6 Monaten)	1,0
Wahrscheinlichkeit	
niedrig (gering)	< 2,0
mittel	2,0–6,0
hoch	> 6,0
Dichotomisiert:	
Lungenembolie unwahrscheinlich	≤ 4,0
Lungenembolie wahrscheinlich	> 4,0

Tab. 5-21 Revidierter Geneva-Score zur Bestimmung der klinischen Wahrscheinlichkeit der Lungenembolie (nach Le Gal et al. 2006).

		Score
Risikofaktoren	Alter > 65 Jahre	1
	frühere tiefe Beinvenenthrombose oder Lungenembolie	3
	chirurgische Eingriffe oder Fraktur (der unteren Extremität) innerhalb des letzten Monats	2
	aktive Krebserkrankung (auch innerhalb des letzten Jahres	2
Symptome	einseitige Schmerzen der unteren Extremität	3
	Hämoptysen	2
Klinische Zeichen	Herzfrequenz 75–94/min	3
	Herzfrequenz ≥ 95/min	5
	Schmerzen bei der Palpation des tiefen Beinvenensystems und einseitiges Ödem	4
Klinische Wahrscheinlichkeit		
	niedrig	0–3
	intermediär	4–10
	hoch	≥ 11

malen Lungenperfusion schließt mit großer Sicherheit eine Lungenembolie aus, und bei kombinierter Perfusions- und Ventilationsuntersuchung stellt ein eindeutig positiver Befund (mismatch) die Diagnose der Lungenembolie und damit die Indikation zur therapeutischen Antikoagulation. Der Nachteil der Untersuchung liegt allerdings in der Häufigkeit (ca. 40%) unklarer Befunde (intermediate/low probability), die einer weiteren Abklärung mit einem zweiten bildgebenden Verfahren bedürfen.

■ Spiral-Computertomographie

Die Darstellung der Pulmonalarterien mit der Kontrast-Spiral-Computertomographie hat in den letzten Jahren die konventionelle Pulmonalisangiographie als Goldstandard der LE-Diagnostik abgelöst und ist auch in der klinischen Praxis zunehmend verfügbar. Entscheidende Vorteile des Verfahrens sind die geringe Invasivität und Untersuchungsdauer sowie die Möglichkeit der Darstellung sowohl der Lungenarterien als auch der proximalen Beinvenen in derselben Sitzung (Abb. 5-17a, b). Die diagnostische Spezifität ist im Vergleich zur Szintigraphie deutlich höher, und die Sensitivität konnte inzwischen mit den neuen **Mehrzeilendetektoren** der 2. und 3. Generation auch für periphere Embolien ab Subsegmentebene wesentlich verbessert werden.

Während ältere Studien ergaben, dass die Spiral-CT der 1. Generation als alleiniges bildgebendes Verfahren zum Ausschluss einer Lungenembolie nicht ausreicht, konnte in kürzlich veröffentlichten großen Managementstudien (Perrier et al. 2005; van Belle 2006) die Zuverlässigkeit der modernen Mehrzeilen-CT-Pulmonalisangiographie (in Kombination mit der klinischen Wahrscheinlichkeit und der D-Dimer-Bestimmung)

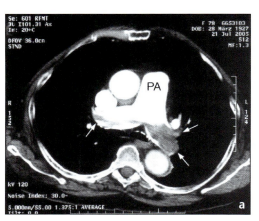

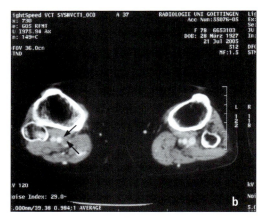

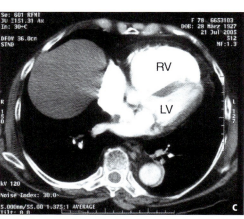

Abb. 5-17 Diagnose und Risikostratifizierung der venösen Thromboembolie mit der Spiral-CT (4-Zeilen-Detektor).
a) Nachweis eines großen Embolus (Pfeile) an der Bifurkation der Pulmonalarterie (PA).
b) In derselben Sitzung konnte eine Thrombose der V. poplitea rechts festgestellt werden (Pfeile).
c) Bei der Darstellung des Herzens (Vierkammerblick) ist die Dysfunktion (Dilatation) des rechten Ventrikels (RV) im Vergleich zum linken Ventrikel (LV) deutlich.

sowohl für die Bestätigung als auch für den Ausschluss einer Lungenembolie nachgewiesen werden. Diese Erkenntnisse liefern die Basis für aktuelle diagnostische Algorithmen sowohl bei stabilen als auch bei instabilen Patienten.

▪ Pulmonalisangiographie
Die direkte, konventionelle Pulmonalisangiographie hat in Zusammenhang mit der Lungenemboliediagnostik an klinischer Bedeutung verloren und ist nur noch in seltenen Fällen indiziert. Sie bleibt eine sinnvolle Option bei ausgewählten instabilen Patienten, insbesondere wenn eine thrombolytische Therapie kontraindiziert ist und interventionelle gefäßrekanalisierende Maßnahmen geplant sind.

▪ Sonographie der Beinvenen
In mehr als 90 % der Fälle ist die akute Lungenembolie die Folge einer tiefen Beinvenenthrombose. Sowohl die Akuttherapie als auch die Sekundärprophylaxe sind für Patienten mit Beinvenenthrombose und für hämodynamisch stabile Patienten mit Lungenembolie gleich. Daher sollten in der klinischen Praxis die Beinvenenthrombose und Lungenembolie nicht als getrennte Erkrankungen, sondern als **venöse Thromboembolie** betrachtet und diagnostiziert werden. Unter dieser Vorstellung kann man den diagnostischen Prozess bei Verdacht auf LE in dem Moment abbrechen, in dem eine tiefe Venenthrombose gefunden wurde. Das setzt allerdings voraus, dass es sich um Patienten mit einer hohen klinischen Wahrscheinlichkeit für eine Lungenembolie handelt. Darüber hinaus müssen **beide Beine** untersucht werden, und das bildgebende Verfahren sollte nach Möglichkeit nicht strahlenbelastend, schnell durchführbar und nicht invasiv sein. Diese Argumente sprechen für einen Einsatz der Sonographie von Bein- und Beckenvenen und gegen den Einsatz der Phlebographie als erstes bildgebendes Verfahren. Um die Treffsicherheit der Untersuchung bei den in dieser Hinsicht meist asymptomatischen Patienten zu erhöhen, sollte sich die Sonographie nicht auf die proximalen Venen beschränken, sondern es sollten standardisierte Protokolle einer **kompletten Kompressionsultrasonographie** mit Einbeziehung der distalen Venen am Unterschenkel verwendet werden (Schellong 2004).

Diagnostischer Algorithmus beim hämodynamisch stabilen Patienten

Die Verbindung der oben angeführten klinischen, laborchemischen und bildgebenden Verfahren im Sinne eines Algorithmus hat zum Ziel, die diagnostische Sensitivität und Spezifität zu erhöhen, sodass bei den Patienten **mit** Lungenembolie die Diagnose prompt und zuverlässig gestellt werden kann. Gleichzeitig soll bei der Mehrheit der Patienten **ohne** diese Erkrankung der Ausschluss der Lungenembolie mit einer möglichst geringen untersuchungsbedingten Belastung oder Gesundheitsgefährdung sowie mit einem minimalen zeitlichen und finanziellen Aufwand erfolgen.

> Die diagnostische Vorgehensweise ist abhängig von der – klinisch zu erfassenden – hämodynamischen Stabilität des Patienten, bei dem eine akute Lungenembolie vermutet wird.

Beim klinisch stabilen Patienten sollte der Algorithmus eine hohe diagnostische Sicherheit und eine anschließende zuverlässige Abschätzung des Risikos gewährleisten, um eine solide Basis für therapeutische Maßnahmen zu liefern.

Unter Berücksichtigung aktueller Ergebnisse wurde in einer 2005 veröffentlichten interdisziplinären S2-Leitlinie folgende Vorgehensweise für stabile Patienten empfohlen (Abb. 5-18):

- Der **1. Diagnoseschritt** umfasst die Kombination von **D-Dimer-Test** und **klinischer Wahrscheinlichkeit**. Patienten mit niedriger klinischer Wahrscheinlichkeit und negativem D-Dimer-Test bedürfen keiner weiteren Diagnostik, da in diesen Fällen die LE als ausgeschlossen gilt. Dagegen ist bei Patienten mit hoher klinischer Wahrscheinlichkeit sowie bei jenen mit niedriger Wahrscheinlichkeit, aber einem positiven D-Dimer-Test eine weitere diagnostische Abklärung mit bildgebenden Verfahren erforderlich.

- Der **2. Diagnoseschritt** besteht aus **bildgebenden Verfahren**, entweder aus einem oder aus mehreren in Kombination. Für den klinischen Alltag ist es allerdings wenig praktikabel, eine bestimmte Untersuchung als allgemein überlegen und empfehlenswert hervorzuheben. Vielmehr sollte die Auswahl der Verfahren von der lokalen Verfügbarkeit und Expertise abhängen.
  - In den meisten Fällen wird heute, wenn verfügbar, die **Spiral-CT** empfohlen, da das Verfahren mit einem relativ geringen Zeitaufwand verbunden ist, die Untersuchung der Pulmonalgefäße und der proximalen Beinvenen in einer Sitzung erlaubt und – dank einer hohen räumlichen Bildauflösung mithilfe der modernen Mehrzeilendetektoren – sowohl den Nachweis als auch den Ausschluss einer vermuteten LE ermöglicht. Neueste Daten deuten außerdem daraufhin, dass die Spiral-CT mit einem Mehrzeilendetektor auch für die Diagnose der rechtsventrikulären (RV-)Dysfunktion und damit für die **Risikostratifizierung** der LE geeignet ist (s. u.). Selbst in der **Schwangerschaft** bleibt die Untersuchung mit Spiral-CT meist die Methode der Wahl, auch wenn ihr Einsatz in dieser Situation bisher nicht systematisch getestet wurde. Die mit der Spiral-CT verbundene Ganzkörperstrahlendosis ist relativ gering, und durch geeignete Schutzmaßnahmen lässt sich die Strahlenexposition für Mutter und Kind weiter reduzieren.
  - Wenn bei Verdacht auf eine Lungenembolie eine qualifizierte **Kompressionsultrasonographie der Beinvenen** (s. o.) zeitnah durchgeführt werden kann, sind bei Nachweis einer Beinvenenthrombose keine weiteren Untersuchungen erforderlich, um die Diagnose der venösen Thromboembolie zu stellen und therapeutische Entscheidungen zu treffen. Bei »negativem« oder unklarem Befund ist allerdings ein weiteres Verfahren (Szintigraphie oder Spiral-CT) notwendig, bevor die Lungenembolie ausgeschlossen werden kann.
  - Die **Perfusionsszintigraphie der Lungen** war bis vor wenigen Jahren die bevorzugte Untersuchung in der LE-Diagnostik. Auch heute kann sie eine sinnvolle Alternative sein, insbesondere wenn die Perfusions- mit der Ventilationsuntersuchung kombiniert wird. Allerdings ist relativ häufig mit nicht

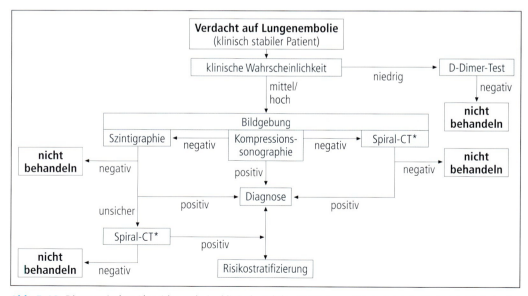

Abb. 5-18 Diagnostischer Algorithmus beim klinisch stabilen Patienten mit Lungenembolie (mod. nach der interdisziplinären S2-Leitlinie 2005). *Mehrzeilentechnik.

diagnoseweisenden Befunden zu rechnen. In diesen Fällen ist ein weiterer diagnostischer Schritt, üblicherweise ein Spiral-CT, erforderlich.

Risikostratifizierung anhand der rechtsventrikulären Dysfunktion

Zahlreiche Untersuchungen der letzten Jahre unterstützen die Notwendigkeit einer Risikoabschätzung als nächsten Schritt nach Diagnose einer Lungenembolie. Diese besteht im Nachweis einer RV-Dysfunktion.

Arbeiten der frühen 1970er Jahre lieferten den ersten konkreten Hinweis für die kritische Rolle der RV-Dysfunktion bei der Pathophysiologie und dem klinischen Verlauf der akuten Lungenembolie. Eine bei Diagnose **klinisch manifeste** RV-Dysfunktion mit hämodynamischer Instabilität (arterielle Hypotension und Schock) ist mit einer äußerst ungünstigen Prognose und einer Hospitalmortalität von bis zu 65 % verbunden. Daher besteht – trotz fehlender direkter Evidenz – Konsens darüber, dass in solchen Fällen sofortige medikamentöse, kathetertechnische oder operative Rekanalisationsmaßnahmen erforderlich sind (European Society of Cardiology 2000). Darüber hinaus zeigte jedoch eine Reihe kürzlich veröffentlichter Untersuchungen, dass der Nachweis einer **RV-Dysfunktion auch beim hämodynamisch stabilen Patienten** mit Lungenembolie auf ein erhöhtes Todes- und Komplikationsrisiko in der Akutphase der Lungenembolie hinweist. Der Verdacht auf eine potenziell bedrohliche RV-Dysfunktion kann bereits bei Vorliegen bestimmter Veränderungen im **12-Kanal-EKG** (atriale Arrhythmien, kompletter Rechtsschenkelblock, periphere Niedervoltage, Pseudoinfarkt in III und aVF, ST-Veränderungen über den linkspräkordialen Ableitungen) geäußert werden (Geibel et al. 2005). Eine zuverlässige Aussage erfordert bildgebende (Echokardiographie, Spiral-CT) und laborchemische (Biomarker-)Untersuchungen.

■ Echokardiographie

Bei normalem echokardiographischem Befund kann eine hämodynamisch wirksame, potenziell lebensbedrohliche Lungenembolie zuverlässig ausgeschlossen werden (Kasper et al. 1997). Andererseits deuten verschiedene echokardiographische Befunde, entweder einzeln oder in Kombination, auf das Vorliegen einer **RV-Dysfunktion** hin (Abb. 5-19a, b). Die Kriterien umfassen die eingeschränkte Wandbewegung des rechten Ventrikels, die rechtsventrikuläre Dilatation, die gestörte (paradoxe) Bewegung des interventrikulären Septums, den Nachweis einer Trikuspidalklappeninsuffizienz und die darüber abgeschätzte Erhöhung des systolischen pulmonalarteriellen Drucks sowie die Erweiterung (Stauung) der V. cava inferior. Die Analyse eines großen Patientenkollektivs aus einem internationalen Register bestätigte, dass die echokardiographisch erfasste RV-Dysfunktion grundsätzlich in der Lage ist, als unabhängiger Prädiktor eine hohe Akutmortalität an Lungenembolie vorauszusagen (Kucher et al. 2005).

Bei **chronischer Erhöhung des Pulmonalisdrucks** ist die echokardiographische Diagnose einer akuten RV-Dysfunktion zwar unter Umständen möglich, oft aber unzuverlässig. Ebenfalls ist die Spezifität der echokardiographischen Parameter bei Patienten mit vorbestehendem linksventrikulären Pumpversagen oder einem signifikanten Mitralklappenvitium gering. Darüber hinaus können ausgeprägtes Übergewicht, Lungenemphysem oder maschinelle Beatmung die Aussagefähigkeit der Methode einschränken. Die **transösophageale Echokardiographie** bietet gegenüber der transthorakalen Beschallung eine bessere örtliche Auflösung und ermöglicht außerdem den Nachweis intrakardialer und/oder zentraler pulmonalarterieller Thromboemboli mit hoher Sensitivität und Spezifität. Allerdings ist sie ein invasives Verfahren und wird von nicht sedierten Patienten, die wegen der Lungenembolie oft stark dyspnoisch sind, schlecht toleriert. Daher stellt sie keine allgemein zu empfehlende Option für die Diagnose oder Risikostratifizierung der Lungenembolie dar.

■ Spiral-Computertomographie

In Einrichtungen, die über Mehrzeilendetektoren verfügen, ist nach neuesten Erkenntnissen die Diagnose einer RV-Dysfunktion (Dilatation) mithilfe rekonstruierter Vierkammerbilder des

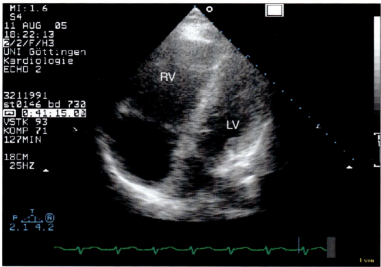
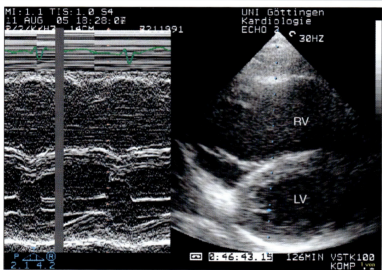

Abb. 5-19 Echokardiographischer Nachweis einer RV-Dysfunktion (Dilatation) bei akuter Lungenembolie.
LV = linker Ventrikel; RV = rechter Ventrikel.
a) Apikaler Vierkammerblick. b) Parasternale Kurzachse.

Herzens ebenfalls möglich (Abb. 5-17c). In 2 retrospektiven Untersuchungen mit jeweils 431 Patienten (Schoepf et al. 2004) und 120 Patienten (van der Meer et al. 2005) konnte gezeigt werden, dass ein vergrößerter RV (RV > LV im Vierkammerblick der Spiral-CT) eine ungünstige Prognose besitzt. Insbesondere in der Studie von Schoepf et al. (2004) stellte sich dieser Parameter als ein unabhängiger, signifikanter Prädiktor einer erhöhten Mortalität dar. Wenn diese Ergebnisse in prospektiv angelegten Untersuchungen bestätigt werden, könnte sich das Spiral-CT zum Goldstandard nicht nur für die Diagnose (s. o.), sondern auch für die Risikostratifizierung der Lungenembolie entwickeln.

■ **Kardiale Biomarker**

Die Herztroponine und die natriuretischen Peptide haben sich in zahlreichen Studien als viel versprechende Parameter für die Risikostratifizierung der LE herausgestellt. Erhöhte Serumspiegel von **Troponin I** oder T kommen bei 11–50 % aller Patienten mit Lungenembolie vor. Sie zeigen einen signifikanten Zusammenhang mit dem echokardiographischen Nachweis einer RV-Dysfunktion und konnten in prospektiven Untersuchungen ein erhöhtes Mortalitäts- und Komplikationsrisiko in der Hospitalphase voraussagen (Konstantinides et al. 2002b). Insbesondere ein negativer Troponintest bei Aufnahme kann aufgrund seines hohen negativen prädiktiven Wertes von 90–99% einen ungünstigen Verlauf (Tod oder schwere Komplikationen) in der Akutphase ausschließen. Auch die **natriuretischen Peptide** *brain natriuretic peptide* (BNP) und N-terminal-proBNP besitzen eine hohe prognostische Sensitivität und somit einen exzellenten negativen prädiktiven Wert. Andererseits muss betont werden, dass beide laborchemischen Parameter eine geringe Spezifität und einen niedrigen positiven prädiktiven Wert von 12–44% aufweisen (Kucher u. Goldhaber 2003), sodass die Bestimmung kardialer Biomarker allein nicht ausreicht, um Hochrisikopatienten mit akuter Lungenembolie zu identifizieren.

Algorithmus zur Risikostratifizierung

Neueste Ergebnisse deuten daraufhin, dass sich laborchemische Parameter und bildgebende Verfahren bei der Risikostratifizierung der akuten Lungenembolie auf optimale Weise ergänzen können. So kann – unter der Voraussetzung einer adäquaten Antikoagulation – bei einem negativen **Troponintest** oder einem niedrigen **NT-proBNP-Wert** von einer exzellenten Prognose in der Akutphase ausgegangen werden. Ein Echokardiogramm zur weiteren Risikostratifizierung erscheint in diesem Fall nicht notwendig.

Bei erhöhtem Troponin- oder NT-proBNP-Spiegel und einem pathologischen **Echokardiogramm** (Hinweis auf eine RV-Dysfunktion) steigt allerdings das Todes- oder Komplikationsrisiko auf das 10-Fache (Binder et al. 2005). Diese These wird durch die Ergebnisse einer retrospektiven Untersuchung an 141 hämodynamisch stabilen Patienten mit akuter Lungenembolie unterstützt (Scridon et al. 2005). Sie liefert die Basis für den 2003 vorgeschlagenen Algorithmus zur Risikostratifizierung, der die Anwendung von Biomarkern, (gegebenenfalls) gefolgt von einer Echokardiographie vorsieht (Abb. 5-20). Die therapeutischen Konsequenzen dieser Vorgehensweise sind allerdings zum jetzigen Zeitpunkt noch unklar. Es bleibt insbesondere zu überprüfen, inwiefern hämodynamisch stabile, mit diesem Algorithmus jedoch als gefährdet charakterisierte Patienten, von einer frühen thrombolytischen Behandlung profitieren könnten.

Diagnostischer Algorithmus beim hämodynamisch instabilen Patienten

Bei hämodynamischer Instabilität, d. h. bei Vorliegen einer arteriellen Hypotension und Zeichen des kardiogenen Schocks, steht die intensivmedizinische Versorgung des Patienten und die Stabilisierung des Kreislaufs und der Atemfunktion im Vordergrund. Entscheidend für die Prognose sind in dieser Notfallsituation sofortige medikamentöse oder mechanische rekanalisierende Maßnahmen.

Der Transport in die radiologische oder nuklearmedizinische Abteilung für diagnostische Untersuchungen ist bei instabilen Patienten potenziell gefährlich und daher grundsätzlich unerwünscht, auch wenn dies eine Einschränkung der diagnostischen Sicherheit zur Folge haben kann.

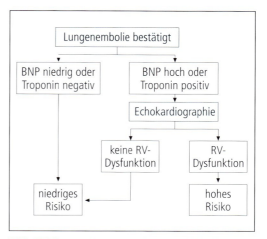

Abb. 5-20 Algorithmus der Risikostratifikation beim klinisch stabilen Patienten mit Lungenembolie (mod. nach Kucher u. Goldhaber 2003). BNP = brain natriuretic peptide; RV = rechtsventrikulär.

Die **transthorakale Echokardiographie** stellt beim klinisch instabilen Patienten den wichtigsten Schritt im diagnostischen Algorithmus dar (Abb. 5-21). Sie ermöglicht den Nachweis bzw. den Ausschluss differenzialdiagnostisch wichtiger Ursachen einer hämodynamischen Instabilität (linksventrikuläres Pumpversagen, Klappenerkrankung, Aortendissektion, tamponierender Perikarderguss). Wenn eine massive Lungenembolie die Ursache der klinischen Instabilität ist, kann echokardiographisch die akute RV-Dysfunktion meist leicht und zuverlässig diagnostiziert werden. In diesen Fällen sind weitere diagnostische Untersuchungen nicht notwendig, vielmehr sollte unverzüglich mit der Therapie (meist Thrombolyse) begonnen werden.

Lediglich im Falle einer persistierenden diagnostischen Unsicherheit wegen einer vorbestehenden schweren RV-Dysfunktion (chronisches Cor pulmonale) oder bei einer technisch stark limitierten Aussage der Echokardiographie ist eine weitere bildgebende Diagnostik erforderlich. Für den instabilen Patienten ist angesichts ihrer Geschwindigkeit und Aussagefähigkeit die **Spiral-CT** am besten geeignet. Auch die **Pulmonalisangiographie** ist eine sinnvolle Option, insbesondere wenn interventionelle gefäßrekanalisierende Maßnahmen geplant sind.

Individualisierte Behandlung

Die wichtigste differenzialtherapeutische Frage in der Akutphase der Lungenembolie ist, ob eine **Antikoagulation mit Heparin** ausreicht oder ob darüber hinaus eine Indikation zu sofortigen **rekanalisierenden Maßnahmen** besteht. Bei diesen Maßnahmen kann es sich um eine thrombolytische Behandlung, eine interventionelle Thrombusfragmentation oder eine operative Embolektomie handeln.

> Die entscheidenden Faktoren für die Auswahl des therapeutischen Verfahrens sind das Vorliegen einer hämodynamischen (klinischen) Instabilität sowie, nach neuesten Erkenntnissen, der echokardiographische und laborchemische Nachweis einer RV-Dysfunktion.

In jedem Fall schließt sich der Akutbehandlung grundsätzlich eine längere Phase der Sekundärprophylaxe mit oralen Antikoagulanzien (Vitamin-K-Antagonisten) an.

Antikoagulation bei akuter Lungenembolie

Seit den frühen 1960er Jahren wird der indirekte Thrombininhibitor Heparin, ein Kofaktor des Antithrombins, in der Therapie der venösen Thromboembolie eingesetzt.

> Die sofortige Einleitung der Antikoagulation senkt die Morbidität und Mortalität effektiv und sollte – unter Abwägung des Blutungsrisikos – bereits bei klinischem Verdacht einer LE erfolgen und nicht erst die definitive Bestätigung abgewartet werden.

Gemäß nationalen und internationalen Leitlinien (interdisziplinäre S2-Leitlinie 2005, European Society of Cardiology 2000) sollten die Patienten einen Bolus von **unfraktioniertem Heparin** intravenös erhalten und zwar in der Dosis von 80 I.E./kg gefolgt von einer Dauerinfusion mit 18 I.E./kg/h. Nach Bestätigung der Lungenembolie richtet sich die Infusionsrate nach der aPTT. Diese sollte durchgehend um das 2,0- bis 2,5-fache des Normwertes verlängert sein und damit bei ca. 55–85 Sekunden liegen, um eine effektive Antikoagulation zu gewährleisten. Dieser Wert ent-

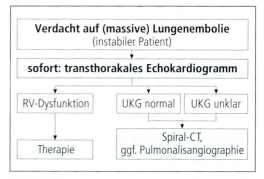

Abb. 5-21 Diagnostischer Algorithmus beim instabilen Patienten mit Lungenembolie (mod. nach der interdisziplinären S2-Leitlinie 2005).
UKG = Echokardiogramm.

spricht einem Anti-Faktor Xa-Spiegel von 0,3–0,7 I.E./ml. Kontrollen der aPTT sind 4–6 Stunden nach der Bolusinjektion, 4–6 Stunden nach jeder Änderung der Infusionsrate und im Übrigen einmal täglich durchzuführen.

In größeren randomisierten klinischen Studien der 1990er Jahre wurde gezeigt, dass auch **niedermolekulare Heparine** bei hämodynamisch stabilen Patienten mit venöser Thromboembolie effektiv und dem unfraktionierten Heparin mindestens ebenbürtig sind. Kürzlich erwies sich auch das Pentasaccharid Fondaparinux als eine effektive Therapieoption (Buller et al. 2003). Die zahlreichen pharmakokinetischen Vorteile der NMH gegenüber dem UFH sind für die klinische Praxis relevant, denn sie ermöglichen eine einfache, gewichtsadaptierte Dosierung, eine ein- oder zweimal tägliche subkutane Verabreichung (an Stelle der kontinuierlichen intravenösen Infusion) und einen kürzeren stationären Aufenthalt.

Eine Kontrolle der therapeutischen Wirkung (Anti-Faktor-Xa-Aktivität) ist in der Regel nicht notwendig und sollte nur bei ausgeprägtem Über- oder Untergewicht oder bei eingeschränkter Nierenfunktion erfolgen. Aus diesen Gründen stellen NMH heute für die meisten hämodynamisch stabilen Patienten mit Lungenembolie die Therapie der Wahl dar (interdisziplinäre S2-Leitlinie 2005). Die für die Behandlung der venösen Thromboembolie in Deutschland zugelassenen NMH werden in Tabelle 5-17 aufgelistet. Explizit für Patienten mit Lungenembolie sind Tinzaparin, Enoxaparin und Fondaparinux zugelassen.

Thrombolyse

Vor mehr als 30 Jahren konnte erstmals gezeigt werden, dass Thrombolytika zu einer raschen Abnahme des pulmonalarteriellen Druckes, des Pulmonalgefäßwiderstandes und des angiographischen Schweregrads der Lungenembolie führen. Seitdem wurde die Wirksamkeit der Thrombolytika Streptokinase, Urokinase und Alteplase (rekombinanter Plasminogenaktivator, rt-PA) in einer Reihe kontrollierter, meist jedoch kleiner Studien bestätigt. Allerdings wurde in einer Metaanalyse kein prognostischer Vorteil der Thrombolyse gegenüber einer alleinigen Antikoagulation gefunden (Wan et al. 2004). Diese Erkenntnis führt, auch angesichts des beträchtlichen Risikos potenziell lebensbedrohlicher Blutungen unter thrombolytischer Behandlung, zu der Schlussfolgerung, dass die Thrombolyse nur für die Behandlung von Hochrisikopatienten mit Lungenembolie infrage kommt.

Rekanalisierende Therapie

Als mechanische Rekanalisationsmaßnahmen kommen die operative Embolektomie an der Herz-Lungen-Maschine oder die kathetergestützte Thrombusfragmentation bzw. Thrombusaspiration, ggf. in Kombination mit lokaler Thrombolyse, in Betracht (Reekers et al. 2003). Unter der Voraussetzung der lokalen Verfügbarkeit und Expertise können diese Verfahren unter Umständen eine Alternative zur Thrombolyse bei Patienten mit massiver Lungenembolie darstellen, auch wenn die vorliegenden Daten zu ihrer Effektivität und Sicherheit nicht aus kontrollierten Studien stammen.

Differenzialtherapeutisches Vorgehen

Die kritische therapeutische Fragestellung bei der akuten Lungenembolie ist, ob ein Patient allein mit Heparin (UFH oder NMH) oder Fondaparinux behandelt werden kann, oder ob zusätzliche rekanalisierende Maßnahmen erforderlich sind. Die Unterschiede der oben angeführten Therapieoptionen hinsichtlich Invasivität und Risiken legen nahe, die Auswahl primär an der Prognose des Patienten auszurichten und dabei invasive bzw. mit einer erhöhten Blutungsgefahr behaftete Verfahren den Patienten mit einem hohen Mortalitätsrisiko in der Akutphase vorzubehalten. Dazu dient die **Risikostratifizierung** anhand der hämodynamischen Stabilität und des Vorliegens einer rechtsventrikulären Dysfunktion.

- **Hämodynamisch stabiler Patient ohne RV-Dysfunktion**

Angesichts der sehr guten Akutprognose dieser Patienten ist die Antikoagulation mit Heparin oder Fondaparinux ausreichend, und es besteht keine Indikation zur Thrombolyse oder mechanischen Rekanalisation. Die gewichtsadaptierte Injektion eines NMH ist für die meisten Patienten dieser Gruppe die Therapie der 1. Wahl. Eine Immobilisierung ist nicht erforderlich. Mit der oralen Antikoagulation (VKA) kann bereits am 2. Tag des stationären Aufenthaltes begonnen werden.

- **Hämodynamisch stabiler Patient mit RV-Dysfunktion**

Die Ergebnisse zahlreicher Untersuchungen unterstützen die These, dass Patienten mit normalem arteriellen Blutdruck, aber Nachweis einer RV-Dysfunktion eine ungünstige Prognose haben. Ungeachtet dessen bleibt die Indikation zu rekanalisierenden Maßnahmen und insbesondere zur thrombolytischen Behandlung in dieser Patientengruppe umstritten. Die einzige kontrollierte Studie, die die möglichen Vorteile einer Therapie mit Alteplase bei stabilen Patienten mit einer RV-Dysfunktion untersuchte, konnte eine signifikante Reduktion des primären kombinierten Endpunktes »Mortalität oder Therapieeskalation« nachweisen (Konstantinides et al. 2002a). Da sich jedoch die Mortalität zwischen beiden Behandlungsgruppen (Thrombolyse plus Heparin vs. Heparin allein) nicht unterschied, können die Ergebnisse dieser Studie nicht als definitiver Beweis der Überlegenheit der Thrombolyse interpretiert werden. Mit dieser wichtigen Frage befasst sich die groß angelegte internationale PEITHO-Studie (Pulmonary Embolism International Thrombolysis Study), die im ersten Quartal 2007 beginnen soll.

- **Hämodynamisch instabiler Patient**

Patienten mit kardiogenem Schock oder reanimationspflichtigem Kreislaufkollaps haben zweifellos ein extrem hohes Risiko, an der Lungenembolie zu versterben. Daher besteht Konsens, auch ohne Evidenz durch kontrollierte Studien, dass bei diesen Patienten über die therapeutische Antikoagulation mit Heparin hinaus eine sofortige Rekanalisationstherapie durchgeführt werden soll. Die systemische Thrombolyse, am häufigsten mit Alteplase (100 mg über 2 Stunden i. v., alternativ [in Notfallsituationen] 0,6 mg/kg KG über 2 Minuten), ist die Therapie der Wahl. Bei absoluter Kontraindikation gegen die Thrombolyse können, je nach lokaler Verfügbarkeit und Expertise, mechanische Rekanalisationsverfahren angewendet werden.

Sekundärprophylaxe

Seit vielen Jahrzehnten besteht die Sekundärprophylaxe einer venösen Thromboembolie (Rezidivprophylaxe) in der Einnahme oraler **Vitamin-K-Antagonisten**. Die aktuellen Empfehlungen zur Dauer der oralen Antikoagulation (interdisziplinäre S2-Leitlinie 2005) richten sich nach dem Thromboserisiko des Patienten und werden in Kapitel 5.3.1 aufgeführt. Das Blutungsrisiko ist unter dieser Therapie deutlich erhöht, eine chronische Behandlung mit **niedermolekularen Heparinen** scheint jedoch in dieser Hinsicht keine risikoärmere Alternative zu bieten. Allerdings kann letztere Option für Patienten mit Tumorerkrankungen empfohlen werden, da das NMH Dalteparin in dieser Patientengruppe eine höhere Effektivität bei der Rezidivprophylaxe aufwies (Lee et al. 2003).

Etwa 4 % der Patienten entwickeln innerhalb der ersten zwei Jahre nach einer Lungenembolie eine **chronische thromboembolische pulmonale Hypertonie**, die die weitere Prognose und Lebensqualität entscheidend bestimmt (Pengo et al. 2004). Zu den prädisponierenden Risikofaktoren zählen neben rezidivierenden Ereignissen ein jüngeres Lebensalter und die idiopathische Genese der venösen Thromboembolie. Die Symptome der pulmonalen Hypertonie sind anfänglich gering und unspezifisch und nehmen erst im Verlauf der Zeit langsam zu. Daher sind innerhalb der ersten zwei Jahre nach akuter LE mit Rechtsherzbelastung regelmäßige, gezielte klinische und echokardiographische Verlaufskontrollen sinnvoll.

Literatur

Binder L, Pieske B, Olschewski M, Geibel A, Klostermann B, Reiner C, Konstantinides S. NT-proBNP or troponin testing followed by echocardiography for risk stratification of acute pulmonary embolism. Circulation 2005; 112:1573–9.

Buller HR, Davidson BL, Decousus H, Gallus A, Gent M, Piovella F, Prins MH, Raskob G, van den Berg-Segers AE, Cariou R, Leeuwenkamp O, Lensing AW. Subcutaneous fondaparinux versus intravenous unfractionated heparin in the initial treatment of pulmonary embolism. N Engl J Med 2003; 349: 1695–702.

European Society of Cardiology. Guidelines on diagnosis management of acute pulmonary embolism. Task Force on Pulmonary Embolism, European Society of Cardiology. Eur Heart J 2000; 21: 1301–36.

Geibel A, Zehender M, Kasper W, Olschewski M, Klima C, Konstantinides SV. Prognostic value of the ECG on admission in patients with acute major pulmonary embolism. Eur Respir J 2005; 25: 843–8.

Interdisziplinäre S2-Leitlinie. Diagnostik und Therapie der Bein- und Beckenvenenthrombose und der Lungenembolie. Vasa 2005; 34 (S66): 15–24.

Kasper W, Konstantinides S, Geibel A, Tiede N, Krause T, Just H. Prognostic significance of right ventricular afterload stress detected by echocardiography in patients with clinically suspected pulmonary embolism. Heart 1997; 77: 346–9.

Konstantinides S, Geibel A, Heusel G, Heinrich F, Kasper W. Heparin plus alteplase compared with heparin alone in patients with submassive pulmonary embolism. N Engl J Med 2002a; 347: 1143–50.

Konstantinides S, Geibel A, Olschewski M, Kasper W, Hruska N, Jackle S, Binder L. Importance of cardiac troponins I T in risk stratification of patients with acute pulmonary embolism. Circulation 2002b; 106: 1263–8.

Kucher N Goldhaber SZ. Cardiac biomarkers for risk stratification of patients with acute pulmonary embolism. Circulation 2003; 108: 2191–4.

Kucher N, Rossi E, De Rosa M, Goldhaber SZ. Prognostic role of echocardiography among patients with acute pulmonary embolism a systolic arterial pressure of 90 mmHg or higher. Arch Intern Med 2005; 165: 1777–81.

Lee AY, Levine MN, Baker RI, Bowden C, Kakkar AK, Prins M, Rickles FR, Julian JA, Haley S, Kovacs MJ, Gent M. Low-molecular-weight heparin versus a coumarin for the prevention of recurrent venous thromboembolism in patients with cancer. N Engl J Med 2003; 349: 146–153.

Le Gal G, Righini M, Roy PM, Sanchez O, Aujesky D, Bounameaux H, Perrier A. Prediction of pulmonary embolism in the emergency department: the revised Geneva score. Ann Intern Med. 2006;144: 165–71.

Pengo V, Lensing AW, Prins MH, Marchiori A, Davidson BL, Tiozzo F, Albanese P, Biasiolo A, Pegoraro C, Iliceto S, Prandoni P. Incidence of chronic thromboembolic pulmonary hypertension after pulmonary embolism. N Engl J Med 2004; 350: 2257–64.

Perrier A, Desmarais S, Goehring C, de Moerloose P, Morabia A, Unger PF, Slosman D, Junod A, Bounameaux H. D-dimer testing for suspected pulmonary embolism in outpatients. Am J Respir Crit Care Med 1997; 156: 492–496.

Perrier A, Roy PM, Sanchez O, Le Gal G, Meyer G, Gourdier AL, Furber A, Revel MP, Howarth N, Davido A, Bounameaux H. Multidetector-row computed tomography in suspected pulmonary embolism. N Engl J Med 2005; 352: 1760–8.

Reekers JA, Baarslag HJ, Koolen MG, Van Delden O, van Beek EJ. Mechanical thrombectomy for early treatment of massive pulmonary embolism. Cardiovasc Intervent Radiol 2003; 26: 246–50.

Schellong SM. Complete compression ultrasound for the diagnosis of venous thromboembolism. Curr Opin Pulm Med 2004; 10: 350–5.

Schoepf UJ, Kucher N, Kipfmueller F, Quiroz R, Costello P, Goldhaber SZ. Right ventricular enlargement on chest computed tomography: a predictor of early death in acute pulmonary embolism. Circulation 2004; 110: 3276–80.

Scridon T, Scridon C, Skali H, Alvarez A, Goldhaber SZ, Solomon SD. Prognostic significance of troponin elevation right ventricular enlargement in acute pulmonary embolism. Am J Cardiol 2005; 96: 303–5.

van Belle A, Büller HR, Huisman MV, Huisman PM, Kaasjager K, Kamphuisen PW, Kramer MH, Kruip MJ, Kwakkel-van Erp JM, Leebeek FW, Nijkeuter M, Prins MH, Sohne M, Tick LW; Christopher Study Investigators. Effectiveness of managing suspected pulmonary embolism using an algorithm combining clinical probability, D-dimer testing, and computed tomography. JAMA 2006; 295: 172–9.

van der Meer RW, Pattynama PM, van Strijen MJ, van den Berg-Huijsmans AA, Hartmann IJ, Putter H, de Roos A, Huisman MV. Right ventricular dysfunction pulmonary obstruction index at helical CT: prediction of clinical outcome during 3-month follow-up in patients with acute pulmonary embolism. Radiology 2005; 235: 798–803.

Wan S, Quinlan DJ, Agnelli G, Eikelboom JW. Thrombolysis compared with heparin for the initial treatment of pulmonary embolism: a meta-analysis of the randomized controlled trials. Circulation 2004; 110: 744–9.

Wells PS, Anderson DR, Rodger M, Ginsberg JS, Kearon C, Gent M, Turpie AG, Bormanis J, Weitz J, Chamberlain M, Bowie D, Barnes D, Hirsh J. Derivation of a simple clinical model to categorize patients probability of pulmonary embolism: increasing the models utility with the SimpliRED D-dimer. Thromb Haemost 2000; 83: 416–20.

5.3.4 Thrombosen bei entzündlichen Darmerkrankungen

Tanja Kühbacher, Hans D. Bruhn, Ulrich R. Fölsch

Eine 21-jährige Patientin mit einem seit 6 Jahren bekannten Morbus Crohn stellt sich mit bis zu 10 flüssigen Stühlen pro Tag, Bauchschmerzen und einer Anämie in der Klinik vor. Die medikamentöse Therapie besteht nur aus Mesalazin 3 g/Tag und bei Erkrankungsschüben (bisher achtmal seit Erstdiagnose) aus einer Stoßtherapie mit Prednisolon. Des Weiteren klagt die Patientin über ein seit 2 Tagen geschwollenes und überwärmtes rechtes Bein.
■ **Diagnostik: Labordiagnostisch** ergaben sich folgende Befunde: MCHC = 37,2 g/dl (Norm: 31,4–35,8 g/dl), MCV = 110 fl (Norm: 81–100 fl), Hb = 8,5 g/dl (Norm: 12–16 g/dl), Thrombozyten = 630/nl (Norm: 140–440/nl), Leukozyten = 11,3/nl (Norm: 4,0–10,0/nl), CRP = 40 mg/l (Norm: < 8 mg/l), Vitamin B_{12} = 100 pmol/l (Norm: 148–443 pmol/l), D-Dimere = 320 mg/l (Norm: <160 mg/l). In der **Duplexsonographie** wird eine tiefe Beinvenenthrombose der A. femoralis rechts, die bis an das Leistenband reicht, nachgewiesen. Die V. cava ist unauffällig. Die **Sonographie** des Darms zeigt eine deutliche Wandverdickung und Hyperperfusion des Kolons sowie koloskopisch akute entzündliche Schleimhautveränderungen des gesamten Kolons und terminalen Ileums mit typischen Snail-track-Ulzerationen.
■ **Diagnose:** Die Untersuchungen ergeben bei bekanntem Morbus Crohn eine hyperchrome makrozytäre Anämie, einen Vitamin-B_{12}-Mangel sowie eine tiefe Beinvenenthrombose.
■ **Therapie:** Es erfolgt eine Therapie der Beinvenenthrombose mit gewichtsadaptiertem niedermolekularem Heparin subkutan (Gewicht der Patientin 60 kg: 2,0 × 0,6 ml). Eine antientzündliche Therapie des Morbus Crohn mit 60 mg Prednisolon pro Tag und eine immunsuppressive Therapie mit Azathioprin in einer Dosierung von 2,5 mg/kg KG wird initiiert. Zusätzlich erfolgt eine Osteoporoseprophylaxe mit 2 × 500 mg Calcium pro Tag und 1 000 I.E. Vitamin D sowie eine Substitution mit Vitamin B_{12} (initial: 1 000 mg/Woche i.m. für 14 Tage, dann 1 × 100 mg/Monat).
Bereits nach einer Woche ist ein deutlicher Rückgang der Entzündungsparameter zu verzeichnen und auch die Anämie bessert sich im Verlauf auf niedrig normale Werte. Eine ausführliche Gerinnungsdiagnostik zeigt keine Auffälligkeiten im Hinblick auf eine angeborene Thrombophilie. Eine Antikoagulation mit Phenprocoumon wird für 3 Monate empfohlen.

Chronisch entzündliche Darmerkrankungen (CED) sind komplexe Erkrankungen, die durch eine Entzündung der Schleimhaut im Gastrointestinaltrakt gekennzeichnet sind. Die Inzidenz in westlichen Ländern beträgt 0,5 %.

Thromboembolische Ereignisse kommen bei Patienten mit CED im Vergleich zur gesunden Bevölkerung ca. 3-mal häufiger vor und gelten als erkrankungsspezifische extraintestinale Manifestationen (Bernstein et al. 2001; Grip et al. 2000; Miehsler et al. 2004; Solem et al. 2004; Spina et al. 2005; Vecchi et al. 2000). Sie stellen eine signifikante Ursache für die Morbidität und Mortalität bei den CED dar. Die häufigste thrombotische Manifestation ist die tiefe Beinvenenthrombose. Die Prävalenz für thromboembolische Ereignisse bei CED variiert in der Literatur zwischen 1,6 und 6 %.

Ätiologie und Pathogenese

Als ursächlich für die gehäuft vorkommenden Thrombosen bei CED wird eine Aktivierung des Gerinnungssystems über Zytokine (IL-6 und TNF-α) angesehen. Auch ein durch die Malabsorption bedingter Folsäuremangel kann bei diesen Patienten eine Hyperhomocysteinämie mit entsprechender Thrombophilie induzieren.

Weitere Faktoren stellen Thromben in den kleinen Gefäßen der Mukosa und Submukosa und eine gestörte intestinale Barrierefunktion gegenüber dem Hämostasesystem dar (Dhillon et al. 1992). Der Einfluss von Entzündungsfaktoren wie IL-6 und TNF-α sowie das vermehrte Vorkommen von löslichen CD-40-Liganden bei aktiver Erkrankung werden diskutiert (Koutroubakis et al. 2004; Koutroubakis 2005).

Thrombin beeinflusst Entzündungsprozesse z. B. durch die Aktivierung von Leukozyten oder einen Anstieg der Zytokine (besonders TNF-α). Aus Leukozyten wird die Leukozytenelastase freigesetzt, die den physiologischen Inhibitor Antithrombin, aber auch Protein C abbaut. So kommt es zur verminderten Gerinnungshemmung und damit zur Gerinnungsaktivierung. Dabei kann zusätzlich aus aktivierten Monozyten Gewebsthromboplastin freigesetzt werden, das ebenfalls zur Gerinnungsaktivierung beiträgt (Chiarantini et al. 1996).

Ein zusätzliches Risiko stellt die Einnahme von Kortison und eine hohe Krankheitsaktivität dar. In Studien konnte bei Patienten mit CED (besonders Morbus-Crohn-Patienten) ein Zusammenhang zwischen einer Vitamin-B_{12}-Mangelanämie, einem Folsäuremangel mit vermehrt nachgewiesener Hyperhomocysteinämie und einem Thromboserisiko gezeigt werden. Zahlreiche Studien untersuchten bei CED-Patienten genetische Risikofaktoren und Gerinnungsabnormitäten wie Faktor-V-Leiden-Mutation, Faktor-II-Polymorphismus (G20210A), Protein-S-, Protein-C- und Antithrombinmangel. Eine signifikante Beteiligung dieser Erkrankungen an den thromboembolischen Ereignissen der CED-Patienten konnte im Vergleich zur nicht erkrankten Bevölkerung nicht nachgewiesen werden (Bernstein et al. 2001; Solem et al. 2004; Spina et al. 2005). Ebenfalls scheinen Antiphospholipid-Antikörper bei CED-Patienten gehäuft vorzukommen, aber auch hier ist die Datenlage nicht eindeutig.

> Insbesondere eine Kortisonmedikation, eine hohe Krankheitsaktivität und Komplikationen wie Fisteln, Strikturen und Abszesse stellen zusätzlich zur Gerinnungsaktivierung und zur Hyperhomocysteinämie ein erhöhtes Risiko dar.

Diagnostik

Eine generelle molekulare Gerinnungsdiagnostik bei CED-Patienten erscheint trotz des erhöhten Thromboserisikos nicht sinnvoll, da im Vergleich zur Gesamtbevölkerung keine signifikant erhöhte Prävalenz für molekulare Gerinnungsabnormitäten gezeigt werden konnte (Bernstein et al. 2001; Solem et al. 2004; Spina et al. 2005; Srirajaskanthan et al. 2005).

> Dennoch sollte eine Thrombophiliediagnostik auf molekulargenetischer Basis bei schweren Verläufen chronisch entzündlicher Darmerkrankungen im Hinblick auf thromboembolische Komplikationen unbedingt in Betracht gezogen werden, um dann gegebenenfalls prophylaktisch eine Antikoagulation durchzuführen.

Zusätzlich zur Blutentnahme mit Blutbild, klinischer Chemie mit CRP sowie zur Bestimmung der BSG sollte immer eine Gerinnungsanalyse mit Quickwert (INR) und aPTT erfolgen. Auch der Vitamin-B_{12}-Status im Serum sollte erhoben werden. Bei Thromboseverdacht sollten die D-Dimere bestimmt werden. Bei Bestätigung einer Thrombose ist die Untersuchung auf Homocystein, Protein C, Protein S, APC-Resistenz und Antiphospholipid-Antikörper sowie D-Dimere zu empfehlen.

Individualisierte Behandlung

Liegt bei einem Patienten mit CED eine Thrombose vor, erfolgt die Therapie leitliniengerecht mit der subkutanen und gewichtsadaptierten Gabe von NMH und nachfolgender Antikoagulation mit Phenprocoumon. Da Verläufe mit nicht stillbaren Blutungen aus der Darmmukosa beschrieben wurden, sollte bei schwerem thromboembolischem Verlauf mit Indikation für eine Lyse auf jeden Fall eine Koloskopie oder Sigmoidoskopie durchgeführt werden, um sich ein Bild über die Krankheitsaktivität zu machen und gegebenenfalls die Therapieoption zu überdenken.

Prophylaxe

Die sinnvollste Prävention einer Thrombose bei CED besteht in einer suffizienten antientzündlichen Behandlung, sodass erst gar keine Gerinnungsaktivierung eintreten kann. Auf diese Weise wird eine hohe Krankheitsaktivität verhindert und Komplikationen wie Fisteln und Stenosen können gegebenenfalls vermieden werden. Bei einer längerfristigen Steroidmedikation ist unbedingt das damit verbundene thrombogene Risiko zu bedenken. Bei chronisch aktivem Verlauf sollte eine immunsuppressive Therapie bzw. eine Behandlung mit Biologika (beispielsweise Immunmodulator Infliximab [z. B. Remicade]) erwogen werden. Eine Substitution mit Vitaminen und Spurenelementen bei bestehender Malabsorption ist ebenfalls essenziell (Verhinderung einer Hyperhomocysteinämie durch Gabe von Folsäure und Vitamin B_{12}).

Liegt eine Thrombozytose vor, sollte bei steigenden D-Dimeren und/oder Verdacht auf eine Thrombose oder Thrombophilie (auffällige Familienanamnese, Thrombose in der Vorgeschichte) eine Antikoagulation mit niedermolekularem Heparin subkutan erfolgen. Die subkutane Heparingabe scheint auch einen positiven Effekt auf die Entzündungsaktivität zu besitzen. Allerdings sind die Studien hier nicht eindeutig (Folwaczny et al. 1999).

Bei Verläufen mit schwerer blutiger Diarrhö kann die prophylaktische Antikoagulation eine Kontraindikation darstellen.

Literatur

Bernstein CN, Blanchard JF, Houston DS, Wajda A. The incidence of deep venous thrombosis and pulmonary embolism among patients with inflammatory bowel disease: a population-based cohort study. Thromb Haemost 2001; 85: 430–4.

Bjerregaard LT, Nederby NJ, Fredholm L, Brandslund I, Munkholm P, Hey H. Hyperhomocysteinaemia, coagulation pathway activation and thrombophilia in patients with inflammatory bowel disease. Scand J Gastroenerol 2000; 37: 62–7.

Chiarantini E, Valanzano R, Liotta AA, Cellai AP, Fedi S, Ilari I, Prisco D, Tonelli F, Abbate R. Hemostatic abnormalities in the inflammatory bowel disease. Thromb Res 1996; 82: 137–46.

Dhillon AP, Anthony A, Sim R, Wakefield AJ, Sankey EA, Hudson M, Allison MC, Pounder RE. Mucosal capillary thrombi in rectal biopsies. Histopathology 1992; 21: 127–33.

Folwaczny C, Wiebecke B, Loeschke K. Unfractioned heparin in the therapy of patients with highly acitve inflammatory bowel disease. Am J Gastroenterol 1999; 94: 1551–5.

Grip O, Svensson PJ, Lindgren S. Inflammatory bowel disease promotes venous thrombosis earlier in life. Scand J Gastroenterol 2000; 35: 619–23.

Koutroubakis IE. Therapy insight: vascular complications in patients with inflammatory bowel disease. Nat Clin Pract Cardiovasc Med. 2005; 2: 266–72.

Koutroubakis IE, Theodoropoulou A, Xidakis C, Sfiridaki A, Notas G, Kolios G, Kouroumalis EA. Association between enhanced soluble CD40 ligand and prothrombotic state in inflammatory bowel disease. Eur J Gastroenterol Hepatol 2004; 16: 1147–52.

Miehsler W, Reinisch W, Valic E, Osterode W, Tillinger W, Feichtenschlager T, Grisar J, Machold K, Scholz S, Vogelsang H, Novacek G. Is inflammatory bowel disease an independent and disease specific risk factor for thromboembolism? Gut 2004; 53: 542–8.

Oldenburg B, Van Tuyl BA, van der Griend R, Fijnheer R, van Berge Henegouwen GP. Risk factors for thromboembolic complications in inflammatory bowel disease: the role of hyperhomocysteinaemia. Dig Dis Sci 2005; 50: 235–40.

Papa A, De Stefano V, Danese S, Chiusolo P, Persichilli S, Casorelli I, Zappacosta B, Giardina B, Gasbarrini A, Leone G, Gasbarrini G. Hyperhomocysteinaemia and prevalence of polymorphisms of homocysteine metabolism-relates enzymes in patients with inflammatory bowel disease. Am J Gastroenterol 2001; 96: 2677–82.

Solem CA, Loftus EV, Tremaine WJ, Sandborn WJ. Venous thromboembolism in inflammatory bowel disease. Am J Gastroenterol 2004; 99: 97–101.

Spina L, Saibeni S, Battaglioli T, Peyvandi F, de Franchis R, Vecchi M. Thrombosis in inflammatory bowel diseases: role of inherited thrombophilia. Am J Gastroenterol 2005; 100: 2036–41.

Srirajaskanthan R, Winter M, Muller AF. Venous thrombosis in inflammatory bowel disease. Eur J Gastroenterol Hepatol 2005; 17: 697–700.

Vecchi M, Sacchi E, Saibeni S, Meucci G, Tagliabue, L, Duca F, De Franchis R. Inflammatory bowel diseases are not associated with major hereditary condition perdisposing to thrombosis. Dig Dis Sci 2000; 45: 1465–9.

5.3.5 Seltene venöse Thrombosen

Markus Pihusch, Verena Pihusch, Ernst Holler

Das **Budd-Chiari-Syndrom** (BCS) und die **hepatische venookklusive Erkrankung** (VOD) stellen seltene okklusive Erkrankungen der Lebervenen dar. Beide Erkrankungen sind klinisch durch Aszites und eine schmerzhafte Hepatomegalie geprägt. Beim BCS handelt es sich um einen **posthepatischen Verschluss** der großen Lebervenen bis hin zu einer Okklusion der V. cava inferior (VCI). Die VOD dagegen ist gekennzeichnet durch einen **intrahepatischen** postsinusoidalen Verschluss der kleinsten Lebervenen und wird auch als *sinusoidal obstruction syndrome* (SOS) bezeichnet. BCS und VOD unterscheiden sich wesentlich in der Pathogenese und in den therapeutischen Möglichkeiten.

Ätiologie und Pathogenese

■ BCS

Häufigste Ursache eines BCS in den westlichen Ländern sind erworbene und hereditäre thrombophile Zustände, die letztlich einen thrombotischen Verschluss der Lebervenen bis zum Übergang in die VCI zur Folge haben. Mehr als 50% der Patienten leiden an einer chronischen **myeloproliferativen Erkrankung** (Mahmoud et al. 1996) und etwa 25% an einer **hereditären Thrombophilie** (Deltenre et al. 2001). Eine Rolle spielen hierbei vor allem die Faktor-V-Leiden-Mutation, Protein-C- und -S-Mangel, Antithrombinmangel und insbesondere das Antiphospholipid-Syndrom. Zu den selteneren Ursachen zählen erworbene Risikofaktoren für venöse Thrombosen, Vaskulitiden, Morbus Behçet oder mechanische Obstruktionen. Im asiatischen Raum und in Südafrika wurden idiopathische membranöse Stenosen der VCI, Schwangerschaften und Infektionen als hauptsächlich für das BCS beschrieben.

■ VOD

Im Gegensatz zum BCS ist bei der VOD nicht primär ein thrombotischer Verschluss, sondern eine fibrinöse Obliteration der terminalen Lebervenen die pathogenetische Ursache der Lebervenenokklusion. Die Erkrankung tritt nach **hoch dosierter zytoreduktiver Radiochemotherapie** als typische Frühkomplikation bei einer hämatopoetischen Stammzelltransplantation (HSZT) auf. Ein primärer Endothelzellschaden im Lebersinusoid im Rahmen der Konditionierungstherapie scheint über die Freisetzung verschiedener Mediatoren wie **TNF-α und IL-1** zu einer Aktivierung der Gerinnung und vor allem durch die Freisetzung von **Plasminogenaktivatorinhibitor-1** zu einer Beeinträchtigung der Fibrinolysekapazität zu führen. In der Folge kommt es zu einer fibrotischen Obliteration der Lebervenolen. In immunhistochemischen Untersuchungen wurden in den frühen VOD-Läsionen Fibrin und von-Willebrand-Faktor nachgewiesen. Zu den Risikofaktoren zählen fortgeschrittenes Lebensalter, Vorerkrankungen der Leber und intensivierte Chemotherapien, vor allem Konditionierungstherapien mit Busulfan oder Cyclophosphamid in Kombination mit einer Ganzkörperbestrahlung.

Bei der VOD kommt es durch einen primären Endothelzellschaden zu einer intrahepatischen fibrinösen Obliteration der Lebersinusoide, während das BCS durch einen thrombotischen Verschluss der posthepatischen Lebervenen entsteht (Abb. 5-22).

Diagnostik

■ BCS

Zu den **klinischen Zeichen** eines BCS gehören schmerzhafte Hepatomegalie, Aszites, Ikterus und periphere Ödeme. Bei chronischen Verläufen können portaler Hypertonus, zirrhotische Leberveränderungen und Enzephalopathie entstehen.

An **Laborparametern** sollten neben Leberenzymen und Bilirubin sowohl hämatologische Parameter (Differenzialblutbild, Knochenmarksaspiration/-biopsie) als auch Gerinnungsparameter (Quick, aPTT, Fibrinogen, D-Dimere) und Faktoren hereditärer thrombophiler Störungen untersucht werden.

Zur Diagnose eines BCS sind **bildgebende Verfahren** wie (Farbdoppler-)Sonographie, Angiographie des hepatischen Versorgungsgebietes, CT- und MRT-Untersuchungen wegweisend. Im Leberbiopsat zeigen sich sinusoidale Dilatationen, Hepatozytennekrosen und perivenuläre Hämorrhagien sowie im Spätstadium Parenchymheterogenitäten mit Regeneratknoten.

■ VOD

Klinisch ist die VOD definiert durch Gewichtszunahme > 5 %, Ikterus (Bilirubin > 2 mg/dl) und schmerzhafte Hepatomegalie. Im Verlauf imponieren Zeichen des portalen Hypertonus, progrediente Leberinsuffizienz und die Ausbildung eines hepatorenalen Syndroms.

Laborchemisch zeigen sich neben einer Erhöhung der Leberwerte (u. a. GOT, GPT, Bilirubin) auch deutlich ansteigende Retentionsparameter (Kreatinin, Harnsäure, Harnstoff). Früh fällt eine therapierefraktäre Thrombozytopenie bei gleichzeitig ansteigendem Spiegel von Thrombopoetin (thrombozytopoesestimulierender Faktor, TSF) auf. Es kommt zu einem Abfall der natürlichen Antikoagulanzien Phosphatidylcholin, Phosphatidylserin und Antithrombin und zu einem Anstieg des Fibrinogenspiegels. Zudem scheint ein Anstieg des wichtigsten Fibrinolyseinhibitors PAI-1 von prädiktivem Wert für die Diagnose einer VOD zu sein (Salat et al. 1997).

Gesichert werden kann die Diagnose durch eine **Leberbiopsie**, die Endothelzellballonierungen, subendotheliale Ödembildung, Hepatozytennekrosen in der Zone 3 des Leberacinus und Fibrinablagerungen mit einer Okklusion der Lebervenolen zeigt. Die aufgrund des Blutungsrisikos in der Regel transjugular durchgeführte Leberbiopsie ermöglicht zugleich die Messung des Lebervenenverschlussdruckes. Ein Druckgradient von > 10 mmHg ist ein Kriterium für die Diagnose einer VOD.

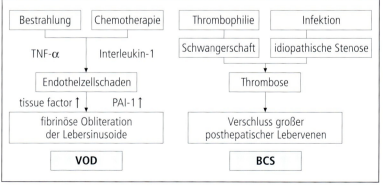

Abb. 5-22 Pathogenese der VOD und des BCS. BCS = Budd-Chiari-Syndrom; PAI-1 = Plasminogenaktivator-Inhibitor-1; TNF-α = Tumornekrosefaktor-α; VOD = venookklusive Erkrankung.

Die **Dopplersonographie** kann einen verlangsamten oder umgekehrten Pfortaderfluss bei normalem Lebervenenfluss zeigen, ist jedoch von geringer Spezifität für die Diagnose einer VOD.

Individualisierte Behandlung

BCS

Von einer konservativen Therapie des BCS mit Diuretika, Thrombolyse, Aszitespunktion und Verbesserung der Nierenfunktion profitieren nur wenige Patienten.

Therapie der 1. Wahl bei symptomatischen Patienten stellt neben der Behandlung der vorliegenden Grunderkrankung die radiologisch gesteuerte Ballonangioplastie bzw. Stentimplantation dar (Zhang et al. 2003). In Einzelfällen ist die Katheterisierung der Lebervenen nur durch eine direkte perkutane transhepatische Punktion möglich. Ein therapierefraktärer Aszites und Zeichen eines beginnenden Leberversagens stellen die Indikationen zur chirurgischen Implantation von portosystemischen Shuntsystemen dar. Bei fulminantem Leberversagen muss eine Lebertransplantation erwogen werden. Unabhängig von der Art der Intervention wird bei fehlenden Kontraindikationen langfristig eine orale Antikoagulation (Ziel-INR 2,0–3,0) empfohlen.

VOD

Konservative Maßnahmen wie die Gabe von Diuretika, Elektrolytausgleich, Aszitespunktion, Hämofiltration oder -dialyse sind als alleinige supportive Therapie der VOD nicht ausreichend. Weder für die Gabe von Heparin noch von Prostaglandin E_1 konnte ein signifikanter therapeutischer Nutzen beschrieben werden.

Therapeutische Ansätze zur antiinflammatorischen Therapie mit TNF-α-Antikörpern (z. B. Infliximab [Remicade]) oder Pentoxiphyllin (z. B. Pentohexal®, Rentylin®, Trental®) sind klinisch bisher nicht ausreichend erprobt. Eine systemische Antifibrinolyse mit rt-PA (Alteplase, z. B. Actilyse®) wird durch erhebliche Blutungskomplikationen in ihrer Anwendung eingeschränkt und ist nur in Ausnahmefällen indiziert. Transjugulare intrahepatische portosystemische Shunts (TIPS) werden in Einzelfällen zur Senkung des Pfortaderdruckes eingesetzt. Bei fulminantem Leberversagen kann die Lebertransplantation als Ultima ratio in Betracht gezogen werden.

Ein vielversprechendes Medikament sowohl zur Prophylaxe als auch zur Therapie einer manifesten VOD stellt das **Polydeoxyribonukleotid Defibrotide** (z. B. Prociclide®, initial 4 × 200 mg bis maximal 4 × 800 mg i. v.) dar, das lokal antithrombotisch und antiinflammatorisch wirkt, jedoch durch fehlende systemische Wirkung nicht mit einem erhöhten Blutungsrisiko für die Patienten behaftet ist (Richardson et al. 1998).

> Während bei der VOD Defibrotide als potenzielle Therapie und Prophylaxe zur Verfügung steht, ist beim BCS eine angiographische, minimalinvasive (Stent) und eine operative (Shunt) Intervention mit anschließender Langzeitantikoagulation zu diskutieren.

Literatur

Deltenre P, Denninger MH, Hillaire S, Guillin MC, Casadevall N, Brière J, Erlinger S, Valla DC. Factor V Leiden related Budd-Chiari syndrome. Gut 2001; 48: 264–8.

Mahmoud AE, Mendoza A, Mehikhes AN, Olliff S, West R, Neuberger J, Buckels J, Wilde J, Elias E. Clinical spectrum, investigations and treatment of Budd-Chiari syndrome. QJM 1996; 89: 37–43.

Richardson PG, Elias AD, Krishnan A, Wheeler C, Nath R, Hoppensteadt D, Kinchla NM, Neuberg D, Waller EK, Antin JH, Soiffer R, Vredenburgh J, Lill M, Woolfrey AE, Bearman SI, Iacobelli M, Fareed J, Guinan EC. Treatment of severe veno-occlusive disease with defibrotide: compassionate use results in response without significant toxicity in a high-risk population. Blood 1998; 92: 737–44.

Salat C, Holler E, Kolb HJ, Reinhardt B, Pihusch R, Wilmanns W, Hiller E. Plasminogen Activator Inhibitor-1 confirms the diagnosis of hepatic veno-occlusive disease in patients with hyperbilirubinemia after bone marrow transplantation. Blood 1997; 89: 2184–8.

Zhang CQ, Fu LN, Xu L, Zhang GQ, Jia T, Liu JY, Qin CY, Zhu JR. Long-term effect of stent placement in 115 patients with Budd-Chiari syndrome. World J Gastroenterol 2003; 9: 2587–91.

5.3.6 Hereditäre hämostaseologische Ursachen venöser Thrombosen

Christian M. Schambeck

APC-Resistenz und Faktor-V-Leiden-Mutation

Im Gegensatz zu der sehr geringen Prävalenz der Inhibitorendefekte ist die Faktor-V-Leiden-Mutation eine bedeutend häufigere Genveränderung, wobei die Prävalenz sehr von der ethnischen Herkunft abhängt. Betroffen sind insbesondere Menschen kaukasischer Abstammung. In Deutschland schwankt die Prävalenz zwischen 3,0 und 8,5 %, wobei die Mutation entlang einer zentralen Nord-Süd-Achse durch Deutschland am häufigsten gefunden wird. Die Mutation entstand vermutlich vor 21 000–34 000 Jahren, nachdem sich Afrikaner von Nichtafrikanern und schließlich Kaukasier von der mongoloiden Population getrennt hatten.

Die Mutation in ihrer heterozygoten Form ist mit einem 5- bis 10-fachen, in ihrer homozygoten Form mit einem 50- bis 100-fachen relativen Risiko für tiefe Venenthrombosen assoziiert (Koster et al. 1993; Ridker et al. 1995). Aufgrund der hohen Prävalenz in der Bevölkerung ist das zuordenbare Risiko recht hoch, d. h. diese Veränderung wird bei immerhin 20–50 % der thromboembolischen Erkrankungen gefunden.

Die Faktor-V-Leiden-Mutation stellt die häufigste genetische Prädisposition für venöse Thromboembolien dar. Verglichen mit anderen thrombophilen Defekten ist die Erkrankungswahrscheinlichkeit im Einzelfall jedoch eher gering.

Die Wahrscheinlichkeit, im Laufe des Lebens eine Thrombose zu erleiden, ist im Vergleich zu nicht betroffenen Personen um das 2,2-Fache höher. Dagegen ist bei einem Protein-S-Mangel die Wahrscheinlichkeit um das 8,5-Fache höher, bei einem Protein-C-Mangel um das 7,3-Fache und bei einem Antithrombinmangel um das 8,1-Fache (Martinelli et al. 1998).

Die erworbene APC-Resistenz, d. h. der funktionelle Nachweis einer APC-Resistenz ohne zu Grunde liegender Faktor-V-Leiden-Mutation, kann als unabhängiges Thromboserisiko gelten (de Visser et al. 1999). Doch dürfte die erworbene APC-Resistenz heutzutage kaum noch zu diagnostizieren sein, da die APC-Resistenz ganz überwiegend mit Faktor-V-spezifischen Methoden ermittelt wird.

Ätiologie und Pathogenese

Die Thrombinbildung wird über den Protein-C-Weg gesteuert: Bereits entstandenes Thrombin bildet einen Komplex mit dem endothelständigen Thrombomodulin, Protein C wird aktiviert, das APC spaltet zusammen mit dem Kofaktor Protein S die aktivierten Faktoren V und VIII und hemmt dadurch den weiteren Gerinnungsvorgang. Ein weiterer Kofaktor ist wiederum der Faktor V, der APC bei der Inaktivierung des aktivierten Faktor VIII unterstützt. Faktor V hat also nicht nur pro-, sondern auch antikoagulatorisches Potenzial (Abb. 5-23).

1993 wurde der häufigste Gerinnungsdefekt im Protein-C-System von Dahlbäck et al. entdeckt. Sie konnten zeigen, dass bei vorliegender Faktor-V-Leiden-Mutation das APC kaum mehr in der Lage ist, den aktivierten Faktor V zu hemmen. Der aktivierte Faktor V ist »resistent« gegen APC.

APC-Resistenz bezeichnet eine verminderte antikoagulatorische Wirkung des Protein-C-Wegs. Konzentrationen oder Aktivitäten der beteiligten Komponenten sind dabei unverändert.

Ursache für die APC-Resistenz ist eine Punktmutation im Faktor-V-Gen. An Position 1691 ist das Nukleotid Guanin gegen Adenin ausgetauscht. Dadurch befindet sich an Position 506 des translatierten Proteins, an der das aktivierte Protein C

5.3 Venöse Thromboembolien

den aktivierten Faktor V spaltet, anstelle von Glutamin die Aminosäure Arginin. Diese Punktmutation erhielt nach ihrem Entdeckungsort in Holland die Bezeichnung Faktor-V-Leiden-Mutation (Bertina et al. 1994). Die Genveränderung beeinträchtigt nicht nur die Proteolyse des aktivierten Faktors V, sondern auch die Kofaktoraktivität des Faktors V wird deutlich reduziert (Thorelli et al. 1999) (Abb. 5-23).

Nachdem Faktor V an der Position 506 gespalten wurde, geschieht dies noch einmal an der Stelle 306. Beschrieben wurden für diese Position die seltene Faktor-V-Cambridge-Mutation und die an der Stelle 485 bei Chinesen mit 4% relativ häufige Faktor-V-Hongkong-Mutation.

Kürzlich wurde an Position 359 eine Punktmutation entdeckt (Faktor-V-Liverpool) (Mumford et al. 2003). Dort wird durch einen Aminosäureaustausch eine zusätzliche Kohlenhydratseitenkette eingefügt, die die Proteolyse an den Positionen 306 und 506 blockiert. Diese genetischen Veränderungen spielen in der Routinediagnostik keine Rolle.

Diagnostik

Weit verbreitet ist die stufenweise Diagnostik der APC-Resistenz: Es erfolgt zunächst ein Screening mit einem spezifischen, funktionellen Test (DVV- oder aPTT-basierte Methode unter Verwendung eines Faktor-V-Mangelplasmas) (s. Kap. 2.5.6). Bei positivem Ergebnis wird die Genotypisierung durchgeführt (s. Kap. 2.16). Dieses Vorgehen konzentriert sich auf den Nachweis der Faktor-V-Leiden-Mutation.

Um das davon unabhängige Risiko einer erworbenen APC-Resistenz zu erfassen, ist der ursprüngliche unspezifische Test (aPTT-basierter Test ohne Verwendung eines Faktor-V-Mangelplasmas) zu empfehlen. Die Interpretation dieses Tests ist angesichts möglicher Stör- und Einflussgrößen nicht unproblematisch.

Individualisierte Behandlung

Primärprophylaxe

In den 1990er Jahren wurde die Frage diskutiert, ob vor Erstverschreibung **hormoneller Kontrazeptiva** die Mutation nachzuweisen sei. Da das absolute Risiko (Ereignisse bezogen auf die Bevölkerung) bei bislang asymptomatischen Pa-

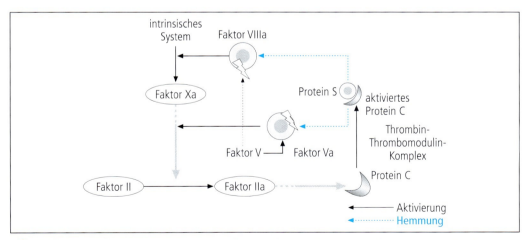

Abb. 5-23 Protein C-Weg: Faktor Va und VIIIa sind wichtige Kofaktoren im Gerinnungssystem. Protein C – aktiviert durch den Thrombin-Thrombinmodulin-Komplex – stoppt die Aktivierung, die diese Kofaktoren ausüben. Bei der Spaltung von Faktor VIIIa ist Faktor V im inaktiven Zustand ein unerlässlicher Kofaktor. Die Faktor-V-Leiden-Mutation erschwert die Proteolyse des Faktors Va durch APC und die Kofaktoraktivität des Faktors V.

tientinnen als gering einzustufen ist (28 Ereignisse pro 10 000 Frauenjahre), ist ein generelles Screening abzulehnen (Vandenbroucke et al. 1994). Die Familienanamnese ist kein probates Mittel, Trägerinnen der Faktor-V-Leiden-Mutation zu identifizieren (Schambeck et al. 1997). Daher muss im individuellen Falle entschieden werden, ob eine Testung erfolgen sollte. Die Beratung muss bei Nachweis der Mutation dann entsprechend alternative kontrazeptive Methoden aufzeigen.

Die Thromboseinzidenz von **Schwangeren** mit heterozygoter Faktor-V-Leiden-Mutation beträgt zwischen 0,25 und 1% (Gerhardt et al. 2000; Lindqvist et al. 1999). Das Risiko für Homozygote ist mit 1–4% höher. Hieraus lässt sich eine generelle präpartale Prophylaxe nicht ableiten. Niedermolekulares Heparin sollte bei diesen Patientinnen nur in zusätzlichen Risikosituationen wie Immobilisation (z. B. vorzeitige Wehentätigkeit) verabreicht werden. Postpartal sollte Heparin im Wochenbett stets gegeben werden (EThIG-Studie; Geisen et al. 1999).

Die postmenopausale **Hormonsubstitution** ist als Thromboserisiko etabliert. Die Kombination aus postmenopausaler Hormonsubstitution und Faktor-V-Leiden-Mutation erhöht das Thromboserisiko um das 13-Fache. Bei bekannter Faktor-V-Leiden-Mutation sollten Hormone daher nicht per os, sondern transdermal appliziert werden. Von Hormonpflastern dürfte neuesten Studien zufolge kein Thromboserisiko ausgehen (Scarabin et al. 2003).

Sekundärprophylaxe

Zwei methodologisch sehr guten prospektiven Studien zufolge scheint die **Rezidivrate** nach einer venösen Thromboembolie erhöht. Träger der Faktor-V-Leiden-Mutation profitierten nach einem Thromboseereignis (das nicht durch ein Trauma oder eine Operation provoziert wurde) aber nicht mehr als andere Patienten von einer mehr als 6–12 Monate andauernden oralen Antikoagulation (Kearon et al. 2003; Ridker et al. 2003). Mutationsträger müssen daher nach einem Ersteignis nicht länger als Patienten ohne diese genetische Auffälligkeit antikoaguliert werden.

Die homozygote Faktor-V-Leiden-Mutation ist bei weitem nicht als so schwer wiegend einzustufen wie etwa ein homozygoter Inhibitorenmangel. Bei einer idiopathischen Venenthrombose kann aber eine Langzeitantikoagulation mit Marcumar sinnvoll sein. Hilfreich ist hier die Bestimmung der D-Dimere. Ein negativer D-Dimer-Wert 4 Wochen nach Abschluss der oralen Antikoagulation lässt auf eine nur geringe Rezidivwahrscheinlichkeit schließen (Palareti et al. 2003).

Bei rezidivierenden Ereignissen ist eine längerfristige Antikoagulation angezeigt (Tab. 5-22). Nach Abschluss der vorgesehenen Marcumarisierung ist eine risikoadaptierte Prophylaxe zu empfehlen, d. h. wird ein solcher Patient z. B. immobil (z. B. bei mehr als 4-stündiger Flugreise), so kann – neben Kompressionsstrümpfen – auch die Applikation von niedermolekularem Heparin zur Prävention beitragen.

Tab. 5-22 Dauer der oralen Antikoagulation bei hereditärer Thrombophilie.

Antikoagulation für 3 Monate	Antikoagulation für 6 Monate	Antikoagulation für > 6 Monate
Ziel-INR 2,0–3,0		
• tiefe Venenthrombose mit prothrombotischem Stimulus	• idiopathische Venenthrombose ohne hereditären Defekt • 2 getriggerte tiefe Venenthrombosen ohne hereditären Defekt • einzelner hereditärer Defekt (Ausnahme: Antithrombinmangel)	• lebensbedrohliches Ereignis, tiefe Thrombosen an ungewöhnlicher Stelle • rezidivierende tiefe Thrombosen (Ausnahme: s. mittlere Spalte) • Kombination hereditärer oder homozygoter Defekte • eine idiopathische Venenthrombose mit einem hereditären Defekt

Ein **zusätzlicher thrombophiler Defekt** erhöht das Thromboserisiko gravierend. Gemäß einer gepoolten Analyse betrug die Odds Ratio für die Faktor-V-Leiden-Mutation oder den G20210A-Polymorphismus allein 4,9 bzw. 3,8. Der kombinierte Defekt wies eine Odds Ratio von 20 auf (Emmerich et al. 2001). Eine prolongierte Antikoagulation ist in einem solchen Falle anzuraten (Tab. 5-22).

Schwangere Mutationsträgerinnen, die schon einmal eine Thrombose hatten und nicht mehr oral antikoaguliert sind, sollten mit Feststellung der **Schwangerschaft** dauerhaft mit niedermolekularem Heparin (in einer Dosierung von ca. 100 Anti-Faktor-Xa-Einheiten pro kg KG) behandelt werden. Die Antikoagulation sollte, vom peripartalen Management unterbrochen, bis einschließlich 6 Wochen post partum fortgeführt werden.

Literatur

Bertina RM, Koeleman BP, Koster T, Rosendaal FR, Dirven RJ, de Ronde H, van der Velden PA, Reitsma PH. Mutation in blood coagulation factor V associated with resistance to activated protein C. Nature 1994; 369: 64–7.

Dahlbäck B, Carlsson M, Svensson PJ. Familial thrombophilia due to a previously unrecognized mechanism characterized by poor anticoagulant response to activated protein C: prediction of a cofactor to activated protein C. Proc Natl Acad Sci U S A 1993; 90: 1004–8.

De Visser MC, Rosendaal FR, Bertina RM. A reduced sensitivity for activated protein C in the absence of factor V Leiden increases the risk of venous thrombosis. Blood 1999; 93: 1271–6.

Emmerich J, Rosendaal FR, Cattaneo M, Margaglione M, De Stefano V, Cumming T, Arruda V, Hillarp A, Reny JL. Combined effect of factor V Leiden and prothrombin 20210A on the risk of venous thromboembolism: pooled analysis of 8 case-control studies including 2310 cases and 3204 controls. Study Group for Pooled-Analysis in Venous Thromboembolism. Thromb Haemost 2001; 86: 809–16.

Geisen U, Abou-Mandour N, Großmann R, Schambeck Ch, Zilly M, Keller F. Prävention thromboembolischer Ereignisse in Risikoschwangerschaften. In: Keller F (Hrsg.). Aktuelle Aspekte in der Hämostaseologie. Liederbach: Dade Behring Vertriebs GmbH 1999; 83–94.

Gerhardt A, Scharf RE, Beckmann MW, Struve S, Bender HG, Pillny M, Sandmann W, Zotz RB. Prothrombin and factor V mutations in women with a history of thrombosis during pregnancy and the puerperium. N Engl J Med 2000; 342: 374–80.

Kearon C, Ginsberg JS, Kovacs MJ, Anderson DR, Wells P, Julian JA, MacKinnon B, Weitz JI, Crowther MA, Dolan S, Turpie AG, Geerts W, Solymoss S, van Nguyen P, Demers C, Kahn SR, Kassis J, Rodger M, Hambleton J, Gent M. Comparison of low-intensity warfarin therapy with conventional-intensity warfarin therapy for long-term prevention of recurrent venous thromboembolism. N Engl J Med 2003; 349: 631–9.

Koster T, Rosendaal FR, de Ronde H, Briet E, Vandenbroucke JP, Bertina RM. Venous thrombosis due to poor anticoagulant response to activated protein C. Leiden Thrombophilia Study. Lancet 1993; 342: 1503–6.

Lindqvist PG, Svensson PJ, Marsaal K, Grennert L, Luterkort M, Dahlbäck B. Activated protein C resistance (FV:Q506) and pregnancy. Thromb Haemost 1999; 81: 532–7.

Martinelli I, Mannucci PM, De Stefano V, Taioli E, Rossi V, Crosti F, Paciaroni K, Leone G, Faioni EM. Different risks of thrombosis in four coagulation defects associated with inherited thrombophilia: a study of 150 families. Blood 1998; 92: 2353–8.

Mumford AD, McVey JH, Morse CV, Gomez K, Steen M, Norstrom EA, Tuddenham EG, Dahlback B, Bolton-Maggs PH. Factor V I359T: a novel mutation associated with thrombosis and resistance to activated protein C. Br J Haematol 2003;123: 496–501.

Palareti G, Legnani C, Cosmi B, Valdre L, Lunghi B, Bernardi F, Coccheri S. Predictive value of D-dimer test for recurrent venous thromboembolism after anticoagulation withdrawal in subjects with a previous idiopathic event and in carriers of congenital thrombophilia. Circulation 2003; 108: 313–8.

Ridker PM, Hennekens CH, Lindpaintner K, Stampfer MJ, Eisenberg PR. Mutation in the gene coding for coagulation factor V and the risk of myocardial infarction, stroke, and venous thrombosis in apparently healthy men. N Engl J Med 1995; 332: 912–7.

Ridker PM, Goldhaber SZ, Danielson E, Rosenberg Y, Eby CS, Deitcher SR, Cushman M, Moll S, Kessler CM, Elliott CG, Paulson R, Wong T, Bauer KA, Schwartz BA, Miletich JP, Bounameaux H, Glynn RJ. Long-term, low-intensity warfarin therapy for the prevention of recurrent venous thromboembolism. N Engl J Med 2003; 348: 1425–34.

Scarabin PY, Oger E, Plu-Bureau G, Estrogen and Thromboembolism Risk Study Group (ESTHER). Differential association of oral and transdermal oestrogen-replacement therapy with venous thromboembolism risk. Lancet 2003; 362: 428–32.

Schambeck CM, Schwender S, Haubitz I, Geisen UE, Grossmann RE, Keller F. Selective screening for the factor V Leiden mutation: is it advisable prior to the prescription of oral contraceptives? Thromb Haemost 1997; 78: 1480–3.

Thorelli E, Kaufman RJ, Dahlbäck B. Cleavage of factor V at Arg 506 by activated protein C and the expression of anticoagulant activity of factor V. Blood 1999; 93: 2552–8.

Vandenbroucke JP, Koster T, Briet E, Reitsma PH, Bertina RM, Rosendaal FR. Increased risk of venous thrombosis in oral-contraceptive users who are carriers of factor V Leiden mutation. Lancet 1994; 344: 1453–7.

Prothrombin-G20210A-Polymorphismus

1996 beschrieben Poort et al. einen Basenaustausch an Position 20210 am 3'-Ende einer nicht translatierten Region des Prothrombingens. Dieser Polymorphismus wird bei ca. 8 % der Thrombosefälle und bei ca. 2 % der deutschen Bevölkerung nachgewiesen. Die Prävalenz in der Gesamtbevölkerung ist im Süden Europas höher (4 %) als im Norden (1 %).

Der Prothrombin-G20210A-Polymorphismus gilt in seiner heterozygoten Form als geringes Thromboserisiko. Venöse Thromboembolien sind 2- bis 6-mal häufiger. Homozygote Träger sind sehr selten, haben aber ein 50- bis 100-fach höheres Risiko.

Ätiologie und Pathogenese

Da der Polymorphismus im nicht kodierenden Bereich des Prothrombingens zu finden ist, bleibt das Prothrombinprotein strukturell unverändert. Der Polymorphismus ist funktionell wirksam (Gehring et al. 2001). Heterozygote haben bis zu 25 % höhere Prothrombinspiegel als der Durchschnitt (Poort et al. 1996). Dies kommt dadurch zu Stande, dass bei der Polyadenylierung der Polymorphismus 20210A gegenüber 20210G bevorzugt wird und somit die mRNA- und Proteinproduktion erhöht sind (Ceelie et al. 2004). Der häufige Prothrombin-A19911G-Polymorphismus im letzten Intron des Prothrombingens ist hier von Interesse, da er zusammen mit dem Prothrombin-G20210A-Polymorphismus eine höhere Spleißeffizienz zur Folge hat. Diese Interaktion nicht kodierender Mutationen steigert die Genexpression (v. Ahsen u. Oellerich 2004). Widersprüchlich sind die Berichte, wonach – unabhängig von einer höheren mRNA-Produktion – auch eine gesteigerte Translationsrate für den erhöhten Prothrombinspiegel ursächlich ist.

Diagnostik

Vorstellbar wäre, die Assoziation des Prothrombin-G20210A-Polymorphismus mit der Höhe des Prothrombinspiegels im Sinne einer Stufendiagnostik zu nutzen. Die Prothrombinspiegel kommen aber als Entscheidungshilfe für die molekulargenetische Diagnostik nicht infrage. Die Prothrombinspiegel Heterozygoter unterscheiden sich von denen nicht betroffener Personen zu wenig, um mit ausreichender Spezifität Mutationsträger zu identifizieren. Die molekulargenetische Methode ist die einzige Methode zum Nachweis des Prothrombin-G20210A-Polymorphismus (s. Kap. 2.16).

Ob der Nachweis des Prothrombin-A19911G-Polymorphismus von klinischer Relevanz ist, ist zurzeit offen.

Individualisierte Behandlung

Primärprophylaxe

Orale Kontrazeptiva tragen zusätzlich zum Thromboserisiko einer Frau mit Prothrombin-G20210A-Polymorphismus bei. Eine Fallkontrollstudie beziffert das gemeinsame Risiko auf das 59-Fache (Legnani et al. 2002). Ein generelles Screening ist nicht gerechtfertigt, da das relative Risiko zwar hoch, das absolute Risiko, bezogen auf die gesamte Bevölkerung, aber niedrig ist. Ob die Familienanamnese zuverlässige Hinweise auf eine genetische Veränderung liefert, wurde bisher wenig untersucht. Anhand der Erfahrungen mit Patienten mit einer Faktor-V-Leiden-Mutation darf eher bezweifelt werden, dass sich mithilfe der Familienanamnese Trägerinnen dieses Polymorphismus identifizieren lassen. Im Einzelfall muss abgewogen werden, ob eine Untersuchung durchgeführt werden sollte.

Nur 0,5 % aller positiv getesteten Frauen, die bislang ohne thrombotisches Ereignis sind, haben eine venöse Thromboembolie in der **Schwangerschaft** zu erwarten (Gerhardt et al. 2000). Zu einer kontinuierlichen Antikoagulation in der Schwangerschaft sollte deshalb nicht geraten werden. Zu diskutieren ist aber eine Prophylaxe bei präpartaler Immobilisation und im Wochenbett (EThIG- Studie, Geisen et al. 1999).

Die **postmenopausale Hormonsubstitution** stellt ein Thromboserisiko dar. In welchem Ausmaß die Variante des Prothrombingens zu diesem Risiko beiträgt, wurde bislang unzureichend untersucht. Daten der ESTHER-Studie geben zur Empfehlung Anlass, betroffenen Frauen eine transdermale, nicht aber eine orale Applikation der Hormone nahe zu legen (Scarabin et al. 2003).

Sekundärprophylaxe

Patienten mit einem Prothrombin-G20210A-Polymorphismus haben nach einem Erstereignis kein höheres **Rezidivrisiko** als Patienten ohne diesen Polymorphismus (De Stefano et al. 2001; Eichinger et al. 1999). Eine prolongierte oder dauerhafte orale Antikoagulation ist nicht gerechtfertigt. Die homozygote Variante ist davon sicherlich auszunehmen. Nur bei rezidivierenden Thrombosen muss eine längerfristige Antikoagulation ins Auge gefasst werden (Tab. 5-22). Nach Abschluss der vorgesehenen Marcumarisierung ist eine risikoadaptierte Prophylaxe zu empfehlen.

Ein **zweiter thrombophiler Defekt** erhöht das Thromboserisiko deutlich (Odds Ratio s. Kap. »APC-Resistenz und Faktor-V-Leiden-Mutation«).

Schwangere Mutationsträgerinnen, die nicht mehr oral antikoaguliert sind, sollten mit Feststellung der Schwangerschaft wie Patientinnen mit einer Faktor-V-Leiden-Mutation behandelt werden (EThIG Studie, Geisen et al. 1999).

Literatur

Ceelie H, Spaargaren-van Riel CC, Bertina RM, Vos HL. G20210A is a functional mutation in the prothrombin gene: effect on protein levels and 3'-end formation. J Thromb Haemost 2004; 2: 119–27.

De Stefano V, Martinelli I, Mannucci PM, Paciaroni K, Rossi E, Chiusolo P, Casorelli I, Leone G. The risk of recurrent venous thromboembolism among heterozygous carriers of the G20210A prothrombin gene mutation. Br J Haematol 2001; 113: 630–5.

Eichinger S, Minar E, Hirschl M, Bialonczyk C, Stain M, Mannhalter C, Stumpflen A, Schneider B, Lechner K, Kyrle PA. The risk of early recurrent venous thromboembolism after oral anticoagulant therapy in patients with the G20210A transition in the prothrombin gene. Thromb Haemost 1999; 81: 14–7.

Gehring NH, Frede U, Neu-Yilik G, Hundsdoerfer P, Vetter B, Hentze MW, Kulozik AE. Increased efficiency of mRNA 3' end formation: a new genetic mechanism contributing to hereditary thrombophilia. Nat Genet 2001; 28: 389–92.

Geisen U, Abou-Mandour N, Großmann R, Schambeck Ch, Zilly M, Keller F. Prävention thromboembolischer Ereignisse in Risikoschwangerschaften. In: Keller F (Hrsg.). Aktuelle Aspekte in der Hämostaseologie. Liederbach: Dade Behring Vertriebs GmbH 1999; 83–94.

Gerhardt A, Scharf RE, Beckmann MW, Struve S, Bender HG, Pillny M, Sandmann W, Zotz RB. Prothrombin and factor V mutations in women with a history of thrombosis during pregnancy and the puerperium. N Engl J Med 2000; 342: 374–80.

Legnani C, Palareti G, Guazzaloca G, Cosmi B, Lunghi B, Bernardi F, Coccheri S. Venous thromboembolism in young women; role of thrombophilic mutations and oral contraceptive use. Eur Heart J 2002; 23: 984–90.

Poort SR, Rosendaal FR, Reitsma PH, Bertina RM. A common genetic variant in the 3'-untranslated region of the prothrombin gene is associated with elevated plasma prothrombin levels and an increase in venous thrombosis. Blood 1996; 88: 3698–703.

Scarabin PY, Oger E, Plu-Bureau G, Estrogen and Thromboembolism Risk Study Group (ESTHER). Differential association of oral and transdermal oestrogen-replacement therapy with venous thromboembolism risk. Lancet 2003; 362: 428–32.

von Ahsen N, Oellerich M. The intronic prothrombin 19911A>G polymorphism influences splicing efficiency and modulates effects of 20210G>A polymorphism on mRNA amount and expression in a stable reporter gene assay system. Blood 2004; 103; 586–93.

Hohe Faktor-VIII-Spiegel

Eine Assoziation zwischen einem hohen Faktor-VIII-Spiegel und venösen Thrombosen wurde in mehreren unabhängigen Studien nachgewiesen (z. B. Koster et al. 1995). Es gibt eine deutliche dosisabhängige Beziehung zwischen der Höhe des Faktors VIII und dem Ausmaß des Thromboserisikos.

Ätiologie und Pathogenese

Die Ursachen hoher Faktor-VIII-Spiegel sind vielfältiger Natur. Der von-Willebrand-Faktor ist die entscheidende Determinante des Faktor-VIII-Spiegels, da er das Carriermolekül des Faktors ist und diesen vor Proteolyse schützt. Auf den VWF wiederum nimmt die Blutgruppe Einfluss. Träger einer **Blutgruppe** verschieden von Null haben höhere Faktor-VIII-Spiegel und ein höheres Thromboserisiko als Träger der Blutgruppe 0. Nach einer Korrektur für diese wichtigen Einflussgrößen bleiben hohe Faktor-VIII-Spiegel und die Blutgruppe eigenständige Thromboserisiken (Tirado et al. 2005).

Seit einigen Jahren wird ein **hereditärer Ursprung** hoher Faktor-VIII-Spiegel diskutiert. Eine familiäre Häufung war in Familien nachzuweisen, in denen ein Familienmitglied eine Thrombose hatte und wiederholt hohe Faktor-VIII-Spiegel aufwies (Schambeck et al. 2001). In der Zwischenzeit wurde auch ein suggestiver Locus bei Chromosom 8p12 beschrieben. Darüber hinaus wurde ein Two-point-Locus auf den Chromosomen 5 und 11 gefunden. Nur wenn die betroffenen Allele auf beiden Chromosomen von der Mutter stammen, war eine Zuordnung zu hohen Faktor-VIII-Spiegeln möglich. Der Erbgang in diesen Familien scheint also komplex zu sein (Berger et al. 2005).

Ein ursächlicher Defekt in den Genen, die Faktor VIII oder VWF kodieren, konnte bisher nicht nachgewiesen werden. Nachdem Adrenalin einen Anstieg des Faktors VIII verursacht, wurden Polymorphismen im β1- und β2-adrenergen Rezeptor in Verbindung mit hohen Faktor-VIII-Spiegeln gebracht. Aber auch in diesem Fall war ein Zusammenhang auszuschließen (Nossent et al. 2005).

Schon lange ist die Eigenschaft des Faktors VIII als Akute-Phase-Protein bekannt. Es konnte jedoch für Patienten mit Thrombose keine Assoziation zwischen einer Entzündungsreaktion und der Höhe des Faktors VIII gezeigt werden (O'Donnell et al. 2000).

Diagnostik

Bevor ein wiederholt hoher Wert als thromboembolisches Risiko gewertet werden darf, sind die zahllosen Ursachen (Tab. 5-23) für eine Faktor-VIII-Erhöhung auszuschließen. Die häufigste Ursache einer vorübergehenden Faktor-VIII-Erhöhung ist eine Akute-Phase-Reaktion. Parallel zur Faktor-VIII-Bestimmung ist daher immer das C-reaktive Protein zu messen.

Eine 2. Blutentnahme sollte klären, ob sich ein hoher Faktor-VIII-Spiegel reproduzieren lässt.

Tab. 5-23 Einflussgrößen der Faktor-VIII-Aktivität.

Permanent	Transitorisch
• Alter	• Akute-Phase-Reaktion
• Blutgruppe	• chirurgischer Eingriff
• Faktor-V-Genotyp	• entzündliche, vaskuläre Erkrankung
	• akutes, thromboembolisches Ereignis
	• Hepatopathien
	• Malignome
	• Schwangerschaft
	• Stressreaktionen
	• Medikamente (Kortikosteroide, östrogenhaltige Präparate, DDAVP, Adrenalin)

Erst mit einem wiederholt hoch gemessenen Faktor-VIII-Spiegel kann im individuellen Fall von einem höheren Thromboserisiko gesprochen werden (Tab. 5-24).

Der Faktor-VIII-Spiegel kann mit einem Clotting-Test oder chromogen bestimmt werden (s. Kap. 2.6.1). Nur selten wird der Faktor VIII zum Ausschluss einer Thrombophilie mittels immunologischer Methoden bestimmt.

Uneinheitlich ist noch der Grenzwert, ab dem ein Faktor-VIII-Spiegel als hoch zu gelten hat. Ideal wäre, wenn jedes Labor mit eigener Methode und einem gesunden Kollektiv alters- und blutgruppenspezifische Grenzwerte mit einer Spezifität von 95 % ermittelt. Aufgrund methodischer Unterschiede können Grenzwerte nicht einfach übernommen werden. Auf der Grundlage der Literaturdaten kann es zunächst eine praktikable Lösung sein, unter Verwendung eines Clotting-Tests Faktor-VIII-Aktivitäten von über 150 IU/dl ein zusätzlich erhöhtes Thromboembolierisiko zu unterstellen.

Ein weiteres Indiz, dass der gemessene Faktor-VIII-Spiegel ein reales Thromboserisiko wiedergibt und nicht sekundärer Natur ist, kann die im Vergleich zum VWF höhere Faktor-VIII-Aktivität sein. Bei Thrombosepatienten war das mediane Verhältnis von chromogen gemessenem Faktor VIII:VWF-Antigen (1,3) höher als bei Gesunden (1,0) und bei Patienten mit einer Akute-Phase-Reaktion (Schambeck et al. 2004).

Individualisierte Behandlung

Primärprophylaxe

Das Thromboserisiko infolge **oraler Kontrazeptiva** und das Risiko infolge hoher Faktor-VIII-Spiegel addieren sich, während aus der Kombination von Faktor-V-Leiden-Mutation und oraler Kontrazeption ein multiplikativer Effekt resultiert (Bloemenkamp et al. 1999). Das absolute Risiko bei bislang asymptomatischen Patientinnen ist demnach noch geringer als im Falle einer Faktor-V-Leiden-Mutation. Ein generelles Screening kann daraus nicht abgeleitet werden.

Nur eine Studie macht Angaben zur Wahrscheinlichkeit einer Thrombose in der **Schwangerschaft** oder im Wochenbett bei hohem Fak-

Tab. 5-24 Thrombophiliescreening: Der richtige Zeitpunkt für die Blutentnahme.

Akutes Ereignis	Heparintherapie	Cumarinprophylaxe	4 Wochen nach Beendigung der Cumarinprophylaxe	8–12 Wochen nach Beendigung der Cumarinprophylaxe
• Lupusantikoagulans • Antikardiolipin-AK • APC-Resistenz • Faktor-V-Leiden-Mutation • Prothrombin-G20210A-Polymorphismus • Antithrombin	• evt. Lupusantikoagulans • Antikardiolipin-AK • APC-Resistenz • Faktor-V-Leiden-Mutation • Prothrombin-G20210A-Polymorphismus	• Lupusantikoagulans • Antikardiolipin-AK • APC-Resistenz • Faktor-V-Leiden-Mutation • Prothrombin-G20210A-Polymorphismus • Antithrombin • *Faktor VIII und Fibrinogen* (mind. 2 Monate nach dem akuten Ereignis)	• Lupusantikoagulans • Antikardiolipin-AK • APC-Resistenz • Faktor-V-Leiden-Mutation • Prothrombin-G20210A-Polymorphismus • Antithrombin • *Faktor VIII und Fibrinogen* • Protein S und C • D-Dimere	bei pathologischen Vorwerten bestimmter Marker (**kursiv gesetzt** in den linken Spalten) ggf. Wiederholungsuntersuchung (ggf. zum früheren Zeitpunkt)

tor-VIII-Spiegel: Die Rate beträgt 0,26 % und entspricht damit den Angaben für die heterozygote Faktor-V-Leiden-Mutation in der gleichen Studie (Gerhardt et al. 2003). Eine Antikoagulation über die gesamte Schwangerschaft ist daher nicht zu empfehlen. Niedermolekulares Heparin sollte aber in präpartalen Risikosituationen (Immobilisation) und im Wochenbett eingesetzt werden.

Auch unter **postmenopausaler Hormonsubstitution** wird eine Thrombose durch dauerhaft hohe Faktor-VIII-Spiegel begünstigt. Die transdermale Applikation ist eine Alternative zur oralen Verabreichung (Scarabin et al. 2003).

Sekundärprophylaxe

Patienten müssen nach einer ersten spontan aufgetretenen venösen Thromboembolie mit einem sechsmal so hohem **Rezidivrisiko** rechnen, wenn ihr Faktor-VIII-Spiegel nach abgeschlossener oraler Antikoagulation die 90. Perzentile überschreitet. Dagegen ist bei einem Erstereignis, das durch exogene Triggerfaktoren ausgelöst wurde, nicht von einem erhöhten Rezidivrisiko auszugehen (Cristina et al. 2004; Kyrle et al. 2000). Bei idiopathischem Erstereignis sollte daher eine längerfristige Antikoagulation > 6 Monate in Betracht gezogen werden (Tab. 5-22). Die Bestimmung der D-Dimere kann die Entscheidung erleichtern (s. Kap. »APC-Resistenz und Faktor-V-Leiden-Mutation«, S. 416).

Katecholamine führen zu einem Anstieg des Faktors VIII. Aufgrund der Hypothese, dass daher eine β-**Blockade** womöglich hohe Faktor-VIII-Spiegel reduzieren könnte, wurden in zwei Studien 14 Tage lang 40 mg Propranolol dreimal täglich verabreicht (Hoppener et al. 2004; Schönauer et al. 2003). Nur in einer Studie konnte der Faktor-VIII-Spiegel von Thrombosepatienten gesenkt werden. Es existiert noch keine Studie, die die Auswirkung einer β-Blockade auf die Rezidivhäufigkeit untersucht hat. Ein routinemäßiger Einsatz von β-Blockern kommt daher zurzeit nicht infrage.

Es gibt zudem keine Studien, die bei hohen Faktor-VIII-Spiegeln die Effektivität niedermolekularen Heparins in der **Schwangerschaft** untersucht haben. Da aber hohe Faktor-VIII-Spiegel etwa das Risikopotenzial einer heterozygoten Faktor-V-Leiden-Mutation besitzen, sollte ähnlich wie bei der Faktor-V-Leiden-Mutation vorgegangen werden.

Literatur

Berger M, Mattheisen M, Kulle B, Schmidt H, Oldenburg J, Bickeboller H, Walter U, Lindner TH, Strauch K, Schambeck CM. High factor VIII levels in venous thromboembolism show linkage to imprinted loci on chromosomes 5 and 11. Blood 2005; 105: 638–44.

Bloemenkamp KW, Helmerhorst FM, Rosendaal FR, Vandenbroucke JP. Venous thrombosis, oral contraceptives and high factor VIII levels. Thromb Haemost 1999; 82: 1024–7.

Cristina L, Benilde C, Michela C, Mirella F, Giuliana G, Gualtiero P. High plasma levels of factor VIII and risk of recurrence of venous thromboembolism. Br J Haematol 2004; 124: 504–10.

Gerhardt A, Scharf RE, Zotz RB. Effect of hemostatic risk factors on the individual probability of thrombosis during pregnancy and the puerperium. Thromb Haemost 2003; 90: 77–85.

Hoppener MR, Kraaijenhagen RA, Hutten BA, Büller HR, Peters RJ, Levi M. Beta-receptor blockade decreases elevated plasma levels of factor VIII:C in patients with deep vein thrombosis. J Thromb Haemost 2004; 2: 1316–20.

Koster T, Blann AD, Briet E, Vandenbroucke JP, Rosendaal FR. Role of clotting factor VIII in effect of von Willebrand factor on occurrence of deep-vein thrombosis. Lancet 1995; 345: 152–5.

Kyrle PA, Minar E, Hirschl M, Bialonczyk C, Stain M, Schneider B, Weltermann A, Speiser W, Lechner K, Eichinger S. High plasma levels of factor VIII and the risk of recurrent venous thromboembolism. N Engl J Med 2000; 343: 457–62.

Nossent AY, Dai L, Rosendaal FR, Vos HL, Eikenboom JC. Beta 2 adrenergic receptor polymorphisms: association with factor VIII and von Willebrand factor levels and the risk of venous thrombosis. J Thromb Haemost 2005; 3: 405–7.

O'Donnell J, Mumford A, Manning R, Laffan M. Elevation of FVIII:C in venous thromboembolism is persistent and independent of the acute phase response. Thromb Haemost 2000; 83: 10–3.

Scarabin PY, Oger E, Plu-Bureau G, Estrogen and Thromboembolism Risk Study Group (ESTHER). Differential association of oral and transdermal oestrogen-replacement therapy with venous thromboembolism risk. Lancet 2003; 362: 428–32.

Schambeck CM, Grossmann R, Zonnur S, Berger M, Teuchert K, Spahn A, Walter U. High factor VIII (FVIII) levels in venous thromboembolism: role of unbound FVIII. Thromb Haemost 2004; 92: 42–6.

Schambeck CM, Hinney K, Haubitz I, Mansouri Taleghani B, Wahler D, Keller F. Familial clustering of high factor VIII levels in patients with venous thromboembolism. Arterioscler Thromb Vasc Biol 2001; 21: 289–92.

Schönauer V, Giannini S, Christ G, Quehenberger P, Bieglmayer C, Stain M, Kyrle PA, Weltermann A. The effect of beta-receptor blockade on factor VIII levels and thrombin generation in patients with venous thromboembolism. Thromb Haemost 2003; 89: 837–41.

Tirado I, Mateo J, Soria JM, Oliver A, Martinez-Sanchez E, Vallve C, Borrell M, Urrutia T, Fontcuberta J. The AB0 blood group genotype and factor VIII levels as independent risk factors for venous thromboembolism. Thromb Haemost 2005; 93: 468–74.

Antithrombinmangel

Der Antithrombinmangel wurde erstmals 1965 von Egeberg mit einer familiären venösen Thromboseneigung in Verbindung gebracht. Der homozygote Zustand ist sehr selten, in der Regel letal und manifestiert sich meist als neonatale Thrombose (Hirsh et al. 1989). Auch der heterozygote Antithrombinmangel ist selten: auszugehen ist von ca. 0,1 % in der Normalbevölkerung und ca. 1 % im Thrombosekollektiv.

> Das Thromboserisiko steigt um das 5- bis 50-Fache. Der Antithrombinmangel wird in Typ 1 (Verminderung von Aktivität und Antigen) und Typ 2 (Verminderung der Aktivität, nicht aber des Antigens) unterteilt.

Ätiologie und Pathogenese

Antithrombin (früher Antithrombin III) greift an mehreren Stellen in die Gerinnungskaskade ein. Als Serinproteaseinhibitor ist Antithrombin Gegenspieler des Thrombins, des Faktors Xa und anderer Gerinnungsfaktoren. Wie andere Serpine inaktiviert Antithrombin Thrombin durch Bildung eines 1 : 1-Komplexes. Im nativen Zustand ist die reaktive Stelle des Antithrombins, die dem Substrat des Thrombins und anderer Serinproteasen ähnelt, kaum zugänglich. Reagiert Thrombin mit Antithrombin, bewegt sich die Schleife mit dem reaktivem Zentrum, bindet Thrombin kovalent und der Weg zum reaktiven Zentrum des Thrombins wird versperrt (Wright u. Scarsdale 1995). Bindet aber Heparin an die D-Helix des Antithrombins, erleichtert die anschließende Konformationsänderung des Antithrombins den Zugang zur thrombinbindenden Stelle. Physiologisch wird Antithrombin durch endothelständiges Heparansulfat aktiviert. Damit findet sich aktives Antithrombin an der Stelle, an der die Thrombinbildung zu einem frühen Zeitpunkt unterbunden werden kann.

Ursächlich für den Typ 1 sind Punktmutationen, Frameshift-Mutationen und Deletionen. 40 % aller Thrombosepatienten mit Antithrombinmangel weisen einen Typ 2 auf, der sich wiederum in Typ 2a, 2b und 2c unterteilt: Beim Typ 2a ist das reaktive Zentrum, beim Typ 2b die Heparinbindungsstelle und beim Typ 2c die bewegliche Schleife um das reaktive Zentrum betroffen.

> Der Typ 2b verdient besondere Beachtung: Das Thromboserisiko ist geringer als bei anderen Formen des Antithrombinmangels, doch scheinen sowohl venöse als auch arterielle Thromboembolien aufzutreten (Kuhle et al. 2001).

Diagnostik

Liefert der **chromogene Antithrombintest** (s. Kap. 2.7.1) ein positives Testergebnis, besteht der Verdacht auf einen Antithrombinmangel. Erworbene Ursachen eines AT-Mangels (z. B. eingeschränkte Synthese, Proteinverbrauch oder -verlust [u. a. nephrotisches Syndrom]), die auch zu einer Thromboembolie führen können, sind zunächst auszuschließen. Das akute Ereignis selbst wirkt sich weniger auf den Antithrombinspiegel als auf den Protein-S-Spiegel aus. Unter Vollheparinisierung ist aber mit einem deutlichen Verbrauch an Antithrombin zu rechnen. Eine 2. Blutentnahme sichert die Verdachtsdiagnose (Tab. 5-24). Zur weiteren Charakterisierung kann Antithrombin auch mit einem **immunologischen Assay** bestimmt werden (s. Kap. 2.7.1). **Molekulargenetische Tests** sind beim Typ 1 nicht nötig. Bei einem dysfunktionellen Antithrombin vom Typ 2 muss die Genotypisierung diskutiert werden, da die Diagnose eines AT-Mangels vom Typ 2b von klinischer Relevanz ist.

Individualisierte Behandlung

Primärprophylaxe

27,5 % der Patientinnen mit Antithrombinmangel haben unter **oraler Kontrazeption** pro Jahr ein thromboembolisches Ereignis zu beklagen. Die jährliche Thromboseinzidenz beträgt dagegen für nicht betroffene Frauen nur 3,4 % (Pabinger et al. 1994). Wird aufgrund einer Familienuntersuchung ein AT-Mangel festgestellt, sollte daher auf die Einnahme oraler Kontrazeptiva verzichtet werden.

Die Wahrscheinlichkeit für eine venöse Thromboembolie in der **Schwangerschaft oder im Wochenbett** beläuft sich auf 4,1 % (Antithrombin chromogen bestimmt < 60 %) (Gerhardt et al. 2003). In einer retrospektiven, bevölkerungsweiten Studie wurde auch nach den Subtypen des AT-Mangels unterschieden: Das Thromboserisiko betrug demnach 1 : 2,8 für Frauen mit Typ-1- und 1 : 42 für Frauen mit Typ-2-Mangel (McColl et al. 1997). Diese Zahlen rechtfertigen eine kontinuierliche Prophylaxe mit niedermolekularem Heparin auch bei bislang asymptomatischen Frauen (100 Anti-Faktor-Xa-Einheiten/kg KG/d) (Bates et al. 2004; EThIG Studie, Geisen et al. 1999).

Das Thromboserisiko einer Frau mit Antithrombinmangel unter **postmenopausaler Hormonsubstitution** ist unbekannt. Es kann aber nach den Betrachtungen zur oralen Kontrazeption und Schwangerschaft von einem ähnlich hohen Risiko ausgegangen werden. Auf die orale Hormonsubstitution sollte verzichtet, gegebenenfalls die transdermale Applikation verordnet werden (Scarabin et al. 2003).

Akute Thromboembolie

Zu beachten ist, dass manche Patienten mit AT-Mangel klinisch auf Heparin kaum ansprechen (Heparinresistenz). Dies gilt für unfraktioniertes und niedermolekulares Heparin gleichermaßen, da die volle Wirksamkeit beider Heparine ausreichend hohe Antithrombinspiegel voraussetzt. Bei fehlender Verlängerung der aPTT, klinischer Verschlechterung oder ohnehin ausgeprägtem Krankheitsbild (z. B. Mesenterialvenenthrombose, Lungenembolie) muss AT substituiert werden. Der AT-Spiegel sollte nicht unter 80 % fallen (Lechner u. Kyrle 1995). Zur Problematik der Heparinresistenz sei auf das nachfolgende Kapitel »Sekundärprophylaxe« verwiesen.

Sekundärprophylaxe

Das **Rezidivrisiko** in den Jahren nach einem Ersteignis ist nicht unerheblich. Die jährliche Inzidenz wurde mit 13–17 % beziffert (van den Belt et al. 1997). Diese Zahl dürfte aber eher zu hoch gegriffen sein und berücksichtigt auch nicht das von Jahr zu Jahr sinkende Rezidivrisiko. Die Entscheidung für eine langfristige Antikoagulation sollte vom Ausmaß des Ereignisses und der Präsenz von Triggerfaktoren abhängig gemacht werden. Eine idiopathische Thrombose sollte Veranlassung sein, eine dauerhafte Antikoagulation mit einer Ziel-INR von 2,0–3,0 zu empfehlen. Die orale Antikoagulation muss dabei nicht lebenslang durchgeführt werden, sondern nur während der ersten Jahre nach einem Ersteignis. Wird die orale Antikoagulation beendet, muss der Patient ausführlich über die Möglichkeiten einer risikoadaptierten Thromboseprophylaxe beraten werden (s. Kap. »APC-Resistenz und Faktor-V-Leiden-Mutation«, S. 416). Nach einem 2. Ereignis oder bei Nachweis eines 2. Defektes (z. B. Faktor-V-Leiden-Mutation) ist eine dauerhafte Fortführung der Marcumarisierung indiziert (Tab. 5-22).

Bereits in der **Frühschwangerschaft** muss mit einer kontinuierlichen Antikoagulation begonnen werden, die mindestens bis 6 Wochen post partum fortgeführt wird. Angesichts des hohen Rezidivrisikos sollte niedermolekulares Heparin höher dosiert werden als in vergleichbaren Fällen.

Dabei ist eine Dosis von 100–150 Anti-Faktor-Xa-Einheiten/kg KG/d zu empfehlen. Dem besonders hohen Thromboserisiko in der Schwangerschaft kann durch die zusätzliche Substitution von Antithrombin begegnet werden (insbesondere unmittelbar präpartal und in den Tagen post partum).

Literatur

Bates SM, Greer IA, Hirsh J, Ginsberg JS. Use of antithrombotic agents during pregnancy: the Seventh ACCP Conference on Antithrombotic and Thrombolytic Therapy. Chest 2004; 126 (Suppl. 3): 627S–44S.

Egeberg O. Inherited antithrombin deficiency causing thombophilia. Thromb Diath Haemorrh 1965; 13: 516–30.

Geisen U, Abou-Mandour N, Großmann R, Schambeck Ch, Zilly M, Keller F. Prävention thromboembolischer Ereignisse in Risikoschwangerschaften. In: Keller F (Hrsg.). Aktuelle Aspekte in der Hämostaseologie. Liederbach: Dade Behring Vertriebs GmbH 1999; 83–94.

Gerhardt A, Scharf RE, Zotz RB. Effect of hemostatic risk factors on the individual probability of thrombosis during pregnancy and the puerperium. Thromb Haemost 2003; 90: 77–85.

Hirsh J, Piovella F, Pini M. Congenital antithrombin III deficiency: incidence and clinical features. Am J Med 1989; 87: 34S–38S.

Kuhle S, Lane DA, Jochmanns K, Male C, Quehenberger P, Lechner K, Pabinger I. Homozygous antithrombin deficiency type II (99 Leu to Phe mutation) and childhood thromboembolism. Thromb Haemost 2001; 86: 1007–11.

Lechner K, Kyrle PA. Antithrombin III concentrates – are they clinically useful? Thromb Haemost 1995; 73: 340–8.

McColl M, Ramsay JE, Tait RC, Walker ID, McCall F, Conkie JA, Carty MJ, Greer IA. Risk factors for pregnancy associated venous thromboembolism. Thromb Haemost 1997; 8: 1183–8.

Pabinger I, Schneider G.. Thrombotic risk of women with hereditary antithrombin III, protein C, and protein S deficiency taking oral contraceptive medication. The GTH Study Group on Natural Inhibitors. Thromb Haemost 1994; 71: 548–52.

Scarabin PY, Oger E, Plu-Bureau G, Estrogen and Thromboembolism Risk Study Group (ESTHER). Differential association of oral and transdermal oestrogen-replacement therapy with venous thromboembolism risk. Lancet 2003; 362: 428–32.

Van den Belt AG, Sanson BJ, Simioni P, Prandoni P, Büller HR, Girolami A, Prins MH. Recurrence of venous thromboembolism in patients with familial thrombophilia. Arch Int Med 1997; 157: 2227–32.

Wright HT, Scarsdale JN. Structural basis for serpin inhibitor activity. Proteins 1995; 22: 210–25.

Protein-S- und -C-Mangel

Ein 34-jähriger Mann erleidet eine Distorsion am linken Sprunggelenk und schont 5 Tage lang sein Bein. Er klagt über ziehende Schmerzen im linken Bein.

■ **Diagnostik: Dopplersonographisch** ist eine tiefe Unter- und Oberschenkelvenenthrombose nachzuweisen. Aufgrund des jungen Alters des Patienten wird ein Thrombophiliescreening durchgeführt. **Labordiagnostisch** ergeben sich folgende Werte: Thromboplastinzeit nach Quick = 102 % (Norm: 70–130 %), aPTT = 33 s (Norm: 23–36 s), APC-Ratio = 2,7 (Norm: > 2,0), Protein S (funktionell) = 45 (Norm: 60–120), Protein C (funktionell) = 78 (Norm: 65–125). Es wird ein spezifischer Test auf eine Faktor-V-Leiden-Mutation sowie auf einen Prothrombin-G20210A-Polymorphismus durchgeführt. Die **Genotypisierung** ergibt jeweils einen Wildtyp.

■ **Therapie:** Der Patient wird zunächst 3 Monate oral antikoaguliert, anschließend mit niedermolekularem Heparin versorgt. 4 Wochen nach Absetzen von Marcumar stellt sich der Patient erneut vor. Auf die morgendliche Gabe des niedermolekularen Heparins wird an diesem Tag verzichtet.

■ **Labordiagnostik:** Protein S (funktionell und frei [Antigen]) = 88 bzw. 102 (Norm: 60–120 [funktionell] und 64–128 [frei], D-Dimere = 170 (Norm: < 190 µg/l). In der **Dopplersonographie** zeigen sich die tiefen Beinvenen frei durchgängig. Die Antikoagulation wurde nicht fortgesetzt. Das Protein S war also nur zum Zeitpunkt des Akutereignisses erniedrigt. Die akute Phase oder ein längerer Transport des Blutröhrchens mögen dazu beigetragen haben. Ein hereditärer Protein-S-Mangel konnte ausgeschlossen werden.

Ein hereditärer **Protein-S-Mangel** hat eine Prävalenz von 1 : 500 in der Bevölkerung (Dykes et al. 2001). Ein heterozygoter **Protein-C-Mangel** wurde in 0,2 % von fast 10 000 gesunden schottischen Blutspendern gefunden (Tait et al. 1995). Für das Thrombosekollektiv schwanken die Angaben im Mittel um 4 % (z. B. Mateo et al. 1997). Der homozygote Protein-C-Mangel ist sehr selten und manifestiert sich gewöhnlich als schwere Thrombose in der Neonatalperiode (Purpura fulminans neonatorum) (Seligsohn et al. 1984). Basiert die Diagnose auf 2 Messungen, errechnete sich für den heterozygoten Protein-C-Mangel ein relatives Thromboserisiko von 3,8 (Koster et al. 1995).

Ätiologie und Pathogenese

Protein S und C sind Vitamin-K-abhängige Komponenten des Protein-C-Wegs. Protein S agiert als Kofaktor von aktiviertem Protein C bei der Inaktivierung der aktivierten Faktoren V und VIII. Protein S entfaltet darüber hinaus eine APC-unabhängige Wirkung. Es inhibiert auf direktem Wege die aktivierten Faktoren V, VIII und X (Koppelman et al. 1995). Im Plasma sind 60–70 % von Protein S nicht kovalent an das C4-bindende Protein gebunden (Dahlbäck et al. 1990). Nur das freie Protein S ist funktionell wirksam.

Zur Assoziation eines **Protein-S-Mangels** mit der venösen Thromboembolie gibt es wenig überzeugende Daten. Populationsbezogene Studien waren bislang nicht in der Lage, eine Beziehung zwischen Laborbefund und Klinik herzustellen (z. B. Liberti et al. 1999). Offenbar ist der Protein-S-Mangel so selten, dass die Fallzahlen der bisher publizierten Studien für eine klare Aussage nicht ausreichen. Familienstudien unterstreichen aber den ursächlichen Zusammenhang zwischen einem Protein-S-Mangel und venösen Thrombosen (z. B. Zöller et al. 1995). Der homozygote Protein-S-Mangel kann eine neonatale Purpura fulminans zur Folge haben. Über 100 Mutationen oder Polymorphismen sind bisher bekannt, die mit einem Protein S-Mangel verknüpft sind.

Griffin und Koautoren (1981) identifizierten zum ersten Mal die **Protein-C-Defizienz** als Ursache einer Hyperkoagulabilität. Ursächliche Veränderungen im Protein-C-Gen sind Deletionen oder Nonsense-Mutationen oder auch Mutationen in der Promoterregion. Dysfunktionales Protein C ist auf Missense-Mutationen zurückzuführen.

Diagnostik

■ Protein-S-Mangel

Ein Protein-S-Mangel wird üblicherweise durch einen funktionellen Protein-S-Test ausgeschlossen, der aber viele Fallstricke kennt (s. Kap. 2.7.3): Falsch positive Ergebnisse sind möglich durch APC-Resistenz, hohe Prothrombin- oder Faktor-VIII-Spiegel, die alle als eigenständige Risikofaktoren gelten. Durch Zugabe von Faktor Va werden die Assays durch eine APC-Resistenz weniger beeinflusst. Niedermolekulares Heparin kann über die Anti-Faktor-Xa-Wirkung ein falsch negatives Resultat provozieren. Weniger störanfällig ist der immunologische Test für freies Protein S. Würde ausschließlich dieser Test eingesetzt werden, könnte man den seltenen Protein-S-Mangel vom Typ 2 verfehlen. Der beste Kompromiss scheint der simultane Einsatz beider Methoden. Der Test für das Gesamtprotein S muss nicht routinemäßig angewendet werden. Diese drei Assays erlauben eine Einteilung des Protein-S-Mangels in Typ 1 (Verminderung von Protein S in allen 3 Tests), Typ 2 (nur das funktionelle Protein S ist vermindert) und Typ 3 (nur das Gesamtprotein S ist normal). Assays, die die antikoagulatorische Kapazität des Protein-C-Mangels testen, weisen bei den üblichen Grenzwerten eine zu geringe Sensitivität für den Protein-S-Mangel auf.

Erworbene Ursachen (z. B. Lebersynthesestörung, Verbrauchskoagulopathie) sind auszuschließen. Eine 2. Blutentnahme sichert die Diagnose. Der Familienanamnese sollte besondere Beachtung geschenkt werden. Eine Genotypisierung des Protein-S-Gens ist nur in zweifelhaften Fällen angezeigt (s. Kap. 2.16).

Der Zeitpunkt der Blutentnahme ist für eine valide Protein-S-Bestimmung von besonderer Bedeutung. Das akute Thromboseereignis ist prädestiniert, falsch positive Resultate zu erzeugen.

So findet sich in einer Akute-Phase-Reaktion ein erhöhtes C4b-bindendes Protein, das vermehrt freies Protein S bindet und somit eine erniedrigte Protein-S-Konzentration zur Folge hat. Nach Beendigung der oralen Antikoagulation sollten aufgrund der langen Halbwertszeit von Marcumar und von Protein S (fast 2 Tage) mindestens 4 Wochen vergangen sein, bis eine Protein-S-Bestimmung durchgeführt wird (Tab. 5-24). Unter oralen Kontrazeptiva sind die Protein-S-Spiegel oftmals leicht, während einer Schwangerschaft mitunter deutlich vermindert.

Protein-C-Mangel

Der chromogene Test ist zwar weniger störanfällig als der aPTT-basierte Gerinnungstest (s. Kap. 2.7.2), das chromogene Substrat bindet aber nur an das aktive Zentrum. Funktionelle Defekte, die sich nicht auf das aktive Zentrum auswirken, werden mit diesem Test nicht erkannt. Wird der Verdacht auf einen Protein-C-Mangel geäußert, müssen erworbene Ursachen zunächst ausgeschlossen werden (z. B. Synthesestörungen, Umsatzstörungen). Eine 2. Untersuchung sichert die Diagnose. Die zusätzliche Bestimmung des Protein-C-Antigens ermöglicht (in Analogie zum AT-Mangel) die Unterscheidung des Protein-C-Mangels in Typ 1 und Typ 2. Protein C sollte wie auch das Protein S vier Wochen nach Abschluss der Marcumarisierung untersucht werden (Tab. 5-24).

Individualisierte Behandlung

Primärprophylaxe

Pabinger et al. (1994) errechneten für Protein-C-defiziente Frauen unter **oraler Kontrazeption** eine jährliche Thromboseinzidenz von 12 % (Kontrollen: 6,9 %). Bei Frauen mit Protein-S-Mangel war kein Unterschied gegenüber Kontrollen feststellen. Dieses Ergebnis muss aber aufgrund der geringen Fallzahl vorsichtig interpretiert werden. Von einer oralen Kontrazeption kann in Analogie zur Faktor-V-Leiden-Mutation nicht pauschal abgeraten werden.

Ein milder Protein-C- oder S-Mangel erhöht das prä- und postpartale Thromboserisiko nur geringfügig: In einem unselektierten Patientengut schwankte die Wahrscheinlichkeit für eine Thrombose in **Schwangerschaft oder Wochenbett** zwischen 0,09 und 0,33 %. Ein ausgeprägter Protein-C-Mangel ist mit einer Wahrscheinlichkeit einer Thrombose von 0,47 % verknüpft (Gerhardt et al. 2003). Daher sollte in schwangerschaftstypischen Risikosituation wie Immobilisation (vorzeitige Wehentätigkeit) oder Wochenbett eine Prophylaxe mit niedermolekularem Heparin (100 Anti-Faktor-Xa-Einheiten/kg KG/d) durchgeführt werden (EThIG-Studie, Geisen et al. 1999). Die Wirksamkeit einer risikoadaptierten Thromboseprophylaxe konnte für Patienten mit einer Inhibitordefizienz bereits nachgewiesen werden: Unter Prophylaxe betrug die Thromboseinzidenz pro Risikoperiode 4,5 %, dagegen ohne Prophylaxe 16,7 % (Sanson et al. 1999).

Das Thromboserisiko einer Frau mit Protein-C- oder -S-Mangel unter oraler **postmenopausaler Hormonsubstitution** ist nicht bekannt. Auf die orale Hormonsubstitution sollte daher verzichtet und gegebenenfalls eine transdermale Applikation verordnet werden (Scarabin et al. 2003).

Sekundärprophylaxe

Die **Rezidivwahrscheinlichkeit** wird für Patienten mit einem Protein-S-Mangel mit 13–16 % pro Jahr angegeben, wobei aus methodischen Gründen das Risiko sicherlich überschätzt wurde (van den Belt et al. 1997). Für den Protein-C-Mangel ist von einem ähnlichen Rezidivrisiko auszugehen. Da das Risiko mit der Zeit abnimmt, ist eine dauerhafte Antikoagulation länger als 6–12 Monate selten gerechtfertigt. Bei idiopathischem Ersterereignis sollte eine längerfristige Antikoagulation in Erwägung gezogen werden. Die D-Dimere können dabei eine Entscheidungshilfe sein. Für die Zeit nach der Marcumarisierung wird eine risikoadaptierte Prophylaxe empfohlen. Eine langjährige orale Antikoagulation wird stets nach einem 2. Ereignis durchgeführt (Tab. 5-22).

Eine Venenthrombose hat in manchen Fällen nicht nur multifaktorielle, sondern auch **multigenetische Gründe**. Die Familienanamnese liefert hierfür einen wichtigen Hinweis. Die häufige Faktor-V-Leiden-Mutation reduziert das Manifestationsalter: Im Durchschnitt erleiden Patienten mit einer Protein-S-Defizienz erst mit 47 Jahren eine erste Thrombose, Patienten mit beiden Defekten schon mit 31 Jahren (Zöller et al. 1995). Eine prolongierte orale Antikoagulation ist bei solchen kombinierten Defekten indiziert (Tab. 5-22).

Patientinnen mit einem Inhibitormangel und einer Thrombose in der Anamnese werden von Beginn der **Schwangerschaft** an mit niedermolekularem Heparin versorgt (100 Anti-Faktor-Xa-Einheiten/kg KG/d). Frühestens 6 Wochen post partum wird die Antikoagulation abgesetzt (EThIG-Studie, Geisen et al. 1999).

Eine Besonderheit ist die Cumarinnekrose. Bedingt durch den rascheren initialen Abfall von Protein C gegenüber anderen Vitamin-K-abhängigen Faktoren tritt bei Beginn der Marcumarisierung eine Übergerinnbarkeit auf, die zu thrombotischen Verschlüssen in den Gefäßen der Haut führt (McGehee et al. 1984).

Literatur

Dahlbäck B, Frohm B, Nelsestuen G. High affinity interaction between C4b-binding protein and vitamin K-dependent protein S in the presence of calcium. J Biol Chem 1990; 265: 16082–7.

Dykes A, Walker ID, McMahon A, Islam SI, Tait RC. A study of protein S antigen levels in 3788 healthy volunteers: influence of age, sex and hormone use, and estimate for prevalence of deficiency. Br J Haematol 2001; 113: 636–41.

Geisen U, Abou-Mandour N, Großmann R, Schambeck Ch, Zilly M, Keller F. Prävention thromboembolischer Ereignisse in Risikoschwangerschaften. In: Keller F (Hrsg.). Aktuelle Aspekte in der Hämostaseologie. Liederbach: Dade Behring Vertriebs GmbH 1999; 83–94.

Gerhardt A, Scharf RE, Zotz RB. Effect of hemostatic risk factors on the individual probability of thrombosis during pregnancy and the puerperium. Thromb Haemost 2003; 90: 77–85.

Griffin JH, Evatt B, Zimmerman TS, Kleiss AJ, Wideman C. Deficiency of protein C in congenital thrombotic disease. J Clin Invest 1981; 68: 1370–3.

Koppelman S, Hackeng T, Sixma J, Bouma BN. Inhibition of the intrinsic factor X activating complex by protein S: evidence for a specific binding of protein S to factor VIII. Blood 1995; 86: 1062–71.

Koster T, Rosendaal FR, Briet E, van der Meer FJ, Colly LP, Trienekens PH, Poort SR, Reitsma PH, Vandenbroucke JP. Protein C deficiency in a controlled series of unselected outpatients: an infrequent but clear risk factor for venous thrombosis (Leiden Thrombophilia Study). Blood 1995; 85: 2756–61.

Liberti G, Bertina RM, Rosendaal FR. Hormonal state rather than age influences cut-off values of protein S: reevaluation of the thrombotic risk associated with protein S deficiency. Thromb Haemost 1999; 82: 1093–6.

Mateo J, Oliver A, Borrell M, Sala N, Fontcuberta J. Laboratory evaluation and clinical characteristics of 2,132 consecutive unselected patients with venous thromboembolism: results of the Spanish Multicentric Study on Thrombophilia (EMET Study). Thromb Haemost 1997; 77: 444–51.

McGehee WG, Klotz TA, Epstein DJ, Rapaport SI. Coumarin necrosis associated with hereditary protein C deficiency. Ann Intern Med 1984; 101: 59–60.

Pabinger I, Schneider G. Thrombotic risk of women with hereditary antithrombin III, protein C, and protein S deficiency taking oral contraceptive medication. The GTH Study Group on Natural Inhibitors. Thromb Haemost 1994; 71: 548–52.

Sanson BJ, Simioni P, Tormene D, Moia M, Friederich PW, Huisman MV, Prandoni P, Bura A, Rejtö L, Wells P, Mannucci PM, Girolami A, Büller HR, Prins MH. The incidence of venous thromboembolism in asymptomatic carriers of a deficiency of antithrombin, protein C, or protein S: a prospective cohort study. Blood 1999; 94: 3702–6.

Scarabin PY, Oger E, Plu-Bureau G, Estrogen and Thromboembolism Risk Study Group (ESTHER). Differential association of oral and transdermal oestrogen-replacement therapy with venous thromboembolism risk. Lancet 2003; 362: 428–32.

Seligsohn U, Berger A, Abend M, Rubin L, Attias D, Zivelin A, Rapaport SI. Homozygous protein C deficiency manifested by massive thrombosis in the newborn. N Engl J Med 1984; 310: 559–62.

Tait RC, Walker ID, Reitsma PH, Islam SI, McCall F, Poort SR, Conkie JA, Bertina RM.. Prevalence of protein C deficiency in the healthy population. Thromb Haemost 1995; 73: 87–93.

Van den Belt AG, Sanson BJ, Simioni P, Prandoni P, Büller HR, Girolami A, Prins MH. Recurrence of venous thromboembolism in patients with familial thrombophilia. Arch Int Med 1997; 157: 2227–32.

Zöller B, Berntsdotter A, Garcia de Frutos P, Dahlbäck B. Resistance to activated protein C as an additional genetic risk factor in hereditary deficiency of protein S. Blood 1995; 85: 3518–23.

Hyperhomocysteinämie

Ätiologie und Pathogenese

Homocystein ist eine nicht proteinbildende, schwefelhaltige Aminosäure, die durch die intrazelluläre Demethylierung von Methionin entsteht. Homocystein kann durch Zugabe einer Methylgruppe des Methyltetrahydrofolats (MTHF) remethyliert werden. Die Reaktion wird durch die MTHF-Reduktase (MTHFR) katalysiert. Folsäure und Vitamin B_{12} sind wichtige Kofaktoren der Remethylierung. Der häufige Polymorphismus an Position 677 im MTHFR-Gen ist mit höheren Homocysteinspiegeln assoziiert.

Hohe Homocysteinkonzentrationen können das Hämostasesystem an mehreren Stellen beeinflussen. Die Hemmung der thrombomodulinabhängigen Aktivierung von Protein C (Lentz et al. 1996) und die unzureichende Inaktivierung des aktivierten Faktors V (Undas et al. 2001) sind nur zwei Beispiele. Die Berichte zur Beziehung von **Hyperhomocysteinämie und venöser Thromboembolie** sind widersprüchlich. So ergab eine Metaanalyse eine Odds Ratio von 2,5 (95%-Konfidenzintervall 1,8–3,5) (den Heijer et al. 1998), eine prospektive Studie zeigte nur einen Zusammenhang zwischen Hyperhomocysteinämie und idiopathischer Thrombose auf (Ridker et al. 1997). Wiederum andere Autoren sahen zwischen dem Erstereignis und dem Homocysteinspiegel keine Beziehung, wohl aber eine Assoziation mit rezidivierenden Ereignissen (Tsai et al. 2001). Ein Zusammenhang zwischen **MTHFR-C677T-Polymorphismus und venöser Thromboembolie** ist noch weniger untermauert. Dies ist insofern nicht überraschend, als der MTHFR-C677T-Polymorphismus nur moderat zur Höhe des Homocysteinspiegels beiträgt. Hyperhomocysteinämie und MTHFR-677TT-Genotyp scheinen aber bei Thrombosepatienten mit nachgewiesener Faktor-V-Leiden-Mutation von Bedeutung zu sein. Die Rezidivwahrscheinlichkeit ist sogar höher als die Summe der Einzelrisiken (Keijzer et al. 2002; Ridker et al. 1997).

Diagnostik

Eine valide Messung des Homocysteinspiegels setzt im Besonderen die genaue Beachtung der präanalytischen Vorgaben voraus. Andernfalls sind falsch positive Befunde zu erwarten. So muss der Patient nüchtern sein und EDTA-antikoaguliertes Vollblut entnommen werden. Der Transport des Probenmaterials ist kritisch, da Homocystein in Blutzellen produziert und sezerniert wird. Um diesen In-vitro-Anstieg von Homocystein zu unterbinden, ist bis zur Plasmaseparation die Aufbewahrung der Blutprobe auf Eis zu empfehlen.

Homocystein wird üblicherweise mittels Immunoanalyzer gemessen. Früher wurden HPLC-Methoden eingesetzt, die auch heute noch ihre Berechtigung haben. Bei der Bewertung des Befundes sind die zahlreichen Einflussgrößen nicht aus dem Auge zu verlieren (Tab. 5-25). Wird eine Hyperhomocysteinämie diagnostiziert, sollte der Erstbefund immer durch eine 2. Untersuchung bestätigt werden.

Die Genotypisierung kann die Homocysteinmessung nicht ersetzen (s. Kap. 2.16).

Individualisierte Behandlung

Eine Hyperhomocysteinämie kann als zusätzlicher Faktor in die Bewertung des individuellen Thromboserisikos einfließen. Von einer Hyperhomocysteinämie allein sollte keine Therapie abhängig gemacht werden.

Das Plasmahomocystein kann wirkungsvoll mit einem Kombinationspräparat aus Folsäure, Vitamin B_{12} und B_6 gesenkt werden. Nach ersten Ergebnissen von VITRO (Vitamins and Thrombosis Trial) scheinen Patienten von der Vitamingabe nicht zu profitieren. Nach einem idiopathischen Erstereignis hatten behandelte Patienten nicht weniger Rezidive als unbehandelte Patienten (den Heijer et al. 2007).

Tab. 5-25 Erworbene Ursachen einer Hyperhomocysteinämie.

Physiologisch	Lebensgewohnheiten	Erkrankungen	Medikamente
• zunehmendes Alter • männliches Geschlecht • höhere Muskelmasse • Menopause • Rasse	• Nikotinabusus • Kaffeekonsum • Alkoholkonsum	• Folsäure-, Vitamin-B_6- und -B_{12}-Mangel • Niereninsuffizienz • Hypothyreose • Malignome • Lebererkrankungen • Zinkmangel	• Folsäure-, Vitamin-B_6- und -B_{12}-Antagonisten (z.B. Methotrexat, Theophyllin) • Antiepileptika (z.B. Carbamazepin, Phenytoin) • orale Kontrazeptiva • Kortikosteroide • Cyclosporin A • L-Dopa • Cholestyramin • Niacin

Literatur

den Heijer M, Rosendaal FR, Blom HJ, Gerrits WB, Bos GM. Hyperhomocysteinemia and venous thrombosis: a meta-analysis. Thromb Haemost 1998; 80: 874–7.

den Heijer M, Willems HP, Blom HJ, Gerrits WBJ, Cattaneo M, Eichinger S, Rosendaal FR, Bos GM. Homocysteine lowering by B vitamins and the secondary prevention of deep vein thrombosis and pulmonary embolism: a randomized, placebo-controlled, double blind trial. Blood 2007; 109: 139–44.

Keijzer MB, den Heijer M, Blom HJ, Bos GM, Willems HP, Gerrits WB, Rosendaal FR. Interaction between hyperhomocysteinemia, mutated methylenetetrahydrofolatereductase (MTHFR) and inherited thrombophilic factors in recurrent venous thrombosis. Thromb Haemost 2002; 88: 723–8.

Lentz SR, Sobey CG, Piegors DJ, Bhopatkar MY, Faraci FM, Malinow MR, Heistad DD. Vascular dysfunction in monkeys with diet-induced hyperhomocyst(e)inemia. J Clin Invest 1996; 98: 24–9.

Ridker PM, Hennekens CH, Selhub J, Miletich JP, Malinow MR, Stampfer MJ. Interrelation of hyperhomocyst(e)inemia, factor V Leiden, and risk of future venous thromboembolism. Circulation 1997; 95: 1777–82.

Tsai AW, Cushman M, Tsai MY, et al.. Serum homocysteine, methylene tetrahydrofolate reductase (MTHFR) C677T genotype, and risk of venous thromboembolism: the LITE study. Thromb Haemost 2001; 85 (Suppl.): 324a.

Undas A, Williams EB, Butenas S, Orfeo T, Mann KG. Homocysteine inhibits inactivation of factor Va by activated protein C. J Biol Chem 2001; 276: 4389–97.

Dysfibrinogenämie

Ätiologie und Pathogenese

Die hereditäre Dysfibrinogenämie ist ein seltener Befund (s. auch Kap. 4.3.10). Ca. 55% der Betroffenen sind asymptomatisch, 25% haben eine Blutungsneigung und 20% erleiden eine Thrombose (Haverkate et al. 1995).

Mit einem Thromboserisiko korrelieren die Mutationen Fibrinogen Marburg, Caracas V, Paris V, Chapel Hill III, Hannover II, Germany-k, New York I, Nigmegen, Ijmuiden, Christchurch II und III, London VII, Vlissingen/Frankfurt IV, Melun und Milano III. Diese 15 Defekte, die zu einer Thrombose prädisponieren, sind vor allem in der C-terminalen Domäne der Aα-Kette und der *thrombin cleavage site* der Bβ-Kette zu finden.

Der pathophysiologische Zusammenhang bleibt aber unklar.

Diagnostik

Normalerweise verhält sich funktionelles Fibrinogen nach Clauss zu immunologisch bestimmtem Fibrinogen 1 : 1 (s. Kap. 2.6.2). Typisch für eine hereditäre Dysfibrinogenämie ist ein Verhältnis von etwa 1 : 2. Die Thrombin- und Reptilasezeit sind meist verlängert. Abzugrenzen sind erworbene Formen einer Dysfibrinogenämie wie sie bei Lebererkrankungen auftreten können.

Individualisierte Behandlung

Wie hoch das Risiko einer Dysfibrinogenämie für eine Thromboembolie ist, ist letztlich unbekannt. Es empfiehlt sich im Falle einer symptomatischen Dysfibrinogenämie die Dauer der oralen Antikoagulation nach Art und Schwere des Thromboseereignisses, der Familienanamnese und schließlich anderer begleitender thrombophiler Defekte auszurichten. Eine risikoadaptierte Thromboseprophylaxe nach Abschluss der Marcumarisierung erfolgt in Analogie zu anderen thrombophilen Risikofaktoren.

Literatur

Haverkate F, Samama M. Familial dysfibrinogenemia and thrombophilia. Report on a study of the SCC Subcommittee on Fibrinogen. Thromb Haemost 1995; 73: 151–61.

Nicht etablierte Risikofaktoren

Faktor-XII-Mangel

Eine verlängerte aPTT gibt Veranlassung zur Abklärung des intrinsischen Systems. Ein Faktor-XII-Mangel wird dabei nicht selten als Ursache erkannt. John Hageman, der erste Patient mit nachgewiesenem Faktor-XII-Mangel, erlitt einige Tage nach einer traumatischen Hüftfraktur eine Lungenembolie. Die Embolie muss daher nicht im Zusammenhang mit dem Faktor-XII-Mangel gestanden haben. Aus biochemischer Sicht könnte ein Faktor-XII-Mangel prokoagulatorisch wirken, indem er möglicherweise die fibrinolytische Kapazität reduziert.

Die bislang größte Studie, die sich dieses Themas angenommen hat, war die *Leiden Thrombophilia Study* (LETS), die 350 Patienten und Kontrollen untersuchte. In dieser Studie zeigte sich keine Assoziation zwischen einem Faktor-XII-Mangel und venösen Thrombosen (Koster et al. 1994). In 14 Schweizer Familien mit einem Faktor-XII-Mangel war ein Zusammenhang mit venösen Thrombosen nicht zu verifizieren (Zeerleder et al. 1999). Heterozygote Träger (Faktor XII ca. 50%) schienen kein erhöhtes Thromboserisiko zu haben. Es konnte aber nicht ausgeschlossen werden, dass homozygote Träger (Faktor XII < 1%) ein erhöhtes thromboembolisches Risiko tragen. Girolami et al. (2004) fassten deshalb aus eigenem Patientengut und der Literatur 13 homozygote Fälle mit folgendem Ergebnis zusammen: Fast alle venösen Thrombosen standen in Verbindung mit einer bekannten thrombophilen Diathese oder einem exogenen Triggerfaktor.

Der C46T-Polymorphismus im Faktor-XII-Gen hängt zwar mit dem Faktor-XII-Spiegel zusammen (Soria et al. 2002), eine Assoziation dieses Polymorphismus mit venösen Thrombosen konnte aber nicht bestätigt werden (Bertina et al. 2005).

> Nach gegenwärtigem Kenntnisstand kann weder dem heterozygoten noch dem homozygoten Faktor-XII-Mangel eine Bedeutung bei der Pathogenese venöser Thromboembolien beigemessen werden.

Plasminogenaktivatorinhibitor-1

PAI-1 ist der primäre Inhibitor der Plasminogenaktivatoren t-PA und u-PA. Er wird in aktiver Form synthetisiert und sezerniert, kann aber durch eine spontane Konformationsänderung in eine latente Form überführt werden. Der Zugang zum aktiven Zentrum wird dabei verdeckt, sodass die latente Form inaktiv ist. Die vorzeitige Auflösung des Gerinnsel wird dadurch verhindert, dass t-PA-PAI-1-Komplexe mit freiem t-PA um die Fibrinbindungsstellen konkurrieren. Hohe PAI-1-Konzentrationen könnten demnach für eine besondere Festigkeit des Gerinnels sorgen und zur klinischen Thromboseneigung prädisponieren.

Der 4G/5G-Insertion/Deletion-675-Polymorphismus in der PAI-1-Promoterregion wirkt sich auf die Höhe des PAI-1-Spiegels aus und wurde deshalb mit einem möglichen Thromboserisiko in Verbindung gebracht (Dawson et al. 1991). Eine verstärkte Transkription ist mit dem 4G/4G-Genotyp assoziiert, da das 4G-Allel nur einen Enhancer, das 5G-Allel aber Enhancer und Suppressor binden kann. Die publizierten Studien, insbesondere die *Physicians Health Study* mit fast 15 000 untersuchten Männern, kommen überwiegend zum Ergebnis, dass der PAI-1-Genotyp nicht mit einer Thromboseneigung zusammenhängt (z. B. Ridker et al. 1997). Der Polymorphismus in der PAI-1-Promoterregion spielt aber möglicherweise eine Rolle bei bereits bestehender Thrombophilie. In Gegenwart einer Faktor-V-Leiden-Mutation oder eines Protein-S-Mangels könnte der 4G/4G-Genotyp das Thromboserisiko zusätzlich erhöhen (Segui et al. 2000; Zöller et al. 1998).

> Es bleibt unklar, ob die Bestimmung des 4G/5G-Polymorphismus bei vorbestehender Thrombophilie von klinischer Relevanz ist. Es gibt keine Untersuchung, die die optimale Antikoagulationsdauer bei diesem Genotyp untersucht hat.

Plasminogenmangel

Plasminogen ist der inaktive Vorläufer des Plasmins, das durch Spaltung des Plasminogens durch t-PA oder u-PA entsteht. Die Aktivierung des Plasminogens durch t-PA ist der wichtigste Mechanismus zur Lyse von Fibringerinnseln. Eine Hypofibrinolyse ausgelöst durch einen Plasminogenmangel könnte demnach eine Thromboseneigung auslösen.

Ein Zusammenhang zwischen heterozygotem Plasminogenmangel und familiärer Thromboseneigung war aber meist nicht nachzuweisen. In der japanischen Bevölkerung ist die Inzidenz des Plasminogenmangels besonders hoch. Dort weisen 4% der Bevölkerung einen Plasminogenmangel auf. Die Prävalenz im Thrombosekollektiv (2,8%) unterschied sich nicht von der Prävalenz in der Bevölkerung (Okamoto et al. 2003).

> Die Plasminogenmessung sollte aufgrund der Datenlage nicht Bestandteil der Thrombophilieabklärung sein.

Lipoprotein(a)

Lipoprotein(a) konkurriert mit Plasminogen um die Bindungsstellen am polymeren Fibrin. Demnach könnten hohe Lipoprotein(a)-Spiegel die Fibrinolyse beeinträchtigen. Neben dem lange bekannten kardiovaskulären Risiko bestünde auch ein Risiko für venöse Thromboembolien. Für Kinder scheint dies auch zuzutreffen (Nowak-Göttl et al. 1999) (s. auch Kap. 6.3). Die Datenlage zur Rolle des Lipoprotein(a) bei der idiopathischen Venenthrombose im Erwachsenenalter ist widersprüchlich (Marcucci et al. 2003; Vormittag et al. 2006).

Thrombin-aktivierbarer Fibrinolyseinhibitor

Die inaktive Vorstufe des Thrombin-aktivierbaren Fibrinolyseinhibitors (TAFI) wird durch Enzyme wie Trypsin, Thrombin und Plasmin in die aktive Carboxypeptidase umgewandelt. Die Aktivierung von TAFI durch Thrombin wird um das 1 000-Fache durch die Anwesenheit des Kofaktors Thrombomodulin beschleunigt. Die aktive Form spaltet Lysin vom C-terminalen Ende der Fibrinpolymere ab, an die Komponenten der Fibrinolyse binden. TAFI verhindert also die Lyse des Gerinnsels. So liegt die Hypothese nahe, dass hohe TAFI-Spiegel ein Thromboserisiko bedeuten könnten.

Hohe TAFI-Antigenspiegel scheinen tatsächlich ein mildes Risiko für venöse Thromboembolien zu sein (van Tilburg et al. 2000) und sind ferner mit einer höheren Rezidivwahrscheinlichkeit verknüpft (Eichinger et al. 2004).

Hohe TAFI-Antigenspiegel sind ersten Daten zufolge ein wichtiges Thromboserisiko. Die Aufnahme von TAFI in die routinemäßige Thrombophilieabklärung erscheint aber noch verfrüht.

Faktor-XIII-Val34Leu-Polymorphismus

Die aktive Form des Faktors XIII katalysiert das kovalente *cross-linking* zwischen dem γ-Glutamyl- und dem ε-Lysin-Rest der γ-Ketten zweier Fibrinmoleküle. Diese Reaktion ist ausschlaggebend für die Stabilität eines Thrombus. In unmittelbarer Nachbarschaft der Thrombinaktivierungsstelle im Faktor XIII wird oft die Aminosäure ausgetauscht. Dadurch wird Faktor XIII beschleunigt aktiviert. Die »überstürzte« Aktivierung führt zu einem fragilen Fibrinnetz, das Fibrinolyse-aktivierenden Enzymen nicht standhält. Der zu Grunde liegende Polymorphismus an der Aminosäureposition 34 beeinflusst die Proteinkonzentration nicht (Wilmer et al. 2001).

Ähnlich wie bei der Diagnostik der Faktor-V-Leiden-Mutation ließe sich, zumindest für die homozygote Form dieses Polymorphismus, eine Stufendiagnostik etablieren. Der herkömmliche Faktor-XIII-Aktivitätsassay (Ammoniakfreisetzung) ist hierzu aber nicht geeignet. Infrage kommt nur der Faktor-XIII-Inkorporationsassay, der auf dem Einbau von 5-(Biotinamid-)Pentylamin in immobilisiertes Fibrinogen durch Thrombin-aktivierten Faktor XIII basiert. Bei positivem Befund kann die Genotypisierung folgen (Wilmer et al. 2001).

Der Faktor-XIII-Val34Leu-Polymorphismus übt einen protektiven Effekt aus. Das Risiko für venöse Thromboembolien sinkt (Alhenc-Gelas et al. 2000). Noch gibt es aber kaum Daten zu der Frage, wie sehr sich der protektive Effekt dieses Polymorphismus auf den klinischen Verlauf auswirkt.

Hohe Faktor-IX- und -XI-Spiegel

Hohe Faktor-IX-Spiegel bewirken ein 2- bis 3-fach erhöhtes Thromboserisiko. Das Ergebnis bleibt bestehen, auch wenn Einflussfaktoren wie Alter, Geschlecht, die Einnahme oraler Kontrazeptiva, Faktor VIII, XI und Vitamin-K-abhängige Faktoren einbezogen wurden (van Hylckama Vlieg et al. 2000). Ebenfalls konnte für hohe Faktor XI-Spiegel ein höheres Rezidivrisiko gezeigt werden (Weltermann et al. 2003).

Hohe Faktor IX-Spiegel haben sich als mögliches Thromboserisiko herauskristallisiert. Eine Aufnahme ins reguläre Thrombophilieprogramm scheint jedoch verfrüht.

Faktor XI nimmt eine größere Rolle bei der Thrombinbildung ein als bisher angenommen. Thrombin, das zu Beginn des Gerinnungsprozesses freigesetzt wird, aktiviert auch Faktor XI, das dann über das intrinsische System die Thrombinbildung verstärkt. Dabei entstehen neue Mengen an Thrombin, die über die Aktivierung von TAFI die Fibrinolyse hemmen. Das Risiko für venöse Thromboembolien wird durch hohe Faktor XI-Spiegel um das 2,2-Fache erhöht (Meijers et al. 2000).

Hohe Faktor XI-Spiegel scheinen ebenso wie hohe Faktor IX-Spiegel ein Thromboserisiko darzustellen. Auch hier sollten weitere Studien abgewartet werden, die die ersten Daten bestätigen können.

Literatur

Alhenc-Gelas M, Reny J-L, Aubry M-L, Aiach M, Emmerich J. The FXIII Val 34 Leu mutation and the risk of venous thrombosis. Thromb Haemost 2000; 84: 1117–8.

Bertina RM, Poort SR, Vos HL, Rosendaal FR. The 46C→T polymorphism in the factor XII gene (F12) and the risk of venous thrombosis. J Thromb Haemost 2005; 3: 597–9.

Dawson S, Hamsten A, Wiman B, Henney A, Humphries S. Genetic variation at the plasminogen activator inhibitor-1 locus is associated wth altered levels of plasminogen activator inhibitor-1 activity. Arterioscler Thromb 1991; 11: 183–90.

Eichinger S, Schönauer V, Weltermann A, Minar E, Bialonczyk C, Hirschl M, Schneider B, Quehenberger P, Kyrle PA. Thrombin-activatable fibrinolysis inhibitor and the risk for recurrent venous thromboembolism. Blood 2004; 103: 3773–6.

Girolami A, Randi ML, Gavasso S, Lombardi AM, Spiezia F. The occasional venous thromboses seen in patients with severe (homozygous) FXII deficiency are probably due to associated risk factors: a study of prevalence in 21 patients and review of the literature. J Thromb Thrombolysis 2004; 17: 139–43.

Koster T, Rosendaal FR, Briet E, Vandenbroucke JP. John Hageman's factor and deep-vein thrombosis: Leiden Thrombophilia Study. Br J Haematol 1994; 87: 422–4.

Marcucci R, Liotta AA, Cellai AP, Rogolino A, Gori AM, Giusti B, Poli D, Fedi S, Abbate R, Prisco D. Increased plasma levels of lipoprotein(a) and the risk of idiopathic and recurrent venous thromboembolism. Am J Med 2003; 115: 601–5.

Meijers JC, Tekelenburg WL, Bouma BN, Bertina RM, Rosendaal RM. High levels of coagulation factor XI as a risk factor for venous thrombosis. N Engl J Med 2000; 342: 696–701.

Nowak-Göttl U, Junker R, Hartmeier M, Koch HG, Munchow N, Assmann G, von Eckardstein A. Increased lipoprotein(a) is an important risk factor for venous thromboembolism in childhood. Circulation 1999; 100: 743–8.

Okamoto A, Sakata T, Mannami T, Baba S, Katayama Y, Matsuo H, Yasaka M, Minematsu K, Tomoike H, Miyata T. Population-based distribution of plasminogen activity and estimated prevalence and relevance to thrombotic diseases of plasminogen deficiency in the Japanese: the Suita Study. J Thromb Haemost 2003; 1: 2397–403.

Ridker PM, Hennekens CH, Lindpaintner K, Stampfer MI, Miletich JP. Arterial and venous thrombosis is not associated with the 4G/5G polymorphism in the promoter of the plasminogen activator inhibitor gene in a large cohort of US men. Circulation 1997; 95: 59–62.

Segui R, Estelles A, Mira Y, Espana F, Villa P, Falco C, Vaya A, Grancha S, Ferrando F, Aznar J. PAI-1 promoter 4G/5G genotype as an additional risk factor for venous thrombosis in subjects with genetic thrombophilic defects. Br J Haematol 2000; 111: 122–8.

Soria JM, Almasy L, Souto JC, Bacq D, Buil A, Faure A, Martinez-Marchan E, Mateo J, Borrell M, Stone W, Lathrop M, Fontcuberta J, Blangero J. A quantitative-trait locus in the human factor XII gene influences both plasma factor XII levels and susceptibility to thrombotic disease. Am J Hum Genet 2002; 70: 567–74.

van Hylckama Vlieg A, van der Linden IK, Bertina RM, Rosendaal FR. High levels of factor IX increase the risk of venous thrombosis. Blood 2000; 95: 3678–82.

van Tilburg NH, Rosendaal FR, Bertina RM. Thrombin activatable fibrinolysis inhibitor and the risk for deep vein thrombosis. Blood 2000; 95: 2855–9.

Vormittag R, Vukovich T, Stain M, Lehr S, Minar E, Pabinger I. Lipoprotein(a) in patients with spontaneous venous thromboembolism. Thromb Res 2006; April 25 (epub ahead of print).

Weltermann A, Eichinger S, Bialonczyk C, Minar E, Hirschl M, Quehenberger P, Schönauer V, Kyrle PA. The risk of recurrent venous thromboembolism among patients with high factor IX levels. J Thromb Haemost 2003; 1: 28–32.

Wilmer M, Rudin K, Kolde H, Poetzsch B, Lenz W, Moessmer G, Meili E, Egbring R, Gempeler-Messina P, Gempeler M, Bastian S, Kohler H. Evaluation of a sensitive colorimetric FXIII incorporation assay. Effects of FXIII Val34Leu, plasma fibrinogen concentration and congenital FXIII deficiency. Thromb Res 2001; 102: 81–91.

Zeerleder S, Schloesser M, Redondo M, Wuillemin WA, Engel W, Furlan M, Lammle B. Reevaluation of the incidence of thromboembolic complications in congenital factor XII deficiency: a study on 73 subjects from 14 Swiss families. Thromb Haemost 1999; 82: 1240–6.

Zöller B, Garcia de Frutos P, Dahlbäck B. A common 4G allele in the promoter of the plasminogen activator inhibitor-1 (PAI-1) gene as a risk factor for pulmonary embolism and arterial thrombosis in hereditary protein S deficiency. Thromb Haemost 1998; 79: 802–7.

5.3.7 Erworbene hämostaseologische Ursachen venöser Thrombosen

Gynäkologisch-geburtshilfliche Thromboserisiken

Edelgard Lindhoff-Last

Eine 36-jährige Primigravida stellt sich in der 34+5 SSW mit seit 2 Tagen bestehenden Schmerzen in der linken Wade vor, die bei Belastung verstärkt auftreten. Die Patientin gibt im Weiteren an, seit einiger Zeit zunehmend dyspnoisch zu sein. Die **Eigen- und Familienanamnese** ist in Bezug auf thromboembolische Komplikationen unauffällig.
Der Unterschenkel ist leicht geschwollen und im Verlauf der V. tibialis posterior druckempfindlich. Bei Dorsalflexion des Fußes (Homans-Zeichen) nimmt der Wadenschmerz zu.
- **Diagnostik:** Die **Auskultation** der Lunge ist unauffällig, ebenso EKG und BGA.
Die **Labordiagnostik** weist D-Dimere von 320 (Norm: < 190 µg/l) auf, ist aber aufgrund der in der Schwangerschaft erhöhten D-Dimere nur eingeschränkt aussagefähig. Das übrige Labor ist unauffällig. Es finden sich weder eine Faktor-V-Leiden-Mutation, ein Prothrombinpolymorphismus noch ein Antiphospholipid-Syndrom. Auf eine Protein-S-Bestimmung wird aufgrund des physiologischen Abfalls von Protein S während der Schwangerschaft verzichtet.
Die **Kompressionssonographie und Farbduplexuntersuchung** der Beinvenen ergibt eine tiefe Beinvenenthrombose im Bereich der V. femoralis superficialis und V. poplitea, sodass eine Phlebographie (Belastung mit Beckenabschirmung ca. 0,5 mSv) nicht mehr notwendig ist. Zum Ausschluss einer Lungenembolie wird eine **Ventilations-Perfusions-Szintigraphie** (Strahlenbelastung mit ca. 0,2 mSv unbedenklich) durchgeführt. Diese Untersuchung zeigt einen negativen Befund.
- **Diagnose:** Die Patientin wird mit der Diagnose einer proximalen tiefen Beinvenenthrombose links stationär aufgenommen. Die Dyspnoe wird aufgrund der negativen apparativen Diagnostik mit dem Fundushochstand und der Kompression der basalen Lungenabschnitte erklärt.
- **Therapie:** Zur Schmerzlinderung wird die Hochlagerung des linken Beines verordnet. Die Patientin kann jedoch unter Kompressionsbehandlung beider Beine (Kurzzugbinden, nach Abschwellen Kompressionsstrümpfe) und **volltherapeutischer Antikoagulation** sofort mobilisiert werden. Die Patientin erhält Nadroparin (Fraxiparin®) 2 × 0,1 ml/kg KG s. c. Aufgrund des Benzylalkohols in der Multidose-Flasche werden Einmalspritzen verwendet, bei einem Gewicht der Patientin von 80 kg also 2 × 0,8 ml. Zur Kontrolle wird die Anti-Faktor-Xa-Aktivität bestimmt (Ziel: 0,4–1,0 I.E./ml 3–4 h nach subkutaner Verabreichung). Da die NM-Heparine für diese Indikation nicht explizit zugelassen sind, unterschreibt die Patientin nach eingehender persönlicher Aufklärung eine Einverständniserklärung für diese Therapie. Die Therapie wird bis zur Entbindung in volltherapeutischer, körpergewichtsadaptierter Dosierung fortgeführt. Eine sonographische **Verlaufskontrolle** nach 4 Wochen ergibt kurz vor dem Entbindungstermin noch ausgeprägte Restthromben im Bereich der V. femoralis superficialis links mit Teilrekanalisation. Ab der 38. SSW wird die Antikoagulation auf unfraktioniertes Heparin s. c. in einer Dosis von 3 × 10 000 I.E. umgestellt. Eine spontane Entbindung wird angestrebt. Da frühestens 6 Stunden nach der letzten Heparingabe eine Periduralanästhesie durchführbar ist, wird mit Wehenbeginn kein Heparin mehr verabreicht.
Nach komplikationslosem Spontanpartus in der 39. SSW wird am Abend des Entbindungstages – je nach Blutungsneigung – die Antikoagulation mit Nadroparin in volltherapeutischer Dosierung fortgesetzt. Nach einigen Tagen wird, da die Patientin stillen möchte, für 4½ Monate auf Warfarin mit einer Ziel-INR von 2,0–3,0 umgestellt.

Orale Kontrazeptiva

Die meisten der seit 40 Jahren angewendeten oralen Kontrazeptiva sind eine Kombination von Östrogen und Gestagen. Grundsätzlich ist das Risiko für eine venöse thromboembolische Erkrankung bei der Anwendung oraler Kontrazeptiva mit einem niedrigen Östrogenanteil (< 50 μg) und einem Gestagen ca. 3- bis 8-fach erhöht. Es ist jedoch, je nach Präparat, von einem unterschiedlich hohen Risiko für venöse Thrombosen auszugehen.

In 2 publizierten Metaanalysen (Hennessy et al. 2001; Kemmeren et al. 2001) wurde ein höheres Risiko bei der Verwendung von oralen Kontrazeptiva der 3. gegenüber der 2. Generation um den Faktor 1,5–1,8 gezeigt. Bei oraler Kontrazeption mit einem Präparat, das nur ein niedrig dosiertes Gestagen (1. und 2. Generation, z. B. Levonorgestrel) beinhaltet, ist das thromboembolische Risiko niedriger als bei einem Kombinationspräparat (Petitti 2003).

Das Risiko für thromboembolische Erkrankungen ist im 1. Jahr der Einnahme oraler Kontrazeptiva am größten, aber auch nach dem 1. Jahr bleibt das Risiko erhöht (Bloemenkamp et al. 2000). Rauchen, Übergewicht und/oder eine zu Grunde liegende Thrombophilie erhöhen zusätzlich das Risiko venöser thromboembolischer Komplikationen (Moores et al. 2004).

Ätiologie und Pathogenese

Unter Einnahme oraler Kontrazeptiva sind bei Frauen die Konzentrationen von Fibrinogen, Faktor VIII und Faktor IX höher als bei gleichaltrigen Männern, während die Protein-S-Werte signifikant niedriger liegen. Hierdurch lässt sich möglicherweise – zumindest teilweise – das erhöhte Thromboserisiko unter Einnahme oraler Kontrazeptiva erklären (Lowe et al. 1997).

Individualisierte Behandlung

Bei der Entscheidung, ob zu einer oralen Kontrazeption geraten werden kann, müssen verschiedene Aspekte bei der Beratung beachtet werden. Anamnestisch sollte eine thromboembolische Erkrankung in der Vorgeschichte ausgeschlossen werden. Des Weiteren müssen die Familienanamnese bezüglich thromboembolischer Erkrankungen und die dispositionellen Risikofaktoren (z. B. thrombophile Neigung, Adipositas, Immobilisation) der zu beratenden Frau für thromboembolische Erkrankungen erhoben werden. Ein Thrombophiliescreening sollte bei positiver Eigen- oder Familienanamnese durchgeführt werden.

Für Frauen mit **positiver Familienanamnese, Risiken für thromboembolische Komplikationen** oder **nachgewiesener Thrombophilie** sind die Empfehlungen uneinheitlich. Eine Beratung muss hier unter dem Gesichtspunkt einer maximal sicheren Kontrazeption und einer Minimierung der Risiken erfolgen. Um das thromboembolische Risiko zu senken, sind Kontrazeptiva der 2. Generation oder ein reines Gestagenpräparat (mit einem Gestagen der 1. oder 2. Generation) zu empfehlen. Bei Vorhandensein mehrerer Risikofaktoren (z. B. Thrombophilie und Adipositas) ist von einer Hormongabe eher abzuraten.

Bei Frauen mit einer **thromboembolischen Erkrankung in der Vorgeschichte** ist laut ACOG (American College of Obstetricians and Gynecologist) und WHO das Risiko für erneute Ereignisse unter oraler Kontrazeption inakzeptabel hoch und die Anwendung somit kontraindiziert.

Während einer **oralen Antikoagulation** sollte eine sichere Kontrazeption durchgeführt werden, da eine Schwangerschaft unter der Einnahme von Vitamin-K-Antagonisten aufgrund des teratogenen Risikos unerwünscht ist. Nach Absetzen der oralen Kontrazeptiva verschwindet das dadurch bedingte zusätzliche venöse Thromboserisiko innerhalb von 3 Monaten, sodass von einer reversiblen Nebenwirkung der Medikation auszugehen ist (Tanis et al. 2003).

Schwangerschaft und Wochenbett

Venöse Thromboembolien treten in einer von 1 000 Schwangerschaften auf, wobei die Lungenembolie weiterhin eine der führenden Todesursachen während der Schwangerschaft darstellt (Hach-Wunderle 2003). Das Risiko einer venösen Thrombose ist während der Schwangerschaft im Vergleich zu nicht schwangeren Frauen im gebärfähigen Alter auf etwa das 6- bis 10-Fache erhöht und steigt im Wochenbett (bis 6 Wochen nach der Entbindung) auf das 20-Fache an.

Ätiologie und Pathogenese

Beinvenenthrombosen treten während der 3 Trimester gleichmäßig verteilt auf und betreffen wesentlich häufiger die linke Seite (90%, außerhalb der Schwangerschaft 55%) (Moores et al. 2004). Dies ist vermutlich dadurch bedingt, dass die linke V. iliaca communis durch die ventral verlaufende Arterie komprimiert wird.

Während des 1. Trimesters überwiegen distale Thrombosen, im letzten Trimester können eher Beckenvenenthrombosen nachgewiesen werden, die häufig durch die Kompression der Iliakalvenen durch die Gebärmutter mit verursacht sind (Lindhoff-Last et al. 2000). Postpartal steigt das venöse Thromboserisiko nochmals an und ist 15- bis 20-fach erhöht, wobei die meisten thromboembolischen Ereignisse innerhalb der 1. Woche (40%) auftreten, während 20% in der 2. Woche nachweisbar sind und die restlichen Thrombosen bis zur 6. Woche postpartal beobachtet werden. Für das höhere Thromboserisiko im Wochenbett ist sehr wahrscheinlich die ausgeprägte, akut einsetzende hormonelle Umstellung postpartal verantwortlich.

Pathophysiologisch spielen alle 3 Komponenten der Virchow'schen Trias, also Störungen des Blutflusses, des Endothels und der Blutzusammensetzung, bei der schwangerschaftsassoziierten Venenthrombose eine wesentliche Rolle. Die venöse Stase wird einerseits durch eine hormonell induzierte Abnahme des venösen Tonus und andererseits durch die Kompression der intraabdominalen Venen – bedingt durch den sich vergrößernden Uterus – verursacht. Endotheliale Schädigungen insbesondere der Beckenvenen können während der Entbindung auftreten.

Teleologisch ist das Blutgerinnungssystem in der Schwangerschaft darauf ausgerichtet, den plötzlichen Stopp der hohen Plazentaperfusion von über 750 ml/min während der Entbindung durch eine rasche Gerinnselbildung zu erreichen, ohne dass die Gebärende verblutet. Dies wird durch eine im Verlauf der Schwangerschaft zunehmende, »physiologische« Hyperkoagulabilität erreicht. Spätestens ab der 20. Schwangerschaftswoche steigen das Fibrinogen, die Gerinnungsfaktoren II, V, VIII, IX, X und XII sowie der von-Willebrand-Faktor kontinuierlich an. Es kommt es zu einer progredienten Protein-S-Verminderung, während sich die Protein-C- und Antithrombinspiegel nicht verändern. Ursache dieser weit reichenden Veränderungen in der Schwangerschaft sind – soweit bisher bekannt – hormonelle Veränderungen wie z. B. die im Verlauf der Schwangerschaft ansteigende Östrogenkonzentration (Kemkes-Matthes 2001). Diese physiologische Hyperkoagulabilität kann aber durch Gerinnungsstörungen aus der Balance geraten und eine Thromboembolie begünstigen. Gerinnungsdefekte wirken sich mitunter ganz unterschiedlich auf das schwangerschaftsbedingte Thromboserisiko aus (s. Kap. »APC-Resistenz und Faktor-V-Leiden-Mutation«, S. 416).

Weitere Risikofaktoren für die Entwicklung einer venösen Thrombose während der Schwangerschaft sind ein höheres Alter der Mutter, die Durchführung einer Sectio, Übergewicht, Immobilisation, multiple Schwangerschaften oder vorherige Thrombosen (Kujovich 2004).

Diagnostik

> Eine objektive Diagnosesicherung einer tiefen Beinvenenthrombose oder einer Lungenembolie ist für eine Schwangere unbedingt erforderlich, da ohne eine adäquate Therapie ein hohes Risiko für eine (weitere) Lungenembolie mit erhöhter Mortalität besteht (Hach-Wunderle 2003; Lindhoff-Last et al. 2000).

Allerdings ist die Prävalenz venöser Thrombosen bei klinischen Verdachtsfällen in der Schwangerschaft deutlich niedriger als außerhalb der Schwangerschaft. Während bei nicht schwangeren Patientinnen sich in etwa 25% der Verdachtsfälle tatsächlich eine tiefe Beinvenenthrombose oder eine Lungenembolie sichern lässt, liegt diese Inzidenz bei schwangeren Patientinnen für eine tiefe Venenthrombose bei < 10% und für eine Lungenembolie sogar bei < 5% (Chan et al. 2002). Die geringe Inzidenz bei schwangeren Patientinnen für tiefe Venenthrombosen und Lungenembolie bei Verdachtsfällen ist dadurch bedingt, dass Schwangere insbesondere gegen Ende der Schwangerschaft durch die Größenzunahme des Uterus häufig unter Belastungsdyspnoe durch Zwerchfellhochstand oder unter prätibialen Ödemen durch die intraabdominelle Venenkompression leiden.

Die Diagnostik einer venösen Thrombose in der Schwangerschaft sollte ähnlich wie außerhalb der Schwangerschaft mit einer differenzierten **Anamneseerhebung** und einer dadurch bedingten Einschätzung der klinischen Wahrscheinlichkeit einer Thrombose beginnen (Wells et al. 2003).

Als erste diagnostische Maßnahme sollte eine **Farbduplexuntersuchung** der Becken- und Beinvenen beidseits erfolgen. Bei negativem Ergebnis und hoher klinischer Thrombosewahrscheinlichkeit sollte eine Ultraschallverlaufskontrolle nach 3–5 Tagen erfolgen oder – insbesondere bei Verdacht auf isolierte Beckenvenenthrombose – eine **Magnetresonanzvenographie** (MRV) durchgeführt werden. Die Anwendung einer MRV im letzten Trimenon scheint relativ sicher für den Fetus zu sein. In der Frühschwangerschaft sollte jedoch eine MRV wegen noch fehlender Erfahrungswerte vermieden werden (Moores et al. 2004).

Bei Verdacht auf eine Lungenembolie sollte ebenfalls zunächst eine Ultraschalluntersuchung der Becken- und Beinvenenthrombosen erfolgen, da bei Nachweis einer tiefen Venenthrombose bereits die Indikation für eine Antikoagulation gegeben ist.

Ist diese negativ, dann sollte ein **Ventilations- und Perfusionsszintigramm der Lunge** durchgeführt werden, da die Strahlenbelastung < 0,2 mGy ist und in einem durchgeführten Review bei 120 während der Schwangerschaft untersuchten Frauen kein erhöhtes Risiko für Schwangerschaftskomplikationen nachweisbar war. Bei einem 10-Jahres-Follow-up von über 90 % der entbundenen Kinder ließen sich weder bösartige Erkrankungen noch Entwicklungsschäden nachweisen (Chan et al. 2002).

> Während außerhalb der Schwangerschaft auch der **D-Dimer-Test** als nicht invasive, additive diagnostische Maßnahme durchgeführt werden kann, ist seine Aussagekraft während der Schwangerschaft sehr gering, da die D-Dimer-Werte physiologischerweise während der Schwangerschaft ansteigen (Moores et al. 2004).

Individualisierte Behandlung

Ist eine venöse Thrombose in der Schwangerschaft gesichert, dann muss eine Therapie mit Antikoagulanzien begonnen werden. Einzelheiten zur Prophylaxe und Therapie thromboembolischer Komplikationen in der Schwangerschaft können dem Kapitel 6.1 entnommen werden.

Hormonsubstitution im Klimakterium

Die hormonelle Substitution mit Östrogenen wird bei postmenopausalen Frauen seit Jahrzehnten angewandt. Belegte Vorteile einer Behandlung sind die klinisch relevante Minderung der postmenopausalen Beschwerden sowie Prävention und Behandlung der Osteoporose.

Ätiologie und Pathogenese

Die applizierten Hormone wirken sich auf das Gerinnungssystem aus. So lassen sich bei Frauen unter hormonaler postmenopausaler Therapie niedrigere t-PA-Antigen-Spiegel im Vergleich zu Frauen ohne Hormoneinnahme nachweisen (Langer et al. 2005).

Unter einer postmenopausalen Hormonsubstitution ist das relative Risiko für venöse Thrombosen, ähnlich wie bei den oralen Kontrazeptiva, 2- bis 4-mal so hoch. Das absolute venöse Thromboserisiko ist aber – insbesondere bei gleichzeitigem Vorliegen einer Thrombophilie – aufgrund des höheren Lebensalters der Frauen höher einzuschätzen als das einer jungen Frau unter oraler Kontrazeption (Abb. 5-24) (Herrington et al. 2002; Vandenbroucke et al. 2001). Das Risiko ist insbesondere während des ersten

Jahres der Behandlung am höchsten (Moores et al. 2004).

Durch die Women's Health Initiative (WHI) wurden 2 große randomisierte Studien bereits 1991 initiiert, durch die festgestellt werden sollte, inwieweit kardiovaskuläre Ereignisse durch die alleinige Einnahme von equinem Östrogen oder durch Einnahme eines Kombinationspräparates mit Progestin reduziert werden könnten. Die WHI-Studie bezüglich des Kombinationspräparates musste 2002 nach einer mittleren Dauer von 5,2 Jahren abgebrochen werden, da koronare Herzerkrankung, Apoplex und venöse Thrombosen häufiger bei Frauen unter der Kombinationstherapie als bei Frauen ohne Medikation auftraten (Rossouw et al. 2002). Auch die Monotherapie mit equinem Östrogen in hysterektomierten postmenopausalen Frauen wurde 2004 gestoppt, da das Risiko für einen Apoplex unter Therapie signifikant erhöht war und auch das Risiko für das Auftreten einer Beinvenenthrombose oder Lungenembolie geringgradig erhöht war (Anderson et al. 2004).

Bei Verwendung transdermaler Applikationen scheint das Thromboserisiko für venöse Thrombosen geringer oder gar nicht existent zu sein. Allerdings ist dies noch nicht ausreichend durch randomisierte, prospektive Studien belegt (Lowe et al. 2004; Scarabin et al. 2003). Dies könnte dadurch bedingt sein, dass bei oraler Anwendung aufgrund des First-Pass-Effektes in der Leber viel höhere Dosierungen verabreicht werden müssen als bei transdermaler Applikation und dadurch auch die Synthese von Gerinnungsfaktoren in der Leber verstärkt wird (Lowe et al. 2004).

Individualisierte Behandlung

Aus diesen Ergebnissen leiten sich neue Empfehlungen ab, die einen Einsatz der postmenopausalen Hormonsubstitution bei Auftreten von postmenopausalen Beschwerden in der niedrigsten effektiven Dosis für die kürzestmögliche Zeit empfehlen. Eine positive Eigenanamnese bezüglich venöser Thrombosen sollte eine Kontraindikation gegen eine orale Hormonersatztherapie darstellen. Im Einzelfall kann hier jedoch möglicherweise eine transdermale Applikationsform erwogen werden.

Selektive Östrogenrezeptormodulatoren

Zwei selektive Östrogenrezeptormodulatoren, Tamoxifen und Raloxifen, werden zur Prävention und als adjuvante und palliative Behandlung beim Mammakarzinom eingesetzt.

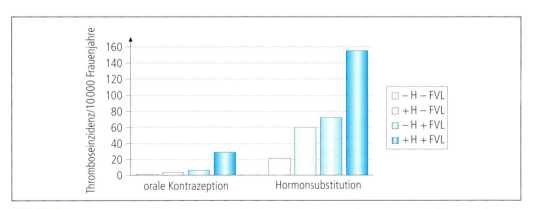

Abb. 5-24 Absolute Thromboseinzidenz pro 10 000 Frauenjahre bei einer heterozygoten Faktor-V-Leiden-Mutation (FVL) in Abhängigkeit von der Einnahme oraler Kontrazeptiva oder einer postmenopausalen Hormonsubstitution (nach Herrington et al. 2002; Vandenbroucke et al. 2001).
+H = mit Hormonen; -H = ohne Hormone.

Ätiologie und Pathogenese

Die Mehrzahl der selektiven Östrogenrezeptormodulatoren entwickelt im Brustgewebe und zentralen Nervensystem einen antiöstrogenen Effekt, während sie im Bereich des Knochens, Endometriums und vaskulären Systems komplett oder partiell agonistisch wirkt. Unter der Gabe selektiver Östrogenrezeptormodulatoren kommt es zu einem Anstieg von Faktor VIII, von-Willebrand-Faktor und freiem Protein S, während Antithrombin, Gesamtprotein S und PAI-1 absinken (Cosman et al. 2005).

Da in den bisher durchgeführten Studien ein routinemäßiges Screening auf asymptomatische venöse Thrombosen bei diesem Patientenkollektiv fehlte, kann bisher nur eine Aussage zum Risiko einer symptomatischen venösen Thrombose gemacht werden. Das relative Risiko für venöse Thrombosen ist sowohl unter Tamoxifen als auch unter Raloxifengabe auf das 2- bis 3-Fache erhöht. Es ist bisher nicht geklärt, ob dieses Risiko bei Frauen mit einer Thrombophilie zusätzlich zunimmt (Deitcher et al. 2004).

Individualisierte Behandlung

Das Thromboserisiko kann daher bei Patientinnen mit Mammakarzinomen unter hormonmodulierender Therapie insbesondere bei chirurgischen Eingriffen und bei einer Chemotherapie nochmals deutlich erhöht werden. Daher sollte eine Hochrisikothromboseprophylaxe z. B. mit niedermolekularem Heparin bei Patientinnen mit Mammakarzinom vor und während entsprechender Interventionen unbedingt erwogen werden (Caine et al. 2003).

Literatur

Anderson GL, Limacher M, Assaf AR, Bassford T, Beresford SA, Black H, Bonds D, Brunner R, Brzyski R, Caan B, Chlebowski R, Curb D, Gass M, Hays J, Heiss G, Hendrix S, Howard BV, Hsia J, Hubbell A, Jackson R, Johnson KC, Judd H, Kotchen JM, Kuller L, LaCroix AZ, Lane D, Langer RD, Lasser N, Lewis CE, Manson J, Margolis K, Ockene J, O'Sullivan MJ, Phillips L, Prentice RL, Ritenbaugh C, Robbins J, Rossouw JE, Sarto G, Stefanick ML, Van Horn L, Wactawski-Wende J, Wallace R, Wassertheil-Smoller S; Women's Health Initiative Steering Committee. Effects of conjugated equine estrogen in postmenopausal women with hysterectomy. JAMA 2004; 291: 1701–12.

AWMF-Leitlinie: Stationäre und ambulante Thromboembolie-Prophylaxe in der Chirurgie und der perioperativen Medizin, AWMF-Leitlinien-Register Nr.003/001, http://www.leitlinien.net/.

Bates SM, Greer IA, Hirsh J, Ginsberg JS. Use of antithrombotic agents during pregnancy. The Seventh ACCP Conference on Antithrombotic and Thrombolytic Therapy. Chest 2004; 126: 627S–44S.

Bloemenkamp KW, Rosendaal FR, Helmerhorst FM, Vandenbroucke JP. Higher risk of venous thrombosis during early use of oral contraceptives in women with inherited clotting defects. Arch Intern Med 2000; 160: 49–52.

Caine GJ, Stonelake PS, Rea D, Lip GY. Coagulapathic complications in breast cancer. Cancer 2003; 98: 1578–86.

Chan WS, Ray JG, Murray S, Coady GE, Coates G, Ginsberg JS. Suspected pulmonary embolism in pregnancy: clinical presentation, results of lung scanning and subsequent maternal and pediatric outcomes. Arch Intern Med 2002; 162: 1170–5.

Cosman F, Baz-Hecht M, Cushman M, Vardy MD, Cruz JD, Nieves JW, Zion M, Lindsay R. Short-term effects of estrogen, tamoxifen and raloxifene on hemostasis: a randomized-controlled study and review of the literature. Thromb Res 2005; 116: 1–13.

Deitcher SR, Gomes MP. The risk of venous thromboembolic disease associated with adjuvant hormone therapy for breast carcinoma. Cancer 2004; 101: 439–49.

Hach-Wunderle V. Venous thrombosis in pregnancy. VASA 2003; 32: 61–8.

Hennessy S, Berlin JA, Kinman JL, Margolis DJ, Marcus SM, Strom BL. Risk of venous thromboembolism from oral contraceptives containig gestodene and desogestrel versus levonorgestrel: a meta-analysis and formal sensitivity analysis. Contraception 2001; 64: 125–33.

Herrington DM, Vittinghoff E, Howard TD, Major DA, Owen J, Reboussin DM, Bowden D, Bittner V, Simon JA, Grady D, Hulley SB. Factor V Leiden, hormone replacement therapy, and risk of venous thromboembolic events in women with coronary disease. Arterioscler Thromb Vasc Biol 2002; 22: 1012–7.

Karim R, Sacher RA. Thrombocytopenia in pregnancy. Curr Hematol Rep 2004; 3: 128–33.

Kemkes-Matthes B. Veränderungen des Gerinnungssystems in der Schwangerschaft. Z Kardiol 2001; 90 (Suppl. 4): 45–8.

Kemmeren JM, Algra A, Grobbee DE. Third generation oral contraceptives and risk of venous thrombosis: a meta analysis. BMJ 2001; 323: 131–4.

Kujovich JL. Hormones and pregnancy: thromboembolic risks in women. Br J Haematol 2004; 126: 443–54.

Langer DR, Pradhan AD, Lewis CE, Manson JE, Rossouw JE, Hendrix SL, LaCroix AZ, Ridker PM. Baseline associations between postmenopausal hormone therapy and inflammatory, haemostatic and lipid biomarkers of coronary heart disease. Thromb Haemost 2005; 93: 1108–16.

Lindhoff-Last E, Sohn C, Ehrly AM, Bauersachs RM. Aktuelles Management der Thrombembolie in Schwangerschaft und Wochenbett. Zentralbl Gynäkol 2000; 122: 4–17.

Lowe GD. Hormone replacement therapy and cardiovascular disease: increased risks of venous thromboembolism and stroke, and no protection from coronary heart disease. J Intern Med 2004; 256: 361–74.

Lowe GDO, Rumley A, Woodward M, Morrison CE, Philippou H, Lane DA, Tunstall-Pedoe H. Epidemiology of coagulation factors, inhibitors and activation markers: The Third Glasgow MONICA Survey I. Illustrative reference ranges by age, sex and hormone use. Br J Haematol 1997; 97: 775–84.

Moores L, Bilello KL, Murin S. Sex and gender issues and venous thromboembolism. Clin Chest Med 2004; 25: 281–97.

Petitti DB. Clinical Practice. Combination estrogen-progestin oral contraceptives. N Engl J Med 2003; 349: 1443–50.

Rossouw JE, Anderson GL, Prentice RL, LaCroix AZ, Kooperberg C, Stefanick ML, Jackson RD, Beresford SA, Howard BV, Johnson KC, Kotchen JM, Ockene J; Writing Group for the Women's Health Initiative Investigators. Risks and benefits of estrogen plus progestin in healthy postmenopausal women: principal results form the Women's Health Initiative randomized controlled trial. JAMA 2002; 288: 321–33.

Scarabin PY, Oger E, Plu-Bureau G, Estrogen and Thromboembolism Risk (ESTHER) Study Group. Differential association of oral and transdermal oestrogen-replacement therapy with venous thromboembolism risk. Lancet 2003; 362: 428–32.

Schmitt J, Humpich M, Luxembourg B, Lindhoff-Last E. Relationship between endogenous clotting factor activities and BMI, gender, age or oral contraceptive use. Hämostaseologie 2004; A77.

Samama MM, Dahl OE, Quinlan DJ, Mismetti P, Rosencher N. Quantification of risk factors for venous thromboembolism: a preliminary study for the development of a risk assessment tool. Haematologica 2003; 88: 1410–21.

Tanis BC, Rosendaal FR. Venous and arterial thrombosis during oral contraceptive use: risks and risk factors. Semin Vasc Med 2003; 3: 69–83.

Vandenbroucke JP, Rosing J, Bloemenkamp KW, Middeldorp S, Helmerhorst FM, Bouma BN, Rosendaal FR. Oral contraceptives and the risk of venous thrombosis. N Engl J Med 2001; 344: 1527–35.

Webert KE, Mittal R, Sigouin C, Heddle NM, Kelton JG. A retrospective 11-year analysis of obstetric patients with idiopathic thrombocytopenic purpura. Blood 2003; 102: 4306–11.

Wells PS, Anderson DR, Rodger M, Forgie M, Kearon C, Dreyer J, Kovacs G, Mitchell M, Lewandowski B, Kovacs MJ. Evaluation of D-dimer in the diagnosis of suspected deep-vein thrombosis. N Engl J Med 2003; 349: 1227–35.

Tumorthrombophilie

Karl Heinz Zurborn, Frank Gieseler, Hans D. Bruhn

In der onkologischen Ambulanz stellt sich eine 43-jährige Patientin mit einer plötzlichen neu aufgetretenen schmerzhaften Schwellung des rechten Armes und der rechten Halsseite vor. Immobilisation, neue Medikamente oder besondere körperliche Aktivitäten werden verneint. Sie gibt an, im Laufe der letzten 3 Wochen vergrößerte Halslymphknoten getastet zu haben. Ansonsten ist sie in einem gutem Allgemeinzustand ohne relevante Vorerkrankungen. Es besteht kein Fieber, Infektionszeichen liegen nicht vor, kein Gewichtsverlust.

■ **Diagnostik: Labordiagnostisch** finden sich lediglich erhöhte D-Dimere mit 585 µg/l (Norm: < 160 µg/l). Blutbild, klinische Chemie und Gerinnung sind unauffällig. In der Serologie, die zur Abklärung der Halslymphome abgenommen wird, findet sich kein Hinweis für eine aktive Infektion mit EBV, CMV, HSV, VZV, HIV oder Toxoplasmose. Die **Duplexsonographie** zeigt eine Thrombose der V. jugularis interna rechts, der V. axillaris

rechts, mehrere Lymphome rechts supraklavikulär sowie im vorderen Mediastinum mit Kompression des Truncus brachiocephalicus.
Die **histologische Untersuchung** eines operativ entnommenen Halslymphknotens ergibt eine Lymphknoteninfiltration durch einen klassischen Morbus Hodgkin vom Typ noduläre Sklerose.
■ **Diagnose:** Es wird die Diagnose Thrombose der V. jugularis und V. axillaris rechts auf dem Boden eines Morbus Hodgkin im Stadium IIA mit Kompression des Truncus brachiocephalicus gestellt.

Armand Trousseau hat bereits vor 140 Jahren einen Zusammenhang zwischen einem malignen Tumorwachstum und dem Hämostasesystem hergestellt. Er beschrieb die Thrombophlebitis als typisches Symptom bei Patienten mit Magenkarzinom. Die Gesamtinzidenz von klinisch manifesten Thrombosen bei Tumorpatienten liegt bei 5–15 % (Rickles u. Edwards 1983). Bei Autopsien werden sogar bei ca. 50 % der Verstorbenen mit malignen Erkrankungen Thrombosen und Lungenembolien gefunden.

In der Tabelle 5-26 sind Tumorerkrankungen mit den häufigsten paraneoplastischen Thromboembolien aufgeführt (Rickles u. Edwards 1983). Wird die Häufigkeit einzelner Tumorerkrankungen in der Bevölkerung unberücksichtigt gelassen, dann sind Pankreas- und Ovarialkarzinome sowie Hirntumoren am häufigsten mit thrombotischen Komplikationen assoziiert. Thrombin wirkt als Gewebshormon direkt auf die Tumorzellbiologie.

Tab. 5-26 Thromboembolichäufigkeit abhängig von der Tumorart.

Tumorart	n	%
Lungenkarzinom	158	27,9
Pankreaskarzinom	104	18,4
Magenkarzinom	96	17,0
Kolonkarzinom	89	15,7
Ovarial-/Endometriumkarzinom	41	7,2
Prostatakarzinom	40	7,1

n = Anzahl.

Ätiologie und Pathogenese

Zwischen dem Tumorwachstum und dem Hämostasesystem bestehen komplexe Wechselwirkungen. Sie sind abhängig von:
- der Art des Tumors (Eigenschaften der Tumorzelle),
- den individuellen Faktoren des Patienten (Alter, begleitende Erkrankungen und Risikofaktoren [z. B. Immobilität, Venenkatheter]),
- dem Hämostasesystem (Verhalten der Wirtsabwehr) und
- therapeutischen Einflüssen (z. B. antineoplastischen und -thrombotischen Maßnahmen).

Die Aktivierung der Gerinnung und der Plättchen erfolgt durch Tumorprokoagulanzien (z. B. TF), Prokoagulanzien von Entzündungszellen, Zytokine (z. B. vascular permeability factor [VPF], IL-1, TNF) und Mediatoren der Plättchenadhäsion und -aggregation. Neben dem Faktor VII und dem lipidabhängigen *tissue factor* wird ein Faktor-VII-unabhängiger direkter Faktor-X-Aktivator (cancer procoagulant [CP]) beschrieben. CP stimuliert weiterhin die Plättchenadhäsion und kann so die lokale Bildung von Mikrothromben, die für das intravasale Überleben von Mikrometastasen notwendig sind, initiieren (Gieseler et al. 2003).

Auch die **Wirtsabwehr** stellt eine wichtige Quelle für die prokoagulatorische Aktivität dar, beispielsweise durch tumorinfiltrierende Makrophagen und Zytokine, die die TF-Expression in Makrophagen und Endothelzellen induzieren können (Abb. 5-25) (Dvorak 1987).

Die Aktivierung des Gerinnungssystems erfolgt vermutlich bei bestimmten soliden Tumoren (z. B. beim kleinzelligen Bronchialkarzinom) überwiegend extravaskulär, im Tumorgewebe selbst. Dabei sezernieren Tumorzellen, Monozyten und Makrophagen im Tumorgewebe Prokoagulanzien. Die Entzündungszellen lösen dabei über Mediatoren eine *Akute-Phase-Reaktion* mit der Synthese von Akute-Phase-Proteinen im Endothel oder in der Leberzelle aus. Diese Vorgänge tragen dann zu den im Hämostasesystem beobachteten Veränderungen (z. B. Thrombozytose, Hyperfibrinogenämie, Hypofibrinolyse durch Erhöhung des PAI-1-Spiegels) bei. Nach Ausschwemmung in die Blutbahn sind erhöhte Spiegel von löslichem Fibrin, molekularen Markern der In-vivo-Thrombinwirkung (FPA, TAT, F1+2) und der sekundären Fibrinolyse (FSP, D-Dimere) im Blut von Tumorpatienten nachweisbar (Tab. 5-27). Verschiedene plättchenaggregierende Aktivitäten wurden in Tumorzellen gefunden.

Die Bedeutung der Polyzythämie als Risikofaktor für Thrombosen bei Patienten mit myeloproliferativen Erkrankungen ist etabliert. Dies gilt jedoch nicht für die Vermehrung von Blutplättchen und/oder Plättchenfunktionsstörungen.

Ein Einfluss des Fibrinolysesystems kann in Form einer systemischen Hypofibrinolyse bestehen und die Absiedlung von Tumoremboli und damit den Metastasierungsvorgang fördern. Im Tumorgewebe fördert die Freisetzung von Plasminogenaktivatoren eine Gewebeinvasion des Tumors und damit seine Metastasierung.

> Die Assoziation venöser (seltener auch arterieller) Thromboembolien mit malignem Tumorwachstum resultiert aus der Aktivierung des Hämostasesystems durch Prokoagulanzien der Tumor- und Wirtszellen.

Mit einer klinisch manifesten **disseminierten intravasalen Gerinnung** ist bei über 80 % der Patienten mit akuter Promyelozytenleukämie zu rechnen. Nach Einführung der All-Trans-Retinsäure (Tretinoin, z. B. Vesanoid®) in die Therapie kommt es nur noch selten zur DIC und die Hämostasestörung normalisiert sich innerhalb weniger Tage (Hiller 2003). Selten kommt es bei anderen Formen der Leukämie und in Einzelfällen bei metastasierten soliden Tumoren, wie Pan-

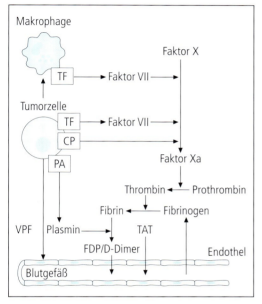

Abb. 5-25 Tumorzellen exponieren spontan oder induziert durch therapeutische Maßnahmen Prokoagulanzien. Sie können zudem indirekt die Bildung von tissue factor durch Makrophagen induzieren. Weiterhin können auch Plasminogenaktivatoren an der Tumorzelloberfläche aktiv werden. Ein Zytokin der Tumorzelle, der vaskuläre Permeabilitätsfaktor, sorgt für die Verfügbarkeit notwendiger Faktoren des Hämostasesystems im Tumorgewebe. Nach Aktivierung des exogenen Gerinnungssystems kommt es im Tumorgewebe zur Thrombin- und Fibrinbildung. Marker der Thrombinwirkung und der sekundären Fibrinolyse nach Fibrinbildung – der Thrombin-Antithrombin-Komplex und Fibrinspaltprodukte sowie D-Dimer – können daraufhin in die Blutbahn ausgeschwemmt und dort nachgewiesen werden (mod. nach Dvorak 1987).
CP = cancer procoagulant; FDP = fibrin degradation products (Fibrinspaltprodukte); PA = Plasminogenaktivatoren; TAT = Thrombin-Antithrombin-Komplex; TF = tissue factor; VPF = vaskulärer Permeabilitätsfaktor.

Tab. 5-27 Häufigkeit pathologisch veränderter Laborparameter des Hämostasesystems bei Tumorpatienten.

Parameter	%	Normalbereich
FPA	60–95	≤ 3 ng/ml
TAT	40–70	≤ 4 µg/ml
F1+2	35–55	≤ 1,4 nmol/l
FSP	60–80	≤ 10 mg/l
D-Dimer	50–90	≤ 400 ng/ml
Fibrinogen	40–80	≤ 350 mg/dl
Thrombozytose	5–80	≤ 400 000/µl
Thrombozytopenie	4–11	< 100 000/µl

F1+2 = Prothrombinfragmente F1 u. F2; FPA = Fibrinopeptid A; FSP = Fibrinspaltprodukte; TAT = Thrombin-Antithrombin-Komplex.

kreas- oder anderen Adenokarzinomen, zu einer DIC.

Nichtbakterielle thrombotische Endokarditiden kommen als verruköse und polypöse Thrombozyten- und Fibrinablagerungen auf morphologisch oft kaum veränderten Schließungsrändern der Mitral- und Aortenklappen in 1–5 % bei Patienten mit einem Adenokarzinom vor und sind Ursache arterieller Embolien. Seltene Lokalisationen sind beim **Budd-Chiari-Syndrom** die großen Lebervenen oder bei Lebertumoren die Pfortader.

Auch die **Tumortherapie** kann ein Thromboserisiko induzieren. Dies ist abhängig von der Wirkung der Therapiemaßnahme, dem Tumorstadium und dem Vorhandensein anderer Risikofaktoren wie z. B. hohem Alter, Dehydratation, Herzinsuffizienz, Operation, Trauma, Immobilisation und dem Gebrauch von zentralen Venenkathetern. Das Risiko einer **postoperativen Thrombose** beim Tumorpatienten ist auf das 2- bis 4-Fache erhöht. So wurde in insgesamt 7 Studien mit 1 084 Patienten bei 37 % der Patienten mit und bei 20 % der Patienten ohne Tumor eine postoperative Thrombose gefunden (Prandoni et al. 1999). Aufgrund des hohen Risikos wird zur Prophylaxe bei Operationen im Bauch- und Beckenbereich ein Vorgehen wie bei größeren orthopädischen Operationen empfohlen (s. u.).

Die **zytostatische Chemotherapie** stellt ebenfalls ein Risiko für venöse und arterielle Thrombosen dar. Dies ist besonders gut bei Patientinnen mit Mammakarzinom untersucht. In 10 Studien an insgesamt 6 844 Patientinnen in verschiedenen Tumorstadien traten unter Chemotherapie in 1,3–15 % Thrombosen auf (Prandoni et al. 1999).

Die Induktion einer Gerinnungsaktivierung konnte anhand eines Anstiegs von Thrombinmarkern und D-Dimeren 4 Stunden nach Beginn der Chemotherapie bei 30 Patienten mit Non-Hodgkin-Lymphomen gezeigt werden (Zurborn et al. 2003). Die Häufigkeit von Hämostasestörungen im Verlauf einer zytostatischen Tumortherapie ist der Tabelle 5-28 zu entnehmen. Dies betrifft vor allem Patienten mit Mammakarzinom, Morbus Hodgkin, Prostatakarzinom und Leukämien (Levine et al. 1988; Zurborn et al. 2003).

Die Therapie mit **L-Asparaginase** geht mit Thrombosen und Blutungen einher, wobei viele Fälle mit zerebralen Thrombosen und Blutungen beschrieben sind. Die Thrombosehäufigkeit beträgt beim Kind ca. 1 % und beim Erwachsenen bis zu 27 % (Schöndorf u. Witt 1985; Sutor u. Ritter 1992). Als ein Proteinsyntheseinhibitor führt L-Asparaginase zu einem Mangel an Plasmaproteinen wie Antithrombin, Protein C, Fibrinogen, Plasminogen und von-Willebrand-Faktor und damit zu komplexen Hämostasestörungen.

Eine erhöhte Thromboseneigung unter einer **Strahlentherapie** zeigt sich beim Zervixkarzinom. Ein Anstieg von Thrombinmarkern unter einer Radiotherapie wurde in einer Untersuchung an 25 Patienten mit Plattenepithelkarzinomen der Lunge gezeigt (Bruhn et al. 2004).

Besondere Bedeutung bei der **Hormontherapie** von Tumoren spielen heute Antiöstrogene wie das Tamoxifen, Aromatasehemmer, Antiandrogene und LHRH-Agonisten. Diese zeigen deutlich niedrigere Inzidenzen an thromboembolischen Komplikationen im Vergleich zu Östrogenen, sind aber dennoch relevant (Zurborn 1993) (s. Kapitel »Gynäkologisch-geburtshilfliche Thromboserisiken«, S. 437).

> Das Thromboserisiko des Tumorpatienten wird durch therapeutische Maßnahmen wie Operation, Chemo-, Radio- und Hormontherapie zusätzlich erhöht.

Bei jedem Thrombosepatienten besteht ein klinisch eindeutig erhöhtes Risiko eines **okkulten**

Tab. 5-28 Häufigkeit (in Prozent) von Thromboembolien und disseminierter intravasaler Gerinnung bei Zytostatikatherapie.

Mammakarzinom (adjuvante Therapie)	5–6,8
Morbus Hodgkin (Stadium III und IV)	6,0
Mammakarzinom (Stadium IV)	17,6
Prostatakarzinom	24,0
akute myeloische Leukämie	50,0
akute Monozytenleukämie	66,7
akute Promyelozytenleukämie	100,0

Tumors. In 4 Studien an insgesamt 1 999 Thrombosepatienten und 4 130 Patienten ohne Thrombosenachweis war das Tumorrisiko bei Patienten mit einer Thrombose 3,2-fach erhöht und lag bei 4–8,8 % im 1. Jahr verglichen mit 0,2 % bei den Patienten ohne Thrombose (Prandoni et al. 1999). Dabei ist das Risiko bei der idiopathischen im Vergleich zur sekundären Venenthrombose 4- bis 5-fach höher (Prandoni et al. 1999). Eine besondere Beziehung zu bestimmten Tumorarten wie Pankreas-, Ovarial-, Leber- und Hirntumoren konnte nachgewiesen werden.

> Bei jedem Thrombosepatienten, insbesondere aber bei idiopathischer und rezidivierender Thrombose besteht ein erhöhtes Risiko eines okkulten Tumors, der im weiteren Verlauf dann klinisch manifest wird.

Diagnostik

Klinische Diagnostik

Das klinische Bild wird durch venöse und arterielle Thrombosen, aber auch durch Blutungen geprägt. Typische klinische Erscheinungsbilder des Trousseau-Syndroms sind die Thrombophlebitis migrans, untypische Thromboselokalisationen, Kombinationen von oberflächlichen und tiefen Venenthrombosen und Resistenzen gegen eine Antikoagulanzientherapie.

Extensives Screening nach einem okkulten Tumor bei einem Thrombosepatienten wäre zu rechtfertigen, wenn der Anteil dabei aufgedeckter Malignome sehr hoch wäre, der gefundene Tumor effektiv behandelbar wäre und die Prognose des Patienten durch die frühere Aufdeckung des Tumors verbessert werden könnte. In einer größeren schwedischen Studie (Nordström et. al 1994) konnte nachgewiesen werden, dass ein größerer Teil der Tumoren durch einfache diagnostische Maßnahmen (Anamnese, körperliche Untersuchung, Routinelabortests, bei Männern Bestimmung des PSA, Ultraschalluntersuchung des Abdomens und Hämoccult) hätte entdeckt werden können. Von den Malignomen, die nur durch extensive Maßnahmen hätten gefunden werden können, wurden nur 2 von 1 300 Fällen so eingeschätzt, dass diese Patienten tatsächlich von der früheren Diagnose ihres Tumorleidens profitiert hätten. Bei einer Kosten-Nutzen-Abwägung erweist sich daher ein solches Vorgehen als nicht effektiv, eine sorgfältige Suche mit einfachen Methoden ist aber dennoch wichtig und sinnvoll.

Trotz eindeutig erhöhtem Risiko eines okkulten Malignoms bei idiopathischer Venenthrombose bleibt die klinische Bedeutung unklar. Weitere prospektive Studien sind daher notwendig, damit klare Empfehlungen abgegeben werden können.

Labordiagnostik

> Pathologisch veränderte Laborparameter werden in der klinischen Praxis nur bei einem Teil der Tumorpatienten gefunden. Diese können zur Erkennung drohender hämostaseologischer Komplikationen meist nicht herangezogen werden.

Eine pathologische Erhöhung molekularer Marker (z. B. TAT-Komplex, FSP) als Hinweis auf eine Gerinnungs- oder Fibrinolyseaktivierung liegt nur bei ca. 20 % der Patienten mit lokalisierten Tumoren vor. Abhängig von der Zusammensetzung des Patientenkollektivs bezüglich der Tumorart, des Stadiums, der Begleiterkrankungen, des Alters und therapeutischer Einflüsse, werden in deutlich unterschiedlicher Häufigkeit, z. T. aber bei bis zu 90 % der Patienten, pathologische Laborwerte gefunden (Tab. 5-27).

Zu den häufigsten Veränderungen gehören erhöhte Blutplasmakonzentrationen von **Fibrinogen** und anderen Gerinnungsfaktoren sowie von **Fibrinspaltprodukten** und **Thrombozyten**. Die Veränderungen sind meist auf eine subklinische disseminierte Gerinnungsaktivierung einschließlich einer Plättchenaktivierung und einer sekundären Fibrinolyse sowie auf eine Akute-Phase-Reaktion zurückzuführen.

Thrombinmarkererhöhungen (z. B. TAT, F1+2) werden bei Tumorpatienten häufig gefunden (Tab. 5-27), eine klinisch manifeste DIC mit Verbrauchsreaktion und Blutungskomplikationen ist jedoch ungewöhnlich. Dennoch kommt sie als typische Komplikation bei der akuten Promyelozytenleukämie und bei einigen Patienten mit Adenokarzinomen vor.

Eine Thrombozytose ist bei unbehandelten Tumorpatienten besonders häufig (Tab. 5-27). Eine Thrombozytopenie wird wesentlich seltener, nach Literaturangaben in 4–11 % der Patienten, beobachtet.

Bei myeloproliferativen Erkrankungen kommt es in variabler Häufigkeit, auch abhängig von der Subgruppe der Erkrankung, zu Störungen der **Plättchenfunktion** und zu **verlängerter Blutungszeit**.

Individualisierte Behandlung

Das prinzipielle Vorgehen bei der Therapie manifester venöser Thromboembolien beim Tumorpatienten entspricht dem bei Patienten ohne Tumor. Beim onkologischen Patienten ergeben sich jedoch besondere Probleme, da einerseits aufgrund von **Resistenzen** mit einer ungenügenden Gerinnungshemmung und entsprechender Ineffektivität der Therapie trotz ausreichender Dosierung zu rechnen ist und das Risiko eines Thromboserezidivs nach Beenden der Antikoagulanzientherapie erhöht ist. Andererseits besteht aber auch eine erhöhte **Blutungsgefahr**, die z. T. lokal ausgelöst wird, wie bei urogenitalen und gastrointestinalen Tumoren sowie bei Hirn- und Lungentumoren.

Daraus ergibt sich aber keine generelle Kontraindikation gegen eine antikoagulatorische Therapie beim Tumorpatienten. Viele Primärtumoren oder Metastasenlokalisationen wie z. B. Knochenmetastasen stellen per se keine Kontraindikation gegen eine Antikoagulation dar. Gegen eine orale Therapie mit **Vitamin-K-Antagonisten** sprechen jedoch eine zu erwartende Thrombozytopenie unter Chemotherapie, Darm- und Urogenitaltumoren mit Blutungsneigung oder Hirnmetastasen.

Besonders streng ist die Indikation für eine **Fibrinolysetherapie**, beispielsweise bei Katheterthrombose, aufgrund eines deutlich erhöhten Blutungsrisikos zu stellen.

> Es besteht keine allgemeine Kontraindikation gegen eine Antikoagulanzientherapie beim Tumorpatienten, vielmehr ist diese individuell anhand klinischer und labortechnischer Aspekte zu stellen.

Primärprophylaxe

Gut untersucht ist die postoperative Situation bei Tumorpatienten mit deutlich erhöhtem Risiko im Vergleich zum Patienten ohne Tumor. Etabliert ist hier die Prophylaxe mit niedermolekularem Heparin in einer Dosierung für Hochrisikopatienten (4 000–5 000 Anti-Xa-Einheiten alle 24 h). NMH haben den Vorteil einer täglichen Einmalgabe und eines niedrigeren Risikos für Thrombopenie und Osteoporose. Auch eine verlängerte Durchführung der Prophylaxe von etwa 4 Wochen zeigte sich im Vergleich zu der üblichen Dauer von 8–10 Tagen von Vorteil (Bergquist et al. 2002).

Schwieriger zu beurteilen ist das Vorgehen bei einer **Chemo- und/oder Strahlentherapie**, bei der es keine allgemeinen Empfehlungen gibt. Bei zusätzlichen Risikofaktoren wie Immobilisation und/oder venöse Abflussbehinderung durch einen Tumor im kleinen Becken gilt die Empfehlung zur Thromboseprophylaxe vorzugsweise mit NMH.

> Bei Tumorpatienten ist eine Thromboembolieprophylaxe, bevorzugt mit niedermolekularem Heparin in einer Dosierung für Hochrisikopatienten und längerer Dauer in speziellen klinischen Situation wie postoperativ, bei Immobilisation und venöser Abflussstörung im kleinen Becken sowie bei zentralvenösen Kathetern zu empfehlen. Es besteht jedoch keine generelle Empfehlung.

Ein schwieriges therapeutisches Problem stellt die Thrombozytenvermehrung bei **myeloproliferativen Erkrankungen** dar. Hier drohen sowohl thrombotische als auch hämorrhagische Komplikationen (Schafer 1984). Die Häufigkeit und die Art der Komplikation sind vom Subtyp abhängig und auch bei Durchführung einer subtilen Thrombozytenfunktionsdiagnostik nicht sicher vorhersehbar. Darüber hinaus ist auch die Korrelation zur Thrombozytenzahl schlecht (Wehmeier u. Schneider 1996). Daher sollte die Indikationsstellung für Acetylsalicylsäure (100 mg/d) durch das klinische Bild, die Anamnese und die Laborparameter gestützt sein (Abb. 5-26). Bei anamnestisch aufgetretener Blutung oder dem Nachweis einer gestörten Plättchenfunktion sollten grundsätzlich keine Thrombozytenaggregationshemmer gegeben werden. Eine unkritische Behandlung mit ASS ist für diese Patienten potenziell gefährlich.

Die typischen Mikrozirkulationsstörungen bei der **Polycythaemia vera** oder der **essenziellen Thrombozythämie** im digitalen oder zerebralen Gefäßgebiet sprechen oft erstaunlich gut und prompt auf die Gabe einer Einzeldosis von 250–500 mg ASS an (Kutti 1990). Insbesondere bei Plättchenzahlen über 1 Mio./μl oder hämostaseologischen Komplikationen ist eine myelosuppressive Therapie mit z. B. Hydroxyurea oder α-Interferon zur Senkung der Thrombozytenzahl angezeigt. Bei der Polycythaemia vera spielt die Hyperviskosität bei hohem Hämatokrit eine entscheidende Rolle. Dieser sollte daher durch Aderlasstherapie unter 45 % gehalten werden.

Reaktive Thrombozytosen (z. B. bei Infektionen, Blutverlusten, Splenektomie, Malignomen etc.) bedürfen keiner spezifischen antithrombotischen Therapie, da sie in der Regel nicht mit einem erhöhten Thromboserisiko einhergehen.

Das spezielle Problem der Thrombozytenvermehrung bei myeloproliferativen Erkrankungen, die sowohl mit einer Thrombose- als auch mit einer Blutungsneigung assoziiert sein können, bedarf der Berücksichtigung sowohl klinischer als auch labortechnischer Aspekte vor der Entscheidung zum therapeutischen Einsatz von Thrombozytenaggregationshemmern.

Nach Einführung der All-trans-Retinsäure in die Therapie der **akuten Promyelozytenleukämie** ist eine massive DIC zwar selten, in diesen Fällen ist jedoch eine Heparintherapie indiziert. Ein Teil der Patienten mit akuter Promyelozytenleukämie weist eine stark ausgeprägte Hyperfibrinolyse mit schwerer Blutungsneigung bei erworbenem α_2-Antiplasminmangel auf. In diesen Fällen war der Einsatz von Fibrinolysehemmern (Tranexamsäure 6 g/d) erfolgreich (Avvisati et al. 1989).

Sekundärprophylaxe

Das Thromboserezidivrisiko ist ca. 2-fach erhöht, daher besteht die Empfehlung für eine längere Phase der Antikoagulation zur Sekundärprophylaxe – zumindest jedoch für die Phase der fortbestehenden aktiven Tumorerkrankung. Die Empfehlung zur Intensität der Antikoagulation liegt bei einer INR von 2,0–3,0. Bei einem Thromboserezidiv trotz therapeutischer Antikoagulation wird erneut eine Heparintherapie mit hoch dosiertem Standardheparin (3 × 12 500 I.E. UFH, adaptiert nach aPTT) oder mit einem fest dosierten NMH (z. B. Enoxaparin 2 × 100 I.E./kg) durchgeführt, mit anschließender höher dosierter oraler Antikoagulation (INR 3,0–4,5).

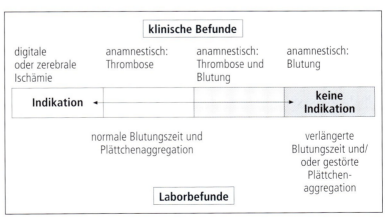

Abb. 5-26 Klinische und paraklinische Anhaltspunkte für die Indikationsstellung einer Therapie mit Thrombozytenaggregationshemmern (z. B. ASS) bei Patienten mit myeloproliferativen Syndromen (mod. nach Schafer 1984).

Bei erhöhter Blutungsgefahr ist auch eine Langzeittherapie mit NMH möglich.

In einer prospektiven Studie an 146 Tumorpatienten über 3 Monate erwies sich die Therapie mit NMH ebenso effektiv wie mit Warfarin, aber mit signifikant weniger Blutungskomplikationen (Meyer et al. 2002). In der CLOT-Studie (Lee et al. 2003) zeigten sich unter NMH bei insgesamt 676 Tumorpatienten nach 6 Monaten signifikant weniger Rezidivthromboembolien als unter Vitamin-K-Antagonisten (9 vs. 17%) und gleichzeitig kein erhöhtes Blutungsrisiko (Lee et al. 2003). Weitere Studien müssen jedoch abgewartet werden, um NMH generell für diese Indikation zu empfehlen.

> Das erhöhte Thromboserezidivrisiko beim Tumorpatienten erfordert eine konsequente und intensive Sekundärprophylaxe über einen verlängerten Zeitraum mit oralen Antikoagulanzien oder alternativ, möglicherweise sogar mit erhöhter Effizienz und geringerem Blutungsrisiko, mit niedermolekularen Heparinen.

In seltenen Fällen, wenn eine Therapie mit Antikoagulanzien nicht durchführbar ist (z. B. blutende gastrointestinale oder urogenitale Tumoren, Thrombozytopenie < 20 000/µl) oder auch zu Komplikationen geführt hat, können **Cavafilter** als Prophylaxe zur Vermeidung einer Lungenembolie zum Einsatz kommen. Aufgrund der höheren Komplikationsrate mit teilweise schwer wiegenden Rezidivthromboembolien wird ein primärer Einsatz dieser Therapiemöglichkeit jedoch nicht empfohlen (Ihnat et al. 1998).

In bestimmten Fällen mit weit fortgeschrittener Tumorerkrankung und sehr begrenzter Lebenserwartung ist auch an einen Verzicht auf eine antithrombotische Therapie zu denken.

Bei dem speziellen Problem der **zentralen Venenkatheter**, die zu einem erhöhten Thromboserisiko führen, zeigte sich sowohl eine primäre wie auch eine sekundäre Thromboseprophylaxe in verschiedenen Studien effektiv, wie z. B. in der Studie von Boraks et al. (1998) mit sehr niedrig dosiertem Warfarin (1 mg/d) oder in der von Monreal et al. (1996) mit NMH.

Literatur

Avvisati G, ten Cate JW, Buller HR, Mandelli F. Tranexamic acid for control of haemorrhage in acute promyelocytic leukaemia. Lancet 1989; 2: 122–4.

Bergquist D, Agnelli G, Cohen AT, Eldor A, Nilsson PE, Le Moigne-Amrani A, Dietrich-Neto F, ENOXACAN II Investigators. Duration of prophylaxis against venous thromboembolism with enoxaparin after surgery for cancer. N Engl J Med 2002; 346: 975–80.

Boraks P, Seale J, Price J, Bass G, Ethell M, Keeling D, Mahendra P, Baglin T, Marcus R. Prevention of central venous catheter associated thrombosis using minidose warfarin in patients with haematological malignancies. Br J Haematol 1998; 101: 483–6.

Bruhn HD, Gieseler F, Zurborn KH. Onkohämostaseologie: Tumorwachstum und Hämostase. In: Bruhn HD, Fölsch UR, Kneba M, Löffler H (Hrsg.). Onkologische Therapie. Stuttgart, New York: Schattauer 2004; 59–78.

Dvorak HF. Thrombosis and cancer. Hum Pathol 1987; 18: 275–84.

Gieseler F, Rudolph P, Kloeppel G, Foelsch UR. Resistance mechanisms of gastrointestinal cancers: why does conventional chemotherapy fail? Int J Colorectal Dis 2003; 18: 470–80.

Hiller E. Gerinnungsprobleme in der Hämatologie und Onkologie. Onkologe 2003; 9: 77–87.

Ihnat DM, Mills JL, Hughes JD, Gentile AT, Berman SS, Westerband A. Treatment of patients with venous thromboembolism and malignant disease: should vena cava filter placement be routine? J Vasc Surg 1998; 28: 800–7.

Kutti J. The management of thrombocytosis. Eur J Haematol 1990; 44: 81–8.

Lee AY, Levine MN, Baker RI, Bowden Ch, Kakkar AK, Prins M, Rickles FR, Julian JA, Haley S, Kovacs MJ, Gent M. Randomized Comparison of Low-Molecular-Weight Heparin versus Oral Anticoagulant Therapy for the Prevention of Recurrent Venous Thromboembolism in Patients with Cancer (CLOT) Investigators. Low-molecular-weight heparin versus a coumarin for the prevention of recurrent venous thromboembolism in patients with cancer. N Engl J Med 2003; 349: 146–53.

Levine MN, Gent M, Hirsh J, Arnold A, Goodyear MD, Hryniuk W, De Pauw S. The thrombogenic effect of anticancer drug therapy in women with stage 11 breast cancer. N Engl J Med 1988; 318: 404–7.

Meyer G, Marjanovic Z, Valcke J, Lorcerie B, Gruel Y, Solal-Celigny P, Le Maignan C, Extra JM, Cottu P, Farge D. Comparison of low-molecular-weight heparin and warfarin for the secondary prevention of venous thromboembolism in patients with cancer: a randomized controlled study. Arch Intern Med 2002; 162: 1729–35.

Monreal M, Alastrue A, Rull M, Mira X, Muxart J, Rosell R, Abad A. Upper extremity deep venous thrombosis in cancer patients with venous access devices-prophylaxis with a low molecular weight heparin (Fragmin). Thromb Haemost 1996; 75: 251–3.

Nordström M, Lindblad B, Anderson H, Bergqvist D, Kjellstrom T. Deep venous thrombosis and occult malignancy: an epidemiological study. BMJ 1994; 308: 891–4.

Prandoni P, Piccioli A, Girolami A. Cancer and venous thromboembolism: an overview. Haematologica 1999; 84: 437–45.

Rickles FR, Edwards RL. Activation of blood coagulation in cancer: Trousseau's syndrome revisited. Blood 1983; 62: 14–31.

Schafer AL. Bleeding and thrombosis in myeloproliferative disorders. Blood 1984; 64: 1–12.

Schöndorf TH, Witt I. Protein C in patients under L-asparaginase treatment. In: Witt I (ed). Protein C – biochemical and medical aspects. Berlin, New York: Walter de Gruyter 1985; 125–34.

Schöndorf TH, Witt I. Protein C in patients under L-asparaginase treatment. In: Witt I (ed). Protein C – biochemical and medical aspects. Berlin, New York: Walter de Gruyter 1985; 125–34.

Sutor AH, Ritter J. Thrombosen bei Kindern mit akuter lymphatischer Leukämie. Hämostaseologie 1992; 12: 107–15.

Wehmeier A, Schneider W. Megakaryocytes and platelets as the main cause for vascular events in chronic myeloproliferative disease. Hämostaseologie 1996; 16: 151–63.

Zurborn KH. Hemostasis and hormonal tumor therapy: epidemiology and clinical studies. Gynecol Endocrinol 1993; 7 (Suppl.): 1–5.

Zurborn KH, Bruhn HD. Hämostasestörungen bei Tumorpatienten. In: Zeller WJ, zur Hausen H (Hrsg.). Onkologie. Grundlagen, Diagnostik, Therapie, Entwicklungen. Landsberg: Ecomed 2003; VII-4: 1–12.

Antiphospholipid-Syndrom

Birgit Linnemann, Marc Schindewolf, Edelgard Lindhoff-Last

Eine 32-jährige Patientin stellt sich wegen Schmerzen und Umfangsvermehrung des rechten Unterschenkels in der Klinik vor. Aufgrund einer Verletzung am Unterschenkel war die Patientin in den letzten Wochen nur eingeschränkt mobil. Ein seit 12 Jahren bekannter systemischer Lupus erythematodes (SLE), der initial mit typischen Hautveränderungen, Gelenkbeschwerden und ZNS-Beteiligung einherging, ist unter derzeitiger immunsuppressiver Therapie mit Prednisolon und Azathioprin unter Kontrolle. Thromboembolische Ereignisse sind bei der Patientin bislang nicht aufgetreten, auch die Familienanamnese ist diesbezüglich leer.

■ **Diagnostik: Labordiagnostisch** ergeben sich folgende Befunde: Hb = 11,5 g/dl (Norm: 12–16 g/dl), Erythrozyten = 3,52/pl (Norm: 3,8–5,2/pl), Thrombozyten = 136/nl (Norm: 150–440/nl), Hämatokrit = 31,0 % (Norm: 35–47 %), aPTT = 66 s (Norm: 25–40 s), D-Dimere = 2,20 mg/l (Norm: < 0,2–0,4 mg/l), CRP = 15,1 mg/l (Norm: < 5mg/l), dRVVT-Ratio = 1,8 (Norm: 0,9–1,3), lupussensitive aPTT = 105 s (Norm: 28–46 s), Mixcon-LA = 1,92 (Norm: 0,9–1,09).

In der **Kompressionssonographie** bestätigt sich der Verdacht auf eine Beinvenenthrombose mit Beteiligung der distalen V. femoralis superficialis, V. poplitea, Vv. tibiales anteriores et posteriores sowie Vv. fibulares rechts. Das linksseitige tiefe Leitvenensystem kommt unauffällig zur Darstellung.

■ **Diagnose und Therapie:** Bei fehlenden Kontraindikationen wird eine **therapeutische Antikoagulation** mit gewichtsadaptierter Gabe eines niedermolekularen Heparins (Nadroparin 2 × 0,01 ml/kg KG s. c.) eingeleitet. Das Bein wird bis zur Abschwellung mit Kurzzugbinden gewickelt, im Weiteren wird ein oberschenkellanger Kompressionsstrumpf CCL 2 angepasst. Überlappend erfolgt die Umstellung auf einen Vitamin-K-Antagonisten. Die Blutbildveränderungen (leichte Anämie und Thrombozytopenie) sind stabil und werden unter laufender Antikoagulanzienbehandlung alle 4 Wochen kontrolliert.

Bei wiederholt positivem Nachweis von Lupusantikoagulans wird die Diagnose eines **sekundären Antiphospholipid-Syndroms** bei SLE gestellt. Aufgrund dieses Befundes wird trotz risikoassoziierter Beinvenenthrombose eine Antikoagulationsdauer von mindestens 12 Monaten festgelegt. Nach Ablauf eines Jahres soll sich die Patientin zur Reevaluation erneut vorstellen.

Antiphospholipid-Antikörper sind in der Regel erworben, nur in etwa 10 % der Fälle tritt ein Antiphospholipid-Syndrom (APS) familiär gehäuft auf, sodass eine genetische Disposition vermutet werden kann. In etwa 80 % der Fälle sind Frauen betroffen.

Ätiologie und Pathogenese

Bei den Antiphospholipid-Antikörpern (APA) handelt es sich um eine heterogene Gruppe von Antikörpern (meist IgG und IgM, selten auch IgA), die mit den Epitopen von Phospholipiden oder von phospholipidbindenden Plasmaproteinen reagieren.

APA, für die anionische Phospholipide das Antigen darstellen, treten häufig im Verlauf von Infektionen auf und lassen sich meist nur passager nachweisen. Das Risiko für Thrombosen ist in diesen Fällen gering. Antigene sind vor allem die gerinnungswirksamen Phospholipide Phosphatidylinositol, Phosphatidylserin, Phosphatidylethanolamin und Kardiolipin. Klinisch relevante APA binden jedoch in der Regel nicht direkt an Phospholipide, sondern an Plasmaproteine, die ihrerseits Komplexe mit negativ geladenen gerinnungsaktiven Phospholipiden auf der Oberfläche von Zellmembranen aktivierter Monozyten, Endothelzellen oder Thrombozyten bilden. Diese Plasmaproteine sind die eigentlichen Zielantigene der APA. Zu ihnen gehören β_2-Glykoprotein-I (β_2-GP-I), Prothrombin, Annexin-5, Thrombomodulin, Protein C, Protein S sowie *high* und *low molecular weight kininogen* (Triplett 2002). Die am häufigsten nachgewiesenen Subgruppen von APA sind Lupusantikoagulans, Antikardiolipin-Antikörper und gegen β_2-GP-I gerichtete Antikörper.

Unter dem Begriff **Lupusantikoagulans** wird eine Vielzahl verschiedener Antikörper subsumiert. Diese sind gegen anionische Phospholipide oder phospholipidbindende Plasmaproteine gerichtet und führen in phospholipidabhängigen Gerinnungstests zu einer Verlängerung der Gerinnungszeit. Dies ist darauf zurückzuführen, dass sie die für den Ablauf der Gerinnungskaskade notwendigen Phospholipide abfangen, die im Reagenzglas aber nur in begrenzter Zahl vorhanden sind. In vivo kommt diesem Effekt keine Bedeutung zu, da hier immer genügend Phospholipide auf Zellmembranen zur Verfügung stehen. Es besteht daher trotz (in vitro) messbarer aPTT-Verlängerung eine Hyperkoagulabilität und keine Blutungsneigung. Der Terminus Lupusantikoagulans wurde gewählt, da dieses Phänomen zunächst bei Patienten mit systemischem Lupus erythematodes beschrieben wurde. Ein Teil dieser APA, die für dieses Phänomen verantwortlich sind, sind gegen β_2-GP-I bzw. Prothrombin gerichtet. Für Antikardiolipin-Antikörper hat β_2-GP-I ebenfalls eine Bedeutung als Kofaktor, da einige AKL-AK nur in Gegenwart von β_2-GP-I an Kardiolipin binden (Galli et al. 2003).

Der genaue Pathomechanismus der Gerinnungsstörung ist noch nicht vollständig aufgeklärt. Es existieren mehrere Hypothesen für die zellulären und molekularen Mechanismen der Thromboseentstehung bei Vorhandensein von APA.

Zum einen können APA an β_2-GP-I auf ruhenden Endothelzellen binden. Dies hat deren Aktivierung und die vermehrte Expression von Adhäsionsmolekülen, Zytokinen, Prostaglandinen und *tissue factor* zur Folge (Levine et al. 2002). Es wird außerdem angenommen, dass β_2-GP-I auch an Phospholipide auf der Thrombozytenoberfläche binden kann. Gegen β_2-GP-I gerichtete Antikörper können über die FcγRII-Rezeptoren der Immunglobuline zu einer Thrombozytenaktivierung führen, ein Mechanismus ähnlich dem der Thrombozytenaktivierung bei der Heparin-induzierten Thrombozytopenie Typ II. Sowohl das APS als auch die HIT II manifestieren sich mit sowohl venösen als auch arteriellen Thrombosen in verschiedenen Gefäßregionen (Gruel 2000). Einem neueren Modell zufolge binden Anti-β_2-GP-I-Antikörper an Thrombozyten und interagieren mit Rezeptoren der LRP-Familie (LDL-receptor-related protein). Dieser Mechanismus der Thrombozytenaktivierung ist auf andere Zellen und Organe übertragbar, da Vertreter der LRP-Familie überall im Organismus zu finden sind. Das Modell könnte also eine Erklärung für die unterschiedlichen Organmanifestationen des APS bieten (de Groot u. Derksen 2005).

Eine andere Hypothese geht von einer Antikörperreaktion gegen oxidiertes *low density lipoprotein* (ox-LDL) aus. Antikörper gegen ox-LDL treten häufig in Assoziation mit AKL-AK auf, bzw. einige AKL-AK können mit ox-LDL kreuzreagieren. Die ox-LDL-Antikörper-Komplexe werden von Makrophagen phagozytiert, aktivieren diese und führen über inflammatorische Prozesse zu einem Endothelzellschaden (Levine et al. 2002; Triplett 2002).

Die möglichen potenziellen prothrombotischen Mechanismen sind vielfältig. Es ist wahrscheinlich, dass nicht ein einziger Pathomechanismus für die Entstehung vaskulärer Thrombosen verantwortlich ist. Nicht ausgeschlossen ist, dass Antiphospholipid-Antikörper lediglich ein Epiphänomen als Folge eines Zellschadens anderer Ätiologie darstellen, das aus der Exposition von Neoepitopen auf Proteinen resultiert, die an anionische Membranphospholipide gebunden sind. Zu dieser Hypothese passt die geringe Thrombosehäufigkeit und Abortneigung von Gesunden mit niedrigtitrigen Antikardiolipin-Antikörpern, bei denen Antiphospholipid-Antikörper nur zufällig gefunden werden. Auf jeden Fall weisen Personen mit APA Zeichen einer persistierenden Gerinnungsaktivierung auf. Die Plasmaspiegel von Markern der Thrombinbildung wie Prothrombinfragmente F1+2 und Fibrinopeptid A sind erhöht (Greaves 1999).

Diagnostik

Klinische Diagnostik

Für die Diagnose eines Antiphospholipid-Syndroms ist der laborchemische Nachweis von APA nicht ausreichend, es müssen zusätzlich klinische Manifestationen auftreten wie:
- venöse und/oder arterielle Thrombosen,
- Spontanabort nach der 10. SSW oder wiederholte Spontanaborte vor der 10. SSW,
- Frühgeburt vor der 34. SSW bei Eklampsie, schwerer Präeklampsie oder Plazentainsuffizienz.

Um die Diagnose eines APS zu stellen, muss mindestens ein klinisches Kriterium (vaskuläre Thrombose oder Schwangerschaftskomplikation) vorliegen bei gleichzeitigem Nachweis von Lupusantikoagulans und/oder mittel- bis hochtitrigen AKL-AK (Tab. 5-29). Die Antikörper müssen dabei eine Persistenz von mehr als 12 Wochen aufweisen (Miyakis et al. 2006).

An ein APS sollte differenzialdiagnostisch gedacht werden bei Patienten mit rezidivierenden spontanen Thrombosen sowie bei Frauen mit rezidivierenden Aborten oder früher schwerer Präeklampsie. Ischämische Hirninfarkte oder periphere arterielle Verschlüsse, die bei jungen Patienten (< 50 Jahre) – insbesondere bei Fehlen

Tab. 5-29 Diagnosekriterien des Antiphospholipid-Syndroms (nach Miyakis et al. 2006). Für die Diagnose eines APS sollten ein klinisches und ein laborchemisches Kriterium vorliegen. Der Antiphospholipid-Antikörper-Test muss in mindestens 2 Untersuchungen im Abstand von 6 Wochen positiv sein.

Klinische Kriterien	Laborchemische Kriterien
• venöse und/oder arterielle Thrombosen • Schwangerschaftskomplikationen: 　– Spontanabort (≥ 3) vor der 10. SSW 　– Tod (≥ 1) eines normal entwickelten Fetus nach der 10. SSW 　– Frühgeburt (≥ 1) eines normal entwickelten Kindes vor der 34. SSW	• Antikardiolipin-Antikörper (mittlere oder hohe Titer von IgG- oder IgM-Antikörpern) • Lupusantikoagulans positiv

klassischer Risikofaktoren für eine Atherosklerose – auftreten, sollten an die Möglichkeit eines Antiphospholipid-Syndroms denken lassen. Gleiches gilt für rezidivierende, unter adäquater antithrombotischer Therapie auftretende Gefäßverschlüsse. Auch Patienten mit unklarer Thrombozytopenie, einer Livedo reticularis (Abb. 5-27) und einem Lupus erythematodes sollten auf das Vorliegen von APA untersucht werden.

Während das **primäre APS** ohne begleitende Grunderkrankung familiär gehäuft auftritt und mit den HLA-Typen DR4 und DR7 assoziiert ist, manifestiert sich das **sekundäre APS** im Rahmen von anderen Grunderkrankungen (Tab. 5-30). Bei **Autoimmunerkrankungen** wie dem systemischen Lupus erythematodes, der systemischen Sklerose, dem Sjögren-Syndrom oder der rheumatoiden Arthritis lassen sich gelegentlich APA nachweisen. Bei Patienten mit SLE finden sich APA in etwa 30% der Fälle. Etwa 50–70% dieser Patienten entwickeln im weiteren Verlauf ihres Lebens ein thrombotisches Ereignis im Sinne eines APS (Levine et al. 2002). Selten ist ein APS Erstmanifestation eines SLE. Bei nachgewiesenen APA sollte sich daher die Suche nach nukleären (ANA) und Doppelstrang(ds)-DNA-Antikörpern anschließen, um einen Lupus erythematodes zu diagnostizieren oder auszuschließen.

Auch bei **Infektionen** (z. B. HIV, HCV, CMV, Lues, Malaria) oder unter Medikamenteneinnahme (z. B. Thiazide, Phenothiazine, Hydralazin, Captopril) lassen sich Antiphospholipid-Antikörper nachweisen. **Pharmaka** (z. B. Chlorpromazin, Chinin, Chinidin) können gelegentlich auch das Bild eines SLE hervorrufen. Bei Infektionen und medikamenteninduziert sind APA oft nur passager nachweisbar und selten mit vaskulären Thrombosen assoziiert. Allerdings können Infektionen das Auftreten eines katastrophalen Antiphospholipid-Syndroms triggern (Cervera et al. 2004). APA können außerdem bei **Neoplasien** sowie in Zusammenhang mit großen Operationen auftreten. Die Entwicklung klinischer Symptome, vereinbar mit einem APS, ist bei diesen Patienten jedoch selten (Greaves 1999).

> Das Antiphospholipid-Syndrom kann sekundär im Rahmen von Autoimmunerkrankungen, Infektionen, Malignomen oder medikamentös induziert auftreten.

■ **Klinische Manifestationen**
Grundsätzlich können thrombotische Gefäßverschlüsse in allen Gefäßen und in jedem Organsystem auftreten. Zu den Hauptmanifestationen des APS gehören neben venösen Thrombosen vor allem **arterielle Gefäßverschlüsse** (s. Kap. 5.2.5), **habituelle Aborte und Schwangerschaftskomplikationen** (s. Kap. 6.1). Ein Überblick über die Manifestationen des APS findet sich in Tabelle 5-31.

Venöse Thrombosen der unteren Extremitäten mit und ohne Lungenembolie sind die häufigste Manifestation des APS. Insbesondere venöse Thrombosen mit atypischer Lokalisation wie beispielsweise in zerebralen Sinusvenen oder in viszeralen Venen (z. B. Budd-Chiari-Syndrom, Nierenvenenthrombose) sollten differenzialdiagnostisch an das Vorliegen eines APS denken lassen. In über der Hälfte der Patienten mit venösen Thrombosen finden sich zusätzliche Risikofaktoren. Bei spontanen venösen Thrombosen ohne

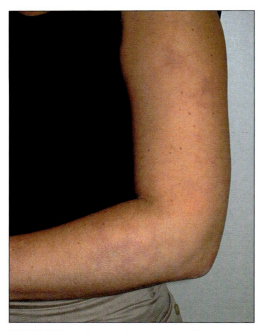

Abb. 5-27 Livedo reticularis, eine ringförmig angeordnete zyanotische Hautverfärbung.

5.3 Venöse Thromboembolien

erkennbaren Risikofaktor werden APA in 2–10 % der Fälle gefunden.

Eine **Thrombozytopenie** tritt häufig im Rahmen eines APS auf (40–50 %), ist aber meist mild ausgeprägt. Die Thrombozytenzahlen liegen oft über 50/nl. Blutungskomplikationen sind selten. Die Thrombozytopenie lässt sich durch Antikörper gegen thrombozytäre Antigene mit konsekutiver Gerinnungsaktivierung und peripherem Plättchenverbrauch erklären. Der Pathomechanismus scheint mit dem der idiopathischen thrombozytopenischen Purpura (ITP) identisch zu sein. Bei einer typischen ITP lassen sich auch in etwa 30 % der Fälle APA nachweisen. Eine **hämolytische Anämie** (14–23 %) und eine Livedo reticularis (11–22 %) kommen ebenfalls gehäuft bei Patienten mit Antiphospholipid-Syndrom vor (Levine et al. 2002).

Ein so genanntes **katastrophales Antiphospholipid-Syndrom** (CAPS) tritt in weniger als 1 % der Fälle mit APS auf. Entsprechend internationaler Übereinkunft ist das CAPS definiert als Manifestation des APS:
- an drei oder mehr Organsystemen,
- simultan oder innerhalb von einer Woche auftretend (sog. thrombotic storm),

Tab. 5-30 Klinische Assoziationen mit APL-Antikörpern (nach Greaves 1999).

Primäres APS	Manifestation als
ohne Hinweis auf Grunderkrankung	• venöse Thromboembolie • arterielle Thrombosen (v.a. Hirninfarkte) • sterile Endokarditis mit Embolien • rezidivierende Aborte • Thrombozytopenie
Sekundäres APS	**Manifestation im Rahmen von Grunderkrankungen**
bei rheumatischen Erkrankungen und Kollagenosen	• systemischer Lupus erythematodes • rheumatoide Arthritis • systemische Sklerose • Arteriitis temporalis • Sjögren-Syndrom • Psoriasis-Arthropathie • Morbus Behçet • andere Systemerkrankungen
bei akuten und chronischen Infektionen	• virale Erkrankungen, z.B. HIV, Varizellen, Hepatitis C, CMV • bakterielle Erkrankungen, z.B. Syphilis • parasitäre Erkrankungen, z.B. Malaria
bei lymphoproliferativen Erkrankungen	• malignes Lymphom • Paraproteinämie
bei Einnahme von Medikamenten	• Chinidin • Hydralazin/Phenothiazine • Procainamid • Phenytoin
bei anderen Erkrankungen	• Autoimmunthrombozytopenie • autoimmunhämolytische Anämie • Guillain-Barré-Syndrom • Livedo reticularis • Sichelzellanämie • i.v. Drogenabusus

- mit histologischem Nachweis einer thrombotischen Mikroangiopathie sowie
- mit dem laborchemischen Nachweis von APA (Erkan et al. 2003).

Am häufigsten sind Niere (78%), Lunge (66%), ZNS (50%), Herz (50%) und Haut (50%) betroffen. In etwa 25% der Fälle kommt es infolge einer disseminierten Thrombenbildung zum Multiorganversagen. Die Letalität dieses Krankheitsbildes ist hoch. Anders als beim klassischen

Tab. 5-31 Klinische Manifestationen des Antiphospholipid-Syndroms (nach Levine 2002).

Organsystem	Klinische Manifestationen
Venen	Becken- und Beinvenenthrombosen, Vena-cava-inferior-Thrombose, Armvenenthrombosen, Thrombophlebitiden, Viszeralvenenthrombosen, Pfortaderthrombose, Budd-Chiari-Syndrom
Arterien	Thrombosen zerebraler, viszeraler oder peripherer Arterien
Herz	Angina pectoris, Myokardinfarkt, kardiale Klappenvegetationen, nicht bakterielle thrombotische Endokarditis (Libman-Sacks), intrakavitäre Thromben, periphere Embolisation
Haut	Livedo reticularis, Hautinfarkte, Hautulzerationen, akrale Nekrosen, Blue-toe-Phänomen, Akrozyanose, Purpura, Ekchymosen
endokrine Organe	Hypophyseninfarkt, Hypophyseninsuffizienz, Nebennierenhämorrhagien, Nebenniereninfarkt, Nebenniereninsuffizienz, Hodenischämie, Prostatainfarkt
Gastrointestinaltrakt	Budd-Chiari-Syndrom, hepatische Mikrothromben, Infarkte von Leber, Gallenblase, Pankreas, Milz, Darm, ischämische Kolitis, Ösophagusperforation, Cholezystitis, Pankreatitis, Aszites, abdominelles Schmerzsyndrom
Blut, Knochenmark	Thrombozytopenie, hämolytische Anämie, hämolytisch-urämisches Syndrom, thrombotisch-thrombozytopenische Purpura, disseminierte intravasale Gerinnung bei katastrophalem Antiphospholipid-Syndrom
Knochen	avaskuläre Knochennekrose, Perforation des Nasenseptums
ZNS, peripheres Nervensystem	TIA/PRIND, Amaurosis fugax, ischämischer Hirninfarkt, Multiinfarktdemenz, Sinusvenenthrombose, Chorea, Krampfanfälle, Migräne, Mononeuritis multiplex
Augen	Amaurosis fugax, ischämische Optikusneuropathie, Verschlüsse von retinalen und/oder choroidalen Gefäßen, Zentralarterienthrombose, Zentralvenenthrombose, Gesichtsfeldausfälle, Diplopie, proliferative Retinopathie, traktive Ablatio retinae, neovaskuläres Glaukom
Lunge	Lungenembolie, pulmonale Hypertension, intraalveoläre Hämorrhagie, ARDS (acute respiratory distress syndrome)
Nieren	Nierenvenenthrombose, Nierenarterienthrombose, Niereninfarkt, thrombotische Mikroangiopathie, Hypertonie, akutes Nierenversagen, chronische Niereninsuffizienz, Proteinurie, Hämaturie, nephrotisches Syndrom
Schwangerschaft	(habituelle) Aborte, intrauterine Wachstumsretardierung, HELLP-Syndrom, Präeklampsie, Plazentainsuffizienz, Oligohydramnion

PRIND = prolongiertes reversibles ischämisches neurologisches Defizit; TIA = transitorisch ischämische Attacke.

APS mit Befall der großen Gefäße liegt beim CAPS eine Thrombosierung der kleineren Gefäße mit Mikrothrombenbildung vor. Die Ursache dieses fulminanten Krankheitsbildes ist bisher unklar. Prädisponierend sind vorausgegangene Infektionen, Operationen, das Absetzen einer Antikoagulanzienbehandlung und der Gebrauch von hormonellen Kontrazeptiva (Levine 2002). Differenzialdiagnostisch muss an das Vorliegen einer thrombotisch-thrombozytopenischen Purpura, einer Heparin-induzierten Thrombozytopenie und einer disseminierten intravasalen Gerinnung gedacht werden.

> Häufigste Manifestation eines Antiphospholipid-Syndroms sind venöse Thrombosen mit und ohne Lungenembolie. Insbesondere bei venösen Thrombosen atypischer Lokalisation sollte differenzialdiagnostisch an ein APS gedacht werden.

Labordiagnostik

Lupusantikoagulans (LA) wird durch Gerinnungstests identifiziert, in denen es die Gerinnungszeit (clotting time) verlängert (aPTT, dRVVT). Im Gegensatz dazu werden **Antikardiolipin- und β_2-GP-I-Antikörper** durch *solid phase immunoassays* detektiert (z. B. ELISA-Verfahren). Grundsätzlich hat LA eine höhere Spezifität für ein **Antiphospholipid-Syndrom**, während dem Nachweis von AKL-Antikörpern eine höhere Sensitivität zukommt. Die Spezifität der AKL-Antikörper steigt mit der Titerhöhe und ist höher für IgG als für IgM. Der AKL-Test fand zunächst in der Luesdiagnostik Anwendung (venereal disease research laboratory = VDRL-Test). Später fand man positive Testergebnisse nicht nur bei Personen mit Lues, sondern auch bei Gesunden und Patienten mit systemischem Lupus erythematodes. Da das Antigen im VDRL-Test zur Luesdiagnostik Kardiolipin ist, kann bei Personen mit APA eine falsch positive Luesreaktion auftreten (Levine et al. 2002; Wisløff et al. 2002).

Die Prävalenz leicht erhöhter APA-Titer wird in der gesunden Normalbevölkerung mit 2–5 % angegeben. Das **Risiko für venöse Thromboembolien** ist einer Metaanalyse zufolge bei Vorhandensein von LA 5- bis 16-fach erhöht (Galli et al. 2003). Eine Überlegenheit eines bestimmten Testverfahrens zum Nachweis von LA hinsichtlich der Abschätzung des Thromboserisikos ist bislang nicht belegt. Neuere Arbeiten zeigen eine deutliche Assoziation von Thromboembolierisiko und Nachweis von β_2-GP-I-abhängigen LA, während die klinische Relevanz prothrombinabhängiger LA weniger klar ist (Galli 2003/2004).

Das Thromboserisiko bei Nachweis von **AKL-Antikörpern** ist abhängig von der Titerhöhe. Mittel- bis hochtitrige Antikörpertiter vom IgG-Typ, wie sie für die Diagnose eines APS gefordert werden, sind mit einem 2- bis 5-fach erhöhten venösen Thromboserisiko verbunden, während die Bedeutung von IgM-Antikardiolipin-Antikörpern umstritten ist (Galli et al. 2003; Neville et al. 2003). Letztere treten häufig infektassoziiert auf, sind meist nur passager nachweisbar und ebenso wie AKL-Antikörper vom IgA-Typ nur selten mit Thrombosen assoziiert.

Es gibt keine feste Assoziation zwischen speziellen klinischen Manifestationen und bestimmten Subgruppen von APA, sodass bei klinischem Verdacht auf das Vorliegen eines Antiphospholipid-Syndroms mehrere laborchemische Testverfahren kombiniert werden (Tab. 5-32, s. auch Kap. 2.10).

> Am häufigsten lassen sich Lupusantikoagulans sowie Antikörper gegen Kardiolipin und β_2-Glykoprotein-I nachweisen. Trotz (in vitro) nachgewiesener aPTT-Verlängerung besteht (in vivo) eine Hyperkoagulabilität.

Individualisierte Behandlung

> Eine spezifische Therapie des Antiphospholipid-Syndroms fehlt bis heute. Antithrombotische Substanzen werden zur Prävention thrombotischer Komplikationen des APS eingesetzt. Bei einem katastrophalen APS kommen Antikoagulanzien, Glukokortikoide, i. v.-Immunglobuline und Plasmapherese zum Einsatz. Beim sekundären APS ist die Behandlung der Grundkrankheit wesentlicher Bestandteil der Therapie.

Inzwischen gibt es auch erste Einzelfallberichte über den erfolgreichen Einsatz von Rituximab (z. B. MabThera®), einem monoklonalen Antikörper gegen CD20, und über die autologe Stammzelltransplantation bei therapierefraktären Fällen eines APS (Hashimoto et al. 2004; Statkute et al. 2005; Tomietto et al. 2004).

■ **Thrombozytopenie**
Bei Thrombozytopenie mit Auftreten von Hämorrhagien als einziger Manifestation eines Antiphospholipid-Syndroms – ein seltenes Ereignis, da die Thrombozytenzahlen beim APS selten unter 50/nl sinken – sollte die Therapie wie bei der Autoimmunthrombozytopenie erfolgen (Greaves et al. 2000). **Glukokortikoide** in einer Dosierung von 1–2 mg Prednisolonäquivalent pro Tag haben sich als wirksam erwiesen. Auch die intravenöse Gabe von Immunglobulinen ist wirksam. Bei Nichtansprechen kann der Einsatz des monoklonalen CD20-Antikörpers **Rituximab** oder eine **Splenektomie** erwogen werden.

■ **Katastrophales Antiphospholipid-Syndrom**
Beim katastrophalen APS ist eine alleinige **Antikoagulation** (üblicherweise in der Akutsituation UFH i. v., im weiteren Verlauf VKA) nicht ausreichend. Am häufigsten werden zusätzlich **Glukokortikoide** oder hoch dosiert Immunglobuline intravenös gegeben. Glukokortikoide werden mit der Intention gegeben, die Manifestationen des *systemic inflammatory response syndrome* (SIRS) zu hemmen. SIRS ist eine diffuse Inflammation des Gefäßendothels, hauptsächlich vermittelt über Zytokine wie Tumornekrosefaktor-α und Interleukin-1, die als Reaktion auf die diffus auftretenden Verschlüsse kleiner Gefäße eintritt. Es wird empfohlen, Glukokortikoide initial in einer Dosierung von 1 000 mg Prednisolonäquivalent über 3–5 Tage zu geben, gefolgt von 1–2 mg/kg/d. Die Dosis wird zunächst bis zur klinischen Besserung beibehalten. Glukokortikoide allein verhindern nicht das Auftreten neuer thrombotischer Ereignisse, weswegen eine zusätzliche therapeutische Antikoagulation unerlässlich ist.

Hoch dosierte intravenöse **Immunglobuline** sind ebenfalls wirksam. Sie blockieren die Bindung von APA an die entsprechenden Zielantigene und erhöhen den Abbau von Antikörpern. Die übliche Dosierung ist 0,4 mg/kg/d über 4–5 Tage.

Durch täglichen **Plasmaaustausch** (Plasmapherese plus Substitution von FFP) über 3–5 Tage kann eine rasche Reduktion der APA-Titer erreicht werden (Erkan et al. 2003; Levine et al. 2002).

Zusätzlich müssen Patienten mit CAPS intensivmedizinisch überwacht werden. Potenziell auslösende Ursachen müssen beseitigt werden (z. B. Sanierung von Infekten, Absetzen von hormonellen Kontrazeptiva). Ebenfalls Bestandteil der Therapie sind die Hämodialyse bei Nierenversagen, die mechanische Beatmung bei Lungenversagen und die Gabe von Katecholaminen bei kardiogenem Schock. Häufig tritt eine schwere arterielle Hypertonie im Rahmen einer Nierenbeteiligung (Nierenarterien- oder -venenthrombose, thrombotische Mikroangiopathie)

Tab. 5-32 Laborchemische Tests zum Nachweis von Antiphospholipid-Antikörpern (nach Greaves 1999).

Gerinnungstests für Lupusantikoagulans:
Dies sind indirekte Gerinnungstests, die phospholipidabhängige Schritte der Gerinnungskaskade beinhalten. Mindestens 2 dieser Testverfahren müssen kombiniert werden, meist aPTT und ein anderes Testverfahren: • aktivierte partielle Thromboplastin-Zeit (aPTT) • dilute Russell's viper venom time (dRVVT) • kaolin clotting time (KCT) • tissue thromboplastin inhibition test (TTIT)
Immunologische Tests (solid phase immunoassays):
• Kardiolipin • β2-Glykoprotein-I • andere Phospholipide, z.B. Phosphatidylserin, Prothrombin

auf, die eine intensive antihypertensive Therapie erfordert. Bei Beteiligung der Nebennieren kann komplizierend auch eine Hypotension auftreten.

Nach überstandenem CAPS sollte die Antikoagulation mit **Vitamin-K-Antagonisten** langfristig fortgeführt werden. Die zusätzliche Gabe von Acetylsalicylsäure oder Statinen kann sinnvoll sein. Es wird angenommen, dass **ASS** über eine Hemmung der Thrombozytenaggregation die Exposition negativ geladener Phospholipide und die Bindung von APA an Thrombozyten inhibieren kann.

Statine könnten die $β_2$-GP-I-vermittelte Endothelzellaktivierung hemmen. Ob Statine bei CAPS tatsächlich wirksam sind, ist unklar. Sie können als mögliche Therapieoption eingesetzt werden, wenn trotz suffizienter Antikoagulation erneute Thrombosen auftreten (Brey et al. 2004; Erkan et al. 2003).

Primärprophylaxe

Bei asymptomatischen Patienten mit zufällig nachgewiesenen Antiphospholipid-Antikörpern ist das Risiko sowohl für Thrombosen als auch für Aborte als gering einzustufen. Daher wird eine generelle antithrombotische Behandlung bei dieser Patientengruppe nicht empfohlen. Ob eine längerfristige Behandlung z. B. von schwangeren Frauen mit nachgewiesenen APA gerechtfertigt ist, ist umstritten. Es gilt, im Einzelfall mütterliche und kindliche Morbidität und das Risiko einer medikamentösen Therapie gegeneinander abzuwägen.

Allerdings sollte eine medikamentöse Thromboseprophylaxe in Risikosituationen (Operation, Trauma, Immobilisierung) großzügig erfolgen. Risikofaktoren für venöse Thromboembolien (z. B. hormonelle Kontrazeption) sollten möglichst ausgeschaltet werden.

Sekundärprophylaxe

Der Nutzen einer Antikoagulanzienbehandlung mit **Vitamin-K-Antagonisten** bei venösen Thromboembolien und APS ist hinreichend belegt. Einige Unsicherheit besteht über die Dauer und Intensität der Antikoagulation.

Aktuelle Leitlinien empfehlen bei einem thromboembolischen Ersteignis im Rahmen eines APS eine Antikoagulation mit Vitamin-K-Antagonisten für mindestens 12 Monate, wobei eine Ziel-INR von 2,0–3,0 angestrebt wird (interdisziplinäre S2-Leitlinie 2004; Buller et al. 2004).

Ob bei einer höheren Ziel-INR (> 3,0) weniger thrombotische Ereignisse auftreten, ist nicht belegt (Crowther et al. 2003; Finazzi et al. 2004).

Während der Behandlung mit Cumarinderivaten sollte eine effektive Kontrazeption erfolgen.

Das Rezidivrisiko nach Beendigung der Antikoagulation ist hoch.

Es beträgt etwa 50% in 2 Jahren bzw. 78% innerhalb von 8 Jahren. Allerdings rechtfertigt eine einmalige Thromboembolie aufgrund der möglichen Blutungskomplikationen unter Langzeitantikoagulation nicht unbedingt eine lebenslange Antikoagulation. Es ist wichtig, im Einzelfall eine individuelle Risikoabwägung – Risiko für Thromboembolie versus Risiko für Blutungskomplikationen – vorzunehmen. In seltenen Fällen liegt zusätzlich eine Thrombozytopenie mit Thrombozytenzahlen unter 80/nl vor, die das Risiko für Blutungskomplikationen zusätzlich erhöht.

Bei Auftreten rezidivierender thromboembolischer Ereignisse erfolgt die langfristige Antikoagulation mit Vitamin-K-Antagonisten. Tritt unter suffizienter Antikoagulation erneut eine Thromboembolie auf, kommen als Therapieoptionen eine Anhebung der Ziel-INR auf > 3,0 oder die zusätzliche Gabe von Acetylsalicylsäure in Betracht (Greaves et al. 2000).

Zu beachten ist, dass in Einzelfällen das Monitoring der Antikoagulation durch eine Interferenz von APA mit den Testverfahren erschwert sein kann. Da Lupusantikoagulans phospholipidabhängige Gerinnungsreaktionen in vitro beeinflusst, kann die Prothrombinzeit bereits spontan verlängert sein. Quick- und INR-Wert geben in diesem Fall nicht das wahre Ausmaß der Antikoagulation wieder. Gerinnungstests, die unabhängig von LA sind, wie die chromogene Faktor-X-Bestimmung, können hier Verwendung finden (Moll u. Oertel 1997).

Literatur

Brey RL. New treatment option for the antiphospholipid antibody syndrome? More pleiotropic effects of the statin drugs. J Thromb Haemost 2004; 2: 1556–7.

Buller HR, Agnelli G, Hull RD, Hyers TM, Prins MH, Raskob GE. Antithrombotic therapy for venous thromboembolic disease. The seventh ACCP Conference on antithrombotic and thrombolytic therapy. Chest 2004; 126: 401S–428S.

Cervera R, Asherson RA, Acevedo ML, Gómez-Puerta JA, Espinosa G, de la Red G, Gil V, Ramos-Casals M, García-Carrasco M, Ingelmo M, Font J. Antiphospholipid syndrome associated with infections: clinical and microbiological characteristics of 100 patients. Ann Rheum Dis 2004; 63: 1312–7.

Crowther MA, Ginsberg JS, Julian J, Denburg J, Hirsh J, Douketis J, Laskin C, Fortin P, Anderson D, Kearon C, Clarke A, Geerts W, Forgie M, Green D, Costantini L, Yacura W, Wilson S, Gent M, Kovacs MJ. A comparison of two intensities of warfarin for the prevention of recurrent thrombosis in patients with the antiphospholipid antibody syndrome. N Engl J Med 2003; 349: 1133–8.

de Groot PG, Derksen RH. Pathophysiology of the antiphospholipid syndrome. J Thromb Haemost 2005; 3: 1854–60.

Erkan D, Cervera R, Asherson RA. Catastrophic antiphospholipid syndrome. Where do we stand? Arthritis Rheum 2003; 48: 3320–7.

Finazzi G, Marchioli R, Brancaccio V, Schinco P, Wisloff F, Musial J, Baudo F, Berrettini M, Testa S, D'Angelo A, Tognoni G, Barbui T. A randomized clinical trial of high-intensity warfarin vs. conventional antithrombotic therapy for the prevention of recurrent thrombosis in patients with the antiphospholipid syndrome (WAPS). J Thromb Haemost 2005; 3: 848–53.

Galli M. Antiphospholipid syndrome: association between laboratory tests and clinical practise. Pathophysiol Haemost Thromb 2003/2004; 33: 249–55.

Galli M, Luciani D, Bertolini G, Barbui T. Lupus anticoagulants are stronger risk factors for thrombosis than anticardiolipin antibodies in the antiphospholipid syndrome: a systematic review of the literature. Blood 2003; 101: 1827–32.

Greaves M. Antiphospholipid antibodies and thrombosis. Lancet 1999; 353: 1348–53.

Greaves M, Cohen H, MacHin SJ, Mackie I. Guidelines on the investigation and management of the antiphospholipid syndrome. Br J Haematol 2000; 109: 704–15.

Gruel Y. Antiphospholipid syndrome and heparin-induced thrombocytopenia: update on similarities and differences. J Autoimmun 2000; 15: 265–8.

Hashimoto N, Iwasaki T, Sekiguchi M, Takatsuka H, Okamoto T, Hashimoto T, Sano H. Autologous hematopoietic stem cell transplantation for refractory antiphospholipid syndrome causing myocardial necrosis. Bone Marrow Transplant 2004; 33: 863–6.

Interdisziplinäre S2-Leitlinie. Diagnostik und Therapie der Bein- und Beckenvenenthrombose und der Lungenembolie. Vasa 2005; 34 (Suppl. 66): 1–24.

Levine JS, Branch DW, Rauch J. The antiphospholipid syndrome. N Engl J Med 2002; 346: 752–63.

Miyakis S, Lockshin MD, Atsumi T, Branch DW, Brey RL, Cervera R, Derksen RH, DE Groot PG, Koike T, Meroni PL, Reber G, Shoenfeld Y, Tincani A, Vlachoyiannopoulos PG, Krilis SA. International consensus statement on an update of the classification criteria for definite antiphospholipid syndrome (APS). J Thromb Haemost 2006; 4: 295–306.

Moll S, Ortel TL. Monitoring warfarin therapy in patients with lupus anticoagulants. Ann Intern Med 1997; 127: 177–85.

Neville C, Rauch J, Kassis J, Chang ER, Joseph L, Le Comte M, Fortin PR. Thromboembolic risk in patients with high titre anticardiolipin and multiple antiphospholipid antibodies. Thromb Haemost 2003; 90: 108–15.

Statkute L, Traynor A, Oyama Y, Yaung K, Verda L, Krosnjar N, Burt RK. Antiphospholipid syndrome in patients with systemic lupus erythematosus treated by autologous hematopoietic stem cell transplantation. Blood 2005; 106: 2700–9.

Tomietto P, Gremese E, Tolusso B, Venturini P, De Vita S, Ferraccioli G. B cell depletion may lead to normalization of anti-platelet, anti-erythrocyte and antiphospholipid antibodies in systemic lupus erythematodes. Thromb Haemost 2004; 92: 1150–3.

Triplett DA. Antiphospholipid antibodies. Arch Pathol Lab Med 2002; 126: 1424–9.

Wisloff F, Jacobsen EM, Liestol S. Laboratory diagnosis of the antiphospholipid syndrome. Thromb Res 2002; 108: 263–71.

Heparin-induzierte Thrombozytopenie

Norbert Lubenow, Kathleen Selleng, Andreas Greinacher

> Eine 77-jährige Patientin erhält nach operativer Versorgung einer Femurfraktur eine Thromboseprophylaxe mit 3 × 5 000 I.E unfraktioniertem Heparin subkutan.
> ▪ **Labordiagnostik:** Am 3. postoperativen Tag zeigen die Thrombozytenwerte einen durch den Eingriff verursachten Abfall von präoperativ 275 Thrombozyten/nl auf 183/nl. Einem erneuten Anstieg auf 285/nl am 7. Tag folgt wiederum ein Abfall auf 151/nl am 10. postoperativen Tag, an dem auch eine proximale tiefe Beinvenenthrombose festgestellt wird. Sowohl der PF-4-Heparin-ELISA (s. Kap. 2.14.1) als auch der HIPA-Test (s. Kap. 2.14.2) zum Nachweis von HIT-Antikörpern sind am 10. Tag positiv.
> ▪ **Diagnose:** Es wird die Diagnose Heparin-induzierte Thrombozytopenie gestellt.
> ▪ **Therapie:** Die Patientin wird mit Lepirudin (Refludan®) in therapeutischer Dosierung aPTT-adjustiert antikoaguliert. Wegen einer diskreten Nierenfunktionsstörung wird eine Startdosis von 0,05 mg/kg/h ohne Bolusgabe gewählt. Nach Wiederanstieg der Thrombozyten und Erreichen eines Plateaus von 290 Thrombozyten/nl nach 6 Tagen wird mit einer überlappenden oralen Antikoagulation begonnen. Als nach weiteren 6 Tagen eine INR von 2,1 erreicht ist, wird die Lepirudintherapie beendet und die orale Antikoagulation für 6 Monate fortgesetzt.
> Die Patientin bekommt einen Notfallausweis: Heparin sollte in Zukunft nicht gegeben werden, in Einzelfällen ist eine Reexposition nach Rücksprache mit einem Behandlungszentrum möglich.

Die Inzidenz der klinischen HIT variiert stark in Abhängigkeit vom verwendeten Heparin. Unfraktionierte Heparine induzieren eine HIT ca. 10-mal häufiger als niedermolekulare Heparine.
Patienten nach größeren **Operationen**, insbesondere nach Implantation von Hüftgelenksendoprothesen, haben ein besonders hohes HIT-Risiko von 2,5–3%, wenn sie UFH zur Thromboseprophylaxe erhalten (Greinacher et al. 2005). Unter NMH sind weit weniger Patienten, wahrscheinlich < 0,1%, betroffen (Martel et al. 2005). Patienten nach **Schlaganfall**, die UFH erhalten, scheinen ebenfalls ein Risiko für eine HIT von bis zu 3% zu haben (Harbrecht et al. 2004). Für andere internistische Patienten ist die Datenlage hinsichtlich der Inzidenz der HIT widersprüchlich (Lindhoff-Last et al. 2002; Warkentin u. Greinacher 2005). Doch sollte auch hier vor allem bei Patienten unter UFH mit einer HIT gerechnet werden (Girolami 2003).

Es gibt nur wenige klinische Studien zur Inzidenz der HIT bei **Intensivpatienten**. Sie scheint mit 0,3–0,5% allerdings relativ gering (Selleng u. Greinacher 2005; Verma et al. 2003; Warkentin u. Cook 2005).

Bei **Kindern** zeichnen sich 2 Risikogruppen für eine HIT ab: Neugeborene oder Kleinkinder nach kardiochirurgischen Eingriffen und Adoleszente, die Heparin wegen eines primären Gefäßverschlusses im Zusammenhang mit genetischen oder erworbenen Risikofaktoren erhalten (Klenner et al. 2004).

Ätiologie und Pathogenese

Die HIT ist ein klinisch-pathologisches Syndrom, das durch eine passagere **Thrombophilie** gekennzeichnet ist, die paradoxerweise durch das Antikoagulans Heparin verursacht wird. Patienten immunisieren sich gegen Plättchenfaktor-4-Heparin-Komplexe. Diese Heparin-induzierten Antikörper (HIT-Antikörper) verursachen eine intravaskuläre Thrombozytenaktivierung mit konsekutiver **Thrombozytopenie** und vermehrter Thrombinbildung. Betroffene Patienten haben ein hohes Risiko für neue venöse und arterielle Gefäßverschlüsse.

Von der klinisch relevanten immunologischen Form der HIT, auch als HIT Typ II bezeichnet, wird die klinisch wenig bedeutsame nicht immunologische Form HIT Typ I unterschieden (Tab. 5-33). Die HIT tritt typischerweise zwischen dem 5. und 14. Tag nach Beginn der Heparingabe auf, da das Immunsystem einige Tage benötigt, bis Antikörper in ausreichender Konzentration gebildet werden. Sie kann aber auch als Sofortreaktion auftreten, wenn der Patient innerhalb der letzten 3 Monate Heparin erhalten hatte und noch HIT-Antikörper im Blut zirkulieren (Lubenow et al. 2002; Warkentin u. Kelton 2001). Die Thrombozytenwerte fallen meist innerhalb von 1–2 Tagen um mehr als 50%, allerdings nur selten unter 20 000/µl. Bei diesen Patienten liegt oft gleichzeitig eine Verbrauchskoagulopathie vor. Bei ca. 10% der Patienten sinken die Thrombozytenwerte nicht unter 150 000/µl (Warkentin 2004).

Für die Beurteilung des relativen Thrombozytenabfalls ist wichtig, nicht nur den Ausgangswert **vor Heparingabe** zu berücksichtigen, sondern den höchsten Wert **seit Beginn der Heparingabe**. Insbesondere nach größeren Operationen tritt oft eine reaktive Thrombozytose auf. Bei einem Maximum von beispielsweise 500 000 Thrombozyten/µl ist ein Abfall auf 200 000 Thrombozyten/µl ein wichtiger Hinweis auf eine HIT, obwohl die Thrombozytenwerte noch im Normbereich liegen.

Besonders bei schwerkranken Patienten, die oft eine Thrombozytopenie im Rahmen ihrer Grunderkrankung entwickeln, kann die Diagnose einer HIT schwierig sein. Differenzialdiagnosen der HIT sind in Tabelle 5-34 aufgeführt.

Diagnostik

Klinische Diagnostik

Prospektive Studien haben gezeigt, dass sich die klinischen Symptome einer HIT, wie z. B. Thrombozytopenie oder Thrombosen, nur bei einem kleinen Prozentsatz der Patienten mit HIT-Antikörpern manifestieren.

Labordiagnostik

Der einfachste Test zur frühzeitigen Erfassung einer HIT ist die Bestimmung der Thrombozytenwerte.

> Leitsymptom ist der Thrombozytenabfall.

Empfehlungen für die Häufigkeit der Thrombozytenkontrollen sind Empfehlungen unter Berücksichtigung des verwendeten Heparins und der verschiedenen Patientenpopulationen (Tab. 5-35). Ein Screening auf HIT-Antikörper bei asymptomatischen Patienten ist nicht sinnvoll. Bei klinischer Verdachtsdiagnose stehen für den Nachweis von HIT-Antikörpern **funktionelle Tests und Antigentests** zur Verfügung (Warkentin u. Greinacher 2004). Die Bedeutung des In-

Tab. 5-33 Merkmale Heparin-induzierter Thrombozytopenien: Differenzialdiagnose von Typ I und Typ II.

	HIT Typ I	HIT Typ II
Ursache	direkte Heparin-Thrombozyten-Interaktion, Adenylatzyklasehemmung	Antikörper-induzierte Thrombozytenaktivierung
Auftreten	1–2 Tage nach Beginn der Heparintherapie	5–14 Tage nach Beginn der Heparintherapie, bei Reexposition früher
Heparin	meist UFH i.v.	UFH, NMH; i.v., s.c.
Thrombozytenwerte	selten < 100/nl	Abfall um > 50% (oft 30–80/nl)
Komplikationen	keine	thromboembolische Gefäßverschlüsse
Inzidenz	10–20%	UFH : NMH = 9 : 1 absolute Inzidenz ist abhängig von der Grunderkrankung
Nachweis	Ausschlussdiagnose	HIPA-Test, PF-4-Heparin-ELISA

NMH = niedermolekulares Heparin; PF-4 = Plättchenfaktor-4; UFH = unfraktioniertes Heparin.

vitro-Nachweises von HIT-Antikörpern mit den kommerziell verfügbaren Antigentests liegt vor allem im Ausschluss einer HIT bei negativem Testergebnis. Ein positiver Antigentest sichert die Diagnose HIT nicht. Für die funktionellen Tests ist der positive prädiktive Wert für eine klinisch manifeste HIT höher (Warkentin et al. 2000). Für die Sicherung der klinischen Verdachtsdiagnose einer HIT ist das beste Verfahren mit ausreichend hoher Sensitivität und akzeptabler Spezifität die Kombination eines Antigentests und eines Funktionstests (s. Kap. 2.14). Bei starkem klinischen Verdacht auf eine HIT sollte die Therapie mit einem alternativen Antikoagulans schon vor dem Ergebnis des HIT-Antikörper-Tests begonnen werden.

Für die klinische Diagnose der HIT kann ein einfacher 4T-Score hilfreich sein (Tab. 5-36). Dieser erfasst Umfang und zeitlichen Verlauf des Thrombozytenabfalls, Thrombosen und andere Gründe für einen Thrombozytenabfall. Er hat bei niedrigem Score (< 4 Punkte) einen hohen negativen prädiktiven Wert (Lo et al. 2006).

Tab. 5-34 Differenzialdiagnosen der HIT.

Diagnose	Unterscheidungsmerkmale
Thrombozytenverlust, -verbrauch	langsam zunehmender Thrombozytenverbrauch nach Beginn der CVVH, ECMO, Blutungsneigung
Thrombozytopenie durch Hämodilution	akute Thrombozytopenie nach hoher Volumensubstitution, gleichzeitig Hb-Abfall
Verbrauchskoagulopathie, Sepsis	Beginn oft schleichend, Blutungskomplikationen, Verbrauch von Gerinnungsfaktoren
massive Lungenembolie	klinisch kaum von HIT zu unterscheiden, wenn sie 5–14 Tage nach Beginn der Heparingabe auftritt
nicht immunologische heparin-assoziierte Thrombozytopenie	nach 1–2 Tagen therapeutischer Antikoagulation mit UFH, selten Thrombozytenwerte < 100/nl oder Abfall > 30% (Ausschlussdiagnose, kein beweisender Test)
Pseudothrombozytopenie	normale Thrombozytenwerte in Citratblut, Aggregate im Blutausstrich
diabetische Ketoazidose	akute Thrombozytopenie mit Krankheitsbeginn
GP-IIb/IIIa-Inhibitor-induzierte Thrombozytopenie	Beginn innerhalb von 12 Stunden nach Gabe von GP-IIb/IIIa-Inhibitoren, Thrombozytenwerte < 20/nl, Blutungskomplikationen (wichtige DD: Pseudothrombozytopenie)
medikamenteninduzierte Thrombozytopenie	meist 7–20 Tage nach Therapiebeginn mit neuem Medikament, Thrombozytenwerte < 20/nl, Blutungskomplikationen
Autoimmunthrombozytopenie	nicht assoziiert mit Heparingabe
Posttransfusionspurpura (PTP)	7–14 Tage nach Transfusion von vorimmunisierten Patientinnen (> 95% Frauen betroffen), Thrombozytenwerte < 20/nl, Blutungskomplikationen
Antiphospholipid-Syndrom mit Thrombozytopenie	Nachweis von Lupusantikoagulans und/oder Antikardiolipin-Antikörpern, nicht mit Heparingabe assoziiert

CVVH = kontinuierliche venovenöse Hämofiltration; ECMO = extrakorporale Membranoxygenation.

Tab. 5-35 Häufigkeit des Thrombozytenmonitorings (nach Greinacher et al. 2003). Der Vorschlag bezieht die unterschiedliche Häufigkeit der HIT in Abhängigkeit von Patientengruppe und verwendeter Heparinart ein.

Art der Heparingabe	Häufigkeit der Thrombozytenkontrollen	Bemerkung
UFH i.v. in therapeutischer Dosierung	täglich, kann parallel zur aPTT-Bestimmung erfolgen	Kontrolle zumutbar, da kein zusätzlicher Aufwand für Patienten oder Stationspersonal
UFH in prophylaktischer Dosierung bei chirurgischen und orthopädischen Patienten nach größeren Eingriffen	vor Beginn und ab Tag 5 mindestens jeden 2. Tag bis Tag 14	Patienten mit dem größten Risiko, prospektive Studien liegen vor und belegen ein HIT-Risiko von bis zu 3%!
UFH in prophylaktischer Dosierung bei internistischen/neurologischen Patienten nach Myokardinfarkt, Schlaganfall oder anderen Erkrankungen mit erhöhtem Gewebeschaden	vor Heparingabe und ab Tag 5 2 × pro Woche bis Tag 14 oder bis zum Absetzen des Heparins	prospektive Studien fehlen, Risiko höher als unter NMH, Bestimmung der Thrombozytenzahl erlaubt eine Abschätzung des Thrombozytenabfalls, wenn Komplikationen auftreten
NMH in therapeutischer Dosierung	vor Heparingabe und an Tag 5, wenn möglich 2 × pro Woche bis Tag 14 oder Absetzen des Heparins	prospektive Studien fehlen, Risiko relativ gering, Bestimmung der Thrombozytenzahl erlaubt eine Abschätzung des Thrombozytenabfalls, wenn Komplikationen auftreten
NMH in prophylaktischer Dosierung bei chirurgischen und orthopädischen Patienten nach größeren Eingriffen	vor Heparingabe und an Tag 5, wenn möglich 2 × pro Woche bis Tag 14	prospektive Studien vorhanden, Risiko relativ gering, Bestimmung der Thrombozytenzahl erlaubt eine Abschätzung des Thrombozytenabfalls, wenn Komplikationen auftreten
NMH in prophylaktischer Dosierung bei allen anderen Patienten	vor Heparingabe, Kontrolle unter Heparin kann entfallen	prospektive Studien teilweise vorhanden, Risiko sehr gering, unter ambulanten Bedingungen nicht durchführbar
Patienten mit neuen thromboembolischen Komplikationen unter oder innerhalb von 2 Wochen nach einer Heparingabe	in jedem Fall vor Beginn der therapeutischen Antikoagulation; Ausnahmen: massive akute Lungenembolie, instabiles Koronarsyndrom	einzige Möglichkeit, eine HIT (auch mit verzögertem Beginn) schnell zu erkennen und die richtige Therapie einzuleiten

NMH = niedermolekuare Heparine; UFH = unfraktionierte Heparine.

Tab. 5-36 HIT-Score für die klinische Diagnose (4T-Score) (nach Lo et al. 2006). Die Höhe des Scores korreliert mit der Wahrscheinlichkeit eines positiven Testergebnisses.

HIT-Verdacht (basierend auf folgenden Kriterien)	Score	Wahrscheinlichkeitskriterien		
		2 Punkte	1 Punkt	0 Punkte
Thrombozytopenie		niedrigster Wert ≥ 20 GPT und > 50% Abfall	niedrigster Wert 10–19 GPT oder 30–50% Abfall	niedrigster Wert < 10 GPT oder < 30% Abfall
Tag des Auftretens des Thrombozyten-Abfalls		Tag 5–10 oder ≤ 1 bei früherer Heparintherapie (innerhalb der letzten 30 Tage)	unbekannt, aber könnte zur HIT passen bzw. > Tag 10 bzw. ≤ Tag 1 bei früherer Heparintherapie (innerhalb der letzten 30 bis 90 Tage)	Tag < 4 (keine frühere Heparintherapie)
Thrombosen oder andere Komplikationen		gesicherte neue Thrombose, Hautnekrosen, anaphylaktische Reaktion (anphylaktische Reaktion nach Heparinbolus)	fortschreitende oder rezidivierende Thrombose, Verdacht auf Thrombose oder nicht nekrotisierende Hautläsionen	keine Komplikationen
andere (»oTher«) Gründe für Thrombozytenabfall		keine	denkbar	definitiv
Wahrscheinlichkeits-Score (Summe)	=			

Individualisierte Behandlung

Allgemeine Behandlungsprinzipien

Wenn der begründete Verdacht besteht, dass ein Patient eine Heparin-induzierte Thrombozytopenie hat, muss die weitere Gabe von UFH als auch von NMH sofort beendet werden, d. h. auch sämtliche Katheterspüllösungen, die Heparin enthalten, müssen gewechselt werden.

Für das in Schichten arbeitende und wechselnde Personal muss klar erkennbar gemacht werden, dass diesem Patienten kein Heparin mehr appliziert werden darf (z. B. Schild am Bett: »Kein Heparin: HIT«) (Tab. 5-37). Die Unterbrechung der Heparingabe allein schützt den Patienten aber nicht vor einer HIT-assoziierten thromboembolischen Komplikation, da die Thrombinbildung nicht gestoppt wird (Greinacher et al. 2000; Warkentin et al. 1995). Der Patient muss **alternativ antikoaguliert** werden. Die Wahl des Medikaments und die Dosierung kann schwierig sein, wenn der Patient blutungsgefährdet ist oder wenn Begleiterkrankungen, wie Leber- und Niereninsuffizienz, die Halbwertszeiten der Medikamente beeinflussen.

Bei Patienten mit möglicher HIT, bei denen die Thrombozytopenie auch durch andere Ursachen bedingt sein kann (niedriger oder mittlerer Score, Tab. 5-36) und die keine Thrombose haben, kann **Danaparoid** (Orgaran®) in prophylaktischer Dosierung verwendet werden, bis aufgrund des klinischen Bildes die Ursache der Thrombozytopenie klarer ist. Hierdurch wird eine weitere Boosterung der HIT-Antikörper vermieden, ohne dass die Blutungsgefährdung des Patienten im Vergleich zur Standardprophylaxe mit Heparin deutlich erhöht wird. Diese Vorgehensweise birgt auch aus medikolegalen Gründen weniger Risiken als die Fortführung der Heparintherapie oder das Umsetzen auf andere Antikoagulanzien in therapeutischer Dosierung mit dem damit verbundenen Blutungsrisiko.

■ **Patienten mit isolierter Serokonversion**
Der alleinige Nachweis von HIT-Antikörpern ohne gleichzeitige Symptome, wie Thrombozytenabfall oder neue thromboembolische Komplikationen, erfordert keine Änderung der Heparintherapie.

■ **Patienten mit starkem klinischen Verdacht oder gesicherter HIT ohne Thrombose**
Etwa die Hälfte aller Patienten mit akuter HIT hat zum Zeitpunkt der Diagnose noch keine Thrombose, sondern fällt durch einen Thrombozytenabfall auf. Diese Patienten sollten alternativ antikoaguliert und sorgfältig auf das Vorliegen einer klinisch inapparenten tiefen Beinvenenthrombose untersucht werden (Wallis et al. 1999). Die Antikoagulation sollte mindestens bis zur Normalisierung und Stabilisierung der Thrombozytenzahlen beibehalten werden (Greinacher u. Warkentin 2004). Solange die Thrombozytenzahlen ansteigen, ist die HIT noch nicht kompensiert. Von einer Stabilisierung kann ausgegangen werden, wenn die Thrombozytenzahlen an 2 aufeinander folgenden Tagen ein Plateau erreicht haben. Daten einer retrospektiven Analyse legen nahe, dass Patienten mit gesicherter HIT und isolierter Thrombozytopenie von einer Antikoagulation in therapeutischer Dosierung profitieren (Farner et al. 2001). Die in Deutschland zugelassene Dosierung für Danaparoid (2–3 × täglich 750 I.E. Anti-Faktor-Xa s. c.) ist wahrscheinlich zu niedrig.

■ **Patienten mit HIT und Thrombose**
HIT-Patienten mit akuter Thrombose müssen in therapeutischer Dosierung antikoaguliert werden.

■ **Alternative Antikoagulation**
Das Heparinoid **Danaparoid-Natrium** (Orgaran®, zugelassen für die Prophylaxe und Therapie von Thrombosen bei HIT) zeigt vor allem Anti-Faktor-Xa-Aktivität mit einer Halbwertszeit von ca. 24 Stunden. Die Bioverfügbarkeit von Danaparoid nach s. c. Gabe beträgt nahezu 100%. Plasmaspiegel sind daher gut vorhersagbar und die Überwachung der Therapie wird nur bei Patienten mit starker Einschränkung der Nierenfunktion, extrem niedrigem oder hohem Körpergewicht, lebensbedrohlichen Thrombosen, unerwarteten Blutungskomplikationen oder kritisch kranken Patienten notwendig (Chong u. Magnani 2004). ACT, aPTT oder INR sind für die Überwachung der Danaparoidtherapie ungeeignet. Die Labormethode der Wahl ist die Bestimmung der Anti-Faktor-Xa-Aktivität. Für die Kalibrierung sollte Danaparoid verwendet werden. Da Danaparoid zu 30–50% über die Niere ausgeschieden wird, sollte die Dosierung bei stark niereninsuffizienten Patienten um ca. 30% reduziert werden (Chong u. Magnani 2004). Es gibt keine Möglichkeit, Danaparoid zu antagonisieren.

HIT-Antikörper kreuzreagieren mit Danaparoid in Abhängigkeit vom verwendeten Labortest in 7–50% der Fälle. In Einzelfällen kann diese Kreuzreaktion klinische Komplikationen verur-

Tab. 5-37 Maßnahmen bei Patienten mit einer Heparin-induzierten Thrombozytopenie (nach Selleng u. Greinacher 2005).

Zu vermeidende Maßnahmen	Empfohlene Maßnahmen
• Heparin weitergeben • niedermolekulares Heparin geben • hoch dosiert Vitamin-K-Antagonisten geben • Thrombozyten innerhalb von 48 h nach Absetzen des Heparins transfundieren	• alternative Antikoagulation • Warnhinweis gut sichtbar an Patientenbett und Kurve anbringen • klinische Verdachtsdiagnose durch Antikörpernachweis sichern

sachen. Zwei retrospektive Studien haben jedoch keinen Unterschied im Behandlungsergebnis zwischen Patienten mit und ohne kreuzreagierenden Antikörpern feststellen können, die mit Danaparoid behandelt wurden. Es erscheint daher vertretbar, die Kreuzreaktionstestung erst dann durchzuführen, wenn sich unter Therapie mit Danaparoid die Thrombozytenwerte nicht erholen oder neue Komplikationen auftreten (Chong u. Magnani 2004). In diesen Fällen sollte dann ein anderes Antikoagulans verwendet werden.

Hirudine sind direkte Thrombininhibitoren. Zur Behandlung der HIT steht Lepirudin (Refludan®) zur Verfügung. Es ist zugelassen für die therapeutische Antikoagulation bei HIT mit Thrombose. Seine Plasmahalbwertszeit beträgt nach i. v. Infusion 1,1–2,0 Stunden. Hirudin wird zu mehr als 90% über die Niere ausgeschieden. Die Halbwertszeit verlängert sich daher deutlich bei Niereninsuffizienz. Diskrete Nierenfunktionsstörungen z. B. bei älteren Patienten, zeigen sich nicht immer in den Routineparametern Harnstoff und Kreatinin. Deshalb empfehlen die Autoren, in Abweichung von der Dosierungsempfehlung der Zulassung, bei allen Patienten auf die Bolusgabe zu verzichten und nur bei nierengesunden Patienten mit einer Dauerinfusion von 0,1 mg/kg KG/h zu beginnen. Bei Niereninsuffizienz muss die Dosierung um bis zu 90% reduziert werden.

Die Therapie wird im Regelfall mit der aPTT überwacht und ein Zielbereich zwischen dem 1,5- und 2,5-fachen des Ausgangswertes (Normalwertes) angestrebt. Nach Beginn der Lepirudingabe sollte die aPTT alle 4 Stunden bestimmt werden, bis ein Steady State erreicht ist. Ab einer aPTT von ca. 70 Sekunden flacht die Dosis-Wirkungs-Kurve stark ab und die aPTT gibt über die Stärke der Antikoagulation keine zuverlässige Aussage mehr. Die Ecarinzeit (ECT) sollte daher bei Patienten verwendet werden, die hohe Hirudinspiegel benötigen, insbesondere während Operationen mit der Herz-Lungen-Maschine.

Wichtig ist, dass die Bestimmung der Hirudinkonzentration mit funktionellen Tests bei Patienten mit Prothrombinmangel nicht zuverlässig ist. Dies ist bei der Verbrauchskoagulopathie oder schweren Leberfunktionsstörungen bzw. nach Beginn der Gabe von Vitamin-K-Antagonisten häufig. In diesen Fällen werden durch die aPTT falsch hohe Hirudinspiegel vorgetäuscht und der Patient infolgedessen nicht ausreichend antikoaguliert (Lindhoff-Last et al. 2000). Die direkte Bestimmung der Hirudinkonzentration mit einem ELISA oder dem chromogenen Ecarin-Test (ECA) ist hier zuverlässiger (für die therapeutische Antikoagulation Zielwert: 0,5–1,5 µg/ml). Wie für alle alternativen Antikoagulanzien bei der HIT steht auch für Hirudin kein Antidot zur Verfügung.

Argatroban (Argatra®) ist ein kompetitiver, synthetischer, univalenter Thrombininhibitor und für die Therapie und Prophylaxe thromboembolischer Komplikationen bei HIT-Patienten zugelassen (Lewis u. Hursting 2004).

Argatroban hat eine Halbwertszeit von 45 Minuten, seine Elimination erfolgt zu > 90% hepatogen. Die Therapie wird über die Bestimmung der aPTT oder der Ecarinzeit überwacht, ein Antagonist ist nicht verfügbar.

Die empfohlene Dosis für Patienten mit normaler Leberfunktion ist die intravenöse Dauerinfusion von 1 µg/kg/min, adjustiert nach der aPTT mit einem Zielbereich 1,5- bis 3-fach über der normalen aPTT, aber nicht mehr als 100 Sekunden. Die aPTT-Bestimmung sollte 2 Stunden nach Beginn der Therapie bzw. nach Änderung der Infusionsrate erfolgen. Eine Dosisanpassung bei niereninsuffizienten Patienten ist nicht notwendig. Bei Patienten mit Leberfunktionsstörungen wird empfohlen, die Anfangsdosis auf 0,5 µg/kg/min zu reduzieren (Lewis u. Hursting 2004). Die Therapie mit Argatroban verursacht zusätzlich eine Erhöhung der INR. Dies erschwert die Interpretation der Gerinnungssituation bei schwerkranken Patienten und die Umstellung auf Vitamin-K-Antagonisten. In klinischen Studien zur Anwendung von Argatroban ist bisher zur Umstellung auf orale Antikoagulanzien kein einheitliches Therapieregime erarbeitet worden, aber an gesunden Probanden hat sich folgendes Vorgehen als praktikabel erwiesen: parallele Gabe von Argatroban und Vitamin-K-Antagonisten für mindestens 5 Tage bis die INR > 4 ist, dann die Argatrobaninfusion beenden und nach 4–6 Stunden die INR kontrollieren. Ist diese im therapeutischen Bereich, wird die Phenprocoumongabe entsprechend fortgesetzt. Ist die INR < 2, wird die Argatrobaninfusion wieder aufgenommen (Harder et al. 2004; Fachinformation Argatra® 2005).

Niedermolekulare Heparine verursachen die HIT seltener als unfraktionierte Heparine, sind aber wegen ihrer In-vivo-Kreuzreaktivität mit HIT-Antikörpern nicht zur Therapie der HIT geeignet.

Das **Pentasaccharid** Fondaparinux-Natrium (Arixtra®) löst wahrscheinlich keine HIT aus. Seine Eignung zur Therapie der HIT ist nicht systematisch geprüft. Aufgrund einzelner Fallberichte und weil in vitro keine Kreuzreaktivität mit HIT-Antikörpern nachweisbar war (Savi et al. 2005), könnte es eine Therapieoption darstellen. Da Fodaparinux nicht für die Behandlung der HIT zugelassen ist und es mehrere zugelassene Therapieoptionen für die HIT gibt, sollten bei der Therapie von HIT-Patienten mit Fondaparinux aus medikolegalen Gründen die üblichen Regeln für den Einsatz eines für die Indikation nicht zugelassenen Medikamentes berücksichtigt werden.

■ **Orale Antikoagulation**

Besteht bei HIT-Patienten die Indikation zur weiteren oralen Antikoagulation, z. B. nach Thrombose, ist es wichtig, die Cumarintherapie einschleichend und unter konsequentem Schutz eines parenteralen Antikoagulans zu beginnen. Vor Erreichen eines stabilen Plateaus der Thrombozytenzahlen sollte nicht mit der oralen Antikoagulation begonnen werden. Anfangsdosis sind 6 mg Phenprocoumon pro Tag ($\triangleq$ 2 Tabletten). Aufgrund der kurzen Halbwertszeit von Protein C (wichtiges antikoagulatorisches Protein) kommt es zu Beginn der Phenprocoumongabe zu einem iatrogenen Protein-C-Mangel. Ohne gleichzeitige parenterale Antikoagulation wird bei der HIT durch diesen passager induzierten Protein-C-Mangel bei noch nicht verminderten prokoagulatorischen Gerinnungsfaktoren das Risiko für die Bildung mikrovaskulärer Thrombosen mit der Gefahr venöser Extremitätengangräne erhöht. Erst nach einer überlappenden Therapie von parenteralem Antikoagulans und Vitamin-K-Antagonist von mindestens 5 Tagen und dem Erreichen einer therapeutischen INR sollte die parenterale Antikoagulation abgesetzt werden.

■ **Reexposition von HIT-Patienten mit Heparin**

Da nur die Patienten, denen Heparin innerhalb der letzten 100 Tage appliziert wurde, das Risiko für einen frühen HIT-Beginn (< 5 Tage) haben, können Patienten mit HIT in der Anamnese kurzzeitig mit Heparin reexponiert werden (Lubenow et al. 2002; Warkentin u. Kelton 2001). Patienten mit HIT-Anamnese, die z. B. eine Operation mit der Herz-Lungen-Maschine benötigen, können intraoperativ Heparin erhalten, vorausgesetzt, es sind keine zirkulierenden HIT-Antikörper nachweisbar und Heparin wird prä- und postoperativ strikt vermieden. Mit dieser Strategie können Komplikationen mit Antikoagulanzien, für die es kein Antidot gibt (Hirudin, Argatroban, Danaparoid), während einer Operation an der Herz-Lungen-Maschine vermieden werden (Pötzsch et al. 2000; Pötzsch u. Madlener 2004; Selleng et al. 2001).

Literatur

Chong BH, Magnani HN. Danaparoid for the treatment of heparin-induced thrombocytopenia. In: Warkentin TE, Greinacher A (eds). Heparin-induced thrombocytopenia. 3rd ed. New York, NY: Marcel Dekker 2004; 371–96.

Fachinformation Argatra® (Argatroban). London, UK: Mitsubishi Pharma Europe Ltd. Mai 2005.

Farner B, Eichler P, Kroll H, Greinacher A. A comparison of danaparoid and lepirudin in heparin-induced thrombocytopenia. Thromb Haemost 2001; 85: 950–7.

Girolami B, Prandoni P, Stefani PM, Tanduo C, Sabbion P, Eichler P, Ramon R, Baggio G, Fabris F, Girolami A. The incidence of heparin-induced thrombocytopenia in hospitalized medical patients treated with subcutaneous unfractionated heparin: a prospective cohort study. Blood 2003; 101: 2955–9.

Greinacher A, Eichler P, Lietz T, Warkentin TE. Replacement of unfractionated heparin by low-molecular-weight heparin for postorthopedic surgery antithrombotic prophylaxis lowers the overall risk of symptomatic thrombosis because of a lower frequency of heparin-induced thrombocytopenia. Blood 2005; 106: 2921– 2.

Greinacher A, Eichler P, Lubenow N, Kwasny H, Luz M. Heparin-induced thrombocytopenia with thromboembolic complications: meta-analysis of two prospective trials to assess the value of parenteral treatment with lepirudin and its therapeutic aPTT range. Blood 2000; 96: 846–51.

Greinacher A, Lubenow N, Hinz P, Ekkernkamp A. Heparininduzierte Thrombozytopenie. Dtsch Ärztebl 2003; 100: 11753–9.

Greinacher A, Warkentin TE. Treatment of heparin-induced thrombocytopenia: an overview. In: Warkentin TE and Greinacher A (eds). Heparin-induced thrombocytopenia. 3rd ed. New York, NY: Marcel Dekker 2004; 335–70.

Harbrecht U, Bastians B, Kredteck A, Hanfland P, Klockgether T, Pohl C. Heparin-induced thrombocytopenia in neurologic disease treated with unfractionated heparin. Neurology 2004; 62: 657–9.

Harder S, Graff J, Klinkhardt U, von Hentig N, Walenga JM, Watanabe H, Osakabe M, Breddin HK. Transition from argatroban to oral anticoagulation with phenprocoumon or acenocoumarol: effects on prothrombin time, activated partial thromboplastin time, and ecarin clotting time. Thromb Haemost 2004; 91: 1137–45.

Klenner AF, Lubenow N, Raschke R, Greinacher A. Heparin-induced thrombocytopenia in children: 12 new cases and review of literature. Thromb Haemost 2004; 91: 719–24.

Lewis BE, Hursting MJ. Argatroban therapie in heparin-induced thrombocytopenia. In: Warkentin TE, Greinacher A (eds). Heparin-induced thrombocytopenia. 3rd ed. New York, NY: Marcel Dekker 2004; 437–74.

Lindhoff-Last E, Piechottka GP, Rabe F, Bauersachs R. Hirudin determination in plasma can be strongly influenced by the prothrombin level. Thromb Res 2000; 100: 55–60.

Lindhoff-Last E, Nakov R, Misselwitz F, Breddin HK, Bauersachs R. Incidence and clinical relevance of heparin-induced antibodies in patients with deep vein thrombosis treated with unfractionated or low-molecular-weight heparin. Br J Haematol 2002; 118: 1137–42.

Lo GK, Juhl D, Warkentin TE, Sigouin CS, Eichler P, Greinacher A. Evaluation of Pretest Clinical Score (4 T's) for the diagnosis of heparin-induced thrombocytopenia in two clinical settings. J Thromb Haemost 2006; 4: 759–65.

Lubenow N, Kempf R, Eichner A, Eichler P, Carlsson LE, Greinacher A. Heparin-induced thrombocytopenia: temporal pattern of thrombocytopenia in relation to initial use or reexposure to heparin. Chest 2002; 122: 37–42.

Martel N, Lee J, Wells PS. Risk of heparin induced thrombocytopenia with unfractionated and low molecular weight heparin thromboprophylaxis: a meta-analysis. Blood 2005; 106: 2710–5.

Pötzsch B, Klovekorn WP, Madlener K. Use of heparin during cardiopulmonary bypass in patients with a history of heparin-induced thrombocytopenia. N Engl J Med 2000; 343: 515.

Pötzsch B, Madlener K. Management of cardiopulmonary bypass anticoagulation in patients with heparin-induced thrombocytopenia. In: Warkentin TE, Greinacher A (eds). Heparin-induced thrombocytopenia. 3rd ed. New York, NY: Marcel Dekker 2004; 531–52.

Prandoni P, Siragusa S, Girolami B, Fabris F. The incidence of heparin-induced thrombocytopenia in medical patients treated with low molecular weight heparin. Blood 2005; 106: 3049–54.

Savi P, Chong BH, Greinacher A, Gruel Y, Kelton JG, Warkentin TE, Eichler P, Meuleman D, Petitou M, Herault JP, Cariou R, Herbert JM. Effect of fondaparinux on platelet activation in the presence of heparin-dependent antibodies: a blinded comparative multicenter study with unfractionated heparin. Blood 2005; 105: 139–44.

Selleng K, Greinacher A. Heparin-induzierte Thrombozytopenie in der Intensivmedizin. Intensivmedizin up2date 2005; 329–44.

Selleng S, Lubenow N, Wollert H-G, Müllejans B, Greinacher A. Emergency cardiopulmonary bypass in a bilaterally nephrectomized patient with a history of heparin-induced thrombocytopenia: successful reexposure to heparin. Ann Thorac Surg 2001; 71: 1041–2.

Verma AK, Levine M, Shalansky SJ, Carter CJ, Kelton JG. Frequency of heparin-induced thrombocytopenia in critical care patients. Pharmacotherapy 2003; 23: 745–53.

Wallis DE, Workman DL, Lewis BE, Steen L, Pifarre R, Moran JF. Failure of early heparin cessation as treatment for heparin-induced thrombocytopenia. Am J Med 1999; 106: 629–35.

Warkentin TE. Clinical picture of heparin-induced thrombocytopenia. In: Warkentin TE, Greinacher A (eds). Heparin-induced thrombocytopenia. 3rd ed. New York, NY: Marcel Dekker 2004; 53–106.

Warkentin TE, Cook DJ. Heparin, low molecular weight heparin, and heparin-induced thrombocytopenia in the ICU. Crit Care Clin 2005; 21: 513–29.

Warkentin TE, Greinacher A. Laboratory testing for heparin-induced thrombocytopenia. In: Warkentin TE, Greinacher A (eds). Heparin-induced thrombocytopenia. 3rd ed. New York, NY: Marcel Dekker 2004; 271–312.

Warkentin TE, Greinacher A. Unfractionated, low-molecular-weight heparin, and risk of HIT: are medical patients different? [Inside Blood Commentary]. Blood 2005; 106: 2931–2.

Warkentin TE, Kelton JG. Temporal aspects of heparin-induced thrombocytopenia. N Engl J Med 2001; 344: 1286–92.

Warkentin TE, Levine MN, Hirsh J, Horsewood P, Roberts RS, Gent M, Kelton JG. Heparin-induced thrombocytopenia in patients treated with low-molecular-weight heparin or unfractionated heparin. N Engl J Med 1995; 332: 1330–5.

Warkentin TE, Sheppard JA, Horsewood P, Simpson PJ, Moore JC, Kelton JG. Impact of the patient population on the risk for heparin-induced thrombocytopenia. Blood 2000; 96: 1703–8.

5.4 Im Thrombophiliestatus nicht erfassbare Ursachen einer Thromboseneigung

Hans D. Bruhn

Ein 81-jähriger Patient wird wegen einer ausgeprägten globalen Herzinsuffizienz in eine internistische Klinik aufgenommen und in entsprechender Weise, vor allem auch mit Diuretika, behandelt. Die zunächst schwer wiegenden Zeichen einer Linksherzinsuffizienz können dadurch gut beeinflusst werden, die Ruhedyspnoe verschwindet, das Lungenödem ist nach 3-tägiger Behandlung nicht mehr nachweisbar. Der Patient wird zunehmend mobilisiert und mit entsprechenden therapeutischen Auflagen nach 1-wöchiger Therapie wieder in die hausärztliche Behandlung entlassen.
14 Tage später wird der Patient wiederum in die Klinik eingewiesen, diesmal mit einem linkshirnigen Insult und kompletter Hemiparese rechts. Bei der Aufnahmeuntersuchung fällt auf, dass der zuvor unauffällige Hämatokrit von 49 % mittlerweile auf 57 % angestiegen ist. Nach weiterer Rückfrage ergibt sich, dass die anfänglich hohe Dosis von 2 × 40 mg Furosemid pro Tag nicht wie empfohlen vom Hausarzt auf 1 × 40 mg pro Tag reduziert worden war. Darüber hinaus hatte der Patient nicht ausreichend getrunken.
■ **Diagnostik:** Eine sorgfältige Untersuchung der Thrombophiliefaktoren ergibt keinen krankhaften Befund: Eine Hyperaggregation der Thrombozyten ist nicht nachweisbar, weiterhin besteht keine APC-Resistenz und keine Hyperhomocysteinämie. Protein C und Protein S sowie Antithrombin sind nicht vermindert. Ein Antiphospholipid-Syndrom konnte ebenfalls nicht nachgewiesen werden. Sowohl Lipoprotein(a) als auch Fibrinogen und die Faktor-VIII-Aktivität sind nicht erhöht.
■ **Diagnose:** Bei diesem Patienten ist es nach rekompensierter Herzinsuffizienz durch die Gabe von Furosemid in zu hoher Langzeitdosierung zu einem Anstieg des Hämatokrits mit Erhöhung der Blutviskosität gekommen, sodass bei möglicherweise zusätzlich bestehender Stenosierung der A. cerebri media ein zerebraler Insult eingetreten ist.

Die nachfolgend aufgeführten Ursachen einer Thromboseneigung sind im Thrombophiliestatus nicht erfassbar:
- eine verlangsamte Blutströmung:
  – bei Herzinsuffizienz, längerer Bettlägerigkeit, bradykarden Herzrhythmusstörungen, chronisch erniedrigtem Blutdruck oder medikamentös induziertem Blutdruckabfall;

5.4 Im Thrombophiliestatus nicht erfassbare Ursachen einer Thromboseneigung

- ein Hämatokritanstieg mit entsprechend erhöhter Blutviskosität:
  - durch unkontrollierte Gabe von hoch dosierten Diuretika mit einem Risiko sowohl für arterielle als auch für venöse Thrombosen;
  - durch eine Polyglobulie bei Rauchern (erhöhte Werte von CO-Hämoglobin führen zu einer verstärkten Erythropoetin- und Erythrozytenbildung);
  - durch eine Polycythaemia vera.

Ein Anstieg der Blutviskosität bei erhöhtem Hämatokritwert ist als Thromboserisiko zu werten, das im üblichen Thrombophiliestatus nicht erfasst wird. Um solche Veränderungen rechtzeitig zu erkennen und thromboembolischen Komplikationen vorzubeugen, ist die Analyse des kleinen Blutbildes zu empfehlen. Eine zusätzliche Bestimmung der Blutviskosität durch entsprechende Spezialmethoden kann weitere wichtige Hinweise liefern.

Des Weiteren werden im Thrombophiliestatus nicht erfasst:
- ein **Beckenvenensporn** als Ursache einer Beckenvenenthrombose,
- eine ausgeprägte **Varikosis** im Unterschenkelvenenbereich sowie
- **Malformationen zerebraler Gefäße** als Ursachen zerebrovaskulärer Verschlüsse.

Bei einer generalisierten Arteriosklerose ist allerdings mit einer Aktivierung der Blutplättchen und des Gerinnungssystems zu rechnen.

Auch **entzündliche Prozesse** können über eine Gerinnungsaktivierung eine Thrombophilie induzieren. Einen Hinweis auf eine Gerinnungsaktivierung kann die Analyse von Aktivierungsmarkern des Gerinnungssystems geben, nur indirekt die Bestimmung von Entzündungsparametern. So ist beispielsweise das vermehrte Auftreten von Beinvenenthrombosen bei Colitis ulcerosa und Morbus Crohn ein typisches Beispiel für eine thrombophile Situation bei einer Entzündung (s. Kap. 5.3.4). Eine erhöhte Faktor-VIII-Aktivität und ein erhöhter Fibrinogenspiegel sind hierbei im Gerinnungslabor als Indikatoren messbar.

> Um thrombophile Zustände zu erkennen, muss im Allgemeinen der gesamte klinische Status unter Einschluss pathogenetischer Faktoren und möglicher Indikatoren berücksichtigt werden.

Literatur

Bruhn HD. Im Gerinnungslabor nicht erfaßbare Ursachen einer Thromboseneigung. In: Bruhn HD, Fölsch UR (Hrsg.) Lehrbuch der Labormedizin. Stuttgart, New York: Schattauer 1999; 459 ff.

6 Therapiemaßnahmen in besonderen Situationen

6.1 Geburtshilfe

Ingrid Pabinger-Fasching

Zu den wesentlichen schwangerschaftsassoziierten Erkrankungen zählen die venöse Thromboembolie und die Präeklampsie. Es ist seit langem bekannt, dass angeborene und erworbene Thromboserisikofaktoren zu einem erhöhten Risiko für Thromboembolien beitragen. Nun weisen neuere Studien daraufhin, dass auch andere Schwangerschaftskomplikationen wie Präeklampsie, rezidivierende Aborte und intrauteriner Kindstod mit Thrombophilie in Zusammenhang zu bringen sind. Bisher kann weder eine Präklampsie noch ein Abort mit prophylaktischen Maßnahmen effektiv und sicher verhindert werden. Mit der zunehmenden Erforschung der Pathogenese dieser Erkrankungen, rückt die Verwendung von nebenwirkungsarmen Antikoagulanzien ins Blickfeld und stellt eine interessante Perspektive zur Prävention dieser Schwangerschaftskomplikationen dar.

6.1.1 Grundlagen der Antikoagulation in der Schwangerschaft

Zur antikoagulatorischen Prophylaxe und Therapie in der Schwangerschaft eignen sich sowohl **unfraktioniertes Standardheparin** als auch die **niedermolekularen Heparine**, da sie die Plazentaschranke nicht passieren und daher mit Sicherheit nicht teratogen sind. In den letzten Jahren haben sich die NMH etabliert. Obwohl es nur sehr wenige randomisierte und/oder kontrollierte Studien in der Schwangerschaft gibt, gelten sie in Prophylaxe und Therapie venöser thromboembolischer Manifestationen als gut wirksam und sehr sicher sowie als Substanzen mit einer großen therapeutischen Breite (Greer et al. 2005). Neuere Präparate der NMH mit niedrigerem Molekulargewicht müssen hinsichtlich ihrer Teratogenität evaluiert werden. Bei therapeutischen Dosen von NMH oder hohem Blutungs- oder Thromboserisiko ist die Bestimmung der Anti-Faktor-Xa-Aktivität zur Überwachung der Therapie zu empfehlen. Bei Frauen mit artifiziellen Herzklappen sind NMH allerdings weniger wirksam (s. u.).

Grundsätzlich sind bei den NMH die Dosen für therapeutische und prophylaktische (niedriges Risiko, hohes Risiko) Heparinisierung festgelegt und können den Arzneimittelinformationen entnommen werden. In bestimmten Situationen wird eine Messung der Anti-Xa-Aktivität empfohlen. Die Messung der Anti-Xa-Aktivität erfolgt ca. 4 Stunden nach der subkutanen Gabe. Bei einer Therapie soll ein Wert von 0,5–1,0 Anti-Xa-Einheiten, für eine Prophylaxe ein Wert von 0,2–0,4 Anti-Xa-Einheiten angestrebt werden.

Tritt die seltene Komplikation einer Heparin-induzierten Thrombozytopenie oder eine andere schwere allergische Reaktion ein, kann bei schwangeren Frauen alternativ **Danaparoid** (z. B. Orgaran®) eingesetzt werden. Zu beachten ist, dass Danaparoid in der Schwangerschaft nicht zugelassen ist, manchmal jedoch die einzig sinnvolle Alternative darstellt. Eine Zusammenfassung der Literaturberichte ist vorhanden (Lindhoff-Last et al. 2005). Mit **Fondaparinux** (Arixtra®) gibt es noch sehr wenig klinische Erfahrungen. Wahrscheinlich passiert die Substanz die Plazentaschranke nicht. Ein Einsatz während der Schwangerschaft kann aber aufgrund der fehlenden klinischen Daten nicht empfohlen werden.

Vitamin-K-Antagonisten passieren die Plazentaschranke. Bei ihnen ist das Risiko eines Aborts und einer embryonalen Schädigung (Fehlbildungsrate 5–10%) bei einer Verabreichung zwischen der 6. und 9. (12.) SSW sowie einer Blutung beim Feten gegeben (Chan et al. 2000; Ginsberg et al. 1989). Daher sind VKA während der Schwangerschaft grundsätzlich kontraindiziert, werden aber bei Frauen mit artifiziellen Herzklappen ab der 13. SSW bis in das 3. Trimenon eingesetzt, da sie vermutlich wirksamer als Heparin sind. Die typische Cumarinembryopathie ist v.a. durch eine Hypoplasie der Nase und/oder Entwicklungsstörungen an den Epiphysen gekennzeichnet.

6.1.2 Behandlung bei erhöhtem Thromboserisiko

Venöse Thromboembolien

Die **Diagnostik** von Thrombosen während der Schwangerschaft erfolgt im Wesentlichen nach den Richtlinien, die auch außerhalb der Schwangerschaft gültig sind.

> Lediglich die Bestimmung der **D-Dimere** hat eine eingeschränkte Aussagekraft, da die Schwangerschaft selbst zu einer Erhöhung der D-Dimere führt.

Die klinische Manifestation einer Thrombose während der Schwangerschaft kann auch dadurch verschleiert werden, als bestimmte Symptome, wie krampfartige Schmerzen im Bereich der unteren Extremität oder Schwellungen, auch ohne Thrombose vorhanden sein können. Bedingt durch die anatomischen Verhältnisse ist das Auftreten einer venösen Thromboembolie an der linken unteren Extremität wesentlich häufiger als rechts (etwa 80% der Thrombosen treten linksseitig auf). Die Diagnose kann durch **Ultraschall** oder durch **Phlebographie** gestellt werden. Bei Verdacht auf eine Lungenembolie eignen sich ein Perfusions- und Ventilationsszintigramm sowie eine CT oder MRT. Keine dieser Untersuchungen erreicht eine Strahlenbelastung, die bedenklich für das Kind wäre (Toglia et al. 1996).

Nach Sicherung der Diagnose ist eine **therapeutische Heparinisierung** mit niedermolekularem oder auch unfraktioniertem Heparin unverzüglich einzuleiten. Die Therapie richtet sich im Wesentlichen nach den Leitlinienempfehlungen außerhalb einer Schwangerschaft. NMH ist in therapeutischer Dosierung zu verabreichen, bei UFH soll eine adäquate, 1,5- bis 2,5-fache Verlängerung der aPTT erzielt werden. Bei längerfristiger Verabreichung therapeutischer Dosen wird eine Anti-Faktor-Xa-Aktivitätsbestimmung ca. 4 Stunden nach der subkutanen Gabe von NMH empfohlen.

Während über die initiale Therapie der schwangerschaftsassoziierten venösen Thromboembolie weitestgehend Konsensus besteht, ist unklar, wie lange die therapeutische Heparinisierung fortgeführt werden soll, und ob zu einem gewissen Zeitpunkt (z. B. nach 6 Wochen) eine Reduktion der Dosis erfolgen kann (Tab. 6-1). Zu dieser Frage sind bisher keine Studien durchgeführt und nur wenige Fallberichte publiziert worden. In einem systematischen Review empfehlen Greer et al. (2005) die Fortführung einer therapeutischen Heparinisierung bis zur Geburt. Tritt das thromboembolische Ereignis mehr als 6–8 Wochen vor der Geburt auf, kann peri- und postpartal die Heparindosis auf prophylaktische oder halbtherapeutische Dosen reduziert werden. Bei einer thromboembolischen Komplikation unmittelbar vor der Geburt, besteht mit größter Wahrscheinlichkeit die Indikation für die präpartale Positionierung eines **Cavafilters**, mit dem das Risiko für eine massive und eventuell tödliche Lungenembolie herabgesetzt werden kann. Diese Cavaschirme können bis zu 10 Tage nach dem Einsetzen auch wieder entfernt werden (transienter Cavaschirm), also zu einem Zeitpunkt, an dem eine Antikoagulation entweder mit NMH oder VKA in therapeutischer Dosierung und ohne erhöhtes Blutungsrisiko gewährleistet werden kann.

Auch über die **Dauer der sekundären Thromboseprophylaxe** nach einer Thromboembolie in der Schwangerschaft herrscht Unklarheit. Zumindest sollte der oben genannte Zeitraum von 6 Wochen bei Ereignissen, die längere Zeit vor der Geburt aufgetreten sind, eingehalten werden. Bei Ereignissen im 3. Trimenon scheint wohl eine Dauer von 3–4 Monaten post partum eine ausreichende Sicherheit vor Rezidivthromboembolien zu gewährleisten. Möglich ist die Weiterführung der Sekundärprophylaxe mit NMH oder die Einleitung einer Therapie mit VKA (Cumarinderivate). Bei beiden Substanzgruppen kann gestillt werden, NMH treten nicht in die Muttermilch über, bei Phenprocoumon (z. B. Marcumar®) wurden geringste Dosen in der Muttermilch nachgewiesen. Beachtet werden sollte die von den pädiatrischen Gesellschaften empfohlene Vitamin-K-Substitution. Kindern, die von mit VKA antikoagulierten Frauen voll gestillt werden, kann zur Sicherstellung einer ausreichenden Vitamin-K-Versorgung wöchentlich 1 mg Vitamin K gegeben werden.

Während einer Schwangerschaft ist das Rezidivrisiko für eine thromboembolische Komplikation erhöht, für die gesamte Dauer der Schwangerschaft jedoch wahrscheinlich kleiner als 10% (Brill-Edwards et al. 2000; Pabinger 2002, 2005). Es besteht kein eindeutiger Konsens, ob alle Frauen mit einer venösen Thromboembolie in der

Tab. 6-1 Therapie bei akuter venöser Thromboembolie während der Schwangerschaft.

Initiale Therapie	therapeutische Dosen von NMH (alternativ: UFH mit aPTT-Montoring)
Im weiteren Schwangerschaftsverlauf	
• bei proximaler Thrombose oder Lungenembolie	Weiterführung der therapeutischen Heparinisierung bis zur Geburt
• bei distaler Thrombose (z.B. Unterschenkel) nach 6–8 Wochen	eventuell Reduktion auf 75% oder halbtherapeutische Dosis
• bei proximaler Thrombose oder Lungenembolie innerhalb von 6–8 Wochen vor der Geburt	präpartal transienter Cavaschirm
Bei elektiver Geburt	Heparinpause über 12–24 Stunden bei therapeutischer Heparinisierung
Postpartal	
• thrombotisches Ereignis innerhalb von 6–8 Wochen vor der Geburt	therapeutische oder halbtherapeutische Dosis von NMH oder VKA über 3 Monate
• thrombotisches Ereignis vor mehr als 6–8 Wochen vor der Geburt	prophylaktische Dosis von NMH oder VKA über 6–8 Wochen

NMH = niedermolekulare Heparine; UFH = unfraktioniertes Heparin; VKA = Vitamin-K-Antagonisten.

Vorgeschichte während der Schwangerschaft eine medikamentöse **Thromboseprophylaxe** erhalten sollen. In den *7th ACCP Consensus Conference Guidelines* über antithrombotische Therapie (Bates et al. 2004) wird die prophylaktische Verabreichung von Heparin nicht routinemäßig empfohlen, jedoch Frauen mit einer Thrombophilie und spontanen Thrombosen in der Vorgeschichte angeraten. Tabelle 6-2 fasst die vorgeschlagenen Vorgehensweisen für eine Thromboseprophylaxe während der Schwangerschaft zusammen. Eine primäre Thromboseprophylaxe bei Frauen ohne Thrombose in der Anamnese ist ausschließlich Frauen mit Antithrombinmangel zu empfehlen, da diese ein besonders hohes Risiko für schwangerschaftsassoziierte Thrombosen haben (Pabinger et al. 1996). In anderen Fällen, wie z. B. dem Nachweis eines laborchemischen Thromboserisikofaktors und einer familiären Thromboseneigung oder dem Nachweis von Antiphospholipid-Antikörpern, jedoch ohne Vorgeschichte von Thrombosen, müssen individuelle Entscheidungen getroffen werden. Eine generelle Empfehlung zur Durchführung einer Thromboseprophylaxe kann für diese Frauen nicht abgegeben werden.

Da postpartal das Risiko für venöse Thromboembolien über einen relativ kurzen, aber nicht genau bekannten Zeitraum (möglicherweise bis zu 6 Wochen) deutlich erhöht ist, ist allen Frauen mit einer venösen Thromboembolie in der Vorgeschichte eine **postpartale Thromboseprophylaxe** zu empfehlen. Ebenso besteht weitgehend Übereinstimmung, bei Frauen mit einem angeborenen Mangel an Inhibitoren (Antithrombin, Protein C oder Protein S), mit einer homozygoten Faktor-V-Leiden-Mutation und mit kombinierten hereditären Thromboserisikofaktoren im Wochenbett eine Thromboseprophylaxe durchzuführen.

Uneinheitlich wird die primäre Thromboseprophylaxe bei Frauen mit heterozygoter Faktor-V-Leiden-Mutation oder Prothrombinvarianten diskutiert. Eine zweifelsfreie Empfehlung bei vaginal entbundenen Frauen ist nicht abzugeben.

Da zur **Dauer der Thromboseprophylaxe** post partum keine Studiendaten vorhanden sind,

Tab. 6-2 Medikamentöse Thromboseprophylaxe bei verschiedenen Patientengruppen. Dosis der Prophylaxe: Hochrisikodosierung des jeweiligen niedermolekularen Heparins, höhere Dosis bei Antithrombinmangel, Lupusantikoagulans, kombinierter Thrombophilie.

Patientinnen	Prophylaxe während der Schwangerschaft	Prophylaxe post partum
Vorgeschichte von Thrombosen (unabhängig von Thrombophilie)		
• mit Thromboseauslöser	nein/individuell	ja
• spontan, während Gravidität oder oraler Einnahme von Kontrazeptiva	ja	ja
Ohne Thrombosevorgeschichte		
• Antithrombinmangel	ja	ja
• Protein-C-, -S-Mangel	nein/individuell	ja
• Faktor-V-Leiden-Mutation, heterozygot	nein	ja/individuell
• Faktor-V-Leiden-Mutation, homozygot	ja/individuell	ja
• Prothrombin-G20210A-Variation	nein	ja/individuell
• kombinierte Thrombophilie	ja/individuell	ja
• Lupusantikoagulans	ja/individuell	ja

kann darüber nur spekuliert werden. Die Phase des erhöhten Risikos kann bei den meisten Frauen mit bis zu 6 Wochen post partum angenommen werden, sodass dieser Zeitraum bei Frauen mit deutlich erhöhtem Thromboserisiko als adäquat angesehen wird. Hierbei handelt es sich jedoch ausschließlich um Expertenmeinungen.

Die **Kaiserschnittentbindung** ist als zusätzlicher Risikofaktor für das Auftreten von postpartalen venösen Thromboembolien anzusehen. Daher ist jeder Frau während des Krankenhausaufenthaltes eine Thromboseprophylaxe zu empfehlen.

Fehlgeburt, intrauteriner Fruchttod

Ein Abort ist definiert als der Tod eines Fetus vor der 20. Schwangerschaftswoche bzw. mit einem Gewicht < 500 g. Von einem habituellen Abort wird gesprochen, wenn eine Frau drei oder mehr konsekutive Aborte hatte. Definitionsgemäß wird von einem intrauterinen Fruchttod bei einem Tod des Fetus nach der 20. SSW gesprochen.

Hereditäre Thrombophilie

Zahlreiche Fallkontrollstudien untersuchten den Einfluss einer Thrombophilie auf Aborte (Kupferminc et al. 1999; Rai et al. 2001 u. 2003; Younis et al. 2000). Bei den meisten dieser Studien wurden die Faktor-V-Leiden-Mutation, die Prothrombin-G20210A-Mutation und der C677T-Polymorphismus im MTHFR-Gen untersucht. Die größte Studie wurde von Rai et al. (2001) publiziert. Im Gegensatz zu den meisten Fallkontrollstudien konnte in dieser größten Studie keine Assoziation zwischen rezidivierenden Aborten und der Faktor-V-Leiden-Mutation gezeigt werden.

In zahlreichen Metaanalysen wurde der Zusammenhang zwischen einem Abort, einem intrauterinen Fruchttod und einer Thrombophilie untersucht. Übereinstimmend wurden Odds Ratios (OR) von ca. 2 und mehr für rezidivierende Aborte bei Trägerinnen von Faktor-V-Leiden-Mutation gefunden. In gleicher Weise erhöhte OR wurden für Trägerinnen von Prothrombinvarianten gefunden. Die homozygote MTHFR-C677T-Variante wurde in Metaanalysen hingegen nicht als Risikofaktor für Aborte verifiziert (Rey et al. 2003). Es gibt zwei Studien zur Thrombophilie, die prospektiv Frauen aus der Allgemeinbevölkerung in Bezug auf das Auftreten von Schwangerschaftskomplikationen untersucht haben (Lindqvist et al. 1999; Murphy et al. 2000). Die Ergebnisse dieser beiden Studien zeigen, dass Frauen mit einer Faktor-V-Leiden-Mutation kein erhöhtes Risiko für Aborte im 2. Trimenon, einen intrauterinen Fruchttod, eine Präeklampsie oder für eine intrauterine Wachstumsverzögerung haben.

In einer randomisierten, kontrollierten Studie wurde untersucht, ob niedermolekulares Heparin das Abortrisiko senkt (Gris et al. 2004). In diese Studie wurden Frauen aufgenommen, die entweder eine Faktor-V-Leiden-Mutation, eine Prothrombin-G20210A-Mutation oder einen Protein-S-Mangel und einen einmaligen Abort nach der 9. SSW in der Vorgeschichte hatten. Jeweils 80 Frauen erhielten einmal pro Tag 40 mg Enoxaparin (z. B. Clexane®) oder 100 mg Aspirin. Das Ergebnis war eindeutig zu Gunsten der Verabreichung von NMH: Hatten nur 29 % der Frauen unter Aspirin eine erfolgreiche Schwangerschaft, waren dies in der Gruppe der Frauen mit Heparin 86 % (OR = 16, 95 %-Konfidenzintervall: 7–34).

> Trotz zahlreicher Hinweise aus Studien zum Nutzen einer antikoagulatorischen Therapie bei rezidivierenden Aborten gibt es bisher keine generelle Empfehlung für die Durchführung einer solchen.

Antiphospholipid-Syndrom

Seit langer Zeit stellt das Vorhandensein von Antiphospholipid-Antikörpern einen etablierten Risikofaktor für Aborte und intrauterinen Fruchttod dar (Galli et al. 2003).

Bei drei und mehr Aborten sollte, neben einer gynäkologischen, hormonellen und chromosomalen Abklärung, auch eine Suche nach APA durchgeführt werden. Spontanaborte in der

Frühschwangerschaft sind häufig und kommen bei bis zu 20 % der gebärfähigen Frauen vor. Daher stellt ein einzelner Frühabort noch keine Indikation für eine umfassende Abklärung dar. Hingegen wird diskutiert, bei jedem Spätabort mit morphologisch gesundem Fetus eine Suche nach APA zu veranlassen.

Bei etwa 5–15 % der Frauen ohne eine anderweitige Erklärung für habituelle Aborte findet man persistierende APA (Greaves et al. 2000). Diese sind nicht nur mit einem erhöhten Abortrisiko, sondern auch mit einem **erhöhten Risiko für intrauterine Wachstumsretardierung, Plazentainsuffizienz, Präklampsie und HELLP-Syndrom** assoziiert (Wilson et al. 1999). Bei einem Teil der Aborte lassen sich Plazentainfarkte als Folge thrombotischer Gefäßverschlüsse nachweisen. Möglicherweise ist hierfür eine Interaktion von APA mit Annexin-5 des Trophoblasten verantwortlich (Cervera et al. 2004; Wilson et al. 1999). In Einzelfällen wurde das Auftreten thrombotischer Komplikationen bei Neugeborenen mit APA in Verbindung gebracht, die bei der Mutter nachweisbar waren. Ein direkter pathogenetischer Einfluss dieser Antikörper ist denkbar, da IgG-Antikörper die Plazenta passieren können. Beschrieben sind Hirninfarkte mit Verschluss der A. cerebri media, Sinusvenenthrombosen, Thrombosen der Aorta sowie Nierenarterien bzw. -venen (Carbillon et al. 2005).

> Bei rezidivierenden Aborten im Rahmen eines APS wird heute im Allgemeinen bei einer erneuten Schwangerschaft eine Behandlung mit niedrig dosierter Acetylsalicylsäure und Heparin durchgeführt.

In zwei prospektiven Studien konnte belegt werden, dass in Bezug auf die Senkung des Abortrisikos eine Therapie mit ASS (75 mg/d) und UFH (2 × 5 000 I.E./d s. c.) einer alleinigen Behandlung mit ASS überlegen ist. Die Abortrate konnte von 56–58 % unter ASS allein auf 20–29 % unter ASS und Heparin gesenkt werden (Kutteh et al. 1996; Rai et al. 1997).

Wegen des Vorteils der täglichen Einmalgabe und des geringeren Osteoporoserisikos bei Langzeitanwendung werden heutzutage **bevorzugt NMH** eingesetzt. Da Frühaborte bei diesen Frauen häufig sind, sollte die Behandlung möglichst unmittelbar nach gesicherter Diagnose einer Schwangerschaft beginnen. Das Risiko für Schwangerschaftskomplikationen bleibt trotzdem hoch. Häufig kommt es zu fetaler Wachstumsretardierung, schwangerschaftsassoziierter Hypertonie und Frühgeburten. Regelmäßige gynäkologische Verlaufskontrollen einschließlich fetaler Dopplersonographie in der Schwangerschaft lassen Komplikationen frühzeitig erkennen (Greaves et al. 2000).

Glukokortikoide haben auf das Abortrisiko keinen Einfluss, steigern hingegen die mütterliche und fetale Morbidität. Sie sollten daher ebenso wie andere Immunmodulatoren nicht eingesetzt werden. Für **i. v.-Immunglobuline**, die bei anderen Autoimmunerkrankungen erfolgreich eingesetzt werden, fehlt ebenfalls der Wirksamkeitsnachweis. Sie sind nicht wirksamer als ASS und Heparin und sollten daher ebenfalls nicht eingesetzt werden (Wisloff et al. 2004).

Fehlende Thrombophilie

Unbekannt ist, ob die Gabe von Antikoagulanzien, besonders von NMH, auch bei Frauen, bei denen keine Thrombophilie nachweisbar ist, das Abortrisiko senkt.

Es kann derzeit als nicht gesichert gelten, dass NMH bei Frauen mit rezidivierenden Frühaborten (< 9. SSW) oder intrauterinem Kindstod, mit oder ohne Thrombophilie, wirksam sind. Wegen der positiven Studie (Gris et al. 2004) bei Frauen mit einem Abort nach der 9. SSW und vorliegender Thrombophilie ist für diese Frauen die Gabe von NMH in prophylaktischer Dosierung in Erwägung zu ziehen, insbesondere, da keine sonstigen Therapiealternativen mit bewiesener Wirksamkeit zur Verfügung stehen.

Schwangerschaftsassoziierte Hypertonie, Präeklampsie und HELLP-Syndrom

Die Präeklampsie ist eine schwer wiegende Schwangerschaftskomplikation und charakterisiert durch das Auftreten von Ödemen, erhöhtem Blutdruck und Proteinurie. Eine schwere Präeklampsie kann zu Organschäden von Niere, Gehirn und vor allem auch der Plazenta führen. Die schwangerschaftsinduzierte Hypertonie und die Präeklampsie scheinen einen genetischen Hintergrund zu haben.

Eine Reihe von Fallkontrollstudien weist auf eine erhöhte Inzidenz von Präeklampsie und/oder HELLP-Syndrom bei Frauen mit einem Thromboserisikofaktor hin. Eine große Metaanalyse, publiziert durch Kosmas et al. (2003), untersuchte die Assoziation von Präeklampsie mit der **Faktor-V-Leiden-Mutation**. Errechnet wurde eine OR von 2,3 mit einem 95%-Konfidenzintervall von 1,5–3,4. In einer weiteren Metaanalyse (Kosmas et al. 2004) wurde der Zusammenhang zwischen dem **C677T-Polymorphismus im MTHFR-Gen** und dem Einfluss auf das Auftreten einer Präeklampsie bzw. einer schwangerschaftsinduzierten Hypertonie untersucht. Eine signifikante, aber schwache Assoziation mit einer OR von 1,3 (95%-KI von 1,0–1,4) wurde für Trägerinnen des **T-Allels** gefunden. Die Faktor-V-Leiden-Mutation, die MTHFR-Mutation oder andere hereditäre Risikofaktoren können einen Risikofaktor oder einen Kofaktor für das Auftreten einer Präeklampsie während einer Schwangerschaft darstellen, wenngleich die Assoziation wahrscheinlich als eher schwach zu bezeichnen ist und ein routinemäßiges Screening auf das Vorliegen dieser Polymorphismen und Mutationen bei schwangeren Frauen nicht empfohlen werden kann.

Während große Interventionsstudien den Effekt von **Aspirin** auf die Rezidivrate einer Präeklampsie untersuchten, gibt es nur sehr eingeschränkt Daten über die Gabe von niedermolekularem Heparin. Im Gegensatz zu kleineren Studien konnte für Aspirin in zwei großen prospektiven, randomisierten Studien (Caritis et al. 1998; CLASP 1994) kein eindeutig positiver Effekt gefunden werden. Derzeit untersucht eine multizentrische, prospektive Studie den Einfluss von **NMH** auf das Auftreten einer Präeklampsie in einer Folgeschwangerschaft.

Nach überwiegender Meinung von Experten besteht zum jetzigen Zeitpunkt keine Indikation für die Gabe von NMH zur Rezidivprophylaxe einer Präeklampsie in einer nachfolgenden Schwangerschaft.

Künstliche Herzklappen

Frauen mit künstlichen Herzklappen benötigen eine lebenslange Antikoagulation, um eine Klappenobstruktion bzw. Embolie zu verhindern. Während einer Schwangerschaft steigt das Risiko für thromboembolische Komplikationen stark an: Die Wahrscheinlichkeit wird mit 4–33% bei einer Mortalitätsrate von 1–4% angegeben (Chan et al. 2000). Es gibt keine randomisierten Studien über die Effektivität und Sicherheit unterschiedlicher Therapieregime. Das Risiko einer Thromboembolie bzw. einer Klappenobstruktion bei der schwangeren Patientin muss gegen das Risiko einer fetalen Fehlbildung oder Blutung abgewogen werden. In nicht kontrollierten Studien wurde ein erhöhtes Risiko von mütterlichen thromboembolischen Komplikationen trotz Verabreichung therapeutischer Dosen von Standardheparin (UFH) beschrieben (Chan et al. 2000; Ginsberg et al. 2003; Salazar et al. 1996). Auch unter NMH wurden Klappenobstruktionen und thromboembolische Manifestationen bei 10 von 88 (11%) Frauen während der Schwangerschaft beobachtet (Oran et al. 2004). Die meisten dieser Frauen (7/10) hatten therapeutische Dosen von NMH erhalten, alle Komplikationen wurden bei Klappen in Mitralposition beobachtet.

In den **ACCP-Guidelines** (Bates et al. 2004) wird die Gabe von NMH in therapeutischer Dosierung und die Anti-Faktor-Xa-Aktivitätsmessung (Zielbereich 4 Stunden nach Injektion 1,0–1,2 U/ml) empfohlen sowie bei Verabreichung von UFH ein aPTT-Monitoring (mindestens 2-fache Verlängerung). Ab der 13. SSW bis Mitte des 3. Trimesters kann Heparin durch Vitamin-

K-Antagonisten in therapeutischer Dosierung ersetzt werden. Bei Frauen mit hohem Thromboserisiko sollte die zusätzliche Gabe von Aspirin (75–162 mg) erwogen werden. Eine intensive und dokumentierte Aufklärung der betroffenen Frau (und deren Partner) über mögliche Risiken und Vorteile der einzelnen Therapiemaßnahmen muss einer Entscheidung über das Antikoagulanzienregime während der Schwangerschaft vorausgehen. Eine Wiedereinstellung auf VKA kann ab dem 1. bzw. 2. postpartalen Tag erfolgen. Es ist die persönliche Meinung der Autorin, dass am Tag der Geburt eine Reduktion der Heparindosis auf eine prophylaktische Dosis zur Verhinderung von Blutungskomplikationen erfolgen sollte.

6.1.3 Behandlung bei erhöhtem Blutungsrisiko

Hereditäre Blutgerinnungsstörungen

Die Betreuung von Frauen mit hereditären Gerinnungsstörungen verlangt ein gutes interdisziplinäres Management. Bei einer Gerinnungsstörung der werdenden Mutter oder bei einem zu erwartenden Gerinnungsdefekt beim Kind sollte eine Geburt in einem darin erfahrenen Krankenhaus geplant werden. Es wird empfohlen, schon während der Schwangerschaft die optimale Therapie schriftlich festzuhalten und allen möglicherweise beteiligten Personen zur Kenntnis zu bringen. Die für den Akutfall notwendigen Faktorenkonzentrate oder spezifischen Medikamente sollten im Behandlungszentrum schon während der Schwangerschaft verfügbar sein, damit bei einer lebensbedrohlichen Blutung unverzüglich die notwendige Therapie durchgeführt werden kann.

Traumatisierende Eingriffe wie Forcepsextraktion, Vakuumextraktion oder Elektroden am fetalen Kopf sollten möglichst vermieden werden, wenn der Verdacht auf eine kindliche Gerinnungsstörung besteht.

Eine Kaiserschnittentbindung wird aus mütterlicher und/oder kindlicher Indikation gestellt. Eine Epidural- oder Spinalanästhesie ist kontraindiziert, sofern die Gerinnungssituation nicht normalisiert ist. Im letzteren Fall muss die Entscheidung individuell gefällt werden. Die Autorin spricht sich gegen eine Thromboseprophylaxe bei blutungsgefährdeten Patienten aus, jedoch stehen hierzu keine Studien zur Verfügung.

Während das Risiko für Blutungskomplikationen während der Schwangerschaft meist nicht hoch ist, besteht im Falle eines Aborts, peri- oder postpartal ein erhöhtes Blutungsrisiko, das im Wesentlichen von der Schwere der Blutgerinnungsstörung abhängig ist. Im Weiteren wird detailliert auf das Management bei Frauen mit einem von-Willebrand-Syndrom, Konduktorinnen der Hämophilie und anderen seltenen hereditären Gerinnungsstörungen eingegangen.

Von-Willebrand-Syndrom und Konduktorinnen der Hämophilie

Faktor VIII, von-Willebrand-Faktor und auch Faktor IX steigen während der Schwangerschaft auch bei Frauen mit VWS und Konduktorinnen der Hämophilie an und können bis zur Geburt abhängig vom Ausgangswert normale Werte erreichen (Budde u. Schneppenheim 2001). Allerdings ist weitgehend unbekannt, welche Werte peri- und postpartal vorliegen sollten, damit von einer klinisch normalen Hämostase ausgegangen werden kann. Es kann nicht mit Sicherheit angenommen werden, dass ein Wert größer als 50 % vor schwer wiegenden Blutungskomplikationen schützt. Zudem kommt es postpartal zu einem sehr raschen Abfall der Gerinnungsfaktoren auf die Ausgangswerte vor der Schwangerschaft, der zu Nachblutungen zu einem späteren Zeitpunkt führen kann. Es sollte daher eine längere Nachbeobachtungszeit als bei Frauen mit unauffälliger Gerinnung eingeplant werden.

Die Indikation und Durchführung der medikamentösen Therapie leitet sich vom Subtyp und vom Schweregrad des VWS ab und bei Konduktorinnen vom Schweregrad des betreffenden Faktorenmangels. Bei Werten < 50 % ist ein erhöhtes Blutungsrisiko wahrscheinlich. Zur **Therapie des VWS** eignen sich, je nach Subtyp und vorheriger Testung des Ansprechens, beim VWS Typ I und Typ II DDAVP, bei Subtyp IIb und III Gerinnungsfaktorenkonzentrate, die Faktor VIII und VWF enthalten und zur Behandlung des VWS zugelassen sind (z. B. Haemate® HS, Fanhdi®). Bislang sind dies nur Produkte, die aus Plasma hergestellt sind. Die bei Patienten mit Hämophilie verwendeten rekombinanten Produkte eignen sich nicht zur Behandlung des VWS. Durch Substitution sollten peripartal Normalwerte (> 60 %) von Faktor VIII und VWF über einen Zeitraum von 3–5 Tagen bei vaginaler Entbindung, bei Kaiserschnittentbindung eventuell etwas länger, angestrebt werden.

In der **Therapie von Konduktorinnen der Hämophilie A** kann DDAVP (z. B. Minirin®) zum Einsatz kommen, bei stark verminderten Werten (< 30 %) stehen Faktor-VIII-Konzentrate (rekombinant oder aus Plasma hergestellt) zur Verfügung. Bei Verminderung von Faktor IX (**Konduktorinnen der Hämophilie B**) gibt es zu den Faktor-IX-Konzentraten (rekombinant oder aus Plasma hergestellt) keine Alternative. Die Höhe des Plasmafaktors IX, bei der eine Substitution angestrebt werden soll, ist nicht genau bekannt und liegt wahrscheinlich bei > 50 %.

Seltene hereditäre Gerinnungsstörungen

Frauen mit einer **Dysfibrinogenämie** können ein erhöhtes Risiko für Blutungen, unter Substitution aber auch für Thrombosen haben. Die Substitution richtet sich individuell nach dem klinischen Bild und der Höhe des funktionell bestimmten Fibrinogens.

Bei schweren **Mängeln der Gerinnungsfaktoren VII, X, XI und XIII** kann entweder mit spezifischen Konzentraten (Faktor-VII-, -VIIa-, -IX-, -IX-, -XIII-Konzentrat) oder mit Plasma (Faktor-XI-Mangel) substituiert werden (Burrows et al. 2000; Cohen et al.1995; Eskandari et al. 2002; Pehlivanow et al. 2000). Die Grenze, bei der es zu Blutungen kommt, ist vom Faktorenmangel abhängig und individuell sehr unterschiedlich. Die Notwendigkeit einer peripartalen Substitution bei Frauen mit schwerem Faktor-XI-Mangel wird in einer israelischen Arbeit infrage gestellt (Salomon et al. 2005). Bei einem Faktor-XIII-Mangel kommt es wahrscheinlich nur bei Werten unter 1–5 % zu Blutungskomplikationen, bei anderen isolierten Verminderungen von Gerinnungsfaktoren wird von den meisten Experten ein Wert von > 20 % als ausreichend für eine gute Hämostase angesehen. Zu diesen seltenen Gerinnungsstörungen liegen nur sehr wenige Berichte mit Blick auf die Schwangerschaft vor und auch die Erfahrungen sind in den einzelnen Zentren aufgrund der Seltenheit der Defekte gering.

Thrombozytopathien

Patientinnen mit Thrombasthenie (Glanzmann-Naegeli-Syndrom) haben ein erhöhtes Risiko für Aborte sowie für schwere Blutungskomplikationen peri- und postpartal. Als Therapie eignen sich Plättchenkonzentrate, aber auch der rekombinante Faktor VIIa (z. B. NovoSeven®) ist für die Therapie zugelassen, wobei die Erfahrungen mit dem Präparat gering sind (Kale et al. 2004). Bei anderen Thrombozytopathien (s. Kap. 4.2.3 u. Kap. 4.3.3) scheint das Blutungsrisiko geringer ausgeprägt zu sein. Die peri- und postpartale Therapie richtet sich nach den Erfahrungen außerhalb der Schwangerschaft (DDAVP oder Thrombozytenkonzentrate) und ist vom individuellen klinischen Schweregrad der Blutungsneigung abhängig (Kriplani et al. 2005).

Erworbene Blutgerinnungsstörungen

Durch Einschwemmung gerinnungsaktiver Substanzen kann es bei Plazentalösung, Präeklampsie oder bei intrauterinem Fruchttod (dead fetus syndrome) zu einer schweren **disseminierten intravasalen Gerinnung** mit Verbrauch von Gerinnungsfaktoren, Inhibitoren und Thrombozyten kommen und damit zu einer schweren Blutungsneigung und Mikrozirkulationsstörungen. Die einzige zielführende Therapie ist in diesem Fall, neben einer Substitution von Gerinnungsfaktoren (Fibrinogenkonzentrate, Plasma) und Thrombozyten, die Beendigung der Schwangerschaft, notfalls mit einer Sectio caesarea.

Sehr selten können nach der Geburt Antikörper gegen Faktor VIII auftreten, die zu einer beträchtlichen Blutungsneigung führen können. Die entsprechende Therapie bei Faktor-VIII-Antikörpern wird in Kapitel 4.3.5 dargestellt.

Das **HELLP-Syndrom** (hemolysis, elevated liver enzymes, low platelets) ist möglicherweise dem Erkrankungsbild der Präeklampsie zuzuordnen. Eine lebensbedrohliche Komplikation, insbesondere bei einer Thrombozytenzahl < 50 G/l, ist die Leberruptur mit konsekutiver schwerer Blutung, die mit einer außerordentlich hohen Mortalität einhergeht. Einzelne Fallberichte weisen auf einen möglicherweise günstigen Effekt von rekombinantem Faktor VIIa hin. Heparin ist bei einem HELLP-Syndrom mit einer Thrombozytopenie < 50 G/l als kontraindiziert zu betrachten, da der hochgradige Verdacht auf eine Verstärkung des Blutungsrisikos besteht. Die kausale Therapie des HELLP-Syndroms ist die Beendigung der Schwangerschaft.

Literatur

Bates SM, Greer IA, Hirsh J, Ginsberg JS. Use of antithrombotic agents during pregnancy: the Seventh ACCP Conference on Antithrombotic and Thrombolytic Therapy. Chest 2004; 126: 627S–44S.

Brill-Edwards P, Ginsberg JS, Gent M, Hirsh J, Burrows R, Kearon C, Geerts W, Kovacs M, Weitz JI, Robinson KS, Whittom R, Couture G. Safety of withholding heparin in pregnant women with a history of venous thromboembolism. Recurrence of Clot in This Pregnancy Study Group. N Engl J Med 2000; 343: 1439–44.

Budde U, Schneppenheim R. Von Willebrand factor and von Willebrand disease. Rev Clin Exp Hematol 2001; 5: 335–68.

Burrows RF, Ray JG, Burrows EA. Bleeding risk and reproductive capacity among patients with factor XIII deficiency: a case presentation and review of the literature. Obstet Gynecol Surv 2000; 55: 103–8.

Carbillon L, Letamendia-Richard E, Lachassinne E, Fain O, Aurousseau MH. Neonatal thrombosis associated with maternal antiphospholipid syndrome. J Pediatr Hematol Oncol 2005; 27: 56.

Caritis S, Sibai B, Hauth J, Lindheimer MD, Klebanoff M, Thom E, VanDorsten P, Landon M, Miodovnik M, Meis P, Thurnau G. Low dose aspirin to prevent preeclampsia in women at high risk. National Institute of Child Health and Human Development Network of Maternal-Fetal Medicine Units. N Engl J Med 1998; 338: 701–5.

Cervera R, Asherson RA, Acevedo ML, Gómez-Puerta JA, Espinosa G, de la Red G, Gil V, Ramos-Casals M, García-Carrasco M, Ingelmo M, Font J. Antiphospholipid syndrome associated with infections: clinical and microbiological characteristics of 100 patients. Ann Rheum Dis 2004; 63: 1312–17.

Chan WS, Anand S, Ginsberg JS. Anticoagulation of pregnant women with mechanical heart valves: a systematic review of the literature. Arch Inter Med 2000; 160: 191–6.

CLASP (Collaborative Low-dose Aspirin Study in Pregnancy): a randomized trial of low-dose aspirin for the prevention of pre-eclampsia among 9364 pregnant women. Lancet 1994; 343: 619–29.

Cohen LJ, McWilliams NB, Neuberg R, Zinkham W, Bauer K, Gribble TJ, Glowalla MB, Borson R, Phillips MD, Kunschak M. Prophylaxis and therapy with factor VII concentrate (human) immuno, vapor heated in patients with congenital factor VII deficiency: a summary of case reports. Am J Hematol 1995; 50: 269–76.

Eskandari N, Feldman N, Greenspoon JS. Factor VII deficiency in pregnancy treated with recombinant factor VIIa. Obstet Gynecol 2002; 99: 935–7.

Galli M, Barbui T. Antiphospholipid antibodies and pregnancy. Best Pract Res Clin Haematol 2003; 16: 211–25.

Ginsberg JS, Chan WS, Bates SM, Kaatz S. Anticoagulation of pregnant women with mechanical heart valves. Arch Intern Med 2003; 163: 694–8.

Ginsberg JS, Hirsh J, Turner DC, Levine MN, Burrows R. Risks to the fetus of anticoagulant therapy during pregnancy. Thromb Haemost 1989; 61: 197–203.

Greaves M, Cohen H, MacHin SJ, Mackie I. Guidelines on the investigation and management of the antiphospholipid syndrome. Br J Haematol 2000; 109: 704–15.

Greer IA, Nelson-Piercy C. Low-molecular-weight heparins for thromboprophylaxis and treatment of venous thromboembolism in pregnancy: a systematic review of safety and efficacy. Blood 2005; 106: 401–7.

Gris JC, Mercier E, Quere I, Lavigne-Lissalde G, Cochery-Nouvellon E, Hoffet M, Ripart-Neveu S, Tailland ML, Dauzat M, Mares P. Low-molecular-weight heparin versus low-dose aspirin in women with one fetal loss and a constitutional thrombophilic disorder. Blood 2004; 103: 3695–9.

Kale A, Bayhan G, Yalinkaya A, Yayla M. The use of recombinant factor VIIa in a primigravida with Glanzmann's thrombasthenia during delivery. J Perinat Med 2004; 32: 456–8.

Kosmas IP, Tatsioni A, Ioannidis JP. Association of Leiden mutation in factor V gene with hypertension in pregnancy and pre-eclampsia: a meta-analysis. J Hypertens 2003; 21: 1221–8.

Kosmas IP, Tatsioni A, Ioannidis JP. Association of C677T polymorphism in the methylenetetrahydrofolate reductase gene with hypertension in pregnancy and pre-eclampsia: a meta-analysis. J Hypertens 2004; 22: 1655–62.

Kriplani A, Singh BM, Sowbernika R, Choudhry VP. Successful pregnancy outcome in Bernard-Soulier syndrome. J Obstet Gynaecol Res 2005; 31: 52–6.

Kupferminc MJ, Eldor A, Steinman N, Many A, Bar-Am A, Jaffa A, Fait G, Lessing JB. Increased frequency of genetic thrombophilia in women with complications of pregnancy. N Engl J Med 1999; 340: 9–13.

Kutteh WH. Antiphospholipid antibody-associated recurrent pregnancy loss: treatment with heparin and low-dose aspirin is superior to low-dose aspirin alone. Am J Obstet Gynecol 1996; 174: 1584–9.

Lindhoff-Last E, Kreutzenbeck HJ, Magnani HN. Treatment of 51 pregnancies with danaparoid because of heparin intolerance. Thromb Haemost 2005; 93: 63–9.

Lindqvist PG, Svensson PJ, Marsaal K, Grennert L, Luterkort M, Dahlback B. Activated protein C resistance (FV:Q506) and pregnancy. Thromb Haemost 1999; 81: 532–7.

Murphy RP, Donoghue C, Nallen RJ, D'Mello M, Regan C, Whitehead AS, Fitzgerald DJ. Prospective evaluation of the risk conferred by factor V Leiden and thermolabile methylenetetrahydrofolate reductase polymorphisms in pregnancy. Arterioscler Thromb Vasc Biol 2000; 20: 266–70.

Oran B, Lee-Parritz A, Ansell J. Low molecular weight heparin for the prophylaxis of thromboembolism in women with prosthetic mechanical heart valves during pregnancy. Thromb Haemost 2004; 92: 747–51.

Pabinger I, Grafenhofer H, Kaider A, Kyrle PA, Quehenberger P, Mannhalter C, Lechner K. Risk of pregnancy-associated recurrent venous thromboembolism in women with a history of venous thrombosis. Thromb Haemost 2005; 3: 949–54.

Pabinger I, Grafenhofer H, Kyrle PA, Quehenberger P, Mannhalter C, Lechner K, Kaider A. Temporary increase in the risk for recurrence during pregnancy in women with a history of venous thromboembolism. Blood 2002; 100: 1060–2.

Pabinger I, Schneider B. Thrombotic risk in hereditary antithrombin III, protein C, or protein S deficiency. A cooperative, retrospective study. Gesellschaft fur Thrombose- und Hamostaseforschung (GTH) Study Group on Natural Inhibitors. Arterioscler Thromb Vasc Biol 1996; 16: 742–8.

Pehlivanov B, Milchev N, Kroumov G. Factor VII deficiency and its treatment in delivery with recombinant factor VII. Eur J Obstet Gynecol Reprod Biol 2004; 116: 237–8.

Rai R, Cohen H, Dave M, Regan L. Randomized controlled trial of aspirin and aspirin plus heparin in pregnant women with recurrent miscarriage associated with phospholipids antibodies (or antiphospholipid antibodies). BMJ 1997; 314: 253–7.

Rai R, Shlebak A, Cohen H, Backos M, Holmes Z, Marriott K, Regan L. Factor V Leiden and acquired activated protein C resistance among 1000 women with recurrent miscarriage. Hum Reprod 2001; 16: 961–5.

Rey E, Kahn SR, David M, Shrier I. Thrombophilic disorders and fetal loss: a meta-analysis. Lancet 2003; 361: 901–8.

Salazar E, Izaguirre R, Verdejo J, Mutchinick O. Failure of adjusted doses of subcutaneous heparin to prevent thromboembolic phenomena in pregnant patients with mechanical cardiac valve prostheses. J Am Coll Cardiol 1996; 27: 1698–703.

Salomon O, Steinberg DM, Tamarin I, Zivelin A, Seligsohn U. Plasma replacement therapy during labor is not mandatory for women with severe factor XI deficiency. Blood Coagul Fibrinolysis 2005; 16: 37–41.

Toglia MR, Weg JG. Venous thromboembolism during pregnancy. N Engl J Med 1996; 335: 108–14.

Wilson QA, Gharavi AE, Koike T, Lockshin MD, Branch DW, Piette JC, Brey R, Derksen R, Harris EN, Hughes GR, Triplett DA, Khamashta MA. International consensus statement on preliminary classification criteria for definite antiphospholipid syndrome: report of an international workshop. Arthritis Rheum 1999; 42: 1309–11.

Wisloff F, Crowther M: Evidence-based treatment of the antiphospholipid syndrome I. Pregnancy failure. Thromb Res 2004; 114: 75–81.

Younis JS, Brenner B, Ohel G, Tal J, Lanir N, Ben-Ami M. Activated protein C resistance and factor V Leiden mutation can be associated with first-as well as second-trimester recurrent pregnancy loss. Am J Reprod Immunol 2000; 43: 31–5.

6.2 Onkologie

6.2.1 Verbesserung der Prognose durch Antikoagulanzien

Karl Heinz Zurborn, Frank Gieseler, Hans D. Bruhn

Bei Tumorpatienten ist mit einer erhöhten Thromboseneigung zu rechnen. Eine besondere Rolle spielen Prokoagulanzien der Tumorzellen, aber auch der Wirtszellen. Dazu kommen zahlreiche andere Faktoren wie Immobilität und Wirkungen der Tumortherapie (Operation, Chemo-, Hormon- und Strahlentherapie).

Thrombin, das als Gewebshormon direkten Einfluss auf das Tumorwachstum nimmt, wird durch die Antikoagulanzientherapie gehemmt (Bruhn et al. 2004). Auf diesen grundlegenden pathophysiologischen Überlegungen beruht die Möglichkeit des klinischen Einsatzes von Antikoagulanzien auch als **tumorhemmende Substanzen** (Zacharski et al. 2000).

Die bekannte Thrombinwirkung als Mitogen für Tumorzellen (s. Kap. 1.6) und darüber hinaus als Induktor der Angiogenese (Bruhn et al. 2004) führte dazu, auch eine Antitumorwirkung von Antikoagulanzien zu untersuchen. Erstmals konnte ein Antitumoreffekt von Warfarin zusammen mit einer Chemotherapie gegenüber einer alleinigen zytostatischen Therapie beim rasch proliferierenden kleinzelligen Bronchialkarzinom gezeigt werden. Es ergab sich eine signifikante **Verlängerung der Gesamtüberlebenszeit** von im Mittel 23 auf 49,5 Wochen (Zacharski et al. 2005). Dies konnte in weiteren Studien bestätigt werden (z. B. Altinbas et al. 2004).

In zahlreichen Studien wurde NMH mit UFH zur Therapie der tiefen Venenthrombose verglichen. In 8 von 9 Studien mit Langzeitbeobachtung (3–6 Monate) zeigte sich überraschend eine **niedrigere Gesamtmortalität** in der Gruppe mit niedermolekularem Heparin. In 5 Studien mit einer Subgruppenanalyse für tumorbedingte Mortalität lag der Anteil in der NMH-Gruppe verglichen mit der UFH-Gruppe signifikant niedriger (261 versus 273 Patienten bzw. 16,8 % versus 24,9 %) (Prandoni et al. 1999).

Nachdem retrospektive Analysen von Vergleichsstudien (UFH vs. NMH) Hinweise dafür ergaben, dass NMH das Tumorwachstum beeinflussen könnte, wurde eine große prospektive Studie an insgesamt 374 Patienten mit fortgeschrittenen Tumoren durchgeführt (FAMOUS-Studie). Eine Gruppe der Patienten erhielt einmal täglich 5 000 I.E. Dalteparin s. c. (z. B. Fragmin®), die Placebogruppe 0,9 %ige Kochsalzlösung. Nach einem Jahr ergab sich kein statistisch signifikanter Unterschied in der Mortalität. Allerdings wurde in einer Subgruppe mit günstiger Prognose (> 17 Monate Überlebenszeit) ein signifikanter Unterschied (43,5 versus 23,5 Monate) zu Gunsten der Patientengruppe, die NMH erhielt, gefunden (Kakkar 2004).

Experimentelle Befunde gaben Hinweise auf eine spezielle Wirkung von NMH im Vergleich zu UFH bei der **Inhibition der Angiogenese** (Zacharski et al. 2000).

Weitere Studien müssen diesen Effekt von NMH untersuchen, der das klinische Interesse an Antikoagulanzien als antineoplastische Substanzen neu belebt hat.

Hinweise auf eine zusätzliche Antitumorwirkung durch orale Antikoagulanzien, z. B. bei Patienten mit kleinzelligem Bronchialkarzinom, sind seit vielen Jahren bekannt. Neuere interessante Aspekte haben sich beim Einsatz von niedermolekularen Heparinen ergeben, die jedoch vor ihrer endgültigen Einschätzung der klinischen Relevanz noch weiterer Abklärung durch Studien bedürfen.

6.2.2 Antiproliferative und apoptosefördernde Wirkung von Antikoagulanzien

Spezifische **Thrombininhibitoren** zeigten im Experiment die Fähigkeit, die **Metastasierungsrate** signifikant zu senken. So besitzt Thrombin eine höhere Affinität zu Hirudin als zu Fibrinogen. Offenbar blockiert Hirudin nicht nur das aktive Zentrum des Thrombins, sondern auch den Thrombinrezeptor an der Tumorzelle, sodass die mitogene Thrombinwirkung durch Hirudin vollständig aufgehoben wird (Bruhn et al. 2004). Antithrombin ist in entsprechenden Untersuchungen an Zellkulturen nicht in der Lage gewesen, die Bindung des Thrombins an seinen Rezeptor zu verhindern und die mitogene Thrombinwirkung zu unterbinden.

Auch der Einfluss von Thrombin auf die durch Idarubicin induzierte **Apoptose** wird durch Hirudin unterdrückt. Wichtig ist in diesem Zusammenhang, dass der Thrombineffekt konzentrations- und zeitabhängig ist. So wirkt Thrombin in niedrigen Konzentrationen proliferationsfördernd, während hohe Konzentrationen das Gegenteil bewirken können (Ahmad et al. 2000; Huang et al. 1999; Zain et al. 2000). Die Proliferationshemmung bzw. Apoptosesteigerung ist vermutlich durch eine Steigerung der Genexpression von **p21 WAF/CIP** (wildtyp-activated-fragment/CdK-interacting protein) und eine Induktion der **Caspasen** über PAR-1 zu erklären.

Klinische Studien müssen klären, ob bei Tumorpatienten durch die Gabe von Thrombininhibitoren als Komedikation die Tumorproliferationsrate und das Metastasierungsrisiko gesenkt werden kann, oder ob die Patienten im Gegenteil von einer erhöhten, apoptoseinduzierenden Thrombinkonzentration profitieren würden.

Literatur

Ahmad R, Knafo L, Xu J, Sindhu ST, Menezes J, Ahmad A. Thrombin induces apoptosis in human tumor cells. Int J Cancer 2000; 87: 707–15.

Altinbas M, Coskun HS, Er O, Ozkan M, Eser B, Unal A, Cetin M, Soyuer S. A randomized clinical trial of combination chemotherapy with and without low-molecular weight heparin in small cell lung cancer. J Thromb Haemost 2004; 8: 1266–71.

Bruhn HD, Gieseler F, Zurborn KH. Onkohämostaseologie: Tumorwachstum und Hämostase. In: Bruhn HD, Fölsch UR, Kneba M, Löffler H (Hrsg.). Onkologische Therapie. Stuttgart, New York: Schattauer 2004; 59–78.

Huang YQ, Li JJ, Karpatkin S. Thrombin inhibits tumor cell growth in association with up-regulation of p21waf/cip 1 and caspases via a p53-independent, STAT-1-dependent pathway. J Biol Chem 1999; 275: 6462–8.

Kakkar AK, Levine MN, Kadziola Z, Lemoine NR, Low V, Patel HK, Rustin G, Thomas M, Quigley M, Williamson RC. Low molecular weight heparin, therapy with dalteparin, and survival in advanced cancer: the fragmin advanced malignancy outcome study (FAMOUS). J Clin Oncol 2004; 22: 1944–8.

Prandoni P, Piccioli A, Girolami A. Cancer and venous thromboembolism: an overview. Haematologica 1999; 84: 437–45.

Zacharski LR, Prandoni P, Monreal M. Warfarin versus low-molecular-weight heparin therapy in cancer patients. Oncologist 2005; 10: 72–9.

Zacharski LR, Ornstein DL, Mamourian AC. Low-molecular weight heparin and cancer. Semin Thromb Haemost 2000; 20 (Suppl. 1): 69–77.

Zain J, Huang YQ, Feng X, Nierodzik ML, Li JJ, Karpatkin S. Concentration-dependant effect of thrombin on impaired growth/apoptosis or mitogenesis in tumor cells. Blood 2000; 95: 3133–8.

6.2.3 Behandlung maligner Ergüsse

Frank Gieseler, Henning Schiller, Martin Leibl, Markus Tiemann, Peter Dohrmann, Thomas Kunze

Etwa 30% der Tumorpatienten entwickeln im Laufe der Progression und Metastasierung ihrer Erkrankung maligne Ergüsse. Diese manifestieren sich als Aszites, Pleura- oder Perikardergüsse und können die Lebensqualität und die Lebenszeit der Patienten erheblich einschränken. Obwohl maligne Ergüsse ein häufiges Problem im klinischen Alltag darstellen, ist bisher kein überzeugendes Konzept zur Therapie entwickelt worden. Dies liegt unter anderem an der ausgeprägten **zellulären Resistenz** der Tumorzellen in den Ergüssen. Auch durch eine intrakavitäre Applikation von Chemotherapeutika kann nur selten eine anhaltende Remission der Tumorzellen erreicht werden. Als eine entscheidende molekularbiologische Ursache dieser Resistenzen wird die Interaktion maligner und nicht maligner Zellen im Mikromilieu der Ergüsse angesehen. Offensichtlich transformieren Makrophagen und Mesothelzellen durch die chronische Entzündung und durch die Interaktion mit den Tumorzellen und sezernieren Faktoren, die die Tumorzellen als Survival- oder Wachstumsfaktoren nutzen können. Neben diesen als parakrine Stimulation bezeichneten Vorgängen, sind auch autokrine Mechanismen, bei denen die Tumorzellen sowohl den Rezeptor als auch das Stimulans produzieren, beschrieben.

In malignen Ergüssen ließ sich regelmäßig eine **hohe Thrombinkonzentration** nachweisen. Im Plasma beträgt die Wirkdauer von Thrombin nur ca. 3 Stunden, daher können zum Nachweis einer Thrombinaktivität nur indirekte Parameter wie Prothrombinfragment F1+2, Fibrinopeptid A oder D-Dimere verwendet werden. Diese Parameter sind im Plasma von Tumorpatienten bereits deutlich erhöht, in den malignen Ergüssen derselben Patienten finden sich aber signifikant höhere Werte.

Die Thrombinkonzentration in den Ergüssen ist so hoch, dass es zum Teil zur spontanen Fibrinbildung in der Kulturflasche kommt. Die Untersuchung der aus den Ergüssen isolierten Tumorzellen zeigte, dass 68,2% der Zellen (15/22) den Thrombinrezeptor PAR-1 exprimieren und transkribieren. PAR-3 war dagegen nur von 22,7% der Zellen (8/22) exprimiert worden. Offensichtlich spielt PAR-1 als selektiver Thrombinrezeptor die entscheidende Rolle in der Vermittlung der zellulären Thrombinwirkung.

Untersuchungen, die mit der PAR-1-exprimierenden HL-60-Zelllinie durchgeführt wurden, lassen vermuten, dass Tumorzellen mit entsprechenden Rezeptoren in den Ergüssen einem **kontinuierlichen Proliferationsreiz** ausgesetzt sind. Dadurch hätten sie nicht nur einen Überlebensvorteil, sondern können auch eine **Zytostatikaresistenz** entwickeln.

HL-60-Zellen zeigten bei Zugabe von Thrombin eine konzentrations- und zeitabhängige Proliferationssteigerung mit einem Maximum bei 0,3 U/ml Thrombin nach 96 Stunden Inkubation. Nach einer Vorinkubation der Zellen mit 1,8 U/ml Thrombin konnte die Zytostatikawirkung von Idarubicin komplett aufgehoben werden (Schiller et al. 2002).

Literatur

Schiller H, Bartscht T, Arlt A, Zahn MO, Seifert A, Bruhn T, Gieseler F. Thrombin as a survival factor for cancer cells: thrombin activation in malignant effusions in vivo and inhibition of idarubicin-induced cell death in vitro. Int J Clin Pharmacol Ther 2002; 40: 329–35.

6.3 Pädiatrie

Ulrike Nowak-Göttl, Christine Düring, Rosemarie Schobeß, Karin Kurnik

6.3.1 Behandlung einer akuten Thrombose bei Kindern

Eine **Thrombose** ist definiert als vollständiger oder partieller Verschluss eines Blutgefäßes durch ein Blutgerinnsel, eine **Thromboembolie** als Obstruktion eines Gefäßes durch Thrombusanteile, die sich an anderer Stelle im Organismus gebildet haben und von dort disloziert sind. **Spontane Thrombosen** sind Gefäßverschlüsse ohne zu Grunde liegende Begleiterkrankung (exogene Risikofaktoren), von **sekundären Thrombosen** wird gesprochen, wenn ein Gefäßverschluss auf dem Boden von Begleiterkrankungen, therapeutischen Interventionen oder nach Medikamentengabe entsteht. Für die hier aufgeführten Therapieempfehlungen sind nach Tabelle 6-3 die unterschiedlichen Grade der Evidenz angegeben.

Therapieziel bei Thrombosen ist die Revaskularisierung des betroffenen Gefäßes, zumindest aber die Verhinderung eines weiteren Thrombuswachstums. Der Verlauf von Thrombosen bei Kindern wird unterschiedlich beurteilt (Monagle et al. 2000; Nowak-Göttl et al. 2001: Grad IIb u. III).

Kontrollierte Studien zur Behandlung von Thrombosen im Kindesalter liegen nicht vor. Weltweit werden pädiatrische Patienten nach adaptierten Therapieempfehlungen für Erwachsene behandelt. Antithrombotische Medikamente (Heparine, Vitamin-K-Antagonisten) sind bisher für Kinder nicht gesondert zugelassen.

Neben der **physikalischen Therapie** mit Kompression durch elastische Binden oder passenden Kompressionsstrümpfen bei venösen Thrombosen der Extremitäten muss die weitere Therapie für jeden pädiatrischen Patienten nach Abwä-

Tab. 6-3 Klassifizierung der Evidenzgrade.

Evidenzgrad	Erhalten durch:
Ia	Metaanalyse randomisierter und kontrollierter Studien
Ib	mindestens eine randomisierte und kontrollierte Studie
IIa	mindestens eine kontrollierte, aber nicht randomisierte Studie
IIb	mindestens eine gut konzipierte, z.B. experimentelle Studie
III	gut konzipierte, beschreibende Studien, nicht experimentell
IV	Konsensus eines Expertenkomitees

gung des individuellen Nutzens und Risikos durchgeführt werden (Andrew et al. 1998).

Bei allen eingesetzten Therapieformen in der Akutphase kann es zu ausgedehnten Blutungen und zum Abreißen des Primärthrombus kommen mit der Folge einer Lungenembolie oder eines ischämischen Hirninfarktes beim Neugeborenen (offenes Foramen ovale). Sowohl für Fibrinolytika als auch für Heparin ist die Dosis bei Leber- und/oder Niereninsuffizienz zu reduzieren.

Bei vitaler Gefährdung oder drohendem Organverlust und bei **jüngeren Kindern** sollte primär eine **Fibrinolyse** versucht werden (Farnoux et al. 1998; Manco-Johnson et al. 2002; Weiner et al. 1998: Grad III). Auch für katheterassoziierte Verschlüsse ist eine Thrombolysetherapie beschrieben (Choi u. Massicotte 2001; Jacobs et al. 2001: Grad III u. IV). Im Gegensatz hierzu ist bei **älteren Kindern** und **Jugendlichen** mit ausgeprägten Bein- und Beckenvenenthrombosen die **therapeutische Heparinisierung** in Anlehnung an die zurzeit gängige Praxis bei Erwachsenen die Therapie der Wahl.

Heparine

Zum Einsatz kommen unfraktioniertes (Tab. 6-4; Andrew et al. 1998) und niedermolekulares Heparin (Tab. 6-5; Dix et al. 2000; Hofmann et al. 2001; Massicotte et al. 1996; Nohe et al. 1999: Grad III). UFH wird über die aPTT (1,5- bis 2-fach erhöht), die Thrombinzeit (2- bis 3-fach erhöht) oder die Anti-Xa-Aktivität gesteuert. NMH kann nur über die Anti-Xa-Aktivität kontrolliert werden.

Tab. 6-4 Einstellung der systemischen Gabe von UFH bei Kindern (Dosierungen pro kg KG). Stets zu bedenken ist das mögliche Auftreten einer HIT Typ II. Bei Leber- und Niereninsuffizienz sollte die Dosis reduziert werden.

I. Initialdosis				
50–100 I.E./kg Heparin i.v. über 10 Minuten				
II. Erhaltungsdosis				
20–30 I.E./kg/h Heparin bei Kindern < 1 Jahr 20–25 I.E./kg/h Heparin bei Kindern > 1 Jahr				
III. Dosisanpassung				
Ziel-PTT: 60–85 s ($\triangleq$ 0,3–0,7 I.E./ml Anti-Xa; bei aPTT-Reagenz Normalwert bis 40 s)				
aPTT (s)	Bolus (I.E./kg)	Pause (min)	Dosisänderung (%)	aPTT-Kontrolle
< 50	50	0	+10%	4 h
50–59	0	0	+10%	4 h
60–85	0	0	0	nächster Tag
86–95	0	0	–10%	4 h
96–120	0	30	–10%	4 h
> 120	0	60	–15%	4 h
IV. Optimale aPTT-Kontrolle				
4 h nach initialer Gabe und 4 h nach Änderung der 1. Infusionsrate, ansonsten 2–3 × täglich				
V. Blutzellzählung				
täglich				

> Zu beachten ist, dass jede Heparinisierung eines normalen Antithrombinspiegels bedarf.

Antithrombin sollte daher > 80 % der Norm gehalten werden (Antithrombinsubstitution: 1 I.E./kg erhöht den Plasma-AT-Spiegel um ca. 1 %: Ist-AT − Soll-AT = I.E./kg KG AT-Konzentrat).

An Nebenwirkungen werden Blutungsneigung und **Heparin-induzierte Thrombozytopenie Typ II** beobachtet: Die HIT kann mit einer deutlichen Abnahme der Thrombozytenzahlen auf weniger als die Hälfte der Ausgangszahl einhergehen (Schmugge et al. 2002; Zöhrer et al. 2001). Zusätzlich kann sich der Therapieeffekt verringern mit der Folge einer Progression der Thrombose und im Weiteren einer DIC. Das Risiko ist bei Verwendung von UFH deutlich höher als für NMH. Um eine HIT Typ II zu diagnostizieren, können neben einer Thrombozytenzählung und der Bestimmung spezifischer IgG-Antikörper (ELISA: PF-4-Heparin-Komplexe) Funktionstests, der C14-Serotonin-Freisetzungstest oder der HIPA-Test durchgeführt werden (s. auch Kap. 2.14). Besteht der Verdacht auf eine HIT Typ II, muss Heparin abgesetzt und auf ein **Heparinoid** (z. B. Danaparoid-Natrium, Orgaran®) oder einen reinen **Thrombinantagonisten** (Lepirudin [rekombinantes Hirudin], z. B. Refludan®) umgestellt werden.

Danaparoid wird dabei zunächst als Bolus mit 30 E/kg KG verabreicht, die Erhaltungsdosis liegt bei 1,0–2,0 E/kg/h. Die Kontrolle erfolgt über die spezifische Anti-Xa-Aktivität, die 4 Stunden nach der Gabe 0,4–0,8 E/ml betragen sollte. Bei Lepirudin wird mit einem Bolus von 0,4 mg/kg KG begonnen und in der Folge 0,15 mg/kg/h als Erhaltungsdosis verabreicht. Die Steuerung erfolgt über die aPTT (1,5- bis 2[3]-faches des Ausgangswertes) oder über die Ecarinzeit (s. Kap. 2.15.2). Bei einer Leber- und/oder Niereninsuffizienz ist für beide Präparate eine Dosisreduktion durchzuführen.

Bei einer **Überdosierung** von UFH, kann **Protaminhydrochlorid** (z. B. Protamin Valeant: 1 ml einer 1%igen Lösung neutralisiert etwa 1 000 I.E. Heparin) als Antidot gegeben werden. NMH sind durch Protaminhydrochlorid schlechter zu inaktivieren als UFH.

> Bei der Gabe eines Antidots ist zu bedenken, das Protamin selbst eine antikoagulatorische Wirkung hat und nur das Heparin neutralisieren kann, das in den letzten 2 Stunden gegeben wurde.

Diese Therapie sollte nur durch einen hämostaseologisch erfahrenen Arzt durchgeführt werden.

Thrombolytika

Ist die Thrombose weniger als etwa 3 Tage alt, kann auch eine Thrombolyse durchgeführt werden. Allerdings fehlen kontrollierte Studien, die diese Therapieform im Kindesalter überprüft haben (Andrew et al. 1998; Choi u. Massicotte 2001;

Tab. 6-5 Dosisempfehlung für niedermolekulares Heparin (s.c.-Gaben/Tag/kg KG): Enoxaparin (Clexane®) und Dalteparin (Fragmin®). Dosisempfehlung für die systemische Thrombolyse bei Kindern.

	Kinder < 1 Jahr	Kinder > 1 Jahr	Anti-Xa-Spiegel (4 h nach Gabe)
Prophylaxe			
Enoxaparin	1 × 1,5 mg/kg/d	1 × 1 mg/kg/d	0,2–0,4 I.E./ml
Dalteparin	1 × 50–100 I.E./kg/d	1 × 50–100 I.E./kg/d	(Monitoring nach Dosisfindung nicht unbedingt notwendig)
Therapie			
Enoxaparin	2 × 1,5 mg/kg/d	2 × 1 mg/kg/d	0,4–0,8 I.E./ml
Dalteparin	1 × 150–200 I.E./kg/d	1 × 150–200 I.E./kg/d	(Monitoring erforderlich)

Enoxaparin hat 110 Anti-Faktor-Xa-Einheiten/mg; die maximale Dosis wird mit 2,0 mg/kg pro Dosis angegeben.

Farnoux et al. 1998; Gupta et al. 2001; Jacobs et al. 2001; Manco-Johnson et al. 2000, 2002; Weiner et al. 1998: Grad III u. IV). Daher stellt die thrombolytische Therapie stets eine individuelle Einzelfallentscheidung dar, ist aber v.a. bei einem vital bedrohlichen Ereignis oder einem drohenden Organverlust indiziert.

Zur thrombolytischen Therapie im Kindesalter können die Substanzen **Urokinase** (z. B. Corase®, rheothromb®, Urokinase), **Alteplase** (rt-PA, z. B. Actilyse®) und **Streptokinase** (z. B. Streptase®) eingesetzt werden (Tab. 6-6). Um das Blutungsrisiko zu senken, sollte die parallel durchgeführte Heparinisierung entweder niedrig dosiert sein (100–150 I.E./kg/Tag) oder während der thrombolytischen Therapie ausgesetzt werden. Zum Monitoring eignen sich die Parameter aPTT, TPZ, Fibrinogen, Antithrombin, D-Dimere (Anstieg bei erfolgreicher Lyse), Plasminogen und die Blutzellzählung.

Die Dosis des Thrombolytikums muss reduziert werden, falls die Globaltests TPZ und aPTT bei niedrig dosierter Heparinisierung deutlich pathologisch verlängert sind oder der Patient anfängt diffus zu bluten. Dabei ist zu beachten, dass ein Abfall des Fibrinogens nach Clauss unter 100 mg/dl bei einer erhöhten D-Dimer-Konzentration bei nicht verlängerten Globaltests als Artefakt zu deuten ist.

Ist die Plasminogenkonzentration niedrig, kann eine Thrombolyse unwirksam sein, sodass eventuell bis zu 30 ml/kg/d *fresh frozen plasma* substituiert werden sollte. Zu beachten ist, dass bei Neugeborenen niedrige Plasminogenwerte der Norm für diese Altersgruppe entsprechen können.

Liegen eine hämorrhagische Diathese, eine Hirnblutung, massive Blutungen aus dem Magen-Darm-Trakt, eine ZNS-Verletzung oder eine Asphyxie des Neugeborenen weniger als 6 Monate zurück, ist eine thrombolytische Therapie absolut kontraindiziert. Dagegen stellt ein operativer Eingriff, der vor weniger als 7 Tagen durchgeführt wurde, oder eine Arterienpunktion, die weniger als 10 Tage zurückliegt, eine relative Kontraindikation dar. Gleiches gilt für eine fehlgeschlagene zentrale Katheterimplantation (< 7 Tage), Frühgeburtlichkeit oder eine Thrombozytopenie.

Wie bei Erwachsenen ist eine Thrombolysetherapie abzubrechen, wenn eine klinisch relevante und lokalisierbare Blutung oder ein unklarer, aber signifikanter Hb-Abfall auftritt. Bei bedrohlichen Blutungen müssen zusätzlich Erythrozytenkonzentrate und FFP (bis zu 30 ml/kg/KG) gegeben werden. Mit einer therapeutischen Heparinisierung sollte begonnen werden.

Interventionelle und chirurgische Therapie

Bei einem kompletten Verschluss einer großen Arterie muss auch eine **interventionelle und chirurgische Therapie** (Thrombektomie) erwogen werden. In Einzelfällen wird auch über den Einsatz von Cavafiltern berichtet.

Tab. 6-6 Dosisempfehlung für die systemische Thrombolyse bei Kindern.

	Urokinase	Streptokinase	rt-PA
Bolus	4 400 I.E./kg über 10–20 min	3 500–4 000 I.E./kg über 30 min	0,1–0,2 mg/kg über 10 min
Dauerinfusion	4 400 I.E./kg/h	1 000–1 500 I.E./kg/h	0,8–2,4 mg/kg/24 h*
Dauer	12–24 h	12–72 h	max. über 6 Tage

* Vorsicht wegen Blutungsrisiko bei Dosen > 2,5 mg/kg/24 h; auch hier Dosisreduktion bei Leber- und Niereninsuffizienz.

Sekundärprophylaxe

Venöse Thrombose

Bei der Thromboseprophylaxe muss abgewogen werden, ob der Nutzen einer Langzeitantikoagulation für das Kind die möglichen Nebenwirkungen (Blutungsrisiko), Kosten und Belastungen (durch regelmäßige Medikamenteneinnahme, Blutabnahmen) aufwiegt (Andrew et al. 1998).

Die Umstellung auf eine sekundäre antithrombotische Therapie erfolgt 5–10 (14) Tage nach der Therapie der akuten Thrombose. Je nach Ausdehnung der initialen Thromboembolie wird die Therapie für weitere 2–4 Wochen in therapeutischer oder prophylaktischer Dosierung durchgeführt. Dazu kann **NMH** (Tab. 6-5) verwendet werden. Ein Monitoring über den Anti-Faktor-Xa-Spiegel ist bei einer Prophylaxe nicht unbedingt erforderlich (Dix et al. 2000; Hofmann et al. 2001; Massicotte et al. 1996; Nohe et al. 1999: Grad III). Möglich ist auch eine prophylaktische Behandlung mit **Vitamin-K-Antagonisten** wie Phenprocoumon (z. B. Marcumar®) oder Warfarin (Coumadin®).

Die durchschnittliche Erhaltungsdosis von **Phenprocoumon** für Kinder beträgt bei einer HWZ von 72 Stunden etwa 1,5 mg/m^2/Tag (Spannweite 1,0–2,0; Tabletten à 3 mg). Zu beachten ist, dass für dieses Präparat Studien fehlen. Größere Studien für Kinder liegen nur für **Warfarin** vor. Daher werden hier Dosisempfehlungen nur für Warfarin angegeben (Tab. 6-7). Warfarin ist aufgrund seiner kürzeren HWZ (24 Stunden) von Vorteil. In Deutschland ist Warfarin nur als Tablette à 5 mg erhältlich. In den Dosierungen 1, 2, 2^1/$_2$, 3, 4, 6, 7^1/$_2$ und 10 mg sowie als Injektionslösung (2 mg/ml) kann das Präparat allerdings über die internationale Apotheke

Tab. 6-7 Orale Antikoagulation mit Vitamin-K-Antagonisten, Beispiel für Warfarin (Coumandin®): Ziel-INR von 2,0–3,0 (3,5) bei Kindern. Interaktionen mit gleichzeitig verabreichten Medikamenten sind unbedingt zu beachten. Es sind sowohl Wirkungsverstärkung als auch -abschwächung bekannt. Bei bekanntem Protein-C-/Protein-S-Mangel niedrigere Dosis. Cave: Cumarinnekrose.

I. Initiale Dosis an Tag 1	
Ausgangs-INR von 1,0–1,3: 0,2 mg/kg KG Warfarin oral (Ausnahme: Leberfunktionsstörungen, Fontan-OP: 0,1 mg/kg KG)	
II. Aufsättigungsdosis Tag 2–4	
INR	Dosis
1,1–1,3	initiale Dosis wiederholen
1,4–1,9	50% der initialen Dosis
2,0–3,0	50% der initialen Dosis
3,1–3,5	25% der initialen Dosis
> 3,5	Pause bis INR < 3,5, dann Dosis um 50% reduzieren (Dosis vom Tag zuvor)
III. Orale Erhaltungsdosis	
INR	Dosis
1,1–1,4	Dosis um ca. 20% erhöhen
1,5–1,9	Dosis um ca. 10% erhöhen
2,0–3,0	Dosis unverändert beibehalten
3,1–3,5	Dosis um ca. 10% erniedrigen
> 3,5	Pause bis INR < 3,5, dann Dosis um 20% reduzieren (Dosis vom Tag zuvor)

bezogen werden (Streif et al. 1999: Grad III). Im Vergleich zu Phenprocoumon ist sowohl die Antagonisierung als auch die Wiedereinstellung nach einer Therapieunterbrechung bedeutend einfacher durchzuführen.

Um eine **Cumarinnekrose** zu vermeiden, sollte bei bekanntem Protein-C- oder -S-Mangel überlappend mit einer therapeutischen Heparindosis langsam eine Antikoagulation mit Warfarin bei einer Erhaltungsdosis von 0,1 mg/kg KG begonnen werden. Beträgt der INR 2,0 kann Heparin abgesetzt werden.

Bei einer **Überdosierung** von VKA können abhängig von der Klinik und der Dosierung entweder Vitamin K (oral oder i. v.) und/oder FFP oder Faktorenkonzentrate (Faktoren II, VII, IX und X) als Antidot gegeben werden.

Arterielle Thrombose

Als sekundäre prophylaktische Therapie bei arteriellen Thrombosen werden **Plättchenaggregationshemmer** diskutiert (Carcao et al. 1998; Hathaway 1984; Sträter et al. 2001: Grad IIa und IV). Als Substanzen kommen dabei infrage:
- Acetylsalicylsäure (3–5 mg/kg/d; Grad IIa),
- Dipyridamol (z. B. Curantyl®; 2–5 mg/kg/d; Grad IV) und
- Clopidogrel (z. B. Iscover®, Plavix®; 1 mg/kg/d, abgeleitet von der Erwachsenendosis von 75 mg/d).

Ein regelmäßiges Monitoring sollte durch Bestimmung der Blutungszeit, der In-vitro-Blutungszeit (PFA-100® : ASS und Dipyridamol) (Hathaway 1984) und durch die Bestimmung der ADP-induzierten Thrombozytenaggregation (Clopidogrel) durchgeführt werden.

Dauer der Sekundärprophylaxe

Die Dauer einer sekundären Thromboseprophylaxe im Kindesalter ist immer eine individuelle Einzelfallentscheidung, die sich an der Schwere und den zu Grunde liegenden Erkrankungen bei Erstthrombose orientiert.

Liegt ein **heterozygoter Einzeldefekt** vor (z. B. Faktor-V-G1691G-Mutation, Faktor-II-G20210A-Mutation, Protein-C-Mangel, Protein-S-Mangel, Antithrombinmangel, erhöhte Werte für Lipoprotein(a) wird für die Dauer von 3–6 bzw. 12–24 Monate nach dem akuten Ereignis eine Behandlung mit NMH oder VKA empfohlen (Brenner et al. 2002: Grad III). Sowohl die Kompressionsbehandlung bei Thrombosen der unteren Extremitäten als auch die Therapiemodalitäten bei Einschluss der Beckenvenen sind stets individuell zu diskutieren.

Ist der Thrombus nach **3 Monaten** nicht mehr nachweisbar und sind exogene Risikofaktoren nicht vorhanden, kann die Prophylaxe aufgehoben und erst wieder in Risikosituationen begonnen werden. Bestehen aber die exogenen Risikofaktoren weiter oder liegen **kombinierte oder homozygote Hämostasedefekte** vor, so sollte die prophylaktische Therapie insgesamt **6–12 Monate** andauern und danach erst wieder in entsprechenden Risikosituationen durchgeführt werden.

Die Dauer einer **Langzeitantikoagulation** ist stets eine individuelle Entscheidung, ist aber bei einer Thrombose, die spontan ohne ersichtlichen Risikofaktor eingetreten ist, bei einer lebensbedrohlichen thromboembolischen Komplikation, bei Kindern mit einem homozygotem Protein-C- oder -S-Mangel, bei einem Antithrombinmangel, einem Antiphospholipid-Syndrom sowie bei kombinierten Einzeldefekten zu empfehlen (Nowak-Göttl et al. 2001: Grad IIa).

Sind die Nüchternwerte für **Homocystein** 3–6 Monate nach der Akutphase der Thrombose wiederholt erhöht (> 10 μmol/l), sollte eine Therapie mit Folsäure mit oder ohne Vitamin B_{12} und B_6 begonnen werden. Sinnvoll ist die regelmäßige Spiegelbestimmung von Folsäure, Vitamin B_6 und B_{12}.

6.3.2 Behandlung der Purpura fulminans bei Kindern

Sowohl bei einem Protein-C- und Protein-S-Mangel als auch bei Trägern einer Faktor-V-Mutation ist eine **Purpura fulminans** beschrieben. Wie bei der Meningokokkensepsis kommt es bei der Pupura fulminans zu einer Mikrothrombosierung der Endstrombahn.

Neben kreislaufsupportiven Maßnahmen und einer spezifischen Therapie der Grunderkrankung sollte **FFP** gegeben werden und, wenn verfügbar, Protein-C-Konzentrat, wobei bedacht werden sollte, dass die Substanz für diese Indikation nicht zugelassen ist (Marlar et al. 1989: Grad IV).

Erste klinische Studien, die die Effektivität von aktiviertem **Protein-C-Konzentrat** (Drotrecogin alpha, z. B. Xigris®) bei diesem Krankheitsbild untersucht haben, wurden bisher nur bei Erwachsenen durchgeführt (Bernard et al. 2001).

Literatur

Andrew M, Michelson AD, Bovill E, Leaker M, Massicotte MP. Guidelines for antithrombic therapy in pediatric patients. J Pediatr 1998; 132: 576–88.

Bernard GR, Vincent JL, Laterre PF, LaRosa SP, Dhainaut JF, Lopez-Rodriguez A, Steingrub JS, Garber GE, Helterbrand JD, Ely EW, Fisher CJ Jr; Recombinant human protein C Worldwide Evaluation in Severe Sepsis (PROWESS) study group. Efficacy and safety of recombinant human activated protein C for sepsis. N Eng J Med 2001; 344: 699–709.

Brenner BR, Nowak-Göttl U, Kosch A, Manco-Johnson M, Laposata M. Diagnostic studies for thrombophilia in women on hormonal therapy and during pregnancy, and in children. Arch Pathol Lab Med 2002; 126: 1296–303.

Carcao MD, Blanchette VS, Dean JA, He L, Kern MA, Stain AM, Sparling CR, Stephens D, Ryan G, Freedman J, Rand ML. The Platelet Function Analyzer (PFA-100): a novel in-vitro system for evaluation of primary haemostasis in children. Br J Haematol 1998; 101: 70–3.

Choi M, Massicotte MP, Marzinotto V, Chan AK, Holmes JL, Andrew M. The use of alteplase to restore patency of central venous lines in pediatric patients: a cohort study. J Pediatr 2001; 139: 152–6.

Dix D, Andrew M, Marzinotto V, Charpentier K, Bridge S, Monagle P, deVeber G, Leaker M, Chan AK, Massicotte MP. The use of low molecular weight heparin in pediatric patients: a prospective cohort study. J Pediatr 2000; 136: 439–45.

Farnoux C, Camard O, Pinquier D, Hurtaud-Roux MF, Sebag G, Schlegel N, Beaufils F. Recombinant tissue-type plasminogen activator therapy of thrombosis in 16 neonates. J Pediatr 1998; 133: 137–40.

Gupta AA, Leaker M, Andrew M, Massicotte P, Liu L, Benson LN, McCrindle BW. Safety and outcomes of thrombolysis with tissue plasminogen activator for treatment of intravascular thrombosis in children. J Pediatr 2001; 139: 682–8.

Hathaway WE. Use of antiplatelet agents in pediatric hypercoagulable states. Am J Dis Child 1984; 138: 301–4.

Hofmann S, Knoefler R, Lorenz N, Siegert G, Wendisch J, Mueller D, Taut-Sack H, Dinger J, Kabus M. Clinical experience with low-molecular weight heparins in pediatric patients. Thromb Res 2001; 103: 345–53.

Jacobs BR, Haygood M, Hingl J. Recombinant tissue plasminogen activator in the treatment of central venous catheter occlusion in children. J Pediatr 2001; 139: 593–6.

Manco-Johnson MJ, Grabowski EF, Hellgreen M, Kemahli AS, Massicotte MP, Muntean W, Peters M, Schlegel N, Wang M, Nowak-Gottl U. Recommendations for tPA thrombolysis in children. On behalf of the Scientific Subcommittee on Perinatal and Pediatric Thrombosis of the Scientific and Standardization Committee of the International Society of Thrombosis and Haemostasis. Thromb Haemost 2002; 88: 157–8.

Manco-Johnson MJ, Nuss R, Hays T, Krupski W, Drose J, Manco-Johnson ML. Combined thrombolytic and anticoagulant therapy for venous thrombosis in children. J Pediatr 2000; 136: 446–53.

Marlar RA, Montgomery RR, Broekmans AW. Diagnosis and treatment of homozygous protein C-deficiency. Report of the Working Party on Homozygous Protein C Deficiency of the Subcommittee on Protein C and Protein S. International Committee on Thrombosis and Haemostasis. J Pediatr 1989; 114: 528–34.

Massicotte P, Adams M, Marzinotto V, Brooker LA, Andrew M. Low-molecular-weight heparin in pediatric patients with thrombotic disease: a dose finding study. J Pediatr 1996; 128: 313–8.

Massicotte P, Marzinotto V, Vegh P, Adams M, Andrew M. Home monitoring of warfarin therapy in children with a whole blood prothrombin time monitor. J Pediatr 1995; 127: 389–94.

Monagle P, Adams M, Mahoney M, Ali K, Barnard D, Bernstein M, Brisson L, David M, Desai S, Scully MF, Halton J, Israels S, Jardine L, Leaker M, McCusker P, Silva M, Wu J, Anderson R, Andrew M, Massicotte MP. Outcome of pediatric thromboembolic disease: a report from the Canadian childhood thrombophilia registry. Pediatr Res 2000; 47: 763–6.

Nohe N, Flemmer A, Rümler R, Praun M, Auberger K. The low molecular weight heparin dalteparin for prophylaxis and therapy of thrombosis in childhood: a report of 48 cases. Eur J Pediatr 1999; 158: S134–9.

Nowak-Göttl U, Junker R, Kreuz W, von Eckardstein A, Kosch A, Nohe N, Schobess R, Ehrenforth S; Childhood Thrombophilia Study Group. Risk of recurrent thrombosis in children with combined prothrombotic risk factors. Blood 2001; 97: 858–62.

Schmugge M, Risch L, Huber AR, Benn A, Fischer JE. Heparin-induced thrombocytopenia-associated thrombosis in pediatric intensive care patients. Pediatrics 2002; 109: E69.

Sträter R, Kurnik K, Heller C, Schobess R, Luigs P, Nowak-Göttl U. Aspirin versus low-dose low-molecular-weight heparin: antithrombotic therapy in pediatric stroke patients. A prospective follow-up study. Stroke 2001; 32: 2554–8.

Streif W, Andrew M, Marzinotto V, Massicotte P, Massicotte P, Chan AK, Julian JA, Mitchell L. Analysis of warfarin therapy in pediatric patients: a prospective cohort study of 319 patients. Blood 1999; 94: 3007–14.

Weiner GM, Castle VP, DiPietro MA, Faix RG. Successful treatment of neonatal arterial thromboses with recombinant tissue plasminogen activator. J Pediatr 1998; 133: 133–6.

Zohrer B, Zenz W, Rettenbacher A, Covi P, Kurnik K, Kroll H, Grubbauer HM, Muntean W. Danaparoid sodium (Organan®) in four children with heparin-induced thrombocytopenia type II. Acta Paediatr 2001; 90: 765–7.

6.4 Transplantationsmedizin

Ernst Holler

Bei Organtransplantationen kommt es gehäuft zu hämostaseologischen Störungen. Die durch die Insuffizienz von Leber und Niere bereits bestehende Gerinnungsstörung wird durch spezifische operative Probleme bei der Transplantation meist verstärkt, sodass perioperativ häufig hämorrhagische Diathesen beobachtet werden. Dies zeigt sich ebenso bei der Herz- und Lungentransplantation durch den Einsatz extrakorporaler Unterstützungssysteme. Diese Problematik ist jedoch nicht Gegenstand des Kapitels.

Die bei einer Organtransplantation spezifisch auftretenden Hämostasestörungen zeigen, dass das Gerinnungssystem als Teil der Entzündungsantwort bei der Aktivierung des angeborenen Immunsystems (innate immunity) verstanden werden kann.

Eine besondere Rolle kommt dabei dem Endothel als zentralem Zielorgan transplantationsspezifischer Aktivierung und Schädigung zu.

6.4.1 Pathogenese

Das Endothel ist der primäre Ort der Auseinandersetzung zwischen dem Immunsystem des Empfängers und dem Spenderorgan (Pober et al. 1999). Es ist in allen Phasen der Transplantation und bei allen Transplantationsarten einer Vielzahl von Noxen ausgesetzt: Bei allogener Transplantation vermitteln präformierte **HLA- und antiendotheliale Antikörper** perakute vaskuläre Abstoßungsreaktionen. Auch bei Fehlen dieser akut einsetzenden humoralen Reaktionen erfolgt die Endothelschädigung im Sinne eines **Mehrschrittmodells** (Abb. 6-1): Sowohl die Ischämiedauer als auch die Kontamination durch bakterielle Toxine führen zur **Endothelaktivierung**, aus der eine vermehrte Expression von Adhäsions- und HLA-Molekülen und infolgedessen eine vermehrte Adhäsion, Einwanderung und Aktivierung unspezifischer und spezifischer Abwehrzellen resultiert (Land et al. 2005).

Die Aktivierung von Zellen des angeborenen Immunsystems wie Granulozyten, NK-Zellen und Makrophagen führt zur weiteren zytokinvermittelten **Inflammation** am Endothel und, bei stärkerer Ausprägung der Entzündungsreaktion, zur **Endothelzellapoptose**. Dadurch wird mittel- und langfristig die Entwicklung einer **spezifischen Alloreaktion** durch T-Lymphozyten gegen das Endothel begünstigt. Endothelzellen können darüber hinaus selbst als antigenpräsentierende Zellen fungieren und damit auch direkt die Alloreaktion induzieren. Potenziert wird dieser Prozess durch die direkte Interaktion von **Virusinfektionen** mit dem Endothel, da insbesondere das Zytomegalievirus (CMV) Endothelzellen infizieren und damit deren Aktivierung verstärken kann.

> Das Endothel ist das zentrale Zielorgan transplantationsspezifischer Schädigung.

Komplizierend zur zentralen physiologischen Rolle des Endothels kommt hinzu, dass nahezu alle heute eingesetzten **Immunsuppressiva** mit Ausnahme von Mycophenolatmofetil aktivierende und proapoptotische Wirkungen auf das Endothel haben (Tab. 6-8).

Als erste und wichtigste Substanzgruppe zeigen die **Calcineurininhibitoren** Ciclosporin (z. B. Cicloral® Hexal, Immunosporin®, Sandimmun®) und FK506/Tacrolimus (z. B. Prograf®, Protopic®) zahlreiche Interaktionen. Eine direkte Endothelschädigung kann in vitro und in vivo in Form einer vermehrten Freisetzung von VWF, Thrombomodulin und PAI-1 nachgewiesen werden, ebenso ist die endotheliale NO-Produktion unter Ciclosporin und FK506 reduziert. Einen eindeutigen Nachweis der direkten Endothelzellschädigung stellt auch die erhöhte Zahl zirkulierender, in der Regel apoptotischer Endothelzellen unter Ciclosporin dar (Woywodt et al. 2003). Die Wirkung von Ciclosporin auf den *tissue factor* ist gewebsspezifisch, da er am Endothel in-

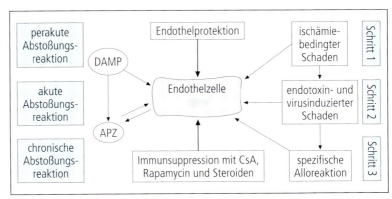

Abb. 6-1 Pathophysiologie der Endothelzellschädigung bei der Organ- und Stammzelltransplantation. APZ = antigenpräsentierende Zelle; CsA = Ciclosporin A; DAMP = damage associated molecular pattern (z. B durch Hypoxie induzierte Moleküle, bakterielle Lipopolysaccharide [LPS]).

Tab. 6-8 Endothelzell- und Gerinnungsaktivierung durch Immunsuppressiva.

Medikamente	Vaskuläre/hämostaseologische Veränderungen
Calcineurinhibitoren (Ciclosporin, Tacrolimus)	Induktion von endothelialem VWF, Thrombomodulin, PAI-1, tissue factor; Hemmung der endothelialen NO-Produktion
m-TOR-Inhibitoren (Sirolimus)	Induktion der Endothelzellapoptose; antiangiogenetische Wirkung (?)
mono- und polyklonale Antikörper	Induktion einer sterilen disseminierten intravasalen Gerinnung durch Zytokinfreisetzung
Kortikosteroide	Induktion des monozytären tissue factor

duziert, seine Expression in Monozyten aber supprimiert wird.

Große Aktualität und zunehmende Bedeutung haben die Endothelschädigung und Aktivierung durch **m-TOR-Inhibitoren** wie den Immunmodulator **Sirolimus** (Rapamune®) (Kahan et al. 2001). Aufsehen erregte hier die erhöhte Rate an Leberarterienverschluss nach Lebertransplantation, der allerdings in neueren Arbeiten nicht eindeutig bestätigt werden konnte.

Bei fast allen Transplantationsarten wurde aber auch eine gehäufte Induktion der **thrombotischen Mikroangiopathie** beobachtet – vor allem bei Interaktion von Calcineurin- und m-TOR-Inhibitoren (Fortin et al. 2004). Unabhängig von der thrombotischen Mikroangiopathie kann Sirolimus durch eine direkt induzierte **Thrombozytopenie** die hämorrhagische Diathese verstärken. Während diese Eigenschaften früher ausschließlich als ungünstige Nebenwirkungen betrachtet wurden, resultierte aus diesen Beobachtungen die Beschreibung der **antiangiogenetischen Potenz** der m-TOR-Inhibitoren: Sirolimus und weitere Derivate werden deshalb erfolgreich experimentell in der Tumortherapie eingesetzt (Guba et al. 2005) und derzeit auch in klinischen Studien untersucht.

Das **Zytokin-Release-Syndrom** durch den monoklonalen Antikörper **OKT3** (Muronomab-CD3, z. B. Orthoclone® OKT3) ist vor allem bei hoch dosiertem Einsatz Ursache für eine gesteigerte prokoagulatorische Aktivität mit nachfolgend erhöhter Rate an Transplantatthrombosen und thrombotischer Mikroangiopathie. Auch nach der Gabe polyklonaler Antithymozytenglobuline (z. B. ATG Fresenius, Tecelac, Thymoglobulin) können Zytokin-Release-Syndrome mit Induktion einer Gerinnungsaktivierung im Sinne einer DIC beobachtet werden.

Schließlich dürfen in der Reihe der hämostaseologisch aktiven Immunsuppressiva die ältesten und am weitesten verbreiteten Immunsuppressiva, die **Kortikosteroide**, nicht vergessen werden. Sie induzieren in Monozyten den *tissue factor* und verkürzen die aPTT (Ueda et al. 1987), hemmen die antikoagulatorische Aktivität am Endothel sowie die Endothelrelaxation und tragen über metabolische Veränderungen auch langfristig zur Transplantatarteriosklerose bei.

In wenigen Studien wurde auch direkt eine vermehrte Rate peripherer venöser Thrombosen unter langfristiger Gabe von Steroiden im Rahmen einer kombinierten Immunsuppression berichtet.

Immunsuppressiva aktivieren Endothel und Gerinnung.

6.4.2 Behandlung hämostaseologischer Komplikationen

Akute Formen

Zu den akuten hämostaseologischen Komplikationen bei Organtransplantation (Tab. 6-9) gehören vor allem die **akuten arteriellen und venösen Transplantatthrombosen**, deren Inzidenz generell mit Verbesserung der operativen Technik abgenommen hat. Die Leberarterienthrombose ist bei einer mittleren Inzidenz von bis zu 8% eine häufige Ursache für den Transplantatverlust und erfordert dann eine Retransplantation (Buckels et al. 1995; Martin et al. 2004). Neben der unmittelbaren Endothelschädigung perioperativ und bei Reperfusion sowie der akuten humoralen Abstoßung wurde bei der Lebertransplantation auch ein kausaler Zusammenhang zwischen dem **Verschluss der A. hepatica** und der sirolimusbasierten Immunsuppression berichtet. Auch eine Endothelaktivierung durch Zytomegalieviren wurde beschrieben (Pastacaldi et al. 2001). Transplantatthrombosen kommen bei pädiatrischer Transplantation, insbesondere bei kleinen Kindern, häufiger als bei Erwachsenen vor und sind auch bei der Nieren- und Pankreastransplantation häufig.

Die Diagnose ergibt sich aus der Dopplersonographie der entsprechenden Gefäße bzw. aus der radiologischen Gefäßdarstellung. Therapeutisch stehen interventionelle Versuche wie die Einlage von Stents oder die Dilatation zur Verfügung. Thrombolytische Ansätze sind wegen der frühen postoperativen Situation allenfalls lokal möglich. Bei schwerer Transplantatdysfunktion bleibt häufig nur die Retransplantation.

Von besonderer Bedeutung ist, dass heterozygote Merkmalsträger **angeborener Thrombophilien** ein erhöhtes Risiko nicht nur für Transplantatthrombosen, sondern auch für einen frühen Transplantatverlust und eine akute Abstoßung haben (Heidenreich et al. 1999, 2003). Dies gilt insbesondere für die **Faktor-V-Leiden-** und die **Prothrombinmutation**, aber auch für erworbene **Antiphospholipid-Antikörper**. Die relativen Risiken für diese Komplikationen steigen dabei auf den Faktor 4–64 an (Fischereder et al. 2001; McIntyre et al. 2001).

> Sind diese Risikofaktoren vor Transplantation, z. B. aufgrund einer Untersuchung bei vorhergehenden venösen Thrombosen bekannt, so sollte der prophylaktische Einsatz von ASS und/oder Heparin diskutiert werden.

Gerade bei der Lebertransplantation wurde auch ein erhöhtes Risiko früher Transplantatthrombosen bei Vorliegen von Spendermutationen beschrieben.

Umgekehrt stellt für die **Hämophilie A und B** die meist wegen einer Hepatitis-C-assoziierten Zirrhose durchgeführte Lebertransplantation einen kurativen Ansatz dar (Wilde et al. 2002), ebenso wurde die Korrektur eines **von-Willebrand-Syndroms** durch transplantierte Organe beschrieben.

Tab. 6-9 Mögliche Ursachen häufiger Komplikationen.

Komplikation	Ursache
akute Transplantatthrombosen	operationstechnisch, akute humorale Abstoßung, Toxizität von Immunsuppressiva, CMV-Reaktivierung, angeborene Thrombophilie
transplantationsassoziierte Mikroangiopathie	Toxizität von Calcineurininhibitoren/Sirolimus und Alloreaktion gegen das Endothel
Transplantatvaskulopathie	Langzeittoxizität von Calcineurininhibitoren, chronische Transplantatabstoßung, metabolische Veränderungen
Thrombozytopenie	Toxizität von Sirolimus und zytotoxischen Immunsuppressiva, Mikroangiopathie, Virusinfektionen (CMV, Parvovirus B19)

Chronische Formen

Eine vor allem im Zusammenhang mit einer Nieren- und Stammzelltransplantation vorkommende hämostaseologische Komplikation ist die **thrombotische Mikroangiopathie**, die durch eine mikroangiopathische hämolytische Anämie mit Nachweis von Schistozyten, Thrombozytopenie und Mikrothrombosen, u. a. auch im Transplantat, gekennzeichnet ist.

Im Gegensatz zum familiären Krankheitsbild wird dabei selten die typische Mutation der *VWF-cleaving protease* (ADAMTS13) gefunden (Nabhan et al. 2003; Sadler et al. 2004), sondern vielmehr eine kombinierte Endothelschädigung durch Transplantabstoßung und Immunsuppressiva, insbesondere mit Calcineurininhibitoren und Sirolimus als Ursache postuliert. Sie tritt nach einer Nierentransplantation unabhängig davon auf, ob ein hämolytisch-urämisches Syndrom Ursache der zur Transplantation führenden Niereninsuffizienz war. Die thrombotische Mikroangiopathie wird bei 3–14% entweder lokalisiert im Transplantat, bei einem Drittel aber auch systemisch beobachtet.

Der erste therapeutische Schritt ist immer die **Reduktion oder Unterbrechung der Calcineurininhibitortherapie**, wobei allerdings vor allem bei der systemischen Form das Absetzen der Calcineurininhibitoren häufig nicht ausreicht und auch die bei der idiopathischen Form effektive Plasmapherese weniger erfolgreich ist.

Die thrombotische Mikroangiopathie geht mit einem deutlich erhöhten Risiko eines Transplantatverlustes einher. Bei Leber- und Herztransplantation wird diese Komplikation seltener beobachtet. Dies weist auf die Rolle eines komplexen Nieren- und Endothelschadens in der Pathogenese hin.

Ein von der Pathophysiologie her ebenso komplexes Krankheitsbild ist die **Transplantatvaskulopathie**, die vorwiegend bei der Herztransplantation Ursache für ein akzeleriertes Organversagen ist, aber auch bei der Nierentransplantation zum chronischen Transplantatversagen beiträgt (Joosten et al. 2004; Pinney et al. 2004). Während hämostaseologische Erkrankungen direkt wenig Einfluss haben, wird eine komplexe und interagierende Endothelschädigung durch Abstoßung, Immunsuppressiva und metabolische Faktoren für dieses zentrale Langzeitproblem verantwortlich gemacht. Prophylaktisch wird deshalb früh eine Therapie mit **Statinen** empfohlen.

Auch die mit einer **Langzeitsteroidtherapie** einhergehenden Nebenwirkungen können als Ausdruck einer Aktivierung des Hämostasesystems angesehen werden. Dies gilt insbesondere für die nach Organtransplantation gehäuft auftretenden avaskulären Knochennekrosen, die überwiegend die Hüftgelenke betreffen und Folge einer Minderperfusion des Knochens sind. In diesem Zusammenhang wurde unter einer Steroidtherapie eine Hyperkoagulabilität beobachtet, die mit einem genetisch bedingten PAI-1-Polymorphismus und einer in Folge erhöhten PAI-1-Aktivität korreliert werden konnte (Glueck et al. 1999).

Ob allgemeine Maßnahmen zur Verhinderung der Steroidosteoporose (Calcium- und Vitamin-D-Substitution, ggf. Bisphosphonate) auch das Risiko der Osteonekrose senken, ist bisher nicht belegt und aufgrund der unterschiedlichen Pathogenese zweifelhaft.

Hämorrhagische Diathesen treten nach Organtransplantation häufig im Zusammenhang mit **Thrombozytopenien** auf. Nach Ausschluss der thrombotischen Mikroangiopathie ist an eine medikamentös bedingte (v.a. durch Sirolimus) direkte Knochenmarkstoxizität mit der Folge einer Thrombozytopenie zu denken, die allerdings isoliert selten zu schweren Gerinnungsstörungen führt.

Differenzialdiagnostisch muss bei Panzytopenien mit Thrombozytopenie auch an Virusinfektionen gedacht werden, u. a. auch an die vor allem unter Immunsuppression auftretende Parvovirus-B19-Infektion. Die kausale Behandlung, **Reduktion der toxischen Substanz** und eine **antivirale Behandlung**, sollte im Vordergrund stehen. Thrombozytensubstitutionen sind bei der Mikroangiopathie häufig ineffektiv und können sogar den pathophysiologischen Prozess verstärken.

Literatur

Buckels JA. Liver transplantation: current status, complications and prevention. J Antimicrob Chemother 1995; 36 (Suppl. B): 39–49.

Fischereder M, Schneeberger H, Lohse P, Kramer BK, Schlondorff D, Land W. Increased rate of renal transplant failure in patients with the G20210A mutation of the prothrombin gene. Am J Kidney Dis 2001; 38: 1061–4.

Fortin MC, Raymond MA, Madore F, Fugere JA, Paquet M, St Louis G, Hebert MJ. Increased risk of thrombotic microangiopathy in patients receiving a cyclosporin-sirolimus combination. Am J Transplant 2004; 4: 946–52.

Glueck CJ, Fontaine RN, Gruppo R, Stroop D, Sieve-Smith L, Tracy T, Wang P. The plasminogen activator inhibitor-1 gene, hypofibrinolysis, and osteonecrosis. Clin Orthop Relat Res 1999; 366: 133–46.

Guba M, Yezhelyev M, Eichhorn ME, Schmid G, Ischenko I, Papyan A, Graeb C, Seeliger H, Geissler EK, Jauch KW, Bruns CJ. Rapamycin induces tumor-specific thrombosis via tissue factor in the presence of VEGF. Blood 2005; 105: 4463–9.

Heidenreich S, Junker R, Wolters H, Lang D, Hessing S, Nitsche G, Nowak Gottl U. Outcome of kidney transplantation in patients with inherited thrombophilia: data of a prospective study. J Am Soc Nephrol 2003; 14: 234–9.

Heidenreich S, Nowak-Gottl U, August C. Hypercoagulable state and graft rejection – is there a link? Nephrol Dial Transplant 1999; 14: 2293–6.

Joosten SA, van Kooten C, Sijpkens YW, de Fijter JW, Paul LC. The pathobiology of chronic allograft nephropathy: immune-mediated damage and accelerated aging. Kidney Int 2004; 65: 1556–9.

Kahan BD. Sirolimus: a comprehensive review. Expert Opin Pharmacother 2001; 2: 1903–17.

Land WG. The role of postischemic reperfusion injury and other nonantigen-dependent inflammatory pathways in transplantation. Transplantation 2005; 79: 505–14.

Martin SR, Atkison P, Anand R, Lindblad AS. Studies of Pediatric Liver Transplantation 2002: patient and graft survival and rejection in pediatric recipients of a first liver transplant in the United States and Canada. Pediatr Transplant 2004; 8: 273–83.

McIntyre JA, Wagenknecht DR. Antiphospholipid antibodies. Risk assessments for solid organ, bone marrow, and tissue transplantation. Rheum Dis Clin North Am 2001; 27: 611–31.

Nabhan C, Kwaan HC. Current concepts in the diagnosis and management of thrombotic thrombocytopenic purpura. Hematol Oncol Clin North Am 2003; 17: 177–99.

Pastacaldi S, Teixeira R, Montalto P, Rolles K, Burroughs AK. Hepatic artery thrombosis after orthotopic liver transplantation: a review of nonsurgical causes. Liver Transpl 2001; 7: 75–81.

Pinney SP, Mancini D. Cardiac allograft vasculopathy: advances in understanding its pathophysiology, prevention, and treatment. Curr Opin Cardiol 2004; 19: 170–6.

Pober JS. Immunobiology of human vascular endothelium. Immunol Res 1999; 19: 225–32.

Sadler JE, Moake JL, Miyata T, George JN. Recent advances in thrombotic thrombocytopenic purpura. Hematology Am Soc Hematol Educ Program 2004; 407–23.

Ueda N, Kawaguchi S, Niinomi Y, Nonoda T, Matsumoto J, Ohnishi M, Yasaki T. Effect of corticosteroids on coagulation factors in children with nephrotic syndrome. Pediatr Nephrol 1987; 1: 286–9.

Wilde J, Teixeira P, Bramhall SR, Gunson B, Mutimer D, Mirza DF. Liver transplantation in haemophilia. Br J Haematol 2002; 117: 952–6.

Woywodt A, Schroeder M, Mengel M, Schwarz A, Gwinner W, Haller H, Haubitz M. Circulating endothelial cells are a novel marker of cyclosporine-induced endothelial damage. Hypertension 2003; 41: 720–3.

7 Primärprophylaxe von Thromboembolien

7.1 Arterielle Thromboembolien

Thomas Hohlfeld, Karsten Schrör

Besser als die Folgen von Schlaganfall und Myokardinfarkt zu behandeln ist es, diese zu vermeiden. Wenn Frühsymptome oder eine Häufung bekannter Risikofaktoren auf ein erhöhtes Risiko hinweisen, sollte alles unternommen werden, was der Abwehr von Myokard- und Zerebralinfarkt dient. Dazu gehören die Korrektur von Lebensgewohnheiten, Sport und ausgewogene Ernährung. Pharmaka können zur Blutdruck- und Lipidsenkung und zur Diabetestherapie indiziert sein. Unter Umständen ist aber auch der gezielte Einsatz von Pharmaka mit antithrombotischer Wirkung zu erwägen. Nachfolgend sind die Möglichkeiten und Grenzen einer solchen Therapie zusammengefasst. Der Schwerpunkt liegt auf der in dieser Hinsicht bei weitem am besten untersuchten Acetylsalicylsäure.

Die arterielle **Primärprophylaxe** verfolgt das Ziel, kardiovaskuläre Risiken (z. B. bei Diabetes, Hypertonie und Adipositas) schon vor Entwicklung einer koronaren, zerebralen oder peripheren Gefäßkrankheit zu vermindern. Demgegenüber bedeutet **Sekundärprävention** die Behandlung bei schon dokumentierter Atherosklerose.

7.1.1 Pathophysiologie

Thrombozytenaktivierung und Thrombose sind seit langem als wichtige Faktoren in der Pathophysiologie der Atherosklerose bekannt. Sie sind entscheidende Ursache für die Thrombose am Ort einer arteriellen Plaqueruptur oder Erosion. Prothrombotische Faktoren, wie VWF und Kollagen, ermöglichen die Adhäsion von Thrombozyten, die durch Expression entsprechender Integrine (GP-Ib/V/IX, GP-IIb/IIIa) ermöglicht wird.

Der resultierende Thrombozytenmonolayer ist Ausgang für die Anlagerung weiterer Thrombozyten, die zu wandständigen Thrombozytenaggregaten führen. Dies ist auch Grundlage der Thrombinaktivierung und Fibrinbildung. Neben der Okklusion am Ort des Thrombus können nachgeschaltete Arterien durch arterioarterielle Embolisierung verlegt werden. Letzteres ist wesentliche Ursache für die transitorischen ischämischen Attacken und die zerebralen Insulte bei Karotisstenose.

Experimentelle Arbeiten haben darüber hinaus gezeigt, dass Thrombozyten zahlreiche Faktoren (PDGF, TGF-β, EGF, Thromboxan) freisetzen, die die Proliferation vaskulärer Zellen fördern und proinflammatorische Mechanismen induzieren, welche zur Progression atherosklerotischer Läsionen beitragen.

7.1.2 Epidemiologie

Die Atherothrombose im arteriellen System ist die wichtigste Erkrankungs- und Todesursache weltweit. Auf der Basis des MONICA/KORA-Registers beträgt in Deutschland die jährliche Rate koronarer Todesfälle und nicht tödlicher Myokardinfarkte etwa 200 bzw. 300 Fälle pro 100 000 Einwohner (Löwel et al. 2006). Im Kontext der antithrombotischen Primärprophylaxe ist dabei besonders hervorzuheben, dass die ambulante Medikation vor dem ersten Myokardinfarkt gegenwärtig nur bei knapp 30 % der Patienten Hemmstoffe der Thrombozytenfunktion beinhaltet.

Eine vorwiegend in Hausarztpraxen in den Jahren 2001–2004 durchgeführte Studie ergab zudem, dass in Deutschland etwa jeder 5. Patient im Alter über 65 Jahre eine sonographisch nachweisbare periphere AVK hat. Nur bei etwa einem Drittel der Fälle bestanden klinische Symptome, zwei Drittel dagegen waren asymptomatisch und nur durch eine gezielte Diagnostik erfassbar (Diehm et al. 2004).

Diese Zahlen deuten darauf hin, dass bei der koronaren und der peripheren vaskulären Prävention nach wie vor ein nicht genutztes Potenzial für antithrombotische Pharmaka besteht.

Entsprechendes gilt wahrscheinlich auch für atherothrombotische Verschlüsse zerebraler Arterien (Bhatt et al. 2006).

7.1.3 Möglichkeiten der primären Thromboembolieprophylaxe

Koronare Herzkrankheit

Nachdem die Sekundärprävention mit ASS mit geringen, gut verträglichen Dosierungen erfolgreich war, wurde ASS für die Primärprophylaxe der koronaren Herzkrankheit (KHK) interessant. Mehrere randomisierte, kontrollierte Studien folgten. Die ersten waren die mit Männern durchgeführte *US Physicians' Health Study* (USPHS) (Steering Committee of the Physicians' Health Study Research Group 1989) und die *British Medical Doctors' Study* (BMDS) (Peto et al. 1988). Die *American Health Professional's Study* (AHPS) (Manson et al. 1991) und die kürzlich publizierte *Women's Health Study* (WHS) (Ridker et al. 2005) untersuchten die Primärprophylaxe bei gesunden Frauen.

In der **USPHS** erhielten 22 071 männliche Ärzte ohne KHK jeden 2. Tag 325 mg ASS. Nach einer mittleren Behandlungsdauer von 5 Jahren wurde die Studie vorzeitig beendet, da bei den ASS-behandelten Teilnehmern eine **signifikante Reduktion der Myokardinfarkte** von 189 auf 104, entsprechend einer Ereignisreduktion von 0,4 auf 0,2 % pro Jahr, bestand. Die Anzahl kardiovaskulärer Ereignisse war gering (< 1 % pro Jahr). Besonders profitierten Ärzte im Alter > 50 Jahre. Hämorrhagische Schlaganfälle und gastrointestinale Blutungen nahmen unter ASS zu. Post-hoc-Analysen der USPHS-Daten ergaben aufschlussreiche Zusatzergebnisse. So blieb der Nutzen durch ASS während der Studienzeit gleich und nahm nicht zu, wie bei primärpräventiven Interventionen eigentlich zu erwarten wäre. Auch das Neuauftreten von Angina pectoris blieb über die Studiendauer gleich. Beides legt den Schluss nahe, dass ASS vorrangig arterielle Thrombosen verhindert und weniger die Progression der Atherosklerose.

Zeitgleich mit USPHS erschien die **BMDS**, die keinen signifikanten Vorteil für ASS zeigte (Peto et al. 1988). Hier erhielten 5 139 britische Ärzte ASS in einer Dosis von 500 mg/d oder, als offene Kontrollgruppe, kein ASS. Nach 6 Jahren ergab sich nur ein schwacher Trend zur Reduktion von Myokardinfarkten (3%). Nicht fatale, d. h. nicht tödlich verlaufende Schlaganfälle nahmen zu. Im Ergebnis konnte diese Studie **keine erfolgreiche Primärprophylaxe durch ASS** nachweisen. Methodisch wurde an dieser Studie allerdings das offene Design, die nicht optimale Compliance in der ASS-Gruppe (70%) und die Tatsache kritisiert, dass Teilnehmer zwischen Behandlungs- und Kontrollgruppe wechselten.

Die Erklärung für die unterschiedlichen Ergebnisse ist schwierig. Beide Ärztekollektive unterschieden sich deutlich im Gesundheitsstatus (Mortalität USPHS: 2,1%, BMDS: 8,8%) und der Abbruchrate der ASS-Behandlung (USPHS: 5%, BMDS: 24%). Beide Studien zeigten aber übereinstimmend eine Zunahme hämorrhagischer Komplikationen (gastrointestinal, zerebral), wobei in der BMDS die Häufigkeit starker Blutungen höher war, vermutlich infolge der höheren ASS-Dosierung.

Beide Studien wurden nur mit männlichen Ärzten durchgeführt. Da bei Frauen die KHK ein vergleichbar hohes Risiko für Tod und Invalidität darstellt und im Alter > 60 Jahre die KHK zu den führenden Todesursachen zählt, untersuchte eine große prospektive Kohortenstudie, die **AHPS**, an 87 678 gesunden Krankenschwestern den Effekt von ASS auf nicht fatale Myokardinfarkte oder Schlaganfälle (Manson et al. 1991). Nach 6 Jahren Follow-up waren bei Frauen, die regelmäßig ASS einnahmen, **myokardiale Erstinfarkte um 32% seltener** als ohne ASS. Am meisten profitierten Frauen mit Risikofaktoren (Alter, Rauchen, Hypertonie, Hypercholesterolämie).

In der randomisierten, kontrollierten **WHS** erhielten 39 876 Frauen (> 45 Jahre) im Rahmen eines 2 × 2-Faktordesigns 100 mg ASS jeden 2. Tag, Vitamin E oder Placebo (Ridker et al. 2005). Endpunkte waren nicht fataler Schlaganfall, Myokardinfarkt oder kardiovaskulärer Tod, die mittlere Beobachtungszeit betrug 10 Jahre. Diese Studie wurde zunächst mit Enttäuschung aufgenommen, da kardiovaskuläre Ereignisse nicht signifikant nur um 9% durch ASS reduziert wurden. Vitamin E zeigte keinen Effekt.

Andererseits ergab sich in der Subgruppe der Frauen **älter als 65 Jahre** unter ASS durchaus eine **signifikante Reduktion** des kombinierten Endpunkts um 26%. Die Daten aus der WHS bestätigten die Ergebnisse der USPHS insofern nur teilweise.

Eine **kombinierte Auswertung** von USPHS, BDMS und den nach Männern stratifizierten Daten der Studien TPT, HOT und PPP (s. u.) zeigte eine **signifikante Verhinderung von Koronarereignissen nur bei Männern**. Die koronare Primärprophylaxe mit ASS wirkt bei Frauen offenbar effektiver, wenn mit zunehmendem Alter das Risiko für Koronarereignisse ansteigt.

Die Ursachen für das bei Frauen prämenopausal insgesamt geringere Risiko atherothrombotischer Ereignisse wurde unter anderem mit einer Stimulation der vaskulären Prostazyklinbildung durch Östrogene erklärt. Östrogene induzieren die COX-2-Synthese im vaskulären System. Der Hauptmetabolit der COX-2 im Gefäßsystem, Prostazyklin, hemmt die Thrombozytenfunktion und reguliert die Thrombomodulinexpression glatter Gefäßmuskelzellen hoch. COX-2 und vaskuläre Prostaglandine halten unter physiologischen Bedingungen hierdurch wahrscheinlich Thrombozytenfunktion und Atherothrombose unter Kontrolle.

Alle randomisierten Studien zur Primärprophylaxe mit ASS berücksichtigten Personen mit einem koronaren Risiko zwischen 0,2 und 1,5% pro Jahr (Abb. 7-1). Mit Ausnahme der britischen Ärztestudie (BMDS), die mit einer vergleichsweise hohen ASS-Dosierung von 500 mg/d durchgeführt wurde, bestand eine insgesamt günstige Nutzen-Risiko-Relation. Auf der kardiovaskulären Risikoskala gibt es bisher keine Daten, die die Primärprophylaxe durch ASS bei Patienten mit einem kardiovaskulären Risiko über 1,6% pro Jahr bewerten.

> Mehrere große randomisierte Studien konnten eine Primärprophylaxe von Koronarereignissen durch ASS nachweisen. Hinsichtlich der Koronargefäße profitieren anscheinend bevorzugt Männer.

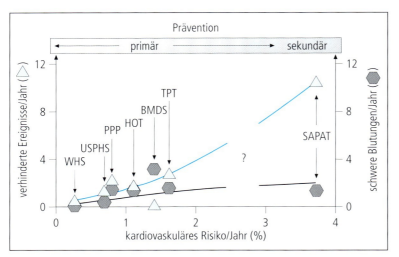

Abb. 7-1 Absolute Reduktion kardiovaskulärer Ereignisse im Vergleich zu schweren Blutungen (per 1 000) in randomisierten, kontrollierten Studien zur Primärprophylaxe mit ASS. Mit Ausnahme von BMDS überwiegt die Anzahl verhinderter Ereignisse (Dreiecke) die der schweren Blutungen (Sechsecke). Die zum Vergleich ebenfalls eingezeichnete SAPAT-Studie an Patienten mit stabiler Angina (Sekundärprävention) ergab eine günstigere Nutzen-Risiko-Relation als die Primärpräventionsstudien.
BMDS = British Medical Doctors' Study; HOT = Hypertension Optimal Treatment; PPP = Primary Prevention Project Study; SAPAT = Swedish Angina Pectoris Aspirin Trial; TPT = Thrombosis Prevention Study; USPHS = US Physicians' Health Study; WHS = Women's Health Study.

Zerebrovaskuläre Ereignisse

Häufigste Ursache für Schlaganfälle sind die Atherosklerose und Thrombose zerebraler Arterien. Auch hier sind Pharmaka, die **arterielle Thrombosen** verhindern, ein plausibles Konzept für eine Primärprophylaxe. Kardioembolische und mikroangiopathische (lakunäre) Insulte beinhalten aber auch eine andere Ätiologie, sodass von der antithrombotischen Primärprophylaxe zerebraler Ereignisse ein eher begrenzter Nutzen zu erwarten ist. Besonders beachtet werden muss in dieser Hinsicht die **Hypertonie**, die ein hochrangiger Risikofaktor für Schlaganfall ist und zusätzlich zur antithrombotischen Therapie das **Risiko zerebraler Blutungen** weiter erhöht.

Mehrere epidemiologische Studien haben die Beziehung von ASS und die Inzidenz von Schlaganfällen untersucht, darunter eine große Kohortenstudie an 5 011 Teilnehmern im Alter > 65 Jahre (Kronmal et al. 1998). Unter »häufigen« ASS-Anwendern fiel neben einer erhöhten Inzidenz hämorrhagischer auch eine unerwartete Zunahme ischämischer Schlaganfälle um ca. 60% auf. Da die Indikation zur Anwendung von ASS in dieser Studie nicht dokumentiert wurde, blieb offen, ob unter den »häufigen« ASS-Anwendern Personen mit höherem Insultrisiko stärker vertreten waren oder diese eine risikoerhöhende Begleitmedikation erhielten (z. B. Arthritis → hoch dosierte NSAID → Hypertonie → Insult). Auch die abrupte Beendigung einer ASS-Behandlung wurde im Sinne eines hypothetischen Rebound-Phänomens mit Schlaganfällen in Verbindung gebracht. Lediglich in der WHS kam es bei den ASS-behandelten Teilnehmerinnen zu einer signifikanten Verminderung aller Schlaganfälle um 17% und der ischämischen Schlaganfälle um 24% (Ridker et al. 2005). Gastrointestinale Blutungen nahmen zu.

Die unter Kapitel 7.1.3 im Abschnitt koronare Herzkrankheit aufgeführten randomisierten Studien zur Primärprophylaxe mit ASS ergaben jedoch keine sichere Prophylaxe zerebraler Ereignisse durch ASS, wenn alle Studien mit insgesamt

55 580 Teilnehmern im Sinne einer **Metaanalyse** zusammengefasst wurden (Ridker et al. 2005).

> Trotz einer herabgesetzten Inzidenz für Myokardinfarkte (s. o.) war die Gesamtzahl der Schlaganfälle unter ASS nur um 3 % geringer und gegenüber Placebo nicht signifikant.

Dies unterscheidet die Primärprophylaxe zerebraler Insulte von der Sekundärprophylaxe, bei der ein signifikanter Nutzen für ASS belegt ist.

Periphere arterielle Verschlusskrankheit

Wie Myokardinfarkt und Schlaganfall ist die periphere arterielle Verschlusskrankheit (pAVK) die Manifestation einer progredienten Atherosklerose mit Thrombosen in der arteriellen Strombahn. Sie hat hohe prognostische Bedeutung für koronare und zerebrovaskuläre Ereignisse und ist mit einer deutlich erhöhten kardiovaskulären Mortalität assoziiert. Etwa 75 % der Patienten mit pAVK versterben an koronaren oder zerebrovaskulären Ereignissen.

Bei Patienten mit pAVK sind thrombozytäre Thromboxansynthese, Thrombinbildung, Sekretion und Expression von Adhäsionsmolekülen erhöht und führen zu einer gestörten Interaktion von Thrombozyten mit der Gefäßwand (s. Kap. 7.1.1). Die Frage, ob neben der Behandlung manifester Symptome auch eine Primärprophylaxe, z. B. mittels Hemmung der Thrombozytenfunktion durch ASS erreicht werden kann, wurde durch randomisierte Studien bisher kaum untersucht.

Aus der USPHS ist aber bekannt, dass sich von den 22 071 männlichen Ärzten 56 gefäßchirurgischen Eingriffen unterziehen mussten. Von diesen hatten 20 ASS und 36 Placebo erhalten, entsprechend einer signifikanten Risikoreduktion um 46 %. Die geringe Fallzahl erklärt sich dadurch, dass in der USPHS eine Claudicatio intermittens ein Ausschlusskriterium war. Bemerkenswerterweise war aber die Zahl der Teilnehmer, die ein erstmaliges Auftreten von Claudicatio-Symptomen mitteilten, unter ASS und Placebo vergleichbar (112 vs. 109). Daraus wurde geschlossen, dass frühe Stadien der Atherogenese durch ASS nicht beeinflusst werden und ein Nutzen erst dann resultiert, wenn in fortgeschritteneren Stadien der Atherogenese arterielle Thrombosen auftreten.

> Inwieweit im asymptomatischen Stadium der pAVK eine Primärprävention mit ASS angezeigt ist, ist nach der gegenwärtigen Datenlage unklar.

Die Ergebnisse der *Antiplatelet Trialist's Collaboration* zeigen demgegenüber, dass durch Thrombozytenfunktionshemmung bei symptomatischer AVK sowohl koronar- als auch zerebrovaskuläre Ereignisse verhindert werden können.

7.1.4 Risikofaktoren

Risikofaktoren der koronaren, zerebralen oder peripheren Gefäßkrankheit wie Rauchen, Hypertonie und Diabetes mellitus sind mit einer Aktivierung bzw. Hyperreaktivität von Thrombozyten assoziiert. Antithrombotische Substanzen, speziell ASS, sind für die kardiovaskuläre Primärprophylaxe in Gegenwart dieser Risikofaktoren folglich interessant. Mehrere Studien liegen hierzu vor. Weitere laufen bereits und werden in den nächsten Jahren zusätzliche Erkenntnisse liefern.

Rauchen

Histologische Untersuchungen haben bei Rauchern vermehrt akute Thromben auf Gefäßwanderosionen nachgewiesen. In mehreren Primärpräventionsstudien profitierten besonders Raucher (USPHS) bzw. Raucherinnen (AHPS) (Iso et al. 1999) von ASS hinsichtlich der Inzidenz kardiovaskulärer Ereignisse. Demgegenüber zeigte die WHS bei Raucherinnen der ASS-

Gruppe keine Reduktion der Schlaganfälle und sogar eine um 50% signifikant höhere Inzidenz für Myokardinfarkte im Vergleich zu Raucherinnen der Placebogruppe.

Der Nutzen der Thrombozytenfunktionshemmung durch ASS für eine Primärprophylaxe bei Rauchern ist damit bisher unbeantwortet.

Hypertonie

Die Hypertonie ist ebenfalls ein unabhängiger vaskulärer Risikofaktor für Myokard- und Zerebralinfarkte. In der *Hypertension Optimal Treatment Study* (HOT) erhielten 18 790 Patienten mit arterieller Hypertonie neben einer antihypertensiven Therapie Low-dose-ASS (75 mg/d) oder Placebo (Hansson et al. 1998). Myokardinfarkte wurden nach 3,8 Jahren Follow-up in dieser Studie zwar reduziert, nicht jedoch Schlaganfälle und Gesamtmortalität. Die *Thrombosis Prevention Study* (TPT) kam zu dem Ergebnis, dass nur bei normotensiven Teilnehmern Myokard- und Zerebralinfarkte reduziert wurden (Meade u. Brennan 2000). In der WHS wiederum profitierten – statistisch signifikant – nur die hypertensiven Frauen von ASS (Ridker et al. 2005) und auch die amerikanische Ärztestudie (USPHS) zeigte bei hypertensiven Teilnehmern eine größere Risikoreduktion durch ASS.

Die bisherigen Studiendaten ergeben damit für die Thrombozytenfunktionshemmung auch bei der Hypertonie kein einheitliches Bild. Eine Metaanalyse der randomisierten, kontrollierten Studien kam zu dem Ergebnis, dass bei Hypertonie derzeit weder ASS noch Warfarin für eine Primärprophylaxe zu empfehlen sind (Griffin 2005).

Diabetes mellitus

Hauptursache der erhöhten kardiovaskulären Morbidität und Mortalität bei Diabetes ist die Makroangiopathie. Veränderungen hämostatischer und thrombotischer Parameter, auch der Thrombozytenfunktion, tragen zum vaskulären Risiko des Diabetikers bei. Mehrere randomisierte Studien und eine Metaanalyse konnten eine Reduktion des KHK-Risikos durch eine Primärprophylaxe mit ASS bei Diabetikern belegen (Hayden et al. 2002). Gegenüber Nichtdiabetikern scheint die Thrombozytenfunktionshemmung geringer zu sein (Evangelista et al. 2005). Eine interessante, aber unbeantwortete Frage ist deshalb, ob für die Primärprophylaxe dieser Patienten möglicherweise andere Thrombozytenfunktonshemmer (z. B. ADP-Antagonisten) eine Alternative darstellen könnten.

Kombination mehrerer Risikofaktoren

Der Nutzen einer antithrombotischen Behandlung zur Primärprophylaxe bei gleichzeitigem Vorliegen mehrerer Risikofaktoren wurde durch die TPT untersucht. Nach Rauchgewohnheiten, Familienanamnese, Übergewicht, Hypertonie und Lipidstoffwechselstörungen wurden Männer mit erhöhtem Risiko ausgewählt und über im Mittel 6,8 Jahre mit 75 mg/d ASS oder Placebo behandelt (The Medical Research Council's General Practice Research Framework 1998). Die TPT ist darüber hinaus die einzige kontrollierte Studie, die parallel ein Cumarinderivat (Warfarin) untersuchte. ASS reduzierte den Endpunkt aus Koronartod und fatalen bzw. nicht fatalen Myokardinfarkten um 20%. Das Ergebnis basierte überwiegend auf einer Reduktion der nicht fatalen Ereignisse. Warfarin (Ziel-INR: 1,5) reduzierte den kombinierten Endpunkt um 21%, wobei aber fatale und nicht fatale Ereignisse beeinflusst wurden. Die Kombination Warfarin und ASS zeigte einen synergistischen Effekt, doch nahmen hier hämorrhagische Schlaganfälle signifikant zu. Bei dieser Studie ist interessant, dass der Effekt von Warfarin nach dem Absetzen persistierte, sodass über die Antikoagulation hinausgehende Substanzwirkungen auf die Atherogenese denkbar sind.

Eine weitere Studie, die offene *Primary Prevention Project Study* (PPP) (De Gaetano 2001), schloss Männer und Frauen mit ebenfalls mehreren Risikofaktoren ein (Alter ≥ 65 Jahre, Hypertonie, Hypercholesterinämie, Rauchen, Übergewicht, Familienanamnese). 100 mg ASS pro Tag reduzierte ebenfalls die Zahl kardiovaskulärer Ereignisse und die Mortalität.

Die TPT und PPP zeigen, dass die Hemmung der Thrombozytenfunktion mit Low-dose-ASS und gegebenenfalls mit niedrig dosiertem Cumarin in Gegenwart mehrerer Risikofaktoren vorteilhaft sein könnte.

Bei Cumarinen wäre eine Umsetzung des optimierten Studiendesigns von TPT in die Primärprophylaxe wegen des INR-Monitorings und der Arznei- und Nahrungsmittelinteraktionen allerdings sehr aufwändig.

7.1.5 Risikoabschätzung

Die pharmakologische Hemmung von Thrombozytenfunktion und Fibrinbildung erhöht das Risiko für Blutungskomplikationen.

Bei der Planung einer arteriellen Primärprophylaxe müssen die Risiken besonders sorgfältig kalkuliert werden, da hier nur eine kleine Anzahl von Personen in einer vergleichsweise »gesunden« Population einen Nutzen von der antithrombotischen Behandlung erwarten kann, aber alle behandelten Personen dem Risiko zerebraler und gastrointestinaler Blutungen ausgesetzt sind.

Nutzen und Risiken einer Primärprophylaxe können auf der Grundlage großer Primärpräventionsstudien abgeschätzt werden: Um einen Herzinfarkt zu verhindern müssen 113 Personen mit niedrigem Infarktrisiko (z. B. 0,5 % pro Jahr) 5 Jahre lang zur Primärprophylaxe der KHK Low-dose-ASS einnehmen (Lauer 2002). Wird in die Nutzen-Risiko-Abwägung das erhöhte Risiko für stärkere Blutungen mit einbezogen, so wären 256 Personen zu behandeln. Bei Personen mit einem höheren koronaren Risiko von 1,5 % pro Jahr ist dagegen zu erwarten, dass ein Myokardinfarkt schon bei 44 behandelten Personen verhindert wird – unter Einbeziehung größerer Blutungen steigt die Zahl auf 53.

Für die Nutzen-Risiko-Bewertung der Primärprophylaxe ist folglich das individuelle kardiovaskuläre Risiko des Patienten essenziell.

Im Gegensatz zu den venösen sind für die arteriellen Thrombosen bisher keine Risikomodelle etabliert, aus denen eine Indikation für Thrombozytenfunktionshemmer in der Primärprävention abgeleitet werden könnte. Hämostaseologische Parameter wurden bisher auch nicht bei der Risikokalkulation atherothrombotischer Erkrankungen, z. B. im PROCAM-Score, berücksichtigt. Der Grund dürfte unter anderem darin liegen, dass die Aktivierung der Hämostase (z. B. als thrombozytäre Hyperreaktivität) nicht allein Ursache, sondern auch Folge atherosklerotischer Gefäßwandschäden ist (vgl. Kapitel 5.2.5).

7.1.6 Durchführung der Thromboembolieprophylaxe

Trotz mehrerer großer Studien (s. o.) ist in Deutschland noch kein Antithrombotikum zur Primärprophylaxe zugelassen.

Eine Primärprophylaxe im arteriellen Bereich ist damit eine Off-label-Indikation.

Bezüglich der Substanzwahl liegen fast nur Erkenntnisse zu ASS vor. Wie aus den Ergebnissen klinischer Studien hervorgeht, ist für die Nutzen-Risiko-Abwägung das zugrunde liegende kardiovaskuläre Risiko entscheidend. Die aktuellen Empfehlungen von Fachgesellschaften basieren auf den oben dargestellten Primärpräventionsstudien und knüpfen die Indikation zur Primärprophylaxe an das individuelle Risiko, ein kardiovaskuläres Ereignis zu erleiden (Kübler u. Darius 2005; Pearson et al. 2002). Dieses kann nach gängigen Scores (z. B. PROCAM Risiko-Score) ermittelt werden.

Bei einem individuellen Risiko von < 0,6 % pro Jahr besteht nach aktueller Auffassung keine Indikation für eine Primärprophylaxe mit ASS. Dagegen wird ASS bei Patienten mit einem Risiko ≥ 1,5 % – darunter auch Diabetiker – empfohlen (Evidenzgrad Ia). In der »Grauzone« 0,7–1,5 % sollten Für und Wider einer ASS-Prophylaxe mit dem Patienten besprochen und abgewogen werden.

Bei der Primärprophylaxe ist die Verträglichkeit wichtig. Eine nahezu vollständige Hemmung der Thromboxansynthese wird mit ASS-Dosierungen ≥ 75 mg/d erreicht, geringere Dosen sind unzuverlässig, besonders bei nicht optimaler Patientencompliance (Weber et al. 2000). Die gastrointestinale Verträglichkeit von ASS ist bei Dosierungen um 100 mg allgemein gut. Es stehen Formulierungen (sog. enteric coated products) zur Verfügung, die ASS erst im oberen Dünndarm freisetzen. Höhere ASS-Dosen führen zunehmend zu Nebenwirkungen. Bei Kontraindikationen für ASS (Ulkus, Asthma, Allergie) könnte Clopidogrel als erheblich teurere Alternative verabreicht werden, doch liegen dazu keine kontrollierten Studien vor (Kübler u. Darius 2005).

Schließlich sind bei der Durchführung der Primärprophylaxe wichtige Arzneimittelinteraktionen zu beachten. So kann die Thrombozytenfunktionshemmung durch ASS unter NSAID, auch solchen mit kürzerer Wirkdauer (z. B. Ibuprofen), beeinträchtigt oder aufgehoben werden. Ursache ist wahrscheinlich eine Interferenz mit der irreversiblen Hemmung der thrombozytären Cyclooxygenase durch ASS. Auch darf nicht vergessen werden, dass das Blutungsrisiko von Antikoagulanzien (z. B. bei perioperativer Heparinisierung) unter Behandlung mit Thrombozytenfunktionshemmern wesentlich erhöht ist.

Literatur

Bhatt DL, Steg PG, Ohman EM, Hirsch AT, Ikeda Y, Mas JL, Goto S, Liau CS, Richard AJ, Röther J, Wilson PW. International prevalence, recognition, and treatment of cardiovascular risk factors in outpatients with atherothrombosis. JAMA 2006; 295: 180–9.

De Gaetano G. Low-dose aspirin and vitamin E in people at cardiovascular risk: a randomised trial in general practice. Collaborative Group of the Primary Prevention Project. Lancet 2001; 357: 89–95.

Diehm C, Schuster A, Allenberg JR, Darius H, Haberl R, Lange S, Pittrow D, von Stritzky B, Tepohl G, Trampisch HJ. High prevalence of peripheral arterial disease and co-morbidity in 6880 primary care patients: cross-sectional study. Atherosclerosis 2004; 172: 95–105.

Evangelista V, Totani L, Rotondo S, Lorenzet R, Tognoni G, De Berardis G, Nicolucci A. Prevention of cardiovascular disease in type-2 diabetes: how to improve the clinical efficacy of aspirin. Thromb Haemost 2005; 93: 8–16.

Griffin G. Antiplatelet therapy and anticoagulation in patients with hypertension. Am Fam Physician 2005; 71: 897–9.

Hansson L, Zanchetti A, Carruthers SG, Dahlof B, Elmfeldt D, Julius S, Menard J, Rahn KH, Wedel H, Westerling S. Effects of intensive blood-pressure lowering and low-dose aspirin in patients with hypertension: principal results of the Hypertension Optimal Treatment (HOT) randomised trial. HOT Study Group. Lancet 1998; 351: 1755–62.

Hayden M, Pignone M, Phillips C, Mulrow C. Aspirin for the primary prevention of cardiovascular events: a summary of the evidence for the U.S. Preventive Services Task Force. Ann Intern Med 2002; 136: 161–72.

Iso H, Hennekens CH, Stampfer MJ, Rexrode KM, Colditz GA, Speizer FE, Willett WC, Manson JE. Prospective study of aspirin use and risk of stroke in women. Stroke 1999; 30: 1764–71.

Kronmal RA, Hart RG, Manolio TA, Talbert RL, Beauchamp NJ, Newman A. Aspirin use and incident stroke in the cardiovascular health study Stroke 1998; 29: 887–94.

Kübler W. Darius H. Primäre Prävention der koronaren Herzkrankheit mit Aspirin. Z Kardiol 2005; 94 (Suppl. 3), III/66–III/73.

Lauer MS. Clinical practice. Aspirin for primary prevention of coronary events. N Engl J Med 2002; 346: 1468–74.

Löwel H, Meisinger C, Heier M, Hörmann A, von Scheidt W. Herzinfarkt und koronare Sterblichkeit in Süddeutschland. Dtsch Ärztebl 2006; 103: A616–22.

Manson JE, Stampfer MJ, Colditz GA, Willett WC, Rosner B, Speizer FE, Hennekens CH. A prospective study of aspirin use and primary prevention of cardiovascular disease in women. JAMA 1991; 266: 521–7.

Meade TW, Brennan PJ. Determination of who may derive most benefit from aspirin in primary prevention: subgroup results from a randomised controlled trial. BMJ 2000; 321: 13–7.

Pearson TA, Blair SN, Daniels SR, Eckel RH, Fair JM, Fortmann SP, Franklin BA, Goldstein LB, Greenland P, Grundy SM, Hong Y, Miller NH, Lauer RM, Ockene IS, Sacco RL, Sallis JF, Smith SC, Stone NJ, Taubert KA. AHA Guidelines for primary prevention of cardiovascular disease and stroke. 2002 Update: Consensus panel guide to comprehensive risk reduction for adult patients without coronary or other atherosclerotic vascular diseases. American Heart Association Science Advisory and Coordinating Committee. Circulation 2002; 106: 388–91.

Peto R, Gray R, Collins R, Wheatley K, Hennekens C, Jamrozik K, Warlow C, Hafner B, Thompson E, Norton S, Gilliland J, Doll R. Randomised trial of prophylactic daily aspirin in British male doctors. Br Med J 1988; 296: 313–6.

Ridker PM, Cook NR, Lee IM, Gordon D, Gaziano JM, Manson JE, Hennekens CH, Buring JE. A randomized trial of low-dose aspirin in the primary prevention of cardiovascular disease in women. N Engl J Med 2005; 352: 1293–304.

Steering Committee of the Physicians' Health Study Research Group. Final report on the aspirin component of the ongoing Physicians' Health Study. N Engl J Med 1989; 321: 129–35.

The Medical Research Council's General Practice Research Framework. Thrombosis prevention trial: randomised trial of low-intensity oral anticoagulation with warfarin and low-dose aspirin in the primary prevention of ischaemic heart disease in men at increased risk. Lancet 1998; 351: 233–41.

Weber AA, Liesener S, Hohlfeld T, Schrör K. 40 mg of aspirin are not sufficient to inhibit platelet function under conditions of limited compliance. Thromb Res 2000; 97: 365–7.

7.2 Venöse Thromboembolien

Sylvia Haas

7.2.1 Pathophysiologie

Unter physiologischen Bedingungen wird der vasale Blutstrom durch das dynamische Gleichgewicht zwischen den im fließenden Blut ständig ablaufenden gerinnungsfördernden und -hemmenden bzw. fibrinolytischen Mechanismen und dem antithrombogen wirkenden Endothel der intakten Gefäßwand aufrechterhalten. Vor allem eine Verletzung eines Blutgefäßes (traumatisch oder entzündlich bedingt), aber auch eine verlangsamte Blutströmung, führt zu einem Überwiegen der koagulatorischen Komponente des Gerinnungssystems. Als einfachen Ursachenkomplex für die Entstehung venöser Thrombosen hat dies Virchow bereits im Jahr 1856 als **Virchow'sche Trias** (Veränderungen der Gefäßwand, Verlangsamung der Blutströmung, veränderte Zusammensetzung des Blutes) beschrieben.

Insbesondere in der Chirurgie und Traumatologie kann die Entstehung von Thrombosen anhand der Virchow'schen Trias gut verstanden werden. Sowohl die aus Gefäßverletzungen resultierende Endothelläsion, die mechanisch, hypoxisch oder metabolisch bedingt sein kann, als auch die **Immobilisierung** des Patienten sind gewichtige thrombogene Faktoren. **Chirurgische Eingriffe** führen, mit der Schwere des Gewebetraumas korreliert, peri- und postoperativ zu einer Aktivierung der Blutgerinnung und einer postoperativen Abschwächung der Fibrinolyse. Die Virchow'sche Trias kann auch bei internistischen Akuterkrankungen zur vereinfachten Erklärung der Thrombogenese als multifaktorielles Geschehen herangezogen werden. Bei **entzündlichen** und **immunologischen Krankheitsbildern** führt die Bildung von Zytokinen zum Verlust der endothelialen Integrität und damit zur Dysbalance des Gerinnungssystems. Eine besondere Rolle spielt die erhebliche Verringerung des venösen Blutflusses bei bettlägerigen Patienten und im Falle einer schweren **Herzinsuffizienz** infolge der reduzierten »vis a tergo« (= Kraft von hinten, z. B. die durch die Systole verliehene kinetische Energie, die das Blut durch das Gefäßsystem führt). Insbesondere **maligne Krankheiten** führen auch bei sonst regelgerechten physiologischen Verhältnissen zu einer Entgleisung des Gerinnungssystems (s. Kap. 6.2.2).

7.2.2 Epidemiologie

Die Kenntnis über die Häufigkeit tiefer venöser Thrombosen, die perioperativ und bei Krankheiten ohne prophylaktische Maßnahmen auftreten können, ist, neben weiteren Parametern, von großer Bedeutung für die Einschätzung der Notwendigkeit einer Thromboseprophylaxe im konkreten Einzelfall.

Die nachfolgend genannten Zahlenwerte sind nur als Anhaltspunkt zu sehen und untereinander kaum vergleichbar, da sie einerseits mit unterschiedlichen Nachweismethoden ermittelt wurden und andererseits bei chirurgischen Eingriffen von der Art der Operationstechnik und der Lagerung, als auch insgesamt vom Ausmaß

7.2 Venöse Thromboembolien

Tab. 7-1 Häufigkeiten tiefer Beinvenenthrombosen (TVT) in der operativen Medizin ohne Prophylaxe.

	Studien (n)	Patienten (n)	TVT (%)	95%-KI
Abdominalchirurgie	54	4310	25	24–26
retropubische Prostatektomie	8	335	32	27–37
transurethrale Prostatektomie	3	150	9	5–15
Gynäkologie				
• Malignomchirurgie	4	297	22	17–26
• benigne Erkrankung	4	460	14	11–17
elektiver Hüftgelenkersatz	17	851	51	48–54
Polytrauma	4	536	50	46–55
Kniegelenkersatz	7	541	47	42–51
Hüftfrakturen	16	836	45	41–48
Neurochirurgie	5	280	22	17–27

KI = Konfidenzintervall; n= Anzahl.

der Mobilität, der Medikation und von den Begleiterkrankungen abhängen.

Insbesondere für **operative Eingriffe** muss auf ältere Untersuchungen zurückgegriffen werden, da es in diesen Fällen seit geraumer Zeit aus ethischen Gründen nicht mehr zulässig ist, die Wirksamkeit einer prophylaktischen Methode gegen Placebo zu prüfen.

In Tabelle 7-1, entnommen dem *International Consensus Statement* 2001, sind die mit objektiven Diagnoseverfahren (Radiofibrinogentest oder Phlebographie) ermittelten Thrombosehäufigkeiten für nicht medikamentös prophylaktisch behandelte Patienten in der Abdominalchirurgie, Urologie, Gynäkologie, Unfall- bzw. orthopädischen Chirurgie und Neurochirurgie aufgeführt (Nicolaides et al. 2001). Diese Prozentzahlen können nur einen Anhalt geben, sie berücksichtigen aber nicht die Fortschritte, die in den letzten Jahren bei einigen Operationstechniken und der perioperativen Versorgung erreicht werden konnten.

Aus Tabelle 7-2 sind für verschiedene **internistische Erkrankungen** die Spannweiten für die Inzidenz von Thrombosen zu ersehen (Geerts et al. 2001).

Tab. 7-2 Thrombosehäufigkeit bei verschiedenen Krankheitsbildern ohne Prophylaxe.

Internistische Erkrankungen	Thromboseinzidenz (%)
allgemein-internistische Erkrankungen	10–26
Schlaganfall	11–75
Myokardinfarkt	16–34
Herzinsuffizienz	15–40
schwere internistische Erkrankungen mit intensivmedizinischer Behandlung	29–32

7.2.3 Möglichkeiten der primären Thromboembolieprophylaxe

Für die Thromboembolieprophylaxe stehen sowohl physikalische als auch medikamentöse Verfahren zur Verfügung, die sowohl allein als auch kombiniert eingesetzt werden können.

Physikalische Maßnahmen

Zu den physikalischen Methoden der Prophylaxe zählen:
- frühzeitige Mobilisierung des Patienten,
- Anlegen von Antithrombosestrümpfen,
- intermittierende Kompression der Waden,
- apparative oder manuelle Betätigung der Sprunggelenkspumpe.

Die konsequente Vermeidung einer nicht indizierten oder zu langen Immobilisierung der Patienten reduziert die Wahrscheinlichkeit der Entstehung eines thromboembolischen Geschehens. Daher muss, wenn krankheitsbedingt durchführbar, stets eine **frühzeitige Mobilisierung** sowohl chirurgischer als auch internistischer Patienten angestrebt werden. Wenn möglich sollte die Frühmobilisation durch Krankengymnastik (Bewegungsübungen) und kreislauffördernde Therapie begleitet werden.

Die antithrombotische Wirksamkeit medizinischer **Antithrombosestrümpfe** beruht auf der Verstärkung des Rückstroms in den tiefen Beinvenen. Dies ist jedoch nur mit einem von distal nach proximal abfallenden Druck auf das Bein zu erzielen.

Ein Vergleich von Knie- und Oberschenkelstrümpfen hinsichtlich Beschleunigung des venösen Blutflusses hat keinen signifikanten Unterschied ergeben (Agu et al. 1999). Die Unannehmlichkeiten der langen Strümpfe (Rutschen, Schwitzen und schlechter Tragekomfort) können also durch die Verwendung von wadenlangen Antithrombosestrümpfen vermieden werden.

Medikamentöse Maßnahmen

Für die medikamentöse Thromboseprophylaxe stehen zurzeit mehrere Substanzen zur Verfügung. Ihre pharmakologischen Eigenschaften und klinischen Einsatzmöglichkeiten werden nachfolgend kurz beschrieben.

■ **Unfraktioniertes Heparin**
UFH besteht aus einer Mischung von Heparinmolekülen unterschiedlicher Molekülmasse mit einem hohen Anteil hochmolekularer Sequenzen. Als etabliertes Verfahren bei Patienten mit einem **mittleren Thromboserisiko** wird es gelegentlich auch heute noch zur so genannten Low-dose-Heparin-Prophylaxe als 2- bis 3-mal tägliche subkutane Injektion bis zu einer Tagesdosis von 15 000 I.E. verabreicht. Bei Patienten mit einem **hohen Thromboserisiko** wird die pauschale Gabe von 15 000 I.E./Tag als nicht mehr ausreichend angesehen. In diesem Fall ist eine Dosiserhöhung möglich, wobei durch aPTT-Kontrolle sichergestellt werden muss, dass der obere Wert des aPTT-Referenzbereichs angestrebt, aber nicht dauerhaft überschritten wird.

■ **Niedermolekulare Heparine**
Seit 20 Jahren werden zunehmend die aus kurzkettigen Heparinfragmenten zusammengesetzten niedermolekularen Heparine eingesetzt. In zahlreichen Studien konnte gezeigt werden, dass sie insbesondere im Hochrisikobereich eine bessere antithrombotische Wirksamkeit als UFH haben (Nurmohamed et al. 1992). Außerdem brauchen sie wegen ihrer **höheren Bioverfügbarkeit** bei subkutaner Gabe und der längeren Halbwertszeit nur einmal täglich verabreicht werden. Ein weiterer Vorteil ist das **günstigere Nebenwirkungsprofil**. Im Gegensatz zum UFH sind die NMH nicht als einheitliche Substanzgruppe zu betrachten und müssen daher für jeden Anwendungsfall bezüglich Wirksamkeit und Dosierung individuell in Studien geprüft werden.

Von den unerwünschten Nebenwirkungen der Heparine sind neben entzündlichen Hautreaktionen an der Einstichstelle vor allem Blutungen und die immunallergische Form der Heparin-induzierten Thrombozytopenie Typ II zu nennen. Aus den Studien mit NMH kann abgeleitet werden, dass diese eine HIT Typ II zwar auch, aber wesentlich seltener auslösen als UFH (s. Kap. 5.3.7, S. 461). Blutungen treten insbesondere bei Überdosierung von Heparin und bei Patienten mit Niereninsuffizienz, einer bekannten erhöhten Blutungsneigung oder bestehenden akuten sowie kürzlich zurückliegenden klinisch relevanten Blutungen auf.

■ Hirudin

Die gentechnologisch hergestellten Hirudinpräparate Desirudin (z. B. Revasc®) und Lepirudin (z. B. Refludan®) sind sehr spezifisch wirkende direkte Thrombininhibitoren, die keinen Kofaktor zur Entfaltung ihrer Wirksamkeit benötigen und daher auch bei Patienten mit einem Antithrombin- bzw. Heparin-Kofaktor-II-Mangel eingesetzt werden können. Da sie keine Kreuzreaktion mit HIT-II-Antikörpern zeigen, werden sie insbesondere zur Fortsetzung der Thromboembolieprophylaxe bei Patienten mit HIT Typ II angewendet.

■ Fondaparinux

Fondaparinux (Arixtra®) ist ein synthetisch hergestelltes Pentasaccharid mit 100%iger Bioverfügbarkeit nach subkutaner Gabe. Es wird erst postoperativ gegeben und hemmt selektiv den Faktor Xa. Infolge der ausschließlich renalen Ausscheidung und langen Halbwertzeit kann es bei Patienten mit schwerer Niereninsuffizienz nicht eingesetzt werden.

Fondaparinux löst keine HIT-Typ-II-ähnliche Reaktion des Immunsystems aus, daher sind auch keine regelmäßigen Kontrollen der Thrombozytenzahlen notwendig. Die erste Gabe erfolgt 6–8 Stunden postoperativ.

■ Danaparoid

Danaparoid (z. B. Orgaran®) besteht aus einem Gemisch verschiedener gerinnungshemmender Substanzen und ist mit subkutaner oder intravenöser Verabreichung zur Prophylaxe und Therapie sowohl venöser als auch arterieller Thromboembolien bei Patienten mit HIT Typ II zugelassen.

■ Vitamin-K-Antagonisten

VKA können wegen ihrer verzögert einsetzenden Wirkung und ihrer schlechten Steuerbarkeit, die zu schweren Blutungskomplikationen führen kann, nicht in der engeren perioperativen Phase, sondern erst nach Einleitung der Prophylaxe mit z. B. UFH oder NMH zu deren Fortführung verwendet werden. Ihr Haupteinsatzgebiet ist daher die Langzeitprophylaxe und die so genannte Sekundärprophylaxe nach initialer Behandlung venöser Thromboembolien.

■ Acetylsalicylsäure

In einigen älteren Studien konnte gezeigt werden, dass Thrombozytenfunktionshemmer, wie z. B. die Acetylsalicylsäure, bei verschiedenen Eingriffen oder Erkrankungen das Risiko für venöse thromboembolische Ereignisse verringern können. Dennoch wird die Verwendung dieser Substanzen zur Primärprophylaxe venöser Thrombosen wegen ihrer als unzureichend eingeschätzten Wirksamkeit und der erheblichen Gefahr von Blutungen heute nicht mehr empfohlen.

7.2.4 Risikofaktoren

Die verschiedenen Ursachen für die Entstehung einer Thromboembolie können nach dem Prinzip, dass eine Erkrankung erst dann manifest wird, wenn sowohl eine Exposition als auch eine entsprechende Disposition gegeben ist, in die Kategorien der **expositionellen und dispositionellen Risikofaktoren** eingeteilt werden, d. h. das Gesamtrisiko für eine Thrombose ergibt sich aus der Summe dieser beiden Risikoklassifizierungen. Für den praktischen Gebrauch in der klinischen Routine wird das bei einzelnen Eingriffen bzw. Erkrankungen bestehende expositionelle und dispositionelle als auch das gesamte Thromboserisiko in der Regel den Kategorien niedriges, mittleres oder hohes Thromboserisiko zugeordnet.

Expositionelle Risikofaktoren

Die nur durch die Art und den Schweregrad von chirurgischen Eingriffen, Verletzungen und internistisch/neurologischen Akuterkrankungen spezifisch ausgelöste Gefahr von venösen Thromboembolien wird als expositionelles Risiko bezeichnet. Zur Einschätzung der Höhe dieses Risikos wird primär die in Studien gefundene Häufigkeit von Thrombosen bei Patienten unter Placebo herangezogen.

Bei **chirurgischen und orthopädischen Patienten** wird die Höhe des thromboembolischen Risikos durch die verwendete Operationstechnik, die Länge der Operation, die Art der Lagerung und das Ausmaß der Immobilisierung beeinflusst. Thrombosefördernd sind auch akut entzündliche Reaktionen, die zu einer Aktivierung des Gerinnungssystems führen können.

Die Leitlinie der Deutschen Gesellschaft für Chirurgie (AWMF 2003) nimmt eine Einteilung in die Gruppen mit **niedrigem, mittlerem und hohem Thromboembolierisiko** vor (Tab. 7-3).

In Ermangelung von Studiendaten sind exakte Eingruppierungen oftmals schwierig. Beispielsweise sind arthroskopisch durchgeführte diagnostische Eingriffe am Kniegelenk eher mit einem niedrigen statt mittleren Thromboserisiko assoziiert, wohingegen arthroskopisch durchge-

Tab. 7-3 Risikogruppen Chirurgie/Orthopädie (nach der Leitlinie der Deutschen Gesellschaft für Chirurgie).

Niedriges Risiko	• kleinere oder mittlere operative Eingriffe mit geringer Traumatisierung • Verletzungen ohne oder mit geringem Weichteilschaden • kein zusätzliches bzw. nur geringes dispositionelles Risiko
Mittleres Risiko	• länger dauernde Operationen • gelenkübergreifende Immobilisation • niedriges operations- oder verletzungsbedingtes und zusätzlich dispositionelles Thromboembolierisiko
Hohes Risiko	• größere Eingriffe in der Bauch- und Beckenregion bei malignen Tumoren oder entzündlichen Erkrankungen • Polytrauma, schwerere Verletzungen der Wirbelsäule, des Beckens und/oder der unteren Extremität • größere Eingriffe an Wirbelsäule, Becken, Hüft- und Kniegelenk • größere operative Eingriffe in den Körperhöhlen der Brust-, Bauch- und/oder Beckenregion • mittleres operations- und verletzungsbedingtes Risiko und zusätzliches dispositionelles Risiko • Patienten mit Thrombosen oder Lungenembolien in der Anamnese

führte Kreuzbandplastiken eher in die Hochrisikogruppe eingestuft werden müssten. Art, Umfang und postoperatives Management können auch bei venenchirurgischen Eingriffen stark schwanken, sodass auch bei diesen Operationen keine genaue Trennschärfe zwischen niedrigem und mittlerem Risikobereich erlaubt ist.

In der **Inneren Medizin und Neurologie** ist das expositionelle Risiko durch die Art der Erkrankung definiert, das wiederum durch therapeutische Maßnahmen beeinflusst werden kann, wie zum Beispiel Verordnung strikter Bettlägerigkeit. Von Cohen et al. (2005) wurde eine Klassifizierung vorgeschlagen, in der bei den Risikofaktoren angemerkt ist, ob sie auf wissenschaftlicher Evidenz oder auf einem Konsensus beruhen.

Als evidenzbasierte expositionelle Faktoren, denen durchweg ein **hohes Thromboserisiko** zugeordnet ist, wurden angegeben:
- ischämischer Apoplex mit Parese,
- akut dekompensierte COPD (mit/ohne Beatmung),
- akuter Myokardinfarkt,
- Herzinsuffizienz NYHA III und IV,
- Sepsis,
- aktive Krebserkrankung mit Therapie,
- nahezu vollständige Immobilisierung bei akuter Infektion.

Die nicht auf wissenschaftlicher Evidenz basierenden expositionellen Risiken, wie eine nicht vollständige Immobilisierung bei fieberhaften Infekten oder Entzündungen, ein liegender Zentralvenenkatheter und eine Infusion venenaggressiver Lösungen über ein Portsystem, wurden dem **mittleren Risiko** zugeordnet, während eine Mobilitätseinschränkung generell nur als **geringes Risiko** bezeichnet wurde.

Dispositionelle Risikofaktoren

Verschiedene angeborene oder erworbene dispositionelle Risikofaktoren, zusammen als Basisrisiko bezeichnet, können die Wahrscheinlichkeit für ein thromboembolisches Geschehen maßgeblich erhöhen. Der Einfluss der dispositionellen ist von expositionellen Risikofaktoren nicht immer klar abgrenzbar und manchmal auch nicht erkennbar. Zum Beispiel kann eine maligne Erkrankung im aktiven Stadium als akuter Triggermechanismus für eine venöse Thromboembolie angesehen werden, im chronischen Verlauf oder nach abgeschlossener Behandlung entspricht sie jedoch mehr den Kriterien eines dispositionellen Risikofaktors.

Cohen et al. (2005) gehen davon aus, dass die Bedeutung der dispositionellen Risikofaktoren daran gemessen werden sollte, ob sie als evidenz- bzw. konsensbasiert anzusehen sind. Daraus hat sich für internistische Patienten die im Folgenden angeführte Klassifizierung ergeben.

Zu den **evidenzbasierten** dispositionellen Risikofaktoren gehören:
- Thrombophilie,
- venöse Thromboembolie in der Eigenanamnese,
- maligne Erkrankung in der Anamnese,
- venöse Thromboembolie in der Familienanamnese,
- Alter > 75 Jahre.

Zu den **konsensbasierten** dispositionellen Risikofaktoren gehören:
- Exsikkose,
- Thrombozytose,
- Stammvarikosis,
- Hormontherapie,
- Adipositas,
- Alter > 60 Jahre,
- Schwangerschaft/post partum,
- nephrotisches Syndrom,
- verlängerte Immobilität.

7.2.5 Risikomodelle

Um die Einschätzung des bei einem Patienten situativ gegebenen Thromboserisikos und der daraus resultierenden Entscheidung bezüglich einer Prophylaxe zu erleichtern, wurden in den letzten Jahren verschiedene **Schemata** entwickelt. Für die klinische Routine werden heute übersichtlich gestaltete und einfach zu handhabende Schemata empfohlen, in denen die Risikofaktoren gemäß ihrer in der Fachliteratur angegebenen Bedeutung für Thromboembolien gruppiert sind. Hierbei hat sich eine **zweidimensionale Darstellung** bewährt, in der die nach Höhe bzw. Risikogruppen geordneten expositionellen und dispositionellen Risiken auf der Ordinate bzw. Abszisse aufgetragen sind. Nach der Vorstellung, dass die gesamte individuelle Thrombosegefährdung eines Patienten durch die Summe aus seinen vorliegenden Risikofaktoren bestimmt ist, kann das Gesamtrisiko im Schnittpunkt abgelesen werden und bei der Entscheidung für oder gegen prophylaktische Maßnahmen helfen.

Risikomodelle müssen laufend an die Weiterentwicklungen der antithrombotischen Prophylaxe und der Behandlungsstandards angepasst werden. Sie sind als praktische Orientierungshilfe gedacht und können nicht für alle Einzelfälle eine endgültige Antwort geben.

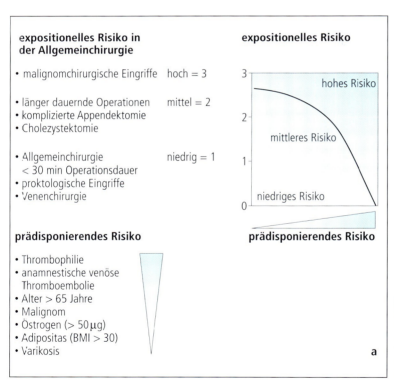

Abb. 7-2 a) Risikomodell zur Bestimmung des individuellen Gesamtrisikos für thromboembolische Komplikationen in der Allgemeinchirurgie.

7.2 Venöse Thromboembolien

Die Erfahrung und das Urteilsvermögen des verantwortlichen Arztes spielen bei der Einschätzung des thromboembolischen Risikos als auch bei der Entscheidung für oder gegen eine Prophylaxe bzw. bezüglich der Wahl der Modalität weiterhin eine entscheidende Rolle.

In der Abbildung 7-2a und b ist die Kategorisierung der Risiken für die **Allgemeinchirurgie und die Orthopädie/Traumatologie** graphisch dargestellt, wobei die expositionellen Risiken als Gruppen mit niedrigem, mittlerem und hohem Risiko angegeben sind, während die dispositionellen Faktoren nur gereiht nach der Stärke des Einflusses auf die Auslösung eines thromboembolischen Ereignisses aufgetragen sind (Haas 2004).

Die Arbeitsgruppe von Cohen et al. (2005) hat ein Risikomodell für die **Innere Medizin** zur Erfassung des individuellen Thromboserisikos vorgestellt, das als »3 × 3-Felderschema« aufgebaut ist. Bei den Risikofaktoren wird angegeben, ob sie evidenz- oder konsensbasiert ermittelt wurden. Patienten mit einem evidenzbasierten expositionellen Risiko werden stets der Kategorie des hohen Risikos zugeordnet und bedürfen daher immer einer medikamentösen Prophylaxe (Abb. 7-3).

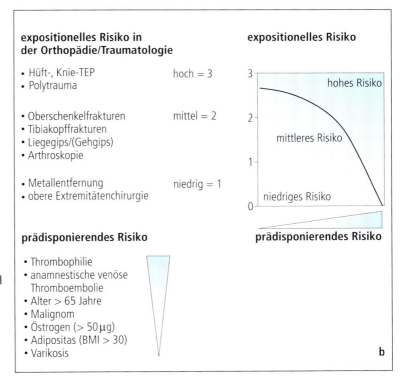

Abb. 7-2 b) Risikomodell zur Bestimmung des individuellen Gesamtrisikos für thromboembolische Komplikationen in der Orthopädie/Traumatologie.

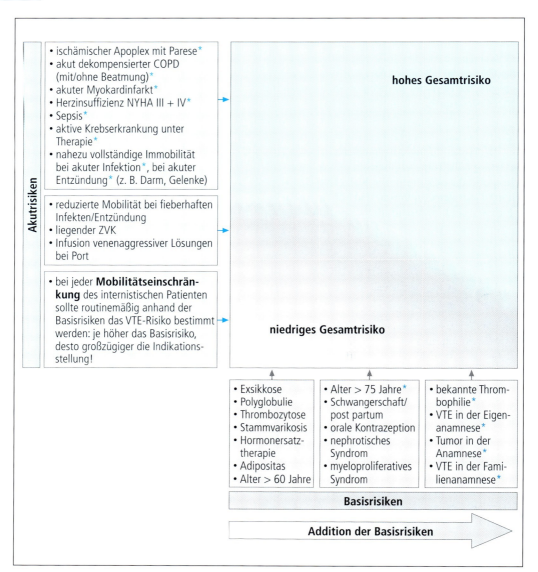

Abb. 7-3 Risikomodell zur Bestimmung des individuellen Gesamtrisikos für thromboembolische Komplikationen in der Inneren Medizin (nach Cohen et al. 2005). COPD = chronisch-obstruktive Lungenerkrankung; VTE = venöse Thromboembolie; ZVK = zentraler Venenkatheter; * = evidenzbasiert.

7.2.6 Durchführung der Thromboemboliprophylaxe

Die Indikation für eine Thromboseprophylaxe ist eine ärztliche Entscheidung, die bezüglich der Methode und der Dauer für jeden Behandlungsfall individuell getroffen werden muss. Da die Entstehung venöser Thrombosen ein multifaktorielles Geschehen ist, sollte die Prophylaxe neben der medikamentösen Gerinnungshemmung und den physikalischen Methoden weitere allgemeine Gesichtspunkte, wie z. B. eine kurze Operationsdauer und eine frühzeitige Mobilisierung, einbeziehen.

> Bei der Entscheidung für eine medikamentöse Thromboseprophylaxe muss der Nutzen gegen das Risiko von Nebenwirkungen sorgfältig abgewogen werden.

Dies ist insbesondere bei einem niedrigen Thromboembolierisiko (z. B. bei jungen Patienten, bei fußchirurgischen Eingriffen oder bei postoperativer bzw. posttraumatischer Orthesenbehandlung) wichtig, da in diesem Fall die Entscheidungsfindung durch eine Leitlinie oder eine sonst publizierte Empfehlung nur unbefriedigend unterstützt wird und für die ärztliche Entscheidung ein relativ großer Spielraum besteht. Aber auch im Hochrisikobereich sind noch viele Fragen offen, wie zum Beispiel die Art und Dauer einer medikamentösen Prophylaxe bei einer ungewöhnlichen Akkumulation von Risikofaktoren.

Chirurgische Fachgebiete, Anästhesie

In der Leitlinie der Deutschen Gesellschaft für Chirurgie (AWMF 2003) wird für die gemäß Tabelle 7-3 aufgeführten Risikogruppen folgendes empfohlen: Für die Patienten mit **niedrigem Thromboembolierisiko** können physikalische und frühmobilisierende Maßnahmen als ausreichend angesehen werden, nur in einigen Ausnahmefällen könnten Patienten von einer medikamentösen Prophylaxe profitieren. Bei Patienten mit einem **mittleren oder hohen Thromboembolierisiko** ist neben physikalischen und frühmobilisierenden Maßnahmen eine medikamentöse Prophylaxe indiziert. Bei operativen Eingriffen in der Schwangerschaft oder postpartalen Periode sollte eine risikoadaptierte Prophylaxe erfolgen.

Jugendliche mit beginnenden Pubertätszeichen sind wie Erwachsene einzustufen, bei Kindern ist nur in Ausnahmefällen eine Prophylaxe erforderlich.

Nachfolgend sind für einige Indikationen der chirurgischen Fächer weitere Informationen angeführt, die die Wirksamkeit verschiedener medikamentöser Prophylaktika, den Beginn und die Dauer der Prophylaxe als auch die besondere Problematik bei der rückenmarknahen Anästhesie betreffen.

Allgemeinchirurgie

In Tabelle 7-4 ist zusammengestellt, welche durchschnittliche **relative Risikoreduktion** (RRR) gegenüber Placebo mit verschiedenen Prophylaxemethoden in der Allgemeinchirurgie erzielt werden kann. Die gepoolten Daten stammen aus placebokontrollierten Studien mit Thrombosenachweis durch den Radiofibrinogentest.

Die sehr hohe Reduktion des thromboembolischen Risikos durch Antithrombosestrümpfe und intermittierende Kompression muss unter dem Aspekt gesehen werden, dass diese Daten aus nur wenigen und nicht doppelblind durchgeführten Studien mit einer ungenügenden Anzahl von Patienten abgeleitet wurden.

> Demnach kann aus den Studien nur die primäre medikamentöse Prophylaxe mit Low-dose-UFH oder NMH, begleitet von physikalischen Methoden, als verlässlich und wirksam abgeleitet werden. Dies gilt auch für Studien mit dem primären Endpunkt tödliche Lungenembolie.

In einer internationalen multizentrischen Studie (Kakkar et al. 1975) konnte gezeigt werden, dass die Rate tödlicher Embolien bei einer 3 × tägli-

Tab. 7-4 Häufigkeit von tiefen Beinvenenthrombosen (TVT) und relative Risikoreduktion (RRR) durch verschiedene Prophylaxemethoden in der Allgemeinchirurgie (nach Geerts et al. 2001).

	Studien (n)	Patienten (n)	TVT (%)	RRR (%)
Placebo	54	4 310	25	–
Antithrombosestrümpfe	3	196	14	44
Aspirin	5	372	20	20
Low-dose-Heparin	47	10 339	8	68
niedermolekulare Heparine	21	9 364	6	76
intermittierende Kompression	2	132	3	88

n = Anzahl.

chen Gabe von 5 000 I.E. Heparin im Vergleich zu Placebo signifikant gesenkt werden konnte. Haas et al. (2005) fanden in einer autopsiekontrollierten Studie an 23 078 Patienten, dass heute mit einer insgesamt niedrigeren Rate tödlicher Lungenembolien nach größeren allgemeinchirurgischen Eingriffen gerechnet werden kann als in den 1970er Jahren, und dass bei direktem Vergleich von 3 × täglich 5 000 I.E. UFH und 1 × täglich NMH kein Unterschied hinsichtlich der Häufigkeit tödlicher Lungenembolien besteht (Haas et al. 2005).

Im Unterschied zu anderen Leitlinien werden in der **ACCP(Amercian College of Chest Physicians)-Conference** (Geerts et al. 2004) vier Risikokategorien für Patienten mit allgemeinchirurgischen Eingriffen aufgeführt und folgende Empfehlungen gegeben:
- Bei **niedrigem Thromboembolierisiko** (z. B. kleinere operative Eingriffe bei Patienten < 40 Jahren und in Abwesenheit weiterer Risikofaktoren) wird ausdrücklich keine spezifische Form der Prophylaxe empfohlen, außer frühzeitiger und anhaltender Mobilisierung.
- Bei **mittlerem Thromboembolierisiko** (z. B. größere Eingriffe bei Patienten im Alter von 40–60 Jahren oder mit zusätzlichen Risikofaktoren, umfangreiche chirurgische Eingriffe bei Patienten < 40 Jahren ohne zusätzliche Risikofaktoren) wird eine Prophylaxe mit 2 × täglich 5 000 I.E. UFH oder 1 × täglich NMH empfohlen.
- Bei **höherem Thromboembolierisiko** (z. B. größere Eingriffe bei Patienten im Alter > 60 Jahren oder bei Patienten mit zusätzlichen Risikofaktoren) wird eine Prophylaxe mit 3 × täglich 5 000 I.E. UFH oder 1 × täglich NMH in Hochrisikoprophylaxedosierung empfohlen.
- Bei **Hochrisikoeingriffen und mehreren Risikofaktoren** wird die Kombination einer medikamentösen Prophylaxe (z. B. 3 × täglich 5 000 I.E. UFH oder 1 × täglich NMH in Hochrisikoprophylaxedosierung) mit Antiemboliestrümpfen und/oder der intermittierenden Kompression empfohlen.
- Bei **hohem Blutungsrisiko** wird der Einsatz von gut angepassten Antiemboliestrümpfen oder der intermittierenden Kompression empfohlen, zumindest bis das Blutungsrisiko vorüber ist.
- Für ausgewählte Hochrisikopatienten mit allgemeinchirurgischen Eingriffen, einschließlich Patienten mit tumorchirurgischen Eingriffen, wird eine Fortsetzung der Prophylaxe nach der Entlassung aus dem Krankenhaus empfohlen.

Prinzipiell besteht kein Widerspruch zwischen dem nordamerikanischen ACCP-Statement und der Leitlinie der deutschen Gesellschaft für Chirurgie, da in Deutschland die Gruppen der Patienten mit hohem und höchstem Risiko nicht getrennt werden und die Empfehlungen für das hohe Risiko auch für das höchste Risiko gelten.

Gefäßchirurgie

Die Notwendigkeit der insbesondere bei größeren gefäßchirurgischen Operationen noch häufig vorgenommen medikamentösen Thromboembolieprophylaxe kann durch die Daten aus Studien nicht nachvollzogen werden. Einige Studien (z. B. Farkas et al. 1993) beschreiben zwar den Einsatz von UFH und NMH, andererseits traten teilweise schwere Blutungen auf.

Trotz insuffizienter Datenlage ist in Deutschland bei venenchirurgischen Eingriffen eine perioperative Thromboseprophylaxe mit NMH weit verbreitet, wobei Art und Umfang dieser Prophylaxe sehr unterschiedlich praktiziert werden.

In der Literatur sind keine detaillierten Angaben zur Prophylaxe venöser Thromboembolien in der Gefäßchirurgie zu finden. Es wird nur darauf hingewiesen, dass die Risikoabschätzung ähnlich der in der Allgemeinchirurgie ist und bei Patienten mit einem mittleren oder hohen Thromboserisiko eine medikamentöse Prophylaxe, vorzugsweise mit NMH, durchgeführt werden sollte.

Orthopädie und Traumatologie

Elektiver Hüftgelenkersatz

Gepoolte Daten von Studien, die bis zum Jahr 2001 bei Patienten mit elektivem Hüftgelenkersatz mit verschiedenen Prophylaxeschemata durchgeführt wurden, sind in Tabelle 7-5 zusammengestellt. Die Risikoreduktionen beziehen sich auf die unter Placebo gefundenen Häufigkeiten von tiefen Beinvenenthrombosen, alle Ergebnisse beruhen auf phlebographischem Thrombosenachweis.

Die Zusammenstellung zeigt, dass die pauschalierte Gabe von **NMH** und die laboradjustierte Gabe von **UFH** die Gesamtthromboserate am stärksten absenkt. Dabei ist jedoch zu berücksichtigen, dass für die aPTT-kontrollierte Gabe von UFH die in der Tabelle 7-5 angeführte relative Absenkung des gesamten Thromboserisikos um durchschnittlich 74 % in nur 4 kleineren Studien ermittelt wurde, während sich die Angabe der Wirksamkeit von NMH (70 % RRR) auf 30 Studien mit insgesamt 6 216 Patienten stützen kann.

Mittlerweile liegen auch die Ergebnisse von 2 großen Studien zur Thromboembolieprophylaxe mit **Fondaparinux** bei Patienten mit elektivem

Tab. 7-5 Häufigkeit von tiefen Beinvenenthrombosen (TVT) und relative Risikoreduktion (RRR) durch verschiedene Prophylaxemethoden bei elektivem Hüftgelenkersatz (nach Geerts et al. 2001).

	Studien (n)	Patienten (n)	TVT gesamt (%)	RRR (%)	TVT proximal (%)	RRR (%)
Placebo	12	629	54,2	–	26,6	–
Antithrombosestrümpfe	4	290	41,7	23	25,5	4
Aspirin	6	473	40,2	26	11,4	57
Low-dose-Heparin	11	1 016	30,1	45	19,3	27
laboradjustiertes Heparin	4	293	14,0	74	10,2	62
niedermolekulare Heparine	30	6 216	16,1	70	5,9	78
Warfarin	13	1 822	22,1	59	5,2	80
Hirudin	3	1 172	16,3	70	4,1	85
Danaparoid	3	441	15,6	71	4,1	85
intermittierende Kompression	7	423	20,3	63	13,7	48

n = Anzahl.

Hüftgelenkersatz vor. In einer Studie wurde in der Gruppe mit Fondaparinux eine RRR gegenüber der Gruppe mit Enoxaparin von 55,9%, in einer anderen Studie eine RRR von 26,3% gefunden. In beiden Gruppen war die Inzidenz von schwereren Blutungen in etwa gleich (Turpie et al. 2002).

Die **ACCP-Conference** (Geerts et al. 2004) gibt bezüglich der Prophylaxe bei elektivem Hüftgelenkersatz folgende Empfehlungen:
- **NMH** (als Hochrisikodosis mit Prophylaxebeginn 12 Stunden präoperativ oder 12–24 Stunden postoperativ oder beginnend mit der halben Hochrisikodosierung 4–6 Stunden postoperativ gefolgt von der vollen Hochrisikodosierung ab dem nächsten Tag).
- **Fondaparinux** (2,5 mg mit Prophylaxebeginn 6–8 Stunden postoperativ).
- INR-kontrollierte Dosierung eines **VKA** mit Beginn präoperativ oder am Abend des Op-Tages (INR-Zielbereich 2,0–3,0).
- Es wird keine bevorzugte Empfehlung gegeben für Fondaparinux im Vergleich zu NMH oder VKA oder für NMH im Vergleich zu VKA, da der Verhütung venographisch nachgewiesener Thrombosen ein relativ geringer und der Minimierung von Blutungskomplikationen ein hoher Stellenwert zugemessen wird.
- Es wird ausdrücklich eine Empfehlung gegen eine alleinige Prophylaxe mit ASS, Dextran, Low-dose-Heparin (in fixer Dosierung bis zu 3 × täglich 5 000 I.E. UFH), Antithrombosestrümpfen, intermittierender pneumatischer Kompression oder Fußpumpe ausgesprochen.
- Als Prophylaxedauer wird ein Zeitraum von 28–35 Tagen empfohlen.

Elektiver Kniegelenkersatz

Die wesentlichen Ergebnisse der Studien zum Thromboserisiko bei elektivem Kniegelenkersatz sind aus der Tabelle 7-6 ersichtlich. Demnach treten thromboembolische Komplikationen häufiger als beim Hüftgelenkersatz auf, es sollte jedoch bedacht werden, dass die Daten aus überwiegend sehr kleinen Studien gewonnen wurden. So ist zum Beispiel die hohe antithrombotische Wirksamkeit der intermittierenden Kompression kaum nachvollziehbar.

Inzwischen liegen die Ergebnisse einer randomisierten Studie vor, in der die Häufigkeit thromboembolischer Ereignisse bei Gabe von Fondaparinux und Enoxaparin verglichen wurde (12,5% versus 27,8%). Schwere Blutungen traten in der Fondaparinux-Gruppe bei elf Patienten auf, während unter Enoxaparin nur eine beobachtet wurde.

Bezüglich der Thromboembolieprophylaxe bei Patienten mit elektivem Kniegelenkersatz wird in den **ACCP-Empfehlungen** (Geerts et al. 2004) folgendes ausgeführt:

Tab. 7-6 Häufigkeit von tiefen Beinvenenthrombosen (TVT) und relative Risikoreduktion (RRR) durch verschiedene Prophylaxemethoden bei elektivem Kniegelenkersatz (nach Geerts et al. 2001).

	Studien (n)	Patienten (n)	TVT gesamt (%)	RRR (%)	TVT proximal (%)	RRR (%)
Placebo	6	199	64,3		15,3	
Antithrombosestrümpfe	2	145	60,7	6	16,6	–
Acetylsalicylsäure	6	443	56,0	13	8,9	42
Low-dose-Heparin	2	236	43,2	33	11,4	25
niedermolekulare Heparine	13	1 740	30,6	52	5,6	63
Warfarin	9	1 294	46,8	27	10,0	35
intermittierende Kompression	4	110	28,2	56	5,6	63

n = Anzahl.

- Die routinemäßige Prophylaxe sollte mit NMH in der für eine Hochrisikoprophylaxe vorgesehenen Dosierung, mit Fondaparinux oder mit INR-kontrollierter Gabe eines VKA durchgeführt werden.
- Es wird keine bevorzugte Empfehlung gegeben für Fondaparinux im Vergleich zu NMH oder VKA oder für NMH im Vergleich zu VKA, da der Verhütung venographisch nachgewiesener Thrombosen ein relativ geringerer und der Minimierung von Blutungskomplikationen ein höherer Stellenwert zugemessen wird.
- Die intermittierende pneumatische Kompression mit optimierter Anwendung ist eine Alternative zur medikamentösen Prophylaxe.
- Es wird ausdrücklich eine Empfehlung gegen eine alleinige Prophylaxe mit ASS, Low-dose-Heparin oder Fußpumpe ausgesprochen.

Hüftfrakturoperationen

Die Tabelle 7-7 listet einige Daten zu früheren Untersuchungen von Patienten mit größeren operativen Eingriffen nach Hüftfrakturen auf. Auch wenn es sich um kleinere Studien handelt, sollten bei Durchführung einer antithrombotischen Prophylaxe mit Heparinen NMH der aPTT-adjustierten Prophylaxe mit UFH vorgezogen werden, da sich alle früheren Studien nur auf eine Kurzzeitprophylaxe von wenigen Tagen beziehen und insbesondere nach Hüftfraktur eine mehrwöchige Prophylaxe indiziert ist.

Inzwischen gibt es mit der Substanz Fondaparinux eine gute Alternative zu den Heparinpräparaten.

ACCP-Empfehlungen (Geerts et al. 2004) für die Prophylaxe bei Hüftfrakturoperationen:
- Für Patienten mit Hüftfrakturen wird eine routinemäßige Prophylaxe mit Fondaparinux, NMH in Hochrisikoprophylaxedosierung, INR-kontrollierter Gabe eines VKA oder Low-dose-Heparin empfohlen.
- Es wird eine Empfehlung gegen eine alleinige Prophylaxe mit ASS ausgesprochen.
- Bei Aufschub des operativen Eingriffs wird empfohlen, in der Zeit zwischen Hospitalisierung und Operation eine Prophylaxe mit Low-dose-Heparin oder NMH zu beginnen.
- Falls die Gabe von Antithrombotika wegen eines hohen Blutungsrisikos kontraindiziert ist, wird eine mechanische Prophylaxe empfohlen.
- Als Prophylaxedauer wird ein Zeitraum von 28–35 Tagen empfohlen.

Arthroskopische Eingriffe im Kniegelenk

Insbesondere therapeutische Kniearthroskopien können mit einem beträchtlichen Thromboserisiko verbunden sein (Demers et al. 1998). Es sind derzeit nur zwei kleinere Studien bekannt, in denen die antithrombotische Wirksamkeit von NMH gegen Placebo geprüft wurde und eine Reduktion der Häufigkeit von Thrombosen gezeigt werden konnte. Dennoch wird weiterhin disku-

Tab. 7-7 Häufigkeit von tiefen Beinvenenthrombosen (TVT) und relative Risikoreduktion (RRR) durch verschiedene Prophylaxemethoden bei Hüftfrakturoperationen (nach Geerts et al. 2001).

	Studien (n)	Patienten (n)	TVT (%)	RRR (%)
Placebo	9	381	48	–
Acetylsalicylsäure	3	171	34	29
Low-dose-Heparin	2	59	27	44
laboradjustiertes unfraktioniertes Heparin	4	293	14	74
niedermolekulares Heparin	5	437	27	44
Warfarin	5	239	24	48

n = Anzahl.

tiert, ob eine routinemäßige medikamentöse Thromboembolieprophylaxe erforderlich ist.

In den **ACCP-Empfehlungen** wird diese nur dann empfohlen, wenn die Arthroskopie wegen Komplikationen oder technischer Probleme länger als üblich dauert sowie weitere signifikante dispositionelle Risikofaktoren (s. Kap. 7.2.4) vorliegen. Ansonsten reicht gemäß dem nordamerikanischen Konsensusstatement eine frühzeitige Mobilisierung des Patienten aus (Geerts et al. 2004).

Traumatologie

In der Leitlinie der Deutschen Gesellschaft für Chirurgie sind die naturgemäß zahlreichen Varianten unfallchirurgischer Maßnahmen pauschal umschrieben einer der drei Risikogruppen zugeordnet, woraus sich dann nach ärztlicher Einschätzung der Umfang bzw. die Art der Prophylaxe ableiten lassen (AWMF 2003).

Auch – nur etwas ausführlicher – wird auf dieses Indikationsgebiet in den **ACCP-Empfehlungen** eingegangen (Geerts et al. 2004):
- Für alle Traumapatienten mit mindestens einem Risikofaktor für venöse Thromboembolien wird empfohlen, wenn möglich eine medikamentöse Thromboseprophylaxe durchzuführen.
- Wenn keine Kontraindikation vorliegt, wird eine Prophylaxe mit NMH empfohlen, die begonnen werden sollte, sobald dies vonseiten des Blutungsrisikos vertretbar ist.
- Für alle Patienten mit akuten Wirbelsäulenverletzungen wird eine Prophylaxe mit NMH empfohlen, die nach erkennbarer primärer Hämostase verabreicht werden sollte. Als Alternative wird die Kombination von intermittierender pneumatischer Kompression mit Low-dose-Heparin oder NMH empfohlen.
- Es wird ausdrücklich eine Empfehlung gegen eine alleinige Prophylaxe mit Low-dose-Heparin, Antithrombosestrümpfen oder intermittierender pneumatischer Kompression ausgesprochen.
- Wenn in der frühen posttraumatischen Phase Kontraindikationen gegen eine Prophylaxe mit Antikoagulanzien vorliegen, wird der Einsatz von intermittierender pneumatischer Kompression und/oder Antithrombosestrümpfen empfohlen.

■ Gipsverband

In mehreren Studien (z. B. Lassen et al. 2002) konnte bei Anwendung einer medikamentösen Thromboseprophylaxe eine signifikante Reduktion von tiefen Beinvenenthrombosen bei Ruhigstellung der unteren Extremität mit Gips- oder Kunststoffverband gezeigt werden.

> Die Ergebnisse dieser Studien führen zu dem Schluss, dass eine medikamentöse Thromboseprophylaxe bei Gipsverbänden, vor allem bei operativ versorgten Frakturen und bei Frakturen mit begleitenden Risikofaktoren, für die Dauer der Ruhigstellung im Gipsverband sinnvoll ist.

Eine entsprechende Empfehlung wird daher auch in der **Leitlinie der Deutschen Gesellschaft für Chirurgie** ausgesprochen, wobei zusätzlich darauf hingewiesen wird, dass bei der Entscheidung das generell nicht sehr hohe Basisrisiko für thromboembolische Komplikationen gegen die potenziellen Gefährdungen (z. B. Blutungen, HIT Typ II) sorgfältig abzuwägen ist. Des Weiteren wird betont, dass stets eine möglichst frühe und konsequente Mobilisierung des Patienten anzustreben ist (AWMF 2003).

Allgemein sei angemerkt, dass durch eine **korrekte Anlage eines Gipsverbandes** Druckstellen, die zur Einengung von Leitvenen führen, vermieden werden müssen. Auch sollten, falls möglich, anstatt eines geschlossenen Gipsverbandes Orthesen, die eher eine frühfunktionelle Behandlung erlauben, eingesetzt werden.

Zur Inzidenz thromboembolischer Komplikationen in der elektiven Fußchirurgie und zur Indikationsstellung einer Thromboseprophylaxe bei Teilbelastung gibt es nur vage Angaben.

Neurochirurgie

Gemäß der Leitlinie der Deutschen Gesellschaft für Chirurgie sind größere Eingriffe an der Wirbelsäule mit einem hohen Thromboserisiko verbunden (AWMF 2003). Genauere Angaben können den **ACCP-Empfehlungen** (Geerts et al. 2004) entnommen werden:

- Bei großen neurochirurgischen Eingriffen wird eine routinemäßige Prophylaxe empfohlen.
- Bei intrakraniellen neurochirurgischen Eingriffen wird die intermittierende pneumatische Kompression mit oder ohne Antithrombosestrümpfe empfohlen.
- Low-dose-Heparin oder NMH mit postoperativem Beginn sind akzeptable Alternativen.
- Für neurochirurgische Hochrisikopatienten wird die Kombination einer mechanischen Prophylaxe (z. B. Antithrombosestrümpfe und/oder intermittierende pneumatische Kompression) mit einer pharmakologischen Prophylaxe (z. B. Low-dose-Heparin oder NMH) empfohlen.
- Es werden keine generellen Empfehlungen bezüglich der Dauer der Prophylaxe gegeben.

Gynäkologische Operationen

Das Thromboembolierisiko **größerer gynäkologischer Operationen**, die bei Patientinnen ohne maligne Erkrankungen durchgeführt werden, ist mit dem Risiko bei allgemeinchirurgischen Eingriffen vergleichbar, weshalb auch hier die Notwendigkeit einer Thromboseprophylaxe unter Berücksichtigung sonstiger dispositioneller Faktoren (z. B. das in der Regel höhere Lebensalter, s. auch Kap. 7.2.4) gegeben sein kann. Eine intensivere Thromboseprophylaxe ist bei einer **Malignomoperation** erforderlich. Empfohlen wird eine erhöhte Gabe von entweder Low-dose-Heparin (3 × täglich 5 000 I.E.) oder einer Hochrisikoprophylaxedosierung von NMH (Geerts et al. 2004). Für **kleinere und laparoskopisch durchgeführte Operationen** gibt es keine verlässlichen Studiendaten, aus denen eine spezifische Empfehlung zur Prophylaxe abgeleitet werden kann. Bei der Entscheidung ist eine Orientierung an den vorliegenden Begleitkrankheiten und dispositionellen Risikofaktoren zu empfehlen (AWMF 2003).

Urologische Operationen

Thromboembolische Komplikationen sind in der überwiegenden Mehrzahl der urologischen Operationen nicht durch den Eingriff, sondern durch das in der Regel hohe Alter oder die operationsbedürftige maligne Erkrankung der Patienten bedingt. Von der **ACCP** werden folgende, hier verkürzt dargestellte Empfehlungen gegeben (Geerts et al. 2004):

- Bei einfachen und transurethralen urologischen Eingriffen sollte eine frühzeitige und konsequente Mobilisierung des Patienten erfolgen.
- Patienten mit größeren urologischen und offenen Operationen sollten eine Prophylaxe mit Low-dose-Heparin (2–3 × täglich) erhalten.
- Bei Patienten mit urologisch bedingten primären Blutungen ist nur eine physikalische Prophylaxe mit Antithrombosestrümpfen oder intermittierender Kompression möglich.
- Bei multiplen Risikofaktoren wird eine kombinierte Prophylaxe mit physikalischen Methoden und Low-dose-UFH oder NMH empfohlen.

Rückenmarknahe Anästhesie

Spinale oder epidurale Hämatome sind bei rückenmarknaher Regionalanästhesie sehr seltene Komplikationen, sodass die Erhöhung ihrer Inzidenz infolge einer perioperativ durchgeführten Antikoagulation nicht durch prospektive Studien, sondern nur anhand von Fallberichten abgeschätzt werden kann. Aus einem Vergleich von Daten aus Europa und den USA kann abgeleitet werden, dass, neben dem Zeitpunkt der Gabe der gerinnungshemmenden Substanz, insbesondere die Dosierung des verwendeten Präparats einen entscheidenden Einfluss auf die Wahrscheinlichkeit eines Blutungsrisikos hat (Leitlinie der DGAI 2003).

Dementsprechend hat die **Deutsche Gesellschaft für Anästhesiologie und Intensivmedizin** in einer Leitlinie empfohlen, die Gabe von Antikoagulanzien in einem bestimmten zeitlichen Abstand zur Einleitung bzw. Beendigung der Regionalanästhesie vorzunehmen, wobei im Falle der Heparine auch nach der Höhe der Dosis differenziert wird (Leitlinie der DGAI 2003). Die wichtigsten Empfehlungen sind in Tabelle 7-8 zusammengefasst.

Tab. 7-8 Empfohlene Zeitintervalle für die Gabe von gerinnungshemmenden Substanzen vor und nach rückenmarknaher Punktion bzw. Katheterentfernung.

	Vor Punktion/ Katheterentfernung	Nach Punktion/ Katheterentfernung
UFH (low dose)	4 h	1 h
UFH (high dose)	4 h	1 h
NMH (low dose)	10–12 h	2–4 h
NMH (high dose)	24 h	2–4 h
Fondaparinux*	20–22 h	2–4 h
Cumarine	INR < 1,4	nach Katheterentfernung
Hirudine (Lepirudin, Desirudin)	8–10 h	2–4 h
Acetylsalicylsäure	> 2 Tage	nach Katheterentfernung
Clopidogrel	> 7 Tage	nach Katheterentfernung
Ticlopidin	> 10 Tage	nach Katheterentfernung

* Bei normaler Nierenfunktion, bei eingeschränkter Nierenfunktion (Kreatinin-Clearance < 50 ml/min) 36–42 h.

Dauer der Thromboseprophylaxe

Bei stationär durchgeführten chirurgischen und/oder traumatologischen Behandlungen wurde infolge der früher längeren Liegezeiten die Thromboseprophylaxe üblicherweise bei Entlassung aus der Klinik beendet. Die heute sehr viel kürzere stationäre Behandlung macht es in vielen Fällen notwendig, eine Prophylaxe über den Entlassungstermin hinaus durch den weiterbehandelnden Arzt fortführen zu lassen.

Über die notwendige Dauer dieser ambulanten Prophylaxe gibt es keine verbindlichen Empfehlungen, sie wird vom stationär behandelnden Arzt individuell eingeschätzt. Üblicherweise wird bei weiter bestehendem Thromboserisiko eine medikamentöse Prophylaxe um 1–2 Wochen verlängert, insbesondere wenn die Einschätzung des Risikos in die Kategorie des mittleren Risikos fällt.

Studien und zahlreiche Fallberichte haben jedoch gezeigt, dass thromboembolische Komplikationen, vor allem bei Hochrisikoeingriffen, noch beträchtliche Zeit danach auftreten können.

Die aktuelle Leitlinie zur stationären und ambulanten Thromboembolieprophylaxe (AWMF 2003) enthält eine Empfehlung zur Durchführung der postoperativen medikamentösen Prophylaxe für ca. 4–5 Wochen gezielt nur für Patienten mit Hüftgelenkersatz, operativ versorgter Hüftfraktur und malignombedingten allgemeinchirurgischen Eingriffen.

Für andere Indikationen sollte die Entscheidung bezüglich der Dauer der medikamentösen Prophylaxe in Abhängigkeit von zusätzlichen dispositionellen Risikofaktoren (s. Kap. 7.2.4), dem operativen Trauma und dem Grad der Immobilisation sowie unter Beachtung des Nutzen-Risiko-Verhältnisses getroffen werden.

Bei Ruhigstellung der unteren Extremität in einem zirkulär angelegten Gipsverband ist unabhängig vom Eingriff und dispositionellen Risiko zu erwägen, eine medikamentöse Thromboembolieprophylaxe während der Entlastung oder geringen Teilbelastung zu verabreichen (AWMF 2003).

Innere Medizin

Trotz des schon länger bekannten und teilweise hohen Risikos thromboembolischer Komplikationen wird bei stationär oder ambulant behandelten Patienten mit schweren internistischen bzw. neurologischen Erkrankungen, im Gegensatz zu den chirurgischen/orthopädischen Disziplinen, die Notwendigkeit einer Thromboseprophylaxe erst seit einiger Zeit stärker beachtet.

Kucher et al. (2005) haben untersucht, welchen Einfluss eine dem behandelnden Arzt vorgegebene Einschätzung des Thromboembolierisikos auf die Entscheidung bezüglich der Durchführung prophylaktischer Maßnahmen hat. Im Klinikum der Harvard Universität, Boston, wurde in einen computergestützten Anamnesebogen ein Schema für thromboembolische Risiken integriert. Jeweils 1 255 Patienten wurden entweder in eine Gruppe, die Angaben zum thromboembolischen Risiko enthielt, oder in eine Kontrollgruppe ohne entsprechenden Warnhinweis randomisiert. Etwa 83 % der Patienten waren wegen internistischer Erkrankungen stationär aufgenommen worden. Falls der Anamnesebogen Angaben zum Thromboserisiko enthielt, musste der behandelnde Arzt diese bestätigen, während es im Falle fehlender Angaben dem Arzt überlassen war, das Risiko selbst einzuschätzen. In beiden Fällen konnte dann eigenständig entschieden werden, ob und welche Prophylaxe durchzuführen ist. Es zeigte sich, dass in der Gruppe mit Warnhinweis 10 % der Patienten mit mechanischer und 23,6 % mit medikamentöser Prophylaxe behandelt wurden, in der Kontrollgruppe dagegen nur etwa 1,5 % bzw. 13 % der Patienten. Nach 90 Tagen wurden klinisch symptomatische und mit objektiven Diagnosemethoden bestätigte tiefe Venenthrombosen und Lungenembolien in 61 Patienten (Gruppe mit Warnhinweis) bzw. in 103 Patienten (Kontrollgruppe) gefunden. Die Inzidenz klinisch symptomatischer proximaler Beinvenenthrombosen war von 1,8 % auf 0,8 % und die von Lungenembolien von 2,8 % auf 1,1 % hochsignifikant reduziert worden.

Mit dieser Studie konnte gezeigt werden, dass die Patientenversorgung durch Vorgabe einer computergestützten Abschätzung des thromboembolischen Risikos wesentlich verbessert werden kann, wobei es aber zudem wichtig ist, Informationen bereitzustellen, die dem Arzt die Entscheidung für eine risikogerechte Prophylaxe erleichtert.

Aus den nachstehenden Ausführungen sind Informationen zu entnehmen, bei welchen Indikationen eine Reduzierung venöser thromboembolischer Komplikationen durch verschiedene prophylaktische Maßnahmen erreicht werden kann.

■ Verschiedene internistische Erkrankungen

Für eine **Metaanalyse** (Mismetti et al. 2000) wurden aus einer Vielzahl von Untersuchungen, die vor dem Jahr 2000 mit internistisch erkrankten Patienten (Herzinsuffizienz, Pneumonie, COPD und kritischer Allgemeinzustand) durchgeführt worden waren, insgesamt 16 Studien ausgewählt, in denen UFH oder NMH mit Placebo oder NMH mit UFH verglichen wurde. Mit UFH konnte eine durchschnittliche RRR von 56 % bei tiefen Venenthrombosen und von 52 % bei Lungenembolien gegenüber Placebo erreicht werden. Mit den NMH konnte relativ dazu das durchschnittliche Risiko für tiefe Beinvenenthrombosen um den Faktor 0,83 und das für klinisch relevante Lungenembolien um den Faktor 0,74 gesenkt werden. Diese Unterschiede waren aber statistisch nicht signifikant.

> Die Inzidenz schwerer Blutungen konnte dagegen bei prophylaktischer Gabe von NMH im Vergleich zu UFH signifikant um etwa 50 % reduziert werden.

Inzwischen liegen die Ergebnisse von 3 großen **prospektiven Studien** vor, in denen bei stationären, bettlägerigen Patienten mit verschiedenen internistischen Erkrankungen die Wirksamkeit und Verträglichkeit von zwei NMH (Leizorovicz et al. 2004; Samama et al. 1999) bzw. von Fondaparinux (Cohen et al. 2006) gegen Placebo geprüft wurde. Eine zusammenfassende Beurteilung der 3 Studien ergibt, dass die gesamte Rate an Thromboembolien durch eine Prophylaxe mit den geprüften Substanzen um etwa 50 % gesenkt werden kann.

Schlaganfall und Parese

Patienten mit akutem Schlaganfall, insbesondere bei begleitenden Beinparesen, haben ein hohes Risiko für Thromboembolien. Trotz der sehr stark differierenden Literaturangaben kann davon ausgegangen werden, dass tiefe Beinvenenthrombosen in bis zu 50% und Lungenembolien in bis zu 20% dieser Patienten auftreten (Kelly et al. 2001; Nicolaides et al. 2001). Lungenembolien werden für bis zu 25% der frühen Todesfälle nach Schlaganfall mit Hemiplegie verantwortlich gemacht.

Hillbom et al. (2002) verglichen die antithrombotische Wirksamkeit von UFH (3 × tgl. 5 000 I.E.) mit dem NMH Enoxaparin (40 mg 1 × tgl.) und konnten eine vergleichbare antithrombotische Aktivität zeigen, jedoch war die Mortalität am Ende der Beobachtungszeit in der Enoxaparin-Gruppe deutlich niedriger (11,3% gegenüber 18,9%). Bei einer weiteren Untersuchung traten unter Certoparin duplexsonographisch nachgewiesene Thrombosen in 7% und bei Gabe von UFH in 9,7% der Fälle auf (Diener et al. 2006).

> Es kann daher davon ausgegangen werden, dass die NMH Enoxaparin und Certoparin thromboembolische Komplikationen bei Schlaganfallpatienten mit Paresen mindestens so wirksam reduzieren wie UFH.

Intensivmedizinische Behandlung

Wegen der Immobilität und der schweren Erkrankung besteht bei intensivmedizinisch betreuten Patienten ein hohes Thromboembolierisiko. Bisher sind nur wenige prospektive Studien bekannt, in denen die Wirksamkeit einer Prophylaxe mit Heparinen untersucht wurde. In einer älteren Studie wurde die Gabe von 2 × tgl. 5 000 I.E. UFH gegen Placebo geprüft und mit dem Radiofibrinogentest eine relative Risikoreduktion tiefer Beinvenenthrombosen von 55% nachgewiesen (Cade 1982).

In einer weiteren placebokontrollierten Studie wurde die Wirksamkeit des NMH Nadroparin bei Beatmungspatienten geprüft. Tiefe Beinvenenthrombosen wurden phlebographisch in 15% der mit NMH und in 28% der mit Placebo behandelten Patienten gefunden (Fraisse et al. 2000). Eine Studie von Goldhaber et al. (2000) verglich NMH mit UFH, wobei zwischen den beiden Behandlungsregimen kein signifikanter Unterschied bestand.

> In einer Übersichtsarbeit wird trotz heterogener Datenlage sowohl der Einsatz von UFH als auch die Gabe von NMH zur Thromboembolieprophylaxe in der Intensivmedizin empfohlen (Geerts u. Selby 2003).

Maligne Erkrankungen

In zahlreichen Studien konnte bestätigt werden, dass bei malignen Erkrankungen ein hohes Risiko für Thromboembolien besteht und Patienten mit tumorchirurgischen Eingriffen eine medikamentöse Hochrisikoprophylaxe benötigen (Kakkar et al. 2005). Der Stellenwert einer Thromboembolieprophylaxe für Patienten mit malignen Erkrankungen und konservativer Behandlung ist weniger klar, jedoch sollte bei Vorliegen weiterer Risikofaktoren, wie z. B. Bettlägerigkeit, das dadurch weiter erhöhte Risiko bei der Entscheidung berücksichtigt werden (s. auch Kapitel 6.2.1).

Literatur

Agu O, Hamilton G, Baker D. Graduated compression stockings in the prevention of venous thromboembolism. Br J Surg 1999; 86: 992–1004.

An international multicentre trial. Prevention of fatal postoperative pulmonary embolism by low doses of heparin. Lancet 1975; 2: 45–51.

AWMF. Stationäre und ambulante Thromboembolie-Prophylaxe in der Chirurgie und der perioperativen Medizin. Beilage zu den Mitteilungen der Deutschen Gesellschaft für Chirurgie Heft 3/2003 (AWMF-Leitlinien-Register Nr. 003/001).

Cade JF. High risk of the critically ill for venous thromboembolism. Crit Care Med 1982; 19: 448–50.

Cohen AT, Alikhan R, Arcelus JI, Bergmann JF, Haas S, Merli GJ, Spyropoulos AC, Tapson VF, Turpie AG.

Assessment of venous thromboembolism risk and the benefits of thromboprophylaxis in medical patients. Thromb Haemost 2005; 94: 750–9.

Cohen AT, Davidson BL, Gallus AS, Lassen MR, Prins MH, Tomkowski W, Turpie AG, Egberts JF, Lensing AW; ARTEMIS Investigators. Efficacy and safety of fondaparinux for the prevention of venous thromboembolism in older acute medical patients: randomised placebo controlled trial. BMJ 2006; 332: 325–9.

Demers C, Marcoux S, Ginsberg JS, Laroche F, Cloutier R, Poulin J. Incidence of venographically proved deep vein thrombosis after knee arthroscopy. Arch Intern Med 1998; 158: 47–50.

Diener HC, Ringelstein EB, von Kummer R, Landgraf H, Koppenhagen K, Harenberg J, Rektor I, Csanyi A, Schneider D, Klingelhofer J, Brom J, Weidinger G; PROTECT Trial Group. Prophylaxis of thrombotic and embolic events in acute ischemic stroke with the low-molecular-weight heparin Certoparin: results of the PROTECT trial. Stroke 2006; 37: 139–44.

Farkas JC, Chapuis C, Combe S, Silsiguen M, Marzelle J, Laurian C, Cormier JM. A randomised controlled trial of a low-molecular-heparin (enoxaparin) to prevent deep-vein thrombosis in patients undergoing vascular surgery. Eur J Vasc Surg 1993; 7: 554–60.

Fraisse F, Holzapfel L, Coulaud JM, Simonneau G, Bedock B, Feissel M, Herbecq P, Pordes R, Poussel JF, Roux L. Nadroparin in the prevention of deep vein thrombosis in acute decompensated COPD. Am J Respir Crit Care Med 2000; 161: 1109–14.

Geerts W, Selby R. Prevention of venous thromboembolism in the ICU. Chest 2003; 124 (Suppl.): 357–63.

Geerts WH, Heit JA, Clagett GP, Pineo GF, Colwell CW, Anderson FA Jr, Wheeler HB. Prevention of venous thromboembolism. Chest 2001; 119 (Suppl.): 132–75.

Geerts WH, Pineo GF, Heit JA, Bergqvist D, Lassen MR, Colwell CW, Ray JG. Prevention of venous thromboembolism. Chest 2004; 126 (Suppl.): 338–400.

Goldhaber SZ, Kett DH, Cusumano CJ, et al. Low molecular weight heparin versus minidose unfractionated heparin for prophylaxis against venous thromboembolism in medical intensive care unit patients: a randomized controlled trial. J Am Coll Cardiol 2000; 35 (Suppl.): A325.

Haas S. Thromboembolieprophylaxe in der Chirurgie. Unfallchirurg 2004; 107: 1065–88.

Haas S, Wolf H, Kakkar AK, Fareed J, Encke A. Prevention of fatal pulmonary embolism and mortality in surgical patients: a randomized double-blind comparison of LMWH with unfractionated heparin. Thromb Haemost 2005; 94: 814–9.

Hillbom M, Erila T, Sotaniemi K, Tatlisumak T, Sarna S, Kaste M. Enoxaparin vs heparin for prevention of deep-vein thrombosis in acute ischaemic stroke: a randomized, double-blind study. Acta Neurol Scand 2002; 106: 84–92.

Kakkar AK, Haas S, Wolf H, Encke A. Evaluation of perioperative fatal pulmonary embolism and death in cancer surgical patients: the MC-4 cancer substudy. Thromb Haemost 2005; 94: 867–71.

Kelly J, Rudd A, Lewis R, Hunt BJ. Venous thromboembolism after acute stroke. Stroke 2001; 32: 262–7.

Kucher N, Koo S, Quiroz R, Cooper JM, Paterno MD, Soukonnikov B, Goldhaber SZ. Electronic alerts to prevent venous thromboembolism among hospitalized patients. N Engl J Med 2005; 352: 969–77.

Lassen MR, Borris LC, Nakov RL. Use of the low-molecular-weight heparin reviparin to prevent deep-vein thrombosis after leg injury requiring immobilization. N Engl J Med 2002; 347: 726–30.

Leitlinie der DGAI. Rückenmarksnahe Regionalanästhesien und Thromboembolieprophylaxe/antithrombotische Medikation. Anästhesiol Intensivmed 2003; 44: 218–30.

Leizorovicz A, Cohen AT, Turpie AG, Olsson CG, Vaitkus PT, Goldhaber SZ; PREVENT Medical Thromboprophylaxis Study Group. Randomized, placebo-controlled trial of dalteparin for the prevention of venous thromboembolism in acutely ill medical patients. Circulation. 2004; 110: 874–9.

Mismetti P, Laporte-Simitsidis S, Tardy B, Cucherat M, Buchmuller A, Juillard-Delsart D, Decousus H. Prevention of venous thromboembolism in internal medicine with unfractionated or low-molecular-weight heparins: a meta-analysis of randomised trials. Thromb Haemost 2000; 83: 14–9.

Nicolaides AN, Breddin HK, Fareed J, Goldhaber S, Haas S, Hull R, Kalodiki E, Myers K, Samama M, Sasahara A; Cardiovascular Disease Educational and Research Trust and the International Union of Angiology. Prevention of venous thromboembolism. International Consensus Statement. Guidelines compiled in accordance with the scientific evidence. Int Angiol 2001; 20: 1–37.

Nurmohamed MT, Rosendaal FR, Buller HR, Dekker E, Hommes DW, Vandenbroucke JP, Briet E. Low-molecular-weight heparin versus standard heparin in general and orthopaedic surgery: a meta-analysis. Lancet 1992; 340: 152–6.

Samama MM, Cohen AT, Darmon JY, Desjardins L, Eldor A, Janbon C, Leizorovicz A, Nguyen H, Olsson CG, Turpie AG, Weisslinger N. A comparison of enoxaparin with placebo for the prevention of venous thromboembolism in acutely ill medical patients. N Engl J Med 1999; 341: 793–800.

Turpie AG, Bauer KA, Eriksson BI, Lassen MR. Fondaparinux vs enoxaparin for the prevention of venous thromboembolism in major orthopedic surgery: a meta-analysis of 4 randomized double-blind studies. Arch Intern Med 2002; 162: 1833–40.

Virchow R. Phlogose und Thrombose im Gefäßsystem. Gesammelte Abhandlungen zur wissenschaftlichen Medicin. Berlin: von Meininger III 1856; 458–635.

Sachverzeichnis

Halbfett gesetzte Seitenzahlen verweisen auf die Hauptfundstelle(n) des betreffenden Begriffs.

A

Abciximab 174
– Antagonisierung 336
– Dosierung 176
– Koronarsyndrom, akutes ohne ST-Hebung 335–336
Abort
– Antiphospholipid-Antikörper 477
– Antiphospholipid-Syndrom 454, 456
– C677T-Polymorphismus 477
– Faktor-V-Leiden-Mutation 477
– Glukokortikoide 478
– Immunglobuline 478
– Lupusantikoagulans, Bestimmung 95
– Prothrombin-G20210A-Mutation 477
– Thrombophilie 477–478
– Vitamin-K-Antagonisten 474
ACCP(American College of Chest Physicians)-Guidelines
– Herzklappen, künstliche 479
– Thromboembolieprophylaxe 520
ACE-Hemmer, Nebenwirkungen 207
Acetylsalicylsäure 168–171
– Aggregometrie 115
– Beinvenenthrombose, tiefe 522
– Blutungen 217

– Deacetylierung, präsystemische 168
– Dosierung 170
– Kontraindikationen 170
– Koronarsyndrom, akutes ohne ST-Hebung 334
– Nebenwirkungen 208
– PFA-100® 56
– Präeklampsie 479
– Punktion bzw. Katheterentfernung, rückenmarknahe 526
– Resistenzen 170
– Reye-Syndrom 170
– Rezidivprophylaxe 171
– Schlaganfall 347, 349–350
– – ischämischer 504
– Thromboembolie 503
– Thromboembolieprophylaxe 513
– – koronare Herzkrankheit 503
– – primäre 508
– Thromboxansynthese, Hemmung 508
– Thrombozytopathie 286–287
– Thrombozytopenie 287
– Wirkspiegel, maximaler 170
Activated Partial Thromboplastin Time (aPTT) 41–45
ADAMTS13 10
– Aktivitätsbestimmung 92–94
– FRET (fluorescent resonance energy transfer) 93
– Mikroangiopathien, thrombotische 91–95
– Mutationen 228
– Purpura, thrombotisch-thrombozytopenische 223–224, 227, 279, 281

– Transplantationsmedizin 498
– von-Willebrand-Faktor-spaltende Protease 91
– von-Willebrand-Syndrom 251, 295
Adenosin, Thrombozytopenie, medikamenteninduzierte 288
Adhäsionsmoleküle (1 bzw. 2)
– intrazelluläre 4
– Thrombozyteninteraktion 8
Adhäsionsrezeptoren 8
ADP (Adenosindiphosphat)
– Aggregometrie 117, 119
– Gerinnungskaskade 13
– proaggregatorischer Effekt 171
– δ-Storage-Pool-Defekt 126
– Thrombozytenaktivierung 176
– Thrombozytenfunktion 126–128
– Thrombusbildung 171
ADPase, endothelzellassoziierte (CD39) 2
ADP-Inhibitoren-/-Rezeptor-Antagonisten 171
– Thrombozytopenie, medikamenteninduzierte 288
ADP-Rezeptor-Defekt 245
Adrenalin, Aggregometrie 117, 119
Afibrinogenämie 273–274
– Thrombozytopathien 286
Agglutinationstest, D-Dimere 109, 111
Aggregationskurve 116
Aggregationstest
– HIPA-Test 132
– HIT-Antikörper 132
Aggregometrie 115–119
– Citratblut 116

Aggregometrie
– Plättchenagonisten 117
– Thrombozytenfunktion 115, 125
Agkistrodon contortrix
– APC-Resistenz-Test 53
– Protein-C-Bestimmung 74
Aktin-Myosin-Komplexe, Thrombozyten 11
Aktivierungsmarker 108–115
Akute-Phase-Proteine/ -Reaktion
– Faktor VIII 422
– Tumorthrombophilie 444
– Vaskulitis 367
Albinismus, okulokutaner, Hermansky-Pudlak-Syndrom 240
Alkoholabusus/-missbrauch
– und Vitamin-K-Antagonisten 188
– zerebrale Ischämie 349
Allergische Reaktionen
– durch Antifibrinolytika 156
– durch Argatroban 194
– Faktorenkonzentrate 162
Allgemeinchirurgie, Thromboembolieprophylaxe/-risiken 516, 519–520
Alloantikörper
– Faktorenmangel 300
– Thrombozyten 124
Alloimmunisierungsrisiko, Thrombozytenkonzentrate 247
Alloreaktion, Stammzelltransplantation 491
all-Trans-Retinsäure/-Retinolsäure (ATRA)
– DIC 319, 445
– Promyelozytenleukämie, akute 449
Alopecia durch Argatroban 194
Alteplase (rt-PA) 1, 26, 201–202
– Dosierung 339
– front loaded-Dosierung 202

– Koronarsyndrom, akutes mit ST-Hebung 338
– Polymorphismen 378–380
– Schlaganfall 347
– Thrombose, Kindesalter 490
– VOD 415
Alveolitis, eosinophile/neutrophile, Laborparameter 367
Alzheimer-Erkrankung, PAR 21
Amaurosis fugax, Antiphospholipid-Syndrom 456
ε-Aminocapronsäure 155
– Nebenwirkungen 213
– Zahnextraktionen 245
Aminoglykoside, Nebenwirkungen 211
p-Aminomethylbenzoesäure 155
– Dosierung 155
– Streptokinase, Antidot 199
Aminophyllin, Thrombozytopenie, medikamenteninduzierte 288
AMP-Gehalt, Thrombozytenfunktion 127
Ampicillin, Thrombozytopenie, medikamenteninduzierte 287
Amyloidose, Hyperfibrinolyse 322
Anämie
– autoimmunhämolytische 223
– hämolytische, Antiphospholipid-Syndrom 455
– – Verdachtsdiagnose 226
Anästhesie, rückenmarknahe, Thromboembolieprophylaxe 525–526
Analgetika, Nebenwirkungen 207–209
ANCA-assoziierte Vaskulitis 363
– Diagnostik 367
Anfallsleiden und Vitamin-K-Antagonisten 188
Angiitis, leukozytoklastische, kutane 366

– Therapie 371
Angina pectoris
– Antiphospholipid-Syndrom 456
– instabile, Koronarsyndrom, akutes 332
– – UFH 184
Angiogenese, Inhibition, Heparin, niedermolekulares 485
Annexin-2 **4**, 18
Annexin-5
– Antikardiolipin-Antikörper 452
– Durchflusszytometrie 120
Antiandrogene, Tumorthrombophilie 446
Antibiotika
– Nebenwirkungen 211
– Thrombozytopathie, medikamenteninduzierte 286–287
Anti-CD20-Antikörper
– Immunkomplexvaskulitis 369
– Vaskulitis, kryoglobulinämische 369
Anti-D, Thrombozytopenie, autoantikörperinduzierte 289
Antidepressiva, Thrombozytopenie, medikamenteninduzierte 288
Antiepileptika, Nebenwirkungen 213
Anti-Faktor-Xa 133–135
Anti-Faktor-Xa-Test
– chromogener 135
– Citratplasma 134
– Faktor-Xa-Inhibitoren, direkte, Überwachung 133
– Heparintherapie, Überwachung 133
– Herzklappen, künstliche 479
Antifibrinolytika 155–156
– Hämophilie 270
– Hyperfibrinolyse 323
– thromboembolische Komplikationen 156

Sachverzeichnis

- Thrombozytopenie, medikamenteninduzierte 288
- Antigentests, Thrombozytopenie, Heparin-induzierte 129–132
- Antigen-Überschuss-Phänomene (high dose hook), D-Dimere 109
- Anti-β_2-Glykoprotein-I-Antikörper 100–101
- – short consensus repeat 100
- Antihistaminika, Thrombozytopenie, medikamenteninduzierte 288
- Antihypertensiva, Nebenwirkungen 207
- Antikardiolipin-Antikörper 99–100
- – Antiphospholipid-Syndrom 452, 457
- – Thrombose 457
- Antikardiolipin-IgG-/-IgM-Antikörper 99
- Antikoagulanzien/Antikoagulation, orale 179–195
- – antiproliferative/apoptosefördernde Wirkung 485
- – Ausblick 146
- – defined daily doses (DDD) 181
- – direkte 181
- – Ecarinzeit 137
- – Fibrinogen-/Prothrombinspiegel 138
- – Gerinnungsmonitore, verfügbare 144
- – indirekte 179, 181
- – INR-Wert, Selbstmessung 143
- – klinische Studien, Ergebnisse 145–146
- – Lungenembolie 406
- – Monitoring 133–147
- – Patientenschulung 143–144
- – Phlebothrombose 388–389
- – Prothrombinfragment 1/2, Bestimmung 111
- – Qualitätsmanagement 145
- – Schlaganfall 347, 349

- – Schwangerschaft 473–474
- – Selbstdosierung/-management 143–146
- – Therapieüberwachung, Thrombinpotenzial, endogenes 58
- – Therapiewechsel, Hirudinbestimmung, chromogene 139
- – Thrombophilie 179
- – – hereditäre 418
- – Thromboplastinzeit nach Quick 36, 144
- – Thrombozytopenie, Heparin-induzierte 466–468
- – – medikamenteninduzierte 288
- – Tumorpatienten 484–485
- – Wirtschaftlichkeit 146
- – Wundheilungsstörungen 21
- Antikörper s.a. Autoantikörper
- – antiendotheliale, Transplantationsmedizin 495
- – antithrombozytäre 124
- – – Durchflusszytometrie 124
- – neutralisierende, ADAMTS13, Aktivitätsbestimmung 94
- – Purpura, thrombotisch-thrombozytopenische 283
- Antikonzeptiva, Lungenembolie 397
- Antimykotika, Nebenwirkungen 211
- Anti-PF-4-Heparin-Antikörper, ELISA, Sensitivität 130
- Antiphlogistika, nichtsteroidale
- – Nebenwirkungen 208
- – Thrombozytopenie, medikamenteninduzierte 287
- Antiphospholipid-Antikörper (APL) 95–102
- – Abort 477
- – Antikardiolipin-Antikörper 452
- – Fruchttod, intrauteriner 477
- – Hyperkoagulabilität 452
- – klinische Assoziationen 455
- – Labordiagnostik 96

- – Labortests 458
- – Lupusantikoagulans 452
- – spezifische 102
- – Thromboplastinzeit nach Quick 38
- – Transplantationsmedizin 497
- Antiphospholipid-Syndrom (APS) 381, **451–460**
- – Abort, habitueller 454
- – Ätiologie 452–453
- – Anämie, hämolytische 455
- – Antikardiolipin-Antikörper 457
- – Budd-Chiari-Syndrom 454
- – Diagnostik 453
- – DIC 313
- – β_2-GP-I-Antikörper 457
- – katastrophales (CAPS) 455–459
- – Kindesalter 492
- – klinische Manifestationen 456
- – Lupusantikoagulans 95, 457
- – medikamentös induziertes 454
- – ox-LDL-Antikörper-Komplexe 453
- – Pathogenese 452–453
- – Plazentainsuffizienz 453
- – primäres 454
- – Purpura, thrombozytopenische, idiopathische 455
- – Schwangerschaft 477–478
- – Komplikationen 454
- – sekundäres 454
- – Spontanabort 453
- – Therapie 381–382
- – Thromboembolie 457
- – Thrombose 453–454
- – Thrombozytopenie 455, 458
- – Vitamin-K-Antagonisten 459
- α_2-Antiplasmin
- – Mangel, Hyperfibrinolyse 321
- – Reteplase, Inaktivierung 202
- Antiplasmin-Mangel, Hyperfibrinolyse 321

Antirheumatika, Nebenwirkungen 207–209
Antithrombin (AT) 17, 161
– Bestimmung 71–73
– DIC 317
– Hirudinbestimmung, chromogene 139
Antithrombin-Heparin-Komplex, Gerinnungssystem, plasmatisches 180
Antithrombinkonzentrate 164
– Antithrombin-Test 71
– DIC 316
Antithrombinmangel 425–427
– Antithrombintest, chromogener 425–426
– erworbener/hereditärer 71
– funktionelle/immunologische Tests 73
– Kontrazeption, orale 426
– molekulargenetischer Test 426
– Rezidivrisiko 426
– Schwangerschaft 426
– Thrombinpotenzial, endogenes 58
– Thromboembolie, akute 426
– Thromboseprophylaxe 476
– Wochenbett 426
Antithrombintest, chromogener 425–426
Antithrombosestrümpfe
– Beinvenenthrombose, tiefe 522
– Thromboembolieprophylaxe, primäre 512
α_2-Antitrypsin, Reteplase, Inaktivierung 202
Antituberkulotika, Nebenwirkungen 211
Aortenaneurysma, Verbrauchskoagulopathie 216
Aortokoronare Bypass-Operation, Aprotinin 155
APC (aktiviertes Protein C) 53
– rekombinantes 161, 317
– – DIC 315
– Resistenz-Test 53

aPCC (Prothrombinkomplexkonzentrat, aktiviertes) 161
APC-Resistenz 53–55, **416–420**
– Primärprophylaxe 417–418
– Protein-C-Weg, antikoagulatorische Wirkung, verminderte 416
– Protein-S-Aktivität 77
APC-Resistenz-Test 53–55
Apoptose, Hirudin 485
Apoptosefördernde Wirkung, Antikoagulanzien 485
Aprotinin 16, 26, 155
– Dosierung 155
– Hyperfibrinolyse 322, **323**
aPTT (Activated Partial Thromboplastin Time) 41–45
– APC-Resistenz-Test 53
– Befunde, unklare, Thrombinzeit 45
– verlängerte, Lupusantikoagulans, Bestimmung 95
– – Plasmatauschversuch 102
Arachidonsäure, Aggregometrie 117
Arachidonsäurestoffwechsel 245
Argatroban 181, **194–195**
– DIC 318
– HIT 467–468
– HIT-II-Komplikationen 195
– Koronarsyndrom, akutes ohne ST-Hebung 337
– Thrombozytopenie, Heparin-induzierte 467–468
Aromatasehemmer, Tumorthrombophilie 446
Arteria-basilaris-Verschluss 343
Arteria-cerebri-media-Verschluss 343
Arteria-hepatica-Verschluss, Sirolimus 497
Arterielle Verschlusskrankheit, periphere (pAVK) 352–362
– akute 357–360
– Angiographie 352, 355, 358

– Angioplastie 356
– asymptomatische 356
– Bypass-Verfahren 360
– chronische 352–357
– Claudicatio intermittens 354, 356
– Diagnostik 354–355
– Differenzialtherapie 355
– Dopplersonographie, direktionale 354
– Duplexsonographie 354
– Fontaine-Klassifikation 354
– gefäßaktive Substanzen 357
– Heparin 356, 359
– Labordiagnostik 355, 359
– Nekrosen 357
– operative Behandlung 360
– Ratschow'scher Lagerungsversuch 354
– Restenoseprophylaxe 356
– Rezidivprophylaxe 360
– Ruheschmerzen 357
– Sauerstoffpartialdruck, transkutaner 355
– Stentimplantation 356
– Therapie 355–357
– Thromboembolie 505
– Thrombolyse 357, 360
– Thromboseneigung 328
– Thrombozytenfunktionshemmer 356
– zerebrale Ischämie 342
Arteriitis temporalis 362
– Thromboseneigung 328
Arteriolen, Wandscherraten 10
Arteriosklerose/arteriosklerotische Plaques 21
– Schlaganfall 343
– von-Willebrand-Syndrom 298
Arthritis, rheumatoide, Antiphospholipid-Antikörper 454
Arthroskopie, Thromboembolieprophylaxe 523
Arzneimittelnebenwirkungen, Hämostase 206–213
Aspirin-like-Defect **237–238**, 245

Sachverzeichnis

Aspirin® s. Acetylsalicylsäure
ASS s. Acetylsalicylsäure
Aszites, Tumorpatienten 486
Atherosklerotische Plaques, Wandscherraten 10
Atherothrombose 502
ATP-Freisetzung 127–128
– Biolumineszenz 126
– Firefly-Luciferase-Aktivität 128
– δ-Storage-Pool-Defekt 126
– Test 33
– Thrombozytenfunktion 126–128
ATP monitoring reagent 127
Atriales natriuretisches Peptid (ANP) 141–142
Auge, rotes 366
Autoantikörper s.a. Antikörper
– Faktorenmangel 300
– Thrombozyten 124
Autoimmunerkrankungen
– Antiphospholipid-Antikörper 454
– Purpura, thrombotisch-thrombozytopenische 280
Automation, Bearbeitungszeitraum, Voraussage 35
Azlocillin, Thrombozytopenie, medikamenteninduzierte 287

B

Baby-Hamster(BH)-Kidney-Zellen, Faktorenkonzentrate 159
Batroxobinzeit 47–48
BCNU, Thrombozytopenie, medikamenteninduzierte 288
BCS s. Budd-Chiari-Syndrom
Beckenvenensporn, Thrombophiliestatus 471
Beckenvenenthrombose
– Antiphospholipid-Syndrom 456
– Schwangerschaft 439
Behçet-Syndrom, Vaskulitis 328

Beinvenenthrombose, tiefe
– Acetylsalicylsäure 522
– Antiphospholipid-Syndrom 456
– Antithrombosestrümpfe 522
– D-Dimere 108
– Häufigkeit 511
– Heparin, niedermolekulares 184, 522
– Hüftfrakturoperation 523
– Kompression, intermittierende 522
– Low-dose-Heparin 522
– Schwangerschaft 439
– Thromboembolieprophylaxe 520
– Thrombolytika 197
– Warfarin 522
Berichrom® Faktor XIII 69
Bernard-Soulier-Syndrom 7, **235–236**, 243
– Aggregometrie 115
– Blutungszeit 56
– Durchflusszytometrie 120, 123
– RIPA-Test 84
– Thrombozytopathien 286
Bethesda-Assay 105–108
– Faktor-VIII-Inhibitoren 105
– Nijmegen-Modifikation 107
– Oxford-Methode 106
– von-Willebrand-Syndrom 296
Bilirubin
– Interferenzen, Prothrombinfragment 1/2, Bestimmung 112
– Ristocetin-Cofaktor-Aktivität (VWF:RCo) 82
Biolumineszenz 126
– ATP-Freisetzung 126
– Luciferase/Luciferin 126
Bio-Orbit 1250 Luminometer 127
Bivalirudin 181, **192–194**
– Koronarsyndrom, akutes ohne ST-Hebung 337–338
β-Blockade, Faktor-VIII-Spiegel, hoher 424

Blutabnahme 26
– Hämolyse/Schaumbildung 27
Blutgerinnung s. Gerinnung …
Blutungen
– Acetylsalicylsäure 217
– Anamnese, Aggregometrie 115
– Clopidogrel 173
– Cumarinderivate 217
– DDAVP 158
– Fibrinogenkonzentrat 163
– gynäkologische 218
– Hämophilie 262
– Heparinisierung 217
– intrakranielle, Hämophilie 265
– – Prädiktoren, Fibrinolyse 197
– punktförmige 218
– Thrombelastographie 61
– Thrombolytika 197
– Urokinase 200
– Ursachen, angeborene 220–276
– – erworbene 276–325
– viszerale, Hämophilie 263, 269
– Vitamin-K-Antagonisten 188
– zerebrale, Hämophilie 263
– – Schlaganfall 504
Blutungsneigung 215–325
– Anamnese 218–219
– Antifibrinolytika 156
– DIC 314
– Epidemiologie 216–217
– Faktor-XIII-Aktivität 69
– Formen, seltene 272–275
– Heparine, Kontraindikation 184
– Hermansky-Pudlak-Syndrom 240
– Symptome 218–219
– Thromboembolieprophylaxe 520
– vaskuläre, angeborene 217
Blutungstherapie
– Bethesda-Assay 105

Blutungstherapie
– Faktor-VIII-Autoantikörper 302
– Gerinnungsfaktoren, Inhibitoren 302–303
Blutungszeit 56–57
BNP s. B-type- oder brain natriuretic peptide
Bolin-Jamieson-Syndrom 237
Bradykinin, t-PA 18
Brain natriuretic peptide s. B-type- oder brain natriuretic peptide
B-type- oder brain natriuretic peptide (BNP)
– Bestimmung 141–142
– Lungenembolie 405
Budd-Chiari-Syndrom 413–415
– Antiphospholipid-Syndrom 454, 456
– Pathogenese 414
– Tumorthrombophilie 446
Bypass-Operation
– Acetylsalicylsäure 171
– arterielle Verschlusskrankheit, periphere 360

C

C46T-Polymorphismus, Faktor-XII-Gen 433
C677T-Polymorphismus
– Abort/Fruchttod, intrauteriner 477
– MTHFR-Gen 479
– Schwangerschaft 477
α_2-C807T-Polymorphismus 376
Cadherine 8
Calcineurininhibitoren, Transplantationsmedizin 495, 498
Calcium
– Gerinnungsproteasen 12
– Mobilisation 245
– Thrombozytenaktivierung 7
CAM (cell adhesion molecules) 8
Cancer procoagulant 212

Carbenicillin, Thrombozytopenie, medikamenteninduzierte 287
Carmustin, Thrombozytopenie, medikamenteninduzierte 288
Caspasen 485
Cavafilter, Lungenembolie 450
CD63-Antigen (lysosomenassoziiertes Membranprotein-3) 4
Cephalosporine, Thrombozytopenie, medikamenteninduzierte 287
Cephoperazone, Thrombozytopenie, medikamenteninduzierte 287
Ceprotin 164, **166–167**
– DIC 316
Certoparin
– Phlebothrombose 389
– Thromboseprophylaxe 183
CHC-Klassifikation, Vaskulitis 364
Chédiak-Higashi-Syndrom 241
– Thrombozytopathien 286
Chemokine 4
Chemotherapie/-therapeutika
– Nebenwirkungen 212
– Tumorthrombophilie 446
Chinesische-Hamster-Ovar(CHO-)-Zellen, Faktorenkonzentrate 159
Chinolone, Nebenwirkungen 211
Chirurgie/chirurgische Fachgebiete
– Thromboembolieprophylaxe 519–525
– Thromboembolierisiken 514
Chloramphenicol, Nebenwirkungen 211
Chromogene Substratmethoden
– Gerinnungsfaktoren, Messung 66

– Gerinnungszeit, Bestimmung 40
– Hirudinbestimmung 139–140
– Protein-C-Bestimmung 75
Chrono-Lume 127
Churg-Strauss-Syndrom 363
– Laborparameter 367
– MPO-ANCA 367
– Symptome und Befunde 365
– Therapie 371
Ciclosporin, Transplantationsmedizin 495
C1-Inaktivatoren, Reteplase, Inaktivierung 202
Citratblut
– Aggregometrie 116
– gepuffertes 27
Citratplasma 26–29
– Anti-Faktor-Xa-Test 134
– Plasmatauschversuch 103
– Ristocetin-Cofaktor-Aktivität (VWF:RCo) 81
– von-Willebrand-Faktor-Antigen (VWF:AG) 79
Claudicatio intermittens, arterielle Verschlusskrankheit, periphere 354, **356**
Clauss-Methode, Fibrinogen, Bestimmung 67
Clopidogrel 171–172
– Aggregometrie 115
– Blutungen 173
– Koronarsyndrom, akutes ohne ST-Hebung 335
– loading dose 172
– Punktion bzw. Katheterentfernung, rückenmarknahe 526
– Purpura, thrombotisch-thrombozytopenische 284
– Schlaganfall 349–350
– Stentimplantation, Reokklusionsprophylaxe 173
– Thrombozytopenie, medikamenteninduzierte 288
CNP s. C-type- oder brain natriuretic peptide

Sachverzeichnis

CoaguChecks®, Antikoagulation, orale, Monitoring 144
COX-2-selektive Inhibitoren, Nebenwirkungen 208
Crohn-Krankheit 410–412
C-type- oder brain natriuretic peptide (CNP) 141–142
Cumarinhepatitis 187
Cumarinnekrose
– Ceprotin 167
– Kindesalter 491
– Vitamin-K-Antagonisten 392
Cumarintherapie
– Blutungen 217
– Ceprotin 167
– Prothrombinfragment 1/2, Bestimmung 111
– Punktion bzw. Katheterentfernung, rückenmarknahe 526
– Überdosierung, PPSB-Konzentrate 163
Cyclooxygenase, Hemmung, Acetylsalicylsäure 168
Cyclooxygenase-Defekt 237–238
– Thrombozytopathien 286
Cyclooxygenasehemmer s. COX-2-selektive Inhibitoren
Cyclophosphamid, Vaskulitis 368

D

Dalteparin
– Dosierung im Kindesalter 489
– Thromboseprophylaxe 183
– Venenthrombose bei Tumorpatienten 392
Danaparoid(-Natrium) 191
– DIC 318
– HIT 465–466
– Koronarsyndrom, akutes ohne ST-Hebung 337
– Phlebothrombose 389
– Schwangerschaft 474
– Thromboembolieprophylaxe 513
– Thrombose, Kindesalter 489
Darmerkrankungen, chronische, entzündliche 410–412
Daunorubicin, Thrombozytopenie, medikamenteninduzierte 288
DDAVP-Test 157
D-Dimere 32, 108–111
– Antigen-Überschuss-Phänomene (high dose hook) 109
– Fibrinäquivalente (FEU) 110
– Fibrinolyse 108
– Latextest 109
– receiver operating characteristic (ROC) 110
– Referenzwerte 110
– Störeinflüsse 109
– Thrombose 411
– Wells-Score 108
D-Dimer-Test, Lungenembolie 401
Defektkoagulopathien, Lebererkrankungen 307
Defibrotide, VOD 415
Defined daily doses (DDD), Antikoagulanzien 181
Dense Bodies
– Serotonin (5-Hydroxytryptamin, 5-HT) 128
– Serotoninfreisetzung 128
– Thrombozyten 7–8
Derived fibrinogen, Endpunktmethode 69
Dermatitis, bullöse durch Argatroban 194
Dermoplastik, Rendu-Osler-Weber-Syndrom 221
Desmopressin (1-Desamino-8-D-Arginin-Vasopressin, DDAVP) 156–158
– Glanzmann'sche Thrombasthenie 234, 246
– Hämophilie 270
– Hermansky-Pudlak-Syndrom 246
– May-Hegglin-Anomalie 244
– Nebenwirkungen 213
– Storage-Pool-Defekt 246
– Therapieüberwachung, Blutungszeit 56
– Thrombozytopathien 246
– t-PA 18
– von-Willebrand-Faktor, Freisetzung 157
– von-Willebrand-Syndrom 259
Desogestrel, Nebenwirkungen 210
Dextran, Thrombozytopenie, medikamenteninduzierte 288
Diabetes mellitus
– Thromboembolie 506
– von-Willebrand-Faktor-Antigen (VWF:AG) 80
Diacylglycerol 7
DIC (disseminated intravascular coagulation) 311–321
– all-Trans-Retinsäure 445
– Antithrombin 315–317
– APC, rekombinantes 315
– Blutungsneigung 314
– Ceprotin 316
– D-Dimere 108
– Diagnostik 313–315
– Drotrecogin alfa 313, 315–317
– Eptacog alfa 316, 318
– Erythrozytenkonzentrate 318
– FFP 316
– Fibrinbildung, intravasale 314
– Fibrinogenkonzentrat 316
– Fibrinolysehemmstoffe 319
– Fibrinolysesystem, Kapazität 313
– fibrin-related marker (FRM) 314
– gerinnungshemmende Therapie 316–317
– GP-Ib, Verdauung, proteolytische 292
– Grunderkrankungen 311
– Heparin 316–318
– Kompensationsmechanismen 312–313

DIC
- Labordiagnostik 314–315
- maligne Erkrankungen 318
- Membranoxygenation, extrakorporale (ECMO) 317
- Nierenersatztherapie 317
- PPSB 316
- Promyelozytenleukämie, akute 311, 445
- Protein-C-Konzentrat 315–317
- Schwangerschaft 482
- Symptomatik, klinische 313
- Thrombin 312
- Thrombinpotenzial, endogenes 58
- Thrombozytenkonzentrate 316, 319
- Tifacogin 317

Diclofenac
- Nebenwirkungen 208
- Thrombozytopenie, medikamenteninduzierte 287

DIC-Score 314–315
- kinetischer 315

DIG (disseminierte intravasale Gerinnung) s. DIC

Dilute Russell's viper venom time (dRVVT), Lupusantikoagulans 97

Dipyridamol
- Schlaganfall 350
- Thrombozytopenie, medikamenteninduzierte 288

Diuretika
- Nebenwirkungen 207
- Thrombose, venöse 471

DMARD (disease modifying antirheumatic drugs), Nebenwirkungen 209

DNA-Extraktionssystem, automatisiertes, Anforderungen 153

DNA-Messung 30, **33**

DNA-Sequenzierung 152

Döhle-Körperchen, May-Hegglin-Anomalie 244

Drotrecogin alfa (Xigris) **164**
- DIC 313, 315–317

Durchflusszytometrie 120–125
- antithrombozytäre Antikörper, Nachweis 124
- Bernard-Soulier-Syndrom 123
- Glanzmann'sche Thrombasthenie 123
- Glykoprotein-IIb/IIIa-Antagonisten 176
- Histogramme 122
- Punktediagramm (Dot-plot) 122
- Referenzwerte 124–125
- Seitwärtsstreulicht (SSC, side scatter) 121
- δ-Storage-Pool-Defekte 123
- Thrombopathien, hereditäre 125
- Thrombozyten, In-vitro-Aktivierung 123, 125
- – retikulierte 123, 125
- Thrombozytenanalyse 122
- Thrombozytenquantifizierung 122–123
- Thrombozytopathien 123
- Vorwärtsstreulicht (FSC, forward scatter) 121

Dysfibrinogenämie 432–433
- Bβ-Kette, thrombin cleavage 432
- Batroxobinzeit 47–48
- Fibrinogen 325
- Gerinnungsanalyseautomaten, optische 324
- Gerinnungsmessgeräte, klassische 324
- Polymerisationsstörungen 324
- Schwangerschaft 481

Dyslipidämie, zerebrale Ischämie 349

E

Ecarin Chromogenic Assays (ECA), Hirudin 190

Ecarinzeit/Ecarin Clotting Time (ECT) 136–137
- Hirudin 190

Eckstein-Syndrom 243

EDRF (endothelium derived relaxing factor) 3

EDTA-Blut 27

EGF (epidermal growth factor), Thrombin 22

Ehlers-Danlos-Syndrom Typ IV, Hämostasestörungen 222

Eintrübungskurve, Gerinnungszeitmessung 31

Einverständnis des Patienten, molekulare Diagnostik 148–149

Elektrotransfer, von-Willebrand-Syndrom, Multimere 89

ELISA (enzyme-linked immunosorbent assay) 32
- ADAMTS13, Aktivitätsbestimmung 94
- D-Dimere 109
- Prothrombinfragment 1/2, Bestimmung 111
- Sensitivität, Anti-PF-4-Heparin-Antikörper 130
- – HIT-Antikörper 130
- von-Willebrand-Faktor-Antigen (VWF:AG) 80

Ellbeuge, Venenpunktion 27

Elution, Nukleinsäuren, Isolierung 153

Embolie
- arterielle, periphere, Thromboseneigung 328
- arterioarterielle, Schlaganfall 343
- DIC 313
- kardiale, Schlaganfall 343

Embryopathie, Vitamin-K-Antagonisten 392

Endogenes Thrombinpotenzial (ETP) 58–61

Endokarditis
- thrombotische, nichtbakterielle, Tumorthrombophilie 446
- von-Willebrand-Syndrom 298

Sachverzeichnis

Endometriumkarzinom, Thromboemboliehäufigkeit 444
Endothel 1–5
– und Blutung 2
– Fenestration, Thrombozytopenie 2
– hämostatische Antwort, Begrenzung 2
– Membrandomänen 5
– Oberflächeneigenschaften 3–5
– Sekretion, regulierte 4
– Speicherung, intrazelluläre 4
– Synthese 3–5
– transkriptionelle Kontrolle 4
Endotheliale Stickoxidsynthetase (eNOS) 5
Endothelialer Protein-C-Rezeptor (EPCR) 14
Endothelin, t-PA 18
Endothelzellaktivierung, Immunsuppressiva 496
Endothelzellapoptose, Stammzelltransplantation 491
Enoxaparin
– Dosierung im Kindesalter 489
– Koronarsyndrom, akutes ohne ST-Hebung 337
– Phlebothrombose 389
– Thromboseprophylaxe 183
Entzündungen
– Stammzelltransplantation 491
– Thrombophilie 471
Enyeart-Syndrom 243
Enzymatische Messung 30, **32**
EPCR (endothelialer Protein-C-Rezeptor) 3
Episkleritis 366
Epistaxis, Hämophilie 269
Epstein-Syndrom 242–243
Eptacog alfa, DIC 316, 318
Eptifibatid (Integrelin) 174
– Antagonisierung 336
– Koronarsyndrom, akutes ohne ST-Hebung 335–336
Ergüsse, maligne 486–487

Erreger, Übertragung, Faktorenkonzentrate 162
Erythrozytenkonzentrate, DIC 318
E-Selektin (CD62E) 4
ETP (endogenes Thrombinpotenzial) 58–61
ETP-Test 58–61
– Referenzwerte 60
Evans-Syndrom 224–226
Extrakorporale Kreisläufe, UFH 184
Extraktion, Nukleinsäuren, Isolierung 153
Extremitätenischämie/ -verschluss
– akuter 358
– kritische 354
Extrinsischer Weg, Gerinnungskaskade 11–12

F

Faktor II 273
– Mangel 274
– Messung 64–70
– und Vitamin-K-Antagonisten 186
Faktor IIa, Gerinnungskaskade, extrinsische 12
Faktor V 51–52, 273
– Messung 64–70
Faktor-V-Leiden-Mutation 380, **416–420**
– Abort/Fruchttod, intrauteriner 477
– APC-Resistenz-Test 53
– Diagnostik 417
– DNA-Messung 33
– Hormonsubstitution, postmenopausale 418
– Lungenembolie 398
– Multiplex-PCR 151
– PCR 55, 151
– Polymorphismen 379
– Präeklampsie 479
– Primärprophylaxe 417–418
– Protein-C-Weg, antikoagulatorisches Potenzial 49–50

– Referenzmaterialien, zertifizierte 154
– Schwangerschaft 419, 477
– Sekundärprophylaxe 418
– Thrombinpotenzial, endogenes 58
– thrombophiler Defekt 419
– Thromboseprophylaxe 476
– Transplantationsmedizin 497
– Venenthrombose, idiopathische 418
Faktor-V-Liverpool 417
Faktor-V-Mangel 274–275
– Frischplasma, gefrorenes 272
Faktor-V-Rezeptordefekt, Thrombozytopathien 286
Faktor Va 15
– Gerinnungsproteasen 12
Faktor VII 160, **273**
– Messung 64–70
– Polymorphismen 378–380
– und Vitamin-K-Antagonisten 186
Faktor-VII-Alloantikörper 166
Faktor-VII-Konzentrate 163
Faktor-VII-Mangel 274
– Schwangerschaft 481
Faktor VIIa
– rekombinanter 161, **163–166**
– – Faktor-VIII-Autoantikörper 303
– – Glanzmann'sche Thrombasthenie 247
– – Storage-Pool-Erkrankung 247
– – Thrombozytopathien 247
Faktor VIII 160, 273
– Akute-Phase-Protein 422
– Hämophilie 265
– Hemmkörper 300
– Kontrazeptiva, orale 438
– Mangel 21
– Messung 64–70
– Polymorphismen 378–380
– rekombinanter 160
– Spiegel, hoher 422–424

Faktor-VIII-Alloantikörper
- Hämophilie 301
- Immuntoleranztherapie 303–304

Faktor-VIII-Autoantikörper 300–301
- Altersgipfel 301
- Blutungstherapie 302
- Faktor VIIa, rekombinanter 303
- Immuntoleranztherapie 304
- Prothrombinkomplexpräparate, aktivierte 303

Faktor-VIII-Bindungskapazität
- Abhängigkeit vom Genotyp 87
- von-Willebrand-Syndrom 86–87

Faktor-VIII-Inhibitoren 102–108, 302
- Bethesda-Assay 105
- Plasmatauschversuch 102–105

Faktor-VIII-Konzentrate 162
- Hämophilie, Konduktorinnen 481

Faktor-VIII-Mangel
- Differenzialdiagnose 266
- Hämophilie A 261
- Plasmatauschversuch 103

Faktor-VIII-Restaktivität
- Bethesda-Assay 106
- Hämophilie 271

Faktor-VIII-VWF-Konzentrate, von-Willebrand-Syndrom 260, 296

Faktor VIIIa 15

Faktor IX 273
- Hämophilie 265
- Kontrazeptiva, orale 438
- Mangel 21
- Messung 64–70
- rekombinanter 160
- Spiegel, hoher 435
- und Vitamin-K-Antagonisten 186

Faktor-IX-Konzentrate 162
- Hämophilie, Konduktorinnen 481

Faktor-IX-Mangel, Hämophilie B 261

Faktor-IX-Mindestaktivität, Hämophilie 271

Faktor IXa 15

Faktor X 273
- Messung 64–70
- und Vitamin-K-Antagonisten 186

Faktor-X-Mangel 274
- Schwangerschaft 481

Faktor Xa 15
- Gerinnungsproteasen 12
- Messung 63

Faktor-Xa-Inhibitoren
- Anti-Faktor-Xa-Test 133
- Antithrombinmangel 72
- direkte 181
- Überwachung 181

Faktor XI 273
- Messung 64–70
- Spiegel, hoher 435

Faktor-XI-Mangel 275
- Schwangerschaft 481

Faktor XII 273
- Messung 64–70

Faktor-XII-Gen, C46T-Polymorphismus 433

Faktor-XII-Mangel 433
- Thromboembolie, Kollagen- oder Epinephrin-induzierte 13

Faktor XIII 161, **273**
- Bestimmung 69–70
- Polymorphismen 378–380
- Val34Leu, Polymorphismen 379, **435**

Faktor-XIII-Aktivitätstests, Transglutaminasen aus Erythrozyten 70

Faktor-XIII-Konzentrate 164

Faktor-XIII-Mangel 275
- Faktor-XIII-Konzentrate 164
- Gelenk-/Nabelschnurblutungen 275
- Schwangerschaft 481

Faktorenkonzentrate 159–164
- Dosierung 159

- Frischplasma, gefrorenes (FFP) 159
- klinische Anwendung 162
- Lebererkrankungen 307
- rekombinante 159
- Wirkungen, unerwünschte 162

Faktorenmangel
- Allo-/Autoantikörper 300
- Thrombinpotenzial, endogenes 58

Familienplanung, Untersuchungen, Einverständnis des Patienten 149

Fechtner-Syndrom 242–243

Fehlgeburt 477–478

Femoralarterienverschluss 352, 359

FFP (fresh frozen plasma) s. Frischplasma, gefrorenes

Fibrinäquivalente (FEU), D-Dimere 110

Fibrinassemblierung 14

Fibrinbildung
- Gleichgewicht 19
- Inhibitoren 300
- intravasale, DIC 314

Fibrinbildungsstörungen, Batroxobinzeit 47

Fibrinmonomere 14

Fibrinnetzwerk 14

Fibrinogen 14, 161, **273**
- Bestimmung 67–69
- Dysfibrinogenämie 325
- Hirudinbestimmung, chromogene 139
- Kontrazeptiva, orale 438
- Mangel 21, 163
- Polymorphismen 378–380
- Spiegel, Antikoagulanzientherapie 138
- Substitution, Berechnung 159

Fibrinogenkonzentrate 163–164
- DIC 316

Fibrinogenrezeptorantagonisten 174–177
- Dosierung 176

Sachverzeichnis

- Pharmakokinetik 175–176
- Purpura, thrombotisch-thrombozytopenische 284
- Thrombozytopenie, medikamenteninduzierte 288

Fibrinolyse
- Aktivatoren 18
- Blutungen, intrakranielle 197
- D-Dimere 108
- Kapazität, DIC 313
- – Thrombelastographie 61
- Proteine 17
- Thrombose, Kindesalter 488
- Tumorpatienten 445, 448
- Überwachung, Thrombinzeit 45

Fibrinolyseinhibitor(en) 18–19
- DIC 319
- Mangel, Antifibrinolytika 156
- Thrombin-aktivierbarer (TAFI) 434–435

Fibrinolysesystem 16–19
- Polymorphismen 379

Fibrinolytika, Thrombozytopenie, medikamenteninduzierte 288

Fibrinopeptid A (FPA) 26

Fibrinopeptide, Abspaltung 14

Fibrinpolymerisation, Thrombelastographie 61

Fibrin-related marker (FRM), DIC 314

Fibrinsynthese/-polymerisation, Störungen, Thrombinzeit 45

Fibronektin 1
- thrombogenes Potenzial 8
- Thrombozytenadhäsion 9

Fieber, hämorrhagisches, DIC 313

Firefly-Luciferase-Aktivität, ATP-Freisetzung 128

FK506, Transplantationsmedizin 495

Flüssigphasenassays, Thrombozytopenie, Heparin-induzierte 130

Fluorescent resonance energy transfer (FRET), ADAMTS13 93

Folsäuremangel, Darmerkrankungen, chronische, entzündliche 411

Fondaparinux 182
- Hüftgelenkersatz 522
- Phlebothrombose 388–389
- Punktion bzw. Katheterentfernung, rückenmarknahe 526
- Thromboembolieprophylaxe 513, 521

Fontaine-Klassifikation, arterielle Verschlusskrankheit, periphere 354

Frischplasma, gefrorenes (FFP)
- DIC 316
- Faktor-V-Mangel 272
- Faktorenkonzentrate 159
- Lebererkrankungen 307
- Purpura fulminans, Kindesalter 493

Fruchttod, intrauteriner 477–478

Frühabort, Heparin, niedermolekulares 478

Fruktose-1,6-Diphosphat-Mangel, Thrombozytopathien 286

Funktionstests
- Antithrombinmangel, Bestimmung 73
- Thrombozytopenie, Heparin-induzierte 131–133

Furlan-Methode, ADAMTS13, Aktivitätsbestimmung 92

G

G20210A-Polymorphismus, thrombophiler Defekt 419

Gammopathie, monoklonale, von-Willebrand-Syndrom 298

Geburtshilfe 473–484

Gefäßchirurgie, Thromboembolieprophylaxe 521

Gefäße, kleinere, Vaskulitis 366

Gelenkblutungen
- Faktor-XIII-Mangel 275
- Hämophilie 218, 263–264, 267–269

Genetische Untersuchungen, Einverständnis des Patienten 148–149

Geneva-Score, revidierter, Lungenembolie 399

Gerinnselbildung
- durch Antifibrinolytika 156
- Hämostase, Aktivierung 62

Gerinnselretraktion, Thrombozytenaggregat 6

Gerinnungsaktive Substanzen, Pharmakologie 155–213

Gerinnungsaktivierung, Immunsuppressiva 496

Gerinnungsanalyse, Automation 33–35

Gerinnungsfaktoren
- chromogene Substratmethode 66
- Durchflusszytometrie 120
- Gene und Proteine 273
- Inhibitoren 300–303
- Mangel, Faktorenkonzentrate 159
- – Lebersynthesestörungen 305–306
- – Schwangerschaft 481
- Membranbindung 120
- Messung 64–70
- Nephelometrie/Turbidimetrie 66
- Polymorphismen 379
- Stabilität, geringe 42
- Synthesestörungen, Vitamin-K-Antagonisten 186
- Vitamin-K-abhängige 308
- – Mangel 274
- – Plasmaspiegel 273

Gerinnungsfaktorenkonzentrate, Hämophilie 268–269
Gerinnungsinhibitoren 17
– Bestimmung 71–78
– DIC 317
– Koronarsyndrom, akutes ohne ST-Hebung 336–337
Gerinnungskaskade 11–14
– extrinsischer/intrinsischer Weg 11–12
– Regulation 15
Gerinnungsmonitore, verfügbare, Antikoagulation, orale 144
Gerinnungsphysiologie
– Labormethoden 25
– Methodologie 25–154
Gerinnungspräparate 160
Gerinnungsproteasen 12
Gerinnungsstatus, prä-, peri- und postoperativer, Thromboplastinzeit nach Quick 36
Gerinnungsstörungen, hereditäre, Schwangerschaft 480
Gerinnungssystem, plasmatisches, Aktivierung 180
Gerinnungszeitmessung 31–32
– Chromogen 40
– Thrombelastographie, pathologische 62
– Trübungsänderung 31
Gestagene, Nebenwirkungen 210
Gewebeplasminogenaktivator 1, **18**
– Thrombozytopenie, medikamenteninduzierte 288
Gewebshormon, Thrombin 20
Gewebsthrombokinase 3
G-gekoppelte Proteine 7
Gipsverband, Thromboembolieprophylaxe 524
Glanzmann'sche Thrombasthenie bzw. Glanzmann-Naegeli-Syndrom 232–234
– Aggregometrie 115
– Blutungszeit 56
– Desmopressin 234, 246

– Durchflusszytometrie 120, 123
– Faktor VIIa, rekombinanter 165–166
– Schwangerschaft 481
– Thrombozytopathien 286
– Typen 233
Globaltests 36–64
Glukokortikoide
– Abort 478
– Nebenwirkungen 209
Glykogenspeicherkrankheit, Thrombozytopathien 286
Glykoprotein-Ia
– α_2-C807T-Polymorphismus 376
– Defekt 236
Glykoprotein-Ib, Verdauung, proteolytische 292
Glykoprotein-Ib-Glykosylierungsdefekt 292
Glykoprotein-Ib-Mutationen/-Mangel
– Bernard-Soulier-Syndrom 235
– Bolin-Jamieson-Syndrom 237
– Pseudo-von-Willebrand-Syndrom 236
Glykoprotein-Ib-Rezeptor-Defekt 7
Glykoprotein-IIa, α_2-C807T-Polymorphismus 376
Glykoprotein-IIb/IIIa-Antagonisten/-Inhibitoren 174
– Antagonisierung 336
– Durchflusszytometrie 176
– klinische Anwendung 177
– Koronarsyndrom, akutes 340
– – ohne ST-Hebung 335–336
– RPFA (rapid platelet function assay) 176
– Schlaganfall 350
– Thrombozytopenie 177
– Wirkungen, unerwünschte 176–177

Glykoprotein-IIb/IIIa-Komplex
– Glykosylierung, abnorme 292
– HPA-1–Polymorphismus 375–376
– Mangel bzw. Modifikation 232–234
– – Thrombozytopenie 290
Glykoprotein-IV-Defekt **236**, 237
Glykoprotein-V-Mangel, Bernard-Soulier-Syndrom 235
Glykoprotein-VI-Defekt 237
Glykoprotein-IX-Mangel, Bernard-Soulier-Syndrom 235
β_2-Glykoprotein-I, Antikardiolipin-Antikörper 452
β_2-Glykoprotein-I-Antikörper, Antiphospholipid-Syndrom 457
Glykoproteine
– Analyse, Durchflusszytometrie 120
– thrombozytäre, Störungen, erworbene 292
Glykoproteinrezeptoren, thrombozytäre, Polymorphismen, genetisch determinierte 374
Glykosylphosphatidylinositol (GPI) 5
GMP-140 (granule membrane protein) 4
GP s. Glykoprotein
GradiThrom PCP Test 52
Granula, Thrombozyten 7
α-Granula, Thrombozyten 7–8
Granulafärbung, Durchflusszytometrie 120
Gray-Platelet-Syndrom **241**, 243
– Thrombozytopathien 286
Gynäkologisch-geburtshilfliche Thromboserisiken 437–443
– Thromboembolieprophylaxe 525

Sachverzeichnis

H

Hämaturie, Hämophilie 269
Hämodialyse
– Heparine, unfraktionierte (UFH) 183
– Hirudin 190
– Storage-Pool-Defekt 291
– UFH 184
Hämodilutionskoagulopathie, Thrombelastographie 61
Hämoglobin, Interferenzen, Prothrombinfragment 1/2, Bestimmung 112
Hämoglobinämie, Ristocetin-Cofaktor-Aktivität (VWF:RCo) 82
Hämoglobinurie, paroxysmale, nächtliche (PNH), Durchflusszytometrie 120
Hämolyse
– Blutentnahme 27
– Coombs-negative, ADAMTS13 91
Hämolytisch-urämisches Syndrom (HUS) 278
– ADAMTS13-Aktivität 225
– Multimerenanalyse 88
– Transplantationsmedizin 498
Hämophilie A/B 261–272
– adjuvante Maßnahmen 270–271
– Antifibrinolytika 156, 270
– aPTT 41
– aPTT-Verlängerung 265
– Behandlung im Bedarfsfall 269–270
– – individualisierte 266–271
– – prophylaktische 267–269
– Blutungen 262
– – intrakranielle/intrazerebrale 263, 265
– – spontane 12
– – viszerale 263, 269
– Dauerbehandlung 268
– DDAVP 156, 158, 270
– Desmopressin 270
– Diagnostik, klinische 262
– Epistaxis 269
– Faktor-VIII-Aktivität 86, 265
– Faktor-VIII-Alloantikörper 301
– Faktor-VIII-Konzentrat 162
– Faktor-VIII-Mangel 261
– Faktor-VIII-Mindestaktivität 265, 271
– Faktor-IX-Konzentrat 162
– Faktor-IX-Mangel 261
– Faktor-IX-Mindestaktivität 271
– Gelenkblutungen 218, 263–264, 267–269
– Gerinnungsfaktorenkonzentrate 268–269
– Hämaturie 269
– Kompartmentsyndrom 265
– Konduktorinnen 270
– – Faktor-VIII-Konzentrate 481
– – Faktor-IX-Konzentrate 481
– – Schwangerschaft 480–481
– Labordiagnostik 265–266
– molekulare Diagnostik 147
– Muskelblutungen 265
– Neumutationsrate 261
– Nierenblutungen 265
– Operationen 269
– Prävalenz 216
– Pseudotumoren 265
– Psoasblutung 265
– Punktmutationen 147, 262
– Schleimhautblutungen 269
– Schweregrade 263
– Selbstbehandlung, kontrollierte 267
– Substitutionstherapie, prophylaktische 268
– Synovitis, chronische 264–265
– TAFI-Werte, erhöhte 18
– Thrombelastogramm (TEG) 266
– Thrombinpotenzial, endogenes 58
– Tonsillektomie 271
– Tranexamsäure 270
– Transplantationsmedizin 497
– Verlaufsformen, leichtere 271
– – schwere 269
– Volkmann-Kontraktur 265
– VWF:CB 266
– VWF:RCo 266
– Weichteilblutungen 269
Hämoptyse 366
Hämorrhagie-Syndrom, Laborparameter 367
Hämorrhagische Diathese(n) s. Blutungsneigung
Hämostase
– Aktivierung, Gerinnselbildung 62
– Messmethoden 30
– Nebenwirkungen 206–213
– Polymorphismen 379
– Thrombelastographie 61
– Thrombozyten 6–10
Hämostasedefekt, homozygoter, Thrombose, Kindesalter 492
Hämostaseologische Faktoren, extravasale Effekte 20–22
Hämostasestörungen
– angeborene/erworbene, aPTT 41
– Lebererkrankungen 305–307
– Neugeborene 306
– plasmatische 378–382
– Transplantationsmedizin 497–498
Halothan, Thrombozytopenie, medikamenteninduzierte 288
HAMSTeRS (Hemophilia A Mutation, Structure, Test and Resource Site) 262
Handhämatom, paroxysmales 276–277
HELLP-Syndrom **479**, 482
– Antiphospholipid-Syndrom 456, **478**
Hemmkörper, Faktor VIII 300

Hemophilia A Mutation, Structure, Test and Resource Site (HAMSTeRS) 262
Heparansulfat 1–2
Heparin(e) 180–185
– Antidot 183
– – Protaminsulfat 183
– Anti-Faktor-Xa-Test 133
– aPTT 41, 43–44
– arterielle Verschlusskrankheit, periphere 356, 359
– AT-Spiegel 183
– Blutungen 217
– DIC 316–318
– Dosierung 183
– Gerinnungssystem, plasmatisches 180
– HIT-II-Antikörper 184
– HIT-Patienten, Reexposition 468
– klinische Anwendung 184
– Kontraindikationen 184
– Lipoproteinlipase, Freisetzung 182
– Lungenembolie 406
– Nebenwirkungen 337
– niedermolekulares (NMH), Angiogenese, Inhibition 485
– – Beinvenenthrombose, tiefe 522
– – Dosierung im Kindesalter 489
– – Frühabort 478
– – Hüftgelenkersatz 522
– – Koronarsyndrom, akutes ohne ST-Hebung 336–337
– – Lungenembolie 407
– – Pharmakokinetik 182
– – Punktion bzw. Katheterentfernung, rückenmarknahe 526
– – Schwangerschaft 473
– – Thromboembolieprophylaxe, primäre 512–513
– – Thrombose, Kindesalter 488–489
– – Thromboseprophylaxe 476
– – Tumorpatienten 484

– Pharmakokinetik 182–183
– Phlebothrombose 388–389
– Plättchenzahl 183–184
– Rezeptorstruktur 182
– Schlaganfall 347
– Standardisierung 182–183
– Thrombinzeit 45
– Thromboplastinzeit nach Quick 38
– Thrombozytopenie, medikamenteninduzierte 288
– tissue factor pathway inhibitor (TFPI) 182
– Tumorthrombophilie 449
– unfraktioniertes (UFH), Hämodialyse 183
– – Koronarsyndrom, akutes ohne ST-Hebung 336–337
– – Lungenembolie 406–407
– – Pharmakokinetik 182
– – Punktion bzw. Katheterentfernung, rückenmarknahe 526
– – Thromboembolieprophylaxe, primäre 512
– – Thrombose, Kindesalter 488–489
– – Überdosierung, Protaminhydrochlorid 489
– – Unverträglichkeit, DIC 318
– Wirkstoff 181–182
Heparin-induzierte Thrombozytopenie s. Thrombozytopenie
Heparin-induzierter Plättchenaktivierungstest 131–133
Heparinkofaktor II (HC II), Antithrombinmangel, Bestimmung 72
Heparinoid, Thrombose, Kindesalter 489
Heparin-PF-4-Komplexe 182
Heparinresistenz, Antithrombin-Test 71
Hepatopathie 215
Heptest® 135
Hermansky-Pudlak-Syndrom (HPS) 239–241
– Desmopressin 246

– Thrombozytopathien 286
Heroin, Thrombozytopenie, medikamenteninduzierte 288
Herzfehler, von-Willebrand-Syndrom 298
Herzglykoside, Nebenwirkungen 207
Herzinfarkt s. Myokardinfarkt
Herzinsuffizienz
– Thromboembolie, venöse 510
– Thrombosehäufigkeit 511
Herzklappen, künstliche
– Schwangerschaft 479–480
– Storage-Pool-Defekt 291
Herz-Lungen-Maschine
– Storage-Pool-Defekt 291
– UFH 184
Herzrhythmusstörungen, Vitamin-K-Antagonisten 188
High molecular weight kininogen s. HMWK
High responders, Bethesda-Assay 105
HIPA-Test, Thrombozytopenie, Heparin-induzierte 131–133
Hirnarterienstenosen/-verschlüsse
– Schlaganfall 348–349
– zerebrale Ischämie 342
Hirninfarkt s. Schlaganfall
Hirudin 180–181, **188–191**
– Antikörper, transiente 190
– Antithrombinmangel 72
– Apoptose 485
– Bestimmung, chromogene 139–140
– Dosierung 190
– Ecarin Chromogenic Assays (ECA) 190
– Ecarin Clotting Time (ECT) 190
– HIT 467
– Koronarsyndrom, akutes ohne ST-Hebung 337
– Pharmakokinetik 189

Sachverzeichnis

- Punktion bzw. Katheterentfernung, rückenmarknahe 526
- Thromboembolieprophylaxe, primäre 513
- Thrombozytopenie, Heparin-induzierte 467
HIT s. Thrombozytopenie, Heparin-induzierte (HIT)
HIT-Antikörper 463
- Aggregationstest 132
- ELISA, Sensitivität 130
- Heparine 184
HIT-Patienten, Reexposition, Heparin 468
HIT-Score 465
Hitzefibrinogen 69
HIV-Infektion, Purpura, thrombotisch-thrombozytopenische 280
HLA-Antikörper, Transplantationsmedizin 495
HMWK (high molecular weight kininogen)
- Antikardiolipin-Antikörper 452
- Gerinnungssystem, plasmatisches 180
Hochfrequenzablation, Acetylsalicylsäure 171
Homocystein, Kindesalter 492
Hormonersatztherapie
- Antithrombinmangel, Bestimmung 72
- postmenopausale, Faktor-VIII-Spiegel, hoher 424
- – Prothrombin-G20210A-Polymorphismus 421
- – Thromboembolie 440–441
- – Thrombose 418
- – transdermale Applikation 441
- Thromboembolie 210
- Tumorthrombophilie 446
Horton-Syndrom 362
HPA-1-Polymorphismus 375–376

HPS s. Hermansky-Pudlak-Syndrom
5-HT-Sekretionsassay, Dense Bodies 128
Hüftfrakturen
- Beinvenenthrombose, tiefe 511, 523
- Thromboembolieprophylaxe 523
Hüftgelenkersatz
- Beinvenenthrombose, tiefe 511
- Fondaparinux 522
- Heparin, niedermolekulares 522
- Thromboembolieprophylaxe 521
Hybridisierung, DNA-Sequenzierung 152
Hypercholesterinämie, GP-Rezeptoren, Störungen 292
Hyperfibrinolyse 216, **321–323**
- Antifibrinolytika 155–156, **323**
- Aprotinin 322, **323**
- Batroxobinzeit 47
- Diagnostik 322–323
- Fibrinogenkonzentrat 163
- Lebererkrankungen 306
- Poolplasma, virusinaktiviertes 321
- Proteaseinhibitoren 323
- Thrombelastogramm 61, 322
- Tranexamsäure 323
Hyperhomocysteinämie 431–432
- Darmerkrankungen, chronische, entzündliche 411
- MTHFR-C677T-Polymorphismus 431
- Thromboembolie, venöse 431
- VITRO (Vitamins and Thrombosis Trial) 431
Hyperkoagulabilität
- Antiphospholipid-Antikörper (APL) 452
- aPTT, verkürzte 44

- Protein-C-Mangel 428
- Thrombinbildungskurve 59
- Transplantationsmedizin 498
Hyperreagibilität, Thrombozyten 374–375
Hypertonie
- pulmonale, Lungenembolie 408
- – von-Willebrand-Syndrom 298
- Schlaganfall 504
- schwangerschaftsassoziierte 479
- Thromboembolie 506
- zerebrale Ischämie 349
Hyperviskosität, Polycythaemia vera/Thrombozythämie 449
Hypofibrinogenämie
- Batroxobinzeit 47
- Fibrinogen, Verlaufskontrolle 67
Hypofibrinolyse, Tumorpatienten 445
Hypokoagulabilität, Thrombinbildungskurve 59
Hyponatriämie, DDAVP 158
Hypophyseninfarkt, Antiphospholipid-Syndrom 456

I

Ibuprofen
- Nebenwirkungen 208
- Thrombozytopenie, medikamenteninduzierte 287
ICAM (intracellular adhesion molecule) 4
Idraparinux, Phlebothrombose 392
IL-1, VOD-Läsionen 413
Imipramin, Thrombozytopenie, medikamenteninduzierte 288
Immunglobulinbeladung, Analyse, Durchflusszytometrie 120
Immunglobuline, Abort 478
Immunkoagulopathie 215

Immunkomplexvaskulitis 362–363
- Anti-CD20-Antikörper 369
- Interferon-α 369
- Laborparameter 367
- Ribavirin/Rituximab 369

Immunmodulation, Purpura, thrombotisch-thrombozytopenische 283

Immunologische Messung/Tests 30, **32**
- Antithrombinmangel 73

Immunsuppression/-suppressiva
- Endothelzellaktivierung 496
- Gerinnungsaktivierung 496
- Purpura, thrombotisch-thrombozytopenische 283
- Transplantationsmedizin 495
- Vaskulitis 369–373

Immuntoleranztherapie
- Bethesda-Assay 105
- Faktor-VIII-Alloantikörper 303–304
- Faktor-VIII-Autoantikörper 304

Impedanzaggregometrie 118

Indomethacin
- Nebenwirkungen 208
- Thrombozytopenie, medikamenteninduzierte 287

Infektionen, Antiphospholipid-Antikörper (APL) 454

Inflammation s. Entzündungen

Infliximab, VOD 415

In-house-ELISA, Thrombozytopenie, Heparin-induzierte 129

Innere Medizin
- Thromboembolieprophylaxe 527
- Thromboembolierisiken 515–516

Inositoltriphosphat (IP3) 7

INR(-Wert)
- Antikoagulation, orale 143–144

- Thromboplastinzeit nach Quick 39

Insulin, Thrombin 22

Integrin $\alpha_2\beta_1$ (GP-Ia/IIa), α_2-C807T-Polymorphismus 376

Integrin $\alpha_{IIb}\beta_3$, HPA-1-Polymorphismus 375–376

Integrin-$\alpha_{IIb}\beta_3$-Rezeptor, Thrombozyten 7

Integrine 8

Intensivmedizinische Behandlung, Thromboembolieprophylaxe 528

Interferon-α
- Immunkomplexvaskulitis 369
- Vaskulitis, kryoglobulinämische 369

Interleukin-1 4

Interleukin-8, Thrombin, Rezeptorbindung 22

Internistische Erkrankungen
- Thromboembolieprophylaxe 527
- Thrombosehäufigkeit 511

Intrinsischer Weg, Gerinnungskaskade 11–12

In-vitro-Diagnostika, genetische, Einverständnis des Patienten 149

In-vitro-Kapillarverschlusszeit, DDAVP, Effekt 157

Ischämischer Insult, akuter, Thromboseneigung 328

Isoprenalin, Thrombozytopenie, medikamenteninduzierte 288

K

Kaiserschnittentbindung, Thromboembolie, venöse 477

Kalziumantagonisten
- Nebenwirkungen 207
- Thrombozytopenie, medikamenteninduzierte 288

Kaolin Clotting Time (KCT), Lupusantikoagulans 98

Kapillarblut 27
- Point-of-Care-Systeme 26

Kardiolipin 452

Kardiovaskuläre Erkrankungen
- natriuretische Peptide, Bestimmung 141
- von-Willebrand-Syndrom 298

Kardiovaskuläre Medikamente
- und Hämostase 206–207
- Nebenwirkungen 207
- Thrombozytopenie, medikamenteninduzierte 288

Karzinome s. Tumorerkrankungen

Kasabach-Merritt-Syndrom 221–222
- Verbrauchskoagulopathie 216

Kawasaki-Syndrom 363–364
- Laborparameter 367

Kindesalter
- Antiphospholipid-Syndrom 492
- Cumarinnekrose 491
- HIT 461, 489
- Homocystein 492
- Protein-C-/-S-Mangel 492
- Purpura fulminans 493
- Thromboembolie 487
- Thrombose, akute 487–492
- – arterielle 492
- – venöse 490

Kippmethode, Thromboplastinzeit nach Quick 37

Klippel-Trenaunay-Syndrom 216

Kniegelenkersatz
- Beinvenenthrombose, tiefe 511
- Thromboembolieprophylaxe 522–523

Knochenmarkstransplantation
- Purpura, thrombotisch-thrombozytopenische 280, 284
- Thrombozytopathien 247–248

Koagulopathien

Sachverzeichnis

– angeborene 215
– Thrombinpotenzial, endogenes 58
Kollagen
– Aggregometrie 117
– – Normalbereiche 119
– fibrilläres, thrombogenes Potenzial 8
Kollagenbindungsaktivität (VWF:CB)
– DDAVP, Effekt 157
– von-Willebrand-Syndrom 83–84
Kollagenrezeptordefekte, Thrombozytopathien 286
Koller-Test, Vitamin-K-Mangel 309–310
Kolonkarzinom, Thromboemboliehäufigkeit 444
Kompartmentsyndrom, Hämophilie 265
Kompressionssonographie, Phlebothrombose 388
Kompressionstherapie
– Beinvenenthrombose, tiefe 522
– Phlebothrombose 390
Konduktorinnen (Hämophilie) 270
– Faktor-VIII-Konzentrate 481
– Faktor-IX-Konzentrate 481
– Schwangerschaft 480–481
Kontrazeptiva, orale
– Antithrombinmangel 426
– – Bestimmung 72
– Faktor-V-Leiden-Mutation 417
– Faktor VIII 423, 438
– Faktor IX 438
– Fibrinogen 438
– Protein-C-Mangel 429
– Prothrombin-G20210A-Polymorphismus 420–421
– Thromboembolie 210, **438**
– Thrombophilie 438
Koronarangiographie, Koronarsyndrom, akutes 331

Koronararterienstenose, Wandscherraten 10
Koronare Herzkrankheit (KHK)
– Acetylsalicylsäure 171
– Fibrinogen, Verlaufskontrolle 67
– Low-dose-ASS 505
– Thromboembolieprophylaxe 502
– Thromboseneigung 327
– zerebrale Ischämie 342
Koronarintervention, perkutane, primäre, Koronarsyndrom, akutes 339
Koronarsyndrom, akutes 330–341
– Ätiologie 331–332
– Akuttherapie im Krankenhaus 333–334
– Diagnostik 331, 333
– Enoxaparin 337
– Glykoprotein-IIb/IIIa-Rezeptor-Antagonisten 340
– Koronarangiographie 331
– Koronarintervention, perkutane 339
– Labordiagnostik 333
– mit ST-Hebung 338
– ohne ST-Hebung 335–338
– – Therapie 334–340
– Pathogenese 331–332
– präklinische Versorgung 333
– Sekundärprophylaxe 340
– Therapie 332
– Thromboseneigung 327
Koronartherapeutika, Nebenwirkungen 207
Kortikosteroide
– Purpura, thrombotisch-thrombozytopenische 283
– Transplantationsmedizin 496
Kragenknopfphlebitis 395–396
Kryoglobuline, Aggregometrie 118
Kunine 16
Kunitz-Typ-Domänen 16

L

Laborautomatisierung 33–35
Labormethoden, Gerinnungsphysiologie 25
β-Lactam-Antibiotika
– Nebenwirkungen 211
– Thrombozytopenie, medikamenteninduzierte 287
Laminin 1
Lanoteplase 204
LA-Phänomen 102
– Lupus erythematodes, systemischer 96
Latextest
– D-Dimere 109
– Protein-S-Antigen, freies 77
LDL (low density lipoprotein), oxidiertes (ox-LDL) 453
Leberenzyme, Anstieg, Melagatran/Ximelagatran 192
Lebererkrankungen/-synthesestörungen 305–307
– PPSB-Konzentrate 163
– Protein-S-Mangel 428
– Vitamin K 307
– Vitamin-K-Antagonisten 187
Lebertransplantation
– Hyperfibrinolyse 322
– m-TOR-Inhibitoren 496
– Sirolimus 496
Leberversagen/-zirrhose, Hyperfibrinolyse 322
Lepirudin
– DIC 318
– Phlebothrombose 389
– Thrombose, Kindesalter 489
Leukämie
– chronisch myeloische, Storage-Pool-Defekt 291
– GP-Ib, Glykosylierungsdefekt 292
Leukozytenelastase, GP-Ib, Verdauung, proteolytische 292
LHRH-Agonisten, Tumorthrombophilie 446
LightCycler-PCR 150–151

Lipämie, Ristocetin-Cofaktor-Aktivität (VWF:RCo) 82
Lipide, Interferenzen, Prothrombinfragment 1/2, Bestimmung 112
Lipidsenker, Nebenwirkungen 207
Lipoprotein(a) 434
Lipoproteinlipase, Freisetzung, Heparine 182
Livedo reticularis 456
LMWK (low molecular weight kininogen), Antikardiolipin-Antikörper 452
Long-template-PCR 151–152
Low-dose-Heparin, Beinvenenthrombose, tiefe 522
Low responders, Bethesda-Assay 105
Luciferase, Biolumineszenz 126
Luciferin, Biolumineszenz 126
Luciferin-Luciferase-Reagens 127
Lumi(aggrego)meter 127
Lungenembolie **329**, 396–410
– Ätiologie 397–398
– Alteplase 201
– Antikoagulation 406
– Antikonzeptiva 397
– Antiphospholipid-Syndrom 456
– Beinvenen, Sonographie 401
– Biomarker, kardiale 404–405
– brain natriuretic peptide (BNP) 405
– Cavafilter 450
– D-Dimere 108, 398
– D-Dimer-Test 401
– Diagnostik 398–403
– differenzialtherapeutisches Vorgehen 407–408
– Echokardiographie 405
– Faktor-V-Leiden 398
– Geneva-Score, revidierter 399
– hämodynamisch instabile Patienten 397, 405–406, 408

– hämodynamisch stabile Patienten 401–403, 407–408
– Heparin 406–407
– Hypertonie, pulmonale 408
– klinische Wahrscheinlichkeit, Bestimmung 399
– Kompressionsultrasonographie 402
– Lungen(perfusions)szintigraphie 398–399, 402
– Malignome 397
– Mehrzeilen-CT-Pulmonalisangiographie 400
– natriuretisches Peptid 141, 405
– NT-proBNP-Wert 405
– Pathogenese 397–398
– Prothrombinmutation 398
– Pulmonalisangiographie 401, 406
– Pulmonalisdruck, Erhöhung, chronische 403
– rechtsventrikuläre Dysfunktion 398, 403–405
– rekanalisierende Therapie 407
– Sekundärprophylaxe 408
– Spiral-CT 400–403, 406
– Thromboembolie 401
– Thrombolyse/Thrombolytika **196**, 407
– Thrombose, Kindesalter 488
– Troponin I/T 404–405
– Troponintest 405
– Tumorpatienten 444
– Urokinase 200
– Virchow'sche Trias 397
– Vitamin-K-Antagonisten 408
Lungenkarzinom, Thromboemboliehäufigkeit 444
Lupus erythematodes, systemischer
– Antiphospholipid-Antikörper (APL) 454
– LA-Phänomen 96
– Purpura, thrombotisch-thrombozytopenische 280
– Storage-Pool-Defekt 291

Lupusantikoagulans 95–97, **98**, 99
– Antiphospholipid-Syndrom 452, 457
– aPTT 41, 43
– Differenzialdiagnose 302
– Dilute Russell's viper venom time (dRVVT) 97
– Kaolin Clotting Time (KCT) 98
– Thromboplastinzeit nach Quick 38
– Thromboseprophylaxe 476
Lymphoproliferative Erkrankungen, von-Willebrand-Syndrom 296–298
Lysosomen, Thrombozyten 7

M

Magen-Darm-Ulzera, Heparine, Kontraindikation 184
Magenkarzinom, Thromboembolie/Thrombophlebitis 444
MagNA Pure® LC System 153
Magnetic beads, Nukleinsäuren, Isolierung 153
Majocchi-Krankheit 277
α-Makroglobuline 16
Makrothrombozytopenie, familiäre/angeborene 243
Mammakarzinom, hormonmodulierende Therapie, Thromboserisiko 442
Marfan-Syndrom, Hämostasestörungen 222
May-Hegglin-Anomalie/-Syndrom 242–243, **244**
MDR-Gene (multidrug resistance genes, ABC-Proteinfamilie), Scott-Syndrom 244
Meizothrombin 190
Melagatran 181, 191–192
Membrandomänen, Endothel 5
Membranoxygenation, extrakorporale (ECMO), DIC 317

Sachverzeichnis

Membranproteine, GPI-verankerte, Nachweis, Durchflusszytometrie 120
Menorrhagien, von-Willebrand-Syndrom 257
Menstruationsblutungen, Thrombozytenfunktionsstörungen 246
Mepacrin-Färbung, Dense Bodies, δ-Storage-Pool-Defekt 128
Messmethoden 30–33
– enzymatische 30, 32
– immunologische 30, **32**
Mezlocillin, Thrombozytopenie, medikamenteninduzierte 287
MHC-Klasse-II-Moleküle 4
Mikroangiopathie 277–278
– thrombotische 91–95, 496
– – ADAMTS13 91–95
– – Typ Moschcowitz 277–278
– Transplantationsmedizin 498
Mikrohämaturie durch Urokinase 200
Mikrozirkulationsstörungen, Faktorenkonzentrate 162
Mithramycin, Thrombozytopenie, medikamenteninduzierte 288
Mitogen-aktivierte Proteinkinasen (MAPK), Thrombin, Rezeptorbindung 22
Mitralklappeninsuffizienz, Riesenplättchen 243
Molekulardiagnostik/molekulare Techniken 147–154
– Antithrombinmangel 426
– Einverständnis des Patienten 148
– Nukleinsäuren, Isolierung 153
– Probenanforderungen 152
– Qualitätskontrolle 153–154
Mondor'sche Krankheit 394
Montreal-Platelet-Syndrom **238**, 243

Moschcowitz-Syndrom 277–278
Moxalactam, Thrombozytopenie, medikamenteninduzierte 287
MPO-ANCA, Churg-Strauss-Syndrom 367
MTHFR-Gen, C677T-Polymorphismus 380, 479
– Hyperhomocysteinämie 431
m-TOR-Inhibitoren, Lebertransplantation 496
Multimerendifferenzierung
– Purpura, thrombotisch-thrombozytopenische 282
– von-Willebrand-Syndrom 88–91
Multiplate System (Pentapharm), Thrombozytenfunktion 119
Multiplex-PCR 151
Muskelblutungen, Hämophilie 265
Myelodysplastische Erkrankungen, Storage-Pool-Defekt 291
Myeloperoxidase (MPO-ANCA), Polyangiitis, mikroskopische 367
Myeloproliferative Erkrankungen
– GP-Rezeptoren, Störungen 292
– Tumorthrombophilie 448
– von-Willebrand-Syndrom 297
MYH9-Mutationen 242
Myokardinfarkt
– akuter 204
– – Alteplase 201
– – Reteplase 202
– – Streptokinase 199
– – Thrombolytika 195
– – Urokinase 200
– Antiphospholipid-Syndrom 456
– ASS 503
– α_2-C807T-Polymorphismus 377

– Depression, SSRI 213
– HPA-1(β_3-C1565T)-Polymorphismus 377
– Koronarsyndrom, akutes 331
– Plättchenrezeptorpolymorphismen 376
– Reduktion, Thromboembolieprophylaxe 502
– Tenecteplase 204
– Thrombosehäufigkeit 511
– UFH 184
Myokardnekrose, Koronarsyndrom, akutes 331

N

Nabelschnurblutungen, Faktor-XIII-Mangel 275
Nadroparin
– Phlebothrombose 389
– Thromboseprophylaxe 183
Nafcillin, Thrombozytopenie, medikamenteninduzierte 287
Naftidrofuryl, arterielle Verschlusskrankheit, periphere 357
Naproxen
– Nebenwirkungen 208
– Thrombozytopenie, medikamenteninduzierte 287
Narkotika, Thrombozytopenie, medikamenteninduzierte 288
Natriumnitroprussid, Thrombozytopenie, medikamenteninduzierte 288
Natriuretische Peptide
– Bestimmung 141–142
– Lungenembolie 405
Nephelometrie, Gerinnungsfaktoren, Messung 66
Neugeborene
– Hämostasestörungen 306
– Ikterus 226
Neurochirurgie
– Beinvenenthrombose, tiefe 511

Neurochirurgie
– Thromboembolieprophylaxe 524–525
Neurologische Erkrankungen
– Thrombin 21
– Thromboembolierisiken 515
Neutropenie, Thienopyridine 173
Nierenblutungen, Hämophilie 265
Nierenersatztherapie, DIC 317
Niereninsuffizienz
– GP-Rezeptoren, Störungen 292
– Thrombozytopenie 290
Nifedipin, Thrombozytopenie, medikamenteninduzierte 288
Nijmegen-Modifikation, Bethesda-Assay 107
Nitrate, Nebenwirkungen 207
Nitroglycerin, Thrombozytopenie, medikamenteninduzierte 288
NO (Stickstoffmonoxid), Gerinnungskaskade 13
Non-overt DIC score 315
Nonresponder, Plättchenfunktionshemmer 177
Nortriptylin, Thrombozytopenie, medikamenteninduzierte 288
NSAID s. Antirheumatika, nichtsteroidale
NSTEMI (non-ST-elevation myocardial infarction) 330
– Akuttherapie im Krankenhaus 334
– Koronarsyndrom, akutes 332
– Therapie 334–338
NT-proBNP-Wert, Lungenembolie 405
Nuklearer Faktor-κB (NFκB)-Familie 4
Nukleinsäuren, Isolierung, molekulare Techniken 153
Nukleotidgehalt, Bestimmung, Biolumineszenz 126

O

Ödeme durch Argatroban 194
Östrogene
– Nebenwirkungen 209–210
– Thromboembolie, venöse 210
Östrogenrezeptormodulatoren, selektive
– Nebenwirkungen 210
– Thrombose 441–442
OKT3 (Muronomab CD3), Zytokin-Release-Syndrom 496
Operationen
– Ceprotin 167
– Hämophilie 269
Orthopädie, Thromboembolieprophylaxe/-risiken 514, 516, 521–524
Osler-Syndrom 217
– Knötchen 221
Osmotherapeutika, Schlaganfall 347
Ovarialkarzinom, Thromboemboliehäufigkeit 444
Overt DIC score 315
Owren's PT 40
Oxford-Methode, Bethesda-Assay 106
ox-LDL-Antikörper-Komplexe, Antiphospholipid-Syndrom 453

P

p21 WAF/CIP (wildtype-activated-fragment/CdK-interacting protein) 485
PADGEM (platelet activation dependent granule-external membrane protein) 4
PAF s. platelet-activating factor
PAI s. Plasminogenaktivatorinhibitor
Panarteriitis nodosa 362–364
– Laborparameter 367
– Therapie 370–372
pANCA 367
Pankreaskarzinom, Thromboemboliehäufigkeit 444
Pankreas-Trypsininhibitor 16
PAR-1–4 s. Protease-aktivierter Rezeptor
Paraproteinämie, Thrombozytopenie 290
Parese, Thromboembolieprophylaxe 528
Partikel-Gel-Immunoassay, Thrombozytopenie, Heparin-induzierte 129
Patientenschulung, Antikoagulation, orale 143–144
Pauci-immune Vaskulitis 362, **363–364**
PCA (perkutane koronare Angioplastie), Bivalirudin 193
PCR (Polymerase-Kettenreaktion) 150–151
– Faktor-V-Leiden-Mutation 55
Pd-Faktor-VIII 160
Pd-Faktor-IX 160
Pd-Protein-C (Plasma derived Protein C) 161
PEG-Hirudine, Pharmakokinetik 189
Penicilline
– Thromboplastinzeit nach Quick 38
– Thrombozytopenie, medikamenteninduzierte 287
Pentasaccharid(e)
– HIT 468
– Koronarsyndrom, akutes ohne ST-Hebung 337
– Phlebothrombose 389
– Thrombozytopenie, Heparin-induzierte 468
Perikarderguss, Tumorpatienten 486
Petechien, postkapilläre 2
PF-4-Heparin-ELISA, Thrombozytopenie, Heparin-induzierte 129
PFA-100® (platelet function analyzer) 56–57
– Acetylsalicylsäure 56

Sachverzeichnis

- Blutungszeit 57
- DDAVP, Effekt 157
- Thrombozytenfunktion 125
- Verschlusszeit, Referenzwerte 57

PGI$_2$ s. Prostaglandin I$_2$

Phenothiazine, Thrombozytopenie, medikamenteninduzierte 288

Phenprocoumon 185–186
- HIT 468
- Phlebothrombose 391
- Thrombose, Kindesalter 491
- Thrombozytopenie, Heparin-induzierte 468

Phenytoin, Nebenwirkungen 213

Phlebographie, Schwangerschaft 474

Phlebothrombose 329, **383–393**
- ambulante Therapie 390–391
- Antikoagulation 388–389
- aszendierende 384
- Bettruhe 390
- Bewegungstherapie 390
- Danaparoid 389
- D-Dimere 385
- deszendierende 384
- Diagnostik 384–388
- – bildgebende 386
- Fondaparinux 388
- Heparin 388–389
- Hyperkoagulabilität 383
- Idraparinux 392
- immobile Patienten 384
- Kompressionssonographie 386, **388**
- Kompressionstherapie 390
- Labordiagnostik 385–386
- Lepirudin 389
- Phenprocoumon 391
- Phlebographie 387
- Sekundärprophylaxe 391–392
- Therapie 388–392
- Thrombektomie 390
- Thrombolyse 389–390

- Verlaufsformen 384
- Virchow'sche Trias 383
- Vitamin-K-Antagonisten 391
- Vogel'sches Modell 384
- Warfarin 391

Phlegmasia coerulea dolens
- Thrombolytika 197
- Urokinase 200

Phosphatidylethanolamin 452

Phosphatidylinositol 452
- Metabolismus 245

Phosphatidylinositolbiphosphat (PIP$_2$) 7

Phosphatidylserin 452

Phosphodiesteraseinhibitoren
- Nebenwirkungen 207
- Thrombozytopenie, medikamenteninduzierte 288

Phospholipase C (PLC), Thrombozytenaktivierung 7

Phospholipide
- Gerinnungsproteasen 12
- Gerinnungssystem, plasmatisches 180

Piperacillin, Thrombozytopenie, medikamenteninduzierte 287

Piroxicam, Nebenwirkungen 208

Plättchenadhäsion/-aggregation s. Thrombozytenadhäsion/-aggregation

Plättchenaktivierender Faktor (PAF) 4
- Wundheilung 20

Plättchenaktivierungstest, Heparin-induzierter 131–133

Plättchenfaktor-3-Defekt, Thrombozytopathien 286

Plasma, thrombozytenreiches 28

Plasmaaustausch, Purpura, thrombotisch-thrombozytopenische 282–283

Plasmainfusion, TRALI (transfusion related acute lung injury) 229

Plasmainfusion/-transfusion
- Purpura, thrombotisch-thrombozytopenische 228–229
- TRALI (transfusion related acute lung injury) 228, 283

Plasmakonzentrate, von-Willebrand-Syndrom 259–260

Plasmatauschversuch/Plasmamischtest 102–105
- aPTT-Verlängerung 102
- Citratplasma 103
- Faktor-VIII-Inhibitoren 102–105
- Faktor-VIII-Mangel 103
- Referenzwerte 104
- Störeinflüsse 103

Plasmin 17

Plasminogen 17
- Mangel 434

Plasminogenaktivatorinhibitor-1 (PAI-1) 1, 3, 17, **433–434**
- Gerinnungskaskade 13
- Hyperfibrinolyse 321
- Polymorphismen 378–380
- Transplantationsmedizin 498
- VOD-Läsionen 413

Plasminogenaktivatorinhibitor-2 (PAI-2) 17

Plasminogenaktivatorinhibitoren (PAI) 17
- Mangel, Hyperfibrinolyse 321

Platelet-activating factor (PAF), Thrombin, Rezeptorbindung 22

Plazentainsuffizienz, Antiphospholipid-Antikörper/-Syndrom 453, 456, 478

Plazentaschranke, Vitamin-K-Antagonisten 474

Pleuraerguss, Tumorpatienten 486

POCT (Point-of-Care-Testing), Ecarinzeit 136

Point-of-Care-Systeme, Kapillarblut 26

Polyangiitis, mikroskopische 363–364
- Laborparameter 363
- Myeloperoxidase (MPO-ANCA) 367
- Therapie 371
- Vaskulitis, primäre, systemische 363

Polycythaemia vera, Hyperviskosität 449

Polyglobulie, Raucher 471

Polymerase-Kettenreaktion (PCR) 150–152

Polymerisationsstörungen 324–325
- Dysfibrinogenämie 324

Polytrauma, Beinvenenthrombose, tiefe 511

Poolplasma, virusinaktiviertes, Hyperfibrinolyse 321

Posthepatischer/postsinusoidaler Verschluss 413–415

Postinfarktsyndrom, Vitamin-K-Antagonisten 188

PPSB-Konzentrate 161, **163**
- DIC 316

Präanalytik 26–30
- Fehlerursachen 29

Präeklampsie 479
- Antiphospholipid-Antikörper/-Syndrom 456, 478
- Aspirin 479
- Faktor-V-Leiden-Mutation 479

Präkallikrein, Gerinnungssystem, plasmatisches 180

Pränatale Risikoabklärung, Einverständnis des Patienten 149

Pränataluntersuchungen, Einverständnis des Patienten 148–149

Prä-pro-VWF-Monomer, von-Willebrand-Syndrom 250

Präzipitation, Nukleinsäuren, Isolierung 153

PRIND (prolongiertes reversibles ischämisches neurologisches Defizit), Antiphospholipid-Syndrom 456

Probenarten 27

ProC Global® 51–52

Procarboxypeptidase 15

Prokoagulanzien, Tumorzellen 445, 484

Promyelozytenleukämie, akute
- all-Trans-Retinsäure 449
- DIC 311, 445

Propranolol, Thrombozytopenie, medikamenteninduzierte 288

Prostaglandin I_2 (PGI_2) 1, 3
- Gerinnungskaskade 13

Prostaglandine, Biosynthese, Acetylsalicylsäure 168

Prostanoide, Thrombozytopenie, medikamenteninduzierte 288

Prostatakarzinom, Thromboemboliehäufigkeit 444

Prostatektomie, Beinvenenthrombose, tiefe 511

Prostazyklin 1

Protac®, Protein-C-Bestimmung 74

Protaminhydrochlorid, Heparin, unfraktioniertes, Überdosierung 489

Protaminsulfat, Rebound-Phänomen 183

Protease-aktivierter Rezeptor (PAR) 8, 21

Proteaseantikörper, Purpura, thrombotisch-thrombozytopenische 281

Proteasehemmer/-inhibitoren 16
- Hyperfibrinolyse 323

Protein C 4, 74–76
- aktiviertes (APC) 53
- – APC-Resistenz-Test 53
- Aktivierung, EPCR-abhängige 16
- Antikardiolipin-Antikörper 452
- Bestimmung, chromogene Substratmethoden 75
- – Vitamin-K-Mangel 74
- endogenes, Aktivierung 53
- Hemmung 16
- Vitamin-K-Abhängigkeit/-Mangel 308, 428
- und Vitamin-K-Antagonisten 186

Protein-C-Aktivator, APC-Resistenz-Test 53

Protein-C-Alloantikörper durch Protein-C-Konzentrat 167

Protein-C-Konzentrat 164, 166–167
- DIC 316–317
- Purpura fulminans, Kindesalter 493

Protein-C-Mangel 427–431
- Diagnostik 429
- Hyperkoagulabilität 428
- Kindesalter 492
- Kontrazeption, orale 429
- Rezidivwahrscheinlichkeit 429
- Schwangerschaft 429, 439
- Thrombinpotenzial, endogenes 58
- thrombophile Diathese 74
- Wochenbett 429

Protein-C-Präparat, humanes 166–167

Protein-C-Rezeptor, endothelialer (EPCR) 14

Protein-C-Weg 14–16
- antikoagulatorisches Potenzial 49–52

Protein S 4, 15, **76–78**
- Aktivitätsbestimmung 77
- Antikardiolipin-Antikörper 452
- APC-Resistenz 77
- Bestimmung 76–78
- Vitamin-K-Abhängigkeit 428
- und Vitamin-K-Antagonisten 186
- Vitamin-K-Mangel 308

Protein-S-Antigen 77
- freies/gesamtes 77

Sachverzeichnis

Protein-S-Mangel 427–431
– Diagnostik 428
– erworbener 76
– Kindesalter 492
– Rezidivwahrscheinlichkeit 429
– Schwangerschaft 429, 439
– Thrombinpotenzial, endogenes 58
– Thromboembolie, venöse 428
– Typ 1/2 428
– Wochenbett 429
Protein-S-Test 428
Protein Z, Vitamin-K-Mangel 308
Proteinase 3 (PR3-ANCA), Wegener-Granulomatose 367
Proteine
– fibrinolytische 17
– G-gekoppelte 7
Proteinkinase C (PKC), Thrombin, Rezeptorbindung 22
Proteinphosphorylierung 245
Prothrombin
– Antikardiolipin-Antikörper 452
– Mangel 21
– Spiegel, Antikoagulanzientherapie 138
– und Vitamin-K-Antagonisten 186
Prothrombin G20210A 380
Prothrombin-G20210A-Mutation/-Polymorphismus 379, **420–421**
– Abort 477
– Fruchttod, intrauteriner 477
– Hormonsubstitution, postmenopausale 421
– Kontrazeptiva, orale 420–421
– Multiplex-PCR 151
– Primärprophylaxe 420–421
– Referenzmaterialien, zertifizierte 154
– Schwangerschaft 421, 477

Prothrombinase 179
Prothrombinfragment 1/2 111–113
Prothrombinkomplex, Vitamin K 308
Prothrombinkomplex-präparate, aktivierte 163
– Faktor-VIII-Autoantikörper 303
Prothrombinmutation
– Lungenembolie 398
– Thrombinpotenzial, endogenes 58
– Transplantationsmedizin 497
Prothrombinzeit s. Thromboplastinzeit nach Quick
Protime®, Antikoagulation, orale, Monitoring 144
Protofibrillen 14
P-Selektin (CD62P) 4
Pseudoallergische Reaktion, Faktorenkonzentrate 162
Pseudotumoren, Hämophilie 265
Pseudo-von-Willebrand-Syndrom 236
Pseudoxanthoma elasticum, Hämostasestörungen 222
PSGL-1 (P-selectin glycoprotein ligand-1) 8
Psoasblutung, Hämophilie 265
Psychopharmaka, Thrombozytopenie, medikamenteninduzierte 288
PTC (perkutan-transhepatische Cholangiographie), Acetylsalicylsäure 171
PTCA (perkutane transluminale koronare Angioplastie), Thrombolytika 195
Pulmonale Erkrankungen, Thrombin 21
Pulmorenales Syndrom 365
Punktion bzw. Katheterentfernung, rückenmarknahe 526
Purpura 218
– abdominalis 366
– anularis teleangiectoides 277

– fulminans, Ceprotin 167
– – Kindesalter 493
– – sepsisinduzierte, DIC 313
– hyperglobulinaemica 277
– palpable 366
– Schoenlein-Henoch 277, **362–363**
– – Therapie 371–372
– senilis 276
– thrombotisch-thrombozytopenische **223–230**, 278–285
– – ADAMTS13 91, 227, 281
– – ADAMTS13-Protease, Mangel 228–229
– – Ätiologie 223–224, 279–281
– – angeborene 280
– – Antiaggreganzien 284
– – Antikörper 283
– – autoimmune Krankheiten 280
– – Bethesda-Methode 225
– – B-Zell-Antikörper 283–284
– – Clopidogrel 284
– – Diagnostik 224–228, 281
– – Fibrinogenrezeptorantagonisten 284
– – HIV-Infektion 280
– – Immunmodulation 283
– – Immunsuppression 283
– – klinischer Verlauf 226–228
– – Knochenmarktransplantation 280, 284
– – Kortikosteroide 283
– – Labordiagnostik 225–228, 281–282
– – Lupus erythematodes, systemischer 280
– – Molekulargenetik 225
– – Multimerenanalyse 88, 282
– – Pathogenese 223–224, 279–281
– – Plasmaaustausch 282–283
– – Plasmainfusion 228–229
– – Plasmatauschversuch 225
– – primäre 282–284

Purpura
- thrombotisch-thrombozytopenische
- – Proteaseantikörper 281
- – sekundäre 284
- – Shigatoxin 1 bzw. 2 280
- – Splenektomie 283
- – Ticlopidin 284
- – Tumorerkrankungen 280
- – Vinca-Alkaloide 280, 283
- – von-Willebrand-Faktor-Antigen (VWF:AG) 80
- – Zytostatika 280
- thrombozytopenische, idiopathische 224, 226
- – Antiphospholipid-Syndrom 455
- – Autoantikörper 289

Q

Qualitätskontrolle, interne, molekulare Techniken 153–154
Quebec-Platelet-Erkrankung 242
Quick-Wert s. Thromboplastinzeit nach Quick
Quinidin, Thrombozytopenie, medikamenteninduzierte 288

R

Raloxifen
- Nebenwirkungen 210
- Thrombose 441

RAS-Protein, Thrombin, Rezeptorbindung 22
Ratschow-Lagerungsversuch, arterielle Verschlusskrankheit, periphere 354
Rauchen
- Polyglobulie 471
- Thromboembolie 505–506

Rebound-Phänomen, Protaminsulfat 183
Receiver operating characteristic (ROC), D-Dimere 110
Rechtsventrikuläre Dysfunktion

- Lungenembolie 398, **403–405**
- natriuretische Peptide 141

Reihenuntersuchungen, Einverständnis des Patienten 149
Rendu-Osler-Weber-Syndrom 220–221
Reptilasezeit s. Batroxobinzeit
Reteplase 202–203
- Dosierung 339
- front loaded-Applikation 203
- Koronarsyndrom, akutes mit ST-Hebung 338

Reviparin, Phlebothrombose 389
Reye-Syndrom, Acetylsalicylsäure 170
Rezeptorglykoproteindefekte
- Durchflusszytometrie 120
- Thrombozytopathie 230–237

Rheumafaktoren, Interferenzen, Prothrombinfragment 1/2, Bestimmung 112
Rheumatische Beschwerden
- Lupusantikoagulans, Bestimmung 95
- Vaskulitis 364

Ribavirin
- Immunkomplexvaskulitis 369
- Vaskulitis, kryoglobulinämische 369

Riesenhämangiom 221–222
Riesenplättchenthrombozytopathie 242
- Bernard-Soulier-Syndrom 235
- erworbene 292
- Mitralklappeninsuffizienz 243
- Velocardiofacial-Syndrom 243

Riesenzellarteriitis 362–364
- Therapie 371–373
- Vaskulitis, primäre, systemische 363

RIPA-Test (Ristocetin-induzierte Plättchenagglutination), von-Willebrand-Syndrom 84
Ristocetin
- Aggregometrie 117
- – Normalbereiche 119
- Bernard-Soulier-Syndrom 235

Ristocetin-Cofaktor-Aktivität (VWF:RCo) 81
- DDAVP, Effekt 157
- verminderte, Pseudo-von-Willebrand-Syndrom 236
- von-Willebrand-Syndrom 81–83

Ristocetin-induzierte Plättchenagglutination (RIPA-Test) 85
- von-Willebrand-Syndrom 84

Rituximab
- Immunkomplexvaskulitis 369
- Thrombozytopenie, autoantikörperinduzierte 289
- Vaskulitis, kryoglobulinämische 369

RNA-Messung 30
Röntgenkontrastmittel, Thrombozytopenie, medikamenteninduzierte 288
ROTEM-System, Referenzwerte 63
RPFA (rapid platelet function assay), Glykoprotein-IIb/IIIa-Antagonisten 176
rt-PA s. Alteplase
Ruggeri-Klassifikation, von-Willebrand-Syndrom 253
Russell's viper venom (RVV), APC-Resistenz-Test 53–54

S

Sadler-Gralnick-Klassifikation, von-Willebrand-Syndrom 253
Schaumbildung, Blutentnahme 27

Sachverzeichnis

Scherstress in einem Endothelzellen-basierten System, ADAMTS13, Aktivitätsbestimmung 94
Schlaganfall s.a. zerebrale Ischämie
– Acetylsalicylsäure 347, 349–350, 504
– Alteplase (rt-PA) 347
– Angiographie, zerebrale 345
– Antikoagulanzien 349
– Antikoagulation 347
– Arterien, intrakranielle, Ultraschall 345
– arteriosklerotische Plaques 343
– B-Bild-Sonographie 345
– Blutungen, zerebrale 504
– Blutzuckerbestimmung 344
– Clopidogrel 349–350
– Computertomographie, kraniale (CCT) 344
– Continuous-wave(cw)-Dopplersonographie 345
– CT-Angiographie 344–345
– dekompressive Kraniektomie 347
– Diagnostik 343–346
– Dipyridamol 350
– Duplexsonographie, farbkodierte 345
– Embolie, arterioarterielle/kardiale 343
– Farbduplexsonographie 345
– Gerinnungsdiagnostik 344
– GP-IIa/IIIa-Antagonisten 350
– Hämatokrit 344
– Heparin 347
– Hirnarterien, Ultraschall 345
– Hirnarterienstenosen, Therapie 348–349
– Hirndrucksteigerung 347
– HIT 461
– Hypertonie 504
– Hypothermie 347
– intensivmedizinische Behandlung 347–349

– ischämischer 341–352
– – Grundkrankheiten 342
– Labordiagnostik 344
– Magnetresonanztomographie 345
– medizinische Parameter, allgemeine 346
– Osmotherapeutika 347
– PAR 21
– Pulsed-wave(pw)-Dopplersonographie 345
– Sekundärprophylaxe 349
– Therapie 346–350
– Thienopyridine 350
– Thrombendarteriektomie (TEA) 347
– Thromboembolie, venöse 381
– Thromboembolieprophylaxe 528
– Thrombolyse 346–347
– Thrombose 327–328, 511
– – arterielle 504
– – Kindesalter 488
– Thrombozytenfunktionshemmer 349–350
– Ultraschallkontrastmittel 346
– Vaskulitis 343
Schleimhautblutungen
– Antifibrinolytika 155
– Hämophilie 269
Schoenlein-Henoch-Purpura s. Purpura Schoenlein Henoch
Schwangerschaft
– Antikoagulation 473–474
– Antiphospholipid-Syndrom 454, 477–478
– Antithrombinmangel 426
– Beckenvenenthrombosen 439
– Beinvenenthrombosen 439
– Blutgerinnungsstörungen, hereditäre 480
– C677T-Polymorphismus 477
– Danaparoid 474
– DIC 482

– Dysfibrinogenämie 481
– Faktor-V-Leiden-Mutation 419, 477
– Gerinnungsfaktoren, Mangel 481
– Glanzmann-Naegeli-Syndrom 481
– Hämophilie, Konduktorinnen 480–481
– Heparin, niedermolekulares 473
– Herzklappen, künstliche 479–480
– Konduktorinnen, Hämophilie 480–481
– Phlebographie 474
– Protein-C-/-S-Mangel 429, 439
– Prothrombin-G20210A-Mutation 421, 477
– Thromboembolie, venöse **438–440**, 474–475
– Thrombophilie, hereditäre 477
– Thromboseprophylaxe 476–477
– Thromboserisiko 474
– Thrombozytopathie 481
– von-Willebrand-Faktor-Antigen (VWF:AG) 80
– von-Willebrand-Syndrom 480–481
Scott-Syndrom 231, **244**
– Thrombozytopathien 286
Scramblase, Scott-Syndrom 244
SDS-Polyacrylamid-Gel, von-Willebrand-Syndrom, Multimere 88, 90
Sebastian-Syndrom 242–243
Selbstdosierung/-management, Antikoagulation, orale 143–146
Semi-Dry-Blot, von-Willebrand-Syndrom, Multimere 89
Sepsis, DIC 313
Serinproteaseinhibitoren 16–17

Serinproteasen 181, 200
Serotonin (5-Hydroxytryptamin, 5-HT)
– Dense Bodies 128
– Thrombozytenaktivierung 176
Serotonin release assay (SRA), Thrombozytopenie, Heparin-induzierte 131–133
Serotoninfreisetzungstest, Thrombozytopenie, Heparin-induzierte 131–133
Serotonin-Wiederaufnahmehemmer, selektive (SSRI)
– Myokardinfarkt-Depression 213
– Nebenwirkungen 212–213
Serpine 16–17
Serum 27
Serumtransaminasen, Erhöhung durch Urokinase 200
Shigatoxin 1/2, Purpura, thrombotisch-thrombozytopenische 280
Short consensus repeat, Anti-β$_2$-Glykoprotein-I-Antikörper 100
Signaltransduktion und Plättchenaktivierung, Störungen 244–245
Sinusoidal obstruction syndrome (SOS) 413–415
Sirolimus
– A.-hepatica-Verschluss 497
– Lebertransplantation 496
– Thrombozytopenie 496
SIRS (systemic inflammatory response syndrome) 458
Sjögren-Syndrom, Antiphospholipid-Antikörper (APL) 454
SmartCheck®, Antikoagulation, orale, Monitoring 144
SOS s. sinusoidal obstruction syndrome
Spaltprodukte, Hirudinbestimmung, chromogene 139

Speichergranuladefekte, Thrombozytopathien 239
Splenektomie, Purpura, thrombotisch-thrombozytopenische 283
Spontanabort, Antiphospholipid-Syndrom 453
Spontanblutungen, Hermansky-Pudlak-Syndrom 240
Stammzelltransplantation 491
Statine
– Antiphospholipid-Syndrom, katastrophales (CAPS) 459
– Nebenwirkungen 207
STEMI (ST-elevation myocardial infarction) 330
– Akuttherapie im Krankenhaus 333
– EKG 331
– Thrombolysetherapie 338
– Thrombolytika 195
Stentimplantation
– Acetylsalicylsäure 171
– Clopidogrel 173
Steroidhormone, Nebenwirkungen 209–210
ST-Hebungsmyokardinfarkt s. STEMI
Stickoxid (NO) 1
Stickoxidsynthetase, endotheliale (eNOS) 5
Sticky platelet syndrome 374
Storage-Pool-Defekte
– α-Storage-Pool-Defekt 241–242
– δ-Storage-Pool-Defekt 231, 239
– – ATP-/ADP-Gehalt 126
– – Dense Bodies, Mepacrin-Färbung 128
– – Durchflusszytometrie 123
– – Hermansky-Pudlak-Syndrom 239–241
– – Thrombozytenfunktion 240
– – Thrombozytopathien 286
– Aggregometrie 115
– Blutungszeit 56
– Desmopressin 246

– Durchflusszytometrie 120
– erworbene 290–291
– Faktor VIIa, rekombinanter 247
– kombinierte 242
– Thrombozyten, Nukleotidgehalt 291
Strahlentherapie, Tumorthrombophilie 446
Streptokinase 198–199
– Antidot 199
– Dosierung 198, 339
– Kontraindikationen 199
– Koronarsyndrom, akutes mit ST-Hebung 338
– Langzeitlyse 198–199
– Monitoring 199
– Thrombose, Kindesalter 490
– Thrombozytopenie, medikamenteninduzierte 288
Suchtests 36–64
Sulfamethoxazol, Nebenwirkungen 211
Synovitis, chronische, Hämophilie 264–265
Systemsklerose, Antiphospholipid-Antikörper (APL) 454

T

TAFI (Thrombin-aktivierbarer Fibrinolyseinhibitor) 15, 18–19, **434–435**
– Hämophilie 18
– Polymorphismen 378–380
– Thromboserisiko 18
Takayasu-Arteriitis 328, **362–364**, 368
– Therapie 371, **373**
Tamoxifen
– Nebenwirkungen 210
– Thrombose 441
– Tumorthrombophilie 446
TAT-Komplex 113–115
– Bestimmung 113–115
– Referenzwerte 114
TEG (Thrombelastographie) 61–64
Teleangiektasie, hämorrhagische, hereditäre 220–221

Sachverzeichnis

Tenecteplase 203–204
- Dosierung 204, 339
- Koronarsyndrom, akutes mit ST-Hebung 338
Tetrazykline, Nebenwirkungen 211
TF (tissue factor)
- im Blut zirkulierender 13
- Gerinnungskaskade, extrinsische 12
- Gerinnungssystem, plasmatisches 180
TF-Faktor-VIIa-Komplex 12
TFPI (tissue factor pathway inhibitor) 3
- rekombinanter 317
TGF-β, Rendu-Osler-Weber-Syndrom 221
Theophyllin, Thrombozytopenie, medikamenteninduzierte 288
Therapiemaßnahmen in besonderen Situationen 473–499
Thienopyridine 171–174
- Dosierung 172
- Schlaganfall 350
Thoraxchirurgie, Antifibrinolytika 156
Thrombasthenie Glanzmann s. Glanzmann'sche Thrombasthenie bzw. Glanzmann-Naegeli-Syndrom
Thrombektomie, Phlebothrombose 390
Thrombelastographie (TEG) 61–64
- Hämophilie 266
- Hyperfibrinolyse 322
Thrombendarteriektomie (TEA), Schlaganfall 347
Thrombin 21, 179
- Aggregometrie 117
- DIC 312
- Ergüsse, maligne 486
- Gewebshormon 20
- neurologische Erkrankungen 21
- pulmonale Erkrankungen 21
- Thrombozytenaktivierung 8, 176
- t-PA 18
- Tumorzellen 22
- – Mitogen 484
- Wundheilung(sstörungen) 20–21
Thrombin-α_2-Makroglobulin-Komplex, ETP-Test 60
Thrombin-aktivierbarer Fibrinolyseinhibitor s. TAFI
Thrombinantagonisten, Thrombose, Kindesalter 489
Thrombin-Antithrombin-Komplex 113–115
Thrombinbildungskurve 58
- Hyper-/Hypokoagulabilität 59
- Vitamin-K-Mangel 59
Thrombinburst 31, 58
Thrombin Generation Assay (THROGA) 179
Thrombinhemmer/-inhibitoren, direkte 180–181
- Antithrombinmangel, Bestimmung 72
- Ecarin Clotting Time/Ecarinzeit 136
- Koronarsyndrom, akutes ohne ST-Hebung 337–338
- natürliche 181
- orale (ODTI), Melagatran/Ximelagatran 191
- synthetische 181
Thrombinpotenzial, endogenes (ETP) 58, **59–61**, 179
Thrombinrezeptoraktivierende Peptide s. TRAP
Thrombinrezeptoren 21
Thrombin-TM-Komplex **3**, 14
Thrombinzeit 45–47
- aPTT-Befunde, unklare 45
- Heparintherapie, Überwachung 45
- Referenzwerte 46
- verlängerte, Batroxobinzeit 47
Thromboembolie
- Acetylsalicylsäure, Primärprophylaxe 503
- Antifibrinolytika 156
- Antiphospholipid-Syndrom 457
- Antithrombinmangel 426
- arterielle 327–382
- – Clopidogrel 173
- arterielle Verschlusskrankheit, periphere 505
- D-Dimere 108
- Diabetes mellitus 506
- Epidemiologie 502
- Hormonersatztherapie 210
- – postmenopausale 440–441
- Hypertonie 506
- Kindesalter 487
- Kollagen- oder Epinephrininduzierte, Faktor-XII-Mangel 13
- Kontrazeptiva, östrogenhaltige 210
- koronare Herzkrankheit 503
- Lungenembolie 401
- Pathophysiologie 501
- Rauchen 505–506
- Risiken 514–516
- Risikofaktoren 505–507
- Risikomodell 517–518
- Schwangerschaft 475
- Thrombozytenwerte, Abfall 129
- Übergewicht 506
- venöse 329–330, **383–470**, 510–528
- – chirurgische Eingriffe 510
- – Herzinsuffizienz 510
- – Hirninfarkt 381
- – Hyperhomocysteinämie 431
- – Immobilisierung 510
- – immunologische Krankheitsbilder 510
- – Kaiserschnittentbindung 477

Thromboembolie
– venöse
– – Kontrazeptiva, orale 438
– – Östrogene 210
– – Pathophysiologie 510
– – Protein-S-Mangel 428
– – Risikofaktoren 514–515
– – Risikomodelle 516–518
– – Schwangerschaft **438–440**, 474–475
– – Therapie 381–382
– – Tumorpatienten 510
– – Vitamin-K-Antagonisten 391
– – Wochenbett 438–440
– Vitamin-K-Antagonisten 188
– zerebrovaskuläre Ereignisse 504
Thromboembolieprophylaxe
– ACCP(American College of Chest Physicians)-Conference 520
– Acetylsalicylsäure 508, 513
– Allgemeinchirurgie 519–520
– Anästhesie, rückenmarknahe 525–526
– Antithrombosestrümpfe 512
– arthroskopische Eingriffe 523
– Beinvenenthrombose, tiefe 520
– Blutungsrisiko, hohes 520
– chirurgische Fachgebiete 519–525
– Danaparoid 513
– Dauer 526
– Durchführung 519
– Fondaparinux 513, 521
– Gefäßchirurgie 521
– Gipsverband 524
– gynäkologische Operationen 525
– Heparin, niedermolekulares 512–513
– – unfraktioniertes 512
– Hirudin 513
– Hochrisikoeingriffe 520
– Hüftfrakturoperation 523

– Hüftgelenkersatz, elektiver 521
– intensivmedizinische Behandlung 528
– internistische Erkrankungen 527
– Kniegelenkersatz, elektiver 522–523
– koronare Herzkrankheit 502
– maligne Erkrankungen 528
– Myokardinfarkt, Reduktion 502
– Neurochirurgie 524–525
– Orthopädie 521–524
– Parese 528
– physikalische Maßnahmen 512
– primäre 501–530
– Schlaganfall 528
– Traumatologie 521–524
– urologische Operationen 525
– Vitamin-K-Antagonisten 513
Thrombolyse/Thrombolytika 195–204
– arterielle Verschlusskrankheit, periphere 357, 360
– Beinvenenthrombose, tiefe 197
– Blutungskomplikationen 197
– Dosierung 339
– Indikationen 195–197
– Kontraindikationen 197–198, 339
– Koronarsyndrom, akutes 338
– Langzeit-Follow-Up 196
– Lungenembolie 196, 407
– Myokardinfarkt, akuter 195
– Phlebothrombose 389–390
– Phlegmasia coerulea dolens 197
– PTCA 195
– Schlaganfall 346–347
– STEMI 195, 336
– Thrombose, Kindesalter 489–490

– Thrombozytenaggregationshemmer 196
– zerebrale Ischämie, akute 197
Thrombomodulin (TM) 1–2, 3
– Antikardiolipin-Antikörper 452
Thrombopathien, hereditäre, Durchflusszytometrie 125
Thrombophlebitis 394–396
– Magenkarzinom 444
– saltans 394
– septische 394
– strangförmige 394, 396
Thromboplastinzeit
– aktivierte, partielle 41–45
– – Methodengrenzen 42
– – Proben(anforderungen) 42–44
– – Referenzwerte 44
– – Störeinflüsse 42
– Antikoagulation, orale 144
– nach Quick 36–40
– – INR 39
– – Kippmethode 37
– – Plasmaproben 38
– – Probenanforderungen 36
– – Referenzwerte 38
– – Störeinflüsse 37–38
Thrombopoetinähnliche Agenzien, Thrombozytopenie, autoantikörperinduzierte 289
Thrombose
– Antikardiolipin-Antikörper/-Syndrom 453, 457
– arterielle 374–379
– – Schlaganfall 504
– – Therapie 380–381
– Darmerkrankungen, chronische, entzündliche 410–412
– D-Dimere 411
– Faktor VIIa, rekombinanter 166
– Faktorenkonzentrate 162
– gynäkologisch-geburtshilfliche 437–443
– HIT 466

Sachverzeichnis

– Hormonsubstitution, postmenopausale 418
– Kindesalter 487–492
– – Alteplase 490
– – Danaparoid-Natrium 489
– – Fibrinolyse 488
– – Hämostasedefekt, homozygoter 492
– – Heparin 488–489
– – Heparinoid 489
– – Hirninfarkt 488
– – Lepirudin 489
– – Lungenembolie 488
– – Phenprocoumon 491
– – physikalische Therapie 487–488
– – Plättchenaggregationshemmer 492
– – rt-PA 490
– – Sekundärprophylaxe 490–492
– – Streptokinase 490
– – Therapie 490
– – Thrombinantagonisten 489
– – Thrombolyse 489–490
– – Urokinase 490
– – Vitamin-K-Antagonisten 491
– – Warfarin 491
– makrovaskuläre, DIC 313
– Mammakarzinom, hormonmodulierende Therapie 442
– mikrovaskuläre, DIC 313
– Östrogenrezeptormodulatoren, selektive 441–442
– postoperative, Tumorthrombophilie 446
– Raloxifen 441
– rezidivierende, Lupusantikoagulans, Bestimmung 95
– Schwangerschaft 474
– TAFI-Werte, erhöhte 18
– Tamoxifen 441
– transfaszial progrediente 383
– Tumorerkrankungen 21–22, 444
– Venenkatheter, zentraler 450

– venöse, Antiphospholipid-Syndrom 454
– – Diuretika 471
– – erworbene 437–470
– – hereditäre 416–436
– – Kindesalter 490
– – Virchow'sche Trias 439
Thromboseneigung/Thrombophilie 179, 327–472
– Abort 477–478
– angeborene, Protein-S-Mangel 76
– – Transplantationsmedizin 497
– Antikoagulanzien 179
– APC-Resistenz-Test 53
– arterielle Verschlusskrankheit, periphere 328
– Arteriitis temporalis 328
– Beckenvenensporn 471
– Darmerkrankungen, chronische, entzündliche 411
– Embolie, arterielle, periphere 328
– entzündliche Prozesse 471
– Faktor-VIII-Spiegel, hoher 423
– Fruchttod, intrauteriner 477–478
– hereditäre 378–381
– – Antikoagulation 418
– HIT 461
– ischämischer Insult, akuter 328
– Kontrazeptiva, orale 438
– koronare Herzkrankheit 327
– Koronarsyndrom, akutes 327
– Lungenembolie 397
– Protein-C-Mangel 74
– Protein-C-Weg, antikoagulatorisches Potenzial 49
– Protein-S-Mangel 76
– Schlaganfall 327–328
– Schwangerschaft 477
– Thrombinpotenzial, endogenes 58
– Thromboseprophylaxe 476

– TIA (transitorische ischämische Attacke) 328
– Trousseau-Phänomen 179
– Tumorerkrankungen 179, **443–451**
– Ursachen, nicht erfassbare 470–471
– Varikosis 471
– Vaskulitis 328–329
– zerebrale Ischämie 327–328
– zerebrovaskulärer Verschluss 471
Thromboseprophylaxe 168
– Clopidogrel 173
– Dauer 526
– Faktor-V-Leiden-Mutation 476
– postpartale 476
– Schwangerschaft 475–477
Thrombospondin
– thrombogenes Potenzial 8
– Thrombozytenadhäsion 9
Thromboxan A2
– Synthese 245
– Thrombozytenaktivierung 176
Thromboxan-Synthetase-Defekt 238
– Thrombozytopathien 286
Thrombozyten 5–11
– Aktin-Myosin-Komplexe 11
– Aktivierung 7–8
– Alloantikörper 124
– Autoantikörper 124
– Dense Bodies 8
– Durchflusszytometrie 122
– gewaschene, Nukleotidgehalt 240
– Granula 7–8
– Hämostase 6–10
– HIT 464
– Hyperreagibilität 374–375
– Integrin-$\alpha_{IIb}\beta_3$–Rezeptor 7
– Interaktion, subendotheliale Moleküle, extrazelluläre 8–9
– In-vitro-Aktivierung, Durchflusszytometrie 123, 125

Thrombozyten
– Lichtstreuungseigenschaften 121
– Mangel 21
– Nukleotidgehalt, Storage-Pool-Defekt 291
– retikulierte, Durchflusszytometrie 123, 125
– Rezeptoren 9
– Rezeptorpolymorphismen 375–377
– RNA-haltige, Analyse, Durchflusszytometrie 120
– shape change 6
– spreading 6
– Thrombozytopenie, Heparin-induzierte 464
– Zahl, Heparine 184
Thrombozytenadhäsion/ -aggregation 8
– Aggregometrie 118
– Fibronektin 9
– Gerinnselretraktion 6
– Ristocetin-induzierte, von-Willebrand-Syndrom 84
– Thrombospondine 9
– Thrombozytopathien 286
– von-Willebrand-Faktor 9, 20
Thrombozytenaggregations- bzw. -funktionshemmer 168–178
– Aggregometrie 117
– arterielle Verschlusskrankheit, periphere, asymptomatische 356
– Koronarsyndrom, akutes ohne ST-Hebung 334–336
– Nonresponder 177
– Schlaganfall 349–350
– Thrombolytika 196
– Thrombose, Kindesalter 492
Thrombozytenaktivierung 245
– ADP-induzierte 171
– Durchflusszytometrie 120
– prokoagulatorische Aktivität, Störungen 244
– Rasterelektronenmikroskopie 6

– und Signaltransduktion, Störungen 244–245
Thrombozytenanalyse, Durchflusszytometrie 122
Thrombozytenfunktion 115–128
– Aggregometrie 115, 125
– AMP-Gehalt 127
– ATP-/ADP-Gehalt 126–128
– Durchflusszytometrie 123
– Messung 30, 33
– Multiplate System (Pentapharm) 119
– PFA-100® 125
Thrombozytenfunktionsstörungen
– Blutungen, punktförmige 218
– Blutungszeit 56
– DDAVP 158
– Diagnostik 232
– Durchflusszytometrie 120
– medikamentös induzierte, Wundheilungsstörungen 21
– Menstruationsblutungen 246
– Wundheilungsstörungen 21
– Zahnbehandlungen 245
Thrombozytenkonzentrate
– Alloimmunisierungsrisiko 247
– DIC 316, 319
– Thrombozytopathien 246–247
Thrombozytenreiches Plasma 28
Thrombozythämie
– Hyperviskosität 449
– von-Willebrand-Syndrom 296–298
Thrombozytopathien 215–216, 230–249, 285–293
– angeborene 231
– Antifibrinolytika 245–246
– Basisdefekte 242–244
– Blutungszeit 56
– DDAVP 158
– Desmopressin 246

– Durchflusszytometrie 123
– Enzymdefekte 237–239
– Knochenmarkstransplantation 247–248
– rekombinanter Faktor VIIa 247
– Rezeptorglykoproteindefekte 230–237
– Schwangerschaft 481
– Speichergranuladefekte 239
– Thrombozytenkonzentrate 246–247
Thrombozytopenie 215–216, 224
– ADAMTS13 225
– Antiphospholipid-Syndrom 455–456, 458
– autoantikörperinduzierte 288–289
– Blutungen, punktförmige 218
– Blutungszeit 57
– chronische, ADAMTS13-Aktivität 225
– durch DMARD 209
– Durchflusszytometrie 120
– Endothel, Fenestration 2
– Glykoprotein-IIb/IIIa-Antagonisten 177
– Heparine, Kontraindikation 184
– Heparin-induzierte (HIT) 129–133, 184, 337, 388, **461–470**
– – Antigentests 129–132
– – Antikoagulation 466–468
– – Argatroban 467–468
– – Danaparoid(-Natrium) 465–466
– – Diagnostik 129–133
– – DIC 318
– – Differenzialdiagnose 462–463
– – Durchflusszytometrie 120
– – Flüssigphasenassays 130
– – Funktionstests 131–133
– – HIPA-Test 131–133
– – Hirudine 190, 467
– – In-house-ELISA 129

Sachverzeichnis

– – Intensivpatienten 461
– – Kindesalter 461
– – klinischer Verdacht 466
– – Partikel-Gel-Immunoassay 129
– – Pentasaccharid 468
– – PF-4-Heparin-ELISA 129
– – Phenprocoumon 468
– – Serokonversion 466
– – – isolierte 466
– – Serotoninfreisetzungstest 131–133
– – Thrombophilie 461
– – Thrombose 466
– – Thrombozytenmonitoring 464
– – 4T-Score 463, 465
– – Typ I 461–462
– – Typ II 129–133, 452, **461–462**
– – – Argatroban 195
– – – Kindesalter 489
– – – Lungenembolie 397
– hyporegenerative, Durchflusszytometrie 120
– intermittierende, ADAMTS13 91
– Lebererkrankungen 306
– medikamenteninduzierte 216, 286–287
– Niereninsuffizienz 290
– durch NSAID 208
– parainfektiöse, rezidivierende, ADAMTS13 225
– bei Paraproteinämie 290
– durch Phosphodiesterasehemmer 207
– Sirolimus 496
– Thrombelastographie 61
– Thrombozytenwerte, Abfall 129
– Transplantationsmedizin 498
– durch Zytostatika 212
Thrombozytose
– reaktive 449
– von-Willebrand-Syndrom 296–297
Thrombusbildung 10–11

– ADP 171
– thrombozytenabhängige 169
TIA (transitorische ischämische Attacke)
– Antiphospholipid-Syndrom 456
– Thromboseneigung 328
Ticarcillin, Thrombozytopenie, medikamenteninduzierte 287
Ticlopidin 171–172
– Punktion bzw. Katheterentfernung, rückenmarknahe 526
– Purpura, thrombotisch-thrombozytopenische 284
– Thrombozytopenie, medikamenteninduzierte 288
Tifacogin, DIC 317
Tinzaparin
– Phlebothrombose 389
– Thromboseprophylaxe 183
Tirofiban (MK383) 175
– Antagonisierung 336
– Koronarsyndrom, akutes ohne ST-Hebung 335–336
Tissue factor pathway inhibitor (TFPI) 3
– Heparine 182
Tissue-type plasminogen activator 1
TNF-α 4
– VOD 413, 415
Tolmetin, Thrombozytopenie, medikamenteninduzierte 287
Tonsillektomie, Hämophilie 271
TRALI (transfusion related acute lung injury)
– Plasmainfusion 228–229
– Plasmatransfusion 283
Tranexamsäure 155
– DIC 319
– Dosierung 155
– Hämophilie 270
– Hyperfibrinolyse 323
– Nebenwirkungen 213
– Streptokinase, Antidot 199

– Zahnextraktionen 245
Transferrin, Thrombin 22
Transplantationsmedizin 494–499
– ADAMTS13 498
– Antikörper, antiendotheliale 495
– Calcineurininhibitoren 495, 498
– Ciclosporin 495
– FK506 495
– hämolytisch-urämisches Syndrom 498
– hämostaseologische Komplikationen 497–498
– HLA-Antikörper 495
– Immunsuppressiva 495
– Kortikosteroide 496
– Mikroangiopathie 498
– Virusinfektionen 495
– VWF-cleaving protease 498
Transplantatthrombosen, arterielle und venöse, akute 497
Transplantatvaskulopathie 498
TRAP (thrombinrezeptoraktivierende Peptide), Aggregometrie 117
Traumatologie
– Thromboembolieprophylaxe 521–524
– Thromboembolierisiken 516
Trimethoprim, Nebenwirkungen 211
Trinatriumcitrat 26
Troponin I/T, Lungenembolie 404–405
Troponintest, Lungenembolie 405
Trousseau-Phänomen, Thrombophilie 179
Trübungsänderung, Gerinnungszeitmessung 31
Tsai-Methode, ADAMTS13, Aktivitätsbestimmung 92
4T-Score, Thrombozytopenie, Heparin-induzierte (HIT) 465
Tumorerkrankungen
– Antikoagulanzien 484–485

Tumorerkrankungen
- Beinvenenthrombose, tiefe 511
- Blutungsgefahr 448
- Ergüsse, maligne 486
- Fibrinolyse 445, 448
- GP-Ib, Verdauung, proteolytische 292
- Hämostasesystem, Laborparameter, veränderte 445
- Heparin, niedermolekulares 484
- Hyperfibrinolyse 322
- Hypofibrinolyse 445
- Lungenembolie 397
- Purpura, thrombotisch-thrombozytopenische 280
- Resistenzen 448
- Thromboembolie, venöse 510
- Thromboembolieprophylaxe 528
- Thrombophilie 179, 446
- Thrombose 21–22
- Venenthrombose, Dalteparin 392
- Vitamin-K-Antagonisten 448

Tumorthrombophilie 443–451
- Ätiologie 444–447
- Akute-Phase-Reaktion 444
- Antiandrogene 446
- Anti-Xa-Einheiten 448
- Aromatasehemmer 446
- Budd-Chiari-Syndrom 446
- Chemotherapie, zytostatische 446
- Diagnostik, klinische 447
- Endokarditis, thrombotische, nichtbakterielle 446
- Fibrinspaltprodukte 447
- Heparin 449
- Hormontherapie 446
- Labordiagnostik 447
- LHRH-Agonisten 446
- myeloproliferative Erkrankungen 448
- Pathogenese 444–447
- Primärprophylaxe 448–449
- Sekundärprophylaxe 449–450
- Strahlentherapie 446
- Tamoxifen 446
- Thrombinmarkererhöhung 447
- Thrombose, postoperative 446
- Thrombozyten 447
- Tumortherapie 446
- Wirtsabwehr 444

Tumorzellen
- Mitogen, Thrombinwirkung 484
- Prokoagulanzien 445, 484
- Resistenz, zelluläre 486
- Thrombin 22

Turbidimetrie, Gerinnungsfaktoren, Messung 66
TZ s. Thrombinzeit

U

Übergewicht, Thromboembolie 506
Untersuchungsmaterial, Gewinnung/Transport 27–28
u-PA (urokinase-like plasminogen activator) **3**, 18
- Mangel 18

Upshaw-Schulman-Syndrom 225, **280**
Urämie, Aggregometrie 115
Ureterobstruktion durch Antifibrinolytika 156
Urokinase 18, **200**
- Phlegmasia coerulea dolens 200
- Thrombose, Kindesalter 490
- Thrombozytopenie, medikamenteninduzierte 288

Urologische Operationen, Thromboembolieprophylaxe 525
Urtikaria durch Urokinase 200

V

Vakuumblot, von-Willebrand-Syndrom, Multimere 89

Valproinsäure
- Nebenwirkungen 213
- von-Willebrand-Syndrom 213, 298

Varikophlebitis 394–395
- einfache, Therapie 396
- transfasziale 395–396

Varikosis, Thrombophiliestatus 471
Vaskuläre Überreaktionen durch Argatroban 194

Vaskulitis 361–374
- Akute-Phase-Proteine 367
- ANCA-assoziierte 363, 367
- – Therapie 370, **372**
- Behçet-Syndrom 328
- CHC-Klassifikation 364
- Cyclophosphamid 368
- Diagnostik 364–368
- Erhaltungstherapie 368
- Eskalationstherapie 369–373
- Gefäße, kleinere 366
- granulomatöse 362
- – Therapie 372–373
- Immunsuppressiva 369–373
- Induktionstherapie 368
- kryoglobulinämische, Anti-CD20-Antikörper 369
- – essenzielle 362–363, 366, 371
- – HCV-assoziierte 367
- – Interferon-α 369
- – Laborparameter 367
- – Ribavirin 369
- – Rituximab 369
- Laborparameter 366–367
- leukozytoklastische, kutane 362–363
- medikamentös induzierte 362
- pauci-immune 362, **363–364**, 367
- primär systemische 362
- – ANCA-Nachweis 363
- – Therapie 371
- rheumatische Beschwerden 364
- Schlaganfall 343

Sachverzeichnis

- Thromboseneigung 328–329
- Vasodilatator-stimuliertes Phosphoprotein (VASP), Messung 173
- Vasopathien 216, 220–222, **276–278**
- VCAM (vascular cell adhesion molecule) 4
- VEGF (vascular endothelial growth factor), Thrombin, Rezeptorbindung 22
- Velocardiofacial-Syndrom, Riesenplättchen 243
- Venenkatheter, zentraler
- – Thromboplastinzeit nach Quick 38
- – Thromboserisiko 450
- Venenpunktion, Ellbeuge 27
- Venenthrombose
- – tiefe, klinische Wahrscheinlichkeit 386
- – Tumorpatienten, Dalteparin 392
- Venookklusive Erkrankungen (VOD) 414–415
- – hepatische 413–415
- – Leberbiopsie 414
- – nach Radiochemotherapie, zytoreduktiver, hoch dosierter 413
- – TNF-α-Antikörper 415
- Verbrauchskoagulopathie 216
- – Batroxobinzeit 47
- – DIC 313
- – Faktor VIIa, rekombinanter 166
- – Fibrinogenkonzentrat 163
- – Heparine, Kontraindikation 184
- – Protein-S-Mangel 428
- – Storage-Pool-Defekt 291
- Vertebralarterienverschluss 343
- Vesikel, intrazelluläre, Hermansky-Pudlak-Syndrom 239

- Vinca-Alkaloide, Purpura, thrombotisch-thrombozytopenische 280, 283
- Virchow'sche Trias
- – Lungenembolie 397
- – Phlebothrombose 383
- – Thrombose 439
- Virusinfektionen, Transplantationsmedizin 495
- Vitamin K
- – Biosynthesestörungen, Thromboplastinzeit nach Quick 36
- – Lebererkrankungen 307
- – Prothrombinkomplex 308
- Vitamin-K-Antagonisten 179–181, **185–188**
- – Abort 474
- – Antiphospholipid-Syndrom, katastrophales (CAPS) 459
- – Blutungen 188
- – γ-Carboxylierung 185
- – Cumarinnekrose 392
- – Dosierung 186–187
- – Einstellungsphase, Thromboplastinzeit nach Quick 38
- – Embryopathie 392
- – Gerinnungsfaktoren, Synthesestörungen 186
- – Gerinnungssystem, plasmatisches 181
- – Kindesalter, Dosierung 491
- – Kontraindikationen 187
- – Leberfunktionsdiagnostik 187
- – Lungenembolie 408
- – Pharmakokinetik 186
- – Phlebothrombose 391
- – Plazentaschranke 474
- – Schwangerschaft 187
- – Thromboembolie, primäre 513
- – – Prophylaxe 391
- – – Schwangerschaft 475
- – – venöse 391
- – Thrombose, Kindesalter 491
- – Tumorpatienten 448
- – Wechselwirkungen 187
- – Wirksamkeit 187–188

- Vitamin-K-Mangel **215**, 308–310
- – Diagnostik 308–310
- – Koller-Test 309–310
- – PPSB-Konzentrate 163
- – Protein C 74, 308
- – Protein S/Z 308
- – Therapie 310
- – Thrombinbildungskurve 59
- VOD s. venookklusive Erkrankungen
- Vogel'sches Modell, Phlebothrombose 384
- Volkmann-Kontraktur, Hämophilie 265
- Vollblut
- – Ristocetin-Cofaktor-Aktivität (VWF:RCo) 81
- – von-Willebrand-Faktor-Antigen (VWF:AG) 79
- Vorhofflimmern, zerebrale Ischämie 349
- VWF-Antigen, DDAVP, Effekt 157
- VWF:CB (Kollagenbindungsaktivität) 83–84
- VWF:CB/VWF:AG-Ratio 83
- VWF-cleaving protease s. VWF-CP
- VWF-CP (von-Willebrand-Faktor-spaltende Protease) 251, 279
- – ADAMTS13 91–92
- – Aktivitätsmessung 92
- – Multimeranalyse 93
- – Purpura, thrombotisch-thrombozytopenische 223–224
- – Transplantationsmedizin 498
- VWF-Fragmente, ADAMTS13, Aktivitätsbestimmung 92–93
- VWF-GP-Ib-Bindung 10
- VWF-Multimere, von-Willebrand-Syndrom 253
- VWF-Propeptid, von-Willebrand-Syndrom 250

VWF:RCo, ADAMTS13, Aktivitätsbestimmung 92
VWF-spaltende Protease s. VWF-CP

W

Wachstumsretardierung, intrauterine, Antiphospholipid-Antikörper 478
Waldenström-Krankheit 277
Warfarin 185
– Beinvenenthrombose, tiefe 522
– Dosierung im Kindesalter 491
– Halbwertszeit 186
– Phlebothrombose 391
– Thrombose, Kindesalter 491
Warfarinresistenz 186
Wasserintoxikation, DDAVP 158
Wegener-Granulomatose 363, 365
– Laborparameter 367
– Orbitagranulom 368
– Proteinase 3 (PR3-ANCA) 367
– Therapie 371
– Vaskulitis, primäre 363
Weibel-Palade-Körperchen (WPK) 4
– von-Willebrand-Syndrom 250
Weichteilblutungen, Hämophilie 269
Wells-Score, D-Dimere 108
von-Willebrand-Faktor 1, **4**
– Biosynthese 251
– Freisetzung, DDAVP 157
– Multimere, Differenzierung 88–91
– Multimerenanalyse 252
– Plättchenadhäsion/-aggregation 20
– Polymorphismen 378–380
– Störungen, Thrombozytopenie 290
– thrombogenes Potenzial 8
– Thrombozytenadhäsion 9

von-Willebrand-Faktor-Antigen (VWF:AG) 79–80
von-Willebrand-(Jürgens-)Syndrom (VWS) 7, 63, **250–261**, 294–299
– ADAMTS13 295
– Ätiologie 250–251, 294–295
– angeborenes 250–258
– Antifibrinolytika 155
– Autoantikörper 294
– Behandlung 298–299
– Behandlungsoptionen 258–260
– Bethesda-Test 296
– Blutungszeit 56
– DDAVP 156, 158, 259
– Desmopressin 259
– Diagnostik **79–91**, 255–258, 295–298
– Differenzialdiagnose 266
– Dimerisierung und Multimerisierung, Störungen 254
– erworbenes 298
– Faktor-VIII- und -IX-Konzentrat 162
– Faktor-VIII-Bindungskapazität 86–87
– Faktor-VIII-VWF-Konzentrate 296
– – Dosierung 260
– funktionelle Störungen 254
– Gammopathie, monoklonale 298
– Immunkomplexbildung 294
– kardiovaskuläre Erkrankungen 297–298
– Klassifikation 253
– Kollagenbindungsaktivität 83–84
– Laborbefunde 257, 297
– lymphoproliferative Erkrankungen 296, 298
– Menorrhagien 257
– Molekülfaltung, abnorme 255
– molekulargenetische Defekte 254–255
– Multimere, Abbau 255
– Neoplasien 297

– Pathogenese 250–251, 294–295
– Phänotyp C 255
– Phänotyp C Miami 255
– Plättchenagglutination, Ristocetin-induzierte 84
– Plasmakonzentrate 259–260
– platelet type 84
– prä-pro-VWF-Monomer 250
– Prävalenz 216
– RIPA-Test 84
– Ristocetin-Cofaktor-Aktivität 81–83
– Ruggeri-Klassifikation 253
– Sadler-Gralnick-Klassifikation 253
– Schwangerschaft 480–481
– Storage-Pool-Defekt 291
– Subtyp Vicenza 254
– Subtypisierung 83
– Thrombozythämie 296–298
– Thrombozytopathien 286
– Thrombozytose 296–297
– Transplantationsmedizin 497
– Typ 1 251, 253
– – Behandlungsoptionen 258–260
– – Diagnostik 256
– – Labordiagnostik 257
– – Mechanismen 253–254
– Typ 2 251, 253, **254**
– – Behandlungsoptionen 258–260
– – Diagnostik 256
– – Labordiagnostik 257
– – molekulare Defekte 252
– Typ-2-Mutationen, heterozygote 253
– Typ 2A 85, 253, 255
– – Aggregometrie 115
– – Behandlungsoptionen 258–260
– – Labordiagnostik 257
– Typ 2B 84–85, 253
– – Aggregometrie 115
– – Behandlungsoptionen 258–260

Sachverzeichnis

– – Labordiagnostik 257
– Typ 2M 84, 253
– – Aggregometrie 115
– – Behandlungsoptionen 258–260
– – Labordiagnostik 257–258
– Typ 2M Vicenza, Labordiagnostik 257
– Typ 2N 253
– – Behandlungsoptionen 258–260
– – Differenzialdiagnose 266
– – Faktor-VIII-Bindungskapazität 86
– – Labordiagnostik 258
– Typ 3 251, 253, **254**, 255
– – Behandlungsoptionen 258–260
– – Diagnostik 256
– Typen 251–254
– Valproinsäure 213, 298
– VWF, Abbau 254–255
– VWF-Multimere 253
– VWF-Propeptid 250
– Weibel-Palade-Körperchen 250
– Wilms-Tumor 298
– Wundheilungsstörungen 20
Wilms-Tumor, von-Willebrand-Syndrom 298

Wiskott-Aldrich-Syndrom 231
Wochenbett
– Antithrombinmangel 426
– Protein-C-/-S-Mangel 429
– Thromboembolie, venöse 438–440
Wundheilung(sstörungen)
– Antikoagulanzien 21
– Plättchenfaktoren 20
– Plättchenfunktionshemmer 21
– Thrombin 20–21
– Thrombozytenfunktionsstörungen 21
– – medikamentös induzierte 21
– von-Willebrand-Syndrom 20

X

Ximelagatran 191–192

Z

Zahnbehandlungen, Thrombozytenfunktionsstörungen 245
Zeitmessung 30
Zelladhäsionsmoleküle 8
Zellpartikelanalyse 30

Zerebrale Ischämie **341**, 342–352
– akute, Thrombolytika 197
– Alteplase 201
– Grundkrankheiten 342
– Risikofaktoren 341, 349
– Thromboseneigung 327–328
Zerebrovaskulärer Verschluss
– Malformation, Thrombophiliestatus 471
– Thromboembolie 504
ZNS-wirksame Substanzen, Nebenwirkungen 212–213
Zompirac, Thrombozytopenie, medikamenteninduzierte 287
Zytokin-Release-Syndrom, OKT3 (Muronomab CD3) 496
Zytostatika
– Nebenwirkungen 212
– Purpura, thrombotischthrombozytopenische 280
– Thrombozytopenie, medikamenteninduzierte 288
Zytostatikaresistenz, Ergüsse, maligne 486

Kompromisslos praxistauglich!

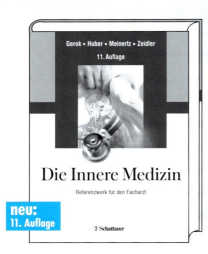

- **Hochaktuell:** ausgerichtet auf die gemeinsame Facharztweiterbildung Allgemeinmedizin/Innere Medizin nach der neuen Weiterbildungsordnung
- **Symptomorientierte Zugänge** und praxisrelevanter Inhalt
- **Novum:** „Leitsymptome und Differenzialdiagnosen" mit aussagekräftigen Flussdiagrammen
- **„Fazit für die Praxis":** Merksätze zu klinisch relevanten Punkten am Kapitelende
- **Schier unerschöpfliches Nachschlagewerk** zu allen Fragen und Problemen der Inneren Medizin
- **Didaktik** im zeitgemäßen und hochwertigen Design

Die Herausgeber:

Prof. Dr. med. Dr. h. c. Wolfgang Gerok
Prof. Dr. med. Christoph Huber
Prof. Dr. med. Thomas Meinertz
Prof. Dr. med. Henning Zeidler

Die Antwort auf alle Fragen der Inneren Medizin.
Konsequent strukturiert und konkurrenzlos aktuell!

Gerok/Huber/Meinertz/Zeidler (Hrsg.)
Die Innere Medizin
Referenzwerk für den Facharzt

Schattauers Innere Medizin — mittlerweile die 11. Auflage des Klassikers „Gross/Schölmerich/Gerok" und doch eine absolute Premiere: Mit den geänderten Anforderungen der neuen Weiterbildungsordnung für Fachärzte hat sich auch das bewährte Standardwerk „Die Innere Medizin" einem strukturellen, thematischen und personellen Wandel unterzogen.

Ausgerichtet auf die gemeinsame Basisweiterbildung zum Facharzt für Innere Medizin und für Allgemeinmedizin („common trunk") sowie auf den Praxis- und Klinikalltag hat das Herausgeberteam mit hoher fachlicher und didaktischer Kompetenz ein aktuelles Handbuch geschaffen, das seinesgleichen sucht.

Die völlig neu bearbeiteten Kapitel befassen sich klinisch orientiert, detailliert und dennoch übersichtlich mit allen (u.a. auch für die Facharztprüfung relevanten) Themengebieten. Auch die neu hinzugekommenen Kapitel „Leitsymptome und Differenzialdiagnosen" folgen der klinischen Ausrichtung des gesamten Buches und erleichtern so den Weg durch das Labyrinth der internistischen Symptome.

Die hochwertige Ausstattung und das benutzerfreundliche Layout tragen dazu bei, dass die „Innere Medizin" einen neuen Standard definiert.

Das Werk ist für Fachärzte der Inneren und Allgemeinmedizin bzw. für Internisten mit Schwerpunktbezeichnung konzipiert, die nach der neuen Weiterbildungsordnung eine gemeinsame Basisweiterbildung absolvieren. Aber auch praktizierende Internisten, Ärzte aus den Nachbardisziplinen und besonders motivierte Medizinstudenten werden die neue Auflage der „Inneren Medizin" zu schätzen wissen. Entstanden ist ein ebenso anspruchsvoller wie unentbehrlicher Wegbegleiter, der zum einen das komplexe Wissen didaktisch durchdacht vermittelt und zum anderen den optimalen Überblick über das gesamte Fachgebiet ermöglicht.

„... Ich halte Ihr Buch in der Tat für das beste Internistenlehrbuch, das in deutscher Sprache erhältlich ist." Prof. Dr. med. W. F. Caspary, Frankfurt/Main

11., völlig neu bearbeitete und erweiterte Auflage 2007.
1679 Seiten, 1070 Einzelabbildungen, davon 252 vierfarbig und 589 zweifarbig, 712 Tabellen, geb.
€ 229,– (D)/€ 235,40 (A)/CHF 366,– · ISBN 978-3-7945-2222-4

Schattauer   www.schattauer.de

Das Nachschlage- und Standardwerk zu allen Aspekten des Lipidstoffwechsels

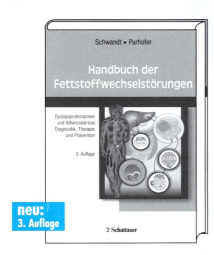

- **Neu: Umfassende Berücksichtigung aller relevanten Fakten zur Atherosklerose**
- **Mehr als 100 nationale und internationale renommierte Vertreter aus Wissenschaft und Praxis präsentieren den aktuellen Wissensstand**

Die Herausgeber:

Prof. Dr. med. Peter Schwandt
Prof. Dr. med. Klaus Parhofer

Schwandt/Parhofer (Hrsg.)
Handbuch der Fettstoffwechselstörungen
Dyslipoproteinämien und Atherosklerose:
Diagnostik, Therapie und Prävention

Fettstoffwechselstörungen sind noch vor Bluthochdruck, Adipositas, Diabetes und Rauchen der wichtigste Risikofaktor für die Entstehung von Atherosklerose und damit für Herz-Kreislauf-Erkrankungen.

Das „Handbuch der Fettstoffwechselstörungen" trägt dieser Entwicklung in seiner 3. Auflage Rechnung: Der thematische Schwerpunkt wurde noch stärker auf die atherosklerotischen Erkrankungen verlagert. Aktuelle therapeutische Möglichkeiten und Aspekte werden ausführlich dargestellt, so z.B. die Apherese, die bei Patienten mit rasch progredienter, medikamentös nicht beeinflussbarer Atherosklerose angewendet wird. Neben neuen pharmazeutischen Wirkstoffen und Arzneimittelinteraktionen wird auch der aktuelle Stand bei den Phytotherapeutika beleuchtet.

Auch die gesundheitsökonomischen Aspekte werden verstärkt thematisiert, beispielsweise mit Beiträgen, die fundiert für und wider Disease-Management-Programme argumentieren, oder mit einer vergleichenden Kosten-Nutzen-Bewertung unterschiedlicher Maßnahmen aus verschiedenen Blickwinkeln (Gesundheitspolitik und -ökonomie, Ärzteschaft, Krankenkassen). Ferner wurden internationale und nationale Leitlinien zur Erfassung und Behandlung der Atherosklerose-Risiken mit aufgenommen.

Struktur und Gliederung wurden in der 3. Auflage optimiert – die einzige detaillierte deutschsprachige Darstellung des Fettstoffwechsels und seiner Zusammenhänge mit der Atherosklerose ermöglicht so den raschen und gezielten Zugriff auf alle relevanten Informationen.

Mehr als 100 namhafte Autoren aus Deutschland, anderen europäischen Ländern und den USA bringen ihr profundes Wissen in dieses Werk ein. Damit ist dieses Handbuch ein unerschöpfliches Nachschlagewerk und grundlegendes Standardwerk für alle Ärzte, die sich umfassend über die wissenschaftlichen Grundlagen, Klinik und Therapie von Fettstoffwechselstörungen informieren wollen. Es sollte in keiner Krankenhausbibliothek fehlen. Auch Fachministerien und Gesundheitsämter finden hier ebenso wie Forschungsinstitutionen sämtliche notwendigen Fakten.

3., vollständig überarbeitete und erweiterte Auflage 2006.
1189 Seiten, 267 Abbildungen, 193 Tabellen, geb.
€ 149,– (D)/€ 153,20 (A)/CHF 238,– · ISBN 978-3-7945-2370-2

Schattauer www.schattauer.de

Zeitschriften im Schattauer Verlag

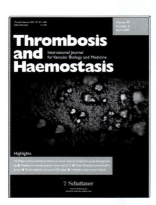

Editor-in-Chief:
Klaus T. Preissner, Ph. D.

www.thrombosis-online.com
Online: Abstracts/full text

Thrombosis and Haemostasis
International Journal for Vascular Biology and Medicine

50th Anniversary 1957-2007

Official Organ of the Working Group on Thrombosis of the European Society of Cardiology (ESC)

Thrombosis and Haemostasis publishes original articles with a broad scope in basic research and clinical studies in vascular biology and medicine, which includes blood coagulation, fibrinolysis and cellular haemostasis, platelets and blood cells, wound healing and inflammation/infection endothelium and vascular development, cardiovascular biology and cell signalling, cellular proteolysis and oncology, new technologies, diagnostic tools and drugs. The Journal with the proven reputation for quality serves as an international platform for the dissemination and debate of scientific information to advance the field of haematology. **Thrombosis and Haemostasis**, is an established publication forum and a leading journal in its field. With renowned authors, the Journal presents innovative results of scientific investigation – the practitioner's tool of tomorrow.

Thrombosis and Haemostasis is published monthly, online (www.thrombosis-online.com) and in print (ISSN 0340-6245). Online services include: manuscript submission and review, access to archives and rapid preprint publication: TH First as well as eToc. **Thrombosis and Haemostasis** is covered in the main indexing services worldwide.

2007. Volumes 97 and 98 (6 issues per volume) · ISSN 0340-6245

Annual subscription rates*, Print and Online:
Institutional rate € 762,– · Private rate € 360,– · Students € 205,– · Single issue € 60,–

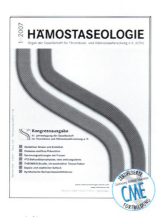

Die Schriftleiter:
Prof. Dr. H. D. Bruhn
Prof. Dr. Ch. Mannhalter

www.haemostaseologie-online.com
Verfügbar: Abstracts/Volltext

Hämostaseologie

Organ der Deutschen Gesellschaft für Thrombose- und Hämostaseforschung e.V. (GTH)

Das interdisziplinäre wissenschaftliche Fachorgan zum Themenkomplex Hämorrhagien und Thromboembolien wendet sich nicht nur an Spezialisten der Hämostaseologie, sondern auch an klinisch und praktisch tätige Ärzte der unterschiedlichen Fachgebiete. Die Leserschaft findet sich entsprechend in der kurativen Inneren Medizin ebenso wie in den operativen Fächern. Jede Ausgabe der CME-zertifizierten **Hämostaseologie** widmet sich in überwiegend deutschsprachigen Übersichtsarbeiten einem bestimmten Problem.

Als Themenheft wird nicht nur der State of the Art präsentiert, sondern auch die Basis für die ärztliche Fortbildung geschaffen. Zusätzlich informieren Originalarbeiten und Kurzmitteilungen über aktuell interessante Themen sowie neue Entwicklungen im Bereich der Labordiagnostik. Referate aus der internationalen Literatur, Kongressberichte, Buchbesprechungen sowie Nachrichten aus Forschung und Industrie bieten weitere Information.

2007. 27. Jahrgang (4 Hefte jährlich) · ISSN 0720-9355

Jährliche Bezugspreise*, Print und Online:
Institute € 228,– · Privatabonnenten € 126,– · Studenten € 60,– · Einzelheftpreis € 44,–

*Deutschland: inkl. Versandkosten/Europa: inkl. Versandkosten + 7% VAT · Germany: incl. mailing costs/Europe: incl. mailing costs + 7% VAT

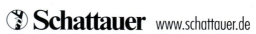

Schattauer   www.schattauer.de